M. Jahn, C. Hammerschlag, S. Heiligers (Hrsg.)

80 Fälle Rettungsdienst

Matthias Jahn, Catharina Hammerschlag,
Sven Heiligers (Hrsg.)

80 Fälle Rettungsdienst

2. Auflage

Mit Beiträgen von: Catharina Hammerschlag, Sven Heiligers, Matthias Jahn, Gunnar Jähnichen, Matthias Klausmeier, Tatjana Köwing-Reiß, Torsten Moeser, Maximilian Rhiem, Hendrik Sudowe

Herausgeber der 1. Auflage: Frank Flake, Frank Löwe

Ausgeschiedene Autoren der 1. Auflage: Ralf Bischoni, Dennis Buers, Frank Flake, Dominik Hahnen, Frank Löwe, Andreas Wehner

ELSEVIER

Elsevier GmbH, Bernhard-Wicki-Str. 5, 80636 München, Deutschland
Wir freuen uns über Ihr Feedback und Ihre Anregungen an kundendienst@elsevier.com

ISBN 978-3-437-48222-9 eISBN 978-3-437-05601-7

Aus Gründen der Barrierefreiheit sind die Bilder in elektronischen Ausgaben dieses Buches mit Alt-Text-Beschreibungen (Alternativ-Text) versehen, die von Elsevier bereitgestellt werden. Mehr Informationen erhalten Sie unter https://www.elsevier.com/about/accessibility.

Elsevier nimmt eine neutrale Position in Bezug auf territoriale Meinungsverschiedenheiten oder Zuständigkeitsansprüche in seinen veröffentlichten Inhalten ein, einschließlich Landkarten und institutionellen Zugehörigkeiten.

2. Auflage 2025

Wichtiger Hinweis
Die medizinischen Wissenschaften unterliegen einem sehr schnellen Wissenszuwachs. Der stetige Wandel von Methoden, Wirkstoffen und Erkenntnissen ist allen an diesem Werk Beteiligten bewusst. Sowohl der Verlag als auch die Autorinnen und Autoren und alle, die an der Entstehung dieses Werkes beteiligt waren, haben große Sorgfalt darauf verwandt, dass die Angaben zu Methoden, Anweisungen, Produkten, Anwendungen oder Konzepten dem aktuellen Wissensstand zum Zeitpunkt der Fertigstellung des Werkes entsprechen.
Der Verlag kann jedoch keine Gewähr für Angaben zu Dosierung und Applikationsformen übernehmen. Es sollte stets eine unabhängige und sorgfältige Überprüfung von Diagnosen und Arzneimitteldosierungen sowie möglicher Kontraindikationen erfolgen. Jede Dosierung oder Applikation liegt in der Verantwortung der Anwenderin oder des Anwenders. Die Elsevier GmbH, die Autorinnen und Autoren und alle, die an der Entstehung des Werkes mitgewirkt haben, können keinerlei Haftung in Bezug auf jegliche Verletzung und/oder Schäden an Personen oder Eigentum, im Rahmen von Produkthaftung, Fahrlässigkeit oder anderweitig übernehmen.

Für die Vollständigkeit und Auswahl der aufgeführten Medikamente übernimmt der Verlag keine Gewähr.
Geschützte Warennamen (Warenzeichen) werden in der Regel besonders kenntlich gemacht (®). Aus dem Fehlen eines solchen Hinweises kann jedoch nicht automatisch geschlossen werden, dass es sich um einen freien Warennamen handelt.

Bibliografische Information der Deutschen Nationalbibliothek
Die Deutsche Nationalbibliothek verzeichnet diese Publikation in der Deutschen Nationalbibliografie; detaillierte bibliografische Daten sind im Internet über http://www.d-nb.de/ abrufbar.

25 26 27 28 29 5 4 3 2 1

In ihren Veröffentlichungen verfolgt die Elsevier GmbH das Ziel, genderneutrale Formulierungen für Personengruppen zu verwenden. Um jedoch den Textfluss nicht zu stören sowie die gestalterische Freiheit nicht einzuschränken, wurden bisweilen Kompromisse eingegangen. Selbstverständlich sind **immer alle Geschlechter** gemeint.

Planung: Katharina Frank, München
Projektmanagement: Birgit Pietzsch, München
Redaktion: Michaela Mohr/Michael Kraft, mimo-booxx|textwerk. – Büro für Verlagsdienstleistungen, Augsburg
Herstellung: Dietmar Radünz, Leipzig
Bildrechteklärung: Elisabeth Pilhofer, Mainz
Satz: Thomson Digital, Noida/Indien
Druck und Bindung: Drukarnia Dimograf Sp. z o. o., Bielsko-Biała/Polen
Umschlaggestaltung: Spiesz Design, Neu-Ulm
Titelfotografie: www.colourbox.com

Aktuelle Informationen finden Sie im Internet unter **www.elsevier.de.**

Vorwort

2020 erschien die 1. Auflage des Buches „80-Fälle Rettungsdienst“. Seitdem hat sich in der Notfallmedizin einiges geändert. Es gibt neue wissenschaftliche Erkenntnisse, Entwicklungen und Leitlinien, welche wir selbstverständlich mit in die 2. Auflage aufgenommen haben. Auch haben wir von unseren Lesern jede Menge konstruktive Rückmeldungen zu den Fällen erhalten. Wir haben intensiv überlegt und recherchiert, was wir alles in der 2. Auflage ändern oder verbessern möchten. Wir freuen uns daher sehr, Ihnen hiermit eine komplett überarbeitete Version der 80 Fälle Rettungsdienst präsentieren zu können.

Die wichtigste Änderung betrifft die Struktur der Fälle. Die Kästen Hygiene, Recht und Qualitätsmanagement sind entfallen. Der Schwerpunkt der Fälle soll nun voll und ganz in der Notfallmedizin liegen. Neue und anspruchsvollere Fälle wurden integriert. Komplett neu eingebunden wurde das Kapitel „Geriatrische Notfälle“. Sämtliche Fälle sind in „Basic“ und „Advanced“ aufgeteilt worden. Unser Ziel ist es, mit den „Advanced“-Fällen den ein oder anderen Leser noch mehr zu fordern. Wir wollen Notfallsanitäter ermutigen selbstständig und reflektiert zu arbeiten. Bewusst haben wir uns dafür entschieden, die Vorgehensweise in den Fällen unterschiedlich zu gestalten. Sie werden bemerken, dass z. B. die ABCDE-Untersuchung als Fließtext oder aber auch stichpunktartig verfasst ist oder in den traumatologischen Fällen unterschiedliche Vorgehensweisen (z. B. PHTLS oder ITLS) genutzt werden. Um den Lesefluss etwas aufzulockern, wurden in der neuen Auflage mehr Abbildungen integriert. Neu sind auch QR-Codes, welche wir in den ein oder anderen Fall eingebunden haben, um z. B. auf interessante Videolinks oder Internetseiten zu verweisen. Dies soll für Abwechslung sorgen. Da in der Notfallmedizin auch die Evidenz eine große Rolle spielt **und** wichtig ist, haben wir am Ende eines jeden Falles den Kasten „Evidenz: Mythos oder Fakt“ neu eingebunden. Dieser besondere Abschluss eines jeden Falles soll evidenzbasierte Fakten schaffen **und** Mythen aufklären. Trotz dieser ganzen Änderungen war es uns wichtig, dass sich die Fälle weiterhin wie ein Roman lesen und dabei spannend und lehrreich sind.

Die Herausgeber möchten an dieser Stelle **Birgit Pietzsch** vom Elsevier Verlag für ihren unermüdlichen Einsatz und organisatorischen Beistand, **Katharina Frank** für die Planung sowie dem gesamten Elsevier Verlag für die erneut große Flexibilität und Toleranz danken. Außerdem danken wir herzlich **Michaela Mohr** und **Michael Kraft** für ihr großes Engagement beim Lektorat und die gute Zusammenarbeit. Wir danken im besonderen Maße unseren Co-Autoren **Max Rhiem, Hendrik Sudowe, Gunnar Jähnichen, Tatjana Köwing-Reiß, Torsten Moeser** und **Matthias Klausmeyer** für die Erstellung der spannenden Fälle. Ein besonderer Dank gilt **Thijs Gloger** für die etlichen Ideen und Vorschläge zur Änderung und Verbesserung der 80 Fälle. Wir hoffen, dass wir alles umsetzen konnten. Thijs, du hast uns jede Menge Nerven gekostet.

Catharina Hammerschlag und Sven Heiligers danken Clara, Maja und Finn für ihre Geduld und die Erinnerung an das Wesentliche im Leben!

Matthias Jahns Dank geht zunächst an die Mitherausgeber. Danke für eure Geduld und Expertise. Darüber hinaus geht der Dank an seine Ehefrau Nina und Tochter Ella Sophie. Ohne eure Unterstützung wäre auch dieses weitere Buchprojekt nicht möglich gewesen.

Delmenhorst, Fritzlar im Januar 2025

Matthias Jahn, Catharina Hammerschlag und Sven Heiligers

Herausgeber

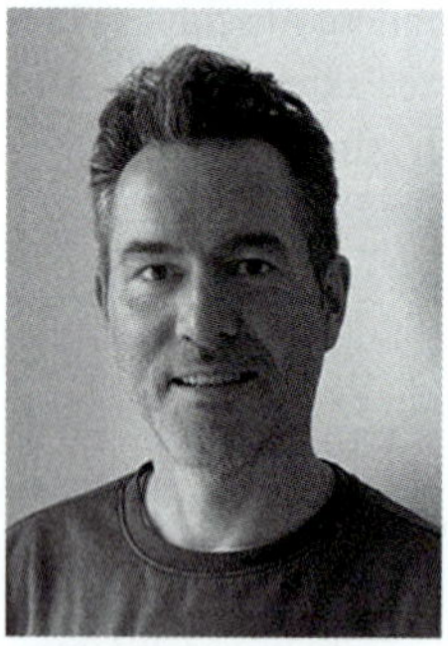

Matthias Jahn
Jahrgang 1978, ist examinierter Gesundheits-/u. Krankenpfleger, Advanced Care Paramedic (CAN) und (Gemeinde-)Notfallsanitäter. Seit mehr als 25 Jahren arbeitet er in der Notfallrettung und war nebenberuflich 10 Jahre lang in einem Herzkatheterlabor einer Schwerpunktklinik tätig. Als Instruktor ist er langjährig u. a. für die Kurssysteme AHA ACLS®/PALS®, ITLS®, AMLS®, EPC® und 12-Leads-The Art of Interpretation® tätig gewesen. Seit 2015 ist er als (Gemeinde-)Notfallsanitäter für die Malteser Hilfsdienst gGmbH des Bezirks Oldenburg beschäftigt.

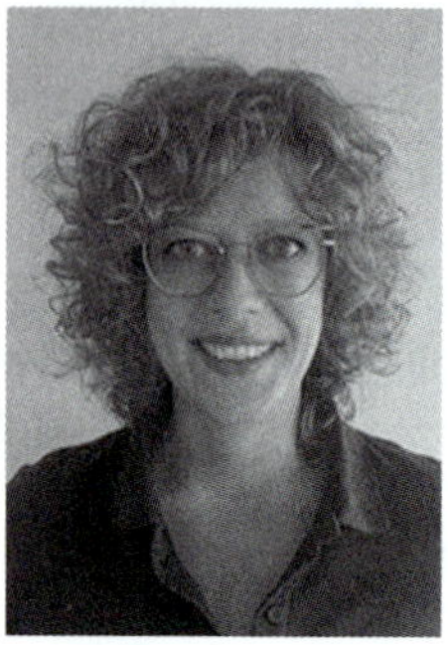

Catharina Hammerschlag
Jahrgang 1987, ist examinierte Gesundheits- und Krankenpflegerin, Fachärztin für Anästhesie und hat die Zusatzbezeichnung Notfallmedizin. Aktuell arbeitet sie im Elisabeth Krankenhaus in Kassel und ist dort auch aktive Notärztin. Weiterhin ist sie PALS-Providerin und -Instruktorin, ACLS- und PHTLS-Provider und Dozentin in der Erwachsenenbildung. Für die Firma ATEM und den gemeinnützigen Verein FOAM-live e. V. ist sie die wissenschaftliche Leitung und im Verein die 2. Vorsitzende.

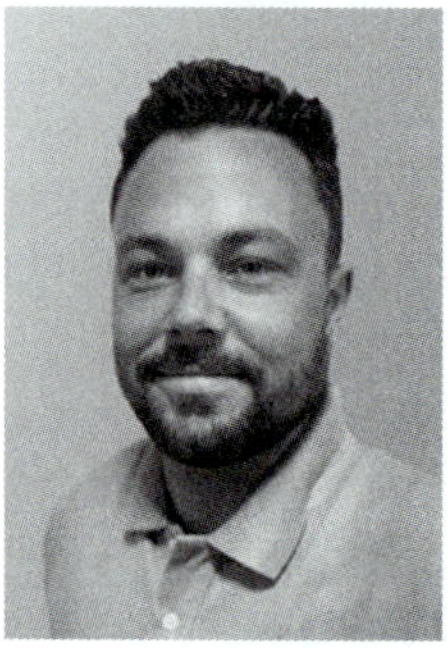

Sven Heiligers
Jahrgang 1989, ist Notfallsanitäter und Praxisanleiter und seit über 15 Jahren im Rettungsdienst beheimatet. Neben der Straßenarbeit hat er auch viel innerklinisch gearbeitet, sowohl auf Intensivstationen als auch in der Anästhesie. Er hat umfangreiche Erfahrung in der Erwachsenenbildung, unterrichtet außerdem in internationalen Kursformaten wie ACLS, AMLS, EPC, PALS, PHTLS und GEMS als Instruktor, ist Kurskoordinator und nationaler Koordinator von GEMS und stellvertretender nationaler Koordinator von EPC Deutschland. Er ist Gründungsmitglied und 1. Vorsitzender des gemeinnützigen Vereins FOAM-live e. V. Derzeit arbeitet er wieder als Notfallsanitäter beim DRK in Kassel.

Autoren

Dr. med. Gunnar Jähnichen, Jahrgang 1969, ist Facharzt für Anästhesie mit Zusatzbezeichnung Notfallmedizin, spezielle Schmerztherapie und Palliativmedizin. Nach einer Tätigkeit im Rettungsdienst und anschließendem Medizinstudium und Facharztausbildung arbeitet er hauptsächlich als niedergelassener Schmerztherapeut und Palliativmediziner, ist jedoch auch weiterhin regelmäßig im Bereich der Anästhesie und als Notarzt/Leitender Notarzt aktiv. Er ist im Bereich der Weiterbildung und Fortbildung für Schmerztherapie und Palliativmedizin engagiert und hat an wissenschaftlichen Studien und Fachliteratur in diesen Gebieten und der Notfallmedizin mitgewirkt.

Matthias Klausmeier, Jahrgang 1965, Speditionskaufmann, Notfallsanitäter, Praxisanleiter, Dozent mit pädagogischer Weiterbildung an der Franz Anton Mai Schule – Landesschule des Arbeiter-Samariter-Bundes Baden Württemberg, AHA BLS-, ACLS- und PALS-Kursdirektor und -Instruktor, AMLS-Kurskoordinator und -Instruktor, EPC-Kurskoordinator und -Instruktor, Nationaler Koordinator EPC Deutschland, GEMS-Kurskoordinator und -Instruktor, stellvertretender Nationaler Koordinator GEMS Deutschland, PHTLS-Kurskoordinator und -Instruktor, Trainer und Operator für Simulation am RKH-Simulationszentrum Vaihingen an der Enz, Herausgeber und Autor einschlägiger Buchveröffentlichungen und Fachzeitschriften.

Tatjana Köwing-Reiß, Katastrophenmanagement (Master), Medizinpädagogik (Bachelor), Notfallsanitäterin, NEF-Assistentin, Hebamme. Tätig in der Aus- und Fortbildung bei der Berufsfeuerwehr Duisburg und aktiv im Duisburger Rettungsdienst.

Torsten Moeser M. A., derzeit tätig als Erwachsenenpädagoge, Notfallsanitäter und Praxisanleiter, Leiter der internen Aus- und Weiterbildung und interner Auditor bei der Malteser Rettungsdienst gGmbH im Bezirk Neckar-Alb. Dozent an verschiedenen medizinischen Bildungseinrichtungen, Autor zahlreicher einschlägiger Veröffentlichungen in diversen Fachzeitschriften und Fachbüchern.

Maximilian Rhiem, Jahrgang 1983, ist Rettungsassistent, Facharzt für Anästhesiologie mit den Zusatzbezeichnungen Intensivmedizin und Notfallmedizin sowie aktiver Notarzt. Aktuell ist er in der Klinik für Anästhesiologie am Helios Universitätsklinikum Wuppertal beschäftigt. Des Weiteren ist er über die Fa. Umlaut GmbH Part of Accenture als Telenotarzt tätig. Sein besonderes Interesse gilt der Aus-, Fort- und Weiterbildung des klinisch und präklinisch aktiven Personals sowie der studentischen Lehre. Er ist Kursdirektor und Instruktor diverser internationaler Kurssysteme wie AHA, AMLS®, ERC ALS, EPC® und PHTLS®.

Hendrik Sudowe, Notfallsanitäter, Diplom-Gesundheitslehrer, Dozent, Autor und Herausgeber verschiedener Fachbücher, z. B. Professionell handeln im Rettungsdienst, Gerätediagnostik im Rettungsdienst, Handbuch Leitstelle. Redaktionsmitglied für die Zeitschriften Rettungsdienst und BOS Leitstelle aktuell. Instruktor für die Kurssysteme AMLS, ERC-ALS, 12-Leads – ein handlungsorientierter EKG-Kurs. Seit 1996 im Rettungsdienst tätig. Leiter Aus- und Fortbildung beim ASB-Regionalverband Niedersachsen West.

Abkürzungen

Symbol

4-DMAP	4-Dimethylaminophenol = Antidot

A

A., Aa.	Arteria, Arteriae; Arterie, arterielles Gefäß
AAA	Aortenaneurysma
AAPV	allgemeine ambulante Palliativversorgung
ACI	Arteria carotis interna
ACM	Arteria cerebri media
ACO	Acute Coronary Occlusion
ACS	Acute Coronary Syndrome, akutes Koronarsyndrom
ACTH	adrenokortikotropes Hormon
ADH	antidiuretisches Hormon
AECOPD	akut infektexazerbierte COPD
AF	Atemfrequenz
AG	Atemgeräusch
AHA	American Heart Association
ÄLRD	Ärztlicher Leiter Rettungsdienst
AMV	Atemminutenvolumen
AP	Angina pectoris
ARDS	Acute Respiratory Distress Syndrome, akutes Lungenversagen
ARI	akute respiratorische Insuffizienz
ASA	American Society of Anesthesiologists
ASS	Acetylsalicylsäure
AV-Block	atrioventrikulärer Block
aVL	augmented Voltage Left, Ableitungsart beim EKG
AZ	Allgemeinzustand
AZV	Atemzugvolumen

B

BAB	Bundesautobahn
BAK-Schema	Bewusstsein, Atmung, Kreislauf Schema
BGA	Blutgasanalyse
BHP	Behandlungsplatz
BLS	Basic Life Support = Basismaßnahmen
BMV	Beutel-Masken-Ventilation
BPLS	benigner paroxysmaler Lagerungsschwindel
BURP	Backward, Upward and Rightward Pressure
BZ	Blutzucker

C

CAC	Cardiac-Arrest-Center
CAM	Confusion Assessment Method
CAM-ICU	Confusion Assessment Method for the Intensive Care Unit
CBF	zerebraler Blutfluss
cCT	kraniales Computertomogramm
CFS	Clinical Frailty Scale
CICO	cannot intubate, cannot oxygenate
CL	(Klassifikation nach) Cormack and Lehane
COPD	Chronic Obstructive Pulmonary Disease, chronisch-obstruktive Lungenerkrankung
CPAP	Continuous Positive Airway Pressure
CPP	zerebraler Perfusionsdruck
CPR	Cardiopulmonary Resuscitation, kardiopulmonale Reanimation
CRH	Corticotropin-Releasing-Hormon
CSA	Chemieschutzanzüge
CT	Computertomografie
CVVH	kontinuierliche venovenöse Hämofiltration/-dialyse

D

DCI	Decompression Illness (Dekompressionskrankheit)
DCR	Damage Control Resuscitation
DDS	Delirium Detection Score
DGK	Deutsche Gesellschaft für Kardiologie
DHEA	Dehydroepiandrosteron
DGUV	Deutsche Gesetzliche Unfallversicherung
DIC	disseminierte intravasale Koagulopathie
DIVI	Deutsche Interdisziplinäre Vereinigung für Intensiv- und Notfallmedizin
DKA	diabetische Ketoazidose
DME	digitaler Meldeempfänger
DMS	Durchblutung, Motorik, Sensibilität
DRS	Delirium Rating Scale
DSI	Delayed Sequence Induction

E

ECMO	extrakorporale Membranoxygenierung
eCPR	extrakorporale kardiopulmonale Reanimation
ECLS	Extracorporeal Life Support
EDRF	Endothelium-Derived Relaxing Factor
eFONA	Emergency Front Of Neck Access
EGA	extraglottischer Atemweg
EK	Erythrozythenkonzentrat
EKG	Elektrokardiogramm
ELM	External Laryngeal Manipulation
ELW	Einsatzleitwagen
EPU	elektrophysiologische Untersuchung

ERC	European Resuscitation Council
EUG	extrauterine Gravidität
EZ	Ernährungszustand

F

FFP	Fresh Frozen Plasma
FFP	Filtering Face Piece
FiO_2	inspiratorische Sauerstofffraktion
FME	Funkmeldeempfänger

G

G	Gauge, Größeneinheit z. B. bei Venenverweil-kanülen
GABA	Gamma-Aminobuttersäure
GCS	Glascow Coma Score
GHB	Gamma-Hydroxybuttersäure
GIB	gastrointestinale Blutung/en
GIT	Gastrointestinaltrakt

H

HA	Hausarzt
Hb	Hämoglobin
HBOT	hyperbare Sauerstofftherapie
HCM	hypertrophe Kardiomyopathie
HEMS	Helicopter Emergency Medical Services
HF	Herzfrequenz
HFG	Handfunkgerät
HFNO	High-flow-Nasal-Oxygen-Therapie (Hochfluss-Sauerstofftherapie)
HFpEF	diastolische Herzinsuffizienz
HFrEF	systolische Herzinsuffizienz
HHNS	Hypothalamus-Hypophysen-Nebennieren-System
HHS	hyperosmolares hyperglykämisches Syndrom
HIB	Hämophilis Influenza Typ B
HIS	International Headache Society
HLF	Hilfeleistungsfahrzeug
HRST	Herzrhythmusstörung(en)
HRT	Hand-Radio-Terminal
HWS	Halswirbelsäule

I

IBP	Invasive Blood Pressure
ICB	intrazerebrale Blutung
ICP	intrakranieller Druck
ICR	Interkostalraum (Rippenzwischenraum)
IE	Internationale Einheit
IfSG	Infektionsschutzgesetz
i. m.	intramuskulär
i. o.	intraossär
IPPV	intermittierende Überdruckbeatmung
i. v.	intravenös

K

KG	Körpergewicht
KHK	koronare Herzerkrankung
KIT	Kriseninterventionsteam
KKT	Körperkerntemperatur
KTD-System	Kendrick Traction Device = Extensionsschiene
KTW	Krankentransportwagen

L

LAE	Lungenarterienembolie
LF	Löschgruppenfahrzeug
Lig.	Ligamentum
LMA	Larynxmaske
LNA	Leitender Notarzt
LT	Larynxtubus
LTB	Laryngotracheobronchitis
LVEF	linksventrikuläre Ejektionsfraktion
LVO	Large-Vessel-Okklusion
LWS	lumbale Wirbelsäule

M

MAA	Milzarterienaneurysma
mAch	muskarinerge Acetylcholin-Rezeptoren
MAD	mittlerer arterieller Druck; Mucosal Atomization Device
MANV	Massenanfall von Verletzten
MAP	mittlerer arterieller Druck
MDA	Methylendioxyamphetamin
MDMA	Methylendioxymetamphetamin
MILS	manuelle Inline-Stabilisierung
MODS	Multiorgandysfunktionssyndrom
MSH	Melanozyten-stimulierendes Hormon
MZF	Mehrzweckfahrzeug

N

NEF	Notarzteinsatzfahrzeug
NFA	Notfallambulanz
NG	Neugeborenes
NIBD	nicht-invasive Blutdruckmessung
NIV	Non-Invasive Ventilation, nich-tinvasive Beatmung
NKTW	Notfallkrankentransportwagen
nnb	nicht näher bekannt
NNI	Nebenniereninsuffizienz
NOMI	nichtokklusiver Myokardinfarkt
NOPA	Nichtopioidanalgetika
NRS	Numeric Rating Scale/Numerische Rating-Skala
NSAR	nicht-steroidale Antirheumatika
NSTEMI	Non-ST-Segment-Elevation Myocardial Infarction, Nicht-ST-Hebungsinfarkt
NYHA	New York Heart Association

O	
ODS	osmotisches Demyelinisierungssyndrom
ÖGD	Ösophagogastroduodenoskopie
OH	orthostatische Hypotonie
OHCA	außerklinischer Herz-Kreislauf-Stillstand
OK	Oberkörper
OMI	okklusiver Myokardinfarkt
Op	Operation
OrgL	organisatorische Leiter
OrgL RD	Organisatorischer Leiter Rettungsdienst
P	
PAU	penetrierende aortale Ulzera mit Ruptur
PEA	pulslose elektrische Aktivität
PEEP	Positive End-Expiratory Pressure
PERC	Pulmonary Embolism Rule-out Criteria
PERT	Prehospital and Emergency Department Resuscitative Thoracotomy (Clamshell-Notfallthoraktomie)
p. o.	per os
POCUS	Point-of-Care-Ultraschall
POMC	Proopiomelanocortin
PPCS	perimortale Crash-Sectio
PPV	Pulsdruckvariation
PQ-Zeit	Zeit zwischen P und Q im EKG
PRES	posteriores reversibles Enzephalopathiesyndrom
PRS	Pupil Reactivity Score
PSA	persönliche Schutzausrüstung
PSNV	psychosoziale Notfallversorgung
PSR	Patellasehnenreflex
PTCA	Perkutane Transluminale Coronar Angiographie
pVK	peripherer Venenkatheter
pVT	pulslose ventrikuläre Tachykardie
Q	
QM	Qualitätsmanagement
QMB	Qualitätsmanagementbeauftragter
QRS-Ton	Ton des QRS Komplexes, am EKG einstellbar
R	
RAAS	Renin-Angiotensin-Aldosteron-System
RCA	rechte Koronararterie
REBOA	Resuscitative Endovascular Balloon Occlusion of the Aorta
RIVA	Ramus interventricularis anterior
RKI	Robert-Koch-Institut
ROSC	Return of Spontaneous Circulation
RR	Blutdruck nach Riva-Rocci
RS	Rettungssanitäter
RSE	therapierefraktärer Status epilepticus
RSI	Rapid Sequence Induction
RTH	Rettungshubschrauber
RTW	Rettungswagen
RW	Rüstwagen
S	
SAB	Subarachnoidalblutung
SAPV	spezialisierte ambulante Palliativversorgung
SCAPE	Sympathetic Crashing Acute Pulmonary Edema
SDH	Solu-Decortin H
SEG	Schnelleinsatzgruppe
SEG-B	Schnelleinsatzgruppe Betreuung
SGTKA	Status generalisierter tonisch-klonischer Krämpfe
SHT	Schädel Hirn Trauma
s. l.	sublingual
SM	Stroke Mimics
SOP	Standard Operating Procedure
SpO_2	Sauerstoffsättigung
SSRI	selektive Serotonin-Wiederaufnahmehemmer
SSW	Schwangerschaftswoche
STEMI	ST-Segment-Elevation Myocardial Infarction, ST-Hebungsinfarkt
Supp.	Suppositorium = Zäpfchen
SVT	supraventrikuläre Tachykardie
T	
TAA	Tachyarrhythmia absoluta
TACA	Thyroid Airline – Cricoid Airline.
TCA	Traumatic Cardiac Arrest (traumatisch bedingter Herz-Kreislauf-Stillstand)
TEE	transösophageale Echokardiografie
TIA	transitorisch ischämische Attacke
TIK	traumaInduzierte Koagulopathie
TLF	Tanklöschfahrzeug
TLOC	Transient Loss of Consciousness
t-PA	Tissue Plasminogen Activator, gewebespezifischer Plasminogenaktivator
TRBA	Technische Regeln für Biologische Arbeitsstoffe
TTE	transthorakale Echokardiografie
TXA	Tranexamsäure
TZA	trizyklische Antidepressiva
V	
V. a.	Verdacht auf
VAA	Viszeralarterienaneurysma
VAG	vesikuläre Atemgeräusche

VAP	ventilatorassoziierte Pneumonie
VCI	Vena cava inferior
VF	Kammerflimmern
V., Vv.	Vena/e, Vene, venößes Gefäß
VAH	Verband für angewandte Hygiene
VAS	visuelle Analogskala
VEL	Vollelektrolytlösung
VES	Ventrikuläre Extrasystolen
VLS	Vascular-Leak-Syndrom
VT	ventrikuläre Tachykardie
VVS	vasovagale Synkope

W

WS	Wirbelsäule

Z

Z. n.	Zustand nach
ZF	Zugführer
ZVK	zentralvenöser Katheter

Abbildungs- und Tabellennachweis

Der Verweis auf die jeweilige Abbildungs- und Tabellenquelle befindet sich bei allen Abbildungen bzw. Tabellen im Werk am Ende des Legendentextes in eckigen Klammern.

E283	Mettler, F. A.: Essentials of Radiology. Elsevier Saunders, Second Edition 2004.
E479-001	Mahaffey, J., Macleod, J., Peate, I.: Pudner's Nursing the Surgical Patient. Elsevier, Fourth Edition 2021
E723	Pickhardt, P.J. et al.: Atlas of Gastrointestinal Imaging. Elsevier Saunders, First Edition 2007.
E858-003	Jean-Louis Vincent, J.-L., Tanaka, A., Bellomo, R. et al.: Textbook of Critical Care. Elsevier, Eighth Edition 2024
E1068	Cohen, E.: Cohen's Comprehensive Thoracic Anesthesia. Elsevier/ University Health Network, First Edition 2022. Image reproduced with permission from http://pie.med.utoronto.ca/POCUS/POCUS_content/lungUS.html
E1273-002	Kaplan, J.A., Hogg, R.M., Haskins, S. C. et al.: Kaplan's Cardiac Anesthesia: Perioperative and Critical Care. Elsevier, Eighth Edition 2024.
E1298	Ettinger, R.E., Rubin, J.P., Neligan, P.C. et al.: Plastic Surgery. Elsevier, Fifth Edition 2024.
F781-035	Soar, J.; Böttiger, B.W.; Carli,P. et al. Erweiterte lebensrettende Maßnahmen für Erwachsene. Leitlinien des European Resuscitation Council 2021 Notfall Rettungsmed (2021)
F781-036	Lott, C., Truhlář, A., Alfonzo, A. et al.: Kreislaufstillstand unter besonderen Umständen. Leitlinien des European Resuscitation Council 2021 Notfall Rettungsmed (2021).
F802-004	Ring, J., Beyer, K., Biedermann, T. et al. Guideline (S2k) on acute therapy and management of anaphylaxis: 2021 update DGAKI, AeDA, GPA, DAAU, BVKJ, ÖGAI, SGAI, DGAI, DGP, DGPM, AGATE and DAAB. Allergo J Int 30, 1–25 (2021).
F993-001	Wells, P.S. et al. Excluding pulmonary embolism at the bedside without diagnostic imaging: management of patients with suspected pulmonary embolism presenting to the emergency department by using a simple clinical model and d-dimer. Ann Intern Med. 2001 Jul 17;135(2):98-107.
F1158-005	Good, S., Sullivan, S., Gorbatkin, C. et al.: Splenic artery aneurysm rupture in pregnancy. The American Journal of Emergency Medicine. 2017; 35(6):935.e5–935.e8.
G343	Netter, F. H.: Atlas of Human Anatomy. Elsevier Saunders, Fifth Edition 2010.
G1206	Perry, S.E., Pike, K., Cashion, K. et al.: Maternal Child Nursing Care in Canada. Elsevier, Third Edition 2022.
H352-002	Borgialli, D.A., Mahajan, P., Hoyle, J.D. et al. Performance of the Pediatric Glasgow Coma Scale Score in the Evaluation of Children With Blunt Head Trauma. Acad Emerg Med. 2016;23(8):878–884.
H423-005	Schober. P., Giannakopoulos, G.F., Bulte, C.S.E. et al.: Traumatic Cardiac Arrest—A Narrative Review. Journal of Clinical Medicine. 2024; 13(2):302.
H597	Shahidi, S., Brenøe, A.-S., Wernheden, E.: Emergency endovascular coiling of a ruptured giant splenic artery aneurysm. Journal of Vascular Surgery Cases, Innovations and Techniques. 2017; 3(4):240–242.
J803	Biederbick & Rumpf.
L106	Henriette Rintelen, Velbert.
L143	Heike Hübner, Berlin.
L157	Susanne Adler, Lübeck.
L190	Gerda Raichle, Ulm.
L231	Stefan Dangl, München.
L311	Birgit Pietzsch, Pullach i. Isartal.
M496	Tamás Sebestény MD, PhD, Ecuvillens (Schweiz).
M839	Frank Flake, Odenburg.
M1001	Matthias Jahn, Oldenburg.
M1165	Michael Praetz, Niebüll.
M1415	Gunnar Jähnichen, Ganderkesee.
O1097	Volker Berding, Wildeshausen.
P100	Dr. med. Stefan Dreesen, Essen.
P670	Dr. med. Lisanne Kostek, Magdeburg.
P682	Hendrik Sudowe, Osnabrück.

P819 Dr. med. Peter Fries, Homburg.
P824 Dr. med. Andreas Meiser, Homburg.
P825 Dr. med. Matthias Schröder, Homburg.
S702-L127 Sobotta-Archiv: Anatomie: Das Lehrbuch, div. Aufl., Elsevier Urban & Fischer - Jörg Mair Illustration, München
T1101 Dr. med. Gabriela Popescu, Aarau.
T1248 Sebastian Fleig, RKiSH, Heide.
T500 Prof. Dr. med. Jean-François Chenot, Greifswald.
V330-002 Smith & Nephew, Inc.
W1120-001 S3 – Leitlinie Polytrauma / Schwerverletzten--Behandlung. Herausgeber: Deutsche Gesellschaft für Unfallchirurgie. AWMF Register-Nr. 012/019.
W1208 ITLS Germany e.V.
W924 Deutscher Berufsverband Rettungsdienst e.V. (DBRD), Offenbach a. d. Queich.
W963 National Association of Emergency Medical Technicians (NAEMT), Clinton/USA.

Fehler gefunden?

An unsere Inhalte haben wir sehr hohe Ansprüche. Trotz aller Sorgfalt kann es jedoch passieren, dass sich ein Fehler einschleicht oder fachlich-inhaltliche Aktualisierungen notwendig geworden sind.
Sobald ein relevanter Fehler entdeckt wird, stellen wir eine Korrektur zur Verfügung. Mit diesem QR-Code gelingt der schnelle Zugriff.

https://else4.de/978-3-437-48222-9

Wir sind dankbar für jeden Hinweis, der uns hilft, dieses Werk zu verbessern. Bitte richten Sie Ihre Anregungen, Lob und Kritik an folgende E-Mail-Adresse: kundendienst@elsevier.com

Inhaltsverzeichnis

1 Einführung in die Untersuchung und Diagnostik – Leitfaden für die Struktur der Fallbeispiele

KAPITEL 1

Matthias Jahn, Sven Heiligers und Catharina Hammerschlag

Einführung in die Untersuchung und Diagnostik – Leitfaden für die Struktur der Fallbeispiele

Seit einigen Jahren haben sich die folgend beschriebenen strukturierten Untersuchungsschemata im Rettungsdienst durchgesetzt, dies v. a. aufgrund der Einführung zertifizierter Kurssysteme wie beispielsweise PHTLS (Prehospital Trauma Life Support), ITLS (International Trauma Life Support), AMLS (Advanced Medical Life Support) oder EPC (Emergency Pediatric Care). Mittlerweile sind sie aus der präklinischen Versorgung nicht mehr wegzudenken, weshalb es unabdingbar war, sie auch in die Fallbeispielsammlung zu integrieren.

Dabei eignet sich nicht jedes Untersuchungsschema für jede Notfallsituation. Für den **Primary Survey** und **Secondary Survey** gelten folgende Grundsätze:

Primary Survey

- **SSS** (**S**cene, **S**afety, **S**ituation): Überlegungen, die jedem Einsatz vorangestellt werden.
- **PBD** (**P**ädiatrisches **B**eurteilungs**D**reieck): Wird nur beim pädiatrischen Notfall angewendet.
- **TICLS** (**T**onus, **I**nteraction, **C**onsolability, **L**ook, **S**peech): Wird nur beim pädiatrischen Notfall angewendet.
- **Ersteinschätzung/First Look:** Stellt den **ersten (Sicht-)Kontakt** zum Patienten und eine zügige Einschätzung von Atmung, Kreislauf und Neurologie dar. Hierbei handelt es sich um eine Blickdiagnose.
- **ABCDE** (**A**irway, **B**reathing, **C**irculation, **D**isability, **E**xposure/**E**nvironment): Wird bei jeder Art von Notfall nach der Ersteinschätzung durchgeführt.
  - **Ausnahme Atem- und Kreislaufstillstand:** Hier muss umgehend mit den Reanimationsmaßnahmen begonnen werden.

Secondary Survey

- **SAMPLER** (**S**ymptome, **A**llergien, **M**edikamente, **P**atientengeschichte, **L**etzte Mahlzeit, **E**reignisse vor dem Notfallgeschehen, **R**isikofaktoren): Wird bei jeder Art von Notfall durchgeführt, wenn die Zeit dafür vorhanden und eine Befragung sinnvoll ist. Ist der Patient nicht auskunftsfähig, kann dies entweder gar nicht durchgeführt werden oder es wird, wenn möglich, eine Fremdanamnese erhoben.
- **OPQRST** (**O**nset, **P**rovocation, **Q**uality, **R**adiation, **S**everity, **T**ime): Wird beim internistischen und neurologischen Patienten angewendet.

Diese Einteilung bedeutet, dass man nicht alle Untersuchungstechniken bei jedem Fallbeispiel findet bzw. in der Realität benötigt.

Im Folgenden möchten wir die Vorgehensweise bei den einzelnen Untersuchungsschemata noch einmal kurz beschreiben, um auch die Systematik der beschriebenen Fallbeispiele besser zu verstehen.

1.1 Primary Survey – Ersteinschätzung, SSS und ABCDE

Während das Schema SSS (= Triple-S) und das ABCDE-Schema bei jeder Vorgehensweise zur Anwendung kommen, wird das SAMPLER-Schema dann verwendet, wenn dafür Zeit vorhanden und es auch sinnvoll ist, Informationen abzufragen. So ist bei einem schwer traumatisierten Patienten mit V. a. unstillbare Blutungen in große Körperhöhlen keine Zeit, meist ist er auch nicht auskunftsfähig.

1.1.1 Scene, Safety und Situation (SSS)

Das SSS-Schema dient der Beurteilung einer Einsatzstelle. Dabei gilt es, die bereits vor dem Einsatz erhaltenen Informationen zu berücksichtigen.

Auf der Anfahrt zu einem Notfall sollte man sich bereits Gedanken machen,

- welche geeigneten Krankenhäuser (z. B. Grund- oder Maximalversorger) von der Einsatzstelle in welcher Zeit erreichbar sind oder
- ob es Wettereinflüsse (z. B. Straßenglätte, extreme Kälte, Starkregen) gibt, die es zu beachten gilt.

Scene

Beim Erreichen der Einsatzstelle (Scene) sollte diese eingeschätzt werden. Dabei geht es um die zwei wesentlichen Aspekte Sicherheit (Safety), die an erster Stelle steht, und die Situation (Situation), welche an dieser Einsatzstelle konkret vorliegt.

Safety

Hier ist der Eigenschutz für alle eingesetzten Kräfte wichtig. Zu achten ist z. B. auf:

- Gefahrenstoffe
- Absicherung der Einsatzstelle
- Fließender Verkehr
- Aggressive Personen
- Geeignete Schutzausrüstung

Aber auch der Patient muss ggf. in Sicherheit gebracht werden. In einigen Fällen kann das bedeuten, den Patienten vom Notfallort zu entfernen, um ihn behandeln zu können (z. B. Amoklagen, brennendes Fahrzeug).

Situation

Wie viele Patienten sind betroffen? Welche Kräfte haben auf den Patienten gewirkt (Fahrzeugverformung etc.)? Müssen weitere Hilfskräfte angefordert werden (z. B. Polizei, Feuerwehr, weitere Rettungsdienstfahrzeuge, Rettungshubschrauber)? Bei der Beurteilung der Einsatzstelle sind z. B. bei internistischen Notfällen auch die Lebens- und Wohnumstände oder Versorgungsmöglichkeiten zu beachten!

Es geht aber auch darum, zu erkennen, was tatsächlich stattgefunden hat, um den Patienten dann auch korrekt zu behandeln. Mitunter stimmen Notfallmeldung und vorgefundene Situation nicht überein.

1.1.2 Ersteindruck (General Impression)

Der **Ersteindruck** (General Impression) oder auch First Look stellt den **ersten (Sicht-)Kontakt** zum Patienten und eine zügige Einschätzung von Atmung, Kreislauf und Neurologie dar. Hierbei handelt es sich um eine Blickdiagnose, die innerhalb einiger Sekunden (10–15 s) erfolgen sollte.

Man geht auf den Patienten zu und versucht, die bisherigen Geschehnisse zu rekonstruieren bzw. den Zustand des Patienten einzuschätzen (z. B. Unfallhergang, Verletzungsmechanismus, Körperhaltung, Bewusstseinszustand). Hierbei gilt es konkret, alle Sinne einzusetzen, die zur Einschätzung des Patientenzustands auf Sicht von Nutzen sein können.

- Nutzen Sie beispielsweise Ihren **visuellen Sinn** zur Wahrnehmung paraverbaler Anzeichen wie fehlende Spontanbewegungen, Zyanose, Schonhaltung (Embryonalstellung), schmerzverzehrtes Gesicht, angestrengte Atemtätigkeit usw. Diese Hinweise können Anzeichen für einen lebensbedrohlichen Patientenzustand sein.
- Ebenso können hörbare Atemgeräusche, Stöhnen, Weinen oder Wimmern **(auditiver Sinn)** auf ernstzunehmende Komplikationen hindeuten und erfordern im weiteren Verlauf Ihre Aufmerksamkeit.
- Die Wahrnehmung von Umgebungsgerüchen **(olfaktorischer Sinn)** kann Ihnen u. a. dabei helfen, Rückschlüsse auf den körperlichen Zustand Ihres Patienten zu ziehen. Der Geruch nach Patientenausscheidungen wie Stuhl, Urin oder Erbrochenem können Anzeichen bestehender (chronischer Vor-)Erkrankungen, einer Pflegebedürftigkeit bzw. eines reduzierten Allgemeinzustands sein.

Lassen Sie diese und weitere Eindrücke in Ihre Patienteneinschätzung mit einfließen: Entweder macht der Patient einen **potenziell kritischen** oder **potenziell nicht kritischen** Eindruck. Diesen Eindruck sollte man dann zügig an seinen Teampartner übermitteln. Anschließend erfolgt die Untersuchung nach dem ABCDE-Schema.

1.1.3 ABCDE-Schema

Das ABCDE-Schema verfolgt zwei Ziele:

- Patientenbeurteilung
- Gleichzeitige Behandlung (wenn erforderlich)

Dahinter steckt die Philosophie: „Treat first, what kills first" („Behandle zuerst das, was zuerst tötet").

Hieraus folgt eine strukturierte und prioritätenorientierte Einschätzung und Behandlung. Dieses Vorgehen wird auch Primary Survey oder Initial Assessment genannt. Primary Survey heißt so viel wie „vorrangige Untersuchung". Das Schema gilt für alle Patientengruppen (z. B. internistische, traumatologische, pädiatrische Patienten).

A – Airway/C-Spine Protection (Atemweg und HWS-Protektion)

Zunächst gilt es, einen freien Atemweg zu sichern. Unbehandelte Atemwegsobstruktionen führen zu Hypoxie mit dem Risiko von Schäden an lebenswichtigen Organen wie dem Gehirn! Ergänzend erfolgt bei Bedarf eine (zunächst) manuelle In-Line-Stabilisierung (MILS) der Halswirbelsäule (HWS). Gegebenenfalls wird im weiteren Verlauf der ABCDE-Untersuchung nach Berücksichtigung der aktuellen Empfehlungen eine bewegungseinschränkende Maßnahme die Anlage einer HWS-Orthese durchgeführt. Ist der Atemweg bedroht, wird erstmal durch einfache Hilfsmittel wie Esmarch-Handgriff, Absaugen oder Einlegen eines Wendl- oder Guedel-Tubus ein freier Atemweg hergestellt.

Atmet der Patient noch, wird auf Atemgeräusche oder auf sichtbare Fremdkörper geachtet. Im Verlauf der Patientenversorgung wird das Airwaymanagement oft erweitert, z. B. durch eine endotracheale Intubation. Die Gabe von Sauerstoff gehört zum **Schritt B,** kann aber auch bereits in Schritt A angewiesen werden, wenn beispielsweise unter Ersteindruck eine Einschätzung als potenziell kritisch erfolgt oder dort bereits Anzeichen für eine Atemstörung vorliegen.

B – Breathing (Belüftung der Lungen)

Beim Schritt „B" folgt die Beurteilung der Atmungstätigkeit. Zu den Untersuchungsschritten gehören das Achten auf Zyanose, Schwitzen, paradoxe Atmung, Einsatz der Atemhilfsmuskulatur, Brustwanddeformitäten, Prellmarken, Hämatome, Hautemphysem, gestaute Halsvenen sowie das Erfassen von Atemfrequenz und -rhythmus. Auch die Evaluierung des Atemzugvolumens ist von großer Bedeutung. Sofern die Spontanatmung des Patienten unzureichend ist (z. B. Atemfrequenz < 6/min oder eine hohe Atemfrequenz mit unzureichendem Atemzugvolumen) oder ein Atemstillstand besteht, muss diese assistiert bzw. kontrolliert übernommen werden. Frühzeitig ist eine Auskultation (Abhören mit Stethoskop) des Thorax (Brustkorb) vorzunehmen, um Atemprobleme und Atemgeräusche zu identifizieren. Auch kann so ein Pneumothorax bzw. Spannungspneumothorax entdeckt werden. Ein Spannungspneumothorax ist eine bedeutende Ursache für ein Kreislaufproblem (C-Problem), daher muss er bereits beim Schritt „B" erkannt und auch behandelt werden.

Eine gute Merkhilfe zur Untersuchung des Thorax ist das sog. **IPPAF-Schema: I**nspektion, **P**alpation, **P**erkussion, **A**uskultation, **F**unktionskontrolle.

Bei beatmeten Patienten ist die Messung des endtidalen Kohlendioxids (etCO_2-Kapnografie) als zwingend anzusehen.

Zur Therapie gehört u. a., dass jeder kritische Patient primär hoch dosiert Sauerstoff erhalten sollte!

C – Circulation (Kreislauf) und Blutungskontrolle

Zum Schritt „C" gehört die Beurteilung des Kreislaufs und der Gewebeperfusion. Beim Tasten des Pulses wird neben Frequenz, Qualität und Regelmäßigkeit auch auf die Farbe, Temperatur, Feuchtigkeit und Rekapillarisierungszeit der Haut geachtet. Normalerweise liegt die Rekapillarisierungszeit im Bereich von 2 Sekunden. Eine Verlängerung kann ein Problem der peripheren Durchblutung anzeigen.

Ein weiterer wesentlicher Schritt ist die Suche nach äußeren Blutungen. Bei starken äußeren Blutungen kann ggf. eine C-ABCDE- bzw. X-ABCDE-Vorgehensweise (X = Exsanguination) angebracht sein. Dabei wird die Blutung vor Beginn der Untersuchung nach dem ABCDE-Schema kontrolliert und versorgt, z. B. durch direkten Druck und/oder Anlage eines Tourniquets (Abbindung).

Zur Komplettierung der Suche nach Blutungsquellen im Rahmen der „C"-Beurteilung gehört die Inspektion folgender großer Blutungsräume:

- **Abdomen** (Inspektion und Untersuchung)
- **Becken** (**S**chock, **K**inematik, **I**nspektion, ggf. vorsichtige laterale **P**alpation der Beckenschaufeln, **S**chmerzen, S-KIPS-Schema)
- **Oberschenkel** (Inspektion und Untersuchung)

Bei Patienten mit Brustschmerz und/oder vermutetem akuten Koronarsyndrom (ACS) sollte innerhalb der ersten 10 Minuten nach medizinischem Erstkontakt ein 12-Kanal-EKG geschrieben werden. Beim internistischen Patienten kann in dieser Phase auch der Blutdruck gemessen werden. Beim schwer traumatisierten Patienten wird im Primary Survey noch kein Blutdruck gemessen, weil dieser in der Phase des kompensierten Schocks nicht aussagekräftig ist.

D – Disability (Defizite der neurologischen Funktion)

Schritt „D" beinhaltet eine Einschätzung der neurologischen Funktion. Dies erfolgt anhand der Glasgow Coma Scale (GCS) und des Pupillenstatus (Größe, Gleichheit, Lichtreaktion). Bei auskunftsfähigen Patienten erfolgt noch die Überprüfung der peripheren Sensibilität und Motorik. Ebenso wird der Blutzucker gemessen, solange unklar ist, warum ein Patient eine GCS-Reduzierung aufweist. Gibt es Hinweise auf Alkohol- oder Drogeneinwirkung? Auch die neurologische Untersuchung, z. B. zur Abklärung eines Schlaganfalls, sollte hier z. B. mittels BEFAST-Test erfolgen.

E – Exposure/Environment (entkleideten Patienten untersuchen/ Erhalt von Körperwärme)

Jeder Traumapatient (zumindest schwer traumatisierte) wird entkleidet, damit keine relevanten Verletzungen übersehen werden. Aber auch bei anderen Patienten lohnt eine Entkleidung, um z. B. das Fentanylpflaster bei unklaren Atemstörungen oder die Insulinpumpe bei Vigilanzminderung nicht zu übersehen. Die Patienten sind dabei vor Kälteeinfluss zu schützen.

1.2 Secondary Survey

1.2.1 SAMPLER

S – Signs and Symptoms (Befunde und Symptome)

Befunde und Symptome sind unterschiedlich. Befunde sind z. B. Werte, die vom Rettungsfachpersonal gemessen (z. B. der Blutdruck), oder Dinge, die von ihm beobachtet werden (z. B. kühle, feuchte Haut). Symptome hingegen sind die subjektiv empfundenen Beschwerden, die der Patient angibt. Das können Schwindel, Müdigkeit oder Bauchschmerzen oder anderes sein.

A – Allergies (Allergien)

Hat der Patient Allergien? Beispielsweise auf Medikamente oder andere Substanzen, die seinen Zustand und seine Symptome erklären können.

M – Medication (Medikamente)

Nimmt der Patient regelmäßig Medikamente ein? Dies hilft zu erkennen, wegen welcher Vorerkrankungen der Patient behandelt wird. Gegebenenfalls können eingenommene Medikamente unerwünschte Interaktionen mit Medikamenten erzeugen, die wir dem Patienten applizieren möchten. Ein bekanntes Beispiel hierfür wäre der Verzicht auf Nitrospray bei einem Patienten, der PDE-5-Hemmer (z. B. Viagra®) eingenommen hat.

Aber auch Medikamente, die der Patient aktuell eingenommen hat, sind von Interesse. Diese können u. U. ebenfalls plötzlich unerwünschte Wirkungen erzeugen.

P – Past Medical History (Patientenvorgeschichte)

Past Medical History bezeichnet die medizinische Vorgeschichte des Patienten. Welche Erkrankungen sind bekannt? Wurden Operationen durchgeführt? Ist der Patient aktuell wegen einer Erkrankung in Behandlung? Die Vorgeschichte kann manchmal hilfreich sein, wenn ein Patient angibt, dass die Beschwerden, wegen derer er den Rettungsdienst alarmiert hat, genau die gleichen sind, wie er sie von einem früheren Ereignis kennt.

L – Last Meal (Letzte Mahlzeit)

Mit Last Meal wird ermittelt, wann der Patient zuletzt gegessen und getrunken hat. Dies ist insbesondere von Interesse, wenn eine Narkoseeinleitung beim Patienten vorgesehen ist, weil das Aspirationsrisiko ggf. erhöht ist. Aber auch wenn im Rettungsdienst keine Narkose geplant ist, wird sich das Krankenhaus ggf. für die Information interessieren. Darüber hinaus können bestimmte Krankheitsbilder mit einer Nahrungsaufnahme im Zusammenhang stehen, etwa Gallenkoliken. Wichtig wäre hier auch im Rahmen der Anamnese die Frage nach dem letzten Stuhlgang, dem Miktionsverhalten und bei Frauen der letzten Regelblutung.

E – Events (Ereignisse direkt vor dem Notfall)

Was passierte direkt vor dem Notfall und kann sich der Patient daran erinnern? Es ist z. B. ein Unterschied, ob der Patient von der Leiter gestürzt ist, weil er abgerutscht ist, oder ob er vielleicht aufgrund einer Synkope gestürzt und somit eine internistische Ursache für das Trauma verantwortlich ist, der im weiteren Verlauf der Behandlung nachgegangen werden muss.

R – Risk Factors (Risikofaktoren)

Dies ist ein umfangreicher Bereich, weil er sehr viele Aspekte umfasst. Zu denken wäre z. B. an:

- Nikotinabusus
- Übergewicht
- Diabetes mellitus
- Bluthochdruck
- Überdosierung eines oder mehrerer Medikamente
- Krankheiten bei Familienangehörigen
- Schwangerschaft
- Wichtige Krankheiten (genetische Disposition) bei Familienangehörigen wie z. B. Herzerkrankungen, Gerinnungsstörungen!

1.2.2 OPQRST

Bei der Befragung nach dem OPQRST-Schema handelt es sich um die Anamnese des Patienten in einer strukturierten Reihenfolge. Das vorherrschende Symptom bzw. die Beschwerden, die sich durch den Secondary Survey („S“ von SAMPLER) ergeben haben, sollen noch weiter klassifiziert werden. Der Patient muss dazu auskunftsfähig und orientiert sein.

O – Onset (Beginn der Beschwerden und Ursprung)

Wann und v. a. wie haben die Schmerzen oder Beschwerden begonnen? Was hat der Patient gemacht, als die Beschwerden auftraten? Traten die Beschwerden ganz plötzlich auf oder wurden sie im Laufe der Zeit immer schlimmer? Liegen begleitende Probleme vor, wie etwa Übelkeit, Erbrechen, Schwindel, Taubheitsgefühle usw.? Wichtig ist es auch zu fragen, ob der Patient diese Beschwerden schon einmal hatte.

Dieser Befragungspunkt kann sich mit dem „S“ bei SAMPLER überschneiden, da es schwierig ist, beide komplett voneinander zu trennen.

P – Palliation/Provocation (Linderung/Verschlechterung)

Lassen sich die Beschwerden provozieren? Werden sie bei bestimmten Tätigkeiten, Lageveränderungen o. Ä. schlimmer oder besser?

Q – Quality (Qualität der Beschwerden)

Um was für eine Art von Schmerz handelt es sich? Sind die Schmerzen z. B. dumpf (viszeraler Schmerz) und nicht genau lokalisierbar oder somatisch und genau lokalisierbar und damit als scharf oder stechend beschrieben?

R – Region/Radiation (Region/Ausstrahlung)

In welcher Region besteht der Schmerz und strahlt er irgendwo hin aus? Ein interessantes Phänomen ist der übertragene Schmerz. Damit ist gemeint, dass es mitunter an ganz anderen Stellen schmerzen kann als an dem eigentlichen Ort der Ursache (➤ Tab. 1.1).

S – Severity (Intensität der Beschwerden)

Im Rettungsdienst verwendet man üblicherweise die numerische Ratingskala (NRS), um die Stärke der Schmerzen zu bestimmen. Diese reicht von 0 bis 10. Bei 0 bestehen keine Beschwerden und bei 10 die schlimmsten Beschwerden, die man sich vorstellen kann.

Tab. 1.1 Übertragener Schmerz

Lokalisation	Organ
Schmerzen in linker Schulter	Reizung des Zwerchfells (Blut oder Luft aus einer Ruptur anderer abdominaler Organe wie Ovarien; Milzruptur; Myokardinfarkt)
Schmerzen in rechter Schulter	Leberreizung, Gallenblasenschmerzen, Reizung des Zwerchfells
Schmerzen im rechten Schulterblatt	Leber und Gallenblase
Oberbauch, epigastrisch	Magen, Lunge, Herz
Umbilikal, um den Nabel	Dünndarm, Blinddarm (Appendix)
Rücken	Aorta, Magen und Pankreas
Flanken und Leistengegend	Niere, Ureter
Perineum	Harnblase
Suprapubisch	Harnblase, Kolon

T – Time (Schmerzdauer)

Wie lange liegen die Schmerzen oder Beschwerden zurück bzw. seit wann bestehen diese? Liegt der Beginn der Beschwerden erst Minuten oder schon Stunden oder gar Tage zurück?

1.2.3 Körperliche Untersuchung

Eine körperliche Untersuchung kann Ihnen helfen, die bisher gesammelten Hinweise und Informationen zu erweitern und bei der Festlegung einer wahrscheinlichen Verdachtsdiagnose wegweisend zu unterstützen. Im Rettungsdienst wird hauptsächlich zwischen **fokussierter** und **orientierender Untersuchung** unterschieden. Die Art und Weise der Durchführung ist dabei von unterschiedlichen Faktoren abhängig, wie z. B. Schweregrad des Patientenzustands oder Vigilanzzustand des Patienten. Erscheint der Patient bewusstseinsklar bzw. **auskunftsfähig,** indem er das Beschwerdebild klar formulieren und die betroffene Körperregion exakt eingrenzen kann, kann eine fokussierte Untersuchung ausschließlich der betroffenen Körperregion(en) für die Diagnosefindung bereits genügen. Ist der Patient vigilanzgemindert bzw. **nicht auskunftsfähig** (bewusstlos, intoxikiert, demenziell eingeschränkt etc.) und kann keine verlässlichen Hinweise über das Beschwerdeausmaß und dessen Lokalisation liefern, erscheint eine orientierende (Ganzkörper-)Untersuchung zielführender. Hierbei sollten Untersuchungstechniken zur Anwendung kommen, die entweder dazu führen, bereits in Betracht gezogene Differenzialdiagnosen zu festigen oder gar auszuschließen. Aus diesem Grund stellt die Kenntnis unterschiedlicher Untersuchungstechniken sowie deren adäquate Durchführung einen essenziellen Bestandteil jeder zielgerichteten Patientenversorgung in der Notfallmedizin dar. Schlussendlich muss das behandelnde Team in Abhängigkeit der vorherrschenden Verhältnisse vor Ort sowie des Patientenstatus die angemessenste Art der Untersuchung festlegen.

Tab. 1.2 Hilfsmittel zur Analyse bestimmter Vitalparameter

Geräte	Vitalparameter
Blutdruckmanschette	Blutdruck
Glukometer/Blutzucker-Messgerät	Blutzucker
EKG	Herzfrequenz/Herzrhythmus
Pulsoxymeter	O_2-Gehalt des Blutes/Herzfrequenz
Kapnometer	CO_2-Gehalt der Ausatemluft
Thermometer	Temperatur

1.2.4 Analyse ausgewählter Vitalparameter

Die Analyse ausgewählter Vitalparameter dient der Vertiefung und Abgrenzung der kompletten Notfalluntersuchung. Bei der Bestimmung der Vitalparameter stehen dem Rettungsfachpersonal eine ausreichende Anzahl von technischen Hilfsmitteln zur Verfügung. Dies können einfache Hilfsmittel wie z. B. Blutdruckmanschette, Stethoskop oder Blutzuckerstix oder technische Geräte wie EKG, Pulsoxymeter, Kapnometer oder Thermometer sein. Folgende Vitalparameter/Messungen sollten standardisiert erhoben werden:

- Pulsmessung
- Blutdruckmessung
- Elektrokardiogramm (EKG)
- Blutzuckerbestimmung
- Pulsoxymetrie und Kapnometrie
- Temperaturmessung

Hierzu stehen die in ➤ Tab. 1.2 aufgelisteten Hilfsmittel zur Verfügung.

1.2.5 Standardvorgehen bei medizinischen Patienten – AMLS-Vorgehensweise

Die Vorgehensweise nach AMLS (➤ Abb. 1.1) bei Patienten mit internistischen oder neurologischen (medizinischen) Erkrankungen nutzt analog zu den Traumakonzepten z. B. von PHTLS oder ITLS ebenfalls das ABCDE-Schema nach Beurteilung der Einsatzstelle (Primary Survey). Lebensbedrohliche Störungen werden hierbei gesucht und wenn erforderlich sofort behandelt. Nach der ABCDE-Beurteilung wird in der ersten Bewertung und Beurteilung eine Einschätzung der Patientensituation in **kritisch** oder **nicht kritisch** vorgenommen. Insbesondere wird hier ein **Leitsymptom** definiert. Hierbei ist es wichtig, dass die Definition nicht zu eng gefasst wird, um Fixierungsfehler zu vermeiden. Zu allgemein gefasste und formulierte Leitsymptome (z. B. Dyspnoe) helfen allerdings auch nicht weiter. Leitsymptome umfassen oftmals etliche Krankheitsbilder bzw. Differenzialdiagnosen. Bei der Definition eines Leitsymptoms ist daher eine „Vorfilterfunktion" wichtig. Dies könnte für das Leitsymptom Dyspnoe z. B. noch die Ergänzung „expiratorischer Stridor" sein, also Dyspnoe **mit** expiratorischem Stridor. Dies führt dazu, dass die Ursachensuche allein mit der präzisen Definition eines Leitsymptoms klar eingegrenzt werden kann. Dies erleichtert die Suche nach der Ursache erheblich. Der „Trichter" der möglichen Differenzialdiagnosen wird also nicht so voll. Die Identifikation von Akutproblemen einerseits und eine Definition des Leitsymptoms sind daher eng mit dem ABCDE-Schema verknüpft. Im weiteren Verlauf wird dann die weiterführende Anamnese (SAMPLER und OPQRST) durchgeführt, inklusive der Erhebung von Messwerten/Vitalparametern (Temperatur, Blutdruck, Herzfrequenz etc.).

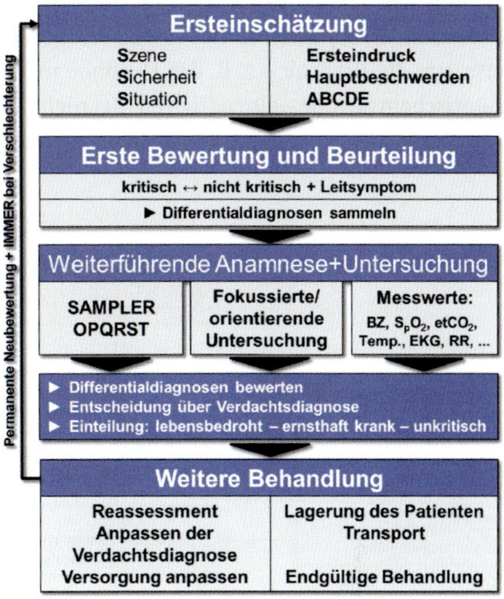

Abb. 1.1 Algorithmus zur AMLS-Patientenbeurteilung [W963]

Eine **fokussierte** oder **orientierende** Untersuchung ist ebenfalls Bestandteil in der AMLS-Vorgehensweise, um die Ursache – z. B. der Dyspnoe mit exspiratorischem Stridor – einzugrenzen. Bei **nicht auskunftsfähigen** Patienten wird orientierend untersucht (Ganzkörperuntersuchung), bei **auskunftsfähigen** Patienten kann gezielt mit Bezug auf die Beschwerden untersucht werden. Die wahrscheinlichste Arbeitsdiagnose wird also mit dieser Struktur ermittelt.

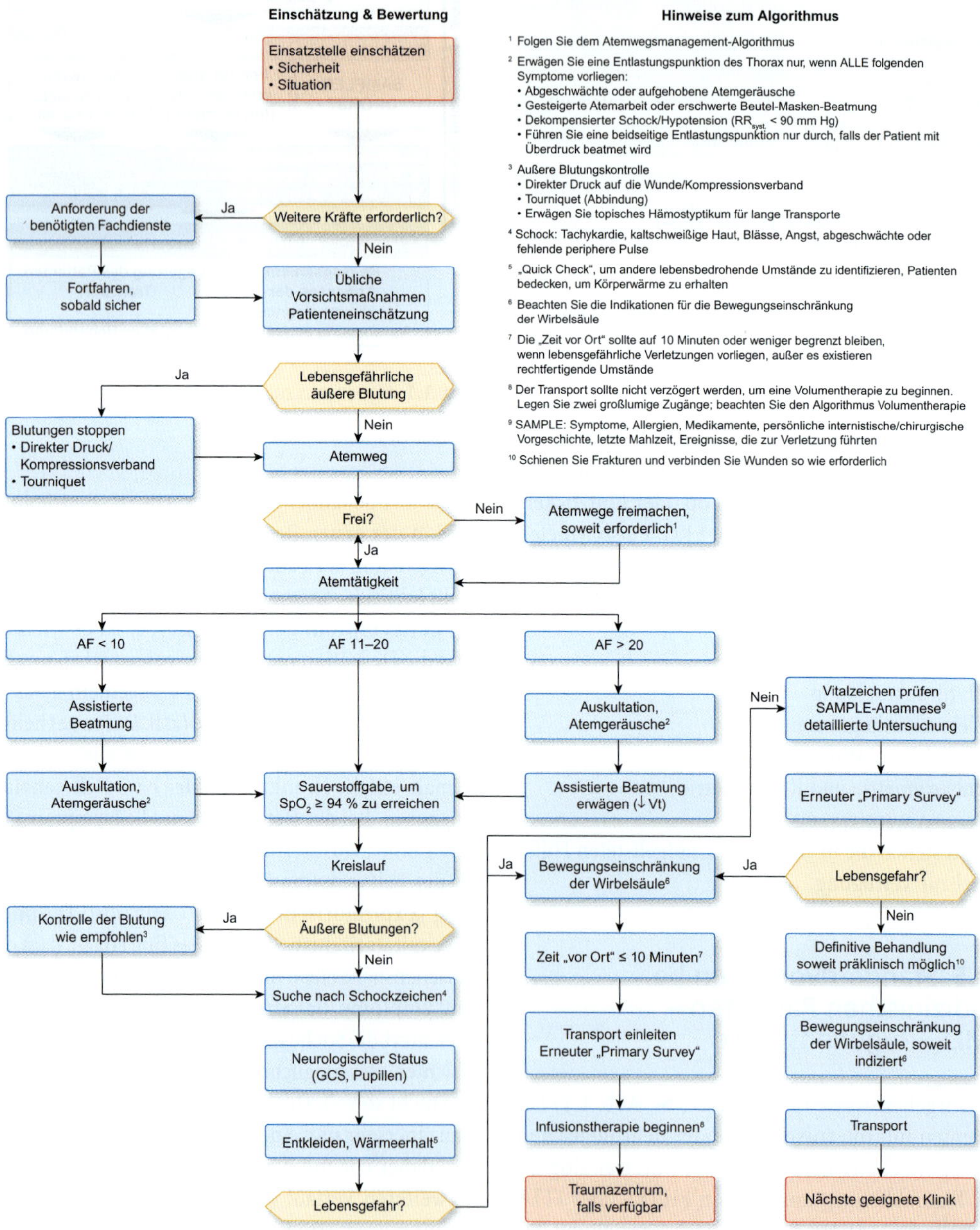

Abb. 1.2 Algorithmus zur PHTLS-Beurteilung [W963/L231]

1.3 Standardvorgehen bei traumatologischen Patienten

Das Vorgehen bei traumatologischen Patienten orientiert sich an der ABCDE-Vorgehensweise wie zuvor beschrieben. Es können, wie schon am Anfang erläutert, verschiedene Vorgehensweisen angewandt werden. Traumakonzepte wie der PHTLS- oder ITLS-Algorithmus sind hierbei gute Möglichkeiten diese Patientenklientel strukturiert abzuarbeiten. In der Vorgehensweise unterscheiden sich die Konzepte nur marginal und verfolgen die gleiche Vorgehensweise nach ABCDE. In ➤ Abb. 1.2 und ➤ Abb. 1.3 sind diese Vorgehensweisen dargestellt.

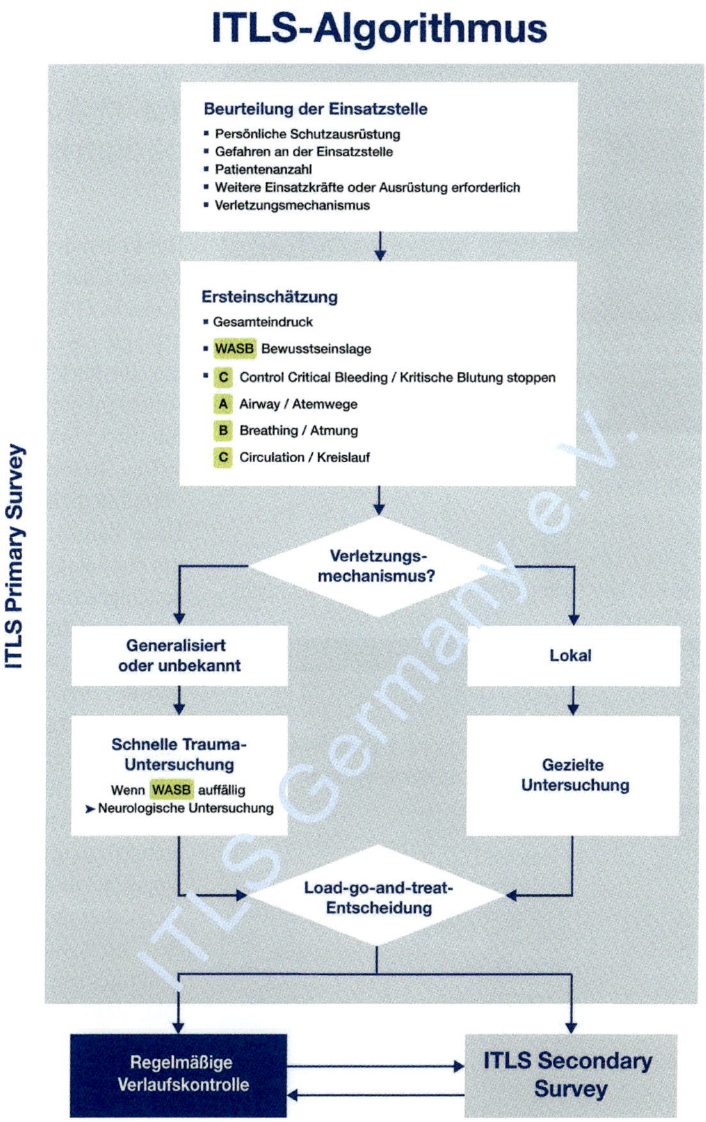

Abb. 1.3 ITLS-Algorithmus [W1208]

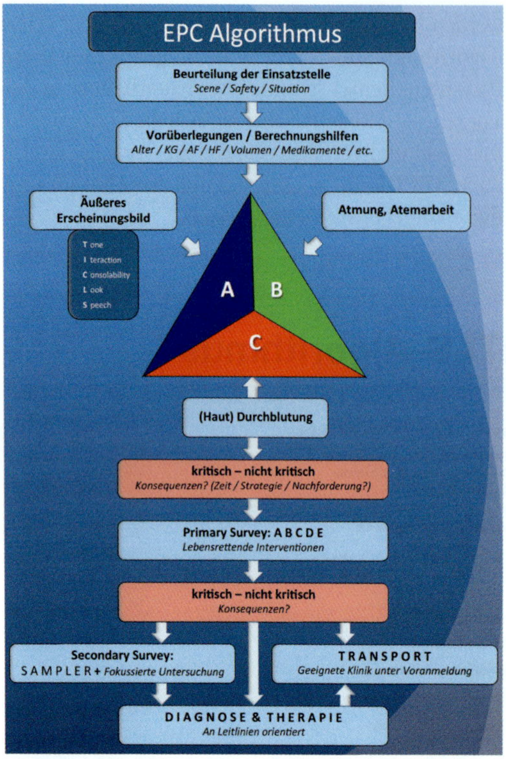

Abb. 1.4 EPC-Algorithmus mit pädiatrischem Beurteilungsdreieck [M839]

Tab. 1.3 Beurteilung der Atmung und der Atemarbeit (Breathing)

Kriterium	Beurteilung
Atmung, Atemarbeit	• Körperhaltung: z. B. Kutschersitz bei Orthopnoe • Verweigerung einer Flachlagerung • Atemfrequenz (altersabhängig) • Einziehungen: – Supraklavikulär – Interkostal – Substernal (Thorax, Abdomen) • Kopfbewegungen bei Säuglingen (Head Bobbing) • Nasenflügeln • Hypersalivation • Pathologische Atemgeräusche: – Brodeln – Rasseln – Giemen oder Brummen – In- und/oder expiratorischer Stridor – Verlängertes Exspirium – Grunzen oder Keuchen

Tab. 1.4 Beurteilung des Kreislaufs und der Hautdurchblutung

Kriterium	Beurteilung
Kreislauf und Hautdurchblutung	• Hautfarbe: – Rosig? – Gerötet? – Blass? – Fleckig? • Hautfeuchte: – Trocken? – Schweißig?

1.4 Standardvorgehen bei pädiatrischen Patienten

Der Ersteindruck bei Kindern findet anders als beim Erwachsenen mithilfe des pädiatrischen Beurteilungsdreiecks (PBD, engl.: PAT – Pediatric Assessment Triangle, ➤ Abb. 1.4) statt. Hierbei handelt es sich um eine Blickdiagnose im Vorfeld des ersten direkten Patientenkontakts, die innerhalb kürzester Zeit einen Eindruck vom Zustand des Kindes liefert.

Das Dreieck zeigt die wichtigsten Seiten bei der notfallmedizinischen Erstbeurteilung eines Kindes. Dabei handelt es sich nicht um Diagnosen, sondern um physiologische Probleme. Auch hier kann schnell ersteingeschätzt werden, ob es sich um ein **kritisches** oder ein **nicht kritisches** Kind handelt.

Weiterhin wird bei der initialen Beurteilung mithilfe des Dreiecks die **Dringlichkeit für weitere Maßnahmen** festgelegt. Im Regelfall kann man schwerwiegende Störungen wie Traumata oder Störungen von Atmung und Kreislauf schon während des Herangehens an den Patienten erfassen. Maßnahmen zur Stabilisierung der Vitalfunktionen werden umgehend eingeleitet und nach dem ABCDE-Schema abgearbeitet. Ist dies nicht notwendig (nicht kritisch), hat man Zeit, auf das Kind einzugehen und sich in Ruhe der Anamnese zu widmen oder eine orientierende bzw. fokussierte Untersuchung durchzuführen.

1.4.1 A – Äußeres Erscheinungsbild

Die meisten gesunden Kinder stehen in sichtbarem Kontakt mit ihrer Umgebung. Sie erkennen z. B. ihre

Eltern. Jüngere Kinder fühlen sich besonders zu vertrauten Personen hingezogen, die ihnen Hilfe, Sicherheit und Geborgenheit geben. Bei der Beurteilung des äußeren Erscheinungsbildes hilft das Akronym **TICLS.**

- **T**onus: Beurteilt werden Muskeltonus und Körperposition des Kindes. Bewegt sich das Kind normal? Hat es einen normalen Muskeltonus oder ist es schlapp und bewegt sich kaum?
- **I**nteraktion: Ist das Kind aufmerksam? Interagiert es mit den Eltern oder seiner Umgebung? Kommt die Reaktion verlangsamt oder verspätet? Antwortet das Kind auf die Fragen des Rettungsfachpersonals, nimmt es die Retter wahr? Oder interagiert das Kind gar nicht mit seiner Umgebung?
- **C**onsolability (Tröstbarkeit): Schreit oder weint das Kind? Lässt es sich von seinen Eltern oder dem Rettungsfachpersonal beruhigen?
- **L**ook (Blick): Beobachtet das Kind seine Umgebung? Schaut und fixiert es die Retter oder starrt es ins Leere?
- **S**peech (Sprache): Spricht das Kind oder schreit es? Oder sagt es gar nichts und ist ruhig?

1.4.2 B – Atmung/Atemarbeit

Sind Atembewegungen vorhanden? Atmet das Kind suffizient oder ist die Atmung gestört? Ist die Atemfrequenz normal, zu schnell oder zu langsam? Wirken die Atemanstrengungen verstärkt? Gibt es Geräusche, die auch ohne Stethoskop auf Distanz bereits hörbar sind, wie z. B. in- oder exspiratorischer Stridor, Keuchen etc.? Eine Zusammenfassung der Inhalte der Beurteilung der Atmung und der Atemarbeit sind in ➤ Tab. 1.3 zusammengefasst

1.4.3 C – Hautfarbe/Hautdurchblutung

Ist die Hautfarbe rosig, also gut durchblutet, matt (blass), zyanotisch oder marmoriert? Eine Zusammenfassung der Inhalte der Beurteilung des Kreislaufs und der Hautdurchblutung sind in ➤ Tab. 1.4 zusammengefasst.

1.5 Geriatrische Ersteinschätzung und Untersuchung – Standardvorgehen bei geriatrischen Patienten

Der Anteil der geriatrischen Patienten in der Notfallversorgung ist, auch durch die steigende Lebenserwartung, enorm angestiegen und wird in den nächsten Jahren noch mehr zunehmen. Die strukturierte Untersuchung von geriatrischen Patienten erfolgt, wie auch bei allen anderen Patientengruppen, nach dem ABCDE-Schema. Multimorbidität und Polypharmazie können allerdings in der Versorgung von geriatrischen Patienten eine große Herausforderung sein. Ein Sturz kann durchaus eine medizinische Ursache haben. Eine sinnvolle Ergänzung in der strukturierten Untersuchung und Einschätzung von geriatrischen Patienten macht also Sinn. Eine gute Möglichkeit stellt hier der sog. **GEMS-Diamant** dar (➤ Abb. 1.5), der in die strukturierte Untersuchung (Primary Survey) und Anamnese eingebunden werden kann. Besonderheiten und Unterschiede zu anderen Patientengruppen während der Versorgung von geriatrischen Patienten können dadurch schnell und übersichtlich erfasst werden.

Der GEMS-Diamant als Merkhilfe im Rahmen der strukturierten Untersuchung von älteren Patienten soll an folgende wichtige Inhalte bzw. Fragestellungen erinnern, die es bei der Versorgung von älteren Patienten zu beachten gilt:

- **G** – Geriatrischer Patient
  - Anatomische und physiologische Veränderungen im Alter
  - Kognition (Denkvorgänge, Wahrnehmungsvorgänge)
  - Psychiatrische Besonderheiten

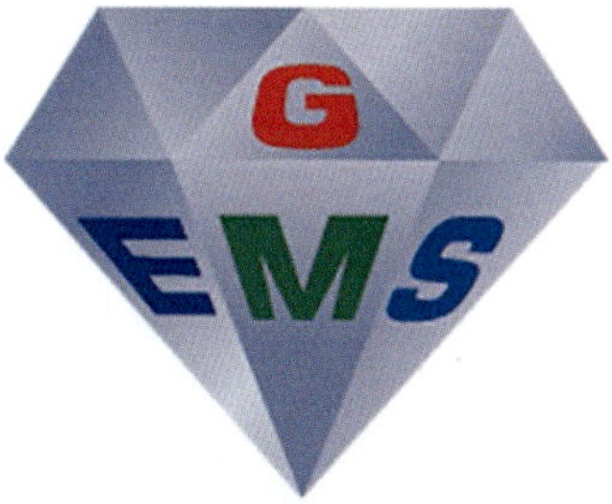

Abb. 1.5 Der GEMS-Diamant [W924]

- **E** – Eindrücke an der Einsatzstelle (z. B. Lebensumstände, Gefahren)
  - Ist die Wohnung gepflegt oder eher vernachlässigt?
  - Auffällige Gerüche (Urin- oder Fäkalgeruch)?
  - Sind Gefahren erkennbar (z. B. Teppiche als Stolperfalle, fehlende Rauchmelder etc.)?
  - Blick in den Kühlschrank – abgelaufene Lebensmittel, gut gefüllt?
  - Gibt es Hinweise auf Alkoholmissbrauch?
  - Ist die Wohnung ausreichend temperiert? Ausreichende Beleuchtung?
  - Hinweise auf Polypharmazie (größere Mengen an Medikamenten)? Medikamentenmissbrauch?
- **M** – Medizinische Untersuchung (ABCDE und SAMPLER)
  - Trauma oder medizinischer Notfall?
  - Medizinischer Notfall (internistisch, neurologisch) ist ggf. Ursache z. B. des Sturzes?
  - Hinweise auf Multimorbidität oder Polypharmazie im Rahmen der Anamnese?
  - Anatomische oder physiologische Veränderungen?
- **S** – Soziale Untersuchung
  - Aktivitäten des täglichen Lebens:
    - Pflegezustand (z. B. Haut, regelmäßige Körperpflege)?
    - Regelmäßige Nahrungsaufnahme (Essen, Trinken)?
    - Kleidung?
    - Ausscheidung?
  - Regelmäßiger sozialer Kontakt? Vereinsamung?
  - Versorgung durch Angehörige oder Pflegedienst? Gibt es ggf. einen Betreuer?
  - Regelmäßige Arztkontakte?
  - Haustiere, die versorgt werden müssen?
  - Gibt es Hinweise für Depression oder Suizidalität?
  - Hinweise auf Missbrauch oder Vernachlässigung?

In der Versorgung von geriatrischen Notfallpatienten zeigt sich häufig die Herausforderung, dass die Abgrenzung zwischen einem primär traumatischen Ereignis und einer zugrunde liegenden inneren Ursache nicht immer eindeutig ist. Eine strukturierte Anamnese nach bewährten Schemata wie **SAMPLER** und **OPQRST** bildet daher eine wichtige Basis. Insbesondere bei dieser Patientengruppe sollte jedoch ein erweiterter Fokus auf spezifische Aspekte gelegt werden, um mögliche Zusammenhänge besser zu verstehen und frühzeitig gezielte Maßnahmen einzuleiten.

Ein zentraler Bestandteil ist dabei die detaillierte Medikamentenanamnese, da Polypharmazie und mögliche Wechselwirkungen häufig eine Rolle spielen. Hier bietet das Akronym **MEDIS** eine klare Struktur, um relevante Informationen zu erfassen und Risiken wie Nebenwirkungen oder Medikationsfehler frühzeitig zu erkennen (➤ Tab. 1.5).

Tab. 1.5 MEDIS

M	Medikamentenplan (Aktueller Medikationsplan?)
E	Ergänzungen und Einnahme (Gab es kürzlich Ergänzungen oder Änderungen? Wann war die letzte Anpassung? Wann wurden die letzten Medikamente eingenommen?)
D	Dosierung und Compliance (Werden die Medikamente wie verordnet [regelmäßig] eingenommen?)
I	Interaktionen (Gibt es potenzielle Wechselwirkungen mit anderen Medikamenten oder Substanzen?)
S	Substanzen und Unverträglichkeiten (Werden andere nicht verordnete bzw. verschriebene Substanzen zusätzlich eingenommen? Gibt es bekannte Unverträglichkeiten?)

Stürze gehören zu den häufigsten Notfallereignissen bei geriatrischen Patienten und erfordern eine umfassende Anamnese, um die Ursachen und Konsequenzen des Sturzes zu verstehen. Das Akronym **SPLATT** unterstützt die strukturierte Erhebung der Sturzgeschichte (➤ Tab. 1.6).

Tab. 1.6 SPLATT die Sturzanamnese

S	Symptoms (Symptome)
P	Previous falls (vorangegangene Stürze)
L	Location of fall (Lokalisation des Sturzes)
A	Activity at time of fall (Aktivität zum Sturzzeitpunkt)
T	Time of fall (Zeitpunkt des Sturzes)
T	Trauma (physischer Sturzgrund oder psychologischer Sturzgrund)

Ein wichtiger Bestandteil der präklinischen Versorgung geriatrischer Patienten ist die frühzeitige Erkennung von **Frailty.** Frailty wird als geriatrisches

Tab. 1.7 Frailty-Erkennung (nach Fried et al. 2001)

F	Fatigue (Müdigkeit)
R	Resistence (Muskelkraft)
A	Ambulation (Gehfähigkeit)
I	Illness (Krankheiten)
L	Loss of weight (Gewichtsverlust)

Syndrom verstanden, das durch eine verminderte physiologische Reserve und erhöhte Vulnerabilität gegenüber Stressfaktoren charakterisiert ist. Diese Vulnerabilität kann im Notfall eine zentrale Rolle spielen, da sie präklinisch Hinweise auf einen möglichen Dominoeffekt gibt, bei dem selbst geringe Belastungen gravierende klinische Konsequenzen nach sich ziehen können. Ziel ist es, präklinisch als „Auge für die Klinik" Hinweise auf Frailty zu erkennen und gegebenenfalls weiterzuleiten. Das Akronym **FRAIL** nach Fried et al. (2001)unterstützt diese systematische Einschätzung (➤ Tab. 1.7).

LITERATUR

American Academy of Pediatrics. Pediatric Education for Prehospital Professionals. 3rd ed. Burlington: Jones & Bartlett, 2016

AMLS – Advanced Medical Life Support, An Assessment-based approach. 3. A. Burlington: Jones & Bartlett Learning, 2019

Benzinger P, Eidam A, Bauer JM. Klinische Bedeutung der Erfassung von Frailty. *Zeitschrift fur Gerontologie und Geriatrie,* 2021; *54*(3): 285

Cambell JE, Alson RL. Präklinische Traumatologie. Hrsg. von Sommerfeld M, Pohl K, Molter E. 8., akt.A. Göttingen: Hogrefe Verlag, 2018

Fried LP, Tangen CM, Walston J et al.; Cardiovascular Health Study Collaborative Research Group. Frailty in older adults: evidence for a phenotype. J Gerontol A Biol Sci Med Sci. 2001 Mar;56(3) M146–M156. doi: 10.1093/gerona/56.3.m146. PMID: 11253156.

Grusnick HM. SAMPLER und OPQRST: vom Leitsymptom über Differenzialdiagnosen zur Arbeitsdiagnose. In: Emergency, 2021; 5: 40–46

Jahn M, Löwe F, Praetz M, Jähnichen G. Untersuchung für Rettungsdienst und Notfallmedizin. München: Elsevier Urban & Fischer, 2023

Klausmeier M. Das pädiatrische Beurteilungsdreieck (PBD). In: Gollwitzer J, Grusnick H-M, Klausmeier M (Hrsg.): Elsevier Emergency. Pädiatrischer Notfall. 5/2020: 6–10. München: Elsevier Urban & Fischer, 2020

NAEMT (Hrsg.). Advanced Medical Life Support. München: Elsevier Urban & Fischer, 2013

Snyder DR, Shah MN. Geriatric Education for Emergency Medical Services. 2nd ed. Burlington: Jones & Bartlett, 2016

INTERNET

https://foam-live.de/?page_id=546

2 Internistische Notfälle

KAPITEL

2

Hendrik Sudowe, Sven Heiligers, Catharina Hammerschlag, Torsten Moeser, Matthias Jahn, Matthias Klausmeier und Gunnar Jähnichen

Internistische Notfälle

2.1 Akuter Brustschmerz (Basic)

Hendrik Sudowe

2.1.1 Einsatzmeldung/Anfahrt

Aus einer Zahnarztpraxis geht ein Notruf ein. Ein 45-jähriger Patient habe während der Behandlung plötzlich starke Brustschmerzen angegeben. Zurzeit sei er blass, kaltschweißig und ängstlich, aber kontaktierbar. Der Leitstellendisponent alarmiert daraufhin einen RTW mit dem Einsatzstichwort „Thoraxschmerz". Der mit Notfallsanitäter und Rettungssanitäter besetzte RTW trifft nach 2 Minuten an der nur 1 Kilometer entfernten Einsatzstelle ein und wird von einer an der Straße stehenden Mitarbeiterin der Zahnarztpraxis eingewiesen.

2.1.2 Situation am Notfallort und Ersteindruck

In einem Behandlungsstuhl sitzt ein 45-jähriger Mann, der offensichtlich unter stärksten thorakalen Schmerzen leidet. Das Rettungsteam stellt sich vor und erhält vom Zahnarzt eine Übergabe. Der Patient sei heute Morgen wegen Schmerzen im Kiefer in die Praxis gekommen. Eine sichtbare Ursache dafür habe die zahnärztliche Diagnostik jedoch nicht ergeben. Im Verlauf der Untersuchung sei dem Zahnarzt aufgefallen, dass der Patient immer blasser wurde und zu schwitzen begann. Das allein sei noch nicht so besorgniserregend gewesen und käme insbesondere im Rahmen schmerzhafterer Eingriffe als Ausdruck einer Kreislaufdysregulation auch häufiger vor. Auf explizite Nachfrage habe der Patient dann allerdings neben den Kieferschmerzen auch einen „Druck auf der Brust" angegeben, der sich mittlerweile zu einem Brustschmerz mit hoher Intensität entwickelt habe. Die Schmerzen seien dann vom Patienten auch im linken Arm angegeben worden. Daraufhin sei die Behandlung sofort abgebrochen worden.

ABCDE-Untersuchung

Der Patient spricht zusammenhängend und ohne inspiratorischen Stridor; es bestehen keine Schwellungen oder Fremdkörperverlegungen im Mund-Rachen-Raum: Der Atemweg ist frei! Atemfrequenz und -zugtiefe sind normgerecht. Es können seitengleiche Atemgeräusche ohne pathologisches Nebengeräusch auskultiert werden. Das angeschlossene Pulsoxymeter zeigt eine Sauerstoffsättigung von 99 %. Von einer Sauerstoffgabe wird angesichts der völlig adäquaten AB-Situation und einer SpO_2 oberhalb des Zielbereichs vorerst abgesehen.

Der Radialispuls ist gut tastbar, sporadisch unregelmäßig und normofrequent bei ca. 70/min. Die Haut ist eher blass, kühl und etwas schweißig, aber noch normal rekapillarisiert. In sitzender Position erscheinen die Halsvenen nicht gestaut. Es werden ein i. v. Zugang und ein komplettes Monitoring sowie ein 12-Kanal-EKG vorbereitet. Der Patient ist adäquat orientiert (GCS 15), hat mittelweite, seitengleiche, prompt lichtreagible Pupillen und bietet keine fokalneurologischen Störungen. Außer den Schmerzen bestehen keine unmittelbar erkennbaren weiteren Auffälligkeiten.

Entscheidung kritisch ↔ nicht kritisch und Leitsymptom

Die Funktionsdiagnostik zeigt einen aktuell stabilen Patienten. Trotzdem legt das Leitsymptom Brustschmerz eine erhebliche latente Gefährdung durch eine akut bedrohliche Störung lebensnotwendiger Organe (Herz, Lunge, Aorta) nahe, sodass der Zustand zunächst als **kritisch** eingeschätzt wird.

Sammeln der Differenzialdiagnosen

Ausgehend vom Leitsymptom Brustschmerz wägt das Rettungsteam unterschiedliche Erklärungen ab. Dazu

2

zählen u. a. die Differenzialdiagnosen: akutes Koronarsyndrom, Lungenarterienembolie, Aortendissektion, Spannungspneumothorax, Boerhaave-Syndrom („Big Five") sowie Perikarditis, Ösophagitis, Pleuritis, Herpes zoster, Interkostalneuralgie und WS-Syndrom.

2.1.3 Weiterführende Anamnese und Untersuchung

Zur diagnostischen Festlegung werden weitere Informationen gesammelt.

OPQRST

Onset	Heute Morgen plötzlich beginnende Symptomatik in moderater Intensität mit rapider Verschlechterung und Veränderung während der zahnärztlichen Behandlung
Provocation	Unbeeinflussbarer Dauerschmerz
Quality	Drückend
Radiation	Retrosternal, linksthorakal, Ausstrahlung in den Kiefer und in den linken Arm
Severity	8/10 NRS
Time	Seit ca. 2 Stunden; deutlich aggraviert seit ca. 20 Minuten

SAMPLER

Symptome	Thorakale Schmerzen mit Ausstrahlung in den Kiefer und den linken Arm
Allergien	Keine
Medikamente	Bisoprolol (5 mg)
Patientenvorgeschichte	Arterielle Hypertonie
Letzte Mahlzeit	Abendbrot am Vortag
Ereignisse vor dem Notfall	Zahnärztliche Behandlung vor Aggravation der Beschwerden
Risikofaktoren	Nikotin (28 Packungsjahre), positive Familienanamnese für kardiovaskuläre Erkrankungen (Herzinfarkte in jungem Lebensalter bei Vater, Onkeln und Großeltern)

Fokussierte Untersuchung

Am Brustkorb sind weder Hautausschläge noch Hämatome oder sonstige Verletzungszeichen zu sehen. An den Beinen fallen keinerlei Schwellungen oder auffällige Verfärbungen auf. Die Extremitätenpulse sind beidseits gut tastbar.

Vitalwerte und Monitoring

HF	70/min
RR	110/70 mmHg (rechts und links gemessen)
SpO_2	99 %
BZ	104 mg/dl
Temp.	36,9 °C

Das Team führt einen Point-of Care-Test für kardiales Troponin T mit. Er wird mit venösem Blut durchgeführt und fällt mit 380 ng/l deutlich positiv aus.

EKG

Im EKG liegt eine typische STEMI-Konstellation (okklusiver Myokardinfarkt, OMI) vor, die auf einen inferioren Myokardinfarkt (ST-Hebungen in den Ableitungen II, III und aVF) hinweist. Die aufgrund der Infarktlokalisation zusätzlich geklebten Ableitungen V_3r und V_4r zeigen ebenfalls ST-Hebungen, sodass eine rechtsventrikuläre Beteiligung nachgewiesen ist.

2.1.4 Bewertung der Differenzialdiagnostik und Verdachtsdiagnose

Langwierige und zweifelbehaftete differenzialdiagnostische Abwägungsprozesse entfallen in diesem Fall aufgrund ausreichend beweisender Befunde. Die Diagnose kann eindeutig gesichert werden: Neben einer aktuell typischen klinischen Präsentation für ein akutes Koronarsyndrom bei einem zwar jungen, aber mit hochrangigen Risikofaktoren (Rauchen, Hypertonus, männliches Geschlecht, Familienanamnese) versehenen Patienten, liegen ein infarktbeweisendes EKG und ein Enzymanstieg vor. Der Patient leidet an einem inferioren Infarkt mit rechtsventrikulärer Beteiligung.

Mit welchen Komplikationen müssen Sie rechnen?

Obwohl die Überlebenswahrscheinlichkeit für Patienten mit Herzinfarkt in den vergangenen Jahren aufgrund schnellerer und wirksamerer Therapien in optimierten Behandlungseinrichtungen stetig gestiegen ist, ist der Patient zurzeit hochgradig gefährdet. Die meisten Infarkttodesfälle ereignen sich in einer frühen Phase des Geschehens. Verantwortlich dafür sind meistens elektrische (z. B. Kammerflimmern, ventrikuläre Tachykardie) oder seltener mechanische (kardiogener Schock und Lungenödem nach Herzpumpversagen) Ursachen. Es gilt also, ein kontinuierliches Monitoring zu etablieren, sodass der Eintritt von Komplikationen (z. B. Kammerflimmern) sofort erkannt wird, um unmittelbar Gegenmaßnahmen (z. B. Defibrillation) einleiten zu können. Im konkreten Fall lässt die Infarktlokalisation (Unterwand mit Rechtsherzbeteiligung) insbesondere hochgradige AV-Blockierungen mit Bradykardien und Hypotonien befürchten.

2.1.5 Maßnahmen und Therapie

Der Patient verbleibt in Oberkörperhochlage auf dem Behandlungsstuhl und soll kreislaufaktivierende Anstrengungen vermeiden. Da kein Belüftungsproblem besteht und die Sauerstoffsättigung bei 99 % und somit sogar über dem Zielbereich von 92–96 % (Sauerstoffleitlinie) bzw. > 90 % (ACS-Leitlinie) liegt, erfolgt keine Sauerstofftherapie. Als Punktionsort für einen i. v. Zugang wird der linke Handrücken gewählt, da die in der Klinik vermutlich angestrebte Katheterintervention häufig über die rechte A. radialis eingeleitet wird und der venöse Zugang natürlich auch während des Eingriffs verfügbar sein muss. Dem 80 kg schweren Patienten werden 250 mg ASS und 5000 IE Heparin verabreicht. Zur Analgesie wird Morphin eingesetzt. Fraktioniert werden im Einsatzverlauf insgesamt 8 mg gegeben. Um eine verzögerungsfreie Weiterversorgung in der Klinik zu ermöglichen, wird bereits vom Einsatzort aus eine telefonische Anmeldung im Herzkatheterlabor der Zielklinik vorgenommen.

2.1.6 Transport und Übergabe

Unter fortgeführtem Monitoring wird der Patient im Tragetuch zum RTW gebracht. Um auf Rhythmuskomplikationen wie ventrikuläre Tachykardie oder Kammerflimmern sofort reagieren zu können, werden vorsorglich Defibrillationspatches aufgeklebt. Während des Transports bleibt der systolische Blutdruck stabil zwischen 110 und 125 mmHg. Die Herzfrequenz schwankt zwischen 70 und 80/min; es fallen vereinzelt VES ein. Wie telefonisch besprochen, kann der Patient gleich in ein freies Herzkatheterlabor gebracht werden, wo er um 10:53 Uhr übergeben wird.

2.1.7 Klinischer Verlauf

Während der Katheteruntersuchung der Herzkranzgefäße kann ein Verschluss einer Koronararterie nachgewiesen werden. Das Gefäß wird erfolgreich rekanalisiert und mit Stents versorgt (PTCA; ➤ Abb. 2.1). Der weitere Verlauf auf der Intensivstation und später auf der peripheren Krankenpflegestation gestaltet sich

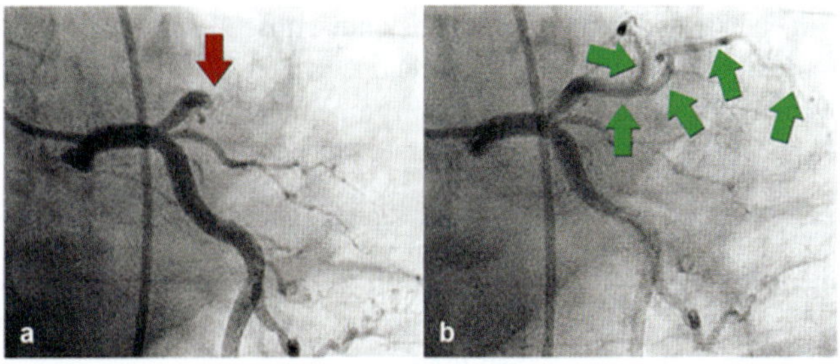

Abb. 2.1 Koronarangiografie vor **(a)** und nach **(b)** PTCA des verschlossenen Koronargefäßes und Implantation eines Stents [P100/L143]

unproblematisch, sodass der Patient bald darauf ohne wesentliche Auswurfbeeinträchtigungen der Ventrikel in die Rehabilitation entlassen werden kann.

2.1.8 Kommentar

Das Leitsymptom Brustschmerz sollte grundsätzlich sehr ernst genommen werden. Die Deutsche Gesellschaft für Kardiologie (DGK) gibt an, dass in 5–10 % der Fälle ein STEMI (ST-Elevation Myocardial Infarction, Myokardinfarkt mit ST-Hebungen), in 15–20 % ein NSTEMI (Non-ST-Elevation Myocardial Infarction, Myokardinfarkt ohne ST-Hebungen), in 10 % eine instabile Angina pectoris, in 15 % andere Herzerkrankungen und in 50 % nichtkardiale, aber teils ebenfalls äußerst gefährliche Erkrankungen vorliegen. Zusammen mit dem akuten Koronarsyndrom werden z. B. Lungenembolie, Spannungspneumothorax, Aortendissektion und Boerhaave-Syndrom (Ösophagusruptur) zu den **„Big Five"** der lebensbedrohlichen Ursachen für einen Thoraxschmerz zusammengefasst.

Zur Verdachtsdiagnose führt im vorliegenden Fall zunächst die Klinik des Patienten: Die initial beschriebenen Kieferschmerzen sind ein Ausstrahlungsort für den Herzinfarktschmerz. Sie gehen meistens mit dem ebenfalls angegebenen typischen Brustschmerz einher, können jedoch auch isoliert auftreten. Weniger spezifische, aber ernst zu nehmende Zeichen sind die Kaltschweißigkeit, die Blässe und die empfundene Lebensbedrohung. Der V. a. ein akutes Koronarereignis wird durch das kardiovaskuläre Risikoprofil zusätzlich erhärtet.

Das EKG als zweite Säule der Diagnostik konkretisiert den klinischen Befund: Da ST-Streckenhebungen in mehreren nebeneinanderliegenden Ableitungen vorliegen, muss ein STEMI angenommen werden. Wäre das nicht der Fall, würde man in dieser frühen Versorgungsphase ein NSTE-ACS diagnostizieren. Erst nach einer wiederholt negativen Enzymdiagnostik (Troponin I und T) kann weiterführend zwischen instabiler Angina pectoris (negativer Enzymbefund) und NSTEMI (keine ST-Streckenhebung, aber positiver Enzymbefund) differenziert werden. Der Mehrwert eines Troponin-Schnelltests für den rettungsdienstlichen Gebrauch unterliegt Limitationen, die dem Rettungsteam bewusst sein müssen. Liegen neben einer typischen klinischen Präsentation eindeutige ST-Elevationen vor, reichen diese Befunde auch ohne Troponin-Nachweis für eine direkte HKL-Zuweisung aus. Sind die ST-Hebungen nicht völlig eindeutig oder gar nicht vorhanden, gewinnt der Test an Bedeutung. Sowohl Sensitivität als auch Spezifität sind sehr hoch. Das heißt, dass bei jedem Infarkt ein Troponin-Anstieg nachgewiesen werden kann und umgekehrt ein Troponin-Anstieg mit sehr hoher Wahrscheinlichkeit für einen Infarkt spricht. Allerdings erfolgt dieser Anstieg nicht sofort, sondern erst nach einigen Stunden. Insbesondere in der Frühphase bleibt der Test negativ, obwohl der Patient einen Myokardinfarkt erlitten hat. Als Infarktausschluss für den Rettungsdienst eignet sich der Test also nicht. Es ist teilweise schwierig zu unterscheiden, welche Patienten mit NSTE-ACS zusätzlich von einer frühzeitigen Reperfusionstherapie profitieren – vom ST-Segment allein darf diese Entscheidung nicht abhängen. Daher werden für Patienten mit Hochrisikoprofilen neue Begriffe vorgeschlagen, die den STEMI oder NSTEMI ergänzen können. Der Begriff **nichtokklusiver Myokardinfarkt (NOMI)** wird für Ereignisse verwendet, denen kein kompletter Gefäßverschluss zugrunde liegt. Die Bezeichnungen **Acute Coronary Occlusion (ACO)** oder **okklusiver Myokardinfarkt (OMI)** gehen von einem Gefäßverschluss aus, der zwar vielfach auch eine ST-Hebung bedingt, die aber nicht in allen Fällen sofort und einfach zu erkennen ist. Zuweilen zeigt sich die ST-Hebung gar nicht oder zumindest nicht im Routine-12-Kanal-EKG, sondern nur in erweiterten Ableitungen oder die ST-Streckenbeurteilung ist aufgrund sekundärer Erregungsrückbildungsstörungen erschwert. Daher sollen Patienten mit Rechts- oder Linksschenkelblock **mit** ACS-Symptomatik sowie mit Herzschrittmacherrhythmen mit dringendem V. a. kardiale Ischämie laut ACS-Leitlinie wie STEMI-Patienten behandelt werden. Zudem soll das EKG auf Auffälligkeiten wie DeWinter-T-Wellen oder das Wellens Sign, die auf hochgradige Stenosen hinweisen, untersucht werden. Ein ebenfalls bedeutsamer Befund sind ST-Streckenhebungen in V_1 und aVR, die mit ST-Senkungen in mindestens 6 weiteren Ableitungen einhergehen, da ein V. a. eine Hauptstammstenose abgeleitet werden kann. Neben dem EKG sollen v. a. die klinische Präsentation und die kardiorespiratorische Stabilität des Patientenzustands in die Bewertung einbezogen werden.

Das altbekannte Therapieakronym MONA (Morphin, O_2, Nitro und ASS) hat seinen Universalcharakter für die präklinische STEMI-Behandlung verloren:

- Morphin wird zur Analgesie empfohlen. Zur Anxiolyse kann eine milde Sedierung z. B. mit Benzodiazepinen erfolgen.
- Sauerstoff nur dann, wenn die Sauerstoffsättigung < 90 % (ACS-Leitlinie) bzw. < 92 % (Sauerstoffleitlinie) liegt.
- Nitrolingual-Spray kann zu einer Linderung von Ischämiesymptomen führen. Eine vorsichtige Nitrogabe kann beim STEMI im Falle einer begleitenden Hypertension oder Herzinsuffizienz (Atemnot!) sinnvoll sein, wenn keine Kontraindikationen wie Hypotonie, PDE-5-Hemmer sowie rechtsventrikulärer Infarkt vorliegen. Hier hat übrigens eine solche Infarktbeteiligung vorgelegen (inferiorer Infarkt + ST-Hebungen in V_3r und V_4r). Eine Nitratgabe unter Missachtung dieser Kontraindikationen könnte zu empfindlichen Blutdruckabfällen führen.
- ASS ist sehr wichtig und sollte frühzeitig appliziert werden. Beim STEMI und in anderen Fällen, die vermutlich zu einer sofortigen Katheterintervention führen, werden zusätzlich Enoxaparin oder unfraktioniertes Heparin verabreicht.
- Bei fehlenden Zeichen einer Linksherzinsuffizienz bzw. ohne kardiogenen Schock und vorliegendem okklusivem Myokardinfarkt können auch Betablocker bei erhöhter Herzfrequenz und Hypertonie fraktioniert (z. B. 1 mg Metoprolol i. v.) eingesetzt werden. Eine routinemäßige Gabe wird nicht empfohlen. Betablocker reduzieren die Herzfrequenz, setzen die Kontraktilität herab und senken den Blutdruck, was zur Reduktion des myokardialen Sauerstoffverbrauchs führt. Auch die Inzidenz von malignen Rhythmusstörungen, besonders Kammerflimmern, kann durch Betablocker gesenkt werden.

AHAB-Akronym als Merkhilfe zur medikamentösen Therapie bei OMI/STEMI:

- **A**SS
- **H**eparin
- **A**nalgesie (Morphin) falls notwendig/Anxiolyse (z. B. Benzodiazepin)
- **B**etablocker (**cave:** wenn RR > 120 mmHg syst., keine Herzinsuffizienz bzw. KI)

Als sehr wichtig gilt darüber hinaus ein schneller und logistisch reibungsloser Ablauf mit Voranmeldung und Übergabe des Patienten im Herzkatheterlabor.

Eine frühe Revaskularisation innerhalb von 24 h wird in den aktuellen ESC-Guidelines bei folgenden Patienten mit **oder** ohne Hochrisikomerkmalen empfohlen:

- Bestätigter NSTEMI gemäß ESC-Algorithmus
- EKG-Dynamik (Veränderungen der ST-Strecke oder T-Wellen)
- Hoher Grace-Score (> 140)
- Hämodynamisch instabile Patienten oder Patienten im Schock
- Anhaltende Beschwerden oder Schmerzpersistenz trotz adäquater Therapie
- Lebensbedrohliche Arrhythmien oder Herz-Kreislauf-Stillstand
- Mechanische Komplikationen
- Akute kardiale Dekompensation infolge anhaltender kardialer Ischämie

Evidenz: Mythos oder Fakt

Es ranken sich verschiedene Mythen um ein häufig verordnetes Medikament: Nitrolingual-Spray.

Beispielsweise wird teilweise davon abgeraten, das Medikament einzusetzen, wenn ein Patient Beinödeme hat, die als Hinweis auf eine Rechtsherzinsuffizienz gedeutet werden könnten.

Richtig ist: Tatsächlich ist eine Linksherzinsuffizienz mit Lungenödem eine eindeutige Indikation für Nitrospray. Dekompensierte Patienten bieten sehr häufig nicht nur pulmonale Stauungen, sondern zeigen eben auch Beinödeme. Nitroglyzerin sollte hier nicht vorenthalten werden – wenn keine Kontraindikationen wie z. B. Hypotonie, rechtsventrikulärer Infarkt, Einnahme von PDE-5-Hemmern, ausgeprägte Brady- oder Tachykardie und schwere Aortenklappenstenose vorliegen.

Ein zweiter Mythos besagt, dass Nitroglyzerin dabei helfen kann, zwischen einem Herzinfarkt und einer Angina Pectoris zu differenzieren.

Richtig ist: Eine Schmerzlinderung nach Nitroglyzerinabe darf keinesfalls als Infarktausschluss bewertet werden!

Undifferenzierte Gabe von Heparin bei ACS. Beim NSTEMI bzw. nichtokklusivem Myokardinfarkt sollte auf Heparin verzichtet werden. Die undifferenzierte Gabe von Heparin verursacht mehr Komplikationen (Blutungsgefahr) und erhöht die Letalität. Ein Nutzen für Heparin bei NSTEMI/NOMI in der Präklinik konnte bisher nicht festgestellt werden und führte zu keinem besseren Outcome (Sundermeyer 2024; Andrade-Castellanos 2014; Chen 2019). Wenn Heparin, dann erst als periinterventionelles Medikament in der Klinik bzw. im Herzkatheterlabor. Dies wird auch in den aktuellen ESC-Guidelines so formuliert.

LITERATUR

AWMFS3-Leitlinie. Nationale Versorgungsleitlinie Chronische KHK. Version 7.0. Stand 30.08.2024. AWMF-Reg.-Nr. nvl-004. 2029

Andrade-Castellanos CA, Colunga-Lozano LE, Delgado-Figueroa N, Magee K. Heparin versus placebo for non-ST elevation acute coronary syndromes. Cochrane Database Syst Rev. 2014 Jun 27; 2014(6): CD003462. doi: 10.1002/14651858.CD003462.pub3. PMID: 24972265; PMCID: PMC6769062.

Byrne RA, Rossello X, Coughlan JJ et al. 2023 ESC Guidelines for the management of acute coronary syndromes. Eur Heart J 2023; 191

Chen JY, He PC, Liu YH et al. Association of Parenteral Anticoagulation Therapy With Outcomes in Chinese Patients Undergoing Percutaneous Coronary Intervention for Non-ST-Segment Elevation Acute Coronary Syndrome. JAMA Intern Med. 2019 Feb 1;179(2): 186–194. doi: 10.1001/jamainternmed.2018.5953. Erratum in: JAMA Intern Med. 2019 Feb 1;179(2): 280. doi: 10.1001/jamainternmed.2019.0057. PMID: 30592483; PMCID: PMC6439659.

Collet JP, Thiele H, Barbato E et al. (2020) ESC Guidelines for the management of acute coronary syndromes in patients presenting without persistent ST-segment elevation. Eur Heart J 2020; 42(14): 1289–1367

Ibanez B, James S, Agewall S et al. ESC Guidelines for the management of acute myocardial infarction in patients presenting with ST-segment elevation. Eur Heart J 2017; 39(2): 119–177

Jahn M, Löwe F, Praetz M. EKG für Rettungsdienst und Notfallmedizin. 2. A. München: Elsevier Urban & Fischer, 2024

Knuuti J, Wijns W, Saraste A et al. ESC Guidelines for the diagnosis and management of chronic coronary syndromes. Eur Heart J 2019; 41(3): 407–477

Meyers P, Weingart S, Smith S. The OMI Manifesto. Dr Smith's ECG Blog. 2018. https://hqmeded-ecg.blogspot.com/2018/04/the-omi-manifesto.html

Byrne RA, Rossello X, Coughlan JJ et al.; ESC Scientific Document Group. 2023 ESC Guidelines for the management of acute coronary syndromes: Developed by the task force on the management of acute coronary syndromes of the European Society of Cardiology (ESC), European Heart Journal, Volume 44, Issue 38, 7 October 2023: 3720–3826. doi.org/10.1093/eurheartj/ehad191

Sundermeyer J, Schock A, Kellner C et al. Pre-hospital admission of heparin in patients with suspected non-ST segment elevation acute coronary syndrome. Clin Res Cardiol. 2024 Aug 5. doi: 10.1007/s00392-024-02507-1. Epub ahead of print. PMID: 39102002.

INTERNET

https://dasfoam.org/2023/08/26/omi-light-die-neue-acs-leitlinie/amp/

https://dasfoam.org/2024/08/07/acs-ohne-heparin/

2.2 Kopfplatzwunde nach Sturz (Advanced)

Hendrik Sudowe

2.2.1 Einsatzmeldung/Anfahrt

Während der Rückfahrt zur Wache erhält der RTW 1-83-1 in der Vormittagszeit einen Folgeeinsatz über Funk: „Einsatz RTW. Unfall leicht. Kopfplatzwunde nach Sturz bei einer älteren Dame." Nach fünfminütiger Anfahrt trifft das aus drei Personen bestehende Rettungsteam die erste einsatztaktische Entscheidung.

Welches Material wird in die Wohnung in der vierten Etage mitgeführt?

Aufgrund der ungünstigen Entfernung zum Einsatzort in der vierten Etage wählen die RD-Mitarbeiter ihr mitzuführendes Material großzügig aus, da die nachträgliche Beschaffung ein Besatzungsmitglied unnötig binden würde. Zu versorgen ist möglicherweise nicht nur die offenkundige Sturzfolge (die Kopfplatzwunde!), sondern evtl. ebenfalls die Sturzursache (z. B. Synkope) sowie weitere Verletzungen. Die Kollegen nehmen diesen Abwägungen folgend den Notfallrucksack, das EKG und Immobilisationsmaterialien mit. Es gibt bislang keinen Anhalt für Gefahren an der Einsatzstelle.

2.2.2 Situation am Notfallort und Ersteindruck

Der Sohn der Patientin öffnet die Tür und führt das Rettungsteam in das Wohnzimmer. Seine Mutter habe vorhin über Schwindel geklagt und sei dann gestürzt. Sie sei nicht bewusstlos gewesen. Die ältere Dame fühle sich seit dem frühen Morgen schlecht. Auf einem Stuhl sitzt eine ca. 80-jährige, auffallend blasse Frau, die adäquat auf das Eintreffen des Rettungsteams reagiert, den Kopf spontan wendet, die Kollegen begrüßt und sich für die Unannehmlichkeiten, die durch ihr Ungeschick entstanden sind, entschuldigt. Sie sei lediglich etwas unsicher auf den Beinen gewesen, was sie auf das Wetter zurückführt. Mittlerweile gehe es ihr wieder etwas besser. Als Hauptbeschwerden werden ein Schwindelgefühl sowie eine Kurzatmigkeit angegeben. Zudem bestehe ein permanentes „Herzstolpern". Sie habe ein unruhiges Gefühl in der Brust. Brustschmerzen bestehen allerdings nicht. Auf der rechten Stirnseite klafft eine ca. 4 cm lange Platzwunde, die allerdings nicht mehr blutet.

ABCDE-Untersuchung

Aufgrund der offenkundigen Kopfverletzung wird bis auf Weiteres eine HWS-Immobilisation durch einen der drei Helfer durchgeführt. Es fallen keine aktiven Blutungen auf. Der Atemweg ist frei. Am Hals, insbesondere entlang der HWS, können keine Verletzungen gefunden werden. Die Atemfrequenz erscheint bei normaler Zugtiefe leicht erhöht. Bei der Auskultation fallen keine pathologischen Nebengeräusche oder eine seitenungleiche Belüftung auf. Keine Zyanose, aber eine subjektiv empfundene „Kurzatmigkeit" unter Belastung. Der Thorax ist unverletzt, SpO_2 94 %. Der Puls am Handgelenk ist absolut unregelmäßig und tachykard. Die Pulsqualität variiert stark zwischen den einzelnen Pulswellen. Die Halsvenen sind gestaut. Auch an Abdomen, Rücken, Becken und Oberschenkeln zeigen sich keinerlei Hinweise für eine Traumatisierung. Eine rasche Mitbeurteilung von Armen und Unterschenkeln ergibt ebenfalls keine Auffälligkeiten. Es erfolgen die Vorbereitungen zur Anlage eines i. v. Zugangs und zum Anschluss der diagnostischen Geräte. Die Patientin ist voll orientiert (GCS 15), hat seitengleich prompt lichtreagible Pupillen und seitengleiche Kraft, Koordination und Sensibilität in beiden Armen und Beinen. Da die Patientin keine Verletzungszeichen entlang der Wirbelsäule oder neurologische Defizite aufweist und ferner keine ablenkenden schmerzhaften Verletzungen zeigt, wird die Bewegungseinschränkung der Wirbelsäule nun aufgehoben.

Entscheidung kritisch ↔ nicht kritisch und Leitsymptom

Das führende Problem ist ein C-Problem, das in sitzender Position – gemessen an der zerebralen Leistungsfähigkeit – aktuell gut toleriert wird, aber als Palpitationen ein unangenehmes Gefühl bereiten. Die Patientin wird zu diesem Zeitpunkt als **nicht kritisch** eingeschätzt. Das Team interpretiert den Sturz als Folge eines arrhythmogenen Problems.

Das Leitsymptom „Palpitationen mit Sturzneigung" könnte Ausdruck einer Herzrhythmusstörung sein, die zu einem Abfall des Herzminutenvolumens führt.

2.2.3 Weiterführende Anamnese und Untersuchung

Um das Ereignis besser verstehen zu können, werden weiterführende Fragen zur Anamnese und Untersuchung durchgeführt.

OPQRST

Onset	Plötzlicher Symptombeginn seit dem Morgen
Provocation	Schwindel nimmt im Stehen zu; Atemnot verschlechtert sich unter Belastung; Palpitationen persistieren
Quality	Unsystematischer Schwindel
Radiation	–
Severity	Verschlechterung unter Belastung
Time	Exakter Zeitpunkt nicht bestimmbar; bei einem Arztbesuch gestern wurde ein normales EKG aufgezeichnet.

2

SAMPLER

Symptome	Schwindel, Palpitationen und Belastungsdyspnoe
Allergien	Keine
Medikamente	Werden verweigert; stattdessen täglich „ein Schnäpschen"
Patientenvorgeschichte	Koronare Herzkrankheit (KHK), arterieller Hypertonus
Letzte Mahlzeit	Abendbrot vor ca. 14 Stunden; Trinkmenge: 1 Liter seit dem Aufstehen
Ereignisse vor dem Notfall	Schwindelereignisse jeweils im Rahmen körperlicher Belastung (Aufstehen)
Risikofaktoren	Non-Compliance (verweigert Medikamenteneinnahme trotz kardiovaskulärer Risikofaktoren: Hypertonie, KHK, Lebensalter)

Fokussierte Untersuchung

Obwohl bereits eine körperliche Untersuchung im Rahmen des Traumavorgehens vorgenommen wurde, werden nun einige weitere Informationen gesammelt. Eine sorgfältige Auskultation – insbesondere der basalen Lungenabschnitte von dorsal – lässt keine pathologischen Nebengeräusche wie z. B. feinblasige Rasselgeräusche erkennen. An Unterschenkeln und Knöcheln hingegen können deutliche Wassereinlagerungen festgestellt werden. Die Schleimhäute im Rachen sind normal feucht. Der Hautturgor ist altersgerecht.

Vitalwerte und Monitoring

HF	Vom Pulsoxymeter gemessen: 72/min (bei vom EKG angezeigter Herzfrequenz von 140–160/min)
RR	125/70 mmHg
SpO_2	94 %
BZ	128 mg/dl
Temp.	36,5 °C

EKG

Die EKG-Rhythmuskontrolle (➤ Abb. 2.2) zeigt eine Tachykardie mit schmalen, aber absolut unregelmäßig verteilten QRS-Komplexen. Statt einer regelhaften Vorhofaktivität mit abgrenzbaren P-Wellen zeigen sich hochfrequente Flimmerzacken. Nach Herstellung einer ruhigen, Artefakt unterdrückenden Lagerung und dem Ausdruck eines 12-Kanal-EKG können keine Hinweise für eine myokardiale Ischämie erkannt werden.

2.2.4 Bewertung der Differenzialdiagnostik und Verdachtsdiagnose

Die aktuell beste Erklärung für den Zustand der Patientin ist die neu aufgetretene Herzrhythmusstörung. Es handelt sich um eine unregelmäßige Schmalkomplextachykardie. Eine genauere Betrachtung des EKG führt zu der Erkenntnis, dass keine geregelte Vorhofaktivität – repräsentiert durch P-Wellen – erkennbar ist. Stattdessen finden sich zwischen den QRS-Komplexen hochfrequente morphologisch unterschiedliche Aktionen mit niedriger Amplitude. Das und die völlig unregelmäßige QRS-Verteilung legt eine Tachyarrhythmia absoluta bei Vorhofflimmern nahe. Da die schnelle und unregelmäßige Erregung der Ventrikel bei immer unterschiedlichen Füllungsvolumina erfolgt, fällt bei Palpation peripherer Arte-

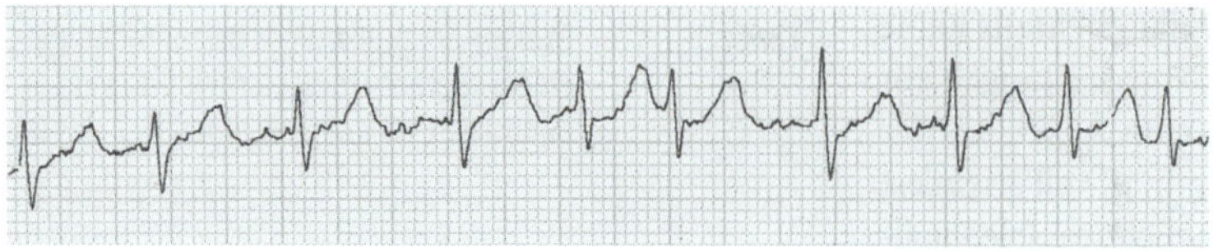

Abb. 2.2 EKG der Patientin mit TAA [P682]

rien im Vergleich zum EKG oftmals ein peripheres Pulsdefizit auf. Patienten nehmen häufig Palpitationen wahr. Abhängig von den Auswirkungen auf das Herzminutenvolumen kann es z. B. auch zu zerebraler Minderperfusion kommen. Die rezidivierenden Sturzereignisse aufgrund eines Schwindelgefühls könnten als Ausdruck einer solchen Störung gewertet werden.

Mit welchen Komplikationen müssen Sie rechnen?

Der Abfall des Herzminutenvolumens mit einer Sauerstoffmangelversorgung des Gehirns kann frequenzabhängig voranschreiten. Es könnte zu Synkopen oder gar einem kardiogenen Schock kommen. Zudem droht durch die Tachykardie bei vorbestehender koronarer Herzkrankheit die Entwicklung einer myokardialen Ischämie oder einer Herzinsuffizienz, die sich durch gestaute Halsvenen, Beinödeme und Atemnot bereits ankündigt. Langfristig kann es zu Thrombenbildungen in den pumpinaktiven Vorhöfen kommen, die Embolien, z. B. im Gehirn (Schlaganfall), verursachen können.

2.2.5 Maßnahmen und Therapie

Die Patientin wird auf ein im gleichen Raum stehendes breites Sofa umgelagert, damit ein neuerliches Sturzgeschehen ausgeschlossen werden kann. Die Kopfplatzwunde wird mit einem Verband versorgt.

Um frequenzbedingte Folgeerscheinungen zu vermeiden, die sich als Ischämie oder Herzinsuffizienz zeigen könnten, erhält die Patientin fraktioniert insgesamt 5 mg Metoprolol. Darunter bleibt das Vorhofflimmern bestehen, aber die Herzfrequenz sinkt auf ca. 100/min. Der Blutdruck bleibt im Normbereich.

2.2.6 Transport und Übergabe

Die mittlerweile völlig beschwerdefreie und kreislaufstabile Patientin läuft von einem Kollegen gestützt zur vor der Haustür bereitgestellten Fahrtrage. Das Monitoring wird fortgeführt. Für den Transport zur Klinik werden keine Sondersignale genutzt. Die Patientin bleibt kreislaufstabil, obwohl das Vorhofflimmern für die gesamte Einsatzdauer persistiert.

2.2.7 Klinischer Verlauf

In der Klinik erfolgt während eines stationären Aufenthalts eine kardiologische Diagnostik, die neben den bereits bekannten Befunden keine neuen Krankheitsprozesse offenlegt. Da das Vorhofflimmern auch innerklinisch bestehen bleibt, wird die Patientin am Folgetag elektrisch kardiovertiert. Da in den Folgemonaten immer wieder paroxysmales Vorhofflimmern auftritt, entscheidet sich die Patientin für eine Pulmonalvenenisolation, die Katheterinterventionell in derselben Klinik vorgenommen wird. Anschließend treten keine weiteren Episoden auf.

2.2.8 Kommentar

Paroxysmales, also anfallartiges Vorhofflimmern wird meistens tachykard übergeleitet. Die zu erwartende Symptomatik hängt u. a. von der Beeinträchtigung des Herzminutenvolumens ab. Da elektrisch flimmernde Vorhöfe mechanisch nicht mehr kontrahieren, entfällt die vorgeschaltete Vorhofkontraktion, sodass sich die Kammern nur noch durch Sog füllen. Die resultierende Reduktion des diastolischen Füllungsvolumens beträgt immerhin 15–20 %. Dazu kommen verkürzte diastolische Füllungszeiten durch die insgesamt schnelle Herzschlagfolge, verschärft durch arrhythmiebedingt teils extrem geringe Abstände zwischen sehr kurz aufeinanderfolgenden Systolen. Wenn die hämodynamische Beeinträchtigung extrem ausgeprägt ist, kommt es zu Schock oder rezidivierenden Synkopen. Aber auch das Herz selbst kann Schaden nehmen. Die Extrembelastung durch hohe Frequenzen bei zugleich mangelhafter diastolischer Perfusion der Koronararterien kann insbesondere bei vorerkrankten Patienten zu kardialer Ischämie führen. Auch eine Herzinsuffizienz mit pulmonaler Stauung ist möglich. Sollten solcherart kritische Symptome vorliegen, wäre auch bei einer Tachyarrhythmia absoluta bei Vorhofflimmern eine sofortige Kardioversion mit dem Ziel einer Wiederherstellung des Sinusrhythmus nötig. In weniger bedrohlichen, aber trotzdem interventionsbedürftigen Situationen wird die Frequenz bei fortbestehendem Vorhofflimmern oftmals mit einem Betablocker gesenkt, um die Herzarbeit zu ökonomisieren und die Füllung zu verbessern. Eine Kardioversion würde dann erst innerklinisch nach einem Thrombenausschluss (insbesondere nach > 48 Stunden zu befürchten; Ausschluss durch transösophageale Echokardiografie, TEE).

Wenn das Vorhofflimmern ein „Zufallsbefund" ohne kritische Auswirkungen auf die Kreislaufverhältnisse ist oder lediglich als Palpitation („Herzstolpern") wahrgenommen wird, muss präklinisch nicht therapiert werden. Die antiarrhythmische Therapie birgt Gefahren wie z. B. die Auslösung weiterer Rhythmusstörungen oder Blutdruckabfälle und muss daher sorgfältig abgewogen werden. Das entscheidende Kriterium ist der Zustand des Patienten.

Evidenz: Mythos oder Fakt

Dass Vorhofflimmern Schlaganfälle verursacht, ist beileibe kein Mythos! Vermutlich ist jeder 5. Schlaganfall auf ein durch Vorhofflimmern bedingtes kardioembolisches Ereignis zurückzuführen. Nicht regelrecht fließendes Blut kann sich z. B. in den Herzohren ablagern. Löst sich der Thrombus, droht eine Embolie! Das Schlaganfallrisiko und davon abgeleitet die prophylaktische Gerinnungshemmung durch Marcumar oder NOAK lässt sich scorebasiert (CHA_2DS_2-VASc) berechnen. Die meisten Patienten mit Vorhofflimmern erhalten eine Antikoagulation. Allerdings steigert diese Therapie natürlich das Risiko für schwere Blutungen. Und auch für diese Therapiekomplikation gibt es Scores (HAS-BLED), die ggf. davon abraten würden, Gerinnungshemmer einzunehmen. Da sich die Empfehlungen beider Scores oftmals widersprechen, muss letztlich abgewogen werden, wovon der Patient mehr profitiert.

LITERATUR

Hindricks G, Potpara T, Dagres N et al. ESC Guidelines for the diagnosis and management of atrial fibrillation developed in collaboration with the European Association for Cardio-Thoracic Surgery (EACTS). Eur HeartJ 2020; 42(5): 373–498

January CT et al. 2019 AHA/ACC/HRS focused update of the 2014 AHA/ACC/HRS guideline for the management of patients with atrial fibrillation. J Am Coll Cardiol 2019; 74: 104–132

2.3 Kreislaufstörungen (Basic)

Hendrik Sudowe

2.3.1 Einsatzmeldung/Anfahrt

Um 12:14 Uhr wird der Rettungsdienst mit dem Einsatzstichwort „junger Mann mit Kreislaufproblemen" alarmiert. Der Einsatzort ist eine Schule, die nach sechsminütiger Anfahrt erreicht wird. An der Einfahrt zum Schulgelände erwartet der Hausmeister den RTW. Der Patient befinde sich in einem Klassenzimmer im zweiten Stock des Schulgebäudes. Man habe ihn gebeten, den Rettungsdienst dorthin zu geleiten. Da er den Patienten selbst noch nicht gesehen habe, könne er keine Angaben zum Geschehen machen.

2.3.2 Situation am Notfallort und Ersteindruck

Vor dem Klassenzimmer wird das Rettungsteam von der Lehrerin des 18-jährigen Patienten in Empfang genommen, die sich nach augenscheinlicher Stabilisierung des Gesundheitszustands ihres Schülers nunmehr Sorgen macht, ob sie mit der Alarmierung des Rettungsdienstes nicht „überreagiert" habe. Aber als er sich vor 10 Minuten, wohl im Rahmen einer plötzlichen Schwindelattacke, gerade noch rechtzeitig habe hinlegen können, bevor es zu einem ca. 1 Minute währenden Bewusstseinsverlust gekommen sei, habe sie in der Annahme eines Kreislaufkollapses den Notruf abgesetzt.

Im Klassenzimmer sitzt in Begleitung eines Klassenkameraden ein wacher und derzeit beschwerdefreier 18-jähriger Mann. Momentan gehe es ihm gut. An das, was vorhin vorgefallen sei, könne er sich nicht erinnern.

ABCDE-Untersuchung

Der Patient spricht, die Rachenschleimhäute sind unauffällig. Die Atmung ist normal schnell und tief, auskultatorisch seitengleich ohne Nebengeräusch; der Patient verspürt keine Atemnot. Die Haut ist trocken, warm und rosig, der Puls lässt sich gut tasten, ist normofrequent und rhythmisch. Die GCS wird aktuell mit

15 Punkten bewertet – unter der Einschränkung einer Erinnerungslücke für das Ereignis. Der junge Mann hat noch einen starken Schwindel und Herzklopfen verspürt, hatte das Gefühl einer bevorstehenden Ohnmacht, konnte sich dann noch hinlegen und ist irgendwann auf dem Boden liegend wieder erwacht. Die Pupillen sind mittelweit und reagieren seitengleich auf Licht. Auf den ersten Blick bestehen keine weiteren Auffälligkeiten. Der Patient hat keinerlei Schmerzen und ist definitiv nicht verletzt.

Entscheidung kritisch ↔ nicht kritisch und Leitsymptom

Aktuell präsentiert sich der Patient in einem **unkritischen** Zustand. Das darf allerdings noch nicht zur kompletten Entwarnung führen, denn es hat definitiv eine passagere Störung mit Zustandsverschlechterung bis zur Bewusstlosigkeit vorgelegen. Abhängig von den Ergebnissen einer weiterführenden Ursachenforschung besteht ggf. Rezidivgefahr – im schlimmsten Fall ohne spontanes Abklingen der Symptome und mit einer weiteren Verschlechterung.

Sammeln der Differenzialdiagnosen

Ausgehend vom Leitsymptom eines plötzlich einsetzenden und kurz anhaltenden Bewusstseinsverlusts zieht das Team folgende Differenzialdiagnosen in Betracht: Synkope (neurogene Reflexsynkope, orthostatische Synkope, kardiale Synkope, ➤ Kap. 2.14.8), Krampfanfall, psychogene/r Synkope/Anfall, Intoxikation, Hypoglykämie, SHT, Schlaganfall.

2.3.3 Weiterführende Anamnese und Untersuchung

Um die Differenzialdiagnosen eingrenzen zu können, werden weiterführende Fragen zur Anamnese und Untersuchung durchgeführt.

OPQRST

Onset	Plötzlich, „als wäre ein On-Schalter betätigt worden!"
Provocation	Auch ein Lagewechsel ins flache Liegen konnte den Bewusstseinsverlust nicht verhindern.
Quality	Laut Lehrerin: tiefe Bewusstlosigkeit ohne Konvulsionen
Radiation	–
Severity	–
Time	Bewusstlosigkeit für ca. 1 Minute, dann schnelle Besserung

SAMPLER

Symptome	Plötzlicher Bewusstseinsverlust und Palpitationen („Herzklopfen")
Allergien	Keine bekannten
Medikamente	Keine; auch ein Alkohol- oder Drogenkonsum wird negiert
Patientenvorgeschichte	Der Patient erinnert sich an eine vergleichbare Episode vor einigen Wochen, die ihn aber nicht zum Arztbesuch veranlasst habe. Zudem gab es hin und wieder Fälle von anfallsartigem Herzrasen, die aber immer nach kurzer Zeit von allein aufgehört haben.
Letzte Mahlzeit	Belegtes Brot in der Frühstückspause vor 2 Stunden; Schokoriegel in der kleinen Pause vor 45 Minuten.
Ereignisse vor dem Notfall	Hat auf einem Stuhl sitzend den Unterricht verfolgt. Eine Gewalteinwirkung auf den Kopf wird verneint.
Risikofaktoren	Keine

Fokussierte Untersuchung

Es liegt weder ein Zungenbiss vor noch hat der Patient eingenässt. Auf Nachfrage gibt der junge Mann an, keine Kopfschmerzen zu haben. Arme und Beine werden mit seitengleicher Kraft und adäquater Koordination bewegt. Am Kopf können keine Verletzungszeichen ausgemacht werden. Es existieren keine Einstichstellen, die auf einen eventuellen i. v. Drogenkonsum hinweisen würden.

Vitalwerte und Monitoring

HF	60/min
RR	128/72 mmHg
SpO_2	98 %
BZ	112 mg/dl
Temp.	36,8 °C

EKG

Das zu diesem Zeitpunkt bereits abgeleitete EKG (➤ Abb. 2.3) zeigt nach oberflächlicher Betrachtung einen normfrequenten Sinusrhythmus.

2.3.4 Bewertung der Differenzialdiagnostik und Verdachtsdiagnose

Die zum Leitsymptom passenden Krankheitsbilder werden nach der Informationssammlung bewertet: Eine Hypoglykämie, die zumindest theoretisch nach sympathoadrenerger Gegenregulation vom eigenen Körper behoben worden sein kann, wird ausgeschlossen, da kein Diabetes mellitus besteht und der BZ im oberen Normbereich liegt. Ein Schlaganfall mit Spontanrückbildung wird bei dem jungen Mann ohne bekannte Risikofaktoren und ohne fokalneurologische Defizite ebenfalls für wenig wahrscheinlich gehalten. Ein SHT liegt nicht vor – es gibt keinen Unfallmechanismus und auch keine erkennbaren äußerlichen Hinweise. Eine Intoxikation wird für wenig wahrscheinlich gehalten, da der junge Mann einen Drogenkonsum verneint, keinen weiteren Noxen ausgesetzt war und keine plausible Erklärung für den nur sehr kurzen Symptomzeitraum bei nicht aktiv beendeter Gifteinwirkung existiert. Für eine psychogene Ursache spricht bei dem sehr gefassten und freundlich zugewandten jungen Mann nichts. Der Patient hat nicht eingenässt und auch keinen Zungenbiss. Trotzdem kann ein Krampfanfall nicht voreilig ausgeschlossen werden – zumal es auch bei generalisierten Anfällen nonkonvulsive Erscheinungsformen wie Absencen gibt. Aber die hier geäußerten Prodromi wie Schwindel und das Gefühl einer bevorstehenden Ohnmacht lassen sich weniger gut als Aura und besser als Synkopenvorläufer deuten. Auch die rasche Re-Orientierung spricht eher für ein Kreislaufproblem. Aus der Anamnese ist zudem bekannt, dass der Patient nicht an Epilepsie leidet und auch keine entsprechende Medikation einnimmt.

Der wahrscheinlichste diagnostische Oberbegriff lautet „Synkope". Einzugrenzen wäre nun noch der zugrunde liegende Pathomechanismus und somit die Form der Synkope. Nach der anamnestisch auszuschließenden Orthostase – das Geschehen hat im Sitzen begonnen – wäre eine neurogene Reflexsynkope statistisch betrachtet und auch angesichts des Lebensalters und Gesundheitsstatus am wahrscheinlichsten. Gefährlicher wäre indes eine kardiale Synkope – aufgrund einer strukturellen Erkrankung (z. B. Herzinfarkt, Myokarditis, Klappenvitium) oder arrhythmogen. Und eine detailliertere Betrachtung des EKG nährt den unerwarteten V. a. ein solches Rhythmusproblem. Die PQ-Zeit ist deutlich verkürzt. Die aufsteigende R-Zacke wirkt plump und verbreitert. Es könnte sich um eine Deltawelle handeln. Dazu imponieren sekundäre Erregungsrückbildungsstörungen.

Im Zusammenhang mit den erlebten Synkopen und den immer wieder aufgetretenen anfallartigen Palpitationen, werden die EKG-Auffälligkeiten als **WPW-Syndrom** interpretiert. Zurzeit ist die Erkrankung

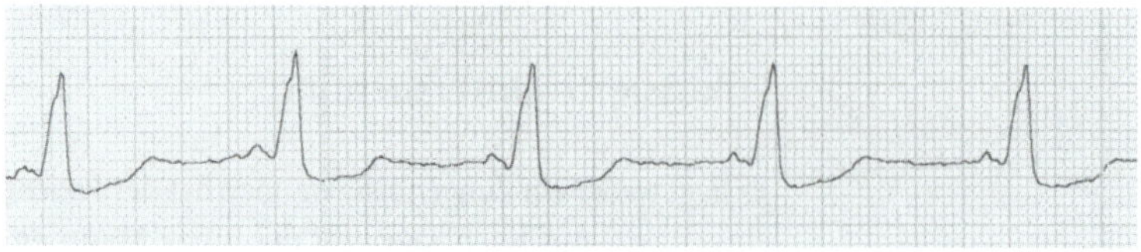

Abb. 2.3 EKG des Patienten [P682]

hämodynamisch unwirksam und zeigt sich lediglich elektrisch – dem jungen Mann geht es gut! – doch neigen betroffene Patienten zu paroxysmalen Tachykardien, die dann zu einem abrupten Abfall des Herzminutenvolumens mit zerebraler Minderperfusion führen können.

2.3.5 Maßnahmen und Therapie

Zurzeit besteht kein Grund zu übertriebenem Aktionismus, da der Patient stabil ist. Aber es hat eine Synkope stattgefunden, die möglicherweise auf eine potenziell gefährliche Herzrhythmusstörung zurückzuführen ist. Daher wird der Patient nach Anlage eines i. v. Zugangs und unter fortlaufendem Monitoring zum RTW gebracht.

2.3.6 Transport und Übergabe

Kurz nach Beginn des um 12:42 Uhr begonnenen Transports im RTW verspürt der Patient plötzlich Herzrasen und leichten Schwindel. Das EKG zeigt eine Tachykardie mit schmalem QRS-Komplex. Die Herzfrequenz beträgt 200/min. A und B bleiben stabil. Die Pulsoxymetrie ist allerdings mangels reliablen Signals ausgefallen. Also werden – auch in Erwartung einer möglichen Verschlechterung – 15 l/min O_2 über eine Reservoirmaske appliziert. Der Puls am Handgelenk ist regelmäßig, aber nur noch schwach tastbar. Eine Blutdruckmessung ergibt einen Wert von 100/60 mmHg. Das Bewusstsein bleibt in liegender Position erhalten. Da keine eindeutigen Instabilitätszeichen (Synkope, Schock, Myokardischämie, Herzinsuffizienz) vorliegen, wird auf eine sofortige Kardioversion, die in diesem Fall zudem eine begleitende Analgosedierung erfordert hätte, verzichtet. Stattdessen wird ein modifiziertes Valsalva-Manöver versucht. Der Patient erhält eine Spritze und wird aufgefordert, den Konus in den Mund zu nehmen und den Stempel „herauszupusten". Nach über 15 Sekunden lang aufrechterhaltenem Druck wird der zuvor in halb aufrechter Position gelagerte Patient flach hingelegt. Im selben Zug werden seine Beine angehoben. Trotz eigentlich recht guter Erfolgsaussichten bleibt der Versuch in diesem Fall erfolglos.

Dem Patienten werden langsam (über mehrere Minuten!) 50 mg Ajmalin (Gilurytmal®) verabreicht. Unter dieser Therapie kann die Tachykardie terminiert werden, sodass nach kurzer Zeit keine Beschwerden mehr bestehen. Es erfolgt eine Voranmeldung für die Intensivstation, da der Patient als überwachungspflichtig eingeschätzt wird. Der weitere Transport gestaltet sich komplikationsfrei, sodass kurz darauf die Übergabe in der Klinik erfolgt.

Welche Therapieoptionen hätten noch zur Verfügung gestanden?

Die medikamentöse Therapie einer Tachykardie bei bekanntem WPW-Syndrom ist nicht unproblematisch. Da verschiedene Medikamente blockierende Wirkungen am AV-Knoten haben, kann es zu einer schnellen Überleitung über die zusätzliche Leitungsbahn kommen, was insbesondere beim Vorliegen von Vorhofflimmern, das bei 10–30 % der WPW-Patienten auftritt, gefährliche Auswirkungen (Kammerflimmern) haben kann. So wäre eine Therapie mit Medikamenten wie Verapamil (Isoptin®), Adenosin (Adrekar®) und Digitalis in diesem Fall gefährlich. Neben Ajmalin käme auch Amiodaron als medikamentöse Behandlung in Betracht. Auch die elektrische Kardioversion wäre, v. a. für instabile Patienten, eine sichere Therapieoption.

2.3.7 Klinischer Verlauf

Die Diagnose „WPW-Syndrom" kann bestätigt werden. Zur endgültigen Therapie wird der Patient nach weiteren Untersuchungen und sorgfältiger Abwägung in ein Herzzentrum verlegt, wo eine Katheterablation der akzessorischen Bahn durchgeführt wird. Nachdem die zusätzliche Leitungsbahn zwischen Vorhöfen und Kammern auf diese Weise erfolgreich „deaktiviert" worden ist, stellen sich keine Herzrhythmusstörungen mehr ein.

2.3.8 Kommentar

Beim WPW-Syndrom handelt es sich um ein sog. Präexzitationssyndrom, das aufgrund einer zusätzlichen Leitungsbahn zwischen Vorhof und Kammer zu Herzrhythmusstörungen führen kann (➤ Abb. 2.4).

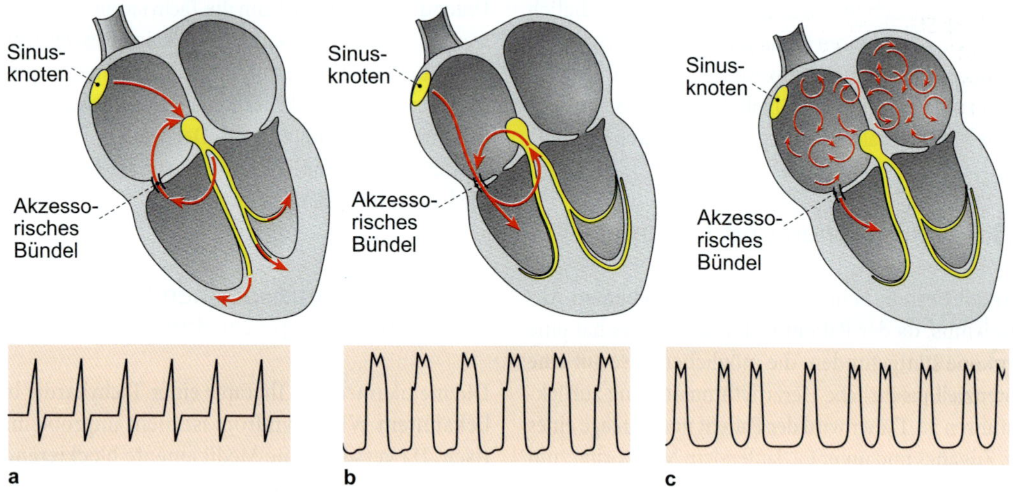

Abb. 2.4 Unterschiedliche Formen von Tachykardien bei bekanntem WPW-Syndrom [L231]
a Orthodrom verlaufende atrioventrikuläre Reentry-Tachykardie, Kammerkomplex < 0,12 Sek.
b Antidrom verlaufende atrioventrikuläre Reentry-Tachykardie, Kammerkomplex ≥ 0,12 Sek.
c Bei bestehendem Vorhofflimmern hauptsächlich über das akzessorische Bündel übergeleitete Kammererregung = FBI-Tachykardie (fast, broad, irregular)

Eine über den AV-Knoten in die Kammer gelangte Erregung kann über den Kurzschluss in den wieder erregbaren Vorhof zurückgeleitet werden, von wo sie erneut über den AV-Knoten in die Kammer eintritt. Ein Reentry-Mechanismus ist entstanden. Auf diese Weise können sich Tachykardien mit enormen Frequenzen entwickeln, die aufgrund verminderter Kammerfüllung zwischen den hochfrequenten Kontraktionen zu einem Abfall des Herzminutenvolumens mit nachfolgend eingeschränkter zerebraler Durchblutung führen können. Im EKG zeigt sich bei einer solchen orthodromen AVRT (AV-Reentry-Tachykardie) eine regelmäßige Schmalkomplextachykardie mit einem häufig nur zu erahnenden retrograden P im und hinter dem QRS-Komplex. Seltener verläuft der Kreis in Gegenrichtung (antidrom), also über die akzessorische Bahn in die Kammer und über den AV-Knoten zurück in die Vorhöfe. Im EKG zeigt sich eine regelmäßige Breitkomplextachykardie. Wenn Vorhofflimmern vorliegt, können Erregungen sowohl über den AV-Knoten als auch über die akzessorische Bahn eingeleitet werden. Je nach ventrikulärem Ausbreitungsursprung können die QRS-Komplexe morphologisch unterschiedlich breit sein, sind unregelmäßig verteilt und extrem schnell. Der EKG-Befund heißt FBI für fast, broad, irregular.

Evidenz: Mythos oder Fakt

Mythos: Sind das WPW-Syndrom und andere Anlagen für gefährliche Herzrhythmusstörungen wie z. B. Brugada oder ARVC (arrhythmogene rechtsventrikuläre Kardiomyopathie) so extrem selten, dass sie für den Rettungsdienst keine Relevanz haben?

Fakt: Falsch! Das WPW-Syndrom lässt sich bei 0,1–0,3 % der Bevölkerung nachweisen. Damit wären in einer Stadt mit 100.000 Einwohnern ca. 100 bis 300 Menschen betroffen. Die weltweite Prävalenz für das Brugada-Syndrom liegt geschätzt bei 1 : 2000. Die ARVC betrifft einen von 2000 bis 5000 Menschen. Unvorteilhaft geschätzt leben also in einer Stadt wie Cottbus 400 potenzielle Arrhythmiepatienten – nur durch diese drei Erkrankungen! Notfallsanitäter benötigen profunde EKG-Kenntnisse, um z. B. bei Synkope-Patienten Potenziale für eine zum Zeitpunkt der Symptomatik abgelaufene Herzrhythmusstörung identifizieren zu können.

LITERATUR

Al-Khatib SM, Stevenson WG, Ackerman MJ et al. 2017 AHA/ACC/HRS Guideline for management of patients with ventricular arrhythmias and the prevention of sudden cardiac death: executive summary. J Am Coll Cardiol 2018; 72(14): 1677–1749

Voss F, Eckardt L, Busch S et al. AV-Reentry-Tachykardie und Wolff-Parkinson-White-Syndrom. Herzschrittmachertherapie Elektrophysiologie 2016; 27(4): 381–389

2.4 Brustschmerzen bei Fieber (Basic)

Torsten Moeser

2.4.1 Einsatzmeldung/Anfahrt

Ein Mann ruft gegen Abend den Rettungsdienst, da er Schmerzen in der Brust und außerdem Fieber hat. Er sei Student und wäre gerade in den Klausurvorbereitungen. Über ein eigenes Kfz verfüge er nicht, weswegen er den ÄND (Notfallpraxis) nicht aufsuchen könne, allenfalls könne er sein Fahrrad nehmen. Die ÄND-Zentrale hätte außerdem an die 112 verwiesen.

2.4.2 Situation am Notfallort und Ersteindruck

Der Rettungsdienst trifft ca. 9 Minuten nach dem Notruf ein. Der Patient empfängt die Besatzung, bestehend aus Notfallsanitäterin und Rettungssanitäter, an der Haustür und führt sie in das Zimmer einer Einliegerwohnung im Kellergeschoss des Hauses. Seit gestern habe er zunehmende linksthorakale Beschwerden, die seit einiger Zeit auch in den linken Arm ausstrahlen. Bisher sei er nie ernsthaft krank gewesen, sei aber wegen der Klausurvorbereitungen sehr angespannt. Der Patient ist blass und sichtlich nervös, er wirkt kurzatmig und hat einen schmerzverzerrten Gesichtsausdruck. Er fühle sich müde und abgeschlagen.

ABCDE-Untersuchung

Der Atemweg ist frei, die Rachenschleimhaut ist etwas gerötet. Bei der Auskultation ist beidseits ein moderates expiratorisches Giemen zu hören. Die Atemfrequenz liegt bei 18/min, Atemtiefe und Atemzugvolumen scheinen ausreichend. Die Sauerstoffsättigung wird mit einem SpO_2 von 89 % bei Raumluft gemessen. Die Haut des Patienten ist rosig. Der Puls ist unregelmäßig, gut tastbar und bei 100 Schlägen pro Minute moderat tachykard. Die Haut ist trocken und warm, die Rekapillarisierungszeit ist < 2 Sekunden. Der Patient ist wach, voll ansprechbar und voll orientiert. Es ergeben sich keine Hinweise auf eine zentrale oder periphere Parese, die Pupillen sind beidseits mittelweit und reagieren mit prompter Reaktion auf Lichteinfall, die GCS liegt bei 15 Punkten im adäquaten Bereich. Die Körpertemperatur beträgt 38,1 °C, der Patient zeigt keine Hautausschläge. Knöchelödeme sind keine feststellbar.

Entscheidung kritisch ↔ nicht kritisch und Leitsymptom

Insgesamt wird der Patient durch die Notfallsanitäterin nach der initialen ABCDE-Untersuchung mit dem Leitsymptom Thoraxschmerz und Luftnot zunächst als **nicht kritisch** eingeschätzt.

Sammeln der Differenzialdiagnosen

Zunächst steht ein Infekt der oberen Atemwege im Raum, der durch die Kurzatmigkeit und den Auskultationsbefund der Lunge erklärbar wäre. Die thorakalen Schmerzzustände und die Ausstrahlung der Symptomatik in den linken Arm erfordern aber weiterführende Untersuchungen, um Differenzialdiagnosen wie z. B. ein akutes Koronarsyndrom, eine Lungenarterienembolie oder z. B. eine COVID-Infektion oder eine Pneumonie bewerten zu können.

2.4.3 Weiterführende Anamnese und Untersuchung

Um die Differenzialdiagnosen eingrenzen zu können, werden weiterführende Fragen zur Anamnese und Untersuchung durchgeführt.

OPQRST

Onset	Vor 2 Stunden
Provocation	Gleichbleibende Beschwerden
Quality	Brennender thorakaler Schmerz
Radiation	Ausstrahlung in den linken Arm
Severity	5/10 NRS
Time	Schmerzen seit ca. 2 Stunden, Infekt seit 2 Tagen

SAMPLER

Symptome	Kurzatmigkeit, Brustschmerz
Allergien	Keine
Medikamente	Derzeit bei Bedarf Ibuprofen 400 mg Tbl.
Patientenvorgeschichte	Keine Vorerkrankungen
Letzte Mahlzeit	Frühstück gegen 10:00 Uhr
Ereignisse vor dem Notfall	Fieberhafter Infekt, Prüfungsstress
Risikofaktoren	Keine

Fokussierte Untersuchung

Die Lymphknoten (Hals) sind nicht geschwollen. Der Thorax ist bei Druck nicht schmerzhaft und die Brustschmerzen lassen sich auf Druck, tiefes Einatmen oder Bewegungen nicht verstärken. Ein Wechsel der Lage vom Liegen ins Sitzen führt zu keiner Schmerzreduktion. Die Herztöne sind unauffällig. Bei der weiteren körperlichen Untersuchung fallen keine Hautveränderungen auf.

Vitalwerte und Monitoring

HF	100–120/min
RR	140/90 mmHg
SpO_2	89 %, gute Pulskurve
BZ	99 mg/dl
Temp.	38,1 °C

EKG

Ein 6-Kanal-EKG zur Rhythmusüberwachung zeigt eine Tachyarrhythmia absoluta (TAA) mit einer HF von 100–120/min. Auf Nachfrage des Arztes gibt der Patient an, bisher nichts von einem unregelmäßigen Herzschlag zu wissen. In einem daraufhin abgeleiteten 12-Kanal-EKG zeigen sich ST-Streckenhebungen in Ableitung V_1 bis V_5, weiterhin ein R-Verlust in V_1 bis V_4. Fragen zu den kardiovaskulären Risikofaktoren werden, wie eine positive Familienanamnese auch, verneint.

2.4.4 Bewertung der Differenzialdiagnostik und Verdachtsdiagnose

Anhand der ausführlichen Diagnostik und Untersuchung stehen die thorakalen Beschwerden mit einem brennenden und anhaltenden Schmerz, der in den linken Arm ausstrahlt, im Vordergrund. Hinzu kommen eine allgemeine Abgeschlagenheit und ein seit zwei Tagen bestehender Infekt der unteren Atemwege. Aufgrund der klaren Befunde der Schmerzsymptomatik in Verbindung mit eindeutigen und signifikanten EKG-Veränderungen ist eine kardiale Ursache sehr wahrscheinlich. Allerdings könnte auch eine COVID-Infektion zugrunde liegen, die ein thrombembolisches Ereignis auslösen kann. Zwar ist das Lebensalter des Patienten – ohne vorhandene kardiale Risikofaktoren – ungewöhnlich, jedoch gibt es in der Medizin nichts, was es nicht gibt. Die EKG-Veränderungen lassen den V. a. eine myokardiale Sauerstoffunterversorgung zu. Allerdings können solche EKG-Veränderungen auch bei entzündlichen Prozessen am Herzmuskel entstehen, z. B. bei einer Myokarditis. Diese kann vorliegen, wenn der Patient febrile Temperaturen aufweist und einen Atemwegsinfekt hat. Nach dem aber ein infarktverdächtiges EKG vorliegt und von einem Myokardinfarkt immer auch eine vitale Gefährdung ausgeht, wird dieser Patient als **kritisch krank** mit latenter Lebensbedrohung eingestuft und so auch weiter behandelt.

Mit welchen Komplikationen müssen Sie rechnen?

Handelt es sich im vorliegenden Fall um einen Infarkt, so besteht immer die Gefahr einer Dekompensation der Gesamtsituation. Vor allem Herzrhythmusstörungen, Kreislaufdekompensation, Pumpkraftversagen des linken Herzens mit Entwicklung eines kardialen Lungenödems oder einer Rechtsherzdekompensation mit massiver Ödembildung in der Peripherie und einem Cor pulmonale können die Folge sein. Lebensbedrohliche Herzrhythmusstörungen können bei myokardialem Sauerstoffmangel jederzeit auftreten, die insbesondere in der Initialphase des Infarkts den Gesamtverlauf beeinflussen können. Ganz wichtig ist bei jungen Menschen, dass diese noch keine Kompensationsmechanismen entwickelt haben, wie es bei Patienten nach mehrjähriger Herzkrankheit der Fall ist. Dies begründet die Tatsache, dass Reanimationen bei jungen Patienten mit ausgeprägtem Infarkt oft frustran verlaufen, da sich am Herzen noch keine Kollateralgefäße gebildet haben, die eine Kollateralversorgung von Myokardgebieten übernehmen können, wenn deren Perfusion durch Gefäßverschluss nicht mehr möglich ist.

Bei der möglichen Myokarditis, also der Entzündung des Herzmuskels, besteht die Gefahr einer Größenzunahme des Herzmuskels, ebenso kommt es typisch zu tachykarden Rhythmusstörungen. Auch können bei der Myokarditis ST-Streckenveränderungen im EKG entstehen. Wegen der Herzdilatation können arterielle oder pulmonale Embolien ausgelöst werden. Präklinisch lässt sich das aber nicht auseinanderhalten. Letztendlich weist die Laborchemie in der Klinik den Weg zur richtigen Diagnose, wenn Entzündungsparameter und Herzenzyme bestimmt worden sind. Ebenso lassen sich durch eine Bildgebung des Herzens mittels Ultraschall Wandbewegungsstörungen, die infarkttypisch wären, oder Wandverdickungen, wie sie bei dem Entzündungsprozess am Herzmuskel entstehen können, erkennen. Die flächendeckende Ausrüstung der Notarztstandorte und der Luftrettungsstandorte mit der Möglichkeit einer präklinischen Ultraschalluntersuchung wurde in den letzten Jahren deutlich ausgebaut. Auch werden zunehmend Notfallsanitäter in der Ultraschalldiagnostik ausgebildet.

2.4.5 Maßnahmen und Therapie

Der Patient wird mit einer Sauerstoffmaske versorgt, über die 15 l/min Sauerstoff zugeführt werden. Am linken Unterarm erhält der Patient einen venösen Zugang, an den nach Abnahme von Laborblut eine Ringer-Acetat-Lösung angehängt wird.

Das Monitoring, bestehend aus EKG, permanenter Messung der Sauerstoffsättigung und engmaschigen Blutdruckkontrollen, wird lückenlos fortgeführt.

Der Patient erhält vor Transportbeginn von der Notfallsanitäterin 250 mg ASS, 5000 IE Heparin und insgesamt fraktioniert 3 mg Morphin, wodurch sich die Schmerzsymptomatik deutlich reduziert. Eine Übelkeit auf das verabreichte Morphin stellt sich nicht ein, sodass auf die Gabe von Antiemetika verzichtet werden kann.

2.4.6 Transport und Übergabe

Der Patient ist nach wie vor wach und voll orientiert. Die Schmerzen sind weitestgehend aufgehoben. Kreislaufwerte und Atmung sind während des Transports vollkommen stabil, die ST-Hebungen über der Vorderwand sind weiterhin vorhanden. Nach Stabilisierung der peripheren Sauerstoffsättigung, kann im Verlauf auf eine Sauerstoffbrille gewechselt werden und der Patient erhält während des Transports kontinuierlich 4 l/min Sauerstoff über die Nasenbrille, das Monitoring sowie regelmäßige Verlaufskontrollen werden weiter fortgeführt. Um 18:50 Uhr kann der Patient an das Ärzteteam der kardiologischen Intensivstation übergeben werden.

2.4.7 Klinischer Verlauf

Ein COVID-Schnelltest ist negativ. Auf der kardiologischen Intensivstation wird nochmals ein 12-Kanal-EKG abgeleitet. In diesem EKG können keine ST-Hebungen mehr dokumentiert werden. Die Tachyarrhythmie ist noch erkennbar. Eine sofort durchgeführte Echokardiografie zeigt eine geringfügige Verdickung des anterioren Mitralklappensegels, das marginal nach atrial prolabiert ist; insgesamt zeigt sich jedoch keine signifikante Insuffizienz. Laborchemisch sind keine Auffälligkeiten der Herzenzyme erkennbar: CK, CK-MB und Troponin sind im Normbereich, ebenso die Gerinnungswerte; nur die Entzündungsparameter sind leicht erhöht. Der Patient wird weiterhin auf der Intensivstation überwacht.

Am nächsten Tag ist die Arrhythmie nicht mehr nachzuweisen. Dennoch wird zur weiteren Abklärung ein Dobutamin-Stressechokardiogramm durchgeführt, das jedoch unauffällig verläuft, ebenso wie ein Belastungs- und ein Langzeit-EKG. Der Patient wird nach 2 Tagen stationären Aufenthalts in beschwerdefreiem Allgemeinzustand in die Behandlung des Hausarztes entlassen.

Die ST-Hebungen waren vermutlich ableitungsbedingt. Der Patient hatte einen sehr schlanken und hoch gewachsenen Thorax. Die Extremitätenableitung wurde ebenfalls am Thorax abgeleitet, wodurch die ST-Hebungen entstanden sind. Daher ist es von enormer Wichtigkeit, auch im Rettungsdienst und unter dem Einfluss von Zeitdruck sauber und ordentlich zu arbeiten. Den gängigen präklinischen EKG-Geräten ist eines gemeinsam: Sie enthalten Diagnosesoftware, welche je nach Kontinent, auf dem das Gerät eingesetzt wird, ethnische Spezifikationen herausrechnet, die z. B. häufig bei einer Volksgruppe vorkommen. Damit diese Diagnosesoftware sorgfältig arbeitet und bei der Vermessung des EKG keine Fehler auftreten, ist die sorgsame Elektrodenplatzierung unabdingbar. Hierzu gehört auch, dass die Extremitätenableitung tatsächlich an den Extremitäten abgeleitet wird. Ebenso müssen die Brustwandableitungen sorgsam geklebt werden.

2.4.8 Kommentar

Das akute Koronarsyndrom ist ein Sammelbegriff für die Akutmanifestation von drei Formen der koronaren Herzkrankheit mit einer Ischämie am Myokard. Darunter fallen die instabile Angina pectoris **(IAP/UAP),** der Herzinfarkt mit ST-Streckenhebung (**STEMI,** ST-Elevation Myocardial Infarction) und der Herzinfarkt ohne ST-Streckenhebung (**NSTEMI,** Non-ST-Elevation Myocardial Infarction). Auch wenn der Patient noch sehr jung ist, sind deutliche EKG-Veränderungen kombiniert mit in den linken Arm ausstrahlenden Schmerzen stark infarktverdächtig. Jedoch wurde wegen des Infekts auch an eine Myokarditis gedacht. Die Myokarditis stellt eine der wichtigsten Differenzialdiagnosen des akuten Koronarsyndroms dar.

Myokarditis

Die **Myokarditis** ist eine durch Viren oder Streptokokken hervorgerufene Infektion des Herzmuskels, die durchaus infarktähnliche **Symptome** wie Herzrhythmusstörungen, Zeichen der Herzinsuffizienz und zunehmende Luftnot auslösen kann (➤ Tab. 2.1). Im EKG können tachykarde Rhythmusstörungen, Blockbilder, Extrasystolen und ST-Streckenveränderungen erkennbar sein.

Präklinisch ist bei Brustschmerzen die Differenzialdiagnostik schwierig. Eine Vielzahl akuter Erkrankungen geht mit einem Engegefühl in der Brust oder Thoraxschmerzen einher. Daher haben sich im Rettungsdienst – bis auf wenige Notfälle, die eindeutig zu diagnostizieren sind – Verdachtsdiagnosen durchgesetzt, die in der weiteren klinischen Diagnostik differenziert untersucht und verifiziert bzw. falsifiziert werden können. In diesem Fall ist deshalb von einer akuten myokardialen Sauerstoffunterversorgung auszugehen, bis die laborchemischen Ergebnisse Gegenteiliges beweisen. Erst in der Klinik kann eine sichere Diagnose gestellt werden. Im beschriebenen Fall ist ein entzündlicher Prozess der einzelnen Herzmuskelschichten wegen der fieberhaften Infektion ebenso wahrscheinlich wie eine Sauerstoffunterversorgung des Herzmuskels.

Die ableitungsbedingte ST-Streckenveränderung hat keinen Einfluss auf den Verlauf, denn klinisch bleibt der V. a. ein akutes Koronarsyndrom bzw. eine Myokarditis bestehen. Bei einem akuten Koronarsyndrom müssen nicht zwingend typische EKG-Veränderungen (z. B. ST-Hebungen) vorliegen. Bei Infarkten der Innen- oder Außenwand (nichttransmurale In-

Tab. 2.1 Beispiele für Ursachen einer Myokarditis

Infektiöse Ursachen	Nichtinfektiöse Ursachen
Parvovirus B19 (PB19)	Systemischer Lupus erythematodes
Herpesvirus 6 (HHV6)	Rheumatoide Arthritis
Coronavirus (SARS-CoV-2)	mRNA-Impfung
Enteroviren	Kokain
Borrelien	Methyldopa (Antiparkinsonmedikament)
Trichinen	Ethanol

farkte) zeigen sich im EKG-Bild i. d. R. keine infarkttypischen Zeichen. Dennoch muss ein möglicher Infarkt auch dann laborchemisch abgeklärt werden, wenn im EKG keine typischen Veränderungen erkennbar sind.

Symptome

Die Symptome einer Myokarditis sind unspezifisch. Sie kann fast symptomfrei ablaufen, Leitsymptom ist jedoch der **Thoraxschmerz,** der oftmals Angina-pectoris-Beschwerden ähnelt, aber auch pleuritischen Charakter haben kann. Auch eine neu aufgetretene Herzinsuffizienz ohne andere Ursache oder neu aufgetretene Herzrhythmusstörungen während oder nach einem leichten Infekt sind klassische klinische Zeichen. Unspezifische Infekte der oberen Luftwege gehen einer Myokarditis oft voraus, sodass sich in der Anamnese die Frage danach lohnt, wenn ein Patient Brustschmerzen hat.

Man nimmt an, dass viele sog. **idiopathische Kardiomyopathien** auf eine frühere oder chronische Myokarditis zurückzuführen sind. **Idiopathisch** bedeutet, dass die Ursache einer Erkrankung nicht erkennbar ist und die Krankheit schicksalshaft erscheint.

Die meisten Patienten entwickeln einen milden Verlauf und es kommt zur Heilung. Jedoch treten auch Fälle von fulminantem Herzversagen auf, die einer raschen Herztransplantation bedürfen. In Autopsiestudien wurde die Myokarditis als häufige Ursache des plötzlichen Herztodes bei etwa einem Viertel der Verstorbenen nachgewiesen. Im Jahr 2017 wurde durch Herz-MRT-Untersuchungen herausgefunden, dass 6-mal mehr Patienten mit Thoraxschmerzen, erhöhten Troponinwerten im Blut und unauffälligem Herzkatheterbefund an einer Myokarditis leiden, als bisher angenommen wurde (Patriki et al. 2017).

EKG-Diagnostik

Die Diagnose erfolgt klassisch nach Ausschluss anderer Differenzialdiagnosen mit mikroskopischen Analysen von entnommenen Myokardbiopsien. Neuerdings gewinnt das **Herz-MRT** zur Diagnosestellung an Bedeutung.

Etwa 75 % der Patienten mit Myokarditis haben EKG-Veränderungen, die jedoch unspezifisch sind. Sie reichen von einem normalen EKG bis hin zu EKG-Veränderungen, die exakt wie ein STEMI aussehen. Auch pathologische Q-Zacken sind möglich, ebenso wie supraventrikuläre und ventrikuläre Arrhythmien oder Leitungsblockierungen (➤ Tab. 2.2).

Die Myokarditis kann isoliert oder als **Perimyokarditis** oder **Myoperikarditis** auftreten. Erstere stellt ein Erkrankungsbild mit vorwiegend perikarditischem Charakter dar, bei Letzterer steht die Myokarditis im Vordergrund. Bei beiden sind EKG-Veränderungen wie bei der Perikarditis möglich.

Tab. 2.2 EKG-Veränderungen bei Myokarditis und Herzinfarkt im Vergleich

EKG-Veränderung	Myokarditis	Herzinfarkt
ST-Streckenveränderungen	Häufig, eher nicht regional, häufig in I, II, aVL, V_3 bis V_5 oder II, III, aVF, V_4 bis V_6	Regionale ST-Streckenhebungen, ST-Streckensenkungen in den entgegengesetzten Ableitungen
T-Negativierungen	Häufigste EKG-Veränderung, terminal oder präterminal	Häufig, klassisch im späteren Stadium oder nach abgelaufenem Infarkt
Leitungsblöcke (Links-, Rechtsschenkelblock, Hemiblockierungen)	Häufiger Linksschenkelblock als Rechtsschenkelblock	Linksschenkelblock
Pathologische Q-Zacken	Möglich	Möglich
AV-Blockierungen	Möglich, eher selten	Vor allem beim rechtsventrikulären Infarkt
Vorhofflimmern	Selten	Gelegentlich
Normales EKG	Bei ca. jedem 3. Patienten	Beim NSTEMI möglich

Evidenz: Mythos oder Fakt

Fakt 1: Eine Myokarditis kann in allen Altersklassen auftreten, betrifft allerdings gehäuft jüngere Patienten. Diese sind gefährdet, im Rettungsdienst übersehen zu werden. Denn die meisten von ihnen weisen kein kardiovaskuläres Risikoprofil auf. Viele leiden unter einer leichten Erkältung, sodass Brustschmerzen hier fälschlicherweise als Bagatelle fehlgedeutet werden könnten. Eine sehr genaue Anamnese kann helfen, die Wahrscheinlichkeit einer Myokarditis abzuschätzen. Bei der körperlichen Untersuchung und im Monitoring spielen die Suche nach Herzinsuffizienzzeichen und das EKG eine entscheidende Rolle, wenngleich beide unauffällige Ergebnisse hervorbringen können. Eine akute kardiale Beteiligung im Rahmen einer kritischen COVID-19-Infektion ist nicht selten. Im Vorliegenden Fall war zumindest nicht der Anhalt einer kritischen COVID-Infektion und eines schwer kranken Patienten gegeben. Aber auch nach Impfung gegen COVID-19 bzw. einer durchgemachten COVID-Infektion können Fälle einer Myokarditis auftreten. Das Risiko einer Myokarditis liegt nach Impfung bei 1–10 Fällen pro 1 Mio. Personen. Betroffen hiervon sind v. a. junge Männer < 30 Jahren, meist nach der 2. Impfung, was auf eine über die adäquate Immunantwort hinausgehende Autoinflammation zurückgeführt wird. Im Vergleich dazu beträgt das Risiko einer Myokarditis nach COVID-Infektion etwa 40 Myokarditis-Fälle pro 1 Mio. Personen und ist somit deutlich höher.

Fakt 2: Morphin und Fentanyl sind gängige Analgetika in der Behandlung von Patienten mit akutem Koronarsyndrom (ACS), jedoch unterscheiden sie sich signifikant in ihren Wechselwirkungen mit Thrombozytenaggregationshemmern und ihrer klinischen Anwendung.

Morphin, ein bewährtes Medikament zur Schmerzlinderung bei ACS, besitzt zusätzliche anxiolytische und venodilatatorische Eigenschaften, die insbesondere bei Patienten mit Herzinsuffizienz vorteilhaft sein können. Allerdings zeigt Morphin eine entscheidende Nebenwirkung: Es verzögert die Magenentleerung, was die Resorption von Thrombozytenaggregationshemmern wie Clopidogrel und Ticagrelor beeinträchtigt. Dies führt zu einer verringerten Konzentration der aktiven Metaboliten dieser Medikamente im Blut und somit zu einer abgeschwächten Plättchenhemmung. Studien zeigen, dass diese Wechselwirkungen das Risiko für ischämische Ereignisse erhöhen können. Morphin wird zudem mit einer höheren Restplättchenaggregation und schlechteren klinischen Ergebnissen bei NSTEMI-Patienten assoziiert. Weitere Nachteile sind häufigere Nebenwirkungen wie Übelkeit, Erbrechen und Hypotonie.

Fentanyl bietet eine Alternative zu Morphin, da es eine schnellere Wirkung und eine kürzere Halbwertszeit hat. Es beeinträchtigt die Wirkung von Thrombozytenaggregationshemmern wie Ticagrelor weniger stark und führt zu einer geringeren Verzögerung der Plättchenhemmung. Fentanyl hat zudem weniger gastrointestinale Nebenwirkungen und ist mit einem geringeren Risiko für Hypotonie verbunden. Die Möglichkeit, Fentanyl intranasal zu verabreichen, ist besonders in Situationen nützlich, in denen ein intravenöser Zugang schwierig ist. Allerdings hat Fentanyl weniger anxiolytische und venodilatatorische Wirkungen im Vergleich zu Morphin und ist kostenintensiver.

In der klinischen Praxis sollte Fentanyl bevorzugt werden, wenn eine effektive Thrombozytenhemmung entscheidend ist, z. B. bei Patienten, die Clopidogrel oder Ticagrelor erhalten. Wird Morphin verwendet, sind Maßnahmen wie die Gabe von Ticagrelor in zerstoßener Form oder der Einsatz von Prokinetika wie Metoclopramid sinnvoll, um die Resorptionsverzögerung abzumildern. In Situationen, in denen die venodilatatorischen Eigenschaften von Morphin therapeutisch gewünscht sind und das Risiko von Thrombozytenhemmungsproblemen gering ist, bleibt Morphin eine gute Wahl.

LITERATUR

AWMF-S3-Leitlinie. Empfehlungen zur Therapie von Patienten mit COVID-19 – Living Guideline. Version 9.1. Stand 31.01.2024. AWMF-Reg.-Nr. 113-001. 2024. https://register.awmf.org/de/leitlinien/detail/113-001

Jahn M, Löwe F, Praetz M. EKG für Rettungsdienst und Notfallmedizin. 2. A. München: Elsevier Urban & Fischer, 2024

Patriki D, Gresser E, Manka R et al. Approximation of true incidence of myocarditis by systemytic screening of patients with cardiac magnetic resonance imaging after exclusion of significant coronary artery disease. European Heart Journal 2017 (7); 38 (Supplement): 710
Stiefelhagen P. Myokarditis-Risiko nach Corona-Infektion oder – Impfung. MWW Fortschritt Medizin 2022; 164(7): 22–23. DOI: 10.1007/s16006-022-1010-0
Schlimpert V. Morphin birgt Risiko für Herzinfarkt-Patienten. CME, 2020, 17. Jg., Nr. 1: 32–33
Weldon ER, Ariano RE, Grierson RA. FRCPC(EM) (2016) Comparison of Fentanyl and Morphine in the Prehospital Treatment of Ischemic Type Chest Pain, Prehospital Emergency Care, 20(1): 45–51
Senguttuvan NB et al. Comparison of the effect of Morphine and Fentanyl in patients with acute coronary syndrome receiving Ticagrelor-The COMET (Comparison Morphine, Fentanyl and Ticagrelor) randomized controlled trial. International Journal of Cardiology, 2021, 330. Jg.: 1–6

2.5 Schwere Atemnot (Basic)

Sven Heiligers und Catharina Hammerschlag

2.5.1 Einsatzmeldung/Anfahrt

Am 27. Dezember haben ein Notfallsanitäter und ein Rettungssanitäter Dienst auf einem Rettungswagen. Beide rüsten sich zusammen im Umkleideraum entsprechend den Vorgaben aus. Nachdem die beiden Kollegen ihr Rettungsmittel gecheckt und die entsprechende Dokumentation durchgeführt haben, nehmen die beiden Kollegen zusammen das Frühstück ein. Um 9:03 Uhr erhält der RTW 1-83-4 einen Einsatz mit dem Stichwort „Schwere Atemnot". Das Team zieht sich die Rettungsdienstjacke und die Sicherheitsschuhe an und begibt sich zum Rettungswagen.

Aufgrund heftigen Schneefalls und der entsprechend angepassten Fahrweise erreicht der RTW die Einsatzstelle trotz Sonder- und Wegerechten erst nach ca. 9 Minuten.

Da der Patient ein Hinterliegergrundstück bewohnt, wird der RTW schon an der Straße vom Sohn des Patienten eingewiesen. Dieser berichtet, dass er seinen Vater eigentlich selbst mit dem Pkw ins Krankenhaus bringen wollte, aber auf den ersten paar Metern sei es schon zu so starken Problemen mit der Atmung gekommen, dass sie diesen Versuch abbrechen mussten.

Aufgrund der Einsatzmeldung werden von der RTW-Besatzung der Notfallrucksack, das EKG sowie die Sauerstofftasche, in der auch ein Vernebler-Set und Material zum Airway-Management verlastet sind, zum Patienten mitgenommen.

2.5.2 Situation am Notfallort und Ersteindruck

Notfallsanitäter und Rettungssanitäter werden vom Sohn des Patienten in die Küche geführt, wo sie den Patienten auf einer Bank sitzend antreffen. Bereits beim ersten Blick fällt seine ausgeprägte Zyanose auf und der Patient leidet offensichtlich unter starker Atemnot. Auf dem Weg zur Küche bemerkt das Team einen unangenehmen Geruch von kaltem Rauch. Die Tapeten sind vergilbt und um die Bilder an den Wänden zeichnen sich deutlich gelbe Ränder ab. In der Küche liegt noch der Dunst von frischem Zigarettenrauch in der Luft und auf dem Tisch vor dem Patienten steht ein überquellender Aschenbecher. Der Patient trägt ältere, abgenutzte Kleidung mit sichtbaren Flecken. Sein Bart ist gelblich verfärbt, und an den Fingern sind deutliche Spuren eines langjährigen Nikotinmissbrauchs zu erkennen; die Fingernägel haben sich bereits zu Uhrglasnägeln verändert. Auf dem Küchentisch neben dem Aschenbecher liegen ein Transportschein und eine Einweisung des Hausarztes mit der Diagnose „exazerbierte COPD".

ABCDE-Untersuchung

Nachdem der Notfallsanitäter sich und seinen Kollegen kurz vorgestellt hat, beginnt er mit der ABCDE-Untersuchung, um den Patientenzustand zu erfassen. Dabei wirkt er mit beruhigenden Worten auf den Patienten ein und weist ihn an, eine „Lippenbremse" und seine Atemhilfsmuskulatur einzusetzen, was dem Patienten, der im Rahmen seiner Atemnot sehr panisch ist, nur schlecht gelingt.

A – Airway (Atemwege):

- Atemwege frei
- Schleimhäute trocken

B – Breathing (Atmung):

- Atemfrequenz: erscheint erhöht.
- Beidseits exspiratorischer Stridor, der in den basalen Lungenbereichen von feuchten Ras-

selgeräuschen begleitet ist; zusätzlich fällt ein deutlich verlängertes Exspirium auf.
- Deutliche Zyanose und Dyspnoe: 2 Liter Sauerstoff über Sauerstoffbrille werden vorbereitet.
- SpO_2 85 % unter Raumluft.

C – **Circulation (Kreislauf):**
- Puls: 130/min, regelmäßig, gut tastbar
- Haut warum und trocken
- Rekapillarisierungszeit 2 Sekunden

D – **Disability (neurologischer Status):**
- Bewusstseinslage: wach und zeitlich sowie örtlich orientiert
- Pupillen weit und isokor lichtreagibel

E – **Exposure (körperliche Untersuchung):**
- Kein Ausschlag oder sichtbare Verletzungen
- Gelblicher Bart, Uhrglasnägel, gelbliche Finger

Entscheidung kritisch ↔ nicht kritisch und Leitsymptom

Der Patient wird vom Notfallsanitäter nach der auffälligen ABCDE-Untersuchung mit den Leitsymptomen Atemnot, exspiratorischer Stridor und feuchte Rasselgeräusche als **kritisch** eingeschätzt, was er seinem Teampartner entsprechend kommuniziert.

Differenzialdiagnosen

Aufgrund des Leitsymptoms „akute Dyspnoe in Kombination mit exspiratorischem Stridor" sind die folgenden Differenzialdiagnosen in Erwägung zu ziehen: infektexazerbierte chronisch-obstruktive Lungenerkrankung (COPD), allergisches Asthma bronchiale, Lungenembolie sowie Pneumonie.

2.5.3 Weiterführende Anamnese und Untersuchung

Zur weiteren Differenzierung und Bewertung der Differenzialdiagnosen werden eine weiterführende Untersuchung und Diagnostik durchgeführt.

Im Rahmen der Anamnese berichtet der Patient, seit Langem an einer chronisch-obstruktiven Bronchitis zu leiden. Bereits vor den Feiertagen habe sich ein vermehrter Husten mit Auswurf entwickelt, jedoch ohne Fieber. Zusammen mit seinem Sohn habe er den Hausarzt aufgesucht, der die vorliegende Einweisung veranlasst und ihm ein Antibiotikum verschrieben habe. Dennoch habe er den Krankenhausaufenthalt zunächst vermieden, um Weihnachten nicht allein verbringen zu müssen. Er habe sich über die Feiertage „hinweggeschleppt", aber nun sei sein Zustand so stark verschlechtert, dass er nicht mehr weiterkönne und das Antibiotikum auch nicht besorgen konnte. Ursprünglich habe er vorgehabt, selbst mit dem Pkw ins Krankenhaus zu fahren, aber seit etwa einer Stunde sei die Atemnot so ausgeprägt, dass er es nicht einmal mehr zum Auto schaffe. Als Dauermedikation nehme er täglich Budesonid 200 µg sowie Salbutamol-Spray nach Bedarf ein. Das Spray habe er heute bereits verwendet, jedoch habe es nur kurzzeitig Linderung gebracht.

Auf die Frage nach seinem Tabakkonsum gibt der Patient zu, diesen auf etwa 20 Zigaretten pro Tag reduziert zu haben, nachdem er zuvor etwa 60 Stück täglich geraucht habe. Weitere Vorerkrankungen sowie Medikamentenallergien werden vom Patienten verneint.

OPQRST

Onset	Vor 1 Stunde
Provocation	Gleichbleibende Beschwerden
Quality	Stärkste Luftnot
Radiation	–
Severity	8/10 NRS
Time	Infekt seit 5 Tagen

SAMPLER

Symptome	Akute Dyspnoe
Allergien	Hausstaubmilben, Tierhaare
Medikamente	Budesonid 200 µg 1-0-1, Salbutamol bei Bedarf
Patientenvorgeschichte	COPD seit Jahren
Letzte Mahlzeit	Abendessen vor ca. 12 Stunden
Ereignisse vor dem Notfall	Zunehmende Dyspnoe seit mehreren Tagen
Risikofaktoren	Bekannte COPD, Atemwegsinfekt seit Tagen

Fokussierte Untersuchung

Zur präziseren Bewertung der Differenzialdiagnosen und optimalen Anpassung der Therapie erhebt der Notfallsanitäter weiterführende Informationen. Im Fokus steht dabei die ausführliche Auskultation aller Lungenabschnitte. Der Thorax zeigt keine Anzeichen von Verletzungen, hebt sich symmetrisch, ein subkutanes Emphysem ist nicht nachweisbar. Der Patient nutzt die Atemhilfsmuskulatur moderat, einschließlich Hals-, Brust- und Bauchmuskulatur. Halsvenenstauungen sind nicht erkennbar. Die umfassende ventrale und dorsale Auskultation aller Lungenabschnitte zeigt beidseits basale, feinblasige Rasselgeräusche sowie einen exspiratorischen Stridor. Der Hautturgor ist altersentsprechend normal, wobei die bereits beschriebenen nikotinbedingten Hautveränderungen an den Händen auffallen. Eine typische „Kortisonhaut" mit Atrophien oder Hämatomen ist nicht vorhanden. Periphere Ödeme, insbesondere an den Knöcheln, werden nicht festgestellt.

Vitalwerte und Monitoring

HF	130/min
RR	160/95 mmHg
SpO_2	85 %, gute Pulskurve
BZ	94 mg/dl
Temp.	37,3 °C

EKG

Das EKG zeigt einen tachykarden Sinusrhythmus mit einer Frequenz von 130/min ohne signifikante Ischämiezeichen.

2.5.4 Bewertung der Differenzialdiagnostik und Verdachtsdiagnose

Durch den Notfallsanitäter kann nach der ausführlichen Anamnese und aufgrund der festgestellten Untersuchungsbefunde die Verdachtsdiagnose der akut infektexazerbierten COPD (AECOPD) bestätigt werden. Alle festgestellten Befunde sprechen dafür.

2.5.5 Maßnahmen und Therapie

Aufgrund der anhaltenden massiven Dyspnoe des Patienten entschließt sich das RTW-Team dazu, eine medikamentöse Therapie einzuleiten, um ein Fortschreiten der Hypoxie und daraus resultierende weitere Schäden zu vermeiden. Während der Notfallsanitäter einen venösen Zugang etabliert und eine kristalloide Infusion anhängt, bereitet der Rettungssanitäter eine Verneblermaske vor und setzt sie dem Patienten auf. Dabei werden 5 mg Salbutamol mit einem Flow von 8 l/min vernebelt. Da auch nach einigen Minuten unter der Wirkung des Salbutamols die Dyspnoe des Patienten nur leicht abnimmt, werden zusätzlich 0,5 mg Ipratropiumbromid über die Verneblermaske verabreicht. Zusätzlich erhält der Patient vom Notfallsanitäter 50 mg Prednisolon i. v. Die Maßnahmen gehören – auch in dieser eskalierenden Abfolge – zu den lokalen Behandlungsalgorithmen.

2.5.6 Transport und Übergabe

Der Patient wird mit aufrechtem Oberkörper auf der Trage gelagert und zum RTW verbracht. Vor der Abfahrt wird ein Re-Assessment nach ABCDE durchgeführt: Die Atemwege sind weiterhin frei, der exspiratorische Stridor ist rückläufig. Das Pulsoxymeter zeigt nunmehr unter der medikamentösen Therapie einen Wert von 92 % bei guter Pulskurve an, die Herzfrequenz ist auf 110/min gesunken. Neurologisch bleibt der Patient weiterhin unauffällig. Etwa 10 Minuten nach der letzten Gabe des Ipratropiumbromids erhält der Patient erneut 2,5 mg Salbutamol über die Verneblermaske. Im Verlauf wird der Patient zunehmend agiler und gibt an, dass es ihm schon sehr viel besser gehe. Nach ca. 20 Minuten Transportzeit wird der Patient in der zentralen Notaufnahme des nahe gelegenen Maximalversorgers übergeben.

2.5.7 Klinischer Verlauf

Nach eingehender Untersuchung und aufgrund der mittlerweile eingetretenen Verbesserung seines Zustands wird der Patient auf die Normalstation verlegt, wo innerhalb weniger Stunden eine weitere Besserung eintritt. Aufgrund des Atemwegsinfekts wird eine

Antibiotikatherapie mit Amoxicillin eingeleitet. Zwei Tage später kann der Patient in gutem Zustand nach Hause entlassen werden. In Zusammenarbeit mit dem Hausarzt wird die Dauermedikation überprüft und entsprechend angepasst.

2.5.8 Kommentar

Unter dem Akronym COPD (Chronic Obstructive Pulmonary Disease) wird eine chronische und fortschreitende Erkrankung verstanden, die durch eine nicht vollständig reversible Obstruktion der Atemwege gekennzeichnet ist. Es kommt zu einer persistierenden Limitierung des Atemluftflusses, die mit einer erhöhten chronischen Entzündungsreaktion in den Atemwegen bzw. in der Lunge assoziiert ist. Durch die Bronchialobstruktion ist primär die Exspiration beeinträchtigt. Die früher gebräuchliche Definition der COPD als Sammelbegriff für die chronisch-obstruktive Bronchitis und das Lungenemphysen ist obsolet, da beide Erkrankungen auch unabhängig von den Symptomen einer COPD und die COPD unabhängig von diesen Erkrankungen auftreten können, auch wenn zweifelsohne weiterhin Überschneidungen bestehen.

Meist wissen die Patienten von ihrer Grunderkrankung. So finden sich in der Anamnese neben anderen Angaben nicht selten häufig vorkommende rezidivierende bronchiale Infekte. Ebenfalls hinweisend ist die Dauermedikation dieser Patienten, bestehend aus Kortikoiden und Bronchodilatatoren. Ein Hauptsymptom ist die häufig lang bestehende Atemnot. Hierunter entwickeln sich eine Tachypnoe, eine Dyspnoe sowie eine Zyanose als Zeichen der respiratorischen Insuffizienz. Durch die Anstrengungen, Luft zu bekommen, kann es auch zu einem Tremor mit Unruhe und im späteren Verlauf auch zur Somnolenz als Zeichen der Hyperkapnie (erhöhter arterieller Kohlendioxidpartialdruck) kommen. Bei der weiteren körperlichen Untersuchung des Patienten steht die Auskultation im Vordergrund. Hier finden sich letztlich Atemgeräusche, die auf eine Obstruktion hinweisen, wie exspiratorischer Stridor, Giemen oder Brummen. Im schlimmsten Fall kann durch den exspiratorischen Kollaps der Lunge auch nur ein sehr abgeschwächtes oder gar kein Atemgeräusch auskultierbar sein (Silent Lung).

Für den Rettungsdienst besonders relevant sind Exazerbationen, die als Akutereignis eine Verschlechterung der respiratorischen Symptome herbeiführen, die über die normalen Tagesschwankungen hinausgehen und zu einer Veränderung der Medikamenteneinnahme führen, oft ausgelöst durch Atemwegsinfekte. Die Patienten können das Fortschreiten der Verschlechterung häufig lange kompensieren, dekompensieren dann jedoch sehr schnell.

Die präklinische Therapie ist abhängig vom Grad der respiratorischen Einschränkung. Neben der Gabe von 5 mg Salbutamol bei Erwachsenen als rasch wirksames β_2-Sympathomimetikum (SABA) kann auch die Gabe von 0,5 mg Ipratropiumbromid als Anticholinergikum in Erwägung gezogen werden, wenn sich die Dyspnoe unter Salbutamol nicht verbessert. Einige Rettungsdienste halten diese beiden Medikamente auch als Kombinationspräparat vor. Ebenso können als weitere bronchodilatatorische Eskalation Adrenalin 3–5 mg inhalativ, 1 g Magnesium langsam i. v. oder 0,09 mg Reproterol i. v. erwogen werden. Weiterhin werden in der Leitlinie zur systemischen Kortisontherapie einmalig 50–100 mg Prednisolon-Äquivalent i. v. empfohlen.

Als weitere Eskalationsstufe und zur Vermeidung einer respiratorischen Insuffizienz, welche nicht zuletzt auch durch die Erschöpfung der Atemmuskulatur entsteht, kann auch eine nichtinvasive Beatmung (z. B. NIV/CPAP, ➤ Kap. 2.9.8) indiziert sein. Aufgrund der starken Agitiertheit im Rahmen der Dyspnoe ist oftmals die Gabe von Sedativa notwendig. Bei zunehmender Erschöpfung, Bewusstseinsstörung, Hypoxie und Azidose kann nach erfolgloser initial aggressiver nichtinvasiver Behandlung als letzte Eskalation die Intubationsnarkose z. B. mit Esketamin erforderlich sein.

Evidenz: Mythos oder Fakt

Fakt: Niedrige SpO_2-Werte bei COPD-Patienten haben eine geringe Sterblichkeit.

Aktuelle Studien legen nahe, dass eine niedrigere Sauerstoffzufuhr bei COPD-Patienten vorteilhafter sein könnte als eine Hochfluss-Sauerstofftherapie (HFNO), da eine Hyperoxie das Risiko einer Kohlendioxidretention erhöht und damit die Prognose verschlechtert.

Die CO_2-Retention bei COPD-Patienten tritt aufgrund eines gestörten Gasaustauschs und einer reduzierten alveolären Ventilation auf. Bei COPD sind die Atemwege verengt und es kommt zu einer Überblähung der Lungen (Lungenemphysem). Dies führt dazu, dass nicht ausreichend Kohlendioxid abgeatmet wird, was zu einer Akkumulation von CO_2 im Blut führt. Wenn zusätzlich eine übermäßige Sauerstoffzufuhr erfolgt, kann dies den hypoxischen Atemantrieb unterdrücken, der bei COPD-Patienten oft der primäre Atemantrieb ist. Der Körper registriert den erhöhten Sauerstoffgehalt und reduziert die Atemfrequenz, was die CO_2-Retention weiter verstärkt. Der daraus resultierende Anstieg des arteriellen Kohlendioxiddrucks ($PaCO_2$) kann zu einer respiratorischen Azidose führen, die den Patienten in eine lebensbedrohliche Situation bringen kann. Untersuchungen zeigen, dass eine Sauerstoffsättigung im Bereich von 88–92 % mit besseren Überlebensraten bei COPD-Exazerbationen verbunden ist, da eine Hyperoxie zu einer höheren Mortalität führen kann.

LITERATUR

Nationale VersorgungsLeitlinie (NVL). COPD. 2. A. Version 2.0. 2021. Reg.-Nr. nvl-003. https://register.awmf.org/de/leitlinien/detail/nvl-003.

Echevarria C, Steer J, Wason J, Bourke S. Oxygen therapy and inpatient mortality in COPD exacerbation. Emerg Med J. 2021 Mar;38(3) 170–177. doi: 10.1136/emermed-2019-209257. Epub 2020 Nov 26. PMID: 33243839.

INTERNETQUELLEN

https://next.amboss.com/de/article/3h0Sdf?q=ae-copd#atdQX70

2.6 Lungenödem (Advanced)

Sven Heiligers und Catharina Hammerschlag

2.6.1 Einsatzmeldung/Anfahrt

Der RTW 1-83-1 befindet sich, besetzt mit zwei Notfallsanitätern, am 14. April morgens kurz vor der Übergabe auf der Rückfahrt vom Krankenhaus zum Standort. Zuvor haben die beiden einen Patienten mit einer MRSA-Infektion in einer Oberschenkelwunde in die Klinik transportiert und gemäß dem Desinfektionsplan die hygienische Aufbereitung des Rettungsmittels bereits am Krankenhaus mittels alkoholischen Desinfektionstüchern durchgeführt. Die zuständige Rettungsleitstelle alarmiert das RTW-Team um 6:45 Uhr über Funk mit dem Stichwort „Patient mit Atemnot" zu einem weiteren Einsatz. Zeitgleich wird das NEF 2-82-1, aus dem Nachbarlandkreis mitalarmiert und braucht ca. 10 Minuten länger bis zum Einsatzort. Dieser liegt in einem Stadtviertel mit mehrheitlich sozial benachteiligten Bewohnern. Draußen ist es trocken, die Außentemperatur beträgt 12 °C. 6 Minuten nach der Alarmierung trifft der RTW am Einsatzort, einem mehrgeschossigen und großen Wohnkomplex, ein. Aufgrund der schwierigen Parkplatzsituation im unmittelbaren Eingangsbereich der gesuchten Hausnummer wird das Fahrzeug am Rande der Straße in ca. 60 Meter Entfernung zum Hauseingang geparkt.

2.6.2 Situation am Notfallort und Ersteindruck

Aufgrund der Notfallmeldung „Atemnot" nimmt das Team den Notfall- und Beatmungsrucksack sowie das EKG direkt mit zum Patienten. Da die Einsatzmeldung von der Leitstelle insgesamt als eher unklar beschrieben wurde, entscheidet sich das Team, zusätzlich die maschinelle Absaugpumpe mitzunehmen. Aufgrund der Umgebungssituation und des langen Weges zur gemeldeten Einsatzstelle werden auch die Trage, das Tragetuch und der Raupen-Tragestuhl gleich mitgenommen. Zur Sicherstellung der Kommunikation mit der Leitstelle in der Patientenwohnung und um Rückmeldungen an das nachrückende NEF geben zu können, nimmt das Rettungsteam zudem das Mobiltelefon und das digitale HRT des RTW mit.

Nachdem das Team den Patientennamen unter den etwa 30 schlecht lesbaren Namensschildern gefunden hat, meldet sich nach zweimaligem Klingeln an der Gegensprechanlage eine männliche Stimme, die das Team auffordert, den Fahrstuhl in den siebten Stock zu nehmen. Da der Fahrstuhl zu klein für die Trage ist, fährt das Team ohne diese nach oben.

In der sehr engen und dunklen Wohnung wird das Team von einem etwa 50-jährigen Mann empfangen, der erklärt, den Notarzt gerufen zu haben, da sein 78-jähriger Vater seit 5 Uhr morgens an Atemnot leidet. Das Rettungsteam wird durch einen schmalen Flur, an dessen Wänden nur wenige Bilder hängen, in das Schlafzimmer des Patienten geführt. Der Patient liegt mit aufrechtem Oberkörper im Bett, es riecht nach abgestandener Luft, aber nicht nach Rauch oder Urin. Neben dem Bett steht ein Glas Wasser und eine Medikamentenbox. Geh- oder Hörhilfen sind nicht vorhanden. Der Patient ist ansprechbar, wirkt motorisch sehr unruhig, hat offensichtlich große Angst, ist kaltschweißig, zyanotisch und leidet unter hochgradiger Atemnot. Das Sprechen fällt ihm schwer und bereits ohne Stethoskop sind ausgeprägte Rassel- und Brodelgeräusche aus der Ferne hörbar.

ABCDE-Untersuchung

A – Airway (Atemwege):
- Atemwege frei, keine Obstruktion
- Schleimhäute feucht
- Anzeichen einer zentralen Zyanose mit blau gefärbter Zunge

B – Breathing (Atmung):
- Atemfrequenz: erscheint erhöht.
- Sauerstoffsättigung: 70 % unter Raumluft. Gabe von 15 l/min Sauerstoff über Sauerstoffmaske wird vorbereitet.
- Deutliche feuchte grobblasige Rasselgeräusche auch ohne Stethoskop hörbar.
- Ruhe- und Sprechdyspnoe.

C – Circulation (Kreislauf):
- Puls: 130/min, unregelmäßig, schwach
- Haut feucht, kalt, blass
- Rekapillarisierungszeit 4 Sekunden
- Vorbereitung für die Anlage einer peripheren Verweilkanüle und Gabe von kristalloider Vollelektrolytlösung

D – Disability (neurologischer Status):
- Bewusstseinslage: zu allen Qualitäten orientiert.
- Pupillen sind rund, isokor lichtreagibel.
- GCS: 15 (A: 5, V: 4, M: 6).
- Psychomotorische Unruhe.

E – Exposure (körperliche Untersuchung):
- Körpertemperatur: 36,8 °C
- Kein Ausschlag oder sichtbare Verletzungen
- Knöchelödeme beidseits

Noch während der laufenden Untersuchung versorgt der teamleitende Notfallsanitäter den Patienten mit Sauerstoff über eine O_2-Maske mit High-flow, der andere Notfallsanitäter etabliert zeitgleich ein vollständiges Basismonitoring inklusive EKG und bereitet alles für den periphervenösen Zugang vor.

Entscheidung kritisch ↔ nicht kritisch und Leitsymptom

Aufgrund der ausgeprägten Dyspnoe in Kombination mit der zentralen Zyanose, den ohne Stethoskop hörbaren feuchten Rasselgeräuschen und der signifikant verlängerten Rekapillarisierungszeit klassifiziert der Notfallsanitäter den Patienten als **kritisch** instabil.

Sammeln der Differenzialdiagnosen

Ausgehend vom Leitsymptom Dyspnoe berücksichtigt das Rettungsteam verschiedene Differenzialdiagnosen, darunter: kardiales Lungenödem infolge akuter Herzinsuffizienz, Lungenembolie, Pneumonie, Fremdkörperaspiration, chronisch-obstruktive Lungenerkrankung (COPD) sowie eine mögliche Perikardtamponade.

2.6.3 Weiterführende Anamnese und Untersuchung

Zur diagnostischen Abklärung führt der Notfallsanitäter eine Anamnese durch. Diese gestaltet sich aufgrund der ausgeprägten Sprechdyspnoe als etwas erschwert, ist jedoch adäquat durchführbar. Der Patient berichtet, in den letzten Tagen wiederholt Episoden von Atemnot erlebt zu haben. Diese seien jedoch stets selbstlimitierend gewesen, sodass er keinen Anlass gesehen habe, seinen Hausarzt aufzusuchen. Weiterhin gibt er an, seit einigen Tagen nicht mehr in flacher Position schlafen zu können, da er dann das Gefühl habe, keine Luft mehr zu bekommen. Zudem habe sich sein Bauch merklich vergrößert, wodurch zusätzlicher Druck nach oben entstehe. Die damit einhergehende Gewichtszunahme könne er sich nicht erklären, zumal sein Appetit in den letzten Wochen deutlich nachgelassen habe. Der Patient berichtet auch, dass er seine Wohnung in letzter Zeit kaum noch verlassen habe, da ihm seine Schuhe nicht mehr passten. Ein fieberhafter Infekt wird von ihm verneint, ebenso bekannte Allergien. Als Vorerkrankung gibt er lediglich eine koronare Herzerkrankung an, als Medikation nimmt er nur ASS ein.

OPQRST

Onset	Der Patient ist gegen 5 Uhr mit Dysnpoe erwacht und hat dann seinen Sohn verständigt. Dieser hat umgehend den Notruf gewählt.
Provocation	Die Linderung der Dyspnoe durch Oberkörperhochlagerung ist nur minimal.
Quality	Der Patient berichtet über schwere Dyspnoe, zudem empfinde er thorakalen Druckschmerz.
Radiation	Der Patient beschreibt eine allumfassende Brustenge.
Severity	9/10 NRS
Time	Ähnliche Beschwerden seien bereits früher, da aber in deutlich schwächerer Form und stets selbstlimitierend aufgetreten.

SAMPLER

Symptome	Luftnot mit feuchten Rasselgeräuschen
Allergien	Keine
Medikamente	ASS 100 1-0-0
Patientenvorgeschichte	Bekannte KHK, Z.n. Knie-TEP in 2015, bekannter Nikotinabusus
Letzte Mahlzeit	Am Vorabend gegen 19:00 Uhr
Ereignisse vor dem Notfall	Beschwerden seit dem Aufwachen, kein Sturz, kein Trauma, plötzliches Auftreten der Beschwerden mit rasanter Entwicklung
Risikofaktoren	Raucher

Fokussierte Untersuchung

Der Patient präsentiert klinische Anzeichen einer schweren Dyspnoe. Die Atemwege sind frei, jedoch sind bereits ohne Stethoskop ausgeprägte, feuchte, grobblasige Rasselgeräusche hörbar, die sich bei der Auskultation über beide Lungenfelder bestätigen. Die Sauerstoffsättigung ist mit 70 % deutlich reduziert und es zeigen sich Zeichen einer zentralen Zyanose, erkennbar an der Blaufärbung der Zunge und Lippen. Der Thorax hebt und senkt sich symmetrisch, wobei der Patient eine Tachypnoe mit einer Atemfrequenz von etwa 30 Zügen pro Minute aufweist. Der Radialispuls ist mit 130 Schlägen pro Minute tachykard, arrhythmisch und nur schwach tastbar. Der Blutdruck, sowohl manuell als auch kontinuierlich am Monitor gemessen, liegt bei etwa 80/50 mmHg. Die Rekapillarisierungszeit beträgt 4 Sekunden. Das Abdomen erscheint aufgetrieben und prall. Bei der Palpation lässt sich eine Asziteswelle auslösen. Druck auf die Leber führt zu einer Erweiterung der bereits gestauten Jugularvenen, was einen hepatojugulären Reflux anzeigt.

Trotz beginnender Hypoxie ist der Patient vollständig orientiert und zeigt keine neurologischen Ausfälle; der FAST-Test ist unauffällig. Der entkleidete Thorax weist weder Hautausschläge noch Hämatome oder andere Verletzungszeichen auf. Die Haut ist blass und kaltschweißig. An den unteren Extremitäten sind beidseitige Schwellungen der Knöchel und Füße bemerkbar. Die Extremitätenpulse sind schwach tastbar.

Nachdem die körperliche Untersuchung vollständig beendet ist, klingelt es erneut und der Sohn öffnet dem Notarzt und dem NEF-Fahrer die Tür. Nach einer strukturierten Übergabe an den Notarzt, auskultiert dieser nochmals den Thorax und hört zusätzlich basal abgeschwächte Atemgeräusche, die ihn dazu veranlassen eine Sonografie der Lunge durchzuführen. Mithilfe des Linearschallkopfes führt er die Sonografie durch und sieht über der gesamten Lunge ein deutliches Lungengleiten und im M-Mode das dazu passende Seashore-Zeichen. Weiterhin sind mehrere deutliche B-Linien, also echoreiche, atemsynchrone, vertikal verlaufende Kometenschweifartefakte zu sehen, die wegweisend für die Volumenüberladung des Patienten sind. Der Notarzt wechselt auf den Sektorschallkopf und findet in beiden Recessus des Diaphragmas ausgeprägte Pleuraergüsse von jeweils 3 cm. Im Herz-Echo sieht man im Eye-balling-Verfahren ein dilatiertes Herz und eine global eingeschränkte linksventrikuläre Pumpfunktion. Höhergradige Vitien lassen sich in diesem Verfahren nicht erkennen, ein Perikarderguss oder eine Perikardtamponade können ausgeschlossen werden.

Vitalwerte und Monitoring

HF	130/min arrhythmisch, Pulsqualität gut
RR	80/50 mmHg
SpO_2	70 %
BZ	104 mg/dl
Temp.	36,8 °C

EKG

Das 12-Kanal-EKG des Patienten bietet eine gute Ableitung in allen Vektoren. Vorhofaktivitäten sind nicht differenziert darstellbar, die QRS-Komplexe sind schmal und folgen mit unregelmäßigen Abständen in schneller Reihenfolge. Ischämietypische Zeichen sind nicht zu erkennen. Im Konsens ist dies ein EKG mit Vorhofflimmern.

2.6.4 Bewertung der Differenzialdiagnostik und Verdachtsdiagnose

Differenzialdiagnostisch kann das Rettungsteam ein Bolusgeschehen als Ventilationsstörung aufgrund der grundsätzlich freien Atemwege ausschließen. Gegen eine obstruktive Atemnot spricht, dass kein exspiratorischer Stridor oder signifikantes Giemen festzustellen sind. Für das Auftreten einer Lungenarterienembolie (LAE) sind keine Risikofaktoren bekannt. Zudem ist die Grundlage einer LAE das Vorliegen einer Perfusionsstörung der Lunge, im vorliegenden Fall dominiert aber die Atemstörung infolge der durch die Rasselgeräusche ableitbaren Diffusionsstörung der Lunge. Gegen eine Pneumonie sprechen der rasante Verlauf und die brodelnden feuchten Rasselgeräusche sowie das Fehlen von Fieber. Hinweise auf andere entzündliche Erkrankungen finden sich nicht, Urtikaria oder andere Veränderungen an der Haut sind nicht zu sehen.

Ausgehend vom Leitsymptom der Atemnot und den ausgeprägten feuchten Rasselgeräuschen ohne Hinweise auf extrinsische Faktoren legt sich das Team auf die Verdachtsdiagnose eines kardialen Lungenödems fest.

Mit welchen Komplikationen müssen Sie rechnen?

Als lebensbedrohliche Komplikation ist die massive Verschlechterung des Allgemeinzustandes des Patienten infolge ausgeprägter Hypoxie und nachfolgender kardiopulmonaler Dekompensation zu befürchten. Bei einer verzögerten Intervention sind nachfolgend dauerhafte neurologische und Organschäden zu befürchten. Daher ist es das Ziel des Rettungsteams, der Diffusionsstörung und der drohenden Erschöpfung der Atempumpe zeitkritisch zu begegnen.

2.6.5 Maßnahmen und Therapie

Das Notfallteam priorisiert in erster Linie die Beruhigung des Patienten, da jede Form von Aktivität, Anstrengung und Angst den Sauerstoffverbrauch erheblich steigern könnte. Zusätzlich wird dem Patienten, wie bereits beschrieben, eine Sauerstoffmaske mit Reservoir über Mund und Nase angelegt, die mit 15 l/min Sauerstoff versorgt wird.

Als zweite Maßnahme wird eine konsequente Oberkörperhochlagerung (sog. Herzbettlagerung) durchgeführt. Diese Lagerung entlastet das Herz, indem sie das zirkulierende Blutvolumen reduziert und die Schwerkraft auf die Flüssigkeit in der Lunge wirken lässt. Durch die sitzende Position bleibt die Wirkung des Lungenödems größtenteils auf die Lungenbasis beschränkt, wodurch die oberen Alveolen weiterhin am Gasaustausch teilnehmen können. Da der Patient bereits in einer leicht erhöhten Position im Bett sitzt, wird diese durch Unterstützung des Sohnes im Rücken- und Schulterbereich optimiert.

Die kontinuierliche Überwachung des Patienten wird durch ein fortgesetztes Monitoring von Blutdruck, Herzfrequenz, Sauerstoffsättigung und EKG sichergestellt. Besonderes Augenmerk gilt der Sauerstoffsättigung, da ein weiterer Abfall des SpO_2 ein Hinweis auf eine beginnende respiratorische Erschöpfung sein könnte. Eine einsetzende Bradykardie könnte ein Frühzeichen einer drohenden globalen Dekompensation darstellen.

Das Notfallteam überprüft systematisch potenzielle Ursachen einer akut dekompensierten Herzinsuffizienz anhand des Akronyms **CHAMP-IT:**

- **C:** Ausschluss eines akuten Koronarsyndroms (ACS) durch das 12-Kanal-EKG
- **H:** Hypotonie als dominanter Befund
- **A:** erstmalig dokumentiertes Vorhofflimmern
- **M:** sonografisch kein Klappenvitium feststellbar
- **P:** keine Risikofaktoren für eine Lungenembolie außer Rauchen
- **I:** keine Hinweise auf eine akute Infektion
- **T:** Ausschluss eines Perikardergusses und einer Perikardtamponade mittels Sonografie

Zur weiteren Therapieentscheidung ist es essenziell, zwischen einer Volumenüberladung und einer Hypoperfusion zu differenzieren. Dies wird anhand der Hautbeschaffenheit beurteilt. Anzeichen einer Volumenüberladung umfassen Tachypnoe, Rasselgeräusche, Ödeme und gestaute Halsvenen (klassifiziert als „feucht“ vs. „trocken“), während Zeichen einer Hypoperfusion durch verzögerte kapilläre Füllungszeit, kühle Extremitäten, marmorierte Haut, Vigilanzminderung, Oligurie und einen systolischen Blutdruck < 90 mmHg gekennzeichnet sind („warm“ vs. „kalt“). Die Kombination von kaltschweißiger Haut, Ödemen, Pleuraergüssen und Hypotonie lässt das Team auf eine Herzinsuffizienz mit systolischer Pumpfunktionsstörung schließen, die in einen kardiogenen Schock übergehen könnte.

Aufgrund der kritischen Hypoperfusion und Hypotonie wird ein peripherer Venenzugang gelegt und entschieden, Noradrenalin in 10-µg-Schritten i. v. zu verabreichen, bis im RTW ein Perfusor für die kontinuierliche Infusion angeschlossen werden kann. Eine Ampulle Noradrenalin (1 mg) wird in 100 ml NaCl 0,9 % gelöst und titriert verabreicht. Aufgrund der Hypotonie wird auf die Gabe von Nitrolingual und Furosemid zunächst verzichtet, um eine Verschlimmerung der kardialen Dekompensation zu vermeiden.

Nach der initialen Gabe von 10 µg Noradrenalin steigt der Blutdruck auf 90/60 mmHg und die Sauerstoffsättigung verbessert sich unter der Sauerstofftherapie auf 85 %. Der Patient klagt jedoch weiterhin über Dyspnoe. Da in der Wohnung keine weitere adäquate Therapie möglich ist, wird entschieden, den Patienten schnellstmöglich in den Rettungswagen zu transportieren, um dort eine kontinuierliche Noradrenalin-Gabe über den Perfusor und eine NIV-Therapie (nichtinvasive Beatmung) durchführen zu können.

Während des Transports auf den Tragestuhl wird darauf geachtet, dass die Sauerstoffmaske korrekt sitzt und der Venenzugang erhalten bleibt. Bereits nach dieser kurzen Anstrengung sinkt die Sauerstoffsättigung wieder auf 82 %. Unter wiederholter Noradrenalin-Gabe stabilisiert sich der Blutdruck auf etwa 100/60 mmHg. Der NEF-Fahrer bereitet im Rettungswagen den Noradrenalin-Perfusor und das Beatmungsgerät vor. Nachdem der Patient auf die Trage umgelagert wurde, wird der Perfusor mit einer Laufrate von 30 ml/h gestartet, was den Blutdruck auf 110/65 mmHg stabilisiert.

Da der Patient weiterhin unter starker Dyspnoe leidet und erhebliche Angst verspürt, erhält er 2 mg Morphin i. v., mit der Möglichkeit einer erneuten Gabe bei Bedarf. Unter dieser Medikation beruhigt sich der Patient etwas, sodass der Notarzt und der Notfallsanitäter die Beatmungsmaske anlegen und das Beatmungsgerät anschließen können. Die Beatmungsparameter werden kontinuierlich angepasst, was zu einem Anstieg der Sauerstoffsättigung auf 95 % führt, und der Patient signalisiert eine deutliche Verbesserung der Dyspnoe.

Parallel zur Anpassung der Beatmungsparameter wird der Patient durch die Leitstelle im nächstgelegenen Maximalversorger mit Beatmungsplatz angemeldet. Sonder- und Wegerechte werden erteilt, um den Patienten schnellstmöglich ins Krankenhaus zu bringen.

2.6.6 Transport und Übergabe

Nach der Sicherung des Patienten mit dem Hosenträgergurt und der ordnungsgemäßen Befestigung aller Geräte und Verbindungsschläuche im Fahrzeug erfolgt ein erneutes Re-Assessment der aktuellen Vitalparameter. Der Notarzt verabreicht dem Patienten weitere 2 mg Morphin, um die Stressbelastung zu reduzieren und den Sauerstoffbedarf des Herzmuskels zu senken. Zur zusätzlichen Entlastung des Herzens werden die Beine des Patienten seitlich von der Trage herabhängend positioniert, um die venöse Rückflussmenge zu reduzieren. Anschließend wird der Transport zum 14 Kilometer entfernten Krankenhaus der Maximalversorgung unter Voranmeldung aufgenommen. Während der Fahrt zeigt der Patient eine zunehmende Besserung seines Allgemeinzustands.

2.6.7 Klinischer Verlauf

Nach der Übergabe des Patienten durch den Notarzt gemäß dem ABCDE-Schema erfolgt im Krankenhaus eine umfassende differenzialdiagnostische Abklärung der zugrunde liegenden Ursache. Diese umfasst unter anderem ein 12-Kanal-EKG, eine Echokardiografie, eine Thorax-Röntgenuntersuchung sowie laborchemische Analysen. Zur Stabilisierung der hämodynamischen Situation wird zusätzlich eine kontinuierliche Infusion von Dobutamin eingeleitet. Nachdem der Patient hämodynamisch stabilisiert ist und der kardiogene Schock überwunden wurde, wird zur Behandlung der Volumenüberlastung ein Schleifendiuretikum verabreicht.

Da sich die respiratorische Insuffizienz unter intensiver nichtinvasiver Beatmung (NIV) deutlich gebessert hat, wurde auf eine Punktion der Pleuraergüsse verzichtet. Unter der Diuretikatherapie gingen sowohl die Pleuraergüsse als auch die peripheren Ödeme zurück. Die initial vorliegende Tachyarrhythmia absoluta wurde erfolgreich mit einem Betablocker behandelt, wodurch sich wieder ein normofrequenter Sinusrhythmus einstellte. Nach der kardialen Rekompensation konnte der Patient von der Intensivstation auf eine Normalstation verlegt werden, wo die medikamentöse Therapie der Herzinsuffizienz weitergeführt wird.

2.6.8 Kommentar

Das kardiale Lungenödem ist ein akutes Krankheitsbild mit lebensbedrohlicher Atemstörung durch vermehrte extravaskuläre Flüssigkeitsansammlung in der Lunge. Unterschieden werden das interstitielle Lungenödem mit vermehrter Flüssigkeitsansammlung im Interstitium und das alveoläre Lungenödem mit Ödemflüssigkeit in den Alveolen. Das interstitielle Lungenödem ist dabei i. d. R. die Vorstufe des alveolären Lungenödems.

Ursache des kardialen Lungenödems ist eine akute Linksherzinsuffizienz, die durch den daraus resultierenden Blutrückstau im Lungenkreislauf ein Ungleichgewicht zwischen kolloidosmotischem Druck (20–25 mmHg), Lungenkapillardruck (< 12 mmHg) und Druck im Lungeninterstitium bewirkt. Steigt der Lungenkapillardruck durch den Rückstau vor dem linken Herzen auf über 30 mmHg an, tritt Flüssigkeit aus den Kapillaren in das Interstitium oder später in die Alveolen. Die Folge ist der eingeschränkte Austausch von O_2 und CO_2.

Die Anwendung von Morphin bei der Behandlung von akuter Herzinsuffizienz zielt primär darauf ab, die Symptome von Dyspnoe und Angst zu lindern, wodurch der Sauerstoffbedarf des Herzmuskels reduziert wird. Morphin hat dabei eine beruhigende Wirkung und kann die Vorlast am Herzen senken, was besonders bei Patienten mit Lungenstauung von Vorteil ist. Durch die Sedierung und die Erweiterung der venösen Gefäße trägt Morphin zur Verbesserung der hämodynamischen Situation bei. Es ist jedoch wichtig, die Dosis sorgfältig zu titrieren und dem Patientenalter anzupassen.

Nitrospray wird bei Patienten mit akuter Herzinsuffizienz und erhöhtem Blutdruck verwendet, insbesondere wenn Zeichen einer Volumenbelastung vorliegen. Das Ziel ist es, durch die Senkung der Vor- und Nachlast eine rasche Symptomlinderung zu erreichen und das Herz zu entlasten. Vasodilatatoren wie Nitroglyzerin können in diesem Kontext zur Verbesserung des Herzminutenvolumens beitragen. Allerdings ist die Anwendung vorsichtig zu dosieren, um Nebenwirkungen wie Hypotonie oder sogar Kreislaufversagen zu vermeiden.

Dobutamin wird eingesetzt, wenn eine positive Inotropie zur Stabilisierung der Hämodynamik erforderlich ist, insbesondere bei Patienten mit Hypoperfusion und Anzeichen eines kardiogenen Schocks. Dobutamin verbessert die Kontraktilität des Herzens und kann so das Herzzeitvolumen erhöhen, was bei Patienten mit stark eingeschränkter Pumpfunktion essenziell ist. Es wird häufig bei Patienten angewandt, die trotz anderer Therapien hämodynamisch instabil bleiben.

Die erste Bewertung und die Einteilung von Patienten mit akuter Herzinsuffizienz basiert auf der Kombination von Anzeichen einer Stauung (z. B. Lungenödem, periphere Ödeme) und einer Hypoperfusion (z. B. kalte Extremitäten, niedriger Blutdruck). Diese Symptome werden in vier klinische Profile unterteilt:

1. **Warm-trocken:** Der Patient hat keine Anzeichen einer Stauung oder Hypoperfusion. Hier ist der Patient klinisch stabil.
2. **Warm-feucht:** Der Patient zeigt Anzeichen einer Stauung, jedoch keine Hypoperfusion. Dies ist die häufigste Form bei akuter Herzinsuffizienz.
3. **Kalt-trocken:** Der Patient weist Anzeichen einer Hypoperfusion auf, jedoch ohne Stauungssymptome. Dies ist eine seltener vorkommende Form.
4. **Kalt-feucht:** Der Patient zeigt sowohl Anzeichen einer Hypoperfusion als auch einer Stauung. Diese Kombination deutet auf eine schwerwiegende kardiale Dekompensation hin und erfordert eine intensive Behandlung.

Erklärung der Formen der Herzinsuffizienz

Die Herzinsuffizienz wird basierend auf dem klinischen Profil und den zugrunde liegenden hämodynamischen Veränderungen weiter eingeteilt:

- **Systolische Herzinsuffizienz (HFrEF):** Herzinsuffizienz mit reduzierter linksventrikulärer

Ejektionsfraktion LV-EF < 40 %. Typische Symptome sind Dyspnoe und Ödeme.

- **Diastolische Herzinsuffizienz (HFpEF):** Diese Form zeichnet sich durch eine normale Auswurffraktion aus, jedoch ist die Füllung des Herzens gestört, LV-EF > 50 %. Dies führt ebenfalls zu Symptomen wie Dyspnoe, insbesondere bei Belastung.
- **Akut dekompensierte Herzinsuffizienz:** Dies ist eine plötzliche Verschlechterung der Symptome einer bestehenden Herzinsuffizienz.

SCAPE (Sympathetic Crashing Acute Pulmonary Edema)

Definition: SCAPE ist eine akute Form von Lungenödem, die durch plötzliche Überflutung der Lunge mit Flüssigkeit gekennzeichnet ist. Sie entwickelt sich in kürzester Zeit und verursacht eine lebensbedrohliche Dyspnoe, oft im Zusammenhang mit einer hypertensiven Krise.

Ursache: SCAPE entsteht durch eine übermäßige Aktivierung des sympathischen Nervensystems, was zu starker Vasokonstriktion und einem Anstieg des Blutdrucks führt. Dadurch wird die Nachlast für den linken Ventrikel so stark erhöht, dass dieser das Blut nicht mehr ausreichend auswerfen kann, was in einem akuten linksventrikulären Versagen und einem Rückstau des Blutes in die Lungen resultiert.

Diagnostik:

1. **Klinische Untersuchung:** Patienten zeigen meist schwere Dyspnoe, Zyanose und Rasselgeräusche in der Auskultation.
2. **Vitalparameter:**
   - **Blutdruck:** häufig hypertensive Krise
   - **Sauerstoffsättigung:** schwere Hypoxie
   - **EKG:** zum Ausschluss von Myokardinfarkt oder schweren Rhythmusstörungen
3. **Point-of-Care Ultrasound (POCUS):**
   - **Lungenultraschall:** Typischerweise sieht man multiple B-Linien, die ein interstitielles Lungenödem anzeigen, sowie Hinweise auf Pleuraergüsse.
   - **Herzultraschall:** zeigt oft eine eingeschränkte linksventrikuläre Funktion oder Zeichen einer Volumenüberlastung. Es hilft auch, andere Ursachen wie eine Perikardtamponade auszuschließen.
   - **Pulmonales Ödem:** Der Ultraschall kann spezifische Hinweise auf ein akutes Lungenödem liefern.
4. **Röntgen-Thorax:** typische Anzeichen eines Lungenödems wie vergrößerte Herzsilhouette und Lungenstauung (Kerley-B-Linien).
5. **Blutgasanalyse:** zeigt eine Hypoxie, oft mit Hyperkapnie, was auf eine beeinträchtigte Ventilation hindeutet.
6. **Bluttests:**
   - **BNP/NT-proBNP:** erhöhte Werte, die auf eine Herzinsuffizienz hinweisen.
   - **Blutgasanalyse:** Hypoxie und Hyperkapnie bestätigen die respiratorische Insuffizienz.

Der Teufelskreis von SCAPE: SCAPE folgt einem sich selbst verstärkenden Kreislauf:

1. **Sympathische Aktivierung:** Tachykardie und Vasokonstriktion.
2. **Blutdruckanstieg:** Erhöhung des systemischen Blutdrucks.
3. **Erhöhte Nachlast:** Überforderung des linken Ventrikels.
4. **Linksventrikuläres Versagen:** Rückstau von Blut in die Lungengefäße.
5. **Pulmonales Ödem:** Flüssigkeit tritt in die Alveolen.
6. **Hypoxie:** Verstärkt die Aktivierung des sympathischen Nervensystems.

Therapie:

1. **Nichtinvasive Beatmung (NIV):** unterstützt den Gasaustausch und senkt die Atemarbeit
2. **Nitroglyzerin (hoch dosiert):** senkt den Blutdruck schnell, entlastet das Herz durch Reduktion der Vor- und Nachlast
3. **Diuretika:** zur Reduktion der Flüssigkeitsüberlastung, jedoch nicht die primäre Notfallmaßnahme
4. **Sedierung:** Morphin zur Senkung der Angst und des Sauerstoffverbrauchs
5. **Blutdruckkontrolle:** Vasodilatatoren wie Nitroglyzerin zur Stabilisierung der Hämodynamik

POCUS Lungenultraschall – B-Linien bei Lungenödem

https://coreultrasound.com/b-lines/

POCUS Diagnostik BLUE-Protokoll (Bed Lung Ultrasound in Emergency)

www.nysora.com/education-news/acute-respiratory-failure-the-blue-protocol/

POCUS Diagnostik BLUE-Protokoll (Bed Lung Ultrasound in Emergency)

www.youtube.com/watch?v=-nWyF1SoleBQ

POCUS Pneumonie

https://coreultrasound.com/pneumonia/

POCUS Pleuraerguss

https://coreultrasound.com/pleural-effusions-part-1/

POCUS Pleuraerguss

https://coreultrasound.com/pleural-effusions-part-2/

POCUS Atelektasen und Pleuraerguss

https://www.youtube.com/watch?v=l-BX3wVhDlg

POCUS Lungenkontusion

https://coreultrasound.com/pulmonary-contusions/

POCUS Westernsono: Atelektasen oder Pneumonie

www.youtube.com/watch?v=l-BX3wVhDlg

Evidenz: Mythos oder Fakt

Fakt: Diuretika sind bei der Behandlung der Herzinsuffizienz zwar wichtig, jedoch keine First-Line-Therapie. Sie werden primär eingesetzt, um Symptome wie Ödeme und Lungenstauung zu lindern, bieten jedoch keinen direkten Überlebensvorteil. Die initiale Therapie sollte stattdessen auf medikamentöse Strategien abzielen, die die Herzfunktion verbessern und langfristig die Prognose verbessern, wie z. B. ACE-Hemmer, Betablocker oder SGLT2-Hemmer. Diuretika kommen unterstützend hinzu, insbesondere bei Patienten mit Flüssigkeitsüberladung.

LITERATUR

Nationale VersorgungsLeitlinie (NVL). Chronische Herzinsuffizienz. Version 4.0. 2023. Reg.-Nr. nvl-006. https://register.awmf.org/de/leitlinien/detail/nvl-006

INTERNETQUELLEN

https://nerdfallmedizin.blog/2020/07/27/infografik-herzinsuffizienz/

https://emcrit.org/ibcc/scape/

2.7 Kreislaufdysregulation (Basic)

Hendrik Sudowe

2.7.1 Einsatzmeldung/Anfahrt

Von einem Autobahnrastplatz an der BAB 1 geht an einem heißen Sommernachmittag um 16:34 Uhr ein Notruf über Handy ein. Der Anrufer ist ein Lkw-Fahrer, der während einer Pause auf eine nicht Deutsch sprechende Frau aufmerksam geworden ist, die Hilfe suchend neben einem Auto mit dänischem Kennzeichen steht. Sie habe wild gestikulierend auf ihren noch im Wagen sitzenden, ca. 60-jährigen Begleiter gedeutet. Eine Verständigung sei darüber hinaus nicht möglich gewesen. Er selbst nehme an, dass dem Mann schlecht geworden sei: „Vielleicht ein Sonnenstich – kein Wunder bei dem Wetter!" Durch das Fenster sei zu sehen, dass der Mann wach und auffallend blass ist. Mit dem Einsatzstichwort „unklarer internistischer Notfall – evtl. Kreislaufdysregulation" wird um 16:36 Uhr ein RTW alarmiert, der um 16:47 Uhr die Einsatzstelle erreicht.

2.7.2 Situation am Notfallort und Ersteindruck

Das RTW-Team findet eine völlig aufgelöste Frau vor, die außer Dänisch nur Englisch spricht. Mit den Worten „My husband – he is very ill!" deutet sie auf den ca. 60-jährigen Mann auf dem Beifahrersitz ihres Wagens. Dieser deutet mit schmerzverzerrtem Gesicht auf seine Brust und ringt nach Luft.

ABCDE-Untersuchung

Der Patient spricht und atmet ohne Stridor, der Mund-Rachen-Raum ist frei, die Schleimhäute sehen normal aus. Allerdings hustet der Mann immer wieder und sondert dabei gelegentlich rötlich tingiertes Sekret ab. Es besteht eine deutliche Dyspnoe, die Atemfrequenz beträgt – bei adäquatem Zugvolumen – ca. 36/min. An den Lippen fällt eine Zyanose auf. Eine schnelle Auskultation ergibt eine seitengleiche Belüftung ohne pathologische Nebengeräusche. Über eine Maske mit Reservoir werden 15 l/min Sauerstoff verabreicht. Der Radialispuls ist schwach tastbar, regelmäßig und tachykard bei einer Frequenz von ca. 140/min. Die Haut ist blass und fühlt sich eher kühl und schweißig an. Die Halsvenen sind gestaut. Es erfolgt die Anlage eines i. v. Zugangs. Der Patient erscheint adäquat orientiert, verfügt über uneingeschränkte Kraft und Koordination der Arme und hat seitengleich prompt lichtreagible Pupillen. Am linken Bein befindet sich ein Gipsverband. Es bestehen Brustschmerzen.

Entscheidung kritisch ↔ nicht kritisch und Leitsymptom

Aufgrund der kombinierten B- und C-Problematik wird der Patientenzustand als **kritisch** eingeschätzt. Die Grenzen der Kompensationsfähigkeit scheinen erreicht. Trotz hoher Atemfrequenz imponiert eine Zyanose. Das dürfte in der Akutsituation eine vitale Bedrohung objektivieren.

Sammeln der Differenzialdiagnosen

Als Leitsymptom wird eine Kombination aus Dyspnoe, Hypoperfusion und Thoraxschmerz angenommen. Ursächlich könnten z. B. ein ACS mit kardiogenem Schock und Lungenödem, ein Spannungspneumothorax, eine Pneumosepsis, eine COPD-Exazerbation, eine Aspiration oder eine Lungenembolie sein.

2.7.3 Weiterführende Anamnese und Untersuchung

Zur diagnostischen Festlegung werden weitere Informationen gesammelt.

OPQRST

Onset	Schneller Symptombeginn mit Verschlechterung innerhalb weniger Minuten aus völligem Wohlbefinden heraus
Provocation	Steigerung der Brustschmerzen bei tiefer Inspiration und Husten; Linderung bei Ausatmung
Quality	Scharf stechend

Region/Radiation	Rechtsseitig ohne Ausstrahlung
Severity	6/10 NRS; schwere Atemnot
Time	Unverändert seit Symptombeginn vor ca. 15 Minuten

SAMPLER

Symptome	Atemabhängige rechtsseitige Brustschmerzen, Hämoptyse, Atemnot, Schockzeichen
Allergien	Keine
Medikamente	Ramipril, Bisoprolol, Torasemid, Schmerzmittel (Ibuprofen 400 mg) als Bedarfsmedikation; Heparinspritzen bis vor 2 Tagen
Patientenvorgeschichte	Herzinsuffizienz; arterielle Hypertonie; Unterschenkelfraktur vor 8 Tagen
Letzte Mahlzeit	Belegte Brote vor einer Stunde
Ereignisse vor dem Notfall	7-stündige Autofahrt als Beifahrer auf dem Rückweg vom Urlaubsort in Österreich; der Patient gibt an, sich nicht verschluckt zu haben.
Risikofaktoren	Eingeschränkt mobil mit Unterarmgehstützen

Fokussierte Untersuchung

Am Thorax fallen keinerlei Verletzungszeichen auf. Das rechte Bein ist nicht geschwollen oder verfärbt, das linke Bein ist wegen des Gipsverbandes nicht beurteilbar. Der Patient bejaht allerdings ein Spannungsgefühl, das er auf die längere Reise in unangenehmer Haltung zurückführt. Das frisch operierte Bein müsse eigentlich noch längere Zeit am Tag hochgelagert werden. Eine Perkussion des Thorax ergibt einen sonoren Klopfschall. Der Auskultationsbefund bleibt normal.

Vitalwerte und Monitoring

HF	140/min
RR	90/60 mmHg
SpO_2	82 %
BZ	101 mg/dl
Temp.	36,3 °C

EKG

Im 12-Kanal-EKG zeigt sich eine Sinustachykardie. In Ableitung I fällt ein tiefes S, in III ein tiefes Q und eine negative T-Welle auf. Es zeigt sich ein kompletter Rechtsschenkelblock.

2.7.4 Bewertung der Differenzialdiagnostik und Verdachtsdiagnose

Keine infarkttypischen Brustschmerzen oder Endstreckenveränderungen, keine KHK – zudem wären bei einem derart ausgeprägten B-Problem aufgrund eines Lungenödems bei akuter Linksherzdekompensation Rasselgeräusche oder zumindest ein Giemen bei der Auskultation zu erwarten. Die Schmerzcharakteristik ist nicht typisch. Für einen Herzinfarkt fehlen Beweise. Auszuschließen ist er damit allerdings noch nicht. Aufgrund fehlender Auskultationsauffälligkeiten, aber auch fehlender anamnestischer Hinweise wird die COPD hingegen ausgeschlossen. Für Bronchitis und Pneumonie wäre der akute und überraschende Symptombeginn untypisch. Und auch hier fehlen angesichts der bedrohlichen klinischen Präsentation Nebengeräusche. Eine Fremdkörperaspiration kann bei dem adäquat orientierten Patienten anamnestisch ausgeschlossen werden. Das seitengleiche Atemgeräusch spricht gegen einen Pneumothorax.

Für die Lungenembolie hingegen lassen sich belastbare Verdachtsmomente benennen: In diesem Fall ist der fehlende pathologische Auskultationsbefund sogar typisch, denn es handelt sich um ein Perfusions- und nicht um ein Ventilations- oder Diffusionsproblem. Vermutlich wurde eine Lungenarterie durch eingeschwemmte Blutgerinnsel aus den Bein- oder Beckenvenen verlegt. Auffällige Auskultationsgeräusche wären zwar möglich, aber sekundäre Erscheinungen. Mit den Kriterien Immobilisation, Hämoptyse, Tachykardie, klinische Hinweise für eine Beinvenenthrombose und fehlende Alternativerklärung summieren sich fünf Punkte im vereinfachten Wells-Score (➤ Tab. 2.3), der das Vorliegen einer Lungenembolie ab 2 Punkten als wahrscheinlich einstuft.

Tab. 2.3 Vereinfachte Wells-Kriterien (Wells-Score) zur Lungenembolie-Diagnose [F993-001]

Kriterium	Punktwert
Klinische Zeichen einer tiefen Beinvenenthrombose (TVT)	1
Andere Diagnosen unwahrscheinlich	1
Immobilisation > 3 Tage oder operativer Eingriff in den letzten 4 Wochen	1
Herzfrequenz > 100/min	1
Lungenembolie oder Venenthrombose in der Vorgeschichte	1
Hämoptyse	1
Malignom/Neoplasie	1
Beurteilung: 0–1 Punkt: Lungenembolie unwahrscheinlich ≥ 2 Punkte: Lungenembolie wahrscheinlich	

2.7.5 Maßnahmen und Therapie

Der Patient wird mit erhöhtem Oberkörper gelagert und erhält weiterhin Sauerstoff in hohem Flow (15 l/min) über eine Sauerstoffreservoirmaske. Über den i. v. Zugang wird ein Volumenbolus von 250 ml kristalloider Infusionslösung appliziert. Zudem werden 10.000 IE Heparin verabreicht. Es wird eine Voranmeldung vorgenommen, die neben der Verdachtsdiagnose auch den aktuell bedrohlichen Patientenzustand enthält. Als Übergabepunkt wird der Schockraum vereinbart. Das Zielkrankenhaus verfügt über ein PERT-Team, das sich auf die Behandlung von Lungenarterienembolien spezialisiert hat. Bei Patienten im schweren obstruktiven Schock wird noch im Schockraum eine VA-ECMO angelegt, um Kreislauf und Oxygenierung während einer Thrombektomie zu sichern.

2.7.6 Transport und Übergabe

Die Sauerstoffsättigung steigt unter der O_2-Therapie leicht auf Werte zwischen 88 und 90 % an. Die mäßige Hypotonie bleibt bei einem Wert von 100 mmHg systolisch bestehen, ebenso wie die Tachykardie. Nach achtminütigem Transport kann der Patient um 17:08 Uhr übergeben werden.

2.7.7 Klinischer Verlauf

Als sich der Patientenzustand kurz nach dem Eintreffen im Krankenhaus durch einen weiteren Blutdruckabfall und einen erneuten Abfall der Sauerstoffsättigung deutlich verschlechtert, wird umgehend eine VA-ECMO-Therapie eingeleitet. Danach stabilisiert sich der Patient sofort. Nach Diagnosesicherung erfolgt eine Thrombektomie. Der Patient übersteht das Ereignis letztlich unbeschadet.

2.7.8 Kommentar

In einer Auswertung anhand der WHO-Datenbank von Hobohm et al. (2022) im Zeitraum zwischen 2002 und 2016 in der DACH-Region (Deutschland, Österreich, Schweiz) war die LAE für insgesamt 157.760 Todesfälle verantwortlich. Gleichzeitig muss festgestellt werden, dass die überwiegende Anzahl der Lungenembolien zu Lebzeiten nicht erkannt wird. Die meisten Todesfälle ereignen sich innerhalb der ersten beiden Stunden. Insbesondere kreislaufinstabile Patienten haben ein hohes Risiko, daran zu versterben. Eine wichtige Aufgabe für den Rettungsdienst besteht darin, eine geeignete Zielklinik auszuwählen und diese schnellstmöglich zu erreichen. Maßnahmen wie eine Narkoseeinleitung, Intubation und maschinelle Beatmung sind bei Patienten mit schwerer Lungenembolie und obstruktivem Schock gefährlich und möglichst zu vermeiden. Moderne Therapieverfahren hingegen, wie ECMO, Thrombektomie oder eine ultraschallgestützte lokale Lysetherapie verbessern die Überlebenswahrscheinlichkeit erheblich.

POCUS Lungenembolie (Rechtsherzuntersuchung)

https://coreultrasound.com/right-heart-strain/

POCUS Lungenembolie (60/60 (Sign))

https://coreultrasound.com/60-60-sign-for-acute-pulmonary-embolism/

Evidenz: Mythos oder Fakt

Sind Lungenarterienembolien grundsätzlich leicht zu erkennen, weil sie immer zu Schock mit gestauten Halsvenen, schwerer Atemnot und Zyanose mit schlechtem Ansprechen auf eine Sauerstofftherapie führen?

Dann wäre es tatsächlich einfach! Ist es aber nicht. Das klinische Erscheinungsbild hängt vom Verschlussort ab. Je proximaler die pulmonalarterielle Verlegung, desto eingeschränkter die Lungendurchblutung und v. a., desto stärker das Ausmaß der Rechtsherzbelastung durch den entstehenden Rückstau. Fulminante Lungenembolien können zu einem sofortigen Rechtsherzversagen führen. Tatsächlich treten Lungenembolien sehr häufig viel subtiler in Erscheinung, da nur distale Arterien verschlossen werden. Das Problem liegt dann in der Mehrzeitigkeit. Wenn sich immer wieder Thrombusmaterial aus den tiefen Bein- oder Beckenvenen losreißt, könnte eben je nach Größe des Embolus die nächste oder übernächste Embolie tödlich enden. Wenn sich Patienten also mit unkritisch anmutenden Leitbefunden wie Sinustachykardie, (Blut-)Husten, pleuritischem und atemanhängigem Thoraxschmerz oder einer Synkope präsentieren, sollte die Lungenarterienembolie immer ins differenzialdiagnostische Kalkül einbezogen werden.

LITERATUR

AWMF-S2k-Leitlinie. Diagnostik und Therapie der tiefen Venenthrombose und Lungenembolie. Version 5.5. Stand 14.02.2023. AWMF-Reg.-Nr. 065-002. 2023. https:/register.awmf.org/de/leitlinien/detail/065-002

Hobohm L, Sebastian T, Valerio L et al. Sterblichkeit der Lungenembolie in der DACH-Region. Med Klin Intensivmed Notfmed 2022; 117: 428–438. doi.org/10.1007/s00063-021-00854-9

Konstantinides SV, Meyer G, Becattini C et al.; The Task Force for the diagnosis and management of acute pulmonary embolism of the European Society of Cardiology (ESC). 2019 ESC Guidelines for the diagnosis and management of acute pulmonary embolism developed in collaboration with the European Respiratory Society (ERS): The Task Force for the diagnosis and management of acute pulmonary embolism of the European Society of Cardiology (ESC). Eur Respir J 2019 Oct 9; 54(3): 1901647. doi: 10.1183/13993003.01647-2019. PMID: 31473594

2.8 Atembeschwerden (Advanced)

Matthias Jahn

2.8.1 Einsatzmeldung/Anfahrt

An einem Montagmorgen im Oktober alarmiert die Rettungsleitstelle einen RTW. Die Einsatzmeldung lautet „Atembeschwerden". Bekannt ist ebenfalls, dass es sich um einen ca. 72-jährigen Mann handelt. Für den RTW, besetzt mit einem Notfallsanitäter und einem Rettungssanitäter, ergeben sich bei der Anfahrt keine Besonderheiten, sodass dieser ca. 5 Minuten nach Alarmierung am Einsatzort eintrifft. Der Einsatzort, ein kleines Einfamilienhaus, kann vom davor geparkten RTW gut zu Fuß erreicht werden. Die Szene wird vom Team als sicher eingeschätzt.

2.8.2 Situation am Notfallort und Ersteindruck

Die Ehefrau empfängt die beiden Rettungsdienstler an der Haustür und erklärt ihnen, dass ihr Mann seit ca. 2 Stunden unter zunehmender Luftnot leide. Die Ehefrau führt das Rettungsdienstteam zum Patienten, der im Schlafzimmer auf der Bettkante sitzt. Der wache und offensichtlich orientierte Patient ist auf den ersten Blick sichtbar kurzatmig und setzt seine Atemhilfsmuskulatur ein. Eine Lippenzyanose ist deutlich sichtbar.

ABCDE-Untersuchung

Im Rahmen des ersten Patientenkontakts und der ABCDE-Untersuchung wird durch den Notfallsanitäter ein kurzatmiger Patient mit Sprechdyspnoe und exspiratorischem Stridor vorgefunden. Es sind jetzt schon deutliche Rasselgeräusche zu hören. Die Atemwege sind bei der Inspektion frei und die Schleimhäute feucht, aber blass. Die Atemfrequenz ist erhöht und beträgt 30/min. Das Atemzugvolumen ist ausreichend. Die Halsvenen sind nicht deutlich gestaut. Bei der Auskultation sind beidseits grobblasige Rasselgeräusche in den basalen Lungenabschnitten zu hören. Das angeschlossene Pulsoxymeter zeigt bei valider Pulskurve eine Sauerstoffsättigung von 86 % an, sodass dem Patienten initial bei kritischem B-Problem via Sauerstoffmaske mit Reservoir 15 l/min Sauerstoff verabreicht werden.

Der Radialispuls ist gut tastbar, regelmäßig und leicht beschleunigt. Die Haut ist eher blass und schweißig mit einer Rekapillarisierungszeit von 2 Sekunden. Der leitende Notfallsanitäter entschließt sich hier bereits zur Anlage eines i. v. Zugangs und delegiert dies an den Teampartner. Der Patient ist weiterhin adäquat orientiert und zeigt keine neurologischen Defizite. Bei der überblickenden körperlichen Untersuchung wird nichts Auffälliges festgestellt. Außer der akuten Dyspnoe werden durch den Patienten keine weiteren Beschwerden geäußert.

Entscheidung kritisch ↔ nicht kritisch und Leitsymptom

Nach der durchgeführten und auffälligen ABCDE-Untersuchung mit Orthopnoe, Tachypnoe, Rasselgeräuschen, einer Sauerstoffsättigung von 86 % und Tachykardie (B- und C-Probleme) wird der Patient als **kritisch** eingestuft.

Sammeln der Differenzialdiagnosen

Aufgrund des Leitsymptoms „akute Dyspnoe mit grobblasigen Rasselgeräuschen" werden zunächst unterschiedliche Differenzialdiagnosen in Betracht gezogen. Dazu gehören: Lungenödem bei akuter Herzinsuffizienz, Pneumonie, Asthma bronchiale, COPD, Lungenembolie, Cor pulmonale.

2.8.3 Weiterführende Anamnese und Untersuchung

Um sich bei der Verdachtsdiagnose festzulegen und eine gezielte Therapie einleiten zu können, werden weitere Informationen gesammelt.

OPQRST

Onset	Seit ca. 2 Stunden
Provocation	Liegen nicht möglich, nur sitzen
Quality	Massive Luftnot
Radiation	Keine
Severity	10/10 NRS bezüglich der Luftnot
Time	Seit 2 Stunden, zunehmend schlechter

SAMPLER

Symptome	Offensichtliche Atemnot
Allergien	Keine bekannt
Medikamente	ASS, Ramipril, Simvastatin, Metoprolol, Furosemid
Patientenvorgeschichte	Myokardinfarkt vor 5 Jahren, Hypertonus, KHK, Herzinsuffizienz (NYHA II), vor 1 Jahr „Wasser in der Lunge"
Letzte Mahlzeit	Gestern Abend
Ereignisse vor dem Notfall	Seit einigen Stunden zunehmende Atemnot. Deshalb sei er aufgewacht. Er fühle sich schwach. Ähnliche Symptome habe er auch vor 1 Jahr gehabt.
Risikofaktoren	Keine

Fokussierte Untersuchung

Die Halsvenen sind weiterhin nicht gestaut. Bei der ausführlichen Auskultation der Lunge sind unverändert grobblasige Rasselgeräusche in den basalen Lungenabschnitten zu hören. Der Thorax zeigt deutliche interkostale Einziehungen. Es können „normale" Herztöne auskultiert werden. Das Abdomen ist weich und zeigt keine Auffälligkeiten. Beide Femoralispulse sind gut tastbar. Es können moderate Knöchelödeme festgestellt werden.

Vitalwerte und Monitoring

HF	110/min
RR	145/95 mmHg
SpO_2	Initial 86 %, mit hoch dosierter Sauerstoffgabe Anstieg auf 90 %
BZ	125 mg/dl
Temp.	36,8 °C

EKG

Im abgeleiteten 12-Kanal-EKG ist ein Sinusrhythmus mit Linksschenkelblock und vereinzelt auftretenden monotopen VES zu sehen. Des Weiteren liegt ein Linkstyp mit Zeichen einer linksventrikulären Hypertrophie (präterminale T-Negativierungen mit ST-Streckensenkungen in den Ableitungen I,II,aVL,V_4–V_6) vor.

2.8.4 Bewertung der Differenzialdiagnostik und Verdachtsdiagnose

Aus den ermittelten Werten, der Anamnese, der Diagnostik und dem Patientenzustand schließt das Rettungsteam auf ein **kardiales Lungenödem bei akuter Herzinsuffizienz.** Alles weist darauf hin, zumal der Patient bereits vor einem Jahr ein ähnliches Ereignis hatte und andere Formen der Atemnot mit den aktuellen Symptomen nicht in Einklang zu bringen sind. In den Patientenunterlagen sollte auch nach Hinweisen für eine eingeschränkte linksventrikuläre Ejektionsfraktion (LVEF) gesucht werden. Gegebenenfalls liegen hier Befunde, z. B. nach einer Herzkatheteruntersuchung, vor. Eine normale EF liegt zwischen 60 und 70 %, eine EF > 55 % gilt als normal. Eine hochgradige Einschränkung liegt bei einer EF < 35 % vor.

Im Rahmen der prähospitalen Untersuchung bei Patienten mit einer akuten Herzinsuffizienz sollte gezielt nach folgenden Zeichen gesucht werden:

- **Zeichen einer Überwässerung:** Tachypnoe, Orthopnoe, Rasselgeräusche, Ödeme, gestaute Halsvenen
- **Zeichen einer Minderperfusion:** verzögerte Rekapillarisierung, kühle Extremitäten, marmorierte Haut, Vigilanzminderung, Oligurie, RR < 90 mmHg syst.

Bei der Suche nach reversiblen Ursachen bei Patienten mit akuter Herzinsuffizienz (Sammeln von Differenzialdiagnosen) kann auch die Merkhilfe **CHAMP** nützlich sein:

- **C**oronarsyndrom (ACS, akut)
- **H**ypertensiver Notfall
- **A**rrhythmie
- **M**echanische Ursache (z. B. akutes Klappenvitium)
- **P**ulmonalarterienembolie

Ein Asthma bronchiale ist ebenfalls häufig im Rettungsdienst anzutreffen, allerdings bei einem 72-jährigen Patienten nicht als Erstmanifestation. Eine entsprechende Anamnese wurde verneint. Hinweise für eine akute Lungenarterienembolie können nicht festgestellt werden, obwohl das Risiko dafür auch bei diesem Patienten hoch ist. Es liegt zwar eine deutliche Atemnot mit Tachypnoe und Zyanose vor, aber direkte klinische Zeichen einer Thrombose oder andere Hinweise wie z. B. Halsvenenstauung, Hämoptoe oder akuter Thoraxschmerz liegen nicht vor. Auch eine Synkope als häufige Symptomatik wurde nicht beschrieben. Das EKG zeigt keine klassischen Hinweise für eine akute Rechtsherzbelastung ($S_1Q_3T_3$-Typ → **cave:** niedrige Sensivität)). Die vereinfachten Wells-Kriterien (Wells-Score) ergeben 1 Punkt. Eine LAE wird hier eher unwahrscheinlich sein.

Da keine chronischen Lungenerkrankungen bekannt sind und der Patient normalerweise nicht unter Atemnot, ständigem Husten etc. leidet, ist eine exazerbierte COPD ebenfalls auszuschließen. Fehlendes Fieber und eine nicht passende Anamnese lassen auch zunächst eine Pneumonie unwahrscheinlich erscheinen. Sicher kann dies aber erst in der Klinik z. B. mit einem Röntgen-Thorax ausgeschlossen werden. Ein Cor pulmonale ist ebenfalls nicht zu vermuten, da es sich dabei um eine Rechtsherzbelastung handelt, bei der zwar eine Atemnot besteht, jedoch keine Rassel- oder Brodelgeräusche auftreten. Klassisch für ein Cor pulmonale sind auch die üblichen Zeichen einer Rechtsherzbelastung wie gestaute Halsvenen, Beinödeme etc.

2.8.5 Maßnahmen und Therapie

Das Basismonitoring wird fortgesetzt und der Patient bekommt weiterhin Sauerstoff über eine Maske mit Reservoir und einem Flow von 15 l/min.

Nach lokalem Protokoll werden dem Patienten durch den Notfallsanitäter 40 mg Furosemid verabreicht und der Patient erhält bei einem Blutdruck von 145/95 mmHg noch zusätzlich 1 Hub Nitrolingual, um die Vorlast zu senken. Nach Rücksprache bereitet der Rettungssanitäter das Beatmungsgerät zur NIV (CPAP)-Therapie vor. Unter der NIV-Therapie und der zusätzlichen Gabe von 2 mg Morphin i. v. durch den Notfallsanitäter kann der Patient bei deutlicher Zustandsverbesserung in das nächstgelegene Krankenhaus mit internistischer Intensivabteilung transportiert werden.

2.8.6 Transport und Übergabe

Der Patient wird weiterhin engmaschig überwacht und in das nächstgelegene Krankenhaus mit intensivmedizinischer Abteilung transportiert. Die Lagerung des Patienten erfolgt hierbei in „Herzbettlagerung" mit erhöhtem Oberkörper und tief gelagerten Extremitäten.

Nach dem 15-minütigen Transport zeigt die Sättigung in der Klinik mittlerweile einen Wert von 97 % an. Dem Patienten geht es deutlich besser und die Dyspnoe ist nicht mehr so ausgeprägt. Die Rasselgeräusche sind fast völlig verschwunden. Der Patient wird in die Notaufnahme gebracht und an den diensthabenden Internisten übergeben.

2.8.7 Klinischer Verlauf

Nach Übergabe durch das Rettungsteam wird der Patient zunächst in der Notaufnahme versorgt. Auf der Intensivstation werden die medikamentöse Therapie und die NIV-Therapie fortgesetzt, sodass der Patient einen Tag später wieder auf eine Normalstation verlegt werden kann. Nach Einstellung der Eigenmedikation kann er schon 5 Tage später in gutem Zustand aus der Klinik entlassen werden.

2.8.8 Kommentar

Die initiale medikamentöse Therapie durch den Notfallsanitäter bestand aus der Gabe von Nitroglyzerin zur Verminderung der Vorlast (venöses Pooling) und der Verabreichung eines Schleifendiuretikums (Furosemid). Furosemid gehört seit Jahrzehnten zur Standardtherapie bei Patienten mit akut exazerbierter Herzinsuffizienz und Lungenödem. Die frühe Gabe von Furosemid während der prähospitalen Versorgung wird durch die Fachgesellschaften (z. B. ESC Guidelines 2021) empfohlen, aber kontrovers diskutiert. Die frühzeitige Gabe eines Schleifendiuretikums, auch wenn in den meisten SOP integriert, sollte in Einklang mit der aktuellen Evidenz und Studienlage überdacht werden. Folgende Gründe sind hierbei anzuführen:

- Nicht immer besteht bei dem Patienten eine Volumenüberladung. Oftmals ist das vorhandene Volumen des Körpers nur falsch verteilt.
- Schleifendiuretika aktivieren das Renin-Angiotensin-Aldosteron-System (RAAS) und wirken so kompromittierend auf die akute und chronische Herzinsuffizienz ein.
- Schleifendiuretika führen über das RAAS zu einer Zunahme der Sympathikusaktivität und damit zu einer zusätzlichen Umverteilung aus dem Splanchnikusgebiet und verschlechtern so unter Umständen die Symptomatik der Herzinsuffizienz.
- Schleifendiuretika reduzieren die linksventrikuläre Pumpfunktion; ein Effekt, der bei einer akuten Herzinsuffizienz unerwünscht ist.

Eine differenzierte medikamentöse Therapie kann anhand folgender praktischen Vorgehensweise und Unterteilung in vier Phänotypen erfolgen:

- „Warm-feucht", normo-/hypertensiv + Stauungszeichen (z. B. Luftnot, Rasselgeräusche, periphere Ödeme), hypertensives Lungenödem, häufigste Form!
  - Primär Hypertonie: Vasodilatation, (Diuretika)
  - Primär Stauung: Diuretika, Vasodilatation, ggf. Dialyse
- „Warm-trocken", normo-/hypertensiv, keine Stauungszeichen, selten akut medizinisch relevant
- „Kalt-feucht", Hypoperfusion (z. B. Blässe, Kaltschweißigkeit, GCS ↓) + Stauungszeichen (z. B. Jugularvenenstauung), kardiogener Schock
  - RR < 90 mmHg syst.: Inotropika, ggf. Vasopressor, im Verlauf Diuretika
  - RR > 90 mmHg syst.: Vasodilatation, Diuretika, ggf. Inotropika

- „Kalt-trocken", Hypoperfusion + Hypovolämie, Volumenmangel
  - Ggf. gezielte Flüssigkeitstherapie (Fluid Challenge)
  - Bei anhaltender Hypotension ggf. Inotropika

Auch die Gabe von Morphin ist zunehmend umstritten und wird diskutiert. Hier könnten auch alternativ niedrig dosierte Benzodiazepine wie z. B. Lorazepam oder Midazolam eingesetzt werden.

Zur Differenzialdiagnostik könnten präklinisch weitere Untersuchungstechniken sinnvoll sein:

- Thorax-Ultraschall:
  - Sonografische B-Linien?
  - Mehr als zwei B-Linien in einem Schallfenster (anterior und anterolateral) sind pathologisch (interstitielles und alveoläres Lungenödem)
- Stimmfremitus:
  - Auflegen beider Handflächen über basale Lungenabschnitte
  - Patienten bitten, mit möglichst tiefer Stimme „99" zu sagen
  - Normalbefund: seitengleiche Vibrationen
  - Pathologischer Befund: einseitig oder beidseitig fehlende, abgeschwächte oder verstärkte Thoraxvibration

Wodurch der Patient deutlich profitiert hat und eine invasive Beatmung (Intubation) vermieden werden konnte, war die Akuttherapie durch **Vorlastsenkung** mithilfe einer optimierten Lagerung (Herzbettlagerung), der Gabe von Nitroglyzerin und einer nichtinvasiven Beatmung (Oxygenierung **und** Vorlastsenkung).

Die NIV (non-invasive Ventilation, nichtinvasive Beatmung) ist eine maschinell unterstützte Spontanatmungsform ohne invasive Maßnahme wie z. B. eine endotracheale Intubation zur Sicherung der Atemwege. Im Gegensatz zur invasiven Beatmung setzt sie eine bestehende Spontanatmung des Patienten voraus. In den Anfängen hauptsächlich innerklinisch auf der Intensivstation eingesetzt, findet sie heute standardmäßig sowohl in der präklinischen als auch innerklinischen Notfallmedizin Anwendung. Die nichtinvasive Beatmung folgt eher der physiologischen Atmung, ermöglicht dem Patienten unter Umständen, selbstständig eigene Atemzüge zu generieren und ist dazu geeignet, Schäden im Bereich der Trachea und des Kehlkopfes zu verhindern. Dabei wird in den Atemwegen ein gleichbleibender positiver Druck (CPAP, Continuous Positive Airway Pressure) gehalten. Fügt man dem CPAP nun eine inspiratorische Druckunterstützung hinzu, so spricht man von einer nichtinvasiven Beatmung (NIV). Die Druckunterstützung selbst ist am Beatmungsgerät einstellbar und variiert je nach Klinik des Patienten. Somit sind die einzustellenden Werte keine Fixwerte, jedoch wird meist mit einer Druckunterstützung von 3–8 mbar begonnen.

Durch diese nichtinvasive Beatmungsform wird die funktionelle Residualkapazität erhöht und ein Kollabieren der Alveolen verhindert. Atelektatische Lungenbezirke werden geöffnet und nehmen wieder am Gasaustausch teil, hypoventilierte Lungenareale werden rekrutiert. Die Dehnbarkeit (Compliance) der Lunge nimmt zu, die Atemmuskelpumpe wird entlastet und das Atemzugvolumen wird meist verbessert. Diese **Effekte** führen zu

- einer Erhöhung der Gesamtoberfläche,
- einem verbesserten Gasaustausch und damit
- zu einer Erhöhung des P_aO_2.

Die Anwendung erfolgt über eine spezielle, dicht sitzende Mund-Nasen-Maske. Klassisch angewandt wird die NIV auch in der Schlafapnoe-Therapie. Die hier verwendeten Nasenmasken werden jedoch in der Notfallmedizin nicht eingesetzt, da der Patient die NIV-Therapie durch die Mundatmung umgehen könnte.

Bei der Wahl des einzustellenden positiven Drucks gilt: Je hypoxischer und zyanotischer der Patient, umso höher sollte der endexspiratorische Druck sein. Beispiel: Bei einem COPD-Patienten herrscht in den Atemwegen ein Druck von 12 cm H_20. Stellt man nun einen Druck von 7,5 cm H_20 ein, so muss der Patient nicht mehr die volle Druckdifferenz bewältigen, sondern nur noch die Differenz, da in den Atemwegen über die dicht sitzende Maske bereits ein Druck von 7,5 cm H_2O besteht. Dieses Vorgehen kann die Atemarbeit also entscheidend entlasten.

Der **Vorteil der NIV-Therapie** bei Patienten mit akuter respiratorischer Insuffizienz (ARI) im Rettungsdienst ist v. a. die Vermeidung einer endotrachealen Intubation (invasive Beatmung) mit all ihren möglichen Gefahren und Komplikationen (z. B. Narkoseeinleitung mit entsprechender Medikation → Gefahr der Kreislaufbeeinträchtigung). Auch die Infektionsgefahr, z. B. eine ventilatorassoziierte Pneumonie (VAP), ist nicht zu unterschätzen, die sich bei intubierten Patienten relativ häufig klinisch zeigt. Darüber hinaus kann der Weaning-Prozess, der v. a. beim älteren Patienten problematisch ist, oft effektiver und zügiger gelingen, wenn keine endotracheale Intubation durchgeführt worden ist. Die nichtinvasive Beatmung kann nachgewiesenermaßen die Häufigkeit einer invasiven Beatmung bei **akuter respiratorischer Insuffizienz (ARI)** reduzieren und die daraus resultierenden Komplikationen vermeiden (Meduri 1996). Die NIV ist also in ihrer Effektivität der invasiven Beatmung gleichzusetzen.

Bei der NIV-Therapie ist selten eine Sedierung notwendig und häufig auch nicht wünschenswert. Auf die Medikation kann also meist verzichtet werden.

Der Patient kann weiterhin neurologisch beurteilt werden, da die Kommunikationsfähigkeit erhalten bleibt. Dies bedeutet jedoch auch, dass man sich dem Patienten zuwenden, ihm Sachverhalte erklären und ihn intensiv betreuen muss.

Die **klassische Indikation** für eine NIV-Therapie ist das kardiale Lungenödem. Durch die Wirkungsweise der NIV/CPAP-Therapie wird die Mortalitätsrate im Rahmen der Behandlung eines Lungenödems nachweislich gesenkt.

Ebenfalls durch Studien gesichert ist der Einsatz im Rahmen einer **akuten Exazerbation bei COPD.** Durch die chronische Belastung entsteht eine Problematik mit Erschöpfung der Atemmuskelpumpe und daraus resultierender Hypoventilation. Für einen Atemzug muss also wesentlich mehr Energie aufgebracht werden, was wiederum zu einer starken Belastung des Herzminutenvolumens führt. Die CPAP-/ASB-Therapie wirkt dem entgegen, indem sie die Atemmuskelpumpe entlastet und damit eine Hypoventilation verhindert.

Die Beatmung dieser Patienten erscheint besonders schwierig. Die Mortalitätsrate ist hoch, da besonders das Weaning schwierig ist. Die Anwendung im Rahmen der COPD ist auch wesentlich seltener mit Erfolg behaftet.

Weitere mögliche **Indikationen** in der **Akutmedizin** sind:

- Rauchgasintoxikation mit Gefahr eines toxischen Lungenödems
- Beinaheertrinken
- Akuter Asthmaanfall
- Präoxygenierung vor einer Intubation (Delayed Sequence Induction, DSI)
- Pneumonie
- ARDS

Die beiden Letzteren spielen notfallmedizinisch eher eine untergeordnete bzw. keine Rolle. Die Studienlage ist bei den letztgenannten Indikationen bei Weitem noch nicht so ausgeprägt wie die bei Lungenödem oder COPD.

Zu erwähnen ist natürlich, dass die NIV-Therapie bei den genannten Krankheitsbildern Standardmaßnahmen nicht ersetzen, sondern möglichst die Intubation umgehen soll.

Der Therapieerfolg zeigt sich in einer allgemeinen Verbesserung des klinischen Bildes, das den Zustand des Patienten widerspiegelt. Der Einsatz der Atemhilfsmuskulatur lässt zunehmend nach und der Patient wird sichtbar ruhiger. Eine Verbesserung des pulmonalen Gasaustauschs machen v. a. die SpO_2-Werte deutlich. Auch der P_aO_2-Wert steigt an, was allerdings präklinisch ohne BGA-Gerät nicht erfassbar ist. Die klinischen Verbesserungen sind häufig schon wenige Minuten nach Einsetzen der NIV-Therapie deutlich zu erkennen.

Eine CPAP-Therapie kann auch mit einfachen Hilfsmitteln, wie z. B. dem Boussignac-System, ohne ein teures Beatmungsgerät durchgeführt werden. Hierbei strömt der Sauerstoff mit hohem Flow durch ein sog. virtuelles Ventil mit daraus resultierendem endexspiratorischem positivem Druck (CPAP bzw. PEEP).

Nichtinvasive Ventilation (NIV) nach DBRD-Musteralgorithmen 2024

Indikationen:

- $SpO_2 < 90\,\%$ trotz Sauerstoffgabe ≥ 15 l/min
- AF > 25/min
- Einsatz der Atemhilfsmuskulatur
- Einziehungen

Kontraindikationen für NIV vorhanden? Die Empfehlungen folgen der S3-Leitlinie „Nichtinvasive Beatmung als Therapie der akuten respiratorischen Insuffizienz“ (Schönhofer 2023).

Absolute Kontraindikationen: In diesem Fall muss die NIV sofort beendet und eine invasive Beatmung begonnen werden.

- Fehlende Spontanatmung
- Schädelfrakturen
- Verlegung der Atemwege
- Gastrointestinale Blutungen oder Ileus

- Nicht hyperkapnisch bedingtes Koma
- Pneumothorax

Relative Kontraindikationen: Hier muss von einem sehr erfahrenen Behandlungsteam abgewogen werden, ob die Vorteile der NIV die Risiken überwiegen. Fortführung unter ständiger Intubationsbereitschafft.

- Hyperkapnisch bedingtes Koma
- Agitierter Patient
- Sekretverhalt
- Schwere Hypoxämie
- Schwere Azidose
- Kardiogene Instabilität (Myokardinfarkt)

Abbruchkriterien: Ein Abbruch der nichtinvasiven Beatmungstherapie sollte erfolgen, wenn die Maßnahmen nicht die gewünschten Veränderungen herbeiführen.

- Trotz $F_iO_2 \geq 0{,}5$ wird nur eine Sauerstoffsättigung $\leq 85\,\%$ erreicht, der pCO_2 im arteriellen Blutgas steigt weiter an und der Patient trübt ein.
- Leckageprobleme.
- Anhaltende Tachypnoe.
- Gegenwehr des Patienten.
- Bewusstlosigkeit.
- Unkontrollierte Agitiertheit.
- Bedrohter Atemweg.
- V. a. Pneumothorax.
- Massive Sekretmenge.

Vorgehen:

- Aufklärung des Patienten und Kontraindikationen beachten!
- Geeignete Maske auswählen
- Geräteeinstellungen (nach vorhandenem Gerät): FiO_2 (1,0) = 100 % (No-Air-Mix) + PEEP = 5 mbar
- Maske zunächst von Hand dicht auf das Gesicht halten und bei Toleranz Gurte verwenden
- Druckunterstützung hinzunehmen: initial 5 mbar mit Steigerung bis max. 10 mbar bei Toleranz
- Kontinuierliche Beobachtung des Patienten

Die S3-Leitlinie „Nichtinvasive Beatmung als Therapie der akuten respiratorischen Insuffizienz" (Schönhofer 2008) stellt folgende Anforderungen an Ventilatoren:

- Druckvorgabe
- Möglichkeit der Leckagekompensation
- Inspiratorische Flussrate mindestens 60 l/min

Erfolgskontrolle:

- Abnahme von Unruhe, Besserung der Vigilanz.
- Abnahme der Luftnot.
- Pulsoxymetrie zeigt eine Steigerung der SaO_2 $\geq 80\,\%$.
- Abnahme der Herz- und Atemfrequenz hin zu normalen Werten.
- Ökonomisierung der Atemarbeit.
- Bei der laufenden Kapnometrie kann eine $etCO_2$-/$PaCO_2$-Abnahme beobachtet werden.

Evidenz: Mythos oder Fakt

Die EKG-Diagnostik kann bereits Hinweise für eine Linksherzinsuffizienz zeigen und eine Einschätzung für eine mögliche eingeschränkte linksventrikuläre Ejektionsfraktion (LVEF) liefern. Hierzu gehören Hypertrophiezeichen, Abweichung der linken Herzachse, Blockbilder und EKG-Veränderungen aufgrund der Vergrößerung des Vorhofs. Atriale oder ventrikuläre Herzrhythmusstörungen sind ebenfalls häufig (Attia et al. 2019).

Therapie akutes Lungenödem (Purvey 2017; Wilson 2017; Cotter 1998; Metha 1997; Weng 2010):

- CPAP mit Fokus auf PEEP
- Nitrate s. l. oder i. v.
- Herzbettlagerung

Furosemid: Furosemid gehört seit Jahrzehnten zur Standardtherapie bei Patienten mit akut exazerbierter Herzinsuffizienz und Lungenödem. Auch wenn dies seit Jahren ein etabliertes pharmakologisches Mittel ist, empfiehlt es sich, die Studien der letzten Jahre genau zu lesen, zu interpretieren und ggf. kontrovers zu diskutieren. Hierbei kommt man unweigerlich zu dem Schluss, dass eine **generelle und reflexartige** Applikation eines Schleifendiuretikums ohne Beachtung der Gesamtsituation obsolet ist.

Folgende Gründe sind hier anzuführen:

- Nicht immer besteht bei dem Patienten eine Volumenüberladung. Oftmals ist das vorhandene Volumen des Körpers nur falsch verteilt.
- Schleifendiuretika aktivieren das Renin-Angiotensin-Aldosteron-System (RAAS) und wirken so kompromittierend auf die akute und chronische Herzinsuffizienz ein.
- Schleifendiuretika führen über das RAAS zu einer Zunahme der Sympathikusaktivität und

damit zu einer zusätzlichen Umverteilung aus dem Splanchnikusgebiet und verschlechtern so unter Umständen die Symptomatik der Herzinsuffizienz.
- Schleifendiuretika reduzieren die linksventrikuläre Pumpfunktion; ein Effekt, der bei einer akuten Herzinsuffizienz unerwünscht ist.

LITERATUR

Attia ZI, Kapa S, Lopez-Jimenez F et al. Screening for cardiac contractile dysfunction using an artificial intelligence-enabled electrocardiogram. Nat Med 2019 Jan; 25(1): 70–74. doi: 10.1038/s41591-018-0240-2. Epub 2019 Jan 7. PMID: 30617318

AWMF-S2k-Leitlinie. Nichtinvasive Beatmung als Therapie der akuten respiratorischen Insuffizienz. Version 3.3. Stand 30.12.2022. AWMF-Reg.-Nr. 020-004. https://register.awmf.org/de/leitlinien/detail/020-004

Bellani G, Laffey JG, Pham T et al. Noninvasive Ventilation of Patients with Acute Respiratory Distress Syndrome. Insights from the LUNG SAFE Study. Am J Respir Crit Care Med 2017; 195: 67–77

Chadda K, Annane D, Hart N et al. Cardiac and respiratory effects of continuous positive airway pressure and noninvasive ventilation in acute cardiac pulmonary edema. Crit Care Med 2002; 30: 2457–2461

Cotter G, Metzkor E, Kaluski E et al. Randomised trial of high-dose isosorbide dinitrate plus low-dose furosemide versus high-dose furosemide plus low-dose isosorbide dinitrate in severe pulmonary oedema. Lancet 1998 Feb

Demoule A, Girou E, Richard JC et al. Benefits and risks of success or failure of noninvasive ventilation. Intensive Care Med 2006; 32: 1756–1765

ESC Guidelines. 2021 ESC Guidelines for the diagnosis and treatment of acute and chronic heart failure. 2021

Jahn M, Löwe F, Praetz M, Jähnichen G. Untersuchung und Diagnostik für Rettungsdienst und Notfallmedizin. München: Urban & Fischer, 2023

Meduri GU, Turner RE, Abou-Shala N et al. Noninvasive positive pressure ventilation via face mask: first-line intervention in patients with acute hypercapnic and hypoxemic respiratory failure. Chest 1996; 109(1): 179–193

Mehta S, Jay GD, Woolard RH et al. Randomized, prospective trial of bilevel versus continuous positive airway pressure in acute pulmonary edema. Crit Care Med 1997 Apr; 25(4): 620–628. doi: 10.1097/00003246-199704000-00011. PMID: 9142026

Mehta S, Hill NS. Noninvasive ventilation. American journal of respiratory and critical care medicine 2001; 163.2: 540–577

Purvey M, Allen G. Managing acute pulmonary oedema. Aust Prescr 2017 Apr; 40(2): 59–63. doi: 10.18773/austprescr.2017.012. Epub 2017 Apr 3. PMID: 28507398; PMCID: PMC5408000

Roessler M, Kill C. Nicht invasive Beatmung in der präklinischen Notfallmedizin. Notfallmedizin up2date 2010; 5: 297–312

Tendahl P, Jahn M, von der Heyden M. Präklinisches Atemwegsmanagement für Rettungsdienst und Notfallmedizin. München: Elsevier Urban & Fischer, 2024

Vincent JL, Cecconi M, De Backer D. The fluid challenge. Crit Care 2020; 24: 703. doi.org/10.1186/s13054-020-03443-y

Weng CL, Zhao YT, Liu QH et al. Meta-analysis: Noninvasive ventilation in acute cardiogenic pulmonary edema. Ann Intern Med 2010 May 4; 152(9): 590–600. doi: 10.7326/0003-4819-152-9-201005040-00009. Erratum in: Ann Intern Med 2010 Aug 17; 153(4): 280. Erratum in: Ann Intern Med. 2010

Wilson SS, Kwiatkowski GM, Millis SR et al. Use of nitroglycerin by bolus prevents intensive care unit admission in patients with acute hypertensive heart failure. Am J Emerg Med. 2017 Jan; 35(1): 126–131. doi: 10.1016/j.ajem.2016.10.038. Epub 2016 Oct 18. PMID: 27825693.

INTERNETQUELLEN

https://emcrit.org/dsi/

https://dasfoam.org/2017/12/08/furosemid-im-akuten-lungenoedem-wirklich/

https://nerdfallmedizin.blog/2019/05/04/herzinsuffizienz-und-lungenodem-teil-2-therapie/

2.9 Hypertensive Krise (Basic)

Sven Heiligers und Catharina Hammerschlag

2.9.1 Einsatzmeldung/Anfahrt

Am 31. Januar um 22:15 Uhr wird der RTW mit dem Rettungsteam über den Melder mit dem Stichwort „AZ-Verschlechterung" alarmiert. Der Einsatzort liegt in einer ca. 2 Kilometer entfernten Straße. Auf Nachfragen bei der Leitstelle erfährt die Besatzung, dass die Ehefrau eines älteren Mannes angerufen hat, da ihr Mann sich so schlecht fühle. Es ist –2 °C kalt und leichter Schneefall bedeckt Bäume und Wiesen. Trotz der beginnend schlechten Wetterverhältnisse trifft das Rettungsteam nach 4 Minuten am Einsatzort ein.

2.9.2 Situation am Notfallort und Ersteindruck

Unter der angegebenen Adresse findet das Rettungsteam ein schlecht beleuchtetes Mehrfamilienhaus. Sie können jedoch fast bis zur Eingangstür fahren und parken dort den RTW. Aufgrund der unklaren Einsatzmeldung nimmt das Team den Monitor, den Kreislauf- und Beatmungsrucksack und die Absaugpumpe mit zur Einsatzstelle. Ebenso wird das Mobiltelefon und das Funkgerät mitgenommen, um mit der Leitstelle in Kontakt treten zu können, falls es die Einsatzlage verlangt.

Nach dem ersten Klingeln wird die Haustür geöffnet und die beiden Notfallsanitäter werden aufgefordert, direkt nach ganz oben in den vierten Stock zu kommen. In der kleinen Patientenwohnung finden sie im Wohnzimmer auf dem Sofa sitzend einen ca. 70 Jahre alten adipösen Mann vor. Er empfängt das Rettungsteam mürrisch und äußert, dass er das Eingreifen seiner Ehefrau übertrieben findet, nur weil er Kopfschmerzen und Flimmern vor den Augen habe.

Die Wohnung ist klein, spartanisch eingerichtet, aber sauber. Es finden sich keine Essensreste, keine Laufspuren und keine Abdrücke auf den Wänden, die auf Hilfestellung beim Laufen hindeuten. Auf dem Wohnzimmertisch stehen eine angebrochene Flasche Cola, eine Packung Chips und eine Tafel Schokolade.

Das Team hat jedoch Probleme das gesamte Equipment im Wohnzimmer aufzubauen.

ABCDE-Untersuchung

Der teamleitende Notfallsanitäter beginnt mit einer strukturierten Untersuchung und Einschätzung.

A – Airway (Atemwege):
- Atemwege frei
- Schleimhäute feucht

B – Breathing (Atmung):
- Atemfrequenz: erscheint normal
- SpO_2 95 % unter Raumluft

C – Circulation (Kreislauf):
- Puls: 100/min, regelmäßig, gut tastbar
- Haut warum und trocken
- Rekapillarisierungszeit 2 Sekunden

D – Disability (neurologischer Status):
- Bewusstseinslage: zu allen Qualitäten voll orientiert
- Pupillen mittelweit und isokor lichtreagibel
- Kopfschmerzen und Flimmern vor den Augen
- BEFAST unauffällig

E – Exposure (körperliche Untersuchung):
- Kein Ausschlag oder sichtbare Verletzungen
- Ausgeprägte Adipositas

Entscheidung kritisch ↔ nicht kritisch und Leitsymptom

Im Rahmen des Primary Survey wurden bislang lediglich unspezifische neurologische Symptome, Kopfschmerzen und Flimmerskotome, festgestellt. Da die Vitalfunktionen in den Bereichen Airway, Breathing, Circulation und Exposure stabil sind, wird der Patient vorläufig als **nicht kritisch** eingestuft.

Sammeln der Differenzialdiagnosen

Das Hauptsymptom des Patienten ist ein ausgeprägter Kopfschmerz, begleitet von Flimmerskotomen und anhaltender Unruhe. Differenzialdiagnostisch sind mehrere Ursachen in Erwägung zu ziehen, darunter eine hypertensive Krise, eine psychogene Erregung, endokrine Störungen (z. B. Dysfunktionen der Schilddrüse) sowie kardiovaskuläre Ereignisse wie ein akutes Koronarsyndrom. Auch ein neurologischer Notfall, z. B. ein Schlaganfall, ist als mögliche Ursache zu berücksichtigen. Traumatologische Ursachen können aufgrund fehlender klinischer Hinweise weitgehend ausgeschlossen werden.

2.9.3 Weiterführende Anamnese und Untersuchung

Der Patient ist voll orientiert und erzählt klar und deutlich, was passiert ist und welche Beschwerden er hat. Er klagt seit dem Nachmittag über starke Kopfschmerzen, Schwindel, Übelkeit und zeitweiliges Erbrechen sowie ein starkes Unruhegefühl. Seine Frau mischt sich ein und teilt mit, dass ihr Mann am Nachmittag auch Nasenbluten gehabt und zeitweilig über Sehstörungen geklagt hat. Auf erneutes Nachfragen teilt der Patient den Notfallsanitätern mit, dass er immer wieder Lichtblitze gesehen habe und das Blicken in helles Licht die Kopfschmerzen verschlimmern würde.

Weiter erklärt der Patient, dass er immer mal wieder Kopfschmerzen habe, aber eine Episode mit solchen Symptomen hatte er noch nie.

Auf die Frage, ob er weitere Erkrankungen habe, antwortet er mit einem Kopfschütteln, jedoch kommt in dem Moment die Ehefrau mit einem Schuhkarton voller Medikamente wieder ins Wohnzimmer. Dabei liegt ein handgeschriebener Medikamentenplan des Patienten. Darauf sind folgende Medikamente vermerkt: Ramipril, Bisoprolol, THC, Amlodipin, Simvastatin, Allopurinol und Metformin. Lautstark beschwert sich die Ehefrau, dass ihr Mann an der Situation selbst schuld sei, da er die Medikamente nie nehme und nicht auf sich achte.

OPQRST

Onset	Schleichender Beginn am Nachmittag mit Kopfweh und Übelkeit, zwischenzeitlich Nasenbluten
Provocation	Kopfschmerzen werden schlimmer beim Blicken ins Licht.
Quality	Drückender Schmerz, der mit einem Flimmern vor den Augen einhergeht.
Radiation	Der Patient beschreibt lokalen Kopfschmerz.
Severity	7/10 NRS
Time	Die Beschwerden begannen am Nachmittag.

SAMPLER

Symptome	Kopfschmerz, „Flimmern vor den Augen", Nasenbluten, Unruhe, Übelkeit, Erbrechen, Schwindel
Allergien	Keine bekannt
Medikamente	Ramipril, Bisoprolol, THC, Amlodipin, Simvastatin, ASS, Allopurinol und Metformin
Patientenvorgeschichte	Arterielle Hypertonie, KHK, Diabetes mellitus Typ 2, Gicht, kein Trauma
Letzte Mahlzeit	Mittagessen
Ereignisse vor dem Notfall	Nasenbluten am Nachmittag
Risikofaktoren	Adipositas

Orientierende Untersuchung

Das Monitoring ist vollständig angeschlossen. Das EKG zeigt eine Sinustachykardie, die Sauerstoffsättigung (SpO_2) liegt stabil bei 95 % unter Raumluft bei guter Pulskontur. Auffällig ist jedoch der gemessene Blutdruck von 260/135 mmHg. Eine manuelle Blutdruckmessung an beiden Armen bestätigt annähernd die gleichen Werte.

Die Atemwege des Patienten sind frei. Eine ausführliche Auskultation der Lunge zeigt keine Hinweise auf Obstruktionen oder andere pathologische Befunde. Der Thorax hebt und senkt sich gleichmäßig. Bei der Inspektion des Thorax und Abdomens sind, abgesehen von der Adipositas, keine weiteren Auffälligkeiten feststellbar.

Der Patient ist zu allen Qualitäten vollständig orientiert und das FAST-Assessment zeigt keine neurologischen Defizite. Es sind weder eine Fazialisparese erkennbar noch zeigt der Patient im Armvorhaltetest pathologische Befunde. Ebenso gibt es keine Auffälligkeiten in der Sprachfähigkeit. Der Patient kann klar angeben, seit wann die Symptome bestehen. Auch die Koordinationstests (Finger-Nase- und Knie-Hacke-Versuch) zeigen keine Auffälligkeiten. Die Kopfschmerzen bewertet der Patient auf einer numerischen Schmerzskala mit 7/10, die Flimmerskotome sind durchgehend präsent. Anzeichen für eine Netzhautablösung, wie das Gefühl eines „Vorhangs" vor den Augen, bestehen nicht.

Verletzungen sind weiterhin nicht ersichtlich und äußere Einflüsse auf den Gesundheitszustand, die die Symptomatik erklären könnten, sind nicht erkennbar. Die Körpertemperatur des Patienten liegt bei 36,8 °C, der Blutzuckerwert beträgt 280 mg/dl.

Vitalwerte und Monitoring

HF	100/min, rhythmisch, Pulsqualität gut
RR	260/135 mmHg rechts und links gemessen
SpO_2	95 %
BZ	280 mg/dl
Temp.	36,8 °C

2

EKG

Das EKG zeigt eine gute elektrische Ableitung in allen Vektoren. Die P-Wellen folgen in schneller Frequenz und werden durchgängig und vollständig durch schmale gleichförmige Kammerkomplexe beantwortet. Der teamleitende Notfallsanitäter beurteilt das EKG des Patienten als Sinustachykardie ohne Erregungsrückbildungsstörungen bei normalem Lagetyp.

2.9.4 Bewertung der Differenzialdiagnostik und Verdachtsdiagnose

Der Patient wirkt zwar aufgebracht, dies scheint jedoch eher auf die Tatsache zurückzuführen zu sein, dass seine Ehefrau den Rettungsdienst verständigt hat, und weniger auf eine akute psychische Belastungssituation, sodass diese Differenzialdiagnose weitgehend ausgeschlossen werden kann. Auch eine kardiale Ursache erscheint unwahrscheinlich, da im EKG keine Anzeichen für eine akute Ischämie vorliegen. Weitere hormonelle Störungen, abgesehen vom bekannten Diabetes mellitus, können zwar nur durch laborchemische Untersuchungen in einem klinischen Umfeld ausgeschlossen werden, jedoch ist es unwahrscheinlich, dass eine Hyperglykämie für die gemessenen Blutdruckwerte verantwortlich ist.

Intrakranielle Ereignisse wie ein Schlaganfall oder intrazerebrale Blutungen könnten die beschriebenen Symptome theoretisch verursachen, doch erscheinen die neurologischen Auffälligkeiten eher als Folge des erhöhten Blutdrucks, statt umgekehrt. Daher legt sich das Notfallteam auf die Diagnose eines hypertensiven Notfalls fest.

Mit welchen Komplikationen müssen Sie rechnen?

Aufgrund der hypertensiven Entgleisung besteht die Möglichkeit, dass weitere neurologische Symptome auftreten oder sich die bereits bestehenden verschlimmern. Dies könnte zu einer zerebralen Blutung im Loco typico, insbesondere im Bereich des Thalamus oder der Basalganglien, führen. Ebenso besteht das Risiko einer nichttraumatischen Ruptur eines Aneurysmas im Bereich der Arachnoidea. Diese Ereignisse könnten mit einer akuten Vigilanzminderung sowie einer Kreislauf- und Atemdepression einhergehen.

2.9.5 Maßnahmen und Therapie

Da es sich bei diesem Fall um einen hypertensiven Notfall handelt, d. h. einen Blutdruckanstieg mit potenziellen Endorganschäden, ist eine kontrollierte Blutdrucksenkung indiziert. Dabei ist darauf zu achten, den Blutdruck nicht um mehr als 30 % des Ausgangswertes zu senken, um eine Minderdurchblutung lebenswichtiger Organe wie Gehirn und Herz zu vermeiden. Um dies zu gewährleisten, entscheidet sich das Team für die Anlage eines intravenösen Zugangs, um Urapidil zur Blutdrucksenkung zu verabreichen. Aufgrund der Adipositas des Patienten gestaltet sich die periphere Venenpunktion schwierig, sodass die Kanüle erst im dritten Versuch erfolgreich platziert werden kann. Während der gesamten Prozedur bleibt der Blutdruck bei ca. 260/130 mmHg.

Um eine zu rasche Blutdrucksenkung zu vermeiden, wird das Urapidil in 5-mg-Schritten titriert. Drei Minuten nach der ersten Gabe sinkt der Blutdruck auf 230/110 mmHg und nach der zweiten Gabe wird ein Wert von 200/100 mmHg erreicht. Unter dieser Therapie berichtet der Patient über eine deutliche Symptomverbesserung: Die Kopfschmerzen lassen nach und die Flimmerskotome verschwinden vollständig. Daher wird vorerst auf eine weitere Medikation verzichtet.

Das Notfallteam erklärt dem Patienten, dass nun der Transport ins Krankenhaus vorbereitet wird, und weist die Ehefrau an, Kleidung für den Patienten einzupacken. Der Patient äußert jedoch Widerstand gegen die Einweisung, da er sich bereits deutlich besser fühle und keinen weiteren Behandlungsbedarf sehe. Das Team erläutert ihm nochmals die Notwendigkeit einer stationären Behandlung, unter anderem aufgrund der potenziellen Komplikationen wie zerebrale Blutungen oder Aneurysmarupturen. Erst auf Drängen seiner Ehefrau stimmt der Patient dem Transport in die Klinik zu, weigert sich jedoch, im Tragestuhl transportiert zu werden und möchte stattdessen eigenständig laufen. Da der Blutdruck stabil bei 200 mmHg geblieben ist, stimmt das Notfallteam diesem Wunsch unter der Bedingung zu, dass die Monitorkabel abgebaut werden, um das Sturzrisiko zu minimieren.

Im Rettungswagen werden die Überwachungsgeräte wieder angeschlossen und der Blutdruck erneut gemessen. Nach der körperlichen Anstrengung ist der Blutdruck auf 220/110 mmHg angestiegen. Vorerst wird auf eine erneute Urapidil-Gabe verzichtet, eine weitere Messung nach 5 Minuten wird geplant. In dieser Zeit meldet das Team den Patienten im nächstgelegenen Krankenhaus mit internistischer und neurologischer Abteilung an. Der Blutdruck stabilisiert sich anschließend wieder auf 200/100 mmHg, sodass keine zusätzliche medikamentöse Intervention erforderlich ist. Der Patient berichtet von einer weiteren Verbesserung der Kopfschmerzen und bestätigt, dass die Flimmerskotome trotz der körperlichen Anstrengung nicht zurückgekehrt sind.

2.9.6 Transport und Übergabe

Der Transport ins Krankenhaus erfolgt ohne Sondersignal und dauert etwa 15 Minuten, wobei keine weiteren Zwischenfälle auftreten und eine stabile Kreislauflage bestehen bleibt.

Im Krankenhaus erfolgt die Übergabe nach dem ABCDE-Schema an den zuständigen Arzt. Anschließend steht das Team für Rückfragen zur Verfügung und stellt die Einsatzbereitschaft des RTW wieder her.

2.9.7 Klinischer Verlauf

In der Klinik erfolgt eine weiterführende Stabilisierung des Patienten sowie eine umfassende diagnostische Abklärung der Ursachen der Hypertonie. Eine sekundäre Hypertonie, deren Ursache in einer zugrunde liegenden Erkrankung wie z. B. einer Nierenarterienstenose, Aortenisthmusstenose oder Hyperthyreose liegt, konnte ausgeschlossen werden. Stattdessen wird eine primäre (essenzielle) Hypertonie ohne spezifischen organischen Auslöser diagnostiziert. Die bestehende Medikation des Patienten wird entsprechend angepasst und ihm wird erneut die Bedeutung der regelmäßigen Einnahme der Medikamente zur Vermeidung potenzieller Komplikationen erläutert. Nach erfolgreicher medikamentöser Einstellung und Stabilisierung wird der Patient wenige Tage nach der Aufnahme mit einer Überweisung an den Hausarzt entlassen.

2.9.8 Kommentar

Hypertensive Entgleisung

Eine hypertensive Entgleisung wird durch einen Blutdruckanstieg über 180/120 mmHg definiert, ohne dass Anzeichen einer akuten Organschädigung vorliegen. In diesem Fall ist eine sofortige Notfallbehandlung meist nicht notwendig. Stattdessen erfolgt eine geregelte medikamentöse Therapie, vorzugsweise unter hausärztlicher Aufsicht. Ziel ist es, den Blutdruck schrittweise zu senken, um Risiken wie eine Minderdurchblutung zu vermeiden.

Hypertensiver Notfall

Ein hypertensiver Notfall hingegen liegt vor, wenn neben einem extrem hohen Blutdruck über 180/120 mmHg auch akute **Endorganschäden** auftreten. Diese Situation erfordert eine sofortige Blutdrucksenkung, um weitere Schädigungen zu verhindern.

Endorganschäden (Organfunktionsstörung):

- Diffuser mikrovaskulärer Schaden (Retinopathie mit Nierenschädigung oder mikroangiopathischer hämolytischer Anämie oder Thrombozytopenie)
- Akutes Nierenversagen
- Akute Aortendissektion
- ACS
- Akute Linksherzdekompensation
- Schlaganfall, intrazerebrale Blutung (ICB)
- Posteriores reversibles Enzephalopathiesyndrom (PRES): Kopfschmerz mit Sehstörungen, generalisierter Krampfanfall und Verwirrtheit
- Sehstörungen (durch Papillenödem oder Einblutungen in Retina)

Therapie:

Bei der Behandlung eines hypertensiven Notfalls wird zunächst die intravenöse Gabe von Antihypertensiva wie Urapidil, Nitroprussid oder Metoprolol eingeleitet, um den Blutdruck um etwa 20–30 % zu senken. Wichtig ist dabei eine schrittweise Reduktion, um eine Minderdurchblutung lebenswichtiger Organe, insbesondere des Gehirns und des Herzens, zu verhindern. Der Blutdruck muss kontinuierlich überwacht werden. Die Dosis der Medikamente wird je nach Verlauf titriert. Zu den intravenös verabreichten Medikamenten gehört z. B. Urapidil, das aufgrund seiner kontrollierbaren Wirkung häufig verwendet wird. In Fällen von Aortendissektionen oder schwerem Lungenödem kann eine raschere Senkung notwendig sein. Hingegen sollte der Blutdruck bei Schlaganfällen langsamer reduziert werden, um eine ausreichende Perfusion des Gehirns sicherzustellen.

Evidenz: Mythos oder Fakt

Mythos: Hypertonie verursacht Epistaxis.
Hypertonie wird nicht als direkter Auslöser für Epistaxis angesehen, da es keine eindeutigen Belege dafür gibt, dass erhöhter Blutdruck allein zu Nasenbluten führt. Allerdings kann bestehender Bluthochdruck den Verlauf einer Epistaxis negativ beeinflussen, indem er die Blutung verstärkt oder verlängert. Bei Patienten mit Hypertonie kann die erhöhte Gefäßspannung dazu führen, dass Blutungen schwerer zu stillen sind. Daher spielt die Kontrolle des Blutdrucks eine unterstützende Rolle bei der Behandlung, um das Risiko wiederkehrender oder schwererer Blutungen zu reduzieren.

Fakt: Organspezifische Komplikationen bei hypertensiven Notfällen.
- Schlaganfall: 24 %
- Akutes Lungenödem: 23 %
- Hypertensive Enzephalopathie: 16 %
- Akute Herzinsuffizienz: 14 %
- Akutes Koronarsyndrom: 12 %
- Zerebrale oder subarachnoidale Blutung: 5 %
- Eklampsie: 4 %
- Aortendissektion: 2 %
- Akutes Nierenversagen (selten)

LITERATUR

Henny-Fullin K et al. Hypertensive Krise. In: Therapeutische Umschau 2015; Bd. 72, Nr. 6: 405–411. doi: 10.1024/0040-5930/a000693

Beck R, Sorge M, Schneider A, Dietz A. Current Approaches to Epistaxis Treatment in Primary and Secondary Care. Dtsch Arztebl Int. 2018; Jan 8; 115(1-02) 12–22. doi: 10.3238/arztebl.2018.0012

Hammerschlag C, Feltus T, Heiligers S. Kritische äußere Blutungen. retten! 2024; 13. Jg., Nr. 04: 231–241.

McEvoy JW, McCarthy CP, Bruno RM et al.; ESC Scientific Document Group. 2024 ESC Guidelines for the management of elevated blood pressure and hypertension: Developed by the task force on the management of elevated blood pressure and hypertension of the European Society of Cardiology (ESC) and endorsed by the European Society of Endocrinology (ESE) and the European Stroke Organisation (ESO). European Heart Journal 2024; Vol. 45, Iss. 38, 7 October: 3912–4018. doi.org/10.1093/eurheartj/ehae178

INTERNETQUELLEN

www.leitlinien.de/themen/hypertonie/algorithmen
www.hochdruckliga.de
www.eshonline.org

2.10 Unklarer internistischer Notfall (Basic)

Matthias Jahn

2.10.1 Einsatzmeldung/Anfahrt

An einem Samstag im Oktober hat ein erfahrener Notfallsanitäter zusammen mit einem neuen Mitarbeiter (Rettungssanitäter) auf der Rettungswache Dienst. Der RTW wird um ca. 18:30 Uhr zu einem weiteren Einsatz während der 24-h-Schicht alarmiert.

In der Alarmierung ist als Einsatzgrund „unklarer internistischer Notfall“ angegeben. Um möglichst genaue Angaben zu erhalten, fragt die RTW-Besatzung über Funk bei der Leitstelle nach dem genauen Einsatzgrund. Der Disponent gibt an, dass es sich um einen vigilanzgeminderten Patienten handeln soll. Laut Auskunft der Ehefrau ist ihr Mann Diabetiker. Der RTW trifft nach ca. 4 Minuten Fahrzeit ein.

2.10.2 Situation am Notfallort und Ersteindruck

Das Rettungsdienstpersonal wird an der Tür durch die Ehefrau in Empfang genommen. Während diese das Rettungsteam zum Wohnzimmer führt, erzählt sie, dass es ihrem Mann den ganzen Tag über sehr gut gegangen sei. Er habe im Garten gearbeitet, in dem einiges zu tun sei. Anschließend habe er sich ins Wohnzimmer gesetzt, um ein wenig fernzusehen und sich auszuruhen. Mit seinen 68 Jahren sei er ja auch nicht mehr der Jüngste. Sie habe währenddessen in der Küche gekocht. Als sie nach ihrem Mann schauen wollte, habe sie ihn so im Sessel sitzend vorgefunden. Mittlerweile ist das Team beim Patienten angekommen und es fällt ihnen der bewusstlose, stark schwitzende Mann auf, der halb im Sessel sitzt. Der Notfallsanitäter fragt die Frau nach dem angeblich bestehenden Diabetes. Dieser wird durch die Ehefrau bestätigt. Er spritze schon lange Insulin. Eine Unterzuckerung habe er aber schon lange nicht mehr gehabt, da er sehr auf sich achte.

ABCDE-Untersuchung

Der Patient sitzt bewusstlos im Sessel und wird durch das Rettungsteam zunächst auf den Boden gelegt. Es fällt ein deutlich hörbares schnarchendes Atemgeräusch auf. Der Mund-Rachen-Raum zeigt bei der Inspektion keine Auffälligkeiten. Eine Zyanose ist nicht zu sehen. Nach Durchführung des Esmarch-Handgriffs und der Einlage eines Nasopharyngealtubus sistiert die schnarchende Atmung und der Atemweg ist nun frei und gesichert. Durch den Teamleiter wird die ABCDE-Untersuchung weiter fortgeführt. Die Lunge ist beidseits gut belüftet und es sind keine pathologischen Atemgeräusche zu hören. Die Atemfrequenz wird über 30 Sekunden ausgezählt und beträgt 22/min. Das angelegte Pulsoxymeter zeigt eine Sauerstoffsättigung von 95 % mit guter Pulskurve. Der Patient erhält aufgrund des vorerst als kritisch eingeschätzten A-/B-Problems hoch dosierten Sauerstoff über eine Nichtrückatemmaske mit 15 l/min.

Der Puls ist am Handgelenk kräftig tastbar und moderat erhöht. Die Haut ist blass und kaltschweißig mit einer normalen Rekapillarisierungszeit. Parallel zur weiteren Untersuchung wird ein i. v. Zugang etabliert und ein erweitertes Monitoring vorbereitet. Der Patient ist weiterhin bewusstlos und reagiert nicht auf Schmerzreize. Die GCS wird zunächst mit 3 Punkten bewertet. Parallel wird der Blutzucker aus Kapillarblut bestimmt. Das BZ-Messgerät zeigt „LO" an. Bei der orientierenden Untersuchung fallen am Bauch Einstichstellen auf. Der Patient hat nicht eingenässt und zeigt keine sichtbaren Verletzungen.

Entscheidung kritisch ↔ nicht kritisch und Leitsymptom

Der Patient wird aufgrund der auffälligen ABCDE-Untersuchung mit schnarchender Atmung, leicht erhöhter AF, blasser, kaltschweißiger Haut und Bewusstlosigkeit als **kritisch** eingestuft. Das Leitsymptom ist die Bewusstlosigkeit mit Hypoglykämie.

Sammeln der Differenzialdiagnosen

Das Team fasst mögliche Differenzialdiagnosen für den aktuellen Zustand des Patienten zusammen: Hypoglykämie, Krampfanfall, Schlaganfall, Intoxikation, Hirnblutung, Dehydrierung.

2.10.3 Weiterführende Anamnese und Untersuchung

Zur diagnostischen Festlegung und gezielten Therapie werden durch das Rettungsteam weitere Informationen gesammelt.

Orientierende Untersuchung

Da der Patient nicht auskunftsfähig ist, wird durch den Teamleiter zunächst eine orientierende Untersuchung durchgeführt, um u. a. nach Hinweisen für weitere Ursachen der Bewusstlosigkeit mit Hypoglykämie zu suchen, Differenzialdiagnosen auszuschließen und einzugrenzen, aber auch, um evtl. Begleitverletzungen z. B. nach Stürzen zu identifizieren, die bei einer Hypoglykämie möglich sind. Der Kopf zeigt hierbei keine Verletzungen. Bei der erneuten genaueren Untersuchung des Mund-Rachen-Raums kann kein Zungenbiss festgestellt werden. Der Thorax ist stabil und weist keine Prellmarken auf. Das Abdomen ist weich und auch hier können keine Hinweise auf ein Trauma festgestellt werden. Nur die Einstichstellen durch den Insulinpen sind am Unterbauch zu finden. Das Becken sowie die oberen und unteren Extremitäten sind unauffällig. Es finden sich keine Knöchelödeme. Nach Abschluss der orientierenden Untersuchung wird noch eine Fremdanamnese durchgeführt.

OPQRST

Onset	Laut Auskunft der Ehefrau muss es in den letzten 1–2 Stunden passiert sein.
Provocation	–
Quality	–
Radiation	–
Severity	–
Time	Vor ungefähr 1–2 Stunden

SAMPLER

Symptome	Bewusstlosigkeit bei Hypoglykämie
Allergien	Keine
Medikamente	Lantus und Actrapid, Ramipril
Patientenvorgeschichte	DM Typ II insulinpflichtig, Hypertonus, Adipositas
Letzte Mahlzeit	Frühstück, etwas Mittagessen
Ereignisse vor dem Notfall	Der Patient hat den ganzen Tag im Garten gearbeitet.
Risikofaktoren	Adipositas

Vitalwerte und Monitoring

HF	105/min
RR	130/90 mmHg
SpO_2	98 % nach erfolgter O_2-Gabe
BZ	?? mg/dl, das Gerät zeigt „LO" an
Temp.	36,8 °C

EKG

Es wird zunächst ein 6-Kanal-EKG abgeleitet. Hier zeigt sich eine Sinustachykardie bei normalem Lagetyp. Weitere Auffälligkeiten werden nicht festgestellt.

2.10.4 Maßnahmen und Therapie

Parallel zu den bereits eingeleiteten Maßnahmen und dem Sichern der Vitalfunktionen werden durch das Team bei bestehender Hypoglykämie zunächst 8 g Glukose (20 %) aufgezogen und über den bereits während der ABCDE-Untersuchung etablierten i. v. Zugang appliziert. Während der ganzen Maßnahmen sitzt ein Teamhelfer am Kopfende und überwacht durchgehend die Atemwege und Belüftung des Patienten.

Nach 5 Minuten wird durch den Notfallsanitäter eine Verlaufskontrolle durchgeführt. Der Patient ist weiterhin bewusstlos und zeigt keine Veränderung des Zustands. Der BZ-Wert wird erneut ermittelt und das Blutzuckermessgerät zeigt jetzt einen Wert von 22 mg/dl an, sodass weitere 8 g Glukose (20 %) langsam unter laufender Infusion appliziert werden. Zeitgleich zur Glukosegabe werden weitere anamnestische Daten von der Ehefrau ermittelt. Diese berichtet jetzt, dass ihr Mann seit gut 40 Jahren einen insulinpflichtigen Diabetes hat. Nur mit den Folgen habe er langsam zu kämpfen. So würden seine Augen langsam schlechter. Ihr Mann spritzt morgens und abends seine Basalrate Insulin und die entsprechenden Einheiten zu den Mahlzeiten. Die Frau berichtet weiterhin, dass ihr Mann sehr selten unterzuckert sei. Meistens merke er die nahende Unterzuckerung und steuere eigenständig dagegen. Er habe, wie schon anfangs berichtet, den ganzen Tag im Garten gearbeitet und dabei wie immer seine Mahlzeiten zu sich genommen.

Während des Gesprächs klart der Patient nach der zweiten Glukosegabe zunehmend auf. Aufgrund der Zustandsveränderung wird durch den Teamleiter ein erneutes Re-Assessment nach ABCDE-Schema durchgeführt. Der Patient hat freie Atemwege und der Nasopharyngealtubus wird vom deutlich aufklarenden Patienten nicht mehr toleriert und entfernt. Die Lunge ist weiterhin beidseits vesikulär belüftet. Die ausgezählte Atemfrequenz beträgt 18/min. Der periphere Puls ist gut tastbar und regelmäßig. Die Haut ist nicht mehr kaltschweißig mit einer Rekapillarisierungszeit von 2 Sekunden. Durch das Pulsoxymeter wird ein Wert von 98 % bei guter Pulskurve und eine Frequenz von 88/min angezeigt. Der Patient ist nach der zweiten Glukosegabe nun deutlich wacher und zeitlich, örtlich sowie zur Person orientiert, sodass auch die O_2-Maske entfernt werden kann.

2.10.5 Bewertung der Differenzialdiagnostik und Verdachtsdiagnose

Da der Patient nun wieder adäquat bei einer GCS von 15 Punkten reagiert, kann der Rettungsdienst seine Befragung beim Patienten fortsetzen. Wichtig ist dabei, auch zu ermitteln, ob ggf. Dosierungsfehler vorliegen oder der Patient nicht korrekt auf das Insulin eingestellt ist. Dieser gibt an, nichts Außergewöhnliches getan zu haben, bis auf die starke körperliche Arbeit im Garten. Dafür habe seine Nahrungsaufnahme wohl nicht ausgereicht und es sei zur Unterzuckerung gekommen. Es gehe ihm jetzt aber schon viel besser. Dosierungsfehler beim Insulin durch den Patienten werden verneint.

Der BZ-Wert nach zweiter Glukosegabe liegt jetzt bei 102 mg/dl.

Die Vitalparameter werden nach deutlicher Zustandsverbesserung des Patienten erneut ermittelt und zeigen folgende Werte an: RR 135/80 mmHg, SpO_2 98 %, im EKG weiterhin ein Sinusrhythmus mit einer HF von 88/min.

Der Schlaganfall kann nach einer ausführlichen neurologischen Untersuchung ausgeschlossen werden. Die Intoxikation ist aufgrund der deutlichen Zustandsverbesserung und fehlender passender Anamnese ebenfalls ausgeschlossen. Ein Krampfanfall passt hier aufgrund des Fehlens von Hinweisen wie Zungenbiss und Einnässen nicht in die Differenzialdiagnostik. In der Anamnese finden sich dazu auch keinerlei Hinweise.

2.10.6 Transport und Übergabe

Der Notfallsanitäter entscheidet nach Absprache mit dem Patienten, dass er unter Aufsicht seiner Frau zu Hause bleiben darf. Die Ursache der Hypoglykämie konnte festgestellt werden und eine weitere Unterzuckerung ist unwahrscheinlich bzw. lässt sich leicht vermeiden, sodass hier eine Niedrigrisikosituation vorliegt. Er soll heute noch einige Male seinen Blutzucker testen und am morgigen Tag zur Sicherheit bei seinem Diabetologen vorstellig werden. Dem Patienten wird auch empfohlen, Kohlenhydrate oral aufzunehmen, was der Patient noch unter Anwesenheit und Aufsicht des RTW-Teams tut. Falls sich eine weitere hypoglykämische Episode ankündige, solle in jedem Fall wieder der Rettungsdienst verständigt werden. Der venöse Zugang sowie alle angelegten Geräte werden vom Patienten entfernt. Durch den Notfallsanitäter wird ein ausführliches Notfallprotokoll erstellt und ein Durchschlag vor Ort beim Patienten belassen.

2.10.7 Klinischer Verlauf

Es kommt zu keiner weiteren Hypoglykämie.

2.10.8 Kommentar

Die Hypoglykämie zählt mit zu den häufigsten Einsatzstichworten im Rettungsdienst und ist in der Therapie des DM eine typische und oft vorkommende Komplikation. Typ-I-Diabetiker sind dabei dreimal so oft betroffen wie Typ-II-Diabetiker. Die Ursachen für eine Unterzuckerung sind vielfältig und reichen von Medikamentennebenwirkungen, übermäßigem Alkoholgenuss, Allgemeinerkrankungen bis hin zu Tumoren, Fruktoseintoleranz oder endogenem Kortisolmangel. Mit einem Anteil von ca. 88 % gehört die Hypoglykämie zu den häufigsten Akutkomplikationen des Diabetes mellitus und stellt zudem eine der häufigsten Ursachen unklarer Bewusstseinsstörungen dar. Ungefähr 30 % der Diabetiker erleben jährlich eine Hypoglykämie. Beim Typ-I-Diabetes liegt die Mortalität bei ungefähr 3 %. Bisher existiert kein klarer Konsensus über die biochemische Definition der Hypoglykämie.

Typische Auslöser einer Hypoglykämie sind:

- Zu hohe Insulindosis, falscher Zeitpunkt der Insulinapplikation, Applikation der falschen Insulinsorte
- Zu strenge Glukoseeinstellung mit niedrigem HbA1c
- Verminderte endogene Glukoneogenese, z. B. nach Alkoholgenuss
- Verminderte exogene Glukosezufuhr, z. B. durch vergessene Mahlzeit
- Erhöhter endogener Glukoseverbrauch, z. B. nach starker körperlicher Tätigkeit oder ungewohnter körperlicher Belastung
- Erhöhte Insulinsensivität (nachts durch verbesserte glykämische Kontrolle)
- Verbesserter körperlicher Trainingszustand

2

2

- Erniedrigte Insulin-Clearance (z. B. Niereninsuffizienz)
- Medikamente: Betablocker, ACE-Hemmer, andere Diabetesmedikamente

Typische Symptome treten per Definition ab einem Blutzuckerspiegel von < 50 mg/dl (2,8 mmol) auf, Reaktionen auf einen niedrigen Blutzuckerspiegel variieren aber individuell und können schon bei Werten < 70 mg/dl (3,9 mmol) auftreten (z. B. schlecht eingestellte Diabetiker).

Die klassischen **vegetativen** Symptome als Ausdruck der adrenergen Stressantwort sind: Hungergefühl, kalter Schweiß, Blässe, Zittern, Nervosität, Schwindel, Übelkeit und Erbrechen, Tachykardie sowie neurologische Ausfälle bis hin zur Bewusstlosigkeit. Die Diagnose Hypoglykämie erfolgt also anhand der klinischen Symptomatik zusammen mit einem erniedrigten Blutzuckerspiegel. Das Alter, das Geschlecht und der allgemeine Gesundheitszustand tragen zur klinischen Präsentation bei. Typische „Nebenwirkungen" bzw. Gefahren einer Hypoglykämie sind das Potenzial für Arryhthmien, Blutdruckentgleisungen, Hypokaliämien und eine verlängerte QT-Zeit.

Bei den angetroffenen Patienten handelt es sich i. d. R. um Diabetiker, die sich mit ihrer Krankheit auskennen, sodass ein Transport nach initialer rettungsdienstlicher Versorgung nur selten notwendig ist. In jedem Fall sollten aber folgende Patienten hospitalisiert werden:

- Alle Patienten, bei denen nach einer Besserung durch Glukosegabe keine weitere Aufsicht gewährleistet ist oder hausärztlicher Kontakt nicht hergestellt werden kann.
- Patienten mit persistierendem verändertem Bewusstseinszustand oder anhaltender Hypoglykämie nach Glukoseverabreichung.
- Patienten, die große Mengen an oralen Antidiabetika (Sulfonylharnstoffe) oder langwirksames Insulin zu sich genommen haben.
- Unmöglichkeit der oralen Nahrungsaufnahme.

Umrechnung von mmol/l auf mg/dl mit Faktor 18:

$$18 \times \text{BZ-Wert [mmol/l]} = \text{BZ-Wert [mg/dl]}$$

$$\frac{\text{BZ-Wert [mg/dl]}}{18} = \text{BZ-Wert [mmol/l]}$$

Unterteilung Diabetestypen:

- Typ-1-Diabetes (absoluter Insulinmangel): Autoimmunerkrankung mit Zerstörung der Betazellen des Pankreas durch Virusinfekte
- Typ-2-Diabetes (relativer Insulinmangel)
- Sonderformen Diabetes mellitus:
  - Gestationsdiabetes
  - Genetische Defekte (z. B. MODY = **M**aturity-**O**nset **D**iabetes Of The **Y**oung)
  - Pankreaserkrankungen
  - Endokrinologische Erkrankungen
  - Medikamentös/toxisch bedingt

Die präklinische Therapie liegt primär in der Gabe von Glukose und ist vorzuziehen. Einige Patienten haben auch Glukagon vorrätig, welches ggf. als Alternative subkutan, intramuskulär oder auch nasal als Spray verabreicht werden kann. Glukagon führt zu einer Ausschüttung von körpereigenen Glykogenspeichern, allerdings kann bei leeren Speichern die Wirkung ausbleiben.

Kriterien für nicht notwendige Krankenhauseinweisung:

- Der Patient kennt seine Grunderkrankung inklusive einzuleitender weiterer Maßnahmen und Angehörige oder z. B. Pflegepersonal sind vor Ort.
- Es gibt keine Hinweise für eine Alkoholintoxikation oder absichtliche Fehleinnahme der Dauermedikation
- Eine Überdosierung von Langzeitinsulin oder oralen Antidiabetika kann ausgeschlossen werden (z. B. Sulfonylharnstoffe).
- Der Patient ist voll orientiert, versteht die Situation und wurde durch den Rettungsdienst umfangreich über mögliche Risiken aufgeklärt!

Evidenz: Mythos oder Fakt

- Bei älteren, multimorbiden Patienten mit Typ-2-Diabetes steigt das Risiko, schwere Hypoglykämien zu entwickeln erheblich und nähert sich dem bei Patienten mit Typ-1-Diabetes. Um eine schwere Hypoglykämie bei geriatrischen Patienten zu vermeiden, sollten die Behandlungsziele unter Berücksichtigung der individuellen Lebensqualität und Lebenserwartung kritisch definiert werden (Holstein et al. 2003). Studien haben gezeigt, dass eine zu strenge Glukoseeinstellung mit niedrigem HbA1c das Risiko für Hypoglykämien steigert und die kardiovaskuläre Mortalität erhöht.

- Bei Patienten, die agitiert, aggressiv, schweißig oder komatös sind, immer den Blutzuckerspiegel bestimmen, um eine Hypoglykämie auszuschließen.
- Definition Hypoglykämie uneinheitlich bzw. unklar, eine mögliche Unterteilung in symptomatisch oder asymptomatisch könnte sinnvoll sein.
- Bei chronischen hyperglykämischen Patienten können bereits normwertige Glukosewerte zu typischen Symptomen einer Hypoglykämie führen.
- **Cave:** Die Hypoglykämie-Wahrnehmung bei T1D kann gestört sein.
- **Cave:** Die Hypoglykämie-Wahrnehmung bei T2D kann bei Einnahme von Betablockern gestört sein.
- C_2-Konsum und Insulintherapie: Der Mechanismus der Hypoglykämie-Gegenregulation fehlt → bei ca. 4 % aller alkoholintoxikierter Patienten liegt zusätzlich eine Hypoglykämie vor.
- Betablocker können beim DM Typ 2 die Hypoglykämie-Wahrnehmung stören.
- Unterschiedliche Blutzuckerwerte: Die Blutzuckerkonzentration im venösen Plasma ist in etwa 10–15 % höher als im Kapillarblut.

LITERATUR

Holstein A, Plaschke A, Egberts EH. Clinical characterisation of severe hypoglycaemia--a prospective population-based study. Exp Clin Endocrinol Diabetes 2003 Sep; 111(6): 364–369. doi: 10.1055/s-2003-42728. PMID: 14520604.

Kalscheuer H et al. Diabetologische Notfälle: Hypoglykämie, ketoazidotisches und hyperglykämisches Koma. Internist 2017; 58: 1020–1028

Löwe F, Jahn M. Checklisten Rettungsdienst. 2. A. München: Elsevier Urban & Fischer, 2022

INTERNETQUELLEN

http://news-papers.eu/?p=5666

https://nerdfallmedizin.blog/2020/10/03/hypoglykamie/

2.11 Diabetisches Koma (Advanced)

Matthias Klausmeier

2.11.1 Einsatzmeldung/Anfahrt

Der örtliche RTW und das NEF aus dem Nachbarlandkreis werden am Sonntag, den 8. März, um 12:50 Uhr mit dem Einsatzstichwort „unklare Bewusstlosigkeit bei einem Jugendlichen“ alarmiert. Der Einsatzort liegt nur knapp einen Kilometer von der Rettungswache des RTW entfernt. Das NEF hat eine Anfahrt von ca. 20 Kilometern vor sich.

2.11.2 Situation am Notfallort und Ersteindruck

Nur 2 Minuten nach der Alarmierung trifft der RTW mit den beiden Notfallsanitätern am Einsatzort, einem kleinen Bauernhof mit eigener Zufahrt, ein. Bereits vor der Haustür werden die Kollegen von einem ca. 45-jährigen aufgeregten Mann empfangen. Während er die Notfallsanitäter mit ihrem Equipment in ein Schlafzimmer im Erdgeschoss führt, erzählt er, dass sein 17-jähriger Sohn heute nicht zum Mittagessen erschienen sei, stattdessen noch immer im Bett liege und – trotz intensiver Bemühungen – nicht mehr aufwache. Der Sohn sei gestern mit Freunden bei einem Konzert in der Stadt gewesen und erst gegen 3:00 Uhr morgens nach Hause gekommen. Im Bett finden die beiden Notfallsanitäter einen hageren, ca. 180 cm großen und ca. 70 Kilogramm schweren reglosen jungen Mann.

Der Patient befindet sich in einer typischen Wohnumgebung. Der Raum ist trocken und geheizt, offensichtliche Gefahrenquellen existieren nicht. Der Angehörige wirkt besorgt, ist aber umgänglich und aufmerksam. Vom Patienten, der sich in Rückenlage befindet, sind schnarchende Atemgeräusche wahrnehmbar. Äußere Verletzungen sind nicht feststellbar.

ABCDE-Untersuchung

Der Patient reagiert nicht auf das Herantreten und ist auch nach taktiler Stimulation durch die Notfallsanitäter nicht erweckbar. Der teamleitende Notfallsanitäter beginnt mit einer strukturierten Untersuchung nach dem ABCDE-Schema, während der zweite Notfallsanitäter die Absaugbereitschaft herstellt.

Die Atemwege sind nach der Einlage eines Nasopharyngealtubus frei, Hinweise auf eine Atemwegsverlegung sind nicht ersichtlich. Der Patient hat nicht erbrochen. Bei der Beurteilung der Atemwege fällt ein dezenter Azetongeruch auf. Die Atmung ist inzwischen suffizient, wenn auch sehr tiefe Atemzüge im Sinne einer Kußmaul-Atmung auffallen. Der Notfallsanitäter ermittelt eine Atemfrequenz von 20/min, der Thorax hebt und senkt sich seitengleich, die Auskultation ergibt ein vesikuläres Atemgeräusch über beiden Lungenflügeln, die SpO_2-Sättigung liegt bei 78 %. Eine leichte Lippenzyanose ist erkennbar. Der zweite Notfallsanitäter appliziert dem Patienten 15 l/min Sauerstoff über eine Sauerstoffmaske mit Reservoir.

Der Radialispuls ist gut tastbar, regelmäßig mit einer Frequenz von 120/min, die Rekapillarisierungszeit beträgt < 2 Sekunden, die Haut des Patienten ist warm und rosig. Die GCS wird mit 3 Punkten ermittelt, die Pupillen sind beidseits geweitet und lichtreagibel, der Blutzucker wird mit 390 mg/dl ermittelt. Die Köpertemperatur wird mittels Ohrthermometer mit 38,9 °C gemessen. Über den mittlerweile etablierten i. v. Zugang wird durch die Notfallsanitäter zunächst eine balancierte kristalloide Vollelektrolytlösung großzügig infundiert (500 ml). Äußere Einflüsse auf den Gesundheitszustand, die die Beschwerdelage begründen könnten, sind nicht erkennbar. Verletzungen, Einstichstellen oder Hinweise auf die Einnahme von Medikamenten oder anderen Substanzen finden die Notfallsanitäter nicht.

Entscheidung: kritisch ↔ nicht kritisch und Leitsymptom

Aufgrund der auffälligen ABCDE-Untersuchung mit Bewusstlosigkeit, Hyperglykämie und Fieber stufen die Notfallsanitäter den Patienten als **kritisch** ein.

Sammeln der Differenzialdiagnosen

Leitsymptom ist die Bewusstseinsstörung mit Hyperglykämie. Als mögliche Differenzialdiagnosen kommen Toxidrome, eine Sepsis, ein Schlaganfall, eine ICB, Krampfanfälle und diabetologische Stoffwechselentgleisungen wie eine diabetische Ketoazidose (DKA) oder ein hyperosmolares hyperglykämisches Syndrom (HHS) infrage.

2.11.3 Weiterführende Anamnese und Untersuchung

Zur weiteren diagnostischen Festlegung und Eingrenzung der Differenzialdiagnosen wird zunächst eine orientierende Untersuchung durchgeführt.

Orientierende Untersuchung

Der Patient ist weiterhin bewusstlos. Bei der genaueren Inspektion des Atemwegs wird kein Zungenbiss festgestellt. Die Halsvenen sind flach. Bei der ausführlichen Auskultation der Lunge werden keine Auffälligkeiten festgestellt. Das Abdomen ist weich, nicht gebläht und es finden sich keine Hinweise für eine Erkrankung. Der Patient hat nicht eingenässt. Bei der ausführlichen Kopf-bis-Fuß-Untersuchung sind keine Hinweise für ein Trauma zu finden. Mögliche Hinweise, die für eine Sepsis sprechen würden, lassen sich ebenfalls nicht finden.

Nach der orientierenden Untersuchung erfolgt die weitere Fremdanamnese und es werden die Vitalparameter nebst Monitoring vervollständigt.

Aktuelle Anamnese (OPQRST) und Patientenvorgeschichte (SAMPLER)

Währenddessen versucht der teamleitende Notfallsanitäter weitere anamnestische Daten von den Eltern zu bekommen. Die Mutter berichtet, dass eine Diabeteserkrankung bei ihrem Sohn nicht bekannt sei, dass sie selbst aber seit ca. 15 Jahren am Typ-I-Diabetes leide. Außerdem wird mitgeteilt, dass der Sohn wegen des Konzerts schon seit Tagen sehr aufgeregt gewesen sei. Er habe schlecht geschlafen und auch leichten Durchfall gehabt. Während des Gesprächs bereitet der assistierende Notfallsanitäter bereits den Transport vor, indem er die Fahrtrage zum Gebäude bringt und für den Transport aus dem Bett ein Rettungstuch bereitlegt.

OPQRST

Onset	–
Provocation	–
Quality	–
Radiation	–
Severity	–
Time	Zuletzt gegen 3:00 Uhr nachts bei Bewusstsein angetroffen

SAMPLER

Symptome	Tiefe Bewusstlosigkeit (GCS 3), Foetor ex ore (Azeton)
Allergien und Medikamentenunverträglichkeiten	Keine bekannt
Medikamente	Keine
Patientenvorgeschichte	Keine bekannten Vorerkrankungen, kein Trauma
Letzte Mahlzeit	Vermutlich Abendessen, ggf. nachts Getränke
Ereignisse vor dem Notfall	Konzertbesuch, Rückkehr gegen 3:00 Uhr
Risikofaktoren	Familiäre Prädisposition auf Diabetes mellitus Typ I (Mutter)

Vitalwerte und Monitoring

HF	120/min, rhythmisch, Pulsqualität gut
RR	110/60 mmHg
SpO_2	78 %, nach hoch dosierter O_2-Gabe 95 %
BZ	390 mg/dl
Temp.	38,9 °C

EKG

Das EKG zeigt eine gute elektrische Ableitung in allen Vektoren. Die P-Wellen folgen in schneller Frequenz und werden durchgängig und vollständig durch schmale gleichförmige Kammerkomplexe beantwortet. Der teamleitende Notfallsanitäter beurteilt das EKG des Patienten als Sinustachykardie ohne Erregungsrückbildungsstörungen bei normalem Lagetyp.

2.11.4 Bewertung der Differenzialdiagnosen und Verdachtsdiagnose

Der teamleitende Notfallsanitäter wägt die erhobenen Befunde mit den zuvor gesammelten Differenzialdiagnosen gegeneinander ab. Für ein Trauma gibt es keine Hinweise. Ein Schlaganfall oder eine ICB können ohne bildgebende Verfahren und bei Bewusstlosigkeit des Patienten zwar nicht ausgeschlossen werden, sind aber bei Betrachtung der Gesamtlage als nicht naheliegend anzusehen. Für ein Toxidrom liegen keine Hinweise vor, Medikamenteneinnahmen sind nicht bekannt. Ein Krampfleiden ist nicht bekannt, die Klinik des Patienten deutet auch nicht auf ein erstmaliges Krampfereignis hin. Obwohl in der Beurteilung nach qSOFA- und NEWS-2-Score einige Kriterien positiv sind, findet sich kein relevanter und nachvollziehbarer Hinweis auf eine Infektion. Die von den Eltern beschriebene freudige Erregung des Patienten im Vorfeld der Veranstaltung und die stressbedingten Durchfälle dürften den Patienten zwar in der Vorgeschichte belastet haben, sind aber nicht als so schwerwiegend anzusehen, dass sie die derzeitige Bewusstseinsstörung begründen könnten.

Bei den erhobenen Befunden tritt insbesondere der deutlich erhöhte Blutzuckerwert in Verbindung mit dem Azetongeruch in der Ausatemluft und den ausgeprägt tiefen Atemzügen hervor. Auch die entsprechende familiäre Vorbelastung seitens der Mutter mit einem bekannten Diabetes mellitus Typ I weist auf eine mögliche genetische Prädisposition des Sohnes hin.

Die Verdachtsdiagnose lautet daher **diabetische Ketoazidose (DKA).**

Zwischenzeitlich trifft auch der Notarzt mit der NEF-Fahrerin ein. Die Notfallsanitäter informieren die beiden anhand des ABCDE-Schemas und der erweiterten Beurteilung (Secondary Survey) über alle bis dahin erhobenen Befunde, vorliegenden Informationen und die bereits ergriffenen Maßnahmen.

2

Mit welchen Komplikationen müssen Sie rechnen?

Im vorliegenden Fall ist eine mögliche Atemwegsverlegung des tief bewusstlosen Patienten als das größte Risiko anzusehen. Eine direkte Senkung des Blutzuckerspiegels ohne engmaschiges klinisches Monitoring mit der Möglichkeit einer regelmäßigen Laboranalyse findet präklinisch nicht statt. Ziel ist die Stabilisierung des Patienten und der sichere Transport in die Klinik, in der dann unter optimalen Bedingungen die Blutzuckerwerte über einen längeren Zeitraum langsam in den Normalbereich gesenkt und der Patient medikamentös eingestellt wird.

2.11.5 Maßnahmen und Therapie

In Anbetracht der von den Notfallsanitätern mitgeteilten Informationen entscheidet der Notarzt nach eigener kurzer Beurteilung des Patienten, die begonnene Therapie fortzuführen. Nach Neubeurteilung des Patienten mittels ABCDE-Schema wird parallel der vorbereitete Transport des Patienten zum RTW initiiert.

2.11.6 Transport und Übergabe

Der Patient wird unter regelmäßiger Neubeurteilung (Re-Assessment) und Beibehaltung des Monitorings mit dem Tragetuch und unter Beteiligung aller Kollegen auf die Trage umgelagert und in den RTW verbracht. Es folgt ein zügiger Transport in ein 18 Kilometer entferntes Krankenhaus mit internistischer Intensivstation. Während des Transports bleibt der Patient stabil. Bei guter Ventilation und Oxygenation mit einer Sättigung von 99 %, einem CO_2 von 42 mmHg, einem Blutdruck von 125/65 mmHg und einer Herzfrequenz von 85/min wird alle 5 Minuten eine Blutzuckermessung durchgeführt, die Werte von 385 mg/dl und 360 mg/dl ergibt. Zeitgleich erfolgt die fachgerechte Dokumentation.

Im Krankenhaus erfolgt die professionelle Übergabe nach dem ISOBAR-Schema an den zuständigen Aufnahmearzt. Anschließend steht das Team für Rückfragen zur Verfügung und stellt die Einsatzbereitschaft des RTW wieder her.

2.11.7 Klinischer Verlauf

Auf der Intensivstation erfolgen eine weitere Diagnostik und die Einleitung einer spezifischen Therapie mit Insulin. Die anschließende differenzierte Diagnostik und Ursachenforschung bringt das für den jungen Mann schwerwiegende Ergebnis, dass diese diabetische Ketoazidose die Erstmanifestation seines Typ-1-Diabetes war. Direkt nach Verlassen des Krankenhauses wird der junge Patient in ein umfassendes Diabetes-Schulungskonzept eingebunden.

2.11.8 Kommentar

Die diabetische Ketoazidose entwickelt sich – im Gegensatz zur Hypoglykämie – vergleichsweise langsam über Tage. Erste Vorzeichen sind gehäuftes Wasserlassen (Polyurie), starker Durst (Polydipsie) und Gewichtsverlust (Kachexie) aufgrund des gesteigerten Abbaus von Muskelproteinen (Proteolyse). Es kommt zu einem Volumenmangel mit der Ausprägung einer Exsikkose. Der Volumenmangel führt dann über die Verschiebung des Säure-Basen- und Wasser-Elektrolyt-Haushalts zu einer Bewusstseinstrübung bis hin zum Koma.

Es wird zwischen zwei Formen der Hyperglykämie unterschieden (➤ Tab. 2.4).

1. **Ketoazidotische Hyperglykämie (diabetische Ketoazidose, DKA):** Es besteht ein absoluter Insulinmangel. Eventuell kann der aktuelle Bedarf zusätzlich erhöht sein, z. B. bei einem Infekt. Durch das fehlende Insulin kommt es mit Ausnahme der Neuronen und der Erythrozyten zu einem verminderten Glukosetransport in die Zellen. Zusätzlich wird der Abbau von Depotfett (Triglyzeride) in der Zelle (Lipolyse) nicht mehr ausreichend gehemmt. Die freigesetzten Fettsäuren werden bei einem Überangebot in der Leber über die β-Oxydation zu Acetoacetyl-Co-Enzym-A und im weiteren über Decarboxylierung und Hydrolierung zu sauren Ketonkörpern Acetoacetat, β-Hydroxybutyrat und Azeton verstoffwechselt, was zu einer metabolischen Azidose führt. Am häufigsten tritt diese Form der Hyperglykämie bei jugendlichen Diabetikern als Erstmanifestation oder bei Typ-I-Diabetikern auf. Auslöser für eine ketoazidotische Hyperglykämie

Tab. 2.4 Unterschiede DKA und HHS

	DKA	HHS
Entwicklung	Langsam: 1–3 Tage	Langsam: 5–7 Tage
BZ-Spiegel	> 250 mg/dl (13,9 mmol/l)	> 540 mg/dl (30 mmol/l)
Mortalität	5 %	≈ 15 %
Ätiologie	Typ-I-Diabetes	Typ-I-Diabetes
Labor (venöser pH)	< 7,3	> 7,3

ist oft eine Unterbrechung der laufenden Insulintherapie, Unterbrechung der Insulingabe bei Insulinpumpentherapie, nicht erkannte Erstmanifestation eines Typ-1-Diabetes und akute schwere Erkrankungen, die mit einem gesteigerten katabolen Stoffwechsel und erhöhtem Insulinbedarf einhergehen oder auch Infekte, z. B. Gastroenteritis oder eine Pankreatitis.

2. **Hyperosmolare Hyperglykämie (hyperosmolares hyperglykämisches Syndrom, HHS):** Hier liegt ein relativer Insulinmangel vor. Das heißt, die noch bestehende minimale Insulinaufnahme der Zellen hemmt in ausreichendem Maße die Lipolyse im Fettgewebe und schützt somit vor der übermäßigen Bildung von Ketonkörpern. Es kommt aber zu einer hohen Glukosekonzentration im Blut, d. h. es handelt sich um eine Hyperglykämie ohne Ketoazidose. Diese Form der Hyperglykämie ist oft die Erstmanifestation des Typ-II-Diabetes. Auslöser für eine hyperosmolare Hyperglykämie sind Diätfehler, Steigerung des Insulinbedarfs bei Infektionen oder auch die zu geringe Dosierung oraler Antidiabetika.

Evidenz: Mythos oder Fakt

Mythos 1: Je schneller der Blutzucker durch Insulingabe gesenkt wird, umso besser ist die Prognose für den Patienten.

Diese Vermutung ist unzutreffend und für den Patienten lebensgefährlich, wenn sie denn präklinisch umgesetzt wird. Die unkritische, unkontrollierte und nicht kalkulierte Gabe von Insulin ist kontraindiziert und nicht zielführend.

Fakt 1: Ziel der präklinischen Akuttherapie.

Nicht die Hyperglykämie ist für die akute vitale Bedrohung verantwortlich, sondern deren pathophysiologische Folgekomplikationen. Die durch Hyperglykämie verursachte Glukosurie mit Polyurie verursacht eine Hypovolämie bei hypertoner Dehydratation. Das vorrangige Ziel ist die Korrektur des Volumenmangels zur Beseitigung des C-Problems. Ein weiterer indirekter Effekt ist die indirekte Senkung des Blutzuckers und des intravasalen osmotischen Drucks durch Hämodilution. Dadurch wird die für das Koma mitverantwortliche Dehydrierung der Gehirnzellen deutlich reduziert. Nach Rekompensation und Stabilisierung der Vitalfunktionen erfolgt die Senkung des Blutzuckers unter klinischer Intensivtherapie. Der Patient erhält Insulin 0,05–0,1 U/kg KG/h i. v. über Perfusor. Der Abfall der Blutglukosekonzentration soll 50–100 mg/dl (2,8–5,6 mmol/l) pro Stunde nicht überschreiten. Die Blutzuckerkonzentration soll in den ersten 24 Stunden den Wert von 250 mg/dl (13,9 mmol/l) nicht unterschreiten, um vor allem bei schweren Ketoazidosen ein Hirnödem zu vermeiden.

Mythos 2: Die Ketoazidose muss möglichst präklinisch gepuffert werden.

Die unkalkulierte blinde Pufferung im Rettungsdienst wäre zwar gut gemeint, aber keinesfalls gut gemacht. Sie birgt die Gefahr einer bedrohlichen Hypokaliämie auf der Grundlage einer metabolischen Alkalose bei übermäßiger Pufferung.

Fakt 2: Strategie der Puffertherapie.

Beim Vorliegen einer Ketoazidose ist selbst unter klinisch optimierten Bedingungen die Gabe von Natriumhydrogencarbonat 8,4 % die Ausnahme und nicht die Regel. Eine kalkulierte Puffertherapie erfolgt erst ab einem pH-Wert < 7,0 mit einer Dosierung von 50 mmol über eine Stunde. Dadurch wird die Verschiebung von Kalium nach intrazellulär im Austausch von H^+-Ionen vermieden, die bei unkontrollierter Gabe als Folge einer resultierenden metabolischen Alkalose eintreten würde. Neben der engmaschigen Kontrolle von pH-Wert und Serumkalium erfolgt die Pufferung dann nur bis zu einem pH von 7,1 über einen Zeitraum von 24–36 Stunden. Die Gefahr eines Hirnödems bei zu schneller Pufferung wird dadurch minimiert.

Mythos 3: Die durch hypertone Dehydratation verursachte Hyperkaliämie muss durch kaliumfreie Infusionslösungen therapiert werden. Der Einsatz von kaliumfreien Infusionslösungen wie z. B. NaCl 0,9 % ist weder empfohlen noch unproblematisch. NaCl 0,9 % ist mit seiner Osmolarität von 308 mosmol/l durchaus isoton, keinesfalls aber physiologisch. Mit 154 mmol/l Natrium ist die Lösung gegenüber dem Serumnatrium minimal hypernatriämisch. Der Anteil von 154 mmol/l Chlorid stellt das weitaus größere Problem dar. Das Serumchlorid liegt in den meisten Laboren bei 98–107 mmol/l. Demnach ist die Infusion von NaCl 0,9 % deutlich hyperchlorämisch. Bei Infusionen größerer Volumina innerhalb kurzer Zeit besteht deshalb die Gefahr einer hyperchlorämischen Azidose und darüber Potenzierung der bereits bestehenden metabolischen Azidose.

Fakt 3: Strategie der präklinischen Volumentherapie.

Die zum Zeitpunkt des Therapiebeginns vermutete und ggf. im EKG verifizierte Hyperkaliämie ist relativ, da sich der Patient bei manifestem C-Problem im Zustand einer hypertonen Dehydratation befindet. Die auslösende Glukosurie verursacht über den hohen osmotischen Druck der Glukose einen weitaus höheren Wasser- als Elektrolytverlust. Das zu diesem Zeitpunkt bestehende Problem einer relativen Hyperkaliämie stellt sich nach initial adäquater Gabe einer balancierten Vollelektrolytlösung häufig anders dar. Durch Auffüllung der Flüssigkeitsräume reduziert sich der Kaliumgehalt auf die tatsächlich vorhandene Menge und erfordert vor allem präklinisch keine weitere Behandlung. Der in den balancierten VEL vorhandene Anteil an Kalium stellt demnach kein relevantes Problem oder gar eine Kontraindikation dar. Vielmehr steht die adäquate Verteilung des Volumens zur Korrektur des intrazellulären und intravasalen Volumenmangels im Vordergrund. Für die erste Stunde nach Diagnosestellung wird nach aktueller Leitlinie die Gabe von 1000–2000 ml Vollelektrolytlösung empfohlen.

LITERATUR

AWMF-S3-Leitlinie: Therapie des Typ-1-Diabetes. Versio 5.1. Stand 02.09.2023. AWMF-Reg.-Nr. 057-013. 2023. https://register.awmf.org/de/leitlinien/detail/057-013/

Löwe F, Jahn M. Checklisten Rettungsdienst. 2. A. München: Elsevier Urban & Fischer, 2022

2.12 Herzrasen (Basic)

Hendrik Sudowe

2.12.1 Einsatzmeldung/Anfahrt

Der Rettungsdienst wird zu einer großen Parkanlage in einer Kurstadt entsandt. Ein Café-Betreiber hat den Notruf abgesetzt. Er teilt mit, ein in sein Café stürmender Jogger habe ihn hektisch aufgefordert, sofort einen Notarzt zu rufen. Daher könne er selbst keine Angaben zum Geschehen machen.

Über einen schmalen, aber gut befahrbaren Weg lässt sich das Café problemlos erreichen. Vor dem Eingang erwartet der Café-Betreiber das Team. Auf einer etwa 150 Meter entfernten Wiese in einer Parkanlage hat ein Ehepaar um Hilfe ersucht. Um welches medizinische Problem es sich handle, wisse er nicht. Es sei wohl keine Verletzung, sondern „irgendetwas mit dem Kreislauf“! Da der Einsatzort nicht direkt angefahren werden kann, laden die Kollegen Notfallkoffer, EKG/Defi, Sauerstoff und Absaugung auf die Fahrtrage und gehen zum Einsatzort.

2.12.2 Situation am Notfallort und Ersteindruck

Das Rettungsteam findet einen ca. 60-jährigen Mann an einen Baum gelehnt vor. Er ist kaltschweißig, wirkt fahrig und unruhig. Immer wieder greift er sich an die Brust. „Atemnot und Brustschmerzen“ bringt er auf die Frage zu seinen Beschwerden mühsam hervor. Alles habe vor ca. 25 Minuten mit einem beängstigenden Herzrasen begonnen, das bis jetzt fortbestehe. Etwas Vergleichbares habe er noch nie erlebt. Die Ehefrau fügt hinzu, dass die Walking-Tour wohl etwas zu viel für ihren Mann gewesen sei, der sich nach Beschwerdebeginn sofort hingesetzt habe und während der gesamten Zeit ansprechbar gewesen sei.

ABCDE-Untersuchung

Der Atemweg ist frei. Es besteht Atemnot. Die Atemfrequenz beträgt bei einem adäquaten Zugvolumen 32/min. Auskultatorisch können keine seitendifferenten oder anderweitig auffälligen Atemgeräusche festgestellt werden. Über eine Reservoirmaske werden 15 l/min Sauerstoff verabreicht. Die Haut ist blass und schweißig. Die Rekapillarisierung erscheint verzögert. Der Radialispuls ist zwar regelmäßig, aber nur sehr schwach tastbar und weist eine hohe Frequenz – etwa 160/min – auf. In sitzender Position fallen gestaute Halsvenen auf. Am Unterarm kann eine 18 G-Venenverweilkanüle angelegt werden, über die eine kristalloide Infusionslösung appliziert wird. Bewusstsein, Sprache, Kraft und Koordination sind unauffällig. Es gibt keine Hinweise auf Verletzungen. Der Patient wirkt sehr unruhig und ängstlich.

Entscheidung kritisch ↔ nicht kritisch und Leitsymptom

Es bestehen ein B- und ein C-Problem. Das erste vom Patienten verspürte Symptom waren Palpitationen – gefolgt von Brustschmerzen, Atemnot und Kreislaufinsuffizienz. Aktuell wird der Zustand als **kritisch** eingeschätzt.

Sammeln der Differenzialdiagnosen

Eine augenfällige Erklärung für das akute gesundheitliche Problem kann noch nicht erkannt werden. Ausgehend vom subjektiven Empfinden des Patienten, seinem stark beeinträchtigten klinischen Zustand und der ersten ABCDE-Untersuchung mit einer hochfrequenten Tachykardie definiert das Rettungsteam als Leitsymptom „Brustschmerzen mit Atemnot und Schock". Denkbare Ursachen wären z. B. eine Lungenembolie, ein ACS, eine Anaphylaxie, Herzrhythmusstörungen, Sepsis, Asthma, Hämorrhagie, Hypoglykämie, endokrine oder psychogene Entgleisung und z. B. ein sympathomimetisches oder anticholinerges Toxidrom.

2.12.3 Weiterführende Anamnese und Untersuchung

Zur diagnostischen Festlegung und gezielten Therapie sind eine Anamnese und Untersuchung inklusive Diagnostik notwendig.

OPQRST

Onset	Schlagartig einsetzendes Herzrasen; Brustschmerzen und Atembeschwerden sind im Verlauf entstanden.
Provocation	Die Palpitationen sind belastungsunabhängig und bleiben auch in Ruhe bestehen. AP und Dyspnoe sind nicht beeinflussbar.
Quality	Der Patient beschreibt ein „heftiges Herzpochen". Der Brutschmerz wird als drückend beschrieben.
Radiation	Retrosternaler Druck. Keine Ausstrahlung.
Severity	Subjektiv „höchst unangenehm".
Time	Insgesamt besteht die Symptomatik seit ca. 25 Minuten.

SAMPLER

Symptome	Palpitationen, leichte Atemnot
Allergien	Metamizol
Medikamente	Ramipril, Pantoprazol, ASS, Torasemid
Patientenvorgeschichte	Bekannte KHK, arterielle Hypertonie, Herzinsuffizienz (NYHA II)
Letzte Mahlzeit	Mittagessen vor 3 Stunden; Stuhlgang, Miktion regelmäßig und unauffällig
Ereignisse vor dem Notfall	Spaziergang
Risikofaktoren	Nikotinabstinenz seit 2 Jahren, zuvor 1 Schachtel am Tag

Fokussierte Untersuchung

An beiden Beinen sind leichte Unterschenkelödeme erkennbar. Seitendifferenzen hinsichtlich der Ausprägung oder des Hautkolorits bestehen nicht. Auch eine Auskultation der basalen Lungenanteile von dorsal bleibt ohne pathologischen Befund.

Vitalwerte und Monitoring

HF	160/min
RR	80/50 mmHg
SpO_2	Nicht messbar
BZ	138 mg/dl
Temp.	36,4 °C

EKG

Das EKG zeigt eine regelmäßige Schmalkomplextachykardie mit einer QRS-Frequenz von 160 Schlägen/min. Der schmale QRS-Komplex lässt einen supraventrikulären Erregungsursprung vermuten, wenngleich eine Beurteilung der die Vorhoferregung repräsentierenden P-Wellen erschwert ist. Sie scheinen von T-Wellen vorangehender Aktionen überlagert zu sein. Über einen längeren Zeitraum betrachtet fallen allerdings vereinzelt Unregelmäßigkeiten in der eigentlich rhythmischen QRS-Abfolge auf. Hier können eindeutig mehrere sägezahnartig deformierte P-Wellen identifiziert werden. Es besteht ein Vorhofflattern, das meistens 2 : 1, aber sporadisch auch in höherem Überleitungsverhältnis in die Kammern eintritt.

2.12.4 Bewertung der Differenzialdiagnostik und Verdachtsdiagnose

Die entscheidenden diagnostischen Fragen lauten:

1. Ist die Tachykardie eine Folgeerscheinung einer anderen Erkrankung und damit eine Komplikation oder vielleicht sogar als Bedarfstachykardie ein Kompensationsversuch des Körpers?
2. Oder ist sie als Herzrhythmusstörung das primäre Problem?

Unmittelbar daraus abgeleitet lautet die vordringliche therapeutische Frage: Wie schnell, wie entschlossen und auf welche Weise muss therapiert werden?

Abgesehen von der Lungenembolie gibt es keine Hinweise für eine der zum Leitsymptom „Tachykardie" gesammelten Differenzialdiagnosen, die zur Frage 1 passen würden. Der Verdacht auf eine primäre Herzrhythmusstörung hingegen lässt sich gut begründen: Die scheinbar grundlos, aber schlagartig einfallende Tachykardie – mit sofort einsetzenden Palpitationen, aber zunächst ohne weitere Beschwerden –, ein EKG mit typischer Frequenz bei Vorhofflattern mit 2 : 1-Überleitung und ein Beweis in Form von Flatterwellen bei sporadisch höherem Überleitungsverhältnis. Atemnot, Brustschmerzen und Hypoperfusion sind Folgeprobleme und Ausdruck der enormen Herzbelastung und abnehmender Leistungsfähigkeit. Ein Schema, das dabei hilft, durch Herzrhythmusstörungen ausgelöste bedrohliche Instabilitätszeichen zu erkennen, heißt **SHIT**. Es steht für Synkopen/Vigilanzminderung, Hypotonie/Schock, Insuffizienzzeichen und Thoraxschmerz. Zusammenfassend wird das Problem als regelmäßige Schmalkomplextachykardie – hier bereits als Vorhofflattern mit 2 : 1-Überleitung identifiziert – mit deutlichen Instabilitätszeichen (Schock, Insuffizienz, Thoraxschmerz) bewertet.

2.12.5 Maßnahmen und Therapie

Der klinische Befund und das Beschwerdebild – gekennzeichnet durch eindeutige tachykardieassoziierte Instabilitätskriterien – qualifizieren den Patienten für eine sofortige Kardioversion. Da der Patient wach ist, soll eine Analgosedierung für die notwendige Abschirmung sorgen. Der Ablauf der Intervention wird kurz im Team besprochen. Aufgaben werden verteilt. Unter anderem wird ein Atemwegsmanagement vorbereitet. Der Patient wird flach gelagert und die Defibrillationspatches werden aufgebracht. Sodann werden dem 80 kg schweren Patienten über den bereits liegenden i. v. Zugang 20 mg Esketamin und 40 mg Propofol appliziert. Nach Einsetzen einer ausreichenden Wirkung, wird der automatisiert synchronisiert arbeitende Defibrillator auf 120 Joule geladen. Unmittelbar vor der Impulsabgabe erfolgt eine Sicherheitskontrolle. Dann wird die Kardioversion durchgeführt. Da die Tachykardie persistiert, wird ein zweiter Versuch mit 150 Joule unternommen.

Nun stellt sich ein Sinusrhythmus mit einer Frequenz von 92/min ein. Eine erneute ABCDE-Beurteilung des Patienten ergibt eine stabilisierte ABC-Situation. Da die Analgosedierung noch nicht abgeklungen ist, bleibt der Patient zunächst ohne Bewusstsein. Weitere Auffälligkeiten bestehen nicht.

Blutdruck und Sauerstoffsättigung liegen im Normbereich. Der Patient fühlt sich wesentlich besser.

2.12.6 Transport und Übergabe

In nunmehr verbessertem Zustand wird der Patient auf der mitgeführten Trage gelagert und zum RTW gebracht. Nach Voranmeldung in einer Klinik mit kardiologischer Abteilung, die auch über die Möglichkeit einer elektrophysiologischen Untersuchung (EPU) verfügt, erfolgt der Transport ohne Nutzung von Sonderrechten. Während der Fahrt klart der Patient auf und bleibt stabil. Atemnot und Brustschmerzen werden nicht mehr verspürt.

2.12.7 Klinischer Verlauf

Zur langfristigen Rezidivprophylaxe wird eine **Radiofrequenzablation** durchgeführt. Bei dieser Behandlungsmethode wird der Bereich des leitungsfähigen Gewebes, der die Rhythmusstörung verantwortet, über einen Katheter durch Strom erhitzt. Es bildet sich eine Narbe, die nicht mehr leitungsfähig ist.

2.12.8 Kommentar

Eine **antiarrhythmische Therapie** im Rettungsdienst ist risikoreich. Sie sollte daher nicht zu „EKG-kosmetischen" Zwecken erfolgen, sondern nur dann angewandt werden, wenn sie wirklich erforderlich ist.

Zeichen für einen sofortigen Handlungsbedarf in Form einer elektrischen Kardioversion aufgrund kritischer Instabilität sind:

- Synkope/Vigilanzminderung
- Hypotonie/Schock
- Insuffizienzzeichen
- Thoraxschmerz/ACS-Symptomatik

Mit Schock, Dyspnoe und AP lagen gleich drei Instabilitätskriterien vor.

Bei der Auswahl des richtigen therapeutischen Mittels aus dem elektrischen bzw. pharmakologischen Interventionssortiment wurde der **Tachykardiealgorithmus des ERC** befolgt, der für diesen Zustand eine sofortige Kardioversion vorsieht. Wäre der Patient stabil gewesen, hätte die regelmäßige Schmalkomplextachykardie mit Vagusreiz, bei Erfolglosigkeit mit Adenosin und dann ggf. einem Betablocker behandelt werden können. Interessant für die Klinik ist die 12-Kanal-Dokumentation der Rhythmusstörung vor Therapiebeginn und bei jeder Zustandsänderung.

Evidenz: Mythos oder Fakt

Keine Therapie ohne Diagnosesicherung?

Insbesondere bei tachykarden Herzrhythmusstörungen kann eine exakte EKG-Befundung kompliziert sein. Viel wichtiger als elektrophysiologische Feinheiten ist dann tatsächlich die Frage, welche Auswirkungen die Rhythmusstörung auf den klinischen Zustand des Patienten hat. Der Interventionsbedarf wird nach dem Tachykardiealgorithmus des ERC im ersten Schritt über das Vorliegen von bedrohlichen Instabilitätszeichen gerechtfertigt. Als EKG-Befund reicht dann eine Festlegung auf eine Tachykardie, die nicht als Bedarfstachykardie gewertet wird, um eine sofortige Kardioversion – im Misserfolgsfall gefolgt von einer Amiodaron-Infusion – vorzunehmen.

LITERATUR

Soar J, Bottiger BW, Carli P et al. Erweiterte lebensrettende Maßnahmen für Erwachsene. Leitlinien des European Resuscitation Council 2021. Notf Rett Med 2021; 24(4): 406–446

2.13 Synkope am Biertisch (Advanced)

Torsten Moeser und Matthias Jahn

2.13.1 Einsatzmeldung/Anfahrt

Der Rettungswagen wird um 22:11 Uhr von der Leitstelle zu einem Notfall in eine Gaststätte gerufen. Die Anfahrt erfolgt ohne Sonderrechte. Der Einsatzort ist eine Gaststätte, die in Rettungsdienstkreisen als

Anlaufstelle für starke Trinker gilt und in der es häufig zu Konflikten zwischen den Gästen kommt. Nach Auskunft der Leitstelle soll sich ein Mann eine Kopfplatzwunde zugezogen haben.

Die RTW-Besatzung bespricht sich auf der Anfahrt zum Einsatzort zum Vorgehen. In der Vergangenheit ist die Gaststätte beim Rettungsdienstpersonal immer wieder dadurch aufgefallen, dass sich trinkfreudige Gäste dort aufhalten, die, je nach Alkoholisierungsgrad auch störend oder aggressiv auf die Situation einwirken. Um von vornherein eine Eskalation zu verhindern, wird die Leitstelle gebeten, eine Polizeistreife hinzuzuschicken, welche zeitgleich mit der RTW-Besatzung eintrifft.

2.13.2 Situation am Notfallort und Ersteindruck

Die RTW-Besatzung trifft 4 Minuten nach Alarmierung an der Einsatzstelle ein. Der Verletzte sitzt auf einem Barhocker und stützt sich auf dem Biertisch ab. Es imponiert zunächst eine temporookzipitale Kopfplatzwunde und eine auffallende Blässe. Der Patient ist wach, ansprechbar, reagiert adäquat, aber verlangsamt und kann sich an das Geschehene nicht so recht erinnern. Der Gastwirt berichtet auf Nachfrage, der Mann sei plötzlich zusammengesackt, habe kurz mit den Armen gezuckt und sei dann nach einiger Zeit wieder zu sich gekommen. Er habe erzählt, das kurze Wegtreten in letzter Zeit schon einmal erlebt zu haben. Alkohol könne man als Ursache ausschließen. Dem Ersteindruck nach ist der Patient nicht kritisch. Die Szenerie und die Situation in der Gaststätte veranlassen die RTW-Besatzung aber dazu, den Patienten zunächst in den RTW zu verbringen, um dort die initiale Untersuchung durchzuführen.

ABCDE-Untersuchung

Die Atemwege sind frei, es liegt kein Zungenbiss vor. Die Belüftung der Lunge ist ausreichend, der Patient atmet 14-mal pro Minute, es ist keine Zyanose oder Atemanstrengung feststellbar. Die peripheren Pulse sind gut tastbar und unregelmäßig mit einer HF von 55/min. Die Haut ist blass und trocken, die Rekapillarisierungszeit beträgt etwa 1,5 s. Der Patient ist verlangsamt, aber zu allen Qualitäten adäquat orientiert, die FAST-Untersuchung ist unauffällig. Für das eigentliche Ereignis hat der Patient eine Amnesie. Ödeme, Ausschläge oder sonstige Verletzungen lassen sich nicht feststellen. Es fällt allerdings auf, dass der Patient eingenässt hat.

Entscheidung kritisch ↔ nicht kritisch und Leitsymptom

Aufgrund der zunächst eher unauffälligen ABCDE-Untersuchung wird der Patient als **nicht kritisch** eingestuft. Als Leitsymptom steht zunächst die unklare neurologische Verlangsamung mit Amnesie im Vordergrund.

Sammeln der Differenzialdiagnosen

Nach der ABCDE-Untersuchung mit dem Leitsymptom unklares neurologisches Defizit nach vermutlich stattgefundener Synkope muss zunächst an einen abgelaufenen Krampfanfall gedacht werden. Bei der festgestellten Bradykardie kann die Ursache aber auch eine Rhythmusstörung sein. Eine Hypoglykämie muss ebenfalls ausgeschlossen werden. Weitere Überlegungen und Untersuchungen sind notwendig.

2.13.3 Weiterführende Anamnese und Untersuchung

Zur weiteren Eingrenzung der Differenzialdiagnosen werden eine ausführliche Anamnese und Untersuchung durchgeführt.

OPQRST

Onset	Plötzlich vor etwa 20 Minuten
Provocation	–
Quality	–
Radiation	–
Severity	–
Time	20 Minuten, ähnliches Ereignis vor Tagen

SAMPLER

Symptome	s. o.
Allergien	Hausstaubmilben
Medikamente	Metoprolol, Flecainid, Ramipril, Allopurinol, Simvastatin, Novaminsulfon b. B.
Patientenvorgeschichte	Hyperlipidämie, Hyperurikämie, Hypertonus, Z. n. 2-fach ACVB, Adipositas
Letzte Mahlzeit	18:00 Uhr, vor 20 Minuten ein Bier
Ereignisse vor dem Notfall	Keine besonderen Ereignisse
Risikofaktoren	Rhythmogene Eigenmedikation

Fokussierte Untersuchung

In der primären ABCDE-Untersuchung konnten außer der temporookzipitalen Kopfplatzwunde und dem „Einnässen" keine weiteren Verletzungen oder besonderen Auffälligkeiten festgestellt werden. Die Platzwunde ist ca. 2 cm lang. Die Blutung sistiert. Der Mund-Rachen-Raum zeigt feuchte und rosige Schleimhäute ohne Zungenbiss. Keine gestauten Halsvenen. Die Lunge ist in allen Abschnitten gut belüftet. Keine RG, kein Stridor. Es werden am Erb-Punkt normale Herztöne ohne Nebengeräusche auskultiert. Die Femoralispulse sind beidseits kräftig tastbar. Normaler Hautzustand und normales Hautkolorit am Körperstamm und den Extremitäten. Keine Knöchelödeme.

Vitalwerte und Monitoring

HF	55/min
RR	110/70 mmHg
SpO_2	93 %
BZ	89 mg/dl
Temp.	37,1 °C

EKG

Im abgeleiteten 4-Kanal-EKG zeigt sich zunächst eine Bradyarrhythmie. Bei der weiteren genaueren Befundung durch die Notfallsanitäter zeigt das EKG plötzlich eine Asystolie, die mehrere Sekunden anhält, unter der der Patient erneut synkopiert; ein Puls ist währenddessen nicht zu tasten. Diese Episode wird per EKG-Ausdruck dokumentiert. Spontan kommt es wieder zu einem unregelmäßigen Puls, im EKG zeigt sich nun eine absolute Arrhythmie, die wechselnd tachykard und bradykard ist, teilweise können auch normofrequente Phasen gemessen werden. Es wird ein 12-Kanal-EKG angefertigt, welches einen SI-QIII-Typ aufweist und ein doppelgipfliges P in den Extremitätenableitungen zeigt. Die QT-Zeit ist deutlich verlängert.

2.13.4 Bewertung der Differenzialdiagnostik und Verdachtsdiagnose

Nach der Auswertung des 12-Kanal-EKG werden die Verdachtsdiagnosen abgewogen. Die Beobachtung des Gastwirts und auch der RTW-Besatzung passt zu einer Synkope. Die Ursache für die Synkopen dürfte am ehesten rhythmogen sein: die Asystolie in der beschriebenen Ableitung im EKG, die für mehrere Sekunden angehalten hat.

Die vom Gastwirt beschriebenen Muskelzuckungen an den Armen und das stattgefundene Einnässen des Patienten können auf einen abgelaufenen Krampfanfall hindeuten. Da kein Zungenbiss vorhanden ist und der Patient weder nach Eintreffen am Einsatzort noch nach dem zweiten Ereignis im RTW postiktal wirkte, ist davon auszugehen, dass es sich um einen kurzen hypoxischen Krampf im Rahmen des kurzfristigen Herzstillstands gehandelt hat. Insgesamt betrachtet kommt der Notfallsanitäter zu der Verdachtsdiagnose einer kardialen Synkope bei Herzrhythmusstörungen. Der Wechsel von normofrequenten zu wechselnd bradykarden und tachykarden Episoden im EKG wird vom Notfallsanitäter als Sick-Sinus-Syndrom bewertet. Der Patient hat in seiner häuslichen Medikation aber auch rhythmisierende Medikamente. Hier besteht immer auch die Gefahr, dass diese falsch oder überdosiert eingenommen wurden, was eben auch zu derartigen Zuständen führen kann.

Mit welchen Komplikationen müssen Sie rechnen?

Als mögliche Komplikation kommen weitere Kontraktionspausen in Betracht, in denen der Patient wieder synkopieren kann. Ebenso kann es bei einer längeren myokardialen Kontraktionspause zu Krampfanfällen aufgrund eines zerebralen Sauerstoffmangels kommen: In bradykarden Phasen oder bei fehlendem Puls führt der mangelnde Auswurf des Herzens zu zerebraler Minderdurchblutung. Da das Gehirn nur Sauerstoff und Glukose verstoffwechselt, stellt es beim Fehlen einer dieser Komponenten seine Tätigkeit ein.

Weitere Komplikationen können Aspiration und Herz-Kreislauf-Stillstand sein, falls nicht wieder spontan ein Herzrhythmus einsetzt. Beim Pumpversagen des Herzens kann es zu Hypotonien kommen. Der SI-QIII-Typ im EKG kann auf eine Rechtsherzbelastung hinweisen.

Die Herzrhythmusstörungen können auch durch myokardiale Durchblutungsstörungen im Bereich des Sinusknotens ausgelöst werden; insgesamt droht vor allem in tachykarden Phasen eine Sauerstoffunterversorgung des Herzens, da sich dieses nur zwischen den Kontraktionen selbst mit sauerstoffreichem Blut versorgen kann.

Nicht zuletzt muss auch ein Krampfleiden in der Klinik ausgeschlossen werden. Dieser Patient wird daher als **kritisch krank** eingeschätzt.

2.13.5 Maßnahmen und Therapie

Der Patient erhält einen peripher-venösen Zugang am linken Handrücken, an den nach Laborblutabnahme eine Sterofundin-Lösung angehängt wird. Das Monitoring wird lückenlos fortgeführt.

Das 12-Kanal-EKG wird belassen, um eine Veränderung des EKG in allen Ableitungen dokumentieren zu können. In kurzen Abständen werden Blutdruckmessungen durchgeführt, um Veränderungen der Kreislaufverhältnisse zu erkennen und adäquat auf diese reagieren zu können. Zudem werden 0,5 mg Atropin vorbereitet, um in bradykarden Phasen entsprechend gegensteuern zu können, falls diese behandlungspflichtig sind. Atropin ist ein Parasympatholytikum und wirkt an den muskarinischen Rezeptoren, weswegen der Einfluss des Sympathikus zunimmt. Es kann in bradykarden Phasen die Herzfrequenz anheben. Lediglich ab einem AV-Block II° Mobitz B wirkt Atropin bei Bradykardien nicht mehr.

Die Kopfplatzwunde wird steril abgedeckt und mit einem Pflasterstreifen fixiert. Da es dem Patienten subjektiv gut geht und die bradykarden Phasen im EKG derzeit nicht kreislaufwirksam sind, wird der Patient ohne weitere Notfallmedikation nach Voranmeldung einer internistischen Intensivstation zugeführt. Der Notfallsanitäter befragt den Patienten zu seiner häuslichen Medikation und ob diese gemäß des Einnahmeplans eingenommen wurde. Dazu kann der Patient keine Auskunft geben, da er zwar die Medikamente kenne, er aber nicht wisse, wie er was einnehmen muss. Er richte alles zu Hause nach dem aktuellen Medikamentenplan.

2.13.6 Transport und Übergabe

Der 10-minütige Transport gestaltet sich unproblematisch. Der Patient ist kreislaufstabil. Vor Transportbeginn wird nochmals ein Re-Assessment durchgeführt. Es zeigen sich keine Schockanzeichen, die Extremitäten sind warm. Der Blutdruck ist systolisch über 100 mmHg und der Patient ist wach, ansprechbar und voll orientiert. Er ist beschwerdefrei, pektanginöse Beschwerden werden verneint. Die bradykarden Herzrhythmusstörungen sind teilweise noch vorhanden, führen aber nicht zu einer Veränderung der kardiopulmonalen Gesamtsituation. Dennoch wird das engmaschige Monitoring lückenlos fortgeführt und entsprechend dokumentiert.

Auch im Krankenhaus auf dem Weg zur Intensivstation wird das Monitoring beibehalten, ebenso die kontinuierliche Sauerstoffgabe. Um auf dem Weg zur Intensivstation möglichen Komplikationen begegnen zu können, entschließt sich der Notfallsanitäter, sicherheitshalber einen Beatmungsbeutel mitzuführen. Unter weiterem Monitoring wird der Patient um 22:53 Uhr an den diensthabenden Internisten der Intensivstation übergeben.

2.13.7 Klinischer Verlauf

In der Klinik wird das präklinisch begonnene Monitoring fortgesetzt. Eine Echokardiografie zeigt einen vergrößerten linken Vorhof. Die linksventrikuläre Funktion ist normal; es zeigt sich eine diastolische Funktionsstörung und eine Sklerose der Aortenklappe. Des Weiteren wird ein Langzeit-EKG durchgeführt, das einen durchgängigen Sinusrhythmus mit vereinzelten supraventrikulären und ventrikulären Extrasystolen zeigt.

Nach Rücksprache mit der Ehefrau des Patienten lässt sich im weiteren Verlauf klären, dass dieser die häusliche rhythmussenkende Medikation am Aufnahmetag versehentlich 2-mal eingenommen hatte. Durch die versehentliche Mehreinnahme von Flecainid und Metoprolol kam es zu einem Sinusarrest. Nach der Umstellung auf Beloc-Zok® kann im Langzeit-EKG ein durchgängiger Sinusrhythmus ohne Pausen beobachtet und der Patient nach 4 Tagen stationärem Aufenthalt beschwerdefrei entlassen werden.

2.13.8 Kommentar

Unter einer **Synkope** versteht man einen vorübergehenden Bewusstseinsverlust (**T**ransient **L**oss **o**f **C**onsciousness, TLOC) infolge einer zerebralen Hypoperfusion **ohne** „Erinnerungslücke" (retrograde Amnesie). Klassifikation der Synkopen ➤ Tab. 2.5 und ➤ Abb. 2.5. Gekennzeichnet ist diese durch rasches Einsetzen, kurze Dauer und spontane, vollständige Erholung. Dieses Notfallgeschehen ist im Rettungsdienst sehr häufig anzutreffen. Dem Rettungsfachpersonal stellen sich meist viele offene Fragen, da sich die Situation des Patienten, die zur Alarmierung des Rettungsdienstes geführt hat, bis zu dessen Eintreffen meist deutlich gebessert hat. Davon darf man sich im Rettungsdienst allerdings nicht beeindrucken lassen, da die Synkope ein Krankheitsbild ist, das immer einer Abklärung bedarf. Synkopen werden häufig durch

Tab. 2.5 Klassifikation der Synkope (von Scheidt et al. 2018; Brignole M, Moya A, de Lange FJ et al. 2018)

(Nerval vermittelte) Reflexsynkope	• Vasovagal: – Orthostatische vasovagale Synkope (VVS): im Stehen, seltener im Sitzen – Emotionaler Stress: Schmerz, OP-Eingriff, Furcht, Phobie • Situativ: – Miktion – GI-Stimulation (Schlucken, Defäkation) – Husten, Niesen – Nach körperlicher Anstrengung – Andere (z. B. Lachen, Spielen eines Blasinstruments) • Karotissinussyndrom • Nicht klassische Formen ohne Prodromi und/oder ohne ersichtlichen Auslöser
Synkope durch orthostatische Hypotonie (OH)	• Medikamenteninduzierte OH (häufigste Ursache der OH): z. B. Vasodilatatoren, Diuretika, Antidepressiva • Volumenmangel: z. B. Blutung, Diarrhö, Erbrechen • Primäres autonomes Versagen (neurogene OH): reines autonomes Versagen, Parkinson-Krankheit, Lewy-Körper-Demenz, Multisystematrophie • Sekundäres autonomes Versagen (neurogene OH): Diabetes, Amyloidose, Rückenmarkverletzung, Niereninsuffizienz
Kardiale Synkope	• Arrhythmie als primäre Ursache: – Bradykardie: – Sinusknotenfunktionsstörung – Atrioventrikuläre Leitungsstörung – Tachykardie: – Supraventrikulär – Ventrikulär • Strukturell kardial: Aortenstenose, akuter Myokardinfarkt, hypertrophe Kardiomyopathie, Perikardtamponade etc. • Kardiopulmonal und große Gefäße: Lungenarterienembolie, akute Aortendissektion, pulmonale Hypertonie

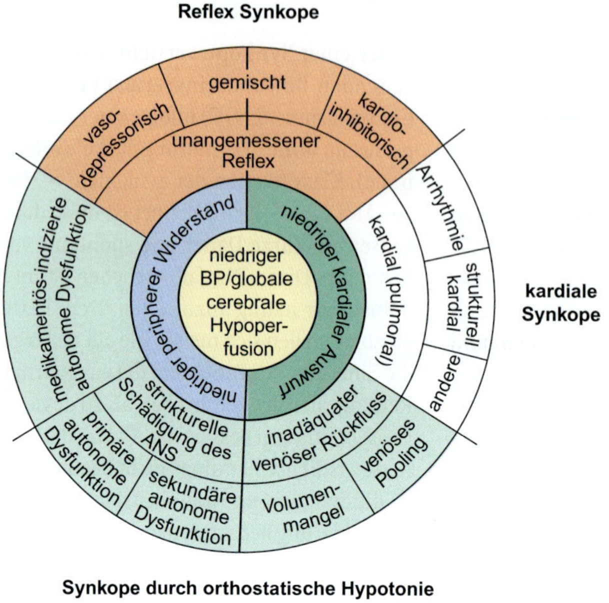

Abb. 2.5 Pathophysiologische Grundlage der Synkopen-Klassifikation ESC 2018 [L143]

kardiovaskuläre, metabolische, neurologische oder psychogene Ereignisse hervorgerufen.

Insgesamt unterscheiden wir in der präklinischen Notfallmedizin die Hochrisiko-Synkope (High-risk Syncope) von der Niedrigrisiko-Synkope (Low-risk Syncope). Bei einer Niedrigrisiko-Synkope hat man meistens klassische Vorzeichen wie Schwitzen, Hitzegefühl, Übelkeit und das Schwarzwerden vor Augen, Synkopen nach langem Stehen oder jene, die durch Schmerzen oder andere Trigger wie z. B. Husten, Niesen, Miktion oder Defäkation ausgelöst werden. Nicht zu vergessen sind Vagusreize, wie z. B. Druck auf den Karotissinus beim Rasieren oder bei eng gebundener Krawatte.

Hochrisiko-Synkopen zeigen sich nach der ESC-Leitlinie 2018 mit deutlichen Auffälligkeiten in der Anamnese, in den Vorerkrankungen oder bei der körperlichen Untersuchung und haben meist auch ein auffälliges EKG.

Patienten, die unter körperlicher Belastung oder im Liegen synkopieren und direkt vor der Synkope Palpitationen, Dyspnoe oder einen Druck auf der Brust verspüren, gehören zur Hochrisiko-Gruppe. Patienten, die in der Familienanamnese einen Herztod eines Familienangehörigen beschreiben, werden ebenfalls hierzu gezählt.

Bei der Abklärung der Vorerkrankungen sollten Vorerkrankungen am Herzen oder eine verminderte Pumpleistung des Herzens ebenfalls so interpretiert werden, dass es sich beim Vorliegen einer Synkope um eine Hochrisiko-Synkope handelt. Einen enorm großen Stellenwert bei der Einschätzung, ob es sich um eine Hochrisiko-Synkope handelt, hat die EKG-Diagnostik. Patienten mit Signifikaten EKG-Befunden und einer vorliegenden Synkope zählen stets zu den Hochrisiko-Synkopen.

Es gilt, das auslösende Ereignis herauszufinden. Insbesondere die sorgsame Abarbeitung des SAMPLER-Schemas kann hier verblüffend hilfreich sein. Zum einen kommen Wechselwirkungen und Fehleinnahmen von Medikamenten häufiger vor, als man annimmt. Des Weiteren steigt die Wahrscheinlichkeit von gegenseitigen Wechselwirkungen bei mehr als **fünf** Medikamenten in der Hausmedikation deutlich an. Zum anderen kann es zur Verwechslung von Medikamenten kommen, wenn Patienten ihre Medikation selbst richten. Ein weiteres großes Problem ist der Zeitmangel in der Medizin, in dem Arztbriefe oft durch „copy and paste" geschrieben werden, sodass es zu versehentlichen Überdosierungen kommen kann.

Die Mehrzahl der Synkopen geht auf kardiale Ursachen zurück. Oftmals werden diese jedoch übersehen.

Ein typisches Beispiel ist der Sturz im Altersheim, der vom Pflegepersonal als solcher übergeben wird. Oft wird die Sturzursache nicht ermittelt und die Bemühungen des Rettungsdienstpersonals beschränken sich auf die Versorgung der Sturzfolgen. Durch die Frage nach internistischen Sturzursachen, z. B. Stolpern oder „Schwarzwerden" vor den Augen, könnte eine Synkope ausgeschlossen bzw. wahrscheinlich werden, soweit es die Compliance des Patienten zulässt. Jeder nicht erinnerbare Sturz muss immer auf eine Synkope hin abgeklärt werden. Auch die Notfallsituation in einem sozial komplizierten Milieu darf nicht dazu führen, den Patienten oberflächlich zu untersuchen. Eine Untersuchung muss immer lege artis erfolgen und der Patient muss in seinem Krankheitsbild ernst genommen werden. Ein Foetor alcoholicus ist als Hinweis für eine Differenzialdiagnostik zu sehen, nicht jedoch als Ausschluss weiterer Ursachenforschung.

Generelles zur Synkope

Definitionen:

- Synkope = zerebrale Minderperfusion mit Bewusstseinsverlust
- Präsynkope = kein Bewusstseinsverlust, Prodromi (z. B. Schwarzwerden vor den Augen)
- Kollaps = mit oder ohne Prodromi, kein vollständiger Bewusstseinsverlust, kurzzeitiger Verlust des Muskeltonus

Eine Synkope ist ein kurzer Bewusstseinsverlust aufgrund einer zerebralen Minderperfusion, in der Regel mit spontaner Erholung innerhalb weniger Minuten. Hierbei kommt es nicht nur zum Bewusstseinsverlust, sondern auch zum Verlust der muskulären Spannung. Das Bewusstsein wird schnell wiedererlangt und es kommt zu einer schnellen Re-Orientierung. Die wichtigsten Kennzeichen einer Synkope sind:

- Transienter Bewusstseinsverlust
- Globale zerebrale Minderperfusion von kurzer Dauer
- Akuter Beginn
- Kurze Dauer
- Rasche spontane und vollständige Erholung
- Selbstlimitierend

Da verschiedenste Ursachen Auslöser für eine Synkope sein können, wird bis zur definitiven Abklärung eher von einem kurzzeitigen Bewusstseinsverlust (Transient Loss of Consciousness, TLOC) gesprochen. Ungefähr 50 % aller Menschen erleiden während Ihres Lebens einen TLOC. Die Inzidenz einer Synkope liegt bei 3–6 % über 10 Jahre, ca. 80 % der Patienten haben ihre erste Episode vor dem 30. Lebensjahr! Die Begrifflichkeit TLOC sollte als Oberbegriff bis zur definitiven Klärung der Ursache (z. B. Epilepsie oder Synkope) verwendet werden.

Man unterscheidet **synkopale** von **nichtsynkopalen TLOC.** Zu den nichtsynkopalen TLOC zählen traumatische und metabolische Ursachen, zerebrale Ischämien (v. a. Hirnstamm), Epilepsien und psychogene Anfälle. Zu den synkopalen TLOC zählen kardiale Synkopen, vasovagale (Reflex-)Synkopen und Synkopen durch orthostatische Hypotension.

Um eine Unterscheidung treffen zu können, bedarf es einer ausführlichen Anamnese in Bezug auf den Ablauf der Synkope. Bestenfalls eine Eigenanamnese, aber auch Fremdanamnesen können aufschlussreiche Details liefern. So können präsynkopal ein Unwohlsein, Schwindel oder auditive und visuelle Symptome (Prodromi) aufgetreten sein. Bei der konvulsiven Synkope als häufiger Verlaufsform, kommen häufig motorische Entäußerungen mit einer Inzidenz von bis zu 90 % vor, die jedoch im Vergleich zu den rhythmischen tonisch-klonischen Kontraktionen der Epilepsie eher arrhythmisch und asynchron sind. Auch ein Zungenbiss kann auftreten, jedoch eher anteromedial (Zungenspitze), im Gegensatz zum lateralen bei einer Epilepsie. Unmittelbar nach der Synkope sind die Patienten oft schnell wieder reorientiert und können klare und adäquate Aussagen treffen.

Unterscheidung High-risk- vs. Low-risk-Synkope

Um **Low-risk (Niedrigrisiko)**- von **High-risk(Hochrisiko)**-Synkopen zu unterscheiden, muss zur iktalen Anamnese auch die medizinische Anamnese hinzugezogen werden. Für die Low-risk-Synkopen dürfen **keine** kardialen Erkrankungen bekannt sein, meistens kommt es zu Prodromi wie z. B. Schwindel, Schwarzwerden vor den Augen und die Synkope ist z. B. durch langes Stehen oder plötzliche Schmerzen auslösbar. **Low-risk-Synkopen** werden auch als sog. **PPP- oder auch 3P-Synkopen** bezeichnet. Dies bedeutet, dass gleichzeitig drei Faktoren vorliegen:

Tab. 2.6 Unterscheidung kardialer Synkopen und ihrer Ursachen

Rhythmogene Synkopen	Kardiovaskuläre Synkopen
• Sick-Sinus-Syndrom • AV-Blockierungen II. und III. Grades • Supraventrikuläre Tachykardien • Kammertachykardien • WPW-Syndrom • Ionenkanalstörungen: – Long-QT-Syndrom – Short-QT-Syndrom – Brugada-Syndrom	• Aortenklappenstenose • Hypertrophe obstruktive Kardiomyopathie • Mobiles Vorhofmyxom (gutartiger Tumor) • Lungenarterienembolie • Aortendissektion • KHK • Pulmonale Hypertonie

- Provocation: z. B. langes Stehen, Schmerzreiz, Hitze, Husten
- Posture: Synkopen im Sitzen oder Stehen
- Prodromi: z. B. Schwarzwerden vor Augen

Hingegen haben die **High-risk-Synkopen** eine kardiale Ursache und können sich durch Palpitationen oder Thoraxschmerzen vor der Synkope äußern. Eine Herzinsuffizienz mit reduzierter Auswurfleistung (kardiovaskuläre Synkope, mechanische Ursache) und Herzrhythmusstörungen (rhythmogene Synkope) sind hierbei typische Auslöser für Synkopen (➤ Tab. 2.6). Rhythmogene Synkopen haben mit Abstand die höchste Letalität. High-risk-Synkopen bedürfen daher besonderer Aufmerksamkeit, da diese zum plötzlichen Herztod führen können. Eine ausführliche Diagnostik zur Verhinderung eines plötzlichen Herztodes ist essenziell.

Zu beachten sind folgende Red Flags bei Synkopen:

- Palpitationen vor Synkope
- Synkope während körperlicher Belastung
- Herzerkrankung in Anamnese
- Klinischer Hinweis auf Blutung
- Synkope im Liegen → immer High-risk-Synkope
- Zunehmendes Lebensalter
- Fehlen von Prodromi

CAVE

Ab einem Lebensalter von 50–60 Jahren steigt die Wahrscheinlichkeit erheblich an, dass der Synkope eine schwerwiegende Erkrankung zugrunde liegt! Eine kardiale Pathogenese ist die zweithäufigste Ursache für eine Synkope.

Zur Evaluation einer Synkope ist eine 3-Step-Diagnostik nach Andrew Grock hilfreich und evidenzbasiert:

- **Step 1: Sicher sein, dass eine Synkope vorliegt**
  Zwei wichtige Faktoren können bei der Differenzierung zwischen einem Krampfanfall und einer Synkope helfen. An einen Krampfanfall sollte man denken beim Vorliegen eines lateralen Zungenbisses (besonders wenn bilateral) und postiktalem Zustand. Bei der Differenzierung zwischen einer Synkope und einem „mechanischem" Sturz muss nach Prodromi gefragt werden, die bei einem gewöhnlichen Sturz eher nicht vorhanden sind.
- **Step 2: Echte Synkope vs. symptomatische Synkope**
  Bei einer echten Synkope liegt ein akuter Beginn mit transientem Bewusstseinsverlust von kurzer Dauer mit rascher spontaner und vollständiger selbstlimitierender Erholung vor. Bei jeglichen Symptomen vor oder nach einer Synkope liegt keine echte Synkope vor. Bei der symptomatischen Synkope sollte nach akuten Erkrankungen und deren Symptomen gesucht werden, wie z. B. Abdominalschmerz **und** Synkope bei einem rupturierten Aortenaneurysma oder plötzlich auftretender stärkster Kopfschmerz **und** Synkope bei einer SAB.
- **Step 3: EKG! - Suche nach Herzrhythmusstörungen**
  Bei einer echten Synkope ist der letzte und finale Step die Suche nach möglichen Herzrhythmusstörungen als Risikofaktor für Synkopen. Die Merkhilfe **FAHEHE** kann hierbei zusätzlich als 6-Faktoren-Abklärung hilfreich sein (➤ Tab. 2.7).

Präklinische Untersuchung und Diagnostik

Für die präklinische Untersuchung und Diagnostik nach einer stattgehabten Synkope bietet sich zuerst eine pragmatische Vorgehensweise anhand von häufigen Differenzialdiagnosen an. Zunächst ist aber eine gründliche strukturierte ABCDE-Untersuchung obligat und erforderlich, um nach kritischen Problemen zu suchen, die gegebenfalls dringende Maßnahmen erfordern.

Tab. 2.7 Merkhilfe zur 6-Faktoren-Abklärung Herzrhythmusstörungen als Risikofaktor für Synkopen

F	Family History (Familienanamnese)	Plötzlicher Herztod unklarer Ursache in jungen Jahren oder Tod durch HRST in jungen Jahren
A	Age (Alter)	Das Alter für das Risiko von Synkopen variiert je nach unterschiedlichen Studien von > 45 bis > 90 Jahren. Bei Patienten < 45 Jahren ist das Risiko für HRST eher gering.
H	Heart Disease (Herzerkrankungen)	In der Anamnese strukturelle Herzerkrankungen, KHK oder Herzinsuffizienz
E	Exertion (Anstrengung)	Synkope unter Belastung
H	Hypotension	Systolischer Blutdruck < 90 mmHg, auch an eine relative Hypotension denken
E	ECG (EKG)	Auffälliges EKG, WOBBLER-Merkhilfe → spezifische arrhythmische Pathologien, Non-Sinus-Rhythmus, lange Intervalle, ischämische Hinweise

Welche möglichen Ursachen führen zu einer Synkope?

Die häufigsten Ursachen einer Synkope variieren je nach Alter, wobei bei Kindern und Jugendlichen die vasovagale Reaktion und Herzrhythmusstörungen überwiegen. Bei älteren Patienten sind eher die Orthostase, postprandiale Hypotension, Aortenstenose und Bradyarrhythmien führend. Vasovagale Reaktionen z. B. auf Stress, Panikattacken, Miktion oder Verletzungen gehören in die Kategorie des kardiovaskulären Systems und lassen sich primär durch eine gute Anamnese eruieren. Diese kann allerdings im Rahmen einer stattgehabten Synkope sehr unzuverlässig und schwammig sein. Im Moment des Bewusstseinsverlustes werden kaum oder keine Erinnerungen abgespeichert, da die Hirnperfusion unzureichend ist. Die Frage, welche Symptome unmittelbar vor der Synkope vorhanden waren, ist dadurch nur bedingt verwertbar. Eine Fremdanamnese mit genauer Beschreibung des Ablaufs kann zusätzliche subjektive Hinweise liefern.

Untersuchung von Herz und Gefäßen

Herz und Gefäße lassen sich etwas objektiver untersuchen. Eine Auskultation der Karotiden kann eventuell einen Hinweis auf Gefäßprobleme wie eine Karotisstenose geben, welche oft Ursache für eine Synkope, insbesondere bei älteren Patienten, sein kann. Eine Synkope ohne neurologische Begleiterscheinungen bzw. Ausfällen ist eher selten. Trotzdem bietet sich die Auskultation der Karotiden an, da sie schnell und einfach durchzuführen ist. Der Untersucher achtet dabei auf „sausende", „pustende" Geräusche während des Pulsschlags. Zu beachten ist aber, dass die Auskultation der Karotiden nur bedingt verwertbar ist, da hörbare Einengungen auch andere, teilweise selbstlimitierende Ursachen haben können, wie z. B. Fieber. Strömungsgeräusche können allerdings auch auf eine Aortenstenose (Aortenklappenstenose, Aortenisthmusstenose) hinweisen. Die Herzauskultation am Erb-Punkt (3. ICR, links parasternal) kann dabei helfen, eine signifikante Aortenstenose zu finden, ohne dass unbedingt komplexe Auskultationsabläufe für die Befundung einzelner Herzklappen notwendig sind. Bei der Auskultation des Herzens gilt: Ein pathologisches Strömungsgeräusch, das alle Herztöne überlagert, kann auf eine Aortenstenose hindeuten. Wenn auskultatorisch keine Auffälligkeit zu hören ist, kann eine akute relevante Stenose so gut wie ausgeschlossen werden. Die Lungenarterienembolie als weiteres Gefäßproblem ist eine eher seltene Ursache für eine Synkope und anhand Risiko-Scores als Differenzialdiagnose gut einzugrenzen. Dafür bieten sich der **Wells-Score** zur Vorhersage der Wahrscheinlichkeit einer Lungenembolie bei hämodynamisch stabilen (Nichthochrisiko-LAE-)Patienten und die **Pulmonary Embolism Rule-out Criteria (PERC)** an. Zeigt der Wells-Score ein niedriges Risiko für eine LAE, so können die PERC als Rule-out-Tool sogar als Ersatz für eine D-Dimer-Bestimmung genutzt werden.

Neurologische Untersuchung

Auch eine mindestens basale neurologische Untersuchung im Rahmen einer stattgehabten Synkope macht Sinn. Rein neurologische Ursachen für eine Synkope sind eher selten und treten meist im Rahmen bekannter neurologischer Erkrankungen auf. Eine autonome Dysregulation, wie z. B. bei Morbus Parkinson, kann ursächlich sein. Das Wallenberg-Syndrom (dorsolaterales Medulla-oblongata-Syndrom, seltene Form des Schlaganfalls) als Ursache einer Synkope könnte durch eine orientierende Untersuchung der Hirnnerven aufgedeckt werden. Hier sind aber Kenntnisse in der Untersuchung und Erfahrung notwendig.

Zu guter Letzt: Sowohl der Harnabgang als auch der Zungenbiss sind schlecht verwertbar zur Differenzierung zwischen einer Synkope und einem Krampfanfall, da sie in beiden Fällen auftreten können. Ein erstmaliger, fraglicher Krampfanfall ohne vorbekannte Epilepsie sollte also zwingend als potenzielle Synkope betrachtet werden und mit in die Differenzialdiagnostik nebst Untersuchung aufgenommen werden.

CAVE

Patienten mit einer Beinahesynkope unterscheiden sich kaum von einer echten Synkope. Beide Patientengruppen sollten die gleiche diagnostische Evaluation erhalten.

Risikoabschätzung im Rahmen der körperlichen Untersuchung, Diagnostik und Anamnese

Für die Risikostratifizierung und Entscheidungshilfe bei Synkopen gibt es kein unumstrittenes Instrument. Etabliert und weit verbreitet ist die San Francisco Syncope Rule, der das Akronym **CHESS** zugrunde liegt (➤ Tab. 2.8). High-risk-Synkopen können mit relativ guter Wahrscheinlichkeit identifiziert werden. Die San Francisco Syncope Rule kann das weitere Vorgehen, vor allem in der Notaufnahme, unterstützen (z. B. die Entscheidung für eine stationäre Aufnahme). Auch als Entscheidungshilfe, wenn auch eingeschränkt (Labor), kann es im prähospitalen Setting nützlich sein. Als alleiniges Instrument zur Diagnostik einer Synkope ist diese Entscheidungshilfe aber nicht sicher genug.

Tab. 2.8 CHESS, San Francisco Syncope Rule (Decision Instrument Syncope)

C	**C**ongestive Heart Disease	Anamnese oder Vorliegen von Herzinsuffizienz
H	**H**kt < 30 oder **H**B < 10	Hinweis auf Blutung
E	**E**KG-Veränderungen	Nicht näher definiert
S	**S**ystolischer Blutdruck < 90	Einmaliges Messen genügt
S	**S**hortage of Breath (Kurzatmigkeit)	Im zeitlichen Zusammenhang mit der Synkope
Liegt eines der CHESS-Zeichen vor, sollte eine weitere Abklärung erfolgen, die dann in der Regel stationär stattfindet.		

Tab. 2.9 Merkhilfe WOBBLER

W	**W**PW – kurzes PR-Intervall? Delta-Welle?
O	**O**bstructed AV Pathway (AV-Block 2° oder 3°)
B	**B**ifaszikulärer Block
B	**B**rugada-Syndrom
L	**L**inksherzhypertrophie, hypertrophe Kardiomyopathie (HCM)
E	**E**psilon-Welle (arrhythmogene rechtsventrikuläre Dysplasie/Kardiomyopathie, ARVD)
R	**R**epolarisation abnorm (Long QT, Short QT)

Relevante EKG-Pathologien im Zusammenhang mit einer Synkope

Wie zu Beginn bereits beschrieben, haben die High-risk-Synkopen eine kardiale Ursache und bedürfen besonderer Aufmerksamkeit, da diese zum plötzlichen Herztod führen können. Zur Beurteilung von relevanten EKG-Veränderungen im Zusammenhang mit einer Synkope ist die Merkhilfe **WOBBLER** eine gute Möglichkeit, die Ursache im Rahmen der Differenzialdiagnostik abzuklären (➤ Tab. 2.9).

Präklinische Versorgung

Jeder Patient mit einer stattgehabten Synkope sollte ein vollständiges Monitoring und eine gründliche Anamnese mit körperlicher Untersuchung erhalten. Zur erweiterten Gerätediagnostik und Abklärung von möglichen Herzrhythmusstörungen oder Pathologien als Ursache der Synkope ist ein 12-Kanal-EKG obligat. Zur Kreislaufüberwachung gehört neben dem üblichen Monitoring – wenn vorhanden – auch die nichtinvasive endtidale CO_2-Messung. Um während der Untersuchung oder während des Transports auftretende Herzrhythmusstörungen aufzeichnen zu können, sollten stets mindestens die Extremitätenableitungen angeschlossen sein. Weitere Prodromi sollte der Patient, wenn möglich, kommunizieren.

Da die möglichen Ursachen für Synkopen sehr vielfältig sind, gibt es keine pauschalen Therapieansätze für die Präklinik. Im Vordergrund steht die symptomatische Behandlung und supportive Versorgung. Grundsätzlich gilt: Behandlung der zugrunde liegenden Ursache bzw. Erkrankung. Hämodynamisch instabile Herzrhythmusstörungen z. B. bei kardialen Synkopen werden gemäß aktueller Leitlinien antiarrhytmisch behandelt. Eine durch eine orthostatische Hypotension hervorgerufene Synkope kann primär sowohl mit oraler als auch intravenöser Flüssigkeitsgabe gut behandelt werden. Bei der Flüssigkeitsgabe gilt es zu beachten, dass kristalloide Infusionslösungen generell eine intravaskuläre Halbwertszeit (T1/2) von circa 20–40 Minuten haben. Durch Osmose, Filtration in der Niere und Atmung geht unter anderem Flüssigkeit aus dem Gefäßsystem verloren. Dies bedeutet, dass die Effekte einer Infusionstherapie im Schnitt nur etwa 1–2 Stunden anhalten, bevor die Flüssigkeit im Interstitium resorbiert, verdampft oder ausgeschieden ist. Wiederholte Flüssigkeitsgaben können zur Volumenüberladung führen. Hierbei können nicht nur Ödeme entstehen, sondern es können auch andere schädliche Prozesse im Körper hervorgerufen werden, wie z. B. eine Schädigung der Gefäßinnenwand. Generell gilt, dass Flüssigkeitsboli von je 250 ml relativ sicher sind. Nach jedem Bolus erfolgt eine regelmäßige Verlaufskontrolle zur Beurteilung einer Zustandsveränderung. Perfusionsmarker, die in die Beurteilung einfließen sollten, sind die Herzfrequenz, die sternal gemessene Rekapillarisierungszeit, die Hauttemperatur, das Hautkolorit, aber auch die Vigilanz des Patienten und das endtidale CO_2. Das endtidale CO_2 ist der einzige Messwert, der direkt mit der Perfusion zusammenhängt. Die nichtinvasive Messung gilt generell als unverzichtbarer Kreislaufparameter, auch wenn sie präklinisch in Deutschland nicht flächendeckend etabliert ist. Bei spontan atmenden Patienten kann das $etCO_2$ über einen Nasenadapter gemessen werden. Die einzelnen Messwerte sind hierbei nicht verwertbar. Der Trend des CO_2 ist allerdings umso wertvoller. Steigt der Trend, verbessert sich die Kreislaufsituation, sinkt der Trend ab, so verschlechtert sich die Kreislaufsituation.

Im vorliegenden Fall konnten neurologische, psychogene und metabolische Ursachen für die fremdanamnestisch beobachtete Synkope durch eine zielgerichtete Untersuchung ausgeschlossen werden. Als Ursache der Synkope konnte eine Abnahme des Herzzeit- und des Schlagvolumens aufgrund von Herzrhythmusstörungen ermittelt werden. **Klassische Ursachen** für eine kardiale Synkope sind z. B.:

- Bradykarde Herzrhythmusstörungen
- Morgagni-Adam-Stokes-Anfall

Bedrohliche Bradykardien zeichnen sich durch eine Schocksymptomatik, Bewusstseinsstörungen und Hypotonie aus. Darunter kann es zu Synkopen kommen, wenn der Herzauswurf nicht ausreicht, um die Hirndurchblutung sicherzustellen. Ebenso kann es zu Links- oder Rechtsherzversagen kommen, was sich durch ein Lungenödem bzw. durch gestaute Halsvenen und periphere Stauungszeichen zeigt. Myokardschäden können sich hierdurch entwickeln oder verstärken. Diese können sich durch entsprechende pektanginöse Beschwerden oder ohne Schmerz durch entsprechende EKG-Veränderungen bemerkbar machen.

Auch tachykarde Herzrhythmusstörungen – überwiegend ventrikulärer, seltener supraventrikulärer Ursache – können Auslöser einer Synkope sein, da das Herzschlagvolumen dabei erheblich vermindert sein kann. Das Einkoten bzw. Einnässen kann oft als Symptom für einen Krampfanfall gewertet werden; es kommt aber auch bei kardial bedingten Synkopen häufig vor.

Die offensichtliche Kopfplatzwunde entstand begleitend und führte aber nicht zu weiterer Symptomatik im Sinne einer schweren traumatischen Schädigung.

Für Synkopen gibt es keine spezifische Therapie. Diese ist immer an den Symptomen orientiert. Daher ist eine Ursachenforschung mittels Anamneseerhebung und Befragung der Zeugen des Ereignisses essenziell für die weitere klinische Therapie, denn in der Klinik kann eine Behandlung nur nach Kenntnis der Ursache erfolgen.

Evidenz: Mythos oder Fakt

Die Synkope als Leitsymptom ist in der Präklinik ein bekanntes und nicht seltenes Meldebild und kann ein lebensbedrohliches Symptom unterschiedlicher Krankheitsbilder wie z. B. einer Lungenarterienembolie oder von Herzrhythmusstörungen unterschiedlicher Pathogenese sein. Ungefähr jeder zweite Mensch erlebt in seinem Leben eine Synkope. Bei einer z. B. unzureichend behandelten kardialen Grunderkrankung beträgt die 1-Jahres Mortalität 20–30 %. In Notaufnahmen haben 0,9–1,7 % aller Patienten eine Synkope erlitten, wobei 30–50 % der Patienten stationär aufgenommen werden. Bei einer Lungenembolie präsentieren 4–26 % der Patienten eine Synkope.

Ab einem Lebensalter von 50–60 Jahren steigt die Wahrscheinlichkeit erheblich an, dass der Synkope eine schwerwiegende Erkrankung zugrunde liegt! Eine kardiale Pathogenese ist die zweithäufigste Ursache für eine Synkope.

Patienten mit einer Beinahesynkope unterscheiden sich kaum von einer echten Synkope. Beide Patientengruppen sollten die gleiche diagnostische Evaluation erhalten.

LITERATUR

Diehl R et al. Synkopen, S1-Leitlinie, 2020. In: Deutsche Gesellschaft für Neurologie (Hrsg.), Leitlinien für Diagnostik und Therapie in der Neurologie. www.dgn.org/leitlinien

Fandler M., Lück I, Gotthardt Ph. Notfallguru. 2023. www.notfallguru.de

Jahn M, Gloger T, Hammerschlag C, Heiligers S. Synkope – Gefährlich oder nicht gefährlich. Elsevier Emergency 2023; 24–34

Jahn M, Löwe F. EKG für Rettungsdienst und Notfallmedizin. 2. A. München: Elsevier Ureban & Fischer 2023

Jahn M, Löwe F, Praetz M, Jähnichen G. Untersuchung und Diagnostik für Rettungsdienst und Notfallmedizin. München: Urban & Fischer, 2023

Brignole M, Moya A, de Lange FJ et al. 2018 ESC Guidelines for the diagnosis and management of syncope, European Heart Journal, Volume 39, Issue 21, 01 June 2018; 1883–1948. https://doi.org/10.1093/eurheartj/ehy037

von Scheidt W, Bosch R, Klingenheben T et al. Pocket-Leitlinie: Diagnose und Management von Synkope (Version 2018). 2019. https://leitlinien.dgk.org/2019/pocket-leitlinie-diagnose-und-management-von-synkope-version-2018/

2.14 Akuter Schmerz LWS und rechtes Bein (Advanced)

Gunnar Jähnichen

2.14.1 Einsatzmeldung/Anfahrt

Nach einer bisher eher ruhigen NEF-Schicht wird am späten Samstagnachmittag im Februar das NEF 59-82-1 parallel mit einem RTW aus der benachbarten Stadt zu einem Notfall mit einer vieldeutigen Einsatzmeldung alarmiert: Schmerzsymptomatik Thorax und Wirbelsäule, starke Schmerzen, Patientin ansprechbar. Trotz einer kurzen Verzögerung auf der Anfahrt, wegen geschlossener Bahnschranken, trifft das NEF zuerst am entlegenen Einsatzort auf einem Pferdehof ein. Besorgte Anwesende berichten, das die Patientin weiter entfernt im hinteren Teil eines Pferdestalls sitzen würde, Gefahren an der Einsatzstelle (insbesondere Pferde) werden verneint und sind nicht ersichtlich. Die NEF-Besatzung entscheidet sich primär zur Mitnahme der Notfallrucksäcke Kreislauf und Atmung sowie der EKG/Defibrillatoreinheit.

2.14.2 Situation am Notfallort und Ersteindruck

Aus dem Pferdestall kommt eine weitere aufgeregte Frau, die sich als Besitzerin des Pferdehofs und gute Bekannte der Patientin vorstellt. Als erstes weist sie darauf hin, man dürfe der Patientin auf keinen Fall sagen, dass sie einen Herzinfarkt hätte, da ihr Mann in recht jungen Jahren (um die 40 Jahre) vor 7 Jahren an einem Myokardinfarkt verstorben sei! Zusätzlich berichtet sie, dass gerade eine Karnevalsfeier stattfinden würde. Im hinteren Teil des Pferdestalls sei ein Partyraum mit Tresen. Hinter dem Tresen hätte die Patientin Getränke ausgeschenkt, als sie plötzlich vor Schmerzen geschrien hätte. Sie würde jetzt auf einer Bank in einem abgetrennten Raum weiter hinten sitzen und weiterhin stärkste Schmerzen angeben.

Auf dem Weg zur Patientin durch den Pferdestall passiert das NEF-Team mehrere Personen, die weiter fröhlich feiern, dann den angesprochenen Tresenbereich, hinter dem die Patientin gearbeitet hatte und wird dann in einen abgetrennten Raum geführt, in dem die Patientin abgeschirmt und in Begleitung zweier Personen auf einer Bank stöhnend mit ausgestrecktem rechtem Bein sitzt. Die Patientin ist deutlich erkennbar maximal gestresst und agitiert.

Auf Ansprache, was ihr fehlen würde, gibt sie unter weiteren Schmerzäußerungen und hochfrequenter Atmung hektisch Schmerzen am ganzen Körper an, insbesondere im gesamten rechten Bein. Zudem sei das rechte Bein taub und schlapp. Es werden auch Schmerzen im Brustbereich, insbesondere in der Brust- und Lendenwirbelsäule angegeben. Die Beinschmerzen würden aber deutlich im Vordergrund stehen. Die Anamneseerhebung ist durch die Aufregung der Patientin mit hektischem Sprechen, schnellem Atmen und Unruhe deutlich erschwert. Soweit eruierbar sei der Schmerz ganz plötzlich bei der Tätigkeit hinter dem Tresen aufgetreten, hierbei von Beginn an mit Hauptschmerzen im rechten Bein, aber auch Schmerzen in der Wirbelsäule, letztendlich Schmerzen im gesamten Körper und gefühlter Luftnot. Ein ähnliches Geschehen oder andere ernste Erkrankungen hätte es in der Vergangenheit nicht gegeben, die letzten Tage hätte es keine ungewöhnlichen Ereignisse gegeben, Alkohol sei heute im Rahmen der Karnevalsfeier nicht konsumiert worden.

ABCDE-Untersuchung

Bei offensichtlich freien Atemwegen zeigt sich bei der Patientin eine erhöhte Atemfrequenz bei ausgeprägter psychischer Belastung und unklaren Schmerzen. Sie wird daher vor Weiterführung der Untersuchung bei Anhalt für eine Hyperventilation angeleitet langsamer und ruhiger zu atmen. Andere Auffälligkeiten der Atmung und der Lungenfunktion inklusive Zyanose, auch bei Auskultation der Lungen beidseits sind nicht festzustellen. Der Radialispuls ist beidseits gut tastbar, regelmäßig und trotz der Aufregung bei einer Frequenz von 70/min unauffällig. Aufgrund der auch angegebenen Brustschmerzen wird ein 12-Kanal-EKG abgeleitet. Auch hier zeigen sich keine Auffälligkeiten bei vorliegendem Sinusrhythmus und Bestätigung der oben angegebenen Herzfrequenz. Eine Blutdruckmessung am rechten Arm ergibt einen Wert von 120/65 mmHg. Bei der wachen und orientierten Patientin ergibt die primäre neurologische Untersuchung bei seitengleichen, reagiblen, mittelweiten Pupillen und bei primär noch sitzender und mit einem Kostüm bekleideten Patientin keine Auffälligkeiten. Die weiterhin hektische und agitierte Patientin macht unklare, nicht eindeutig lokalisierbare Schmerzangaben am ganzen Körper. Im Bereich der unteren Extremität, besonders aber im rechten Bein wird ein Taubheitsgefühl geäußert.

Das Team des mittlerweile eingetroffenen RTW wird gebeten einen i. v. Zugang zu etablieren und aurikulär die Körpertemperatur zu messen. Der Blutzuckerwert wird ebenfalls erhoben, sodass alle Vitalparameter und Messwerte vervollständigt sind. Zusätzlich werden bei weiterhin maximalen Schmerzen, die mit NRS 10 angegeben werden und fortgesetzter Unruhe und Angstsymptomatik 5 mg Midazolam sowie 500 µg Fentanyl aufgezogen. Die Patientin wird nach Untersuchung der Wirbelsäule, wobei kein Klopfschmerz oder eine andere Pathologie festgestellt werden kann, und nach Gabe von 100 µg Fentanyl aus der immer noch sitzenden Position vorsichtig, aber ohne weitere Hilfsmittel, auf die vom RTW-Team vorbereiteten Trage flach gelagert. Nach Umlagerung auf die Trage gibt die Patientin keine wesentliche Veränderung der Schmerzen an.

Vitalwerte und Monitoring

P	Initial 68/min, bei Übergabe 62/min, Sinusrhythmus ohne sonstige Auffälligkeiten im EKG
RR	Initial 120/64 rechts, bei Messung an beiden Armen im Verlauf keine Unterschiede (130/65 rechts und 135/65 links)
SpO_2	Initial 98 %, keine Änderung im Verlauf ohne Sauerstoff und trotz Medikation mit Fentanyl und Midazolam
BZ	154 mg/dl
Temp.	35,7 °C aurikulär

Entscheidung kritisch ↔ nicht kritisch

Nach Durchführung der Erstanamnese sowie der ersten grob überblickenden körperlichen Untersuchung ist primär kein ABC-Problem feststellbar, außer einem möglichen Anhalt für eine Hyperventilation. In Bezug auf DE-Probleme ergibt sich der Anhalt für eine neurologische Pathologie im Bereich des rechten Beins bei Angabe einer Sensibilitätsstörung und ebenfalls angegebenem Schmerzmaximum für diese Lokalisation. Eine klare Diagnose kann im Team noch nicht

2

gestellt werden, letztendlich kann aufgrund der ausgeprägten psychischen Belastung der Patientin auch eine psychosomatische Ursache nicht ausgeschlossen werden. Aufgrund des plötzlichen Auftretens der Symptomatik und der ausgeprägten Schmerzen mit Angabe einer Schmerzstärke von NRS 10 wird die Patientin trotz nicht vorhandener ABC-Problematik als **potenziell kritisch** eingeschätzt. Es wird entschieden, nach zügigem Transport in den RTW dort in Ruhe eine umfangreiche körperliche Untersuchung und weiterführende Anamnese durchzuführen, um dann eine Entscheidung für ein geeignetes Zielkrankenhaus treffen zu können. Diese Entscheidung ist aufgrund des ländlichen Einsatzortes und langen Transportwegen zu geeigneten Kliniken mit neurologischen/neurochirurgischen oder kardiologischn/gefäßchirurgischen Abteilungen für die weitere adäquate Versorgung der Patientin in nicht zu unterschätzender Weise wichtig.

2.14.3 Weiterführende Anamnese und Untersuchung

Bei jetzt auf der Trage liegender Patientin, leicht reduzierten Schmerzen nach Gabe von 100 µg Fentanyl sowie zusätzlicher Gabe von 2 mg Midazolam und Ausziehen der langen Hose sowie der Schuhe und Socken werden zu den bisherigen Erhebungen und Untersuchungen weiterführende Fragen zur ausführlichen Anamnese gestellt und eine weitergehende körperliche Untersuchung durchgeführt.

OPQRST

Onset	Plötzlicher Schmerzbeginn und Taubheitsgefühl rechtes Bein
Provocation	Lagerungsunabhängiger Schmerz, Maximum rechtes Bein
Quality	Noch nie erlebte Schmerzen und zusätzliche Symptomatik
Radiation	Letztendlich Ganzkörperschmerz und Krankheitsgefühl
Severity	Stärkster Schmerz von NRS 10, ausgeprägtes Krankheitsgefühl
Time	Schmerzbeginn direkt vor Alarmierung des Rettungsdienstes

SAMPLER

Symptome	Plötzliche maximale Schmerzen, schwer abzugrenzen, vor allem aber im rechten Bein; hier zusätzlich neurologische Defizite und allgemeines ausgeprägtes Krankheitsgefühl, Ängste, Unruhe
Allergien	Keine
Medikation	Keine Dauermedikation außer Kontrazeptiva
Patientenvorgeschichte	Keine wesentlichen Vorerkrankungen
Letzte Mahlzeit	Mittagessen, kleinere Snacks im Verlauf des Nachmittags
Ereignisse vor dem Notfall	Keine Besonderheiten im Verlauf der letzten Tage oder kurz vor dem Ereignis
Risiken	Keine bei schlanker, sportlicher Frau ohne Vorerkrankungen

Bei im Vordergrund stehender ausgeprägter und schwer einzuschätzender Schmerzsymptomatik erfolgt anamnestisch insbesondere eine ausführliche Befragung in dieser Hinsicht, sodass alle wichtigen Fragen einer Schmerzanamnese hier noch einmal aufgeführt sind:

Schmerzlokalisation:
- Wo ist das Maximum der Schmerzen?
- Gibt es einen oder mehrere Schmerzorte?
- Strahlen die Schmerzen aus und wenn ja, wohin und wie weit?

Schmerzbeginn/Schmerzdauer:
- Wann haben die Schmerzen begonnen, wie lange sind sie bereits vorhanden?
- Sind die Schmerzen wechselnd oder liegt ein Dauerschmerz vor?

Schmerzverlauf:
- Gab es einen schleichenden oder plötzlichen Beginn?
- Nahm der Schmerz im Verlauf tendenziell zu oder ab?
- Gibt es bei längeren Schmerzen Unterschiede nachts gegenüber tagsüber oder andere Gesetzmäßigkeiten?

Schmerzqualität:
- Ist der Schmerz eher dumpf, drückend oder ziehend (keine Neuropathie wahrscheinlich)?

- Ist eine einschießende Komponente, ein Brennen, Kribbeln oder Stechen vorhanden (neuropathische Schmerzen)?
- Liegen pochende, pulsierende Schmerzen vor (entzündliche Komponente)?

Schmerzstärke: Messung der Schmerzstärke anhand einer der etablierten Skalen.

Begleitsymptome:

- Reflexausfälle, sensible oder motorische Störungen
- Vegetative Symptome:
  - Übelkeit, Erbrechen?
  - Appetitlosigkeit, Verdauungsstörungen?
  - Schlafstörungen, Schlaflosigkeit?
  - Schwitzen, Kaltschweißigkeit?
- Sind Begleitsymptome belastungs-, schmerz- oder medikamentenabhängig?

Bisherige Therapie:

- Eigenbehandlungen und Therapien durch Ärzte und andere Therapeuten erfragen
- Abfrage aller medikamentösen und nichtmedikamentösen Therapien inklusive deren Wirksamkeit

Psychosoziale Faktoren:

- Aktuelle psychische und/oder soziale Belastungen, ggf. Hinweise auf entsprechende Belastungen in der Vergangenheit
- Soziales Umfeld der Patienten wahrnehmen
- Umgang mit der Schmerzsymptomatik, begleitende Ängste, Katastrophisieren
- Anhalt für sekundären Krankheitsgewinn

Fokussierte (körperliche) Untersuchung

Nach dem oben bereits beschriebenen Verbringen der Patientin in den RTW und Entkleiden der Schuhe, Socken und der langen Hose sowie bereits zuvor erfolgter Auskultation von Herz und Lunge ohne pathologische Befunde und Abtasten und Abklopfen der Wirbelsäule erfolgt im Bereich der oberen Körperhälfte noch eine Untersuchung des Abdomens ohne auffällige Befunde. Auf Anregung einer der Kollegen vom RTW erfolgt ein nochmaliges Messen des Blutdrucks kurz nacheinander an beiden Armen, hierbei werden keine wesentlichen Unterschiede festgestellt bei Werten von jetzt 140/85 links und 145/85 rechts. Dann wird der Fokus auf eine neurologische Untersuchung gelegt und primär noch einmal eine gründliche Pupillenuntersuchung durchgeführt. Hierbei sind beide Pupillen jetzt eng (Z. n. Fentanyl-Gabe!), seitengleich und auf Licht reagibel. Es liegt keine Nackensteife vor, die Patientin gibt keine wesentlichen Kopfschmerzen an. Bei nebenbei eingeflossener weiterer Anamneseerhebung gibt sie an, nach dem Tod des Ehemanns eine schwere Zeit gehabt zu haben, jedoch nie depressiv oder anderweitig psychisch krank gewesen zu sein. Sie habe eine 14-jährige Tochter und lebe mit dieser allein. Aktuelle, erhöhte Stressoren hätte es nicht gegeben.

Dann wendet sich der Hauptuntersucher der unteren Extremität zu, bei hier vorliegender Hauptsymptomatik im Bereich des rechten Beins. Die Beine sind beidseits schlank, keine Ödeme oder Schwellungen feststellbar. Ebenfalls beidseits keine Abblässung oder Rötung. Auf die Bitte, die Beine zu bewegen ist dies links problemlos machbar, rechts ist dagegen keinerlei aktive Bewegung vom Fuß bis zur Hüfte möglich. Ebenfalls werden beim Setzen von Schmerzreizen im Sinne von Kneifen im gesamten rechten Bein keine Schmerzen verspürt, linksseitig normales Schmerzempfinden. Bei passiver Bewegung mit Kniebeugung und Drehung durch den Untersucher werden keine verstärkten Schmerzen im Bein oder der Wirbelsäule benannt, bei ansonsten weiter als stark und unverändert unspezifisch angegebenen Schmerzen nach Fentanyl-Gabe. Im Bereich der Füße findet sich bei beidseits tastbaren Fußpulsen gegebenenfalls eine leichte Abschwächung rechts, die Leistenpulse sind beidseits tastbar und unauffällig. Daher wird zusätzlich die Sauerstoffsättigung an beiden großen Zehen erhoben, wobei kein Unterschied im Vergleich der Seiten festgestellt werden kann. Der Babinski-Reflex ist beidseits negativ, der Patellasehnenreflex (PSR) ist links auslösbar (positiv), rechts nicht (negativ), soweit im Liegen messbar.

2.14.4 Bewertung Differenzialdiagnostik und Entscheidung der Verdachtsdiagnose

Bei aller Schwierigkeit der Anamneseerhebung aufgrund der psychischen Situation der Patientin mit ausgeprägter Unruhe und Ängsten und der initialen Annahme, dass es sich auch um eine psychogene Symptomatik oder Somatisierungsstörung handeln könnte, ergeben sich bei der ausführlichen Anamneseerhebung und körperlichen/neurologischen Untersuchung letztendlich deutliche Hinweise auf ein kör-

2

perliches Geschehen. Bei undeutlichen und schwer einzuschätzenden zusätzlichen Schmerzen im Bereich von LWS und BWS besteht ein eindeutiger (isolierter) Hauptschmerz im Bereich der rechten unteren Extremität. Zusätzlich sind im Bereich des rechten Beins ebenfalls isoliert eindeutige neurologische Symptome mit einer ausgeprägten motorischen und sensiblen Beeinträchtigung vorhanden. Da alle Vitalparameter und sonstigen zu erhebenden Befunde unauffällig sind (bei zwischendurch immer wieder aufgeregt geäußerten Schmerzen am ganzen Körper), geht die Entscheidung für eine Verdachtsdiagnose primär in den neurologischen Bereich. Hier wird sowohl an eine fulminante Symptomatik im Bereich der LWS im Sinne eines akuten massiven Bandscheibenvorfalls gedacht als auch an ein Arteria-spinalis-anterior-Syndrom. Zusätzlich wird ein zerebrales Geschehen nicht gänzlich ausgeschlossen. Sekundär wird auch das Vorliegen eines vaskulären Geschehens in Betracht gezogen, insbesondere im Sinne einer akuten Aortenerkrankung, jedoch aufgrund der unauffälligen Vorgeschichte der bisher völlig gesunden, sportlichen und schlanken Patientin sowie keiner wirklich sicher nachvollziehbaren Pathologie außerhalb der rechten unteren Extremität hintenangestellt.

Mit welchen Komplikationen müssen Sie rechnen?

Beim Vorliegen einer neurologischen Erkrankung im Bereich der Wirbelsäule oder gar im Bereich des Schädels im Sinne von Blutung und Ischämie sind die Diagnosestellung und die Einleitung einer entsprechenden Therapie insbesondere zeitkritisch, sodass ein zügiger Transport in eine geeignete Klinik vordringlich ist. Beim ebenfalls in Erwägung gezogenen Vorliegen einer Gefäßerkrankung, insbesondere einer akuten Aortenerkrankung, muss natürlich bei der hier vorliegenden akut eingesetzten Symptomatik mit einer Hochrisikosituation gerechnet werden. Hierbei ist eine plötzliche und ausgeprägte weitere Verschlechterung bis hin zur Schockentwicklung jederzeit möglich. Nebenbei ist Wachsamkeit in Bezug auf die psychische Situation der Patientin angeraten, um eine erneut auftretende Hyperventilation zu erkennen und zu behandeln sowie letztendlich auch eine Tachykardie als Symptom einer Angstreaktion und Panikattacke zu werten.

2.14.5 Weitere Behandlung und Therapie

Nach Stellung der wahrscheinlichsten Verdachtsdiagnose einer unklaren neurologischen Erkrankung und entsprechender Absprache im Team erfolgt als wichtigste Entscheidung die Bestimmung der anzufahrenden Zielklinik. Hierbei wird in Bezug auf die Verdachtsdiagnose die naheliegendste Klinik mit einer neurologischen/neurochirurgischen Abteilung ausgewählt, auch wenn das Rettungsdienstteam weiß, dass dort keine Gefäß- und Kardiochirurgie vorhanden ist. Unter fortlaufender Kontrolle der Vitalparameter, bei Angabe von weiterhin starken Schmerzen durch die Patientin und weiterer ausgeprägter Unruhe, wird zusätzlich Midazolam 2 mg appliziert sowie nach Wirkungsbeobachtung etwas später bei Warten auf die Bestätigung durch die Leitstelle, dass die Klinik aufnahmebereit ist, nochmals Fentanyl (50 µg). Hierdurch wird im Verlauf eine leichte Beruhigung festgestellt und eine Schmerzreduktion angegeben, sodass nach positiver Rückmeldung durch die Leitstelle der Transport in die Klinik beginnen kann.

2.14.6 Transport und Übergabe

Auf dem Transport in die Klinik unter Nutzung der Sonderrechte bleibt der Zustand der Patientin so weit stabil. Bei weiterer Kontrolle der ansonsten unauffälligen Vitalparameter fällt jedoch ein steigender Blutdruck, jeweils am rechten Arm gemessen, auf; zunächst 170/85 mmHg und bei letzter Messung direkt am Krankenhaus 190/95 mmHg. Bei zwar verminderter Unruhe und reduzierter Angst erfolgt eine weitere Applikation von 2 mg Midazolam und bei zwar verminderten aber immer noch belastenden Schmerzen von NRS 5 zeitversetzt eine erneute Gabe von 50 µg Fentanyl. Hiermit gelingt es, die Patientin zumindest mit erträglichen Schmerzen und relativ entspannt in den Schockraum der aufnehmenden Klinik zu verbringen. Bei der sehr geordneten und entspannten Übergabe im Schockraum der Klinik ist neben dem Pflegepersonal von ärztlicher Seite die diensthabende Neurologin anwesend. Ausführlich werden die gesammelten Befunde und Erhebungen aus Anamnese und körperlicher Untersuchung übergeben, wobei auch bewusst die Unsicherheit in Bezug auf die Verdachtsdiagnose zum Ausdruck gebracht wird. In neurologisch typischer Weise werden mehrere zusätzliche Fragen von der aufnehmenden Ärztin gestellt, die so gut wie möglich vom nicht fachärztlich neurologisch ausgebildeten Rettungsdienstteam beantwortet werden. Bei Verabschiedung nach einer initialen neurologischen Untersuchung der unteren Extremität gibt die Neurologin mit auf den Weg, dass sie aufgrund der übergebenen Befunde neben einer sofortigen CT-Untersuchung des Schädels (cCT) bei dieser Gelegenheit auch gleich ein CT von Thorax und Abdomen durchführen lassen würde.

2.14.7 Klinischer Verlauf

Bei der von der aufnehmenden Neurologin initiierten und zügig durchgeführten CT-Untersuchung zeigte sich ein unauffälliger Befund im cCT (CT des Schädels), im CT des Thorax jedoch eine Aortendissektion im Bereich der absteigenden Aorta (Aortendissektion vom Typ Stanford B). Die Patientin wurde daher bei nicht Vorhandensein einer gefäßchirurgischen Abteilung sofort im entsprechenden benachbarten Krankenhaus angemeldet, mit einem arteriellen Zugang versehen und notfallmäßig mit einem RTW und notärztlicher Begleitung bei weiterhin stabilen Vitalparametern und unter medikamentöser Blutdrucksenkung verlegt.

2.14.8 Kommentar

Akute Aortenerkrankungen stellen eine komplexe und vielschichtige Gruppe von im Vergleich zu anderen kardialen und vaskulären Pathologien seltenen Erkrankungen dar. Dafür gehen sie aber häufiger mit schweren und oftmals sogar tödlichen Verläufen einher. Zu dieser Gruppe gehören die traumatisch bedingte Aortentranssektion, das Aortenaneurysma (AAA), penetrierende aortale Ulzera mit Ruptur (PAU) sowie Aortendissektionen. In der präklinischen Notfallmedizin stellen sie eine wichtige und oftmals nicht einfache Differenzialdiagnose des akuten thorakalen Schmerzes insbesondere gegenüber dem akuten Koronarsyndrom und der Lungenarterienembolie sowie des akuten Abdomens bei abdomineller Symptomatik dar. Im hier vorgestellten Einsatzbericht konnte mittels CT-Untersuchung in der Klinik eine Aortendissektion diagnostiziert werden.

Aortendissektion

Hierbei handelt es sich um ein komplexes Krankheitsbild mit vielen unterschiedlichen Präsentationsformen. Diese reichen von akut bis chronisch mit und ohne primäre und sekundäre Komplikationen. Grundsätzlich kommt es zu einem Riss der Gefäßwand (Intima) und zum Einströmen von Blut in die Gefäßwand. Durch den Blutdruck kommt es zur Bildung eines zweiten falschen Lumens, wodurch unter anderem Gefäßabgänge im Bereich der Dissektion nicht oder nicht adäquat mit Blut versorgt werden. Risikofaktoren sind insbesondere Arteriosklerose, arterieller Hypertonus, Bindegewebserkrankungen, vorbekannte Aneurysmen, entzündliche Gefäßerkrankungen, Voroperationen, aber auch Kokain-Missbrauch und eine positive Familienanamnese.

Die Aortendissektion wird klassischerweise nach Stanford in den Typ A (Mitbeteiligung der Aorta ascendens und des Aortenbogens sowie der Aorta descendens) oder den Typ B (Beteiligung nur von Aortenbogen und Aorta descendens) eingeteilt. Zusätzlich ist eine etwas detailliertere Einteilung nach DeBakey gebräuchlich (➤ Abb. 2.6 und ➤ Abb. 2.7). In ➤ Abb. 2.8 ist eine dreidimensionale CT-Angiografie mit Typ A dargestellt. Hier sieht man deutlich das „falsche“ Lumen.

Symptomatik und Klinik

Wie bereits oben beschrieben ist die Symptomatik häufig vielschichtig oder es sind nur einzelne Symptome z. B. im Abdomen oder, wie in diesem Einsatzbericht, im Bereich der unteren Extremität vorhanden. Am charakteristischsten ist jedoch ein stärkerer, häufig akuter, vor allem stechender, reißender Schmerz mit Lokalisation im Bereich von Rücken, Thorax und Abdomen. Sollte ein Pulsdefizit und/oder eine Blutdruckdifferenz von > 20 mmHg im Seitenvergleich links/rechts vorliegen, ist dies, im Zusammenhang mit anderen Symptomen, ein deut-

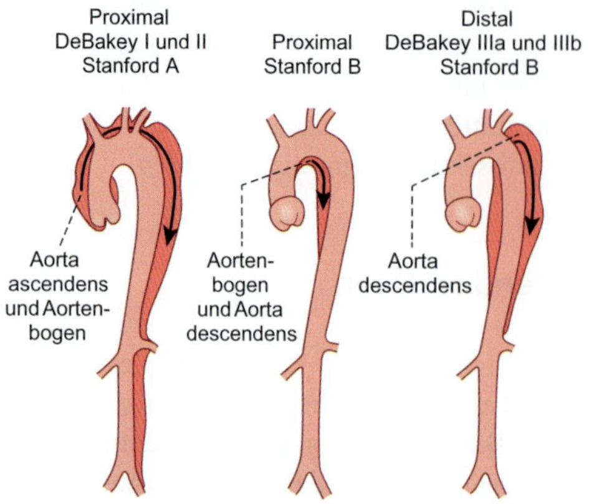

Abb. 2.6 Einteilung der Aortendissektion nach Stanford und DeBakey (modifiziert nach Guidelines for the Diagnosis and Management of Patients with Thoracic Aortic Disease 2010) [L106]

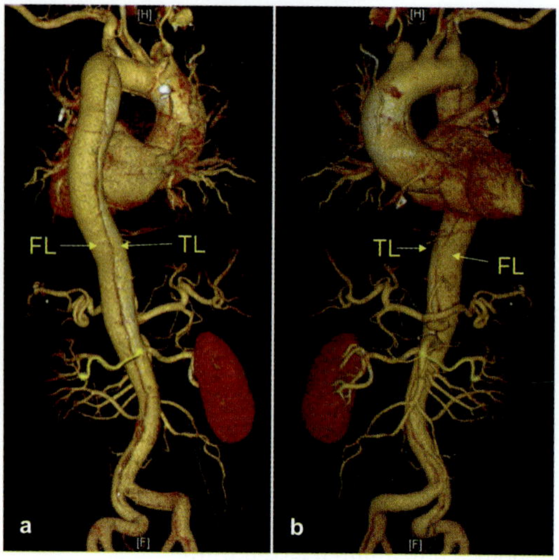

Abb. 2.7 Aortendissektion (Stanford Typ B): **a** Die Katheterangiografie zeigt in LAO-Projektion ein kontrastiertes echtes (TL) und falsches Lumen (FL), das distal der brachiozephalen Gefäße abgeht und innerhalb der Aortenwand einen Kanal bildet. **b** Im axialen CT-Bild lässt sich nach KM-Gabe die zwischen echtem und falschem Lumen liegende Intimawand nachweisen. [E858-003]
LA = linker Vorhof; MPA = Truncus pulmonalis

licher Hinweis auf eine Aortendissektion. Ein Fehlen dieser Symptomatik schließt eine Aortendissektion aber eben in keinem Fall aus. Fokale neurologische Defizite sowie abdominelle Schmerzen sind zusätzlich Hinweise auf die Erkrankung. Hochrisikosymptome sind neurologische Symptome, stärkste Schmerzen im Rücken- und Schulterbereich, Puls- und Blutdruckdefizit sowie ein Diastolikum über der Aortenklappe und Schockzeichen. Je nach Lokalisierung der Gefäßwandveränderung und dadurch bedingte Blutflussveränderungen kann es zum Verschluss von Arterien, die von der Aorta abgehen, kommen. Sind z. B. Viszeralarterien wie der Truncus coeliacus oder die Arteria mesenterica superior betroffen, führt dies zu anderen Symptomen als ein Verschluss einer oder beider Nierenarterien. Ganz anderes stellt sich die Symptomatik beim Verschluss der Arteria radicularis magna, wie in diesem Einsatzbericht offensichtlich der Fall, dar (➤ Tab. 2.11).

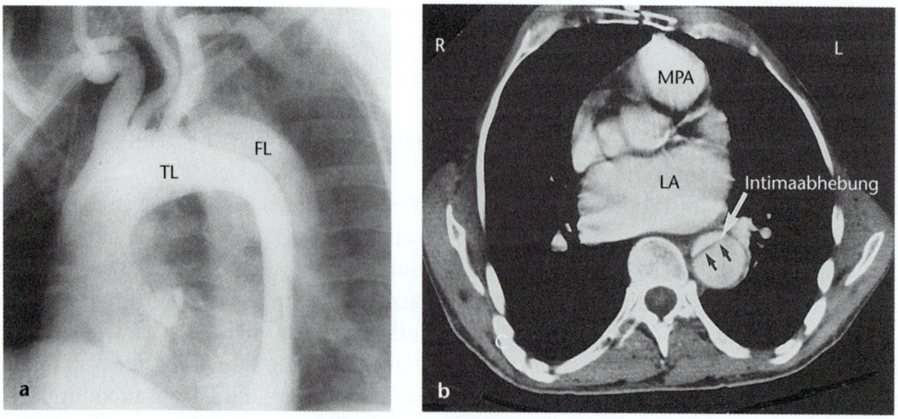

Abb. 2.8 Dreidimensionale CT-Angiografie-Darstellung einer Aortendissektion (Stanford Typ A): **a** anterior-posteriore Ansicht, **b** posterior-anteriore Ansicht [E283]
FL = False Lumen (falsches Lumen); TL =True Lumen (richtiges Lumen)

Tab. 2.11 Klinische Symptome der Aortendissektion nach Aortenabgängen

Aortenabgänge	Symptomatik	Bemerkung
Aa. Intercostales/A. radicularis anterior magna	Arteria-spinalis-anterior-Syndrom, inkomplette, motorisch betonte Querschnittssymptomatik	Verzögertes Auftreten möglich, ggf. erst nach RR-Senkung symptomatisch
Truncus coeliacus	Leberfunktionsstörung, ischämische Gastritis	Interventionelle Rekanalisierung anstreben
A. mesenterica superior	Angina abdominalis, Darmischämie	Laktatazidose als Ischämiezeichen häufig verzögert
Aa. renales	Oligurie/Anurie, akutes Nierenversagen	Bei einseitiger Ischämie oft keine klare Symptomatik
A. mesenterica inferior	Angina abdominalis, Darmischämie	Ggf. Darmresektion bei Ischämie nötig
Becken/Beinstrombahn	Akute Extremitätenischämie	Uni- oder bilaterale periphere sensomotorische Parese

2

Diagnostik

Wie oben im Einsatzbericht beschrieben, sollten natürlich primär die übliche Basisuntersuchung unter Anwendung des ABCDE-Schemas sowie der OPQRST- und SAMPLER-Anamnese und eine Erhebung der Vitalparameter erfolgen. Eine Puls- und Blutdruckmessung an beiden Armen zur Feststellung eines unterschiedlichen Pulses oder Blutdrucks (> 20 mmHg) sollte erfolgen, wobei ein negativer Befund, wie im beschriebenen Fall, eine Aortendissektion eben nicht ausschließt. Letztendlich empfiehlt sich zusätzlich das Erheben eines Pulsstatus an allen 4 Extremitäten. Im präklinischen Bereich kann, da ja immer öfter auf den Rettungsmitteln vorhanden, eine Ultraschalluntersuchung hilfreich sein, wenngleich diese auch nicht das beste Diagnostikum zum Ausschluss einer akuten Aortenerkrankung darstellt.

Im Bereich der Klinik ist die thorakale und abdominelle Computertomografie (CT) mit i. v. Kontrastmittel das Verfahren der Wahl und sollte daher beim Vorliegen einer **Hochrisikosituation** zügig durchgeführt werden. Ist ein CT nicht oder nicht zügig verfügbar, sollte zumindest die Durchführung einer transthorakalen Echokardiografie (TTE) erfolgen. Bei **Niedrigrisikosituation** sollte die Durchführung von Laboruntersuchungen (inklusive D-Dimere und Troponin), ein Nativröntgen des Thorax (Mediastinalverbreiterung) und eine transthorakale Echokardiografie erfolgen und, je nach Befund, dann im Verlauf die oben geschilderte CT-Untersuchung.

Erstbehandlung und weitere Therapie

Bei präklinischem Verdacht auf eine Aortendissektion ist eine regelmäßige Kontrolle der Vitalparameter, also ein ständiges Monitoring und bei Bedarf eine notärztliche Begleitung erforderlich. Bei Hochrisikosituation sollten großzügig i. v. Zugänge etabliert werden, um gegebenenfalls sofort eine Volumentherapie einleiten zu können. Entsprechend ist in der Klinik ein intensivmedizinisches Monitoring in der Notaufnahme und bis zum Ausschluss der Erkrankung eine Überwachung auf der Intensivstation indiziert, gegebenenfalls mit invasiver Blutdrucküberwachung. Wichtig ist insbesondere beim Vorliegen oder bei der Entwicklung einer Hypertonie eine schnellstmögliche Blutdrucksenkung auf normotone Werte mit einem systolischen Druck < 120 mmHg, die Herzfrequenz sollte < 60/min betragen. Hierfür wird primär der Einsatz von Betablockern empfohlen, da sie sowohl negativ inotrop als auch negativ chronotrop wirken und damit sowohl Herzfrequenz als auch Herzauswurf verlangsamen, was den Stress auf die Aortenwand reduziert. Zur Analgesie sollten Opioide, vor allem Morphin, aufgrund ihrer hohen Wirkstärke bevorzugt werden und rechtzeitig zum Einsatz kommen. Bei Schocksymptomatik sollte primär großzügig mittels kristalloiden Infusionen behandelt werden. Katecholamine sollten zurückhaltend und nur bei Therapieversagen zum Einsatz kommen.

Die weitere Therapie hängt von verschiedenen Faktoren ab, hierbei wird bei der Typ-B-Aortendissektion zwischen akut, subakut und chronisch sowie komplizierten und unkomplizierten Verläufen unterschieden. Primär ist die Behandlung der Typ-B-Dissektion konservativ. Patienten mit einer Typ-A-Dissektion müssen notfallmäßig operativ versorgt und daher entsprechend einer geeigneten Klinik zugeführt werden.

Evidenz: Mythos oder Fakt

- Nur 15 % der Patienten mit einer Aortendissektion haben eine Blutdruckdifferenz.
- Körperliche Untersuchung: Thoraxschmerz und Pulsdefizit im Seitenvergleich sind ein starker Hinweis auf eine Aortendissektion.
- Treffsicherheit Verdachtsdiagnose Aortendissektion! Wichtig ist eine gute Anamnese mit 3 gezielten Fragestellungen (Rosman et al. 1998):
  - Wie ist die Qualität des Schmerzes?
  - Wohin strahlt der Schmerz aus?
  - Wie war die Schmerzintensität zu Beginn?
- Marfan-Syndrom und Aortenerkrankungen: Ungefähr 90 % der Patienten mit Marfan-Syndrom entwickeln pathologische Veränderungen an Herz und Gefäßen und haben ein erhöhtes Risiko für eine Aortendissektion (Carbone et al. 2023). Besonders junge Männer mit Alter < 45 Jahre und Marfan-Syndrom sind betroffen.
- Bei chronischem Kokain-Abusus (vor allem > 1 Jahr) in der Anamnese und passender Symptomatik an eine Aortendissektion denken, insbesondere bei jungen männlichen Patienten (Hsue et al. 2002; Greve et al. 2020).

LITERATUR

AWMF-S2k-Leitlinie. Behandlung der Thorakalen Aortendissektion Typ A. Version 1.1. Stand 03.02.2021. AWMF-Reg.-Nr. 011-018. https://register.awmf.org/de/leitlinien/detail/011-018

AWMF-S2k-Leitlinie. Typ B Aortendissektion. Version 2.0. Stand 31.12.2021. AWMF-Reg.-Nr. 004-034. https://register.awmf.org/de/leitlinien/detail/004-034

Carbone RG, Monselise A, Puppo F. Marfan syndrome and aortic involvement: a narrative review. Eur Rev Med Pharmacol Sci 2023 Sep; 27(17): 8218–8224. doi: 10.26355/eurrev_202309_33582. PMID: 37750650

Greve D, Funke J, Khairi T et al. Cocaine-Related Aortic Dissection: what do we know? Braz J Cardiovasc Surg 2020 Oct 1; 35(5): 764–769. doi: 10.21470/1678-9741-2020-0333. PMID: 33118742; PMCID: PMC7598981

Hsue PY, Salinas CL, Bolger AF et al. Acute aortic dissection related to crack cocaine. Circulation 2002 Apr 2; 105(13): 1592–1595. doi: 10.1161/01.cir.0000012524.44897.3a. PMID: 11927528

Rand A, Busch A, Held H et al. Intensivmedizinisches Management akuter Aortenerkrankungen. Anaesthesiologie 2023; 72: 275–281. https://doi.org/10.1007/s00101-023-01253-9

Rosman HS, Patel S, Borzak S et al. Quality of history taking in patients with aortic dissection. Chest 1998 Sep; 114(3): 793–795. doi: 10.1378/chest.114.3.793. PMID: 9743168.

Fleischmann T, Hohenstein C (Hrsg.): Klinische Notfallmedizin Band I Wissen. München: Elsevier Urban & Fischer, 2020

INTERNETQUELLE

http://news-papers.eu/?p=4652
https://smacc.net.au/2017/04/aorta-will-uo/

2.15 Addison-Krise (Advanced)

Sven Heiligers und Catharina Hammerschlag

2.15.1 Einsatzmeldung/Anfahrt

An einem verregneten Herbsttag stehen die Besatzung des RTW 4-83-1 sowie die Notärztin und der NEF-Fahrer des 1-82-1 gemeinsam in der Fahrzeughalle eines Kreiskrankenhauses. Plötzlich ertönen zeitgleich die Meldeempfänger mit der Einsatzmeldung: „Unklare Bewusstlosigkeit, männlich, 37 Jahre." Beide Teams besetzen sofort ihre Rettungsmittel und bereiten sich auf eine mögliche Reanimation vor. Trotz der Signalfahrt benötigen sie aufgrund der regennassen Straßen etwa 8 Minuten, um die Einsatzstelle zu erreichen.

2.15.2 Situation am Notfallort und Ersteindruck

Das Rettungsteam des RTW und des NEF trifft zeitgleich an der Einsatzstelle ein. Es handelt sich um ein Mehrfamilienhaus in einer wohlhabenden Wohngegend. Vor dem Gebäude wartet eine etwa 30-jährige Frau, die die Einsatzkräfte sichtlich aufgeregt einweist. Beide Fahrzeuge können direkt vor dem Eingang parken.

Aus dem RTW werden der Monitor, der Kreislauf- und Beatmungsrucksack sowie die Absaugung entnommen. Das NEF-Team bringt das Videolaryngoskop, die Betäubungsmittel und das Ampullarium mit.

Die Frau stellt sich als Ehefrau des Patienten vor und erklärt, dass sie den Rettungsdienst für ihren Mann gerufen hat. Sie führt das Team in eine geräumige, puristisch und luxuriös eingerichtete Wohnung, durch das Wohnzimmer bis ins Schlafzimmer. Dort liegt ein blasser, etwa 35-jähriger Mann im Bett, dessen Stirn mit Schweißperlen bedeckt ist. Beim Näherkommen der Rettungskräfte reagiert er mit leisem Stöhnen. Auch das Schlafzimmer ist schlicht und teuer eingerichtet, neben dem Bett stehen ein Glas Wasser und ein Eimer.

ABCDE-Untersuchung

A – Airway (Atemwege):
- Atemwege frei
- Schleimhäute trocken und leicht hyperpigmentiert

B – Breathing (Atmung):
- Atemfrequenz: erscheint erhöht
- SpO_2 82–93 % mit schlechter Pulskurve
- Gabe von 15 l/min Sauerstoff über eine Maske mit Reservoir

C – Circulation (Kreislauf):
- Puls: 130/min, regelmäßig, schwach tastbar
- Haut heiß und feucht
- Rekapillarisierungszeit 3 Sekunden
- Vorbereitung zur Anlage eines peripheren Venenzugangs, ebenso kristalloide Vollelektrolytlösung

D – Disability (neurologischer Status):
- Bewusstseinslage: suporös, reagiert mit Stöhnen und versuchtem öffnen der Augen, ungezielte Abwehr auf Manipulation (V: 2, A: 2, M: 4), GCS 8 Punkte
- Schutzreflexe noch vorhanden
- Pupillen weit und isokor lichtreagibel

E – Exposure (körperliche Untersuchung):
- Kein Ausschlag oder sichtbare Verletzungen
- Temperatur 39,6 °C
- BZ 45 mg/dl
- 8 g Glukose werden vorbereitet

Entscheidung kritisch ↔ nicht kritisch und Leitsymptom

Der junge Patient wird rasch als **kritisch** eingestuft. Er zeigt deutliche Anzeichen einer schweren Minderperfusion, erkennbar an der verlängerten Rekapillarisierungszeit und einer Bewusstseinsstörung. Hinzu kommen Fieber und eine Hypoglykämie, die ebenfalls auf den kritischen Zustand des Patienten hinweisen.

Differenzialdiagnosen

Aufgrund der vorliegenden Leitsymptome müssen mehrere Differenzialdiagnosen in Erwägung gezogen werden. Hierzu zählen infektiöse Ursachen wie Pneumonie, Urosepsis oder ein gastrointestinaler Infekt sowie neurologische Ereignisse wie eine intrazerebrale Blutung (ICB), Subarachnoidalblutung (SAB) oder Meningitis. Zudem sind metabolische Störungen wie eine Hypoglykämie mit Vigilanzminderung, endokrinologische Erkrankungen wie ein Insulinom, eine Addison-Krise oder eine thyreotoxische Krise, sowie verschiedene Toxidrome differenzialdiagnostisch abzuklären.

2.15.3 Weiterführende Anamnese und Untersuchung

Zur weiteren Differenzierung und Bewertung der Differenzialdiagnosen werden eine weiterführende Untersuchung und Diagnostik sowie eine Fremdanamnese mit der Ehefrau durchgeführt.

Fremdanamnese

Während das Team des RTW das Monitoring übernimmt, einen peripheren venösen Zugang (pVK) legt und die Glukosegabe vorbereitet, führt die Notärztin eine orientierende klinische Untersuchung am Patienten durch. Parallel dazu erhebt der NEF-Fahrer eine Fremdanamnese bei der Ehefrau des Patienten.

Die Ehefrau berichtet, dass ihr Mann seit etwa drei Tagen unter ausgeprägter Abgeschlagenheit leide. Auf seiner Arbeitsstelle gebe es derzeit mehrere Krankheitsfälle, wodurch er gezwungen sei, viele Aufgaben der

2

erkrankten Kollegen zu übernehmen. Am Vorabend sei er erschöpft nach Hause gekommen und habe über Übelkeit geklagt. Seit der Nacht sei auch Erbrechen hinzugekommen. Am Morgen habe er starke Bauchschmerzen gehabt und sich kaum aus dem Bett bewegen können. Gegen 10 Uhr legte er sich erneut hin und war anschließend schwer zu wecken. Sie habe bemerkt, dass er sich sehr heiß und klebrig angefühlt habe.

In einem Nebensatz erwähnt die Ehefrau, dass ihr Mann seine Medikamente bereits eigenständig erhöht habe. Sie vermutet jedoch, dass diese nicht im Körper geblieben seien, da er sich seit gestern Abend mehrfach erbrochen habe. Zudem habe er weder gegessen noch getrunken. Auf Nachfrage, um welche Medikamente es sich handelt, bringt sie eine Packung Hydrocortison aus dem Badezimmer. Ihr Mann nehme dieses seit einigen Jahren, nachdem ihm aufgrund eines Unfalls die rechte Niere sowie die Nebenniere entfernt wurden.

Weitere Symptome, die auf relevante Erkrankungen hinweisen könnten, wie Husten, Auswurf oder Dysurie, sowie Allergien oder die Einnahme anderer Medikamente, verneint die Ehefrau. Ebenso könne sie den Gebrauch von stimulierenden Substanzen glaubhaft ausschließen.

Mit diesen Informationen kehrt der NEF-Fahrer zu seinem Team zurück. Er informiert die Kollegen über die Infektion, sodass sich alle mit Isolationskittel und Maske versorgen und einkleiden können.

Fokussierte Untersuchung

Da der Patient nicht ansprechbar ist und mehrere Leitsymptome vorliegen, führt die Notärztin eine orientierende Ganzkörperuntersuchung durch. Auf verbale Reize reagiert der Patient weiterhin nur mit Stöhnen und ungezielten Abwehrbewegungen. Beim Versuch, die Pupillen zu inspizieren, kneift der Patient die Augenlider reflexartig zusammen. Es gelingt der Notärztin schließlich, die Lider zu öffnen, und sie erkennt mittelweite, runde, isokore und lichtreagible Pupillen.

Bei der Inspektion des Mundraums fallen trockene, leicht hyperpigmentierte Schleimhäute auf. Der Mundraum ist frei, jedoch besteht ein unangenehmer Geruch nach Erbrochenem.

Zur Auskultation der Lunge hebt die Notärztin das durchgeschwitzte T-Shirt des Patienten an. Sie hört beidseits vesikuläre Atemgeräusche, der Thorax hebt und senkt sich regelmäßig und symmetrisch. In den Achselregionen ist ebenfalls eine leichte Hyperpigmentierung erkennbar. Das Abdomen ist flach, zeigt jedoch bei der Palpation eine diffuse Abwehrspannung. Über allen Quadranten lassen sich rege Darmgeräusche auskultieren. Auffällig ist eine große, gut verheilte Laparotomienarbe, die sich längs über das Abdomen erstreckt.

Die Untersuchung der unteren Extremitäten zeigt keine weiteren Auffälligkeiten. Die peripheren Pulse sind nur schwach tastbar, jedoch lässt sich der Puls an der Arteria carotis noch gut palpieren. Es ist ein tachykarder, aber rhythmischer Puls fühlbar. Der Patient fühlt sich heiß und stark schwitzend an.

Während der Untersuchung wurde das Monitoring abgeschlossen. Es zeigt eine Sinustachykardie mit 120/min, eine Hypotonie von 89/54 mmHg und eine stark schwankende Sauerstoffsättigung mit schlechtem Pulsindex, die Temperatur liegt bei 39,6 °C.

OPQRST

Onset	Vor 3 Tagen
Provocation	Zunehmende Beschwerden
Quality	–
Radiation	–
Severity	–
Time	Abgeschlagenheit seit 3 Tagen

SAMPLER

Symptome	Vigilanzminderung, Übelkeit, Erbrechen, Peritonismus, Hypoglykämie
Allergien	Keine
Medikamente	Hydrocortison 12,5 mg–6,25 mg–6,25 mg
Patientenvorgeschichte	Nephrektomie und Adrenalektomie rechts vor einigen Jahren
Letzte Mahlzeit	Suppe am Vortag
Ereignisse vor dem Notfall	Zunehmende Abgeschlagenheit, Übelkeit und Erbrechen
Risikofaktoren	Adrenalektomie

Vitalwerte und Monitoring

HF	120/min
RR	89/59 mmHg
SpO_2	82–95 %, schlechte Pulskurve und schlechter Pulsindex
BZ	45 mg/dl
Temp.	39,6 °C

EKG

Das EKG zeigt einen tachykarden Sinusrhythmus mit einer Frequenz von 120/min ohne signifikante Ischämiezeichen.

2.15.4 Bewertung der Differenzialdiagnostik und Verdachtsdiagnose

Aufgrund des entscheidenden Hinweises der Ehefrau sowie der vorliegenden Medikation legt sich das Team auf die Verdachtsdiagnose einer Addison-Krise fest, die durch einen gastrointestinalen Infekt ausgelöst wurde. Eine intrazerebrale Ursache kann jedoch nicht vollständig ausgeschlossen werden. Anamnestisch finden sich keine Hinweise auf weitere Infektionsherde außerhalb des Gastrointestinaltrakts. Weitere endokrinologische Störungen müssen im Rahmen der stationären Diagnostik abgeklärt werden.

2.15.5 Maßnahmen und Therapie

Da die Therapie einer Addison-Krise darin besteht, den erhöhten Bedarf an Kortisol zu decken, muss Hydrocortison verabreicht werden. Da dieses Präparat weder im RTW noch im NEF vorrätig ist, wird eine Äquivalenzdosis von Solu-Cortef® (SDH) verabreicht, dem einzigen verfügbaren Steroidpräparat auf beiden Fahrzeugen. Mithilfe von Umrechnungstabellen ermittelt das Team eine erforderliche Dosis von 25 mg SDH intravenös und appliziert diese, um 100 mg Hydrocortison auszugleichen.

Da einige Minuten vergangen sind, wird der Blutzucker erneut kontrolliert. Dieser zeigt einen Anstieg auf 68 mg/dl, woraufhin der Patient nochmals 8 g Glukose erhält. Aufgrund des moderaten Anstiegs des Blutzuckerspiegels öffnet der Patient die Augen etwas weiter und zeigt gezielte Bewegungen, auch ohne Schmerzreiz.

Das Team entscheidet sich bewusst gegen eine Intubation, um potenzielle Komplikationen zu vermeiden und die Vigilanzveränderungen des Patienten besser beurteilen zu können. Weitere präklinische therapeutische Maßnahmen sind zu diesem Zeitpunkt nicht indiziert, weshalb der Transport vorbereitet wird. Während ein Kollege das Tragetuch und die Patiententrage aus dem RTW holt, misst ein anderer erneut den Blutzucker, der inzwischen auf 108 mg/dl angestiegen ist und vorerst keine weitere Intervention erfordert.

Bis der Patient umgelagert werden kann, ist die erste Infusion mit 500 ml bereits durchgelaufen. Der Patient wirkt nun deutlich wacher und reagiert gezielt auf Aufforderungen, indem er die Augen öffnet.

2.15.6 Transport und Übergabe

Obwohl der Patient inzwischen wacher wirkt, ist er noch nicht in der Lage, selbstständig auf dem Tragestuhl Platz zu nehmen. Da die Patiententrage nicht in die Wohnung gebracht werden kann, wird der Patient auf ein Tragetuch umgelagert und anschließend zur Trage transportiert. Vor der Umlagerung werden alle Kabel sorgfältig gesichert und der Patient wird so schonend wie möglich auf der Trage positioniert.

Während die Kollegen des RTW den Patienten in das Fahrzeug bringen und dort sicher lagern, meldet der NEF-Fahrer den Patienten im nächstgelegenen Maximalversorger an und fordert ein Überwachungsbett an. Er weist außerdem darauf hin, dass es sich um einen potenziell infektiösen Patienten mit Gastroenteritis handelt.

Aufgrund der zwar verbesserten, aber weiterhin beeinträchtigten Vigilanz begleitet die Notärztin den Transport, um im Bedarfsfall den Atemweg sichern zu können. Der Transport ins Krankenhaus dauert unter Nutzung von Sonderrechten etwa 15 Minuten. Vor der Abfahrt wird erneut der Blutzucker gemessen, der weiter auf 112 mg/dl angestiegen ist. Auch der Blutdruck hat sich nach der ersten Infusion auf 100/65 mmHg stabilisiert. Eine weitere Infusion wird prophylaktisch verabreicht.

Nach dem Volumenbolus zeigt sich eine verbesserte Perfusion des Patienten, was sich in einer klareren Pulskonturkurve und einem besseren Pulsindex widerspiegelt. Die SpO_2 liegt stabil bei 99 %, sodass der Sauerstofffluss auf 6 l/min reduziert wird.

Das Team überprüft abschließend noch einmal den Zustand des Patienten und bereitet sich dann auf die Abfahrt vor.

Nach der Ankunft im Krankenhaus wird das Team gebeten, direkt zur Intensivstation zu fahren, wo das Stationspersonal bereits auf sie wartet. Bevor der Patient umgelagert wird, erfolgt eine strukturierte Übergabe durch die Notärztin an den Stationsarzt. Dabei wird insbesondere auf die entfernte Niere und Nebenniere sowie die laufende Hydrocortison-Therapie hingewiesen, was den Verdacht auf eine Addison-Krise als Hauptdiagnose nahelegt.

Nach der Umlagerung und der Klärung aller Fragen verlässt das Notfallteam die Intensivstation.

2.15.7 Klinischer Verlauf

Nachdem das Stationsteam den Patienten übernommen hat, werden weitere venöse und arterielle Zugänge gelegt. Ein zentraler Venenkatheter (ZVK) wird unter sterilen Bedingungen und ultraschallgesteuert in die Vena jugularis interna rechts platziert und eine arterielle Kanüle in die Arteria radialis rechts gelegt. Dies ermöglicht eine regelmäßige Blutentnahme sowie einen suffizienten Zugang für Infusionen und Medikamente.

Als erstes und vorrangigstes Medikament wird ein Hydrocortison-Perfusor mit einer Dosierung von 200 mg vorbereitet und mit einer Laufrate von 2,1 ml/h gestartet, um die Dosis gleichmäßig über 24 Stunden zu verabreichen. Auf einen zusätzlichen Hydrocortison-Bolus wird verzichtet, da der empfohlene initiale Bolus von 25 mg SDH bereits verabreicht wurde. Zudem wird der Blutzuckerspiegel engmaschig überwacht, da weiterhin Schwankungen zu erwarten sind.

Da virale Ursachen bei einer Gastroenteritis häufig sind, wird auf eine prophylaktische Antibiotikagabe verzichtet. Allerdings werden Stuhlproben zur weiteren Diagnostik entnommen.

Bereits nach wenigen Stunden zeigt der Patient eine deutliche klinische Besserung, sodass keine weiteren invasiven Maßnahmen erforderlich sind. Nach zwei Tagen kann auch die Blutzuckereinstellung stabilisiert werden und der Patient zeigt keine Anzeichen einer Gastroenteritis mehr oder von Fieber. Er wird auf die Normalstation verlegt. Nach Rücksprache mit den Endokrinologen wird der Patient drei Tage später mit seiner ursprünglichen Hydrocortison-Dosierung entlassen.

2.15.8 Kommentar

Die Nebenniere ist eine komplexe endokrine Drüse, die sich oberhalb jeder Niere befindet. Sie besteht aus zwei funktionell und strukturell unterschiedlichen Teilen: der **Nebennierenrinde** (Cortex) und dem **Nebennierenmark** (Medulla). Diese Bereiche haben verschiedene Aufgaben und Hormonproduktionen.

Nebennierenrinde (Cortex)

Die Rinde ist in drei Zonen unterteilt, die spezifische Hormone produzieren:

- **Zona glomerulosa** (äußerste Schicht): Diese Zone ist für die Synthese von **Mineralokortikoiden** wie **Aldosteron** verantwortlich. Aldosteron reguliert den Natrium- und Kaliumhaushalt sowie das Flüssigkeitsvolumen, indem es die Rückresorption von Natrium in den Nieren fördert und die Kaliumausscheidung erhöht. Damit beeinflusst es auch den Blutdruck. Die Zellen der Zona glomerulosa sind klein und kugelförmig angeordnet, was ihrem Namen entspricht.
- **Zona fasciculata** (mittlere Schicht): Diese Zone ist die breiteste der Nebennierenrinde und produziert hauptsächlich **Glukokortikoide** wie **Kortisol.** Kortisol ist das wichtigste Hormon in der Stressantwort und beeinflusst den Kohlenhydrat-, Fett- und Eiweißstoffwechsel. Es erhöht den Blutzuckerspiegel und unterdrückt Entzündungen. Die Zellen der Zona fasciculata sind in Strängen organisiert, die parallel verlaufen (fasciculata = Bündel oder Strang) und enthalten viele Lipidtröpfchen.
- **Zona reticularis** (innere Schicht): Diese Zone produziert **Androgene,** vor allem **Dehydroepiandrosteron (DHEA),** das als Vorläufer für

Sexualhormone wie Testosteron und Östrogen dient. Diese Hormone haben im Vergleich zu den Sexualhormonen der Gonaden eine schwächere Wirkung, spielen jedoch eine wichtige Rolle bei der Pubertätsentwicklung und beeinflussen auch das allgemeine Wohlbefinden und die Libido im Erwachsenenalter. Die Zellen der Zona reticularis sind netzartig angeordnet (reticularis = netzartig).

Nebennierenmark (Medulla)

Das Nebennierenmark besteht hauptsächlich aus Chromaffinzellen, die in direktem Kontakt mit dem sympathischen Nervensystem stehen. Diese Zellen synthetisieren und sezernieren die **Katecholamine Adrenalin (Epinephrin)** und **Noradrenalin (Norepinephrin).** Diese Hormone sind entscheidend für die „Kampf-oder-Flucht"-Reaktion. Sie erhöhen die Herzfrequenz, erweitern die Bronchien, steigern den Blutdruck und fördern die Bereitstellung von Glukose durch den Abbau von Glykogen in der Leber.

- **Adrenalin** wird in höherer Menge produziert und wirkt primär auf das Herz, indem es die Herzfrequenz und die Kontraktilität steigert.
- **Noradrenalin** wirkt stärker auf die Blutgefäße, indem es den Gefäßtonus erhöht und somit den Blutdruck anhebt.

Die **Hypothalamus-Hypophysen-Nebennierenrinden-Achse (HPA-Achse)** ist ein komplexes Hormonsystem, das die Reaktion des Körpers auf Stress reguliert.

- **Hypothalamus:** Er produziert das **Corticotropin-Releasing-Hormon (CRH).**
- **Hypophyse:** Diese setzt als Antwort auf CRH das **adrenokortikotrope Hormon (ACTH)** frei, welches auf die Nebennierenrinde wirkt.
- **Nebennierenrinde:** Sie produziert **Glukokortikoide,** hauptsächlich **Kortisol.**

Aktivierende Hormone:

- **CRH:** stimuliert die Hypophyse zur Freisetzung von ACTH.
- **ACTH:** regt die Nebennierenrinde zur Produktion von Kortisol an.

Hemmende Hormone:

- **Kortisol:** Das wichtigste Hormon, das die HPA-Achse über eine negative Rückkopplung hemmt. Es reduziert die Freisetzung von CRH und ACTH, wenn die Kortisolspiegel hoch genug sind. Dies verhindert eine übermäßige Kortisolproduktion.

Die Hyperpigmentierung bei der primären Nebenniereninsuffizienz (NNI), wie dem Morbus Addison, entsteht durch die erhöhte Produktion von ACTH und MSH (Melanozyten-stimulierendes Hormon). Da bei einer primären NNI die Nebennierenrinde nicht genug Kortisol produziert, fehlt die negative Rückkopplung auf den Hypothalamus und die Hypophyse. Dies führt zu einer gesteigerten Freisetzung von Proopiomelanocortin (POMC). POMC wird ebenfalls in der Hypophyse gebildet und durch enzymatische Spaltung in verschiedene aktive Peptide aufgespalten, darunter ACTH und MSH. Durch die Überproduktion von ACTH bei primärer Nebenniereninsuffizienz werden vermehrt auch MSH-Fragmente freigesetzt, was zur Stimulation der Melanozyten führt und so die Hyperpigmentierung verursacht.

Evidenz: Mythos oder Fakt

Mythos: Alle Steroidpräparate haben dieselbe Äquivalenzdosis.
Fakt: Falsch! Ähnlich wie Morphin bei den Opioiden als Referenzwirkstoff gilt und eine Wirkstärke von 1 hat, dient Hydrocortison (Cortisol) als Referenz für Glukokortikoid- und Mineralokortikoidwirkung, mit einer Wirkpotenz von 1. Alle anderen Steroidpräparate werden im Vergleich dazu gemessen. So hat z. B. Cortison in beiden Wirkbereichen nur eine Potenz von 0,8. Dexamethason besitzt ausschließlich eine Glukokortikoidwirkung, diese jedoch mit einer Potenz von etwa 30.

Dieses Wissen ist entscheidend, um die Äquivalenzdosis der jeweiligen Substanzen korrekt zu bestimmen und die notwendigen Schwellenwerte zu beachten, insbesondere bei der Behandlung einer Addison-Krise.

		Cushing-Schwelle	Glukokortikoide Wirkung	Mineralokortikoide Wirkung
Cortisol (Hydrocortison)	Ähnelt körpereigenem Hormon	30 mg/d	1	1
Cortison	Wird in der Leber zu Cortisol	35 mg/dl	0,8	0,8
Prednisolon/ Prednison	Synthetisch	7,5 mg/d	4	0,8
Methylprednisolon	Synthetisch		5	–
Dexa-oder Betamethason	Synthetisch	1 mg/dl	30	–

LITERATUR

Doll T, Pott J. Basics – Perioeratives Steroidmanagement. https://pin-up-docs.de/2021/03/10/basics-perioperatives-steroidmanagement/

Jabbour SA. Steroids and the surgical patient. Med Clin North Am. 2001 Sep;85(5): 1311–1317. doi: 10.1016/s0025-7125(05)70379-5. PMID: 11565501

Kenyon CA, Warner MA. Handbook for Stoelting's Anesthesia and Co-Existing Disease, 3rd Ed. Anesthesiology November 2009, Vol. 111, 1170. https://doi.org/10.1097/ALN.0b013e3181bbce98

3 Reanimation

KAPITEL

3 Reanimation

Maximilian Rhiem, Hendrik Sudowe, Matthias Jahn, Sven Heiligers und Catharina Hammerschlag

3.1 Herz-Kreislauf-Stillstand (Basic)

Hendrik Sudowe

3.1.1 Einsatzmeldung/Anfahrt

Um 11:20 Uhr geht ein Alarm für den RTW ein. Als Einsatzstichwort für den RTW weist die Notfalldepesche „Kreislaufprobleme einer älteren Dame in einem Supermarkt; vermutlich bewusstlos“ aus. Da der Supermarkt nur 500 Meter von der Rettungswache entfernt liegt, trifft der RTW nach weniger als 2 Minuten ein. Das Team wird einige Minuten später durch ein NEF ergänzt werden.

Welches Material wird zum Patienten mitgeführt?

Das aus Notfallsanitäter, Rettungssanitäter und NotSan-Azubi im 1. Lehrjahr bestehende Team nimmt Notfallrucksack inklusive Sauerstoffeinheit, EKG/Defibrillator, Absaugpumpe und das für die Kommunikation mit der Leitstelle vorgesehene Mobiltelefon mit in den Supermarkt.

3.1.2 Situation am Notfallort und Ersteindruck

Am Eingang macht sich niemand bemerkbar, sodass sich das Team auf die Suche nach einem Einweiser macht. An der Käsetheke werden die Kollegen schließlich fündig: Eine Supermarktangestellte leitet die Einsatzkräfte zur Damentoilette. Dort habe sich eine ältere Dame in einer WC-Kabine eingeschlossen, nachdem sie zuvor über einen Druck in der Brust und Übelkeit geklagt habe. Eine zufällig in der Nähe befindliche Reinigungskraft habe sodann stöhnende Geräusche gehört. Sie sei daraufhin zu der Toilette gegangen, um zu fragen, ob sie helfen könne. Die Dame habe jedoch nicht geantwortet, sondern nur „schnarchend“ geatmet. Sie habe dann den Notruf veranlasst und sei zurückgekehrt.

Das Rettungsteam findet eine verschlossene WC-Kabinentür vor. Die unter dem Türspalt sichtbaren Füße einer älteren Dame sind seltsam verdreht. Auf lautes Klopfen und Rufen erfolgt keine Reaktion. Während einer der Kollegen bereits jetzt über das Mobiltelefon den Notarzt mit dem Stichwort „bewusstlose Person“ nachalarmiert, steigt der Teampartner auf die Türklinke und klettert von dort in die Kabine. Die Patientin ist blass, nicht kontaktierbar und zeigt keine Regung. Die Tür kann nun von innen geöffnet werden. Da es nicht nur in der Kabine, sondern auch in dem Raum davor sehr eng ist, entscheiden sich die Kollegen, alle weiteren diagnostischen und therapeutischen Maßnahmen im geräumigeren Vorraum durchzuführen. Dorthin wird die Patientin mit dem Rautek-Rettungsgriff umgehend gebracht und flach auf den Rücken gelegt. Es wird eine tiefe Bewusstlosigkeit (GCS 3) festgestellt, Atmung und Kreislauf sind nicht vorhanden. Sichere Todeszeichen an sofort zugänglichen Körperstellen wie Leichenstarre (Kiefergelenk) und Totenflecke sind nicht feststellbar.

3.1.3 Verdachtsdiagnose

Eine zuvor mobile Patientin hat einen Herz-Kreislauf-Stillstand unklarer Genese erlitten. Die therapiefreie Zeit wird aufgrund der Angaben der Reinigungskraft auf ca. 5–6 Minuten geschätzt. Ob eine potenziell reversible Ursache besteht und wenn ja, welche, ist zu diesem Zeitpunkt noch unklar.

3.1.4 Maßnahmen und Therapie

Der Rettungssanitäter entfernt die Kleidung der Patientin und beginnt sofort mit der Herzdruckmassage, die per Drucksensor mit Feedbackfunktion überwacht wird. Unterdessen bringt der Notfallsanitäter die Klebeelektroden des Defibrillators an. Sobald die 1-Kanal-EKG-Analyse möglich ist, werden die Thoraxkompressionen kurz unterbrochen. Das EKG zeigt ein Kammerflimmern. Während die Thoraxkompressionen fortgeführt werden, wird eine Energie von 200 Joule aufgeladen. Als die Energie bereitsteht, werden die Thoraxkompressionen auf Ansage unterbrochen und eine Defibrillation ausgelöst. Unmittelbar darauf wird die Herzdruckmassage wieder aufgenommen. Nun werden ein Larynxtubus eingelegt und ein Demandventil an den Beatmungsbeutel angeschlossen. So kann die O_2-Konzentration im Beatmungsbeutel nahezu 100 % erreichen. Nach einer kurzen Lagekontrolle (auskultatorisch und per Kapnografie) werden zeitgleich 10 Beatmungen mit einem Hubvolumen von ca. 500 ml und 100 Thoraxkompressionen pro Minute mit einer Drucktiefe von 5–6 cm durchgeführt. Eine Leckage kann nicht festgestellt werden. Ein mittlerweile eingetroffener betrieblicher Ersthelfer wird aufgefordert, den Beatmungsbeutel nach jeweils 10 Herzdruckmassagen zu komprimieren. Der Effekt wird kontrolliert.

Nun soll die Anlage eines Zugangs erfolgen. Da schnell ersichtlich wird, dass ein i. v. Zugang in akzeptabler Zeit nicht zu realisieren ist, fällt die Entscheidung für einen i. o. Zugang, der mittels eines EZ-IO®-Systems am Schienbein angelegt wird. Nach Lagekontrolle und Applikation von 10 ml NaCl erinnert die im EKG mitlaufende Uhr daran, dass seit dem letzten Schock nun fast 2 Minuten vergangen sind. Die Anlage des Zugangs und die Thoraxkompressionen werden unterbrochen, um eine erneute EKG-Analyse vorzunehmen. Nach wie vor besteht Kammerflimmern. Bis zur Bereitstellung der Energie werden die Thoraxkompressionen wieder aufgenommen. Nach Bereitstellung der Energie wird defibrilliert und nach Helferwechsel erneut mit Thoraxkompressionen gestartet. Nun wird eine Infusion an den i. o. Zugang angeschlossen. Es werden 1 mg Adrenalin und 300 mg Amiodaron vorbereitet, aber noch nicht appliziert. Das Team vereinbart, nach der nächsten Defibrillation erneut die Positionen zu tauschen. Nach der 3. Defibrillation werden 1 mg Adrenalin und 300 mg Amiodaron intraossär verabreicht. Unter offensichtlich suffizienter Herzdruckmassage wird ein $etCO_2$-Wert von immerhin 30 mmHg erreicht.

Eine Blutzuckermessung ergibt einen Wert von 160 mg/dl. Derweil werden zügig die potenziell reversiblen Ursachen für den Kreislaufstillstand nach dem 4 × H- und HITS-Schema abgewogen. Als wahrscheinlichste Ursache wird ein akutes Koronarsyndrom als thromboembolisches Ereignis angenommen, weil fremdanamnestisch ein thorakales Druckgefühl, Kaltschweißigkeit und Übelkeit eruiert werden konnten. Vor Erreichen der nächsten Analysephase nach 2 Minuten, wird ein erneuter Positionswechsel vereinbart. Der ist allerdings nicht mehr nötig, da nach der Unterbrechung der Basismaßnahmen im EKG ein Sinusrhythmus mit einer Frequenz von 110/min erkennbar wird, der zu einem Auswurf mit Puls (A. carotis) führt. Der Kapnograf zeigt jetzt Werte von 60 mmHg an. Während die Beatmung fortgesetzt wird, kann ein Blutdruck, von 170/100 mmHg gemessen werden. Das Pulsoxymeter zeigt eine Sauerstoffsättigung von 96 % an.

Eine Temperaturkontrolle über ein Ohrthermometer mit erweitertem Messbereich zeigt mit 35,9 °C einen Wert, der bereits im angestrebten Bereich eines zielgerichteten Temperaturmanagements liegt.

Das 12-Kanal-EKG zeigt einen Sinusrhythmus mit ST-Strecken-Hebungen in den Ableitungen V_1–V_4, die auch nach einem zweiten EKG-Ausdruck im weiteren Verlauf persistieren. Zur Thrombozytenaggregations- und Gerinnungshemmung werden bei dem Vorderwand-STEMI (ACS-Symptomatik, plötzlicher Herztod, ST-Elevationen) und keinem klinischen Hinweis auf eine aktive Blutung (gestaute Halsvenen, hoher Blutdruck nach ROSC, kein Blutaustritt, keine Prellmarken) 250 mg ASS und 5000 IE Heparin verabreicht.

Die Pupillen der Patientin reagieren wieder auf Licht, sie beginnt gegen die Beatmung anzuatmen. Zur Analgosedierung werden 3 mg Dormicum® und 0,2 mg Fentanyl appliziert. Als Zielkrankenhaus wird eine Klinik mit einem Cardiac-Arrest-Center (CAC) ausgewählt. Eine Kontrolle des Cuffdrucks des Larynxtubus zeigt einen akzeptablen Wert von 55 cmH_2O.

3.1.5 Transport und Übergabe

Ein Beatmungsgerät wird angeschlossen (AF: 12/min, AMV: 6 l). Der engmaschig kontrollierte systolische Blutdruck liegt zwischen 140 und 150 mmHg, das EKG zeigt weiterhin einen leicht tachykarden Sinusrhythmus, persistierenden ST-Hebungen sowie vereinzelt einfallenden monotopen ventrikulären Extrasystolen. Die Sauerstoffsättigung beträgt 96 % und der $etCO_2$ sinkt auf 45 mmHg. Die Körpertemperatur bleibt unter 36,0 °C. Ein Kältezittern ist nicht zu beobachten.

Nach kurzem Transport kann die vorangemeldete Patientin kreislaufstabil im Krankenhaus übergeben werden.

3.1.6 Klinischer Verlauf

Im Cardiac Arrest Center (CAC) werden neben weiteren diagnostischen Schritten sofort eine Echokardiografie und eine Herzkatheteruntersuchung veranlasst, bei der eine hochgradige RIVA-Stenose gesichert werden kann, die mittels Ballondilatation aufgedehnt und mit einem Stent versorgt wird. Die Körpertemperatur wird für 24 Stunden zwischen 32 und 36 °C gehalten. Nach Abschluss weiterer diagnostischer Maßnahmen und Stabilisierung des Therapieerfolgs lässt man die Patientin aus der Narkose erwachen. Es bleiben – vermutlich allein aufgrund der kurzen therapiefreien Zeit – keine neurologischen Schäden zurück.

3.1.7 Kommentar

Das Vorgehen der RTW-Besatzung entsprach den ERC-Leitlinien (von 2021) zur Reanimation (➤ Abb. 3.1). Initial ließ die Position der Patientin keine unverzügliche Reanimation zu, sodass vor Beginn der Reanimation ein Lagewechsel als Voraussetzung für suffiziente Maßnahmen vorgenommen werden musste. Nach Einrichtung des Arbeitsplatzes in einem geräumigeren Umfeld mit sinnvoller Positionierung des für beide Teammitglieder erreichbaren Materials wurde der Kreislaufstillstand unter Einbeziehung der wesentlichen Informationen festgestellt (Bewusstlosigkeit, Atemstillstand, zentrale Pulslosigkeit, aber noch keine sicheren Todeszeichen). Die daraufhin eingeleiteten Basismaßnahmen (Sauerstoffbeatmung und Herzdruckmassage) wurden nur nach strenger Kosten-Nutzen-Analyse und prioritätengeleitet unterbrochen: Die **Defibrillation** kann ein Kammerflimmern und damit den Kreislaufstillstand sofort beenden. Der herausragende Nutzen dieser Maßnahme ist demnach offensichtlich. Dennoch soll die Herzdruckmassage möglichst nur für wenige Sekunden unterbrochen werden.

Adrenalin muss als Notfallmedikament der Wahl beim Kreislaufstillstand ebenfalls einer Effektivitätsanalyse unterzogen werden. Eine vorteilhafte Wirkung liegt insbesondere in der peripheren Vasokonstriktion, sodass dem Blutfluss unter Herzdruckmassage ein erhöhter peripherer Widerstand entgegengesetzt wird und dadurch ein deutlich verbesserter koronarer und zerebraler Blutfluss erreicht werden kann. Im Fall einer Asystolie oder einer bradykarden, pulslosen elektrischen Aktivität (PEA) ist auch die herzfrequenz- und herzkraftstimulierende Wirkkomponente erwünscht. Weniger erfreulich ist die Tatsache, dass der Sauerstoffbedarf des Herzmuskels ansteigt. Grundsätzlich drohen auch Herzrhythmusstörungen. In der Reanimationssituation ist dies sicherlich tolerabel. Adrenalin kann aber im Fall der Wiederkehr eines Spontankreislaufs nachwirkend für neuerliche Rhythmusstörungen sorgen. Trotzdem überwiegt auch in diesem Fall vermutlich der Nutzen. Es wird beim Kammerflimmern oder bei einer pulslosen ventrikulären Tachykardie unmittelbar nach der dritten Defibrillation eingesetzt. Um die Wahrscheinlichkeit einer Konversion in einen perfundierenden Rhythmus zu steigern, wird nach dem dritten Defibrillationsversuch als pharmakologische Unterstützung zusätzlich Amiodaron eingesetzt. Bei defibrillationsrefraktärer VF oder pVT kann laut ERC auch Lidocain anstelle von Amiodaron eingesetzt werden und ist somit prinzipiell gleichwertig.

Mit der Kapnografie steht mittlerweile regelmäßig ein sehr wichtiges Monitoring-Instrument für die Reanimation zur Verfügung: Neben einer Kontrolle der Tubuslage lässt ein „guter" CO_2-Wert Rückschlüsse auf die Effektivität der Thoraxkompressionen zu. Plötzlich ansteigende Werte können unter Reanimation für eine Wiederkehr des Spontankreislaufs sprechen.

3

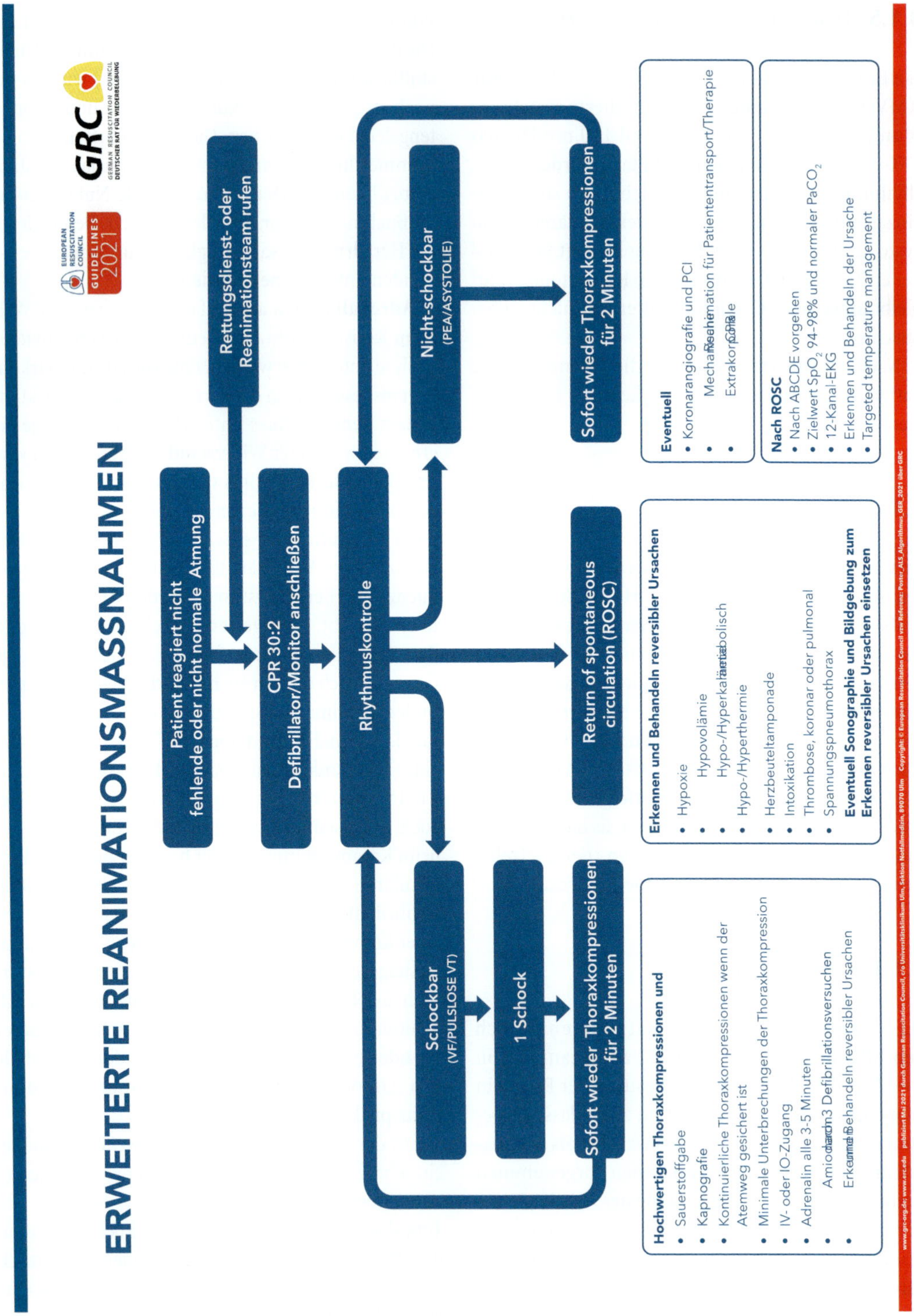

Abb. 3.1 ERC-Algorithmus Erweiterte Reanimationsmaßnahmen beim Erwachsenen © German Resuscitation Council (GRC) und Austrian Resuscitation Council (ARC) 2021 [F781-035]

Evidenz: Mythos oder Fakt

Ist Adrenalin bei der Reanimation lebensrettend? Dafür gibt es keine wirklich guten Beweise. Die Paramedic2-Studie verglich u. a. Adrenalin gegen Placebo und zeigte einen Anstieg für primäre Reanimationserfolge: Mehr Patienten wurden nach Adrenalin-Gabe lebend in die Klinik eingeliefert und mehr Patienten überlebten zumindest die ersten 3 Monate nach dem Ereignis. Allerdings war das neurologische Outcome in der Adrenalin-Gruppe schlechter. Nach 3 Monaten glichen sich die Ergebnisse in den beiden Gruppen an. Die ERC-Leitlinien empfehlen daher Adrenalin (starke Empfehlung bei niedrigem bis moderatem Evidenzgrad) und erkennen damit den unmittelbaren Effekt auf die Wiederherstellung eines Spontankreislaufs an – obschon eine nachhaltige und vorteilhafte Wirkung auf Langzeitüberleben und neurologische Funktion nicht belegt werden kann.

Adrenalin intramuskulär? In einer Single-Center-Studie von Palatinus et al. (2024) bei einem außerklinischen Herz-Kreislauf-Stillstand (Erwachsene) wurde eine anfängliche i. m. Dosis Adrenalin als Ergänzung zur Standardversorgung mit einem verbesserten Überleben bis zur Krankenhauseinweisung, dem Überleben bis zur Krankenhausentlassung und dem funktionellen Überleben in Verbindung gebracht. Allerdings ist laut Autoren eine randomisierte kontrollierte Studie erforderlich, um den potenziellen Nutzen der i. m. Adrenalin-Gabe bei einem außerklinischen Herz-Kreislauf-Stillstand (OHCA) vollständig zu bewerten.

Adrenalin intravenös vs. intraossär?

Eine retrospektive Studie von Michael et al. (2024) ergab das die intraossäre (i. o.) Gabe von Adrenalin negativ mit der Rückkehr eines Spontankreislaufs nach Herz-Kreislauf-Stillstand (ROSC) verbunden war. Intravenös (i. v.) verabreichtes Adrenalin scheint weiterhin überlegen zu sein gegenüber einer Gabe von Adrenalin i. o. (höhere ROSC-Raten). Auch die verzögerte Gabe von Adrenalin i.v. ist laut Studie nicht nachteilig. Für die Praxis bedeutet dies, dass die i. v. Gabe von Adrenalin weiterhin favorisiert werden und eine i. o. Gabe nur bei schwierigen Venenverhältnissen erfolgen sollte.

LITERATUR

Hubble MW, Martin MD, Kaplan GR et al.: The Route to ROSC: Evaluating the Impact of Route and Timing of Epinephrine Administration in Out-of-Hospital Cardiac. 14 Oct 2024

Nolan JP, Deakin CD, Ji C et al. Intraosseous versus intravenous administration of drenaline in patients with out-of-hospital cardiac arrest: a secondary analysis of the PARAMEDIC2 placebocontrolled trial. Intensive Care Med 2020; 46: 95462

Palatinus HN, Johnson MA, Wang HE et al. Early intramuscular adrenaline administration is associated with improved survival from out-of-hospital cardiac arrest. Resuscitation. 2024 Jun 9; 201: 110266. doi: 10.1016/j.resuscitation.2024.110266. Epub ahead of print. PMID: 38857847

Perkins GD, Ji C, Deakin CD et al. A Randomized Trial of Epinephrine in Out-of-Hospital Cardiac Arrest. N Engl J Med 2018; 379: 71121

Perkins GD, Kenna C, Ji C et al. The effects of adrenaline in out of hospital cardiac arrest with shockable and non-shockable rhythms: Findings from the PACA and PARAMEDIC-2 randomised controlled trials. Resuscitation 2019; 140: 5563

Soar J, Böttiger BW, Carli P et al. European Resuscitation Council Guidelines 2021: Adult advanced life support. 2021. https://cprguidelines.eu/assets/guidelines/European-Resuscitation-Council-Guidelines-2021-Ad.pdf

3.2 Unklare Bewusstseinslage (Advanced)

Matthias Jahn

3.2.1 Einsatzmeldung/Anfahrt

Freitagvorabend werden RTW und NEF um 18:30 Uhr in ein Sonnenstudio alarmiert. Das Sonnenstudio befindet sich in ca. 2 Kilometern Entfernung zur Rettungswache und unweit entfernt vom NEF-Standort (3 km), der an eine Klinik angeschlossen ist. Der Einsatz lautet „Internistisch sonstig; bewusstlos; weiblich“. Der RTW trifft ca. 3 Minuten vor dem parallel alarmierten NEF ein.

3.2.2 Situation am Notfallort und Ersteindruck

Das RTW-Team findet im Bereich der Umkleiden vor den Solarbänken eine große Menschenmenge, die sich um eine ca. 60-jährige, auf dem Boden liegende Frau versammelt hat.

Der Notfallsanitäter des RTW-Teams wendet sich der Patientin zu. Die Patientin reagiert nicht auf Ansprache. Es ist keine Atemtätigkeit erkennbar, eine Lippenzyanose ist feststellbar. Pulse können zentral nicht getastet werden. Die Patientin wird als **kritisch** eingestuft. Es liegt ein Herz-Kreislauf-Stillstand unklarer Genese vor; es folgt der sofortige Beginn der Thoraxkompressionen durch den Rettungssanitäter.

Während der durch das RTW-Team gestarteten Reanimation (30 Thoraxkompressionen im Wechsel mit 2 Beatmungen) und dem Aufbringen der Defi-Patches durch den am Kopf befindlichen Notfallsanitäter trifft der Notarzt ein. Die erste **EKG-Analyse** zeigt eine Breit-Komplex-Bradykardie mit auffallend erhöhter T-Welle bei einer Frequenz von 45 Schlägen/min. Es sind weiterhin keine zentralen Pulse tastbar. Es liegt hier eine sog. pulslose elektrische Aktivität (PEA) vor: es ist zwar elektrische Aktivität am Herzen vorhanden, aber es wird kein Blut ausgeworfen. Die Hämodynamik ist somit gestört.

Unmittelbar nach der Analyse durch das Team werden die Thoraxkompressionen dieses Mal durch den Notfallsanitäter-Azubi unverzüglich wieder aufgenommen. Nach Absprache im Team und der anschließenden Aufgabenverteilung nimmt der Notarzt die Kopfposition ein, um eine Sicherung der Atemwege mittels endotrachealer Intubation vornehmen zu können. Derweil gelingt es dem Notfallsanitäter nach zwei Versuchen einen i. v. Zugang am rechten Arm zu etablieren, um hierüber schnellstmöglich Adrenalin zu applizieren. Von den Umstehenden wird dem Rettungsteam berichtet, dass die Seniorin einige Zeit, bevor sie zusammensackte, schwankend durch den Laden gegangen sei.

Während die Reanimation ununterbrochen ausgeführt wird, beginnt das inzwischen 5-köpfige Rettungsdienstteam mit einer genaueren Inspektion, auch der Extremitäten. Es finden sich am linken Unterarm geschwulstartige Ausbuchtungen.

Welche weiteren Informationen sollten gesammelt werden? Welche Ableitungen lassen sich hieraus vornehmen?

Der Notfallsanitäter des NEF erkundigt sich während der laufenden Reanimation bei Kunden und Personal des Sonnenstudios nach der Patientin. Doch niemand kennt die Patientin näher. Die Umstehenden berichten dem Notfallsanitäter übereinstimmend, dass die Frau 2 Minuten nach dem Sturz weiter geatmet habe. Erst kurz vor Eintreffen des RTW-Personals habe sie damit aufgehört. Im Portemonnaie finden sich die Krankenversichertenkarte und der Personalausweis der Patientin. Weiterhin befindet sich dort auch die Visitenkarte einer nephrologischen Arztpraxis. In der Jacke der Patientin findet er eine Medikamentenliste, die ggf. Aufschluss über den Grund des Herz-Kreislauf-Stillstands sowie über den allgemeinen Gesundheitszustand der Patientin liefern kann. Die Medikamentenliste weist folgende Medikamente auf (➤ Tab. 3.1):

Tab. 3.1 Medikamentenliste der Patientin

Medikamentengruppe	Überlegungen des Rettungsteams zur Verordnung: V. a. bestehende/behandelte Vorerkrankung
Thrombozytenaggregationshemmer	Z. n. Herzinfarkt; Prophylaxe
ACE-Hemmer	Hypertonus; Prophylaxe
Betablocker	Hypertonus; Prophylaxe
Simvastatin	Medikament zur Cholesterinsenkung bei bestehender Hypercholesterinämie
Kalzium	Kardiale und/oder bestehende nephrologische Vorerkrankung
Phosphat	Kardiale und/oder bestehende nephrologische Vorerkrankung

3.2.3 Verdachtsdiagnose

Trotz der erhaltenen Informationen und der hieraus ableitbaren möglichen Ursachen des Herz-Kreislauf-Stillstands ist es in Reanimationssituationen schwierig, die genaue Ursache herauszufinden und zielgerichtet zu behandeln.

Leitsymptome, die auf die Ursache des Herz-Kreislauf-Stillstands hindeuten und ggf. ursächlich für diesen sein können, können sich im EKG-Bild zeigen bzw. ankündigen. Im vorliegenden Fall zeigt sich im EKG-Bild eine elektrische Aktivität (Breitkomplexkammerbradykardie mit erhöhter T-Welle) ohne Puls.

Die geschwulstartigen Veränderungen am Unterarm der Patientin lassen sich einem operativ angelegten Shunt zur Dialyse zuordnen. Da es sich vermutlich um eine Dialysepatientin handelt, kann die Hautblässe von einer Niereninsuffizienz stammen, wie auch von einer Anämie. Weiterhin kann dies ein Hinweis auf eine vorliegende Hypovolämie im Rahmen einer Blutung sein.

Das unsichere Gangbild, das von den Kunden des Sonnenstudios beschrieben wurde, könnte auf Parästhesien hindeuten. Diese könnten durch eine Hyperkaliämie ausgelöst worden sein, verlaufen in der Regel aber symptomfrei. Als reversible Ursachen eines Herz-Kreislauf-Stillstands werden z. B. Hypoxie oder auch Hyperkaliämie angesehen. Als Merkhilfe werden die sog. 4Hs und HITS abgearbeitet.

Eine mögliche **Hyperkaliämie** entsteht häufig aufgrund einer akuten oder chronischen Niereninsuffizienz. Dies geschieht dann, wenn die glomeruläre Filtrationsrate (GFR) stark eingeschränkt ist. Die GFR-Stadien und der Schweregrad der Nierenfunktionseinschränkung laut KDIGO (KDIGO 2013) werden international verwendet und sind in ➤ Tab. 3.2 aufgelistet. Im Rahmen einer gesunden Nierenfunktion ist eine Hyperkaliämie durch eine zu hohe Kaliumzufuhr unwahrscheinlich, da die renale Ausscheidungskapazität deutlich über der aufgenommenen Kaliummenge liegt.

Tab. 3.2 GFR-Stadien bei chronischer Nierenerkrankung

GFR-Stadium	GFR (ml/min/1,73 m²)	Bezeichnung
G1	≥ 90	Normal oder hoch
G2	60–89	Leichtgradig eingeschränkt
G3	45–59	Leicht- bis mäßiggradig eingeschränkt
G4	30–44	Mäßig- bis hochgradig eingeschränkt
G5	15–29	Hochgradig eingeschränkt
G6	< 15	Terminale Niereninsuffizienz

Als medikamentöse **Ursachen** für eine Hyperkaliämie können die ACE-Hemmer aus der Medikamentenliste der Patientin herangezogen werden. Diese greifen in das Renin-Angiotensin-Aldosteron-System (RAAS) ein.

3.2.4 Maßnahmen und Therapie

Am Nicht-Shunt-Arm wird unter ununterbrochener Reanimation ein großlumiger i. v. Zugang etabliert. Über diesen wird NaCl 0,9 % infundiert. Vollelektrolytlösungen (z. B. Ringer-Acetat) würden hier das mögliche Problem einer Hyperkaliämie verstärken und in diesem Fall somit eher kontraproduktiv wirken.

Weiterhin ist im betrachteten Fall einer PEA (hypodyname Form des Herz-Kreislauf-Stillstands) auch eine medikamentöse Therapie im Rahmen der Reanimation erforderlich. Die Patientin erhält hierbei 1 mg Adrenalin i. v. (alle 3–5 Minuten).

Welche zusätzlichen Maßnahmen ergreift das Team?

Die Patientin wurde im Zuge der Reanimation durch den Notarzt erfolgreich endotracheal intubiert. Unter laufender Reanimation und Evaluation der angesprochenen 4Hs und HITS werden durch den Notarzt 10 ml Kalziumchlorid 10 % i. v. als Bolus appliziert, um den toxischen Effekten eines zu hohen Kaliumspiegels, bei Verdacht auf Hyperkaliämie als Ursache des Herz-Kreislauf-Stillstands, mit eintretenden Schädigungen an der myokardialen Zellmembran entgegenzuwirken.

Die Vital- und Beatmungsparameter sowie das endtidale CO_2 (Kapnometrie) werden kontinuierlich überwacht, als Zeichen der Wirksamkeit der Reanimationsmaßnahmen, aber auch um eine etwaige Kreislaufveränderung der Patientin beobachten zu können. Nach erfolgreich durchgeführter Intubation werden unter Einhaltung des Reanimationsalgorithmus fortlaufende Thoraxkompressionen und die Beatmung mit etwa 10 Atemhüben pro Minute durchgeführt. Zum jeweiligen EKG-Analysezeitpunkt und Helferwechsel bei den Thoraxkompressionen, alle

2 Minuten, besteht immer noch eine PEA. Somit erhält die Patientin weiterhin jeweils alle 3–5 Minuten 1 mg Adrenalin i. v.

Des Weiteren überlegt der Notarzt auch einen Glukose-Insulin-Einsatz, jedoch wird in beiden Einsatzfahrzeugen kein Insulin vorgehalten. Dieser Einsatz ist auch ggf. kritisch, da sich ohne Blutbild der Einsatz von Insulin negativ auf den Kaliumspiegel auswirken kann.

Nach ca. 15 Minuten durchgehenden Reanimationsbemühungen und der nun wieder erfolgenden Rhythmusanalyse ist ein schwacher zentraler Puls tastbar. Auch das EKG zeigt eine Veränderung. Die Breitkomplexkammerbradykardie zeigt sich rückläufig, die Komplexe werden schmaler bei gleichzeitigem Frequenzanstieg. Auch die Ausprägung der T-Wellenhöhe ist niedriger als zu Beginn der Reanimation und EKG-Ableitung. Ferner zeigt die Kapnografie einen Anstieg des CO_2-Werts, was für eine wiedereintretende Kreislaufaktivität im Rahmen eines ROSC spricht.

Der oszillometrisch gemessene Blutdruck beträgt 80/35 mmHg, unter der Beatmung bei 100 % inspiratorischer Sauerstoffkonzentration wird durch Pulsoxymetrie eine Sauerstoffsättigung von 96 % gemessen.

3.2.5 Transport und Übergabe

Die Patientin wird unter Einbezug der integrierten Leitstelle mit dem Hinweis „Zustand nach Reanimation bei V. a. bestehende Hyperkaliämie" in der nächsten Maximalversorger-Klinik angemeldet, auch die Dialyseabteilung wird vorab informiert. Im Rahmen der Transportvorbereitung werden i. v. Zugänge wie auch der Tubus abermals auf sichere Fixierung überprüft, um Diskonnektionen möglichst zu vermeiden. Die Patientin wird auf die Fahrtrage des RTW umgelagert und die Vital- und Beatmungsparameter werden innerhalb des Re-Assessments engmaschig überwacht, damit Vitalzeichenveränderungen sofort erfasst werden.

Der Notarzt sediert die Patientin mit Benzodiazepinen und lässt eine maschinelle Beatmung mit 100 % O_2-Flow ausführen. Die Beatmung wird unter einem PEEP von 5 mbar durchgeführt, hierdurch sollen Atelektasen vermieden werden. Die mittels Pulsoxymetrie gemessene Sauerstoffsättigung beträgt nun zwischen 98–99 %.

Der Transport in die Klinik selbst erfolgt unter Inanspruchnahme von Sonder- und Wegerechten bei Wahrung der Möglichkeit zur sofortigen Reanimationsaufnahme.

Die Patientin wird direkt auf der Intensivstation hospitalisiert und dort dem behandelnden Ärzte- und Pflegeteam übergeben.

3.2.6 Klinischer Verlauf

Nach erfolgter Umlagerung in das Klinikbett findet auch hier ein Re-Assessment statt und die Patientin wird gemäß des ABCDE-Schemas untersucht. Parallel hierzu erfolgt eine Blutgasanalyse. Diese ergibt einen Kaliumwert von 8,7 mmol/l, der Kreatinin-Wert liegt bei 11 mg/dl, der Harnstoff wird mit über 300 mg/dl ermittelt. Die Auswertung zeigt die Bestätigung der Verdachtsdiagnose einer metabolischen Azidose.

Hierauf wird bei der Patientin eine Glukose-Insulin-Therapie gestartet und sie wird einer Dialyse zugeführt. Durch die Hämodialyse verbessert sich fortlaufend ihr Zustand. Einige Tage nach erfolgreicher hämodynamischer und respiratorischer Stabilität kann die Patientin schließlich wieder extubiert werden. Im weiteren Verlauf kann sie einige Tage später zunächst auf die Normalstation verlegt und dann nach Hause entlassen werden. Mit der nephrologischen Praxis werden regelmäßige Dialysetermine vereinbart.

3.2.7 Kommentar

Eine Hyperkaliämie stellt mit die häufigste Elektrolytentgleisung dar, die in ihrer Folge in einen Herz-Kreislauf-Stillstand münden kann.

Ein universell gültiger Grenzwert kann für eine Hyperkaliämie derzeit nicht genannt werden und ist leider nicht einheitlich definiert. Indes liegt der obere Grenzwert regelmäßig bei > 5,5 mmol/l. Ab einem Kaliumwert > 6,5 mmol/l spricht die aktuelle Literatur per Definition von einer „schweren Hyperkaliämie". Hierbei ergibt sich die Gefahr schwerwiegender Komplikationen, wodurch eine rasche Behandlung indiziert ist.

Drei Schweregrade der Hyperkaliämien können unterschieden werden und werden auch durch den ERC wie folgt definiert:

- **Milde** Hyperkaliämie (Serumkaliumspiegel 5,5–5,9 mmol/l).
- **Moderate** Hyperkaliämie (Serumkaliumspiegel 6,0–6,4 mmol/l)
- **Schwere** Hyperkaliämie (Serumkaliumspiegel über 6,5 mmol/l)

Eine schwere Hyperkaliämie kann zu ventrikulären Tachykardien oder Kammerflimmern führen und somit lebensbedrohlich sein. Der Kaliumspiegel ist deshalb fein reguliert und wird v. a. durch die Ausscheidung über die Niere gesteuert. Somit kann eine Hyperkaliämie nur dann auftreten, wenn die Aufnahme die Ausscheidungsfähigkeit der Niere übersteigt. Bei Patienten mit Nierenversagen oder chronischer Niereninsuffizienz kann daher ein zu hoher Kaliumspiegel entstehen und eine **Dialyse** notwendig werden. Aber auch bei leichteren Nierenfunktionsstörungen kann durch die übermäßige Zufuhr von Kalium ein Anstieg des Kaliumspiegels auftreten. Zu guter Letzt gibt es auch Medikamente, die den Kaliumspiegel erhöhen können. Insbesondere die Kombination von **ACE-Hemmern** (z. B. Ramipril) mit **kaliumsparenden Diuretika** (z. B. Spironolacton) kann schwere Hyperkaliämien mit Herzrhythmusstörungen hervorrufen. Daher liefert die Anamnese die entscheidenden Hinweise auf Störungen des Kaliumhaushalts. Das EKG kann helfen, den Schweregrad einer möglichen Hyperkaliämie abzuschätzen. Denn liegen bereits EKG-Veränderungen vor, handelt es sich um eine potenziell lebensbedrohliche Elektrolytentgleisung.

Zusammenfassend gibt es eine Vielzahl an Ursachen, die eine Hyperkaliämie auslösen können:

- Einnahme von Medikamenten (z. B. ACE-Hemmer, kaliumsparende Diuretika, Betablocker, NSAR, Kaliumchlorid)
- Nierenversagen, Bluttransfusionen
- Sepsis, Addison-Krankheit, Azidose durch mineralische Säuren, Crush-Syndrom (Rhabdomyolyse), Hormonmangel (Insulin, Aldosteron), intravaskuläre Hämolyse, akutes Tumorlyse-Syndrom, Verbrennungen, oral gesteigerte Kaliumzufuhr, parenterale Kaliumzufuhr, verminderte renale K-Ausscheidung

Werden sichtbare Arrhythmien während der EKG-Diagnostik festgestellt, so ist die zwingende Abklärung einer Elektrolytverschiebung angezeigt.

EKG-Diagnostik bei Hyperkaliämie

Bei einer **leichten Hyperkaliämie** ist das EKG oftmals unauffällig. Steigt der Kaliumspiegel weiter an, treten zunächst Veränderungen der Repolarisation auf: Die T-Welle wird spitz und ihre Amplitude vergrößert sich. Ein zeltförmiges hohes T ist somit ein markantes, wenn auch unspezifisches Zeichen bei hohen Kaliumspiegeln.

Bei **schwerer Hyperkaliämie** wird auch die Depolarisation gestört. Das PQ-Intervall verlängert sich, die P-Welle wird kleiner oder verschwindet ganz. Auch die intraventrikuläre elektrische Leitung wird gestört. Der QRS-Komplex wird breiter und deformiert (➤ Abb. 3.2). Es können ventrikuläre Rhythmusstörungen entstehen, eine Sinusbradykardie oder bradykardes Vorhofflimmern sind ebenfalls möglich. ➤ Abb. 3.3 zeigt, wie sich das EKG bei steigendem Kaliumwert verändert.

Eine Hyperkaliämie kann zusammenfassend nachstehende **EKG-Veränderungen** auslösen, die unter den generellen Parametern einer EKG-Bilddiagnostik beachtet werden müssen:

- Sinusbradykardie, bradykardes VHF
- Hohe/spitze T-Wellen
- Fehlende P-Wellen
- Verlängerte PQ-Zeit
- Verbreiterter QRS-Komplex
- Arrhythmien
- Spätzeichen: Verschmelzung von QRS-Komplex und T-Welle zu sinusförmiger Welle
- Finale Stadien: VF, „Slow VT", PEA, Asystolie

Therapie der Hyperkaliämie

Oft führen mehrere Faktoren zur pathologischen Erhöhung des Kaliumspiegels. Die Diagnose kann nur durch eine **Blutentnahme** gestellt werden, somit kann im Rettungsdienst nur der Verdacht auf eine Hyperkaliämie geäußert werden, wenn Anamnese und EKG dazu passend sind. Daher ist die Therapie präklinisch rein symptomatisch. Erst in der Klinik kann man nach Bestätigung der Verdachtsdiagnose mit verschiedenen medikamentösen Maßnahmen versuchen, den Kaliumspiegel zu senken. Zu beachten ist, dass die medikamentöse Akuttherapie nur Zeit erkauft, da das Kalium nach wenigen Stunden wieder zurückströmt.

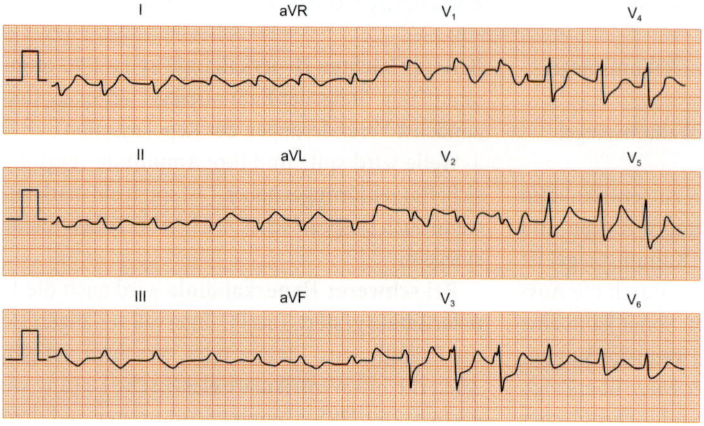

Abb. 3.2 EKG bei einer schweren Hyperkaliämie. Typisch sind die ungewöhnlich deformierten, breiten QRS-Komplexe und die fehlenden P-Wellen. [L231]

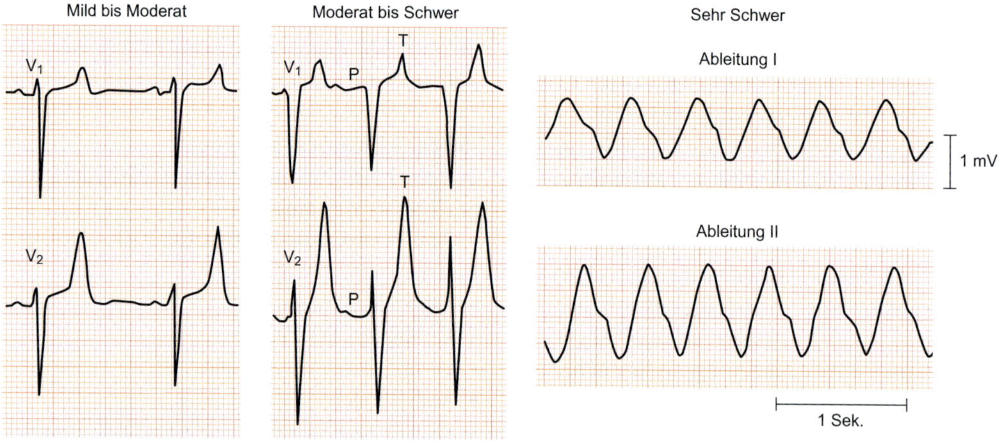

Abb. 3.3 EKG-Veränderungen bei Hyperkaliämie in Abhängigkeit von der Höhe des Kaliumspiegels [L143]

Die **Therapie** einer Hyperkaliämie wird in **5 Schritte** unterteilt (ERC-Behandlungsalgorithmus 2021; ➤ Abb. 3.4):

1. Myokardialer Schutz durch Antagonisierung der Kaliumeffekte
2. Steigerung der Kaliumaufnahme in die Zellen (Kaliumshift)
3. Förderung der Kaliumausscheidung aus dem Körper
4. Kontrolle des Serumkaliumspiegels
5. Vorbeugende Maßnahmen zur Vermeidung einer Rezidivhyperkaliämie

Wird eine Hyperkaliämie als Ursache angenommen, sollte die Therapie frühzeitig eingeleitet werden, ggf. noch vor Erhalt der Laborergebnisse. So kann unter Umständen ein Herz-Kreislauf-Stillstand vermieden werden.

Membranstabilisierung

Kalzium

Als erste medikamentöse Akutmaßnahme sollte bei Hyperkaliämie mit EKG-Veränderungen in der Notaufnahme 1 g Kalzium gegeben werden, allerdings mit dünner Evidenzlage. Kalziumchlorid ist hierbei wirkungsvoller als Kalziumglukonat. Die Gabe von Kalzium wirkt membranstabilisierend und kardioprotektiv, da es die Wahrscheinlichkeit von Herzrhythmusstörungen reduziert. Den Kaliumspiegel beeinflusst es hingegen nicht.

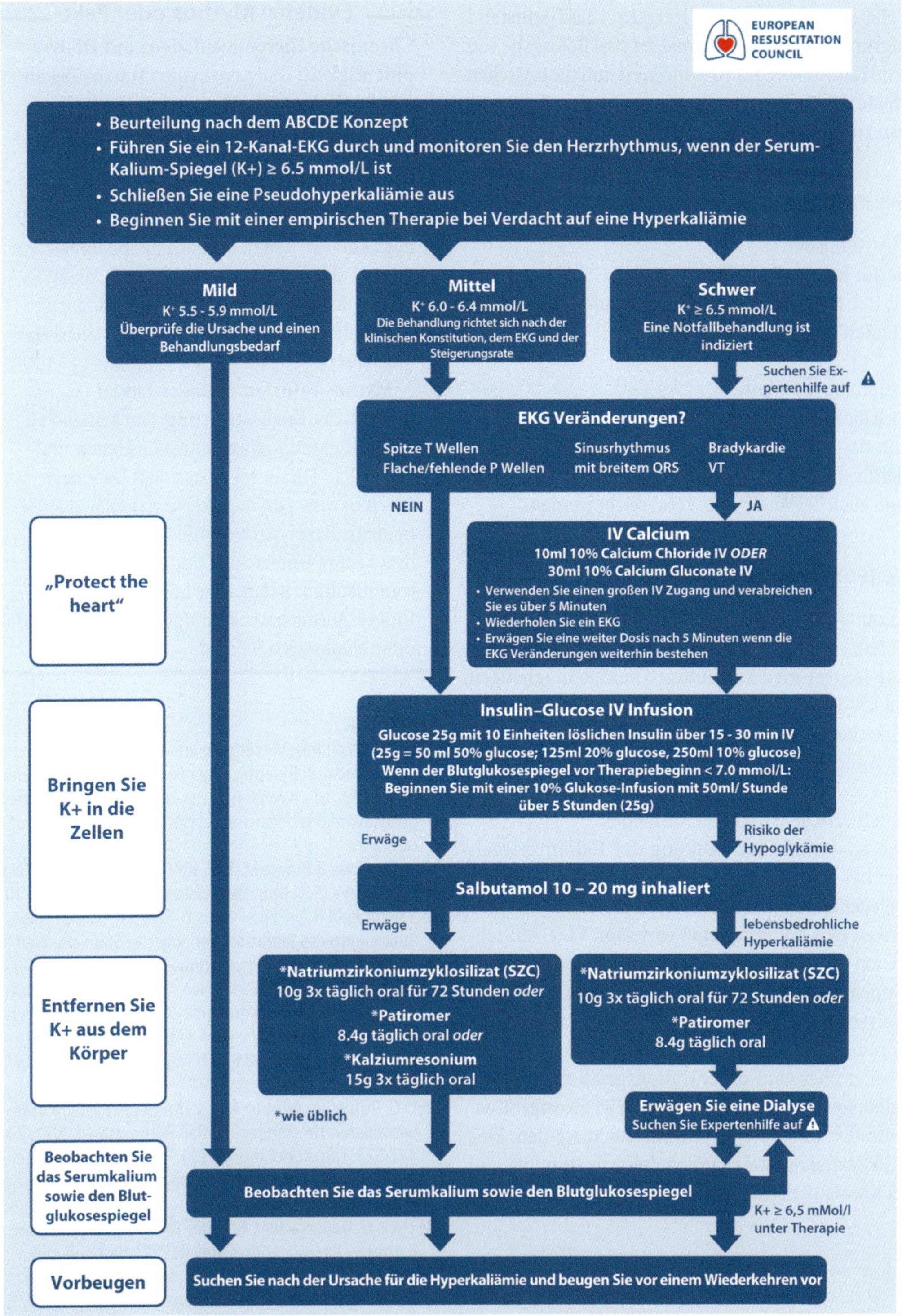

Abb. 3.4 Behandlungsalgorithmus zur Behandlung von Hyperkaliämie bei Erwachsenen (angepasst an die Hyperkaliämie-Leitlinie 2020 der britischen Renal Association https://renal.org/treatmentacute-hyperkalaemiaadults-updated-guidelinereleased/) © German Resuscitation Council (GRC) und Austrian Resuscitation Council (ARC) 2021 [F781-036]

Haben Patienten einen Herz-Kreislauf-Stillstand aufgrund einer Hyperkaliämie, ist eine Bolusgabe von 10 ml Kalziumchlorid 10 % indiziert, um die toxischen Effekte des Kaliums an der myokardialen Zellmembran zu antagonisieren.

Kaliumshift

Glukose/Insulin

Hierfür können 25 g Glukose (50 ml G50) zusammen mit 10 I. E. eines kurzwirksamen Insulins über 15–30 Minuten gegeben werden.

Salbutamol inhalativ

Auch die inhalative Salbutamol-Gabe (Beta-2-Agonist) hilft, das Kalium zügig in die Zellen zu verschieben. Hierfür werden 10 mg Salbutamol vernebelt. Eventuell kann auch Terbutalin s. c. verabreicht werden.

Weitere Therapieoptionen

Natriumhydrogenkarbonat (eingeschränkte Evidenz)

Eine weitere medikamentöse Therapiemöglichkeit laut ERC-Guidelines ist die Gabe von Natriumhydrogenkarbonat bei ausgeprägter metabolischer Azidose. Ein Anheben des pH-Werts senkt das Kalium.

Dauerhafte Senkung Kaliumspiegel

Zwecks dauerhafter Senkung des Kaliumspiegels sind bei erhaltener, ausreichender Nierenfunktion Schleifendiuretika indiziert. Auch orale Kaliumsenker senken den Kaliumspiegel wirksam. Eine Aufnahme auf die Intensivstation und eine Notfalldialyse können notwendig werden. Es gibt unterschiedliche Dialysemöglichkeiten. Die weitverbreitete CVVH (kontinuierliche venovenöse Hämofiltration/-dialyse) arbeitet über ein Konzentrationsgefälle, sodass die Kaliumionen im Filterbereich zum Ort niedriger Konzentration diffundieren und eliminiert werden. Eine eCPR (extrakorporale kardiopulmonale Reanimation) bei Kreislaufstillstand sollte erwogen werden.

Evidenz: Mythos oder Fakt

Chronische Niereninsuffizienz mit Dialysepflichtigkeit: Dialysepatienten sind häufig an erhöhte Kaliumspiegel gewöhnt. Mild erhöhte Kaliumspiegel benötigen möglicherweise keine Therapie.

Falsch hohes Kalium: Die Hämolyse ist ein häufiger Grund für falsch hohes Kalium. Durch nur „kurzes" Stauen bei der Blutabnahme kann dieser Fehler vermieden werden. Ob langes Stauen tatsächlich eine Hyper- oder sogar Hypokaliämie verursachen kann, ist allerdings umstritten.

Mythos Infusion – Ringer-Laktat vs. isotonische Kochsalzlösung: Auf keinen Fall Ringer-Laktat! Kaliumhaltige Lösungen sind gefährlich! Dieser Mythos ist laut Datenlage falsch bzw. es gibt dazu keine ausreichende Evidenz. Bei Hyperkaliämie-Patienten macht dies keinen Unterschied und es gibt keine Kontraindikation. Balancierte Lösungen wie z. B. Ringer-Acetat sind allerdings zu bevorzugen, da diese alkalisierender sind.

LITERATUR

AWMF-S3-Leitlinie. Versorgung von Patienten mit chronischer nicht-dialysepflichtiger Nierenerkrankung in der Hausarztpraxis. AWMF-Register-Nr. 053-048. https://register.awmf.org/de/suche#keywords=053-048&sorting=-relevance

Jahn M, Löwe F, Praetz M. EKG für Rettungsdienst und Notfallmedizin. 2. A. München: Elsevier Urban & Fischer, 2024

Lichtinghagen R, Senkpiel-Jörns D, Brand K, Janzen Nils. Beurteilung des Einflusses verlängerter Stauzeiten auf nicht-normalisierte versus normalisierte klinisch-chemische Messgrößen: Evaluation of the influence of prolonged venous congestion time on non-normalised versus normalised laboratory values. Laboratoriumsmedizin 2013; Vol. 37, No. 3: 131-137. https://doi.org/10.1515/labmed-2012-0042

Lott C, Truhlář A, Alfonzo A et al. Kreislaufstillstand unter besonderen Umständen. Notfall Rettungsmed 2021; 24: 447-523. https://doi.org/10.1007/s10049-021-00891-z

Löwe F, Jahn M. Checklisten Rettungsdienst. 2. A. München: Elsevier Urban & Fischer, 2022

Michels G, Bauersachs J, Böttiger BW et al. Leitlinien des European Resuscitation Council (ERC) zur kardiopulmonalen Reanimation 2021: Update und Kommentar. Kardiologe 2022; 16: 22-33. https://doi.org/10.1007/s12181-021-00518-0

INTERNETQUELLEN
http://pin-up-docs.de/2019/11/04/akutmanagement-der-hyperkaliaemie/
https://dasfoam.org/2017/12/15/hyperkaliaemie-und-nacl-09-ein-mythos-geht-zu-ende/
https://nerdfallmedizin.blog/2021/08/02/nerdfacts-8-2021-hyperkaliamie/
www.grc-org.de/wissenschaft/leitlinien
www.pharmawiki.ch/wiki/index.php?wiki=Hyperkaliämie

3.3 Intoxikation (Advanced)

Maximilian Rhiem

3.3.1 Einsatzmeldung/Anfahrt

Sie werden um 22:35 Uhr mit der Meldung „Suizidversuch mit Tabletten, bewusstlose Person" alarmiert. Ihre Anfahrt wird ca. 5 Minuten dauern, das NEF aus dem Nachbarkreis wird ca. 20 Minuten benötigen.

3.3.2 Situation am Notfallort und Ersteindruck

Sie treffen um 22:40 Uhr am Notfallort ein und werden an der Haustür von einem jungen Mann begrüßt. Er gibt an, dass seine Schwägerin ihn angerufen und Suizidgedanken geäußert habe. Daraufhin sei er sofort zu ihr gefahren und habe sie bereits schwer erweckbar angetroffen. Dies veranlasst Sie dazu, die vollständige „Erstangriffs-Ausrüstung" (EKG-Defibrillator-Einheit, Notfallrucksack, Absaugpumpe und O_2-Einheit) mitzunehmen. Anschließend werden Sie durch ein sehr enges Treppenhaus in den 3. Stock des Hauses geführt. Dort finden sie eine ca. 25-jährige adipöse Frau, die nicht auf Ihr Eintreffen reagiert vor. Bereits beim Betreten des Wohnzimmers erscheint Ihnen die Atemfrequenz der Patientin langsam und die Haut leicht blass. Bei einem ersten Blick in den Raum – um eine Eigengefährdung weitestgehend auszuschließen – fallen mehrere leere Medikamentenpackungen sowie Wein- und Spirituosenflaschen auf.

Das Rettungsteam nimmt sich sofort der als **kritisch krank** eingestuften, auf der Couch liegenden Patientin, an und erhebt folgenden Erstbefund:

- **A**: Atemweg frei
- **B**: flache, langsame Atmung, Lunge beidseitig ventiliert, keine auffälligen Atemgeräusche, keine gestauten Halsvenen, SpO_2: 88 % unter Raumluft
- **C**: Rekapillarisierungszeit 2 Sekunden, peripher tastbarer, tachykarder Puls, blasse, leicht kühle Haut, Abdomen weich
- **D**: GCS: 7 Punkte (A:2, V:1, M:4), Pupillen isokor und mittelweit, träge Lichtreaktion
- **E**: keine sonstigen offensichtlichen Verletzungen.

Aufgrund der bis jetzt erhobenen Befunde wird die Patientin von der RTW-Besatzung weiterhin als **kritisch** krank eingestuft.

Welche initiale Verdachtsdiagnose stellen Sie?

Die schon beim Hereintreten in die Wohnung gesichteten leeren Medikamentenpackungen und Spirituosenflaschen legen die Verdachtsdiagnose einer Intoxikation nahe.

Allerdings sind gerade in solch komplexen Notfallsituationen Fixierungsfehler zu vermeiden. Es könnten z. B. ebenso ein Schlaganfall, eine Hirnblutung, Herzrhythmusstörungen oder einfach „nur" eine Hyper- oder Hypoglykämie vorliegen.

Welche wichtigen Maßnahmen sollten Sie und Ihr Team jetzt möglichst zeitgleich durchführen?

Zur besseren Raumaufteilung wird die Patientin zunächst auf den Boden vor der Couch gelagert. Aufgrund der eingetrübten Bewusstseinslage bei langsamer Atmung begeben Sie sich direkt an den Kopf der Patientin, stellen eine Absaugbereitschaft her und beginnen mit einer assistierten Beutel-Masken-Ventilation mit 100 % Sauerstoff über das Demandventil. Einen Guedel-Tubus toleriert die Patientin zu diesem Zeitpunkt nicht.

Parallel dazu erhebt ihre Teampartnerin nach unauffälliger orientierender, körperlicher Untersuchung auf Auffälligkeiten wie Blutungen, Einstichstellen, Hautausschlag und Beweglichkeit sowie Instabilität die Vitalparameter, vervollständigt das Monitoring und etabliert einen ersten Venenverweilzugang (18 G, grün) am linken Unterarm der Patientin. Hieraus wird eine Blutzuckermessung gewonnen. Eine balancierte VEL (500 ml) wird angehängt und zügig infundiert, um einer weiteren Kreislaufdekompensation entgegenzuwirken.

Vitalwerte und Monitoring

AF	9/min
HF	140/min
RR	100/60 mmHg
SpO_2	88 % (unter BMV ansteigend)
BZ	70 mg/dl
Temp.	35,9 °C
EKG	NSR mit polymorphen VES

Welche weiteren Informationen sollten gesammelt werden?

Für die Fremdanamnese der Patientin wird der Schwager durch den Notfallsanitäter befragt. Er gibt an, dass es zwischen seinem Bruder und der Patientin schon seit längerer Zeit Streitigkeiten gebe. Zu Vorerkrankungen, etwaigen Allergien oder einer Dauermedikation könne er keine Auskünfte geben. Daher bitten Sie ihn, nach weiteren Medikamentenpackungen zu suchen und den Ehemann der Patientin zu benachrichtigen, um evtl. mehr über die Vorgeschichte der Patientin zu erfahren. Ihre Kollegin überprüft die auf dem Tisch liegenden Medikamente und alkoholischen Getränke. Es handelt sich um 2 Packungen Paracetamol 500 (30 Tabletten), 1 Packung Imodium-Akut® (Loperamid) und 2 Packungen Doxepin (Aponal®), 1 Flasche Rotwein, 1 Flasche Sekt und 2 Flaschen Wodka.

OPQRST

Onset	Fraglich
Provocation	–
Quality	–
Radiation	–
Severity	–
Time	Fraglich

SAMPLER

Symptome	Bradypnoe, Vigilanzminderung
Allergien	–
Medikamente	Antidepressiva nnb.
Patientenvorgeschichte	Depressionen
Letzte Mahlzeit	Fraglich
Ereignisse vor dem Notfall	Streitigkeiten mit Lebenspartner
Risikofaktoren	Nikotinabusus

3.3.3 Verdachtsdiagnose

Es erhärtet sich der Verdacht auf eine Intoxikation.

Welche Symptome erhärten Ihre Verdachtsdiagnose?

Nun scheint klar, dass es sich um eine brisante **Mischintoxikation** handelt. Paracetamol zeigt wenige akute Symptome. Die Auswirkungen machen sich erst später bemerkbar, da es in dieser Dosierung zu irreversiblen Leberschäden führen kann.

Wesentlich kritischer für Akutproblematik der Patientin ist die Einnahme einer unklaren, aber wahrscheinlich hohen Dosis eines trizyklischen Antidepressivums (TCA, TZA) in Kombination mit einer nicht unerheblichen Menge Alkohol. Der hohe Alkoholkonsum bringt Schmerzfreiheit, aber auch ein eingeschränktes Bewusstsein, eine Bradypnoe mit konsekutiver Hypoxie sowie eine Hypoglykämie mit sich.

Die Einschränkung der Vigilanz potenziert sich durch die Wechselwirkung mit dem Antidepressivum (s. Erstbefund), welches ebenfalls die Krampfschwelle der Patientin herabsetzt. Des Weiteren kann es bei TZA-Intoxikationen zu schwerwiegenden, potenziell tödlichen Rhythmusstörungen wie supraventrikulärer Tachykardie (SVT), Ventrikulärer Tachykardie (VT), Kammerflimmern (VF), aber auch höhergradigen AV- Blockierungen kommen.

Begleitende Hypokaliämien treten in ca. 10 % der Fälle auf.

Mit welchen Komplikationen müssen Sie rechnen?

Neben der Kreislaufinsuffizienz ist die größte Gefahr ein Verlust der Schutzreflexe mit erhöhter Aspirationsgefahr und ein Absinken der Atemfrequenz bis hin zur Apnoe. Allen Komplikationen muss rasch entgegengesteuert werden. In diesem Fall muss die Patientin zeitnah intubiert werden, um die Atemwege zu sichern. Außerdem sind eine Volumengabe und die Gabe von Katecholaminen zur Unterstützung der Hämodynamik indiziert. Auftretenden Krampfanfällen sollten Sie großzügig mit einer Benzodiazepingabe entgegenwirken.

3.3.4 Maßnahmen und Therapie

Da die Patientin bis jetzt keinen Guedel-Tubus toleriert, verzichten Sie im Hinblick auf das erhöhte Regurgitations- und Aspirationsrisiko auf die Einlage eines extraglottischen Atemwegs (EGA). Da Sie die Beutel-Masken-Ventilation problemlos durchführen können und die SpO_2 hierunter auf 95 % ansteigt, belassen Sie es zunächst bei dieser Basismaßnahme, wohl gewahr, dass eine Absaugung jederzeit notwendig sein kann. Parallel bereitet Ihre Kollegin die Notfallnarkose vor. Kurze Zeit später hört die Patientin auf zu atmen und es kommt zu einem Atemstillstand. In einer kurzen Re-Evaluation zeigt sich weiterhin ein freier Atemweg (A) mit nun erloschener Eigenatmung (B), aber weiterhin tastbaren zentralen und peripheren Pulsen. Daraufhin platzieren Sie nun komplikationslos eine Zweitgenerationslarynxmaske (LMA) und beatmen die Patientin nun kontrolliert via Beutel mit einer Atemfrequenz von 12/min. Ebenso etablieren Sie eine Kapnografie und der $etCO_2$-Wert wird mit 44 mmHg angezeigt.

Wie würden Sie die Notfallnarkose bei dieser Patientin einleiten?

Die notfallmäßige Narkoseeinleitung im präklinischen Bereich ist für viele rettungsdienstlichen Kollegen – aber auch für viele Notärzte – eine stressbehaftete Maßnahme. Viele Faktoren spielen hierbei eine Rolle. Zunächst ist die notfallmäßige Narkoseeinleitung im prähospitalen Bereich mit 3–5 % der Notarzteinsätze selten. Aufgrund mangelnder Erfahrung und/oder Ausbildung sowie fehlender Routine steht das präklinisch eingesetzte Personal oftmals mit der Durchführung einer Narkose am Rande der Überforderung. Während im Krankenhaus schwerkranke Patienten (ASA-Klasse III und höher) sowie das Arbeiten in Hochrisikobereichen ohne zeitnahe Unterstützungsmöglichkeit durch einen erfahrenen Fach- oder Oberarzt versorgt werden, obliegt die Behandlung eben jener Patienten in noch ungewohnterem Umfeld präklinisch zum Teil sehr jungen Assistenzärzten unterschiedlicher Fachrichtungen. Auch das in o. g. Fällen eingesetzte Assistenzpersonal verfügt innerklinisch über jahrelange Erfahrung in der Betreuung und Durchführung einer Narkose. Innerhalb des Rettungsfachpersonals ist die Erfahrung diesbezüglich sehr unterschiedlich.

Eine notfallmäßige Narkoseeinleitung ist unter vielen Umständen, aber v. a. in der präklinischen Umgebung eine herausfordernde Aufgabe mit vielen Fallstricken und Problemstellungen.

Als um 22:53 Uhr das NEF eintrifft, ist die Vorbereitung für die Intubation der Patientin fast abgeschlossen. Ein weiterer großlumiger i. v. Zugang wird am linken Handrücken der Patientin gelegt und eine zweite VEL ebenfalls zügig infundiert, da der Blutdruck der Patientin weiter abgefallen ist. Dieses Vorgehen ist strikt zu empfehlen, da in der Notfallsituation eine plötzliche Dislokation des i. v. Zugangs oder ein Paravasat ohne Möglichkeit der Alternativen zur Verabreichung der Anästhetika und lebensnotwendiger Katecholamine zu einem desaströsen Ende führen kann. Nach Einteilung der Teammitglieder zu den verschiedenen notwendigen Positionen und einer kurzen Besprechung des Vorgehens und des bereitgestellten Materials (10-für-10) wird die Narkose bei der ca. 120 kg schweren Patientin mit 10 mg Midazolam, 150 mg Esketamin und 150 mg Rocuronium eingeleitet. Nach Narkoseinduktion kann die Patientin problemlos und ohne Anhalt für eine Aspiration unter Sicht mittels Videolaryngoskop intubiert werden. Infolge der Narkose kommt es zu einem weiteren Blutdruckabfall auf 70/40 mmHg. Diesem wird zunächst mit der Verabreichung einer halben Ampulle Akrinor® (Theoadrenalinhydrochlorid 200 mg + Cafedrinhydrochlorid 10 mg) und dann kontinuierlich mittels 0,05 µg/kg/min Noradrenalin (Arterenol®) über einen Perfusor entgegengewirkt.

3.3.5 Transport und Übergabe

Das hohe Gewicht der Patientin erschwert die Rettung aus der Wohnung. Der Schwager der Patientin hat unterdessen den Nachbarn alarmiert, der zwar keine weiteren Auskünfte über die Patientin geben kann, aber beim Transport durch das Treppenhaus tatkräftige Unterstützung leistet. Eine Rettung über die Drehleiter ist nicht möglich, da zum einen die Straße sehr schmal ist und zum anderen die Fenster des Hauses nicht breit genug sind, um die Trage durchreichen zu können. Der Patientin wird locker ein HWS-Immobilisationskragen angelegt, der HWS und Kopf stabilisieren und Kopfbewegungen minimieren soll, um der Gefahr einer Tubusdislokation/-diskonnektion zu entgehen. Danach wird die Patientin auf ein Tragetuch gelagert und mit diesem durch das enge Treppenhaus transportiert.

Im RTW angekommen erfolgt eine erneute Re-Evaluation. Der Tubus liegt in situ, die Atemgeräusche sind auf beiden Seiten auskultierbar, die SpO_2 beträgt nun unter Beatmung mit einer FiO_2 von 1,0, PEEP 7 mbar, Pinsp 20 mbar, AF 14/min 99 %, sodass die FiO_2 auf 0,7 reduziert werden kann. Die Kapnografie wird mit einem $etCO_2$ von 40 mmHg angegeben. Der Blutdruck der Patientin ist nach der Noradrenalin-Therapie stabil – um die 110/60 mmHg, die Herzfrequenz bleibt konstant bei 140/min. Eine erneute Blutzuckerbestimmung ergibt einen Wert von 82 mg/dl.

Der ca. 25-minütige Transport unter Narkose und engmaschigem Monitoring verläuft ohne weitere Komplikationen zur bereits vorab informierten Intensivstation des nächsten Uniklinikums. Während des Transports werden der Patientin als Bolusgabe 2-mal 5 mg Midazolam zur Narkoseaufrechterhaltung verabreicht.

3.3.6 Klinischer Verlauf

Auf der Intensivstation wird sofort eine Blutgasanalyse durchgeführt. Unter engmaschiger Kontrolle wird der Patientin Natriumbikarbonat (NaBic®) zur Stabilisierung des Natriumangebots, Azidoseausgleich und Harnalkalinisierung (verbesserte Ausscheidung des Medikaments) infundiert, um die Gefahr lebensbedrohlicher Herzrhythmusstörungen zu minimieren (Pathophysiologie s. ➤ Kap 3.1.7)). Ebenso findet eine Gastroskopie (ÖGD, Ösophagogastroduodenoskopie) statt, um zu sehen, ob noch Tablettenreste aus dem Magen geborgen werden können.

Als Antidot zu Paracetamol wird Fluimucil® (N-Acetylcystein) verabreicht.

Nach mehreren Tagen intensivmedizinischer Überwachung wird die Patientin in körperlich stabilem Zustand in eine psychiatrische Fachklinik überwiesen, um dem tieferen Grund für die Intoxikation nachzugehen.

3.3.7 Kommentar

Neben dem Eigenschutz des Rettungsdienstpersonals (auf Spritzen und sonstige scharfe/spitze Gegenstände an der Einsatzstelle achten und geeignete Schutzkleidung tragen, v. a. bei Kontaktgift-Notfällen) konzentrieren sich die Rettungsmaßnahmen bei der Verdachtsdiagnose „Intoxikation" auf die Entfernung des Gifts aus dem Körper des Patienten (falls noch vorhanden) und auf die Bekämpfung der akuten Symptome. Diese zeigen häufig viele Varianten, was ein symptomorientiertes Handeln zusätzlich erschweren kann.

Im zweiten Schritt sollte die Anamnese erstellt und eruiert werden, um welche Art von Vergiftung es sich handelt, sodass ggf. eine spezielle **(Antidot-)Therapie** eingeleitet werden kann. Bei oraler Giftaufnahme kann eine Elimination/Bindung mittels Aktivkohle angezeigt sein.

Ist eine Substanz nicht geläufig oder eine Antidottherapie nicht ganz eindeutig, kann man zu jeder Tages- und Nachtzeit deutschlandweit Auskünfte über die Giftnotrufzentralen einholen (➤ Tab. 3.3).

Beim Patienten sind zusätzlich zur standardmäßigen Vitalparametererhebung folgende **Punkte** zu beurteilen:

- Geruch
- Pupillengröße
- Einstichstellen
- Tablettenüberreste
- Verätzungen
- Hautblasen

Die verschiedenen Gifte zeigen eine Vielzahl unterschiedlicher Symptome. Vor allem Mischintoxikationen sind für den Patienten gefährlich und für das Rettungspersonal nicht immer auf den ersten Blick

Tab. 3.3 Giftnotrufzentralen	
Berlin	(030) 19240
Bonn	(0228) 19240
Erfurt	(0361) 730 730
Freiburg	(0761) 19240
Göttingen	(0551) 19240 bzw. (0551) 383 180 (für Fachpersonal)
Homburg/Saar	(06841) 19240
Mainz	(06131) 19240
München	(089) 19240

Tab. 3.4 LADME-Schema	
Liberation	Verabreichte Form (Tabletten, Tropfen, Spray etc.)?
Absorption	Aufnahmeweg (oral, inhalativ, intravenös, transdermal, rektal etc.)?
Distribution	Verteilung und Ausbreitung im Körper?
Metabolism	Verstoffwechselung (über welche Organe und wie schnell)?
Excretion	Ausscheidung (Urin, Stuhl, Anreicherung/Ablagerung in Geweben)?

zu erkennen. In Kombination können sich diverse Substanzen in ihrer Wirkung potenzieren und somit Symptome und Zustand des Patienten verschlimmern.

Das Handling des Patienten kann manchmal schwierig sein, z. B. wenn die betroffene Person aggressiv gegenüber dem Rettungsdienstpersonal reagiert. Auch schlechte Venenverhältnisse (bei i. v. Drogenabusus), eine erhöhte Aspirationsgefahr bei erloschenen Schutzreflexen und eine erhöhte Krampfneigung können das Management der Notfallsituation erschweren.

Das LADME-Schema (➤ Tab. 3.4) hilft, die bei einer Intoxikation wichtigen Informationen zusammenzutragen, da es alle Begriffe der Pharmakodynamik beinhaltet.

Ebenfalls kann eine Kenntnis über unterschiedliche Toxidrome (spezifische Symptomkomplexe bei verschiedenen Intoxikationen) hilfreich zur Identifikation der vorliegenden Problematik sein.

3.3.8 Intoxikation mit trizyklischen Antidepressiva (TZA, TCA)

Trizyklische Antidepressiva (z. B. Amitriptylin, Imipramin, Trimipramin, Doxepin, Mirtazapin, Opipramol u. a.) sind hinter Schmerzmitteln die am häufigsten eingenommene Substanz bei Patienten mit einer tödlichen Überdosierung.

Durch die Interaktion mit verschiedenen Rezeptoren entfalten sich die vielfältigen Wirkungen und Nebenwirkungen mit entsprechenden anticholinergen, zentralnervösen und kardiozirkulatorischen Symptomen. ➤ Tab. 3.5 listet einige der Nebenwirkungen und Symptome der TZA auf.

Durch die durch Atemdepression und Krampfanfälle auftretende Azidose wird eine Hypotension zusätzlich aggraviert, was im Sinne eines Teufelskreises wiederum zu einer weiteren Ausprägung der azidotischen Stoffwechsellage führt. Dies führt konsekutiv zu einer erhöhten Bioverfügbarkeit (mehr freies TZA aufgrund verminderter Plasmaproteinbindung) mit verstärkter Ausprägung der Toxizität.

Tab. 3.5 Ursachen und Symptome eine Intoxikation mit TZA

System	Symptome
Anticholinerg: durch Hemmung der peripheren und zentralen muskarinergen Acetylcholinrezeptoren (mAch)	Ausprägung eines zentralen anticholinergen Syndroms (ZAS): verschwommenes Sehen, Mydriasis, trockener Mund, Hyperthermie, verminderte Schweißproduktion, Harnverhalt, Ileus mit Darmperforation
Zentralnervös: über Hemmung von Histamin-Rezeptoren, mAch-Rezeptoren, GABA- und Natriumkanälen	Verwirrtheit, Delir, Halluzinationen, Vigilanzminderung bis zur kompletten Bewusstlosigkeit, Atemdepression und Krampfanfälle
Kardiovaskulär: durch Hemmung der Alpha-1-Rezptoren sowie Hemmung spannungsabhängiger Natriumkanäle	Tachykardie, Hypotonie, QT-Verlängerung, QRS-Verbreiterung, maligne Herzrhythmusstörungen bis hin zum Kammerflimmern
Sonstige	Hypokaliämie, Hyponatriämie, Lungenödem (durch direkte Schädigung der Alveolarmembran)

3

Hierdurch wird deutlich, dass bei einer Mischintoxikation mit Benzodiazepinen diese keinesfalls mittels Flumazenil (Anexate®) antagonisiert werden sollten, da dies zur Auslösung von zerebralen Krampfanfällen führen kann, die nun nicht mehr adäquat therapierbar wären.

Zusammenfassend ist zu sagen, dass man das Notfallbild der Intoxikation präklinisch oft nicht genau diagnostizieren kann. Wichtig sind eine möglichst optimale Symptombehandlung und parallel dazu eine Anamnesestellung. Der Eigenschutz sollte jedoch generell immer an oberster Stelle stehen.

3

Evidenz: Mythos oder Fakt

Besonderheit Reanimation bei Intoxikationen

Reanimationsmaßnahmen bei Intoxikationen (reversible Ursache) sollten generell aggressiv und auch prolongiert durchgeführt werden, da das neurologische Outcome besonders gut ist. Auch an den Einsatz von extrakorporalen Reanimationshilfen sollte frühzeitig gedacht werden. Es gibt Fallberichte mit Überleben bei TCA-Intoxikation nach 3–5 h externer CPR. Auch extrakorporale Unterstützungssysteme (z. B. ECMO) können sinnvoll sein. Bei einer Reanimation mit V. a. auf Intoxikation als reversible Ursache (Hs und HITS) sollte großzügig (wenn vorhanden) das entsprechende Antidot eingesetzt werden. Im Falle einer Intoxikation mit Betablocker oder Kalziumantagonisten ist frühzeitig an eine Therapie mit Glukagon oder Insulin – ggf. in Kombination mit Glukose – zu denken.

LITERATUR

Gummin DD, Mowry JB, Beuhler MC et al. 2022 Annual Report of the National Poison Data System® (NPDS) from America's Poison Centers®: 40th Annual Report. Clin Toxicol (Phila) 2023; 61(10): 717-939. doi:10.1080/15563650.2023.226898

Holger JS, Engebretsen KM, Fritzlar SJ et al. Insulin versus vasopressin and epinephrine to treat beta-blocker toxicity. Clin Toxicol (Phila) 2007; 45(4): 396-401. doi:10.1080/15563650701285412

Lott C, Truhlář A, Alfonzo A et al. ERC Special Circumstances Writing Group Collaborators. European Resuscitation Council Guidelines 2021: Cardiac arrest in special circumstances. Resuscitation 2021 Apr; 161: 152-219. doi: 10.1016/j.resuscitation.2021.02.011. Epub 2021 Mar 24. Erratum in: Resuscitation 2021 Oct;167: 91-92. doi: 10.1016/j.resuscitation.2021.08.012. PMID: 33773826

St-Onge M, Anseeuw K, Cantrell FL et al. Experts Consensus Recommendations for the Management of Calcium Channel Blocker Poisoning in Adults. Crit Care Med 2017 Mar; 45(3): e306-e315. doi: 10.1097/CCM.0000000000002087. PMID: 27749343; PMCID: PMC5312725

von Lewinski D, Bruns S, Walther S et al. Insulin causes [Ca2+]i-dependent and [Ca2+]i-independent positive inotropic effects in failing human myocardium. Circulation 2005 May 24; 111(20): 2588-2595. doi: 10.1161/CIRCULATIONAHA.104.497461. Epub 2005 May 9. PMID: 15883206.

INTERNETQUELLEN

http://toxdocs.de/2018/reanimation/

3.4 Hilflose Person im Park (Basic)

Maximilian Rhiem

3.4.1 Einsatzmeldung/Anfahrt

An einem kalten, verschneiten Februarnachmittag ruft die Leitstelle Sie zu einem nahe gelegenen Stadtpark mit dem Einsatzstichwort „hilflose Person im Park".

3.4.2 Situation am Notfallort und Ersteindruck

Der Park ist unter den Rettungsdienstlern einschlägig als Treffpunkt zum Alkohol- und Drogenkonsum bekannt. Am Einsatzort angekommen, werden Sie von den im Park spielenden Kindern zu einer im Gebüsch liegenden Person geführt. Da der Auffindeort des Patienten über eine weite Entfernung nur zu Fuß erreicht werden kann, entschließen Sie sich im Team zuvor zur Mitnahme des Notfall- und Sauerstoffrucksacks, einer Absaugeinheit, des Defibrillators sowie der elektrisch betriebenen Fahrtrage.

Im Gebüsch finden Sie einen auf dem Boden liegenden, verwahrlost wirkenden Mann Mitte 40. Er reagiert nicht auf Ihr Herantreten. Auffallend ist eine starke Zyanose der Extremitäten und des Gesichts sowie kaum wahrnehmbare Atemexkursionen. Sie Stufen den Patienten als **kritisch krank** ein.

Wie ist Ihr initiales Vorgehen in dieser Situation?

Nachdem etwaige Gefahren für Ihr Team weitgehend ausgeschlossen wurden, begeben Sie sich zum Patienten. Die Erstuntersuchung ergibt folgende Befunde:

- **A**: frei
- **B**: langsame, flache Atmung, AF 6/min, bilaterale Atemgeräusche, keine obere Einflussstauung, SpO_2 nicht ableitbar
- **C**: nur zentral an der A. carotis communis tastbarer, bradykarder Puls, Rekapillarisierungszeit > 4 Sekunden
- **D**: GCS 3, beidseits enge Pupillen
- **E**: kalte zyanotische Akren, keine offensichtlichen Verletzungen, auffallend starker Atemgeruch nach Alkohol und Azeton

Welche Maßnahmen sind nun dringlich durchzuführen?

Es handelt sich um einen **kritisch kranken** Patienten, der schnellstmöglich aus der Kälte gerettet werden muss. Gleichzeit muss der Patient engmaschig überwacht werden, da ein Atmungs- und Herz-Kreislauf-Stillstand in seinem jetzigen Zustand jederzeit eintreten kann. Nach der problemlosen Einlage eines Guedel-Tubus und Platzierung einer O_2-Maske mit Reservoir und 15 l/min Sauerstoff verbringen Sie den Patienten mithilfe der Schaufeltrage auf die Trage umgelagert und anschließend in den durchgehend beheizten Rettungswagen.

3.4.3 Verdachtsdiagnose

Die Symptome deuten auf eine lebensbedrohliche **Hypothermie** hin. Der Patient befindet sich bereits in einem fortgeschrittenen Hypothermie-Stadium.

Eine Hypothermie wird laut Schweizer Klassifizierungssystem in **5 Stadien** eingeteilt (➤ Tab. 3.6).

Das Ausmaß der Hypothermie wird zusätzlich durch den Genuss von Alkohol und anderer Drogen verstärkt.

Des Weiteren gibt es noch eine einfachere Einteilung der Hypothermiestadien durch das European Resuscitation Council (ERC). Diese ist in ➤ Tab. 3.7 dargestellt.

Mit welchen Komplikationen ist zu rechnen?

Eine schwere Hypothermie ist ein nicht zu unterschätzendes Notfallbild, da diese lebensbedrohliche Herzrhythmusstörungen bis hin zum Kammerflimmern verursachen kann. Durch die hohe Stoffwechselaktivität des Körpers treten begleitend eine Hypoxie, eine Hypoglykämie und infolgedessen eine metabolische Azidose auf.

Unterkühlte Patienten sollten (sofern nicht zwingend notwendig) nicht umgelagert werden. Durch die Lageänderung besteht die Gefahr, dass das kalte Blut aus der Peripherie in den Körperstamm umverteilt wird, was einen sog. **Bergungstod** provozieren kann.

Tab. 3.7 Hypothermiestadien nach European Resuscitation Council (ERC)

Temperatur	Hypothermiestadium
< 35 °C	Leicht
28–25 °C	Mild
< 28 °C	Schwer

Tab. 3.6 Einteilung der Hypothermie (Schweizer Klassifizierungssystem)

Stadium	Körperkern-temperatur °C	Symptome	
I	Milde Hypothermie	32–35	Patient kalt, Kältezittern
II	Mäßige Hypothermie	28–32	Patient verlangsamt, kein Kältezittern
III	Schwere Hypothermie	24–28	Patient bewusstlos, atmet
IV		< 24	Patient bewusstlos, Atem- und Kreislaufstillstand
V		< 13,7	Patient tot bei irreversibler Hypothermie

3

3.4.4 Maßnahmen und Therapie

Im RTW angekommen, reevaluieren Sie den Zustand des Patienten. Die Zyanose ist trotz der hoch dosierten Sauerstoffgabe progredient und die Atemfrequenz lässt sich nur noch sehr schwer bestimmen (ca. 3–4 Atemzüge/min). Eine Absaugbereitschaft wird hergestellt. Nach Einlage einer Larynxmaske bei komplett erloschenen Schutzreflexen beginnen Sie mit der Beatmung des Patienten mit einer initialen Beatmungsfrequenz von 12/min. Parallel dazu vervollständigt Ihre Teampartnerin das Monitoring. Pulsoxymetrisch kann weiterhin kein valider Wert abgeleitet werden und auch die oszillometrische Blutdruckmessung zeigt nur „Messung fehlgeschlagen“ an. Ebenso ergibt die zwischenzeitlich von Ihnen ergänzte Kapnografie nur eine abgeleitete $etCO_2$-Kurve mit einem angezeigten Wert von 20 mmHg. All dies lässt schon auf eine Vita minima schließen. Den Puls des Patienten können Sie zentral nur noch schwach tasten, das EKG zeigt eine Sinusbradykardie von 30/min mit breiter werdenden Kammerkomplexen (QRS > 120 ms), die Blutzuckermessung aus dem Ohrläppchen zeigt einen Wert von 30 mg/dl. Die über das Ohrthermometer versuchte Temperaturmessung zeigt einen Wert von 28 °C an, ungeachtet dessen, dass Sie den Patienten in selbsterwärmende Decken (Ready-HeatII®) eingewickelt haben.

Welche weiterführenden Maßnahmen würden Sie treffen?

Die Aussicht auf eine erfolgreiche periphere Venenpunktion schätzen Sie aufgrund der fortgeschritteneren Zentralisation als aussichtslos ein, sodass Ihre Teampartnerin parallel zu der durch Sie kontinuierlich durchgeführten Beatmung einen intraossären Zugang mittels EZ-IO®-System im linken Humeruskopf des Patienten etabliert. Nach Dehnung des Markraums mit einem Bolus von 10 ml NaCl 0,9 % wird eine vorgewärmte Infusion infundiert und ein erster Bolus von 20 µg Adrenalin (2 ml einer Mischung 1 : 10.000) durch Sie verabreicht. Noch während der Übergabe an das hinzugezogenen NEF beobachten Sie am Monitor einen Übergang in ein Kammerflimmern. Der Karotispuls des Patienten ist nicht mehr tastbar und der $etCO_2$-Wert fällt auf 10 mmHg ab.

Sofort wird eine Defibrillation mit 200 J biphasisch durchgeführt und mit der Reanimation begonnen.

Was ist nun zu beachten?

Ein weiterer intraossärer Zugang wird nun in die linke Tibia des Patienten eingebracht und eine zusätzliche warme VEL zugeführt. Gleichzeitig wird der Patient endotracheal intubiert. Die Kapnografie zeigt unter suffizienter Thoraxkompression einen $etCO_2$-Wert von 12 mmHg.

Auch nach zweiminütiger CPR besteht weiterhin ein Kammerflimmern; wieder wird eine Defibrillation, jetzt mit 360 J biphasisch, durchgeführt.

Während der weiterlaufenden Reanimation nach den aktuellen Leitlinien des ERC (European Resuscitation Council) wird die Körpertemperatur rektal mit 29 °C gemessen. Neben weiteren gewärmten Infusionen werden 8 g Glukose injiziert.

Das Team entscheidet sich nach der dritten erfolglosen Defibrillation, sowie der Verabreichung von 1 mg Adrenalin und 300 mg Amiodaron i. v., den Patienten unter Reanimation mittels mechanischer Thoraxkompressionseinheit in die nächstliegende Klinik mit der Möglichkeit zur Erwärmung unter extrakorporaler Membranoxygenierung (ECMO) zu transportieren.

3.4.5 Transport und Übergabe

Während des 20-minütigen Transports mit mechanischer Thoraxkompressionshilfe wird bei weiter vorliegender Körpertemperatur von unter 30 °C gemäß den aktuellen Leitlinien keine weitere Defibrillation mehr durchgeführt. Die Adrenalingabe erfolgt im verlängerten Intervall nach 8 Minuten.

Im Schockraum der Klinik wird nach erfolgter Übergabe nach dem ISOBAR-Schema (➤ Tab. 3.8) erneut die Temperatur gemessen. Mittlerweile ist diese auf 30 °C angestiegen, jedoch bleiben auch die weiteren Defibrillationsversuche erfolglos.

Das ISOBAR-Schema ist nur eines von einigen in den letzten Jahren entwickelten Hilfsmitteln zur strukturierten Übergabe. Innerhalb eines Rettungsdienstkreises sollte man sich im Sinne der Anwendbarkeit für ein Schema entscheiden. Hier ist weniger

Tab. 3.8 Inhalte und Sequenz der strukturierten Patienten-Übergabe nach dem ISOBAR-Schema

Identification (Patiententendaten)	Alter, Name
Situation (Was ist passiert?)	Notfall/Unfallereignis, Erstbefund, Kinematik etc.
Observations (Beobachtungen)	Vitalparameter, XABCDE, OPQRST, weitere Scores, durchgeführte Maßnahmen, Verlauf
Background (Hintergrund, Vorgeschichte)	SAMPLER, Angehörige, Infektionsstatus, Verfügungen u. Ä.
Assessment (Aufgaben)	Nächste Schritte, anstehende Maßnahmen
Requests (Rückfragen)	Durch aufnehmendes Personal

entscheidend, um welches es sich dabei handelt, sondern dass alle an der Schnittstelle Rettungsdienst zu Krankenhaus Beteiligten in der Anwendung der Übergabestruktur geschult werden.

3.4.6 Klinischer Verlauf

Der Anschluss an die ECMO gelingt problemlos und nach insgesamt zweistündiger Wiedererwärmung an der ECLS (Extracorporeal Life Support) gelingt schließlich eine erfolgreiche Defibrillation in einen bradykarden Sinusrhythmus bei 32 °C Körperkerntemperatur. Wenig später entwickelt der Patient einen zwar immer noch schwachen, aber in der arteriellen Druckmessung (IBP, Invasive Blood Pressure) mit deutlicher Pulskurve zu erkennenden Eigenkreislauf.

Im weiteren Verlauf wird der Patient auf der Intensivstation langsam auf 37 °C erwärmt und nach dreiwöchiger medizinischer Behandlung und Beobachtung kann er das Krankenhaus ohne nachweisbares neurologisches Defizit verlassen.

3.4.7 Kommentar

Die Hypothermie ist ein sehr komplexes Notfallbild, bei dem viele einzelne Faktoren zu beachten sind. Eine rektale Temperaturmessung ist zu bevorzugen, da die Ohrmessgeräte teilweise in Temperaturbereichen < 33 °C nicht messen können und mit einer Abweichung von bis zu 1,5 °C eine deutliche Messungenauigkeit aufweisen. Zudem entspricht die rektal gemessene Temperatur eher der des Körperkerns.

Bei der Reanimation eines Patienten, dessen Körperkerntemperatur **unter 30 °C** liegt, sind **drei Punkte** zu beachten (➤ Abb. 3.5):

- Es wird empfohlen, **maximal drei Defibrillationen** und bei ausbleibendem Erfolg vor erneuter Defibrillation erst eine Erwärmung auf > 30 °C durchzuführen.
- Eine **Medikamentengabe** ist erst ab einer Temperatur ≥ 30 °C sinnvoll.
- Bei einer Körpertemperatur von 30–35 °C sollen die Medikamente wegen des verlangsamten Stoffwechsels in **verdoppelten Intervallen** gegeben werden, z. B. Adrenalin alle 6–10 min.
- Im vorliegenden Fall hätte nach aktuellen Leitlinienempfehlungen (ERC-LL 2021) ebenso direkt eine dreimalige Defibrillation bei beobachtetem Kammerflimmern durchgeführt werden können. Die initiale Applikation von Adrenalin und Amiodaron war nach aktuellen Erkenntnissen nicht indiziert.

Begleitsymptome wie Hypoxie und Hypoglykämie mit entsprechender Entgleisung des Säure-Basen-Haushaltes sind zu berücksichtigen. Auch bei der Reanimation eines hypothermen Patienten ist es wichtig, diese reversiblen Ursachen abzuarbeiten (➤ Tab. 3.9: 4Hs und HITS des ERC).

Eine Rettung, auch z. B. bei einem Badeunfall (vgl. ➤ Kap. 3.5), sollte ohne unnötige Lageveränderung geschehen.

Bei der Reanimation gilt der Leitsatz „Nobody is dead, until he is warm and dead". Bei einer Hypothermie kann man wegen des niedrigen Sauerstoffbedarfs des Gehirns (dies macht man sich ebenfalls in der Postreanimationsphase zunutze) auch bei

Tab. 3.9 Potenziell reversible Ursachen (Hs und HITS) eines Herz-Kreislauf-Stillstands (Soar et al. 2021)

Hypoxie	**H**erzbeuteltamponade
Hypovolämie	**I**ntoxikation
Hypo-/Hyperkaliämie/ metabolische Ursachen	**T**hromboembolien (kardial oder pulmonal)
Hypo-/Hyperthermie	**S**pannungspneumothorax

3

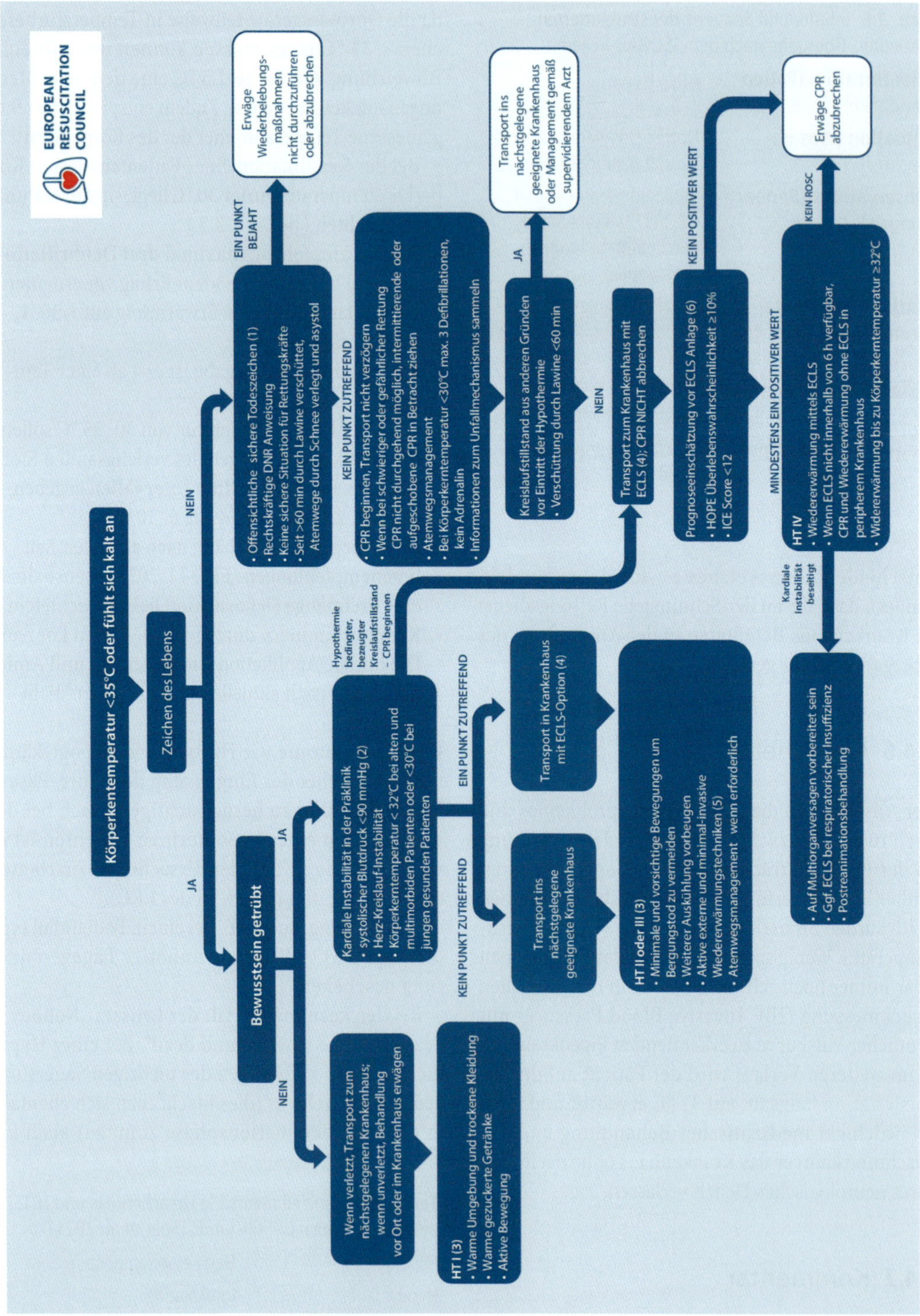

Abb. 3.5 Management bei akzidenteller Unterkühlung (ERC) © German Resuscitation Council (GRC) und Austrian Resuscitation Council (ARC) 2021 [F781-036]

einer lange andauernden Reanimation auf ein gutes neurologisches Outcome des Patienten hoffen. Somit stellt die präklinische Reanimation von hypothermen Patienten eine der wenigen Situationen dar, bei der ein Transport unter Reanimation in eine geeignete Klinik zur Wiedererwärmung gerechtfertigt ist.

Evidenz: Mythos oder Fakt

Überlebenschancen nach außerklinischem Herz-Kreislauf-Stillstand (OHCA) bei Hypothermie:
Die Prognose bei Patienten mit hypothermiebedingten Herz-Kreislauf-Stillstand ist laut Literatur und Fachgesellschaften günstig. Der durch die Kälte verursachte verlangsamte Stoffwechsel führt zu einer längeren Hypoxietoleranz. Die Möglichkeit der extrakorporalen kardiopulmonalen Reanimation (eCPR) und die Möglichkeit der extrakorporalen Wiedererwärmung haben das Management bei hypothermiebedingtem Herz-Kreislauf-Stillstand deutlich begünstigt. In einzelnen Fällen wird von einer 100-prozentigen Überlebensrate berichtet.
Messung Temperatur und Genauigkeit:
Die in der Präklinik üblicherweise häufig genutzten Tympanometer sind v. a. für die Messung von tiefen Temperaturen (Extrembereiche) nicht geeignet, da sie ungenau sind. Die Ermittlung genauer Temperaturen über Blasenkatheter oder Ösophagussonden ist viel genauer. Einige Geräte wie z. B. der Corpuls3 besitzen diese Möglichkeit der genaueren Temperaturmessung (Körperstamm) für den präklinischen Bereich. Der Messbereich beim Corpuls3 liegt hier laut Firma zwischen 12,0 °C und 50,0 °C.

LITERATUR

Lott C, Truhlář A, Alfonzo A et al. ERC Special Circumstances Writing Group Collaborators. European Resuscitation Council Guidelines 2021: Cardiac arrest in special circumstances. Resuscitation 2021 Apr; 161: 152-219. doi: 10.1016/j.resuscitation.2021.02.011. Epub 2021 Mar 24. Erratum in: Resuscitation 2021 Oct;167: 91-92. doi: 10.1016/j.resuscitation.2021.08.012. PMID: 33773826

Paal P, Gordon L, Strapazzon G et al. Accidental hypothermia-an update: The content of this review is endorsed by the International Commission for Mountain Emergency Medicine (ICAR MEDCOM). Scand J Trauma Resusc Emerg Med 2016 Sep 15; 24(1): 111. doi: 10.1186/s13049-016-0303-7. PMID: 27633781; PMCID: PMC5025630

Rauch S, Brugger H, Paal P. Akzidentelle Hypothermie – Update 2023. Notfall + Rettungsmedizin 5/2023

Soar J, Böttiger BW, Carli P et al. European Resuscitation Council Guidelines 2021: Adult advanced life support (2021). https://cprguidelines.eu/assets/guidelines/European-Resuscitation-Council-Guidelines-2021-Ad.pdf

3.5 Badeunfall (Advanced)

Sven Heiligers und Catharina Hammerschlag

3.5.1 Einsatzmeldung/Anfahrt

Es ist Mittwochnachmittag, 17:02 Uhr. Nach der Übergabe eines älteren Patienten mit Exsikkose in der Notaufnahme des kommunalen Krankenhauses und der Aufbereitung des RTW erreicht das Rettungsteam in der Wagenhalle ein Alarm. Die Meldung auf dem Melder lautet: „6 Jahre, männlich, Badeunfall, Reanimation“. Das Team steigt umgehend in den RTW und fährt mit Sondersignal zum Einsatzort. Das Schwimmbad, das als Unfallort angegeben wurde, befindet sich nur 4 Minuten vom Krankenhaus entfernt.

Vorabüberlegungen während der Fahrt

- Atemfrequenz: 20–25/min
- Herzfrequenz: 60–130/min
- Defibrillation: 85 Joule
- Kardioversion: 20 Joule
- Endotrachealtubus: 5,5 mmID
- Tubustiefe: 15,5–16,5 cm
- Larynxmaske: Größe 2,5
- Adrenalingabe: 1 mg Adrenalin in einer insgesamt 10-ml-Spritze, 0,21 mg als Bolus, also 2,1 ml
- Amiodaron: 105 mg, also auch 2,1 ml

3.5.2 Situation am Notfallort und Erstbefund

Bei Ankunft am Schwimmbad wird das Rettungsteam vom Personal vor Ort empfangen und erhält folgende Informationen: Ein 6-jähriger Junge ist während des

Schwimmtrainings bewusstlos geworden. Der Junge hat beim Tauchen das Bewusstsein verloren und konnte nicht mehr eigenständig an die Wasseroberfläche gelangen. Die Trainer am Beckenrand bemerkten schnell, dass der Junge nicht mehr an die Wasseroberfläche kam. Sie sprangen ins Wasser, zogen ihn heraus und legten ihn sicher auf den Beckenrand. Während ein Trainer den Notruf absetzte, begann der andere sofort mit lebensrettenden Maßnahmen, einschließlich der Herzdruckmassage.

Parallel dazu instruierte die Leitstelle den Trainer am Telefon, wie die Laienreanimation korrekt durchzuführen sei, um sicherzustellen, dass alle Schritte effektiv und effizient ausgeführt wurden.

Als das Rettungsteam den Jungen erreicht, finden sie zwei Trainer, die neben dem Jungen auf dem Boden knien und die angeleitete Laienreanimation durchführen. Auf den ersten Blick anhand des **pädiatrischen Beurteilungsdreiecks (PBD; ➤ Abb. 1.4) wird** festgestellt:

- **Aussehen:** Bewusstlos
- **Atmung:** Keine sichtbaren Atembewegungen, keine Geräusche der Atmung
- **Kreislauf:** Haut blass und zyanotisch

Das Rettungsteam übernimmt sofort die Reanimationsmaßnahmen. Um sicherzustellen, dass eine Reanimationssituation besteht, überprüfen sie die Atmung und den Puls erneut durch Atemkontrolle und parallele Pulskontrolle an den Carotiden. Dabei wird festgestellt, dass die Atemwege mit Wasser gefüllt sind und kein Puls fühlbar ist.

3.5.3 Maßnahmen und Therapie

Nach Übernahme der Reanimationsmaßnahmen von den Trainern setzt das Team die erweiterten Reanimationsmaßnahmen bei Kindern um. Die Thoraxkompressionen werden fortgesetzt, während die Defibrillator-Pads angebracht werden und der Defibrillator auf 85 Joule vorgeladen wird. Bei Feststellung von Kammerflimmern wird die 1. Defibrillation durchgeführt. Anschließend übernimmt der Auszubildende für die nächsten 2 Minuten die Thoraxkompression. In der Zwischenzeit bereitet der Rettungssanitäter die Ausrüstung für die Beutel-Masken-Beatmung vor und gibt Bescheid, sobald alles für eine Reanimation im 15 : 2-Rhythmus bereitsteht.

Der Versuch, einen venösen Zugang zu etablieren, scheitert zweimal, woraufhin auf einen intraossären Zugang umgestiegen wird. Während der Vorbereitungen für den intraossären Zugang steht die nächste Rhythmusanalyse an. Der Defibrillator wird erneut vorgeladen und nach erneuter Feststellung von Kammerflimmern der 2. Schock abgegeben. Um den Auszubildenden zu entlasten, unterstützt einer der Trainer bei der Thoraxkompression, während der intraossäre Zugang und die Medikamentengabe koordiniert werden.

Der Rettungssanitäter wird angewiesen, die Larynxmaske zu platzieren, um eine kontinuierliche Thoraxkompression ohne Unterbrechung durchführen zu können. In diesem Moment trifft die Notärztin ein und übernimmt die Atemwegssicherung. Sie fordert einen Bougie, ein Videolaryngoskop und einen Tubus der Größe 5,5. Mit dem Videolaryngoskop lässt sich die Glottis klar darstellen, und der Bougie, ein sehr langer flexibler Führungsstab, wird problemlos durch die Stimmbänder in die Trachea eingeführt. Anschließend wird der Tubus über den Bougie eingeführt und bei 16 cm am Mundwinkel fixiert.

Während der 3. Rhythmusanalyse wird der Defibrillator wieder auf 85 Joule aufgeladen und nach fortbestehendem Kammerflimmern der dritte Schock abgegeben. Der intraossäre Zugang ist mittlerweile platziert und funktionsfähig. Es werden 210 µg Adrenalin verabreicht und die Infusion wird mittels Druckbeutel an den Zugang angeschlossen. Die Thoraxkompressionen werden kontinuierlich fortgesetzt, und die Beatmung erfolgt altersadaptiert mit einer Frequenz zwischen 20 und 25 pro Minute.

Amiodaron wird vorbereitet, um es bei anhaltendem Kammerflimmern zu verabreichen. Direkt nach jeder Schockabgabe werden die Thoraxkompressionen ohne Verzögerung fortgesetzt.

Die Mutter des Jungen trifft ein und teilt auf Nachfrage mit, dass in der Familie bereits herzbezogene Vorfälle bekannt sind und ein Cousin im Alter von 20 Jahren plötzlich verstorben sei, was etwa 10 Jahre zurückliegt. Sie erwähnt auch, dass der Junge vor 2 Tagen kurz nicht ansprechbar war, als er mit seinem Vater draußen Fußball spielte. Nach weiteren 2 Minuten zeigt die Rhythmusanalyse einen bradykarden Sinusrhythmus mit tastbaren zentralen Pulsen. Es wird umgehend veranlasst, den Patienten auf die herbeigebrachte Trage zu lagern und ihn im Schockraum des nächstgelegenen Maximalversorgers anzumelden.

Nach ROSC (Return of Spontaneous Circulation)

Nach der erfolgreichen Wiederherstellung des Spontankreislaufs (ROSC) werden die Vitalwerte erhoben und ein 12-Kanal-EKG aufgezeichnet.

Vitalwerte und EKG (> Abb. 3.6)

HF	58
RR syst.	70 mmHg
SpO_2	Schlecht ableitbar
BZ	90 mg/dl
Temp.	35,4 °C
EKG	Sinusrhythmus mit Indifferenztyp und einer Herzfrequenz von 58 Schlägen/min. Es werden kein AV-Block und keine Erregungsrückbildungsstörungen festgestellt. Die QTc-Zeit beträgt 530 ms.

Das Rettungsteam bespricht die reversiblen Ursachen (4Hs und HITS) nach ERC 2021, um erneute Reanimationsmaßnahmen zu verhindern:

- **Hypoxie:** mögliche Ursache durch das Ertrinken
- **Hypovolämie:** eher unwahrscheinlich in diesem Kontext
- **Hypothermie:** mögliche Ursache durch das kalte Schwimmbeckenwasser
- **Hypo-/Hyperkaliämie:** Elektrolytstörungen möglich, jedoch nicht unmittelbar zu behandeln
- **Herzbeuteltamponade:** unwahrscheinlich
- **Intoxikation:** keine Hinweise vorhanden
- **Thromboembolie:** unwahrscheinlich
- **Spannungspneumothorax:** keine Hinweise vorhanden

3.5.4 Weiterführende Anamnese und Untersuchung

Während der Stabilisierung des Patienten werden die Mutter und einer der Trainer genauer befragt, um die Anamnese zu vervollständigen.

OPQRST

Onset	16:54 Uhr
Palliation/Provocation	Nicht beurteilbar
Quality	Nicht beurteilbar
Region	Nicht beurteilbar
Severity	Nicht beurteilbar
Time	12 min

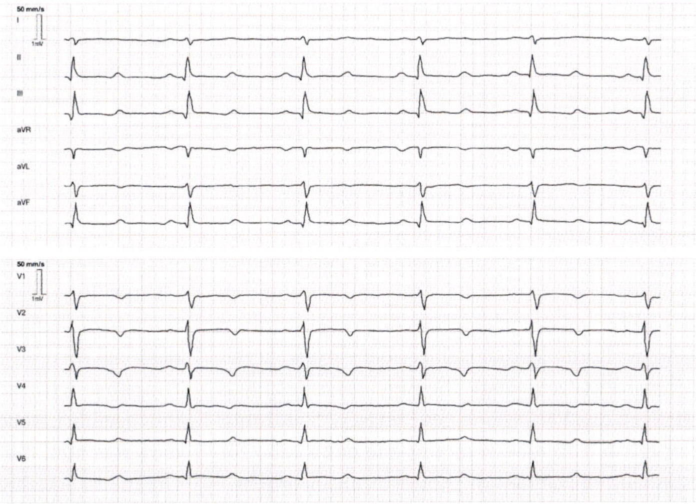

Abb. 3.6 EKG des Patienten mit verlängerter QTc-Zeit von 530 ms [M1001]

3

SAMPLER

Symptome	Keine
Allergien	Keine
Medikamente	Keine
Patientenvorgeschichte	Gesund, unklare familiäre Prädisposition, kurzzeitiger Kollaps vor 2 Tagen beim Fußballspielen
Letzte Mahlzeit	15 Uhr Eisbecher
Ereignisse vor dem Notfall	Sprung ins Becken
Risikofaktoren	Kaltes Schwimmbeckenwasser

3.5.5 Transport und Übergabe

Bei der Ankunft im Schockraum wird das Team von einem multidisziplinären Team empfangen, das aus Fachkräften der Anästhesie, Inneren Medizin, Pädiatrie, Unfallchirurgie und sogar Herzchirurgie besteht, um für einen möglichen ECMO-Einsatz bereit zu sein. Eine strukturierte Übergabe nach dem ABCDE-Schema wird durchgeführt und zusätzlich die Information der Mutter mitgeteilt, dass eine familiäre Prädisposition für Herzerkrankungen bestehen könnte. Nachdem das Schockraumteam den Patienten übernommen hat, wird das EKG weitergereicht, das nach der erfolgreichen Wiederherstellung des Spontankreislaufs (ROSC) aufgezeichnet wurde.

3.5.6 Klinischer Verlauf

Nachdem der Patient in den Schockraum eingeliefert wurde, erfolgen umgehend ein kraniales Computertomogramm (CCT) und eine Ganzkörper-Computertomografie (CT). Diese Untersuchungen decken erste Anzeichen einer Hypoxie auf. Aufgrund des mitgelieferten EKGs und der Schilderung der Mutter wird ein erfahrener Kardiologe konsultiert, der ein erweitertes 12-Kanal-EKG veranlasst. Die Ergebnisse des EKGs bestätigen das Vorliegen eines Long-QT-Syndroms, einer ernsten Herzerkrankung, die das Risiko für lebensbedrohliche Herzrhythmusstörungen erhöht.

Angesichts dieser Diagnose wird eine echokardiografische Untersuchung durchgeführt, die erfreulicherweise eine gute biventrikuläre Pumpfunktion zeigt. Es sind keine Wandbewegungsstörungen, keine strukturellen Herzanomalien (Vitien) und kein Perikarderguss sichtbar, was einige kritische akute kardiale Bedingungen ausschließt. Um den Patienten während der weiteren diagnostischen Maßnahmen stabil zu halten, wird im Schockraum eine Analgosedierung eingeleitet.

Ohne das Vorliegen von physischen Verletzungen wird der Patient anschließend auf die pädiatrische Intensivstation überführt. Dort bleibt er intubiert, um eine detaillierte transthorakale Echokardiografie zu ermöglichen, die ebenfalls keine Anomalien aufzeigt. Nach Abschluss dieser Untersuchungen wird die Sedierung beendet, um den neurologischen Status des Patienten beurteilen zu können. Jedoch zeigen sich keine angemessenen Anzeichen von Wachheit oder Bewusstsein, was zu großer Sorge Anlass gibt. Eine genetische Analyse wird durchgeführt, um Mutationen in den Genen zu identifizieren, die am häufigsten von Veränderungen betroffen sind (KCNQ1, KCNH2, SCN5A). Dabei wird eine Mutation im KCNQ1-Gen festgestellt.

Ein weiterführendes CCT des Gehirns offenbart schwerwiegende Hypoxieschäden, darunter eine allgemeine Schwellung des Gehirns und das Verstreichen der Mark-Rinden-Grenze, was typischerweise auf eine ausgeprägte und oft irreversible Schädigung hindeutet. Diese erschütternden Ergebnisse führen zu einem schwierigen, aber notwendigen Gespräch mit den Eltern über die infauste, also ungünstige Prognose. Die Familie entscheidet sich schließlich für die Organspende, womit sie in dieser tiefen Tragödie anderen Menschen Hoffnung gibt.

Die Vorbereitungen für die Organentnahme beginnen mit der Einleitung des DSO-Schemas, einem Protokoll, das speziell für die Organentnahme entwickelt wurde. Dieses Schema schließt eine erneute Überprüfung der Hirnfunktion mittels EEG und weiteren neurologischen Tests ein, um sicherzustellen, dass der Hirntod vorliegt. Nach Bestätigung dieser Diagnose wird die Organentnahme geplant und durchgeführt, wobei das medizinische Team sorgfältig darauf achtet, die Integrität der zu entnehmenden Organe zu bewahren.

3.5.7 Kommentar

In diesem kritischen Fall, der die Reanimation eines 6-jährigen Jungen nach einem Badeunfall umfasst, ist die sichere und effektive Sicherung der Atemwege von entscheidender Bedeutung. Der Einsatz eines Videolaryngoskops zusammen mit einem Bougie bei der Intubation des Patienten stellt hierbei ein Schlüsselelement für den Erfolg der Notfallintervention dar. Das Videolaryngoskop ermöglicht eine verbesserte visuelle Darstellung der Glottis und der Stimmbänder, was besonders in Notfallsituationen, in denen schnelles und präzises Handeln gefordert ist, von unschätzbarem Wert ist. Das Gerät reduziert das Risiko von Intubationstraumata und potenziellen Komplikationen durch eine direkte und klare Sicht auf die Atemwege.

Der Einsatz eines Bougie, ein sehr langer flexibler Führungsstab, unterstützt zusätzlich das Einsetzen des Endotrachealtubus in schwierigen Situationen, indem es als Führungshilfe dient, die es ermöglicht, den Tubus präzise zu platzieren. Dies ist besonders bei Patienten mit herausfordernden anatomischen Verhältnissen oder bei schwierigen Atemwegsverhältnissen von Vorteil. Die Kombination aus Videolaryngoskopie und Bougie-Anwendung steigert die Erfolgsrate der Intubation erheblich und verringert das Risiko von hypoxischen Episoden während des Intubationsprozesses.

Es gibt keine umfassenden Studien zur Verwendung von Videolaryngoskopen in Kombination mit einem Bougie bei Kindern. Die positiven Ergebnisse bei erwachsenen Patienten legen jedoch nahe, dass diese Technik auch bei pädiatrischen Patienten effektiv sein könnte.

Ein weiterer kritischer Aspekt in der Behandlung dieses Patienten ist die lungenprotektive Beatmung. Angesichts des hypoxischen Hirnschadens, der in den bildgebenden Untersuchungen festgestellt wurde, ist es von äußerster Wichtigkeit, eine weitere Schädigung durch inadäquate Beatmung zu vermeiden. Die lungenprotektive Beatmung, charakterisiert durch die Nutzung niedriger Tidalvolumen und adäquater PEEP-Niveaus, zielt darauf ab, das Risiko eines ventilatorinduzierten Lungenschadens zu minimieren. Dies ist besonders bei Patienten mit akuter Lungenschädigung oder ARDS von entscheidender Bedeutung.

In diesem speziellen Fall wurden die Beatmungsparameter sorgfältig gewählt, um eine optimale Oxygenierung und CO_2-Elimination zu erreichen, während gleichzeitig der Druck auf die Lungen minimiert wurde. Die initiale Einstellung von hohem FiO_2 und PEEP war entscheidend, um eine ausreichende Sauerstoffversorgung sicherzustellen und das Risiko eines Kollapses der Alveolen zu vermindern. Nach Erhalt der ersten Blutgasanalyse wurden die Einstellungen angepasst, um eine übermäßige Sauerstoffzufuhr und CO_2-Retention zu vermeiden, was wiederum die lungenprotektive Strategie unterstreicht.

Evidenz: Mythos oder Fakt

Kann ein Sprung ins kalte Wasser das Herz zum Stillstand bringen? Beim Baden in warmem Wasser dehnen sich die Blutgefäße in den Armen und Beinen aus, wodurch das Blut in diese Bereiche strömt. Erfolgt jedoch ein Sprung in kaltes Wasser, ziehen sich die Gefäße zusammen und treiben das Blut zurück zum Herzen. Diese plötzliche Belastung kann die rechte Herzkammer stark beanspruchen und bei Menschen mit bisher unerkannten Herzerkrankungen – einschließlich Kindern – Herzrhythmusstörungen auslösen.

LITERATUR

AWMF-S3-Leitlinie. Hausärztliche Leitlinie: Multimedikation. Version 2.1. Stand 05.05.2021. AWMF-Registernummer 053-043. 2021. https://register.awmf.org/assets/guidelines/053-043l_S3_Multimedikation_2021-08.pdf

AWMF-S3-Leitlinie. Invasive Beatmung und Einsatz extrakorporaler Verfahren bei akuter respiratorischer Insuffizienz. AWMF-Registernummer 001-021. 2024. https://register.awmf.org/de/leitlinien/detail/001-021#anmeldung (((in Überarbeitung)))

AWMF-S3-Leitlinie. Versorgung von Patienten mit chronischer nicht-dialysepflichtiger Nierenerkrankung in der Hausarztpraxis. Version 1.0. Stand 30.06.2019. AWMF-Registernummer 053-048. 2019 (in Überarbeitung). https://register.awmf.org/assets/guidelines/053-048l_S3_Versorgung-von-Patienten-mit-nicht-dialysepflichtiger-Niereninsuffizienz__2021-01.pdf

Hach A, Sauter R, Langer H. ASS in der Primär- und Sekundärprävention kardiovaskulärer Erkrankungen. Kardiologie up2date 2020; 16(04): 331–341, doi: 10.1055/a-1166-2647

Kneyber MCJ, Luca Della Volpe J, Calderini E et al. Videolaryngoscopy vs direct laryngoscopy for tracheal intubation in children with difficult airways: A systematic review and meta-analysis. Pediatr Anesth 2020; 30(7): 754–765. doi: 10.1111/pan.13893

Long-QT-Syndrom. www.orpha.net/de/disease/detail/768

3.6 Erstickungsanfall (Advanced)

Maximilian Rhiem

3.6.1 Einsatzmeldung/Anfahrt

Es ist 3:34 Uhr in der Nacht und Sie werden mit dem Einsatzstichwort „akute Dyspnoe – Asthmaanfall" in eine nahe der Rettungswache liegende Wohnsiedlung gerufen.

Sie treffen gegen 3:40 Uhr an der Einsatzstelle ein. An der Haustür wird die Mannschaft von einer Frau mittleren Alters mit den Worten empfangen: „Kommen Sie schnell, ich glaube mein Mann hat aufgehört zu atmen."

Alarmiert durch dieses Stichwort nehmen Sie das gesamte Equipment – bestehend aus Atemwegs- und Notfallrucksack, Absaugpumpe und EKG/Defibrillator – mit in die Wohnung.

3.6.2 Situation am Notfallort und Ersteindruck

Im Dachgeschoss des Hauses finden Sie einen auf den ersten Blick leblosen, massiv zyanotischen Mann neben dem Bett liegend vor. Sein Alter schätzen Sie auf Anfang bis Mitte 50.

Schnell ist klar, dass es sich um einen **kritisch** kranken Patienten handelt. In der ersten Untersuchung stellen Sie fest, dass der Patient nicht atmet. Ein zentraler Puls lässt sich ebenfalls nicht ertasten.

Ihr Teampartner beginnt unverzüglich mit der Durchführung der Thoraxkompressionen (100–120/min, 5–6 cm tief). Parallel dazu führt Ihr Notfallsanitäter-Azubi einen Larynxtubus ein und beginnt eine abgestimmte Ventilation im Verhältnis 30 : 2, während Sie die Defibrillationselektroden auf den entblößten Oberkörper des Patienten aufkleben.

Wie ist Ihr weiteres Vorgehen?

Sofort wird eine erste Rhythmuskontrolle durchgeführt. Auf dem Monitor zeigt sich eine PEA bei breiten Kammerkomplexen mit einer Frequenz um die 20/min. Ohne Zeitverzögerung werden Thoraxkompression und Beatmung wieder aufgenommen und Sie etablieren parallel einen i. v. Zugang (18 G, grün) in der rechten Ellenbeuge des Patienten. Anschließend verabreichen Sie 1 mg Adrenalin i. v. und schließen eine balancierte Vollelektrolytlösung an, die zügig infundiert wird.

Welche weiteren Informationen sollten gesammelt werden?

Im ersten Moment einer Reanimationssituation ist es schwierig, Außenstehende über die Vorgeschichte zu befragen. Während die Basismaßnahmen fortgeführt werden, befragen Sie die Ehefrau des Patienten über die vorausgegangene Notfallsituation. Die Ehefrau berichtet, dass ihr Mann an Asthma leide und vor ca. 1 Stunde einen akuten Anfall hatte. Dieser sei zunehmend heftiger geworden und konnte nicht durch das vom Hausarzt verschriebene Inhalationsmedikament (Salbutamol) durchbrochen werden. Deshalb habe sie sich entschlossen, den Notruf zu wählen.

OPQRST

Onset	Vor 1 Stunde
Provocation	–
Quality	Schwerer als sonst
Radiation	–
Severity	10/10, noch nie einen so schweren Anfall gehabt
Time	Seit 1 Stunde, kontinuierlich schlimmer werdend

SAMPLER

Symptome	Dyspnoe, Asthmaanfall
Allergien	Hausstaub, Gräser
Medikamente	Salbutamol, Budesonid, Montelukast, L-Thyroxin
Patientenvorgeschichte	Asthma bronchiale, Hypothyreose
Letzte Mahlzeit	Abendessen
Ereignisse vor dem Notfall	Kein besonderes Ereignis
Risikofaktoren	Gelegentliches Zigarettenrauchen

3.6.3 Verdachtsdiagnose

Bei Vorliegen einer Reanimationssituation ist es empfehlenswert, zügig die Abarbeitung potenziell reversibler Ursachen anzustreben (➤ Tab. 3.9). Die wahrscheinlichste Ursache in dieser Situation scheint die Hypoxie zu sein, der nun mittels Beatmung entgegengewirkt wird. Da zeitgleich auch mehrere Probleme vorliegen können, sind Fixierungsfehler v. a. durch das konsequente Abarbeiten aller Hs und HITS zu vermeiden.

Der Patient fühlt sich warm an, er wirkt nicht exsikkiert, das Abdomen nicht gespannt und es gibt keinen Hinweis auf einen rektalen Blutabgang. Eine Intoxikation verneint die Ehefrau des Patienten glaubhaft, ebenso Durchfälle oder vermehrtes Erbrechen in den letzten Tagen sowie neue Medikamente. Auffallend sind eine obere Einflussstauung sowie sehr leise Atemgeräusche (nahezu Silent Lung) auf beiden Seiten.

3.6.4 Maßnahmen und Therapie

Sie legen den Fokus auf die konsequente Durchführung qualitativ hochwertiger Basismaßnahmen. Die Helfer wechseln sich gegenseitig alle 2 Minuten bei der Thoraxkompression ab und führen diese in einer Frequenz von 100–120/min mit ca. 5–6 cm Drucktiefe durch. Die Adrenalingabe führen Sie im 4-Minuten-Intervall durch.

Während der Beatmungssequenzen fällt Ihnen auf, dass der Kollege mehr und mehr Druck auf den Beatmungsbeutel zu geben scheint und bei genauerem Hinsehen scheint die Thoraxexkursion des Patienten eingeschränkt. Darauf angesprochen gibt der Kollege an, dass er den relativ hohen Beatmungsdruck zunächst auf den höchstwahrscheinlich vorliegenden Bronchospasmus des Patienten zurückgeführt hat. Sie entscheiden sich zu einer erneuten Auskultation und beatmen den Patienten nun selbst mit stoßweisen Beatmungshüben. Hierbei fällt Ihnen ein nun aufgehobenes Atemgeräusch mit einseitiger Thoraxhebung auf der linken Seite auf.

Mit welchen Komplikationen ist zu rechnen?

Neben der Hypoxie kann es bei Patienten mit einem vorbestehenden Emphysem (z. B. im Rahmen einer COPD) v. a. auch bei starken Hustenattacken zum Einreißen von vorgeschädigten Lungenbereichen kommen. Hierunter kommt es zur Ausbildung eines Pneumothorax, der sich im weiteren Verlauf, insbesondere unter einer Beatmung von extern (PPV) zu einem Spannungspneumothorax entwickeln kann. Diesen gilt es schnell zu detektieren, da die Entlastung die einzige helfende Maßnahme bei vorliegender Spannungssituation ist. Bei zunächst vigilanten Patienten mit messbaren Vitalparametern ist ein Übergang in einen Spannungspneumothorax evtl. leichter zu detektieren. Ein einseitig abgeschwächtes Atemgeräusch lässt bei spontanatmenden Patienten ggf. auf einen Pneumothorax schließen. Hierbei muss aber zwingend eine entsprechende Kausalkette (vorliegendes Trauma, Husten, Asthmaanfall, junger, hochgewachsener Patient bei sportlicher Betätigung) hergestellt sein. Ein einseitig abgeschwächtes oder aufgehobenes Atemgeräusch könnte ebenso auf einen malignen Erguss, ein ausgeprägtes Emphysem oder einen Z. n. Pneumektomie zurückzuführen sein. Von einer blinden Entlastung ist daher zwingend abzuraten, da die Konsequenzen wie z. B. das Platzen einer Emphysembulla u. U. fatal sein könnten.

Die Indikation zur Entlastung ist bei folgenden Komplikationen indiziert:

- Zunehmende Vigilanzminderung
- Hypotonie/Schock
- Einseitig aufgehobenes Atemgeräusch mit zunehmender Hypoxie sowie Dyspnoe

Beim bereits bewusstlosen, apnoischen Patienten ist dieser Verlauf nicht oder nur schwer zu beurteilen.

Hilfreich kann in jedem Fall eine sonografische Darstellung der Lungenbewegung sein.

Bewegt sich die Lunge unter (Be-)Atmung nicht, so sollte bei fehlender Kontraindikation und o. g. Zeichen für einen Spannungspneumothorax eine Entlastungspunktion durchgeführt werden.

➤ Abb. 3.7 zeigt das sonografische Bild der Lungenbewegung im M-Mode. Oberhalb der Pleura zeigt sich durch die Minderbewegung von Muskeln ein wellenförmiges Muster. Die an der Pleura anliegende und durch Atmung bewegte Lunge zeigt hier ein an

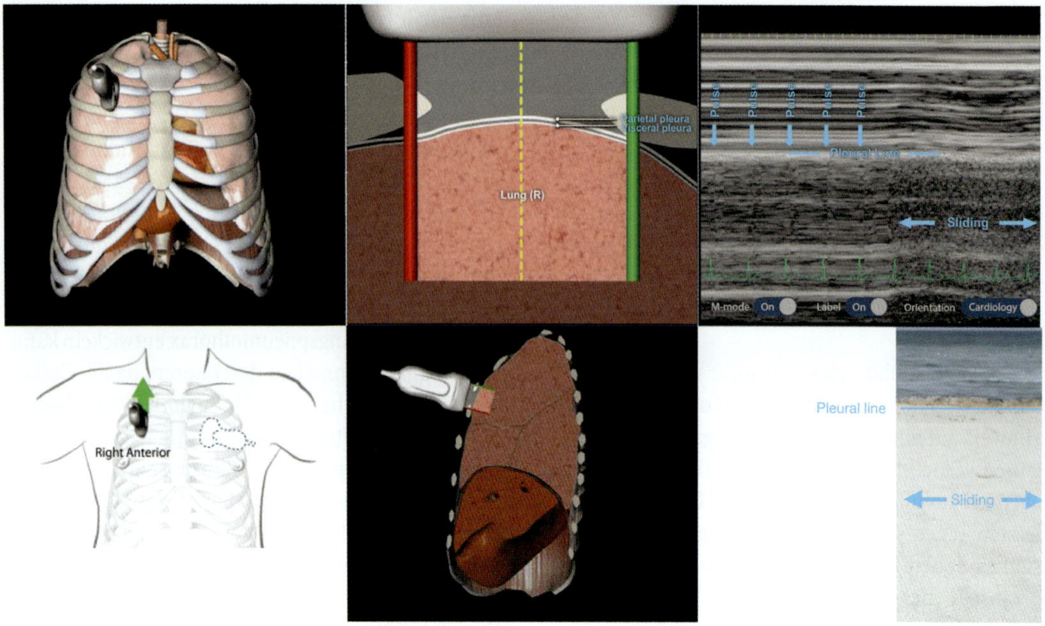

Abb. 3.7 Darstellung von Lungengleiten (Seashore-Zeichen) und Lungenpuls im M-Mode [E1068]

„Sand/Strand“ erinnerndes Muster. Zusammen ergibt dies das Bild eines Strandes (Lunge) mit Meer (sog. Seashore-Zeichen, ähnelt einem Meeresufer). Ist die Lunge kollabiert fehlt der Strandabschnitt. Das im M-Mode dargestellte Bild erinnert nun eher an einen Strichcode (Barcode; ➤ Abb. 3.8).

Welche weiterführenden Maßnahmen sind indiziert?

Sie entschließen sich für die Durchführung einer Thorakozentese mit der dafür zur Verfügung stehenden Nadel im 4. ICR medioaxillar der linken Thoraxhälfte. Nach erfolgter Punktion oberhalb der Rippe entweicht mit einem deutlichen Zischen Luft und Sie erhalten die prompte Rückmeldung von Ihrem Kollegen, dass die Beatmung nun wesentlich leichtgängiger scheint.

Durch die nun eintreffende Notärztin wird nach kurzer Übergabe unter weiterhin fortgeführter CPR ein Endotrachealtubus platziert. In der anschließenden Auskultation fällt ihr ebenfalls ein aufgehobenes Beatmungsgeräusch auf der linken Seite auf. Der bei Zahnreihe 25 cm befindliche Tubus wird um 2 cm zurückgezogen, woraufhin sich auch auf der linken Thoraxseite ein Strömungsgeräusch auskultieren lässt.

Aufgrund der aber weiterhin bestehenden Gefahr einer erneuten Ausprägung eines Spannungspneumothorax bei Verlegung oder Abknicken des i. v. Verweilkatheters trotz des härteren Materials, entschließt sich die Notärztin zur Minithorakotomie mit anschließender Drainageeinlage unter Ihrer Assistenz, ebenfalls im 4./5. ICR der mittleren Axillarlinie. Nach 20-minütiger Reanimationsdauer gelingt die Wiederherstellung eines ROSC, zunächst angezeigt durch einen steigenden $etCO_2$-Wert auf 65 mmHg. Im EKG stellt sich ein Sinusrhythmus mit einer Herzfrequenz von 70/min ein. Die Sauerstoffsättigung zeigt einen Wert von 94 %, der Blutdruck kann mit 90/60 mmHg gemessen werden. Der Patient beginnt leicht gegen den Tubus zu pressen, die GCS bleibt bei 3 Punkten.

3.6.5 Transport und Übergabe

Aufgrund der engen Treppenhausverhältnisse entscheidet sich das Team, den Patienten mit einer Drehleiter aus der Wohnung zu retten und anschließend zum RTW zu transportieren. Die freiwillige Feuerwehr des Ortes wird alarmiert und trifft kurze Zeit später am Einsatzort ein. Unterdessen wird ein zweiter i. v. Zugang am rechten Handrücken des Patienten ge-

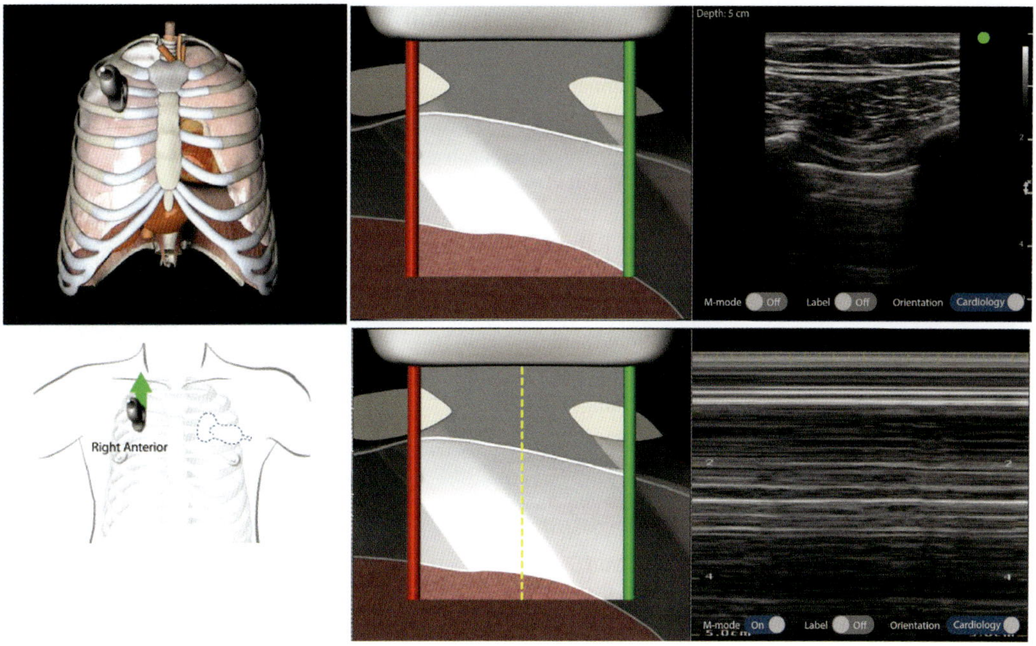

Abb. 3.8 Darstellung rechter Pneumothorax mit fehlendem Lungengleiten (Barcode-sign) im M-Mode [E1068]

legt. Da der Blutdruck des Patienten wieder zu sinken beginnt (75/45 mmHg), wird über diesen Zugang kontinuierlich Noradrenalin (Arterenol®) mittels Perfusor in einer Dosierung von 0,1 µg/kg/min verabreicht. Zudem werden zur Analgosedierung des Patienten i. v. Fentanyl 0,3 mg als Bolus und Propofol 300 mg/h über einen Perfusor appliziert.

Die maschinelle Beatmung wird den aktuellen Messwerten angepasst, Zielwerte sind eine Normokapnie mit $etCO_2$-Werten um 35–40 mmHg sowie eine $SpO_2 > 90\,\%$.

Die Rettung über die Drehleiter gestaltet sich komplikationslos. Sie begleiten den Patienten während des gesamten Manövers.

Anschließend wird der Patient mit Inanspruchnahme der Sonder- und Wegerechte auf die bereits informierte Intensivstation des nächsten Krankenhauses gebracht.

3.6.6 Klinischer Verlauf

Nach Übergabe an den aufnehmenden Arzt wird auf der Intensivstation zuerst eine Blutgasanalyse durchgeführt. Dem Blut-pH-Wert von 7,13 und einem erhöhten P_aCO_2 (55 mmHg) wird die Beatmung entsprechend angepasst. Tubus und Drainagelage werden mittels Thorax-Röntgenbild kontrolliert.

Nach zwei Wochen intensivmedizinischer Therapie inkl. Anlage eines Tracheostomas wird der Patient zum weiteren Weaning in eine Spezialklinik verlegt.

3.6.7 Kommentar

In diesem zunächst als Standardreanimationssituation imponierenden Einsatz sollte die Therapie den jeweils aktuellen internationalen Leitlinien des ERC entsprechen. Wichtig ist dabei, ein Augenmerk auf eine gute Thoraxkompression zu legen und einer Ermüdung der Helfer vorzubeugen, indem die Helfer nach jeweils 2 Minuten wechseln. Die Thoraxkompressionen sollten in einer Frequenz von 100–120/min und einer Tiefe von 5–6 cm ausgeführt werden. Es ist auf eine vollständige Entlastung zu achten. Das Verhältnis zwischen Kompression und Beatmung beträgt laut aktuellen Empfehlungen 30 : 2 beim Erwachsenen.

Nichtsdestotrotz gilt es, auch in solch vermeintlich einfachen Situationen nicht den Überblick zu verlieren. Ein striktes Abarbeiten der reversiblen Ursachen (4Hs und HITS) hilft dabei, nichts zu übersehen.

Aktuell ist die Minithorakotomie (mit und ohne Drainageeinlage) zur Entlastung des Spannungspneumothorax bei geeigneter Qualifikation als Maßnahme der Wahl zu sehen. Alternativ kann – bei fehlender Übung in der lateralen Minithorakotomie – auch eine Entlastungspunktion in Bülau-Position oder bei erschwertem Zugang zum Patienten (z. B. Einklemmung im Fahrzeug) in Monaldi-Position (2./3. ICR, mittlere Klavikularlinie) durchgeführt werden. Für diese Entlastungspunktion ist allerdings eine ausreichend lange Kanüle (spezielle Entlastungspunktionskanüle, z. B. 8,25 cm Länge) zu verwenden. Eine „normale" G 14-Venenverweilkanüle (orange, 5,0 cm Länge) ist hierzu nicht ausreichend und in diesem Zusammenhang laut aktueller Studienlage mit einer erhöhten Fehlerquote (ca. 38 %) behaftet. Aktuelle Daten zeigen, dass die geringste Fehlerquote (ca. 13 %) bei Verwendung einer Standardnadel mit einer Länge von 5 cm im Bereich des 4./5. ICR in der vorderen Axillarlinie vorliegt.

Schwieriger ist die Bestimmung des Säure-Basen-Status, der im beschriebenen Fallbeispiel ebenfalls durch eine massive Hyperkapnie im Rahmen eines Status asthmaticus verändert sein kann. Einige Rettungsdienste benutzen mittlerweile transportable BGA-Geräte, diese werden allerdings noch nicht flächendeckend eingesetzt. Eine Blindpufferung mittels Natriumbikarbonats (50 ml einer 8,4-prozentigen Lösung) ist nicht zu empfehlen, eine Anpassung der Beatmung aber durchaus zu überlegen.

Darüber hinaus sollte auch immer an andere Ursachen eines verminderten oder aufgehobenen Atemgeräuschs nach erfolgter Intubation gedacht werden. Als Hilfestellung zur Identifikation einer Beatmungskomplikation, eines Sättigungsabfalls oder eines Gerätealarms kann das Stichwort **DOPESS** (➤ Tab. 3.10) genutzt werden.

Zum direkten Ansprechen der Probleme kann man nach dem HAND-Schema (➤ Tab. 3.11) vorgehen.

Generell können Stichwortschemata den rettungsdienstlichen Arbeitsalltag vereinfachen, denn sie sind leicht zu behalten und bei den oft stressigen Einsatzsituationen des Retters von großem Nutzen. Allerdings gilt es bei der Flut von Akronymen in der heutigen Zeit, vor allem den klinischen Blick beizubehalten. Ein Akronym, an das ich mich nur unvollständig erinnern kann, ist wenig hilfreich. Ein geschulter Umgang und angeeigneter Erfahrungsschatz in der täglichen Arbeitsroutine schon. Die ausgewogene Zusammenarbeit von beidem hilft, nichts zu übersehen und den Patienten adäquat zu therapieren.

Tab. 3.10 DOPESS-Schema

Dislokation	Tubuslage korrekt? Beatmung konnektiert?
Obstruktion	Tubus oder Schläuche abgeknickt?
Pneumothorax/ Patient	Auskultation? Spannungspneumothorax? Kreislaufversagen?
Equipment	Funktioniert das Gerät, Löcher im Schlauch, fehlende O_2-Zufuhr (Wandanschluss)?
Stomach	Magenüberblähung mit Zwerchfellhochstand (gerade bei pädiatrischen Patienten)? Erneut die Frage: Tubus in der richtigen Röhre platziert?
Sedation	Ausreichend Narkose oder presst/ wehrt sich der Patient gegen die Beatmung?

Tab. 3.11 HAND-Schema zur Behebung von akuten Beatmungsproblemen

Hand	Patienten an die Hand nehmen (Beutelbeatmung) → Hören (Auskultation, Nebengeräusche), Sehen, Fühlen (Thoraxexkursion)
Absaugung	Endotracheale und ggf. gastrale (Kinder) Absaugung
Neueinstellung	Geräteeinstellung sinnvoll? Auto-PEEP (Air-Trapping)? etCO_2-Kurve (Bronchospasmus,, Hinweis auf Lungenembolie o. Ä.)?
Diagnostik	Präklinisch meist nur Sonografie zusätzlich möglich

Das Notfallbild der **Reanimation** gehört zu den Standardeinsätzen heutiger Retter. Obwohl Rettungssituationen zur alltäglichen Praxis gehören, gestaltet sich der Einsatzablauf immer wieder hektisch und unkoordiniert. Bei einer guten Einsatzorganisation können jedoch viele im Einsatzgeschehen auftretende Probleme im Vorhinein vermieden werden. Hilfreich für den Retter ist die regelmäßige Teilnahme an Reanimationstrainings sowie an internationalen Reanimationskursen, wie z. B. einem ALS-Provider-Kurs des ERC oder ACLS-Kursen der AHA, in dem explizit Einsatzabläufe und zugrunde liegende Algorithmen besprochen und intensiv trainiert werden.

Evidenz: Mythos oder Fakt

Während der Erstversorgung eines Traumapatienten oder unter Reanimation im traumatischen Herz-Kreislauf-Stillstand (TCA), kann im Erstangriff eine Entlastung mittels Punktion beim vorliegenden Spannungspneumothorax herbeigeführt werden. Ob dies nun in Monaldi- oder Bülau-Position stattfinden soll, ist immer wieder Gegenstand kleinerer (und etwas größerer) Untersuchungen. Zum Zeitpunkt des Erscheinens dieses Buches ist die favorisierte Position beim Erwachsenen nach Bülau im 4./5. ICR mittlere Axillarlinie. Fakt ist allerdings, dass aufgrund eines Großteils dieser geschaffenen Entlastungen durch mechanische Manipulation oder aber durch Erwärmung mit konsekutivem Abknicken des im Brustkorb des Patienten verbliebenen Plastikschlauchs ein erneutes Auftreten eines Spannungspneumothorax hochwahrscheinlich ist. Die definitive Entlastung ist nur durch eine Minithorakotomie zu schaffen. Diese muss schnellstmöglich, d. h. sobald es Expertise und Räumlichkeit zulassen, durchgeführt werden.

LITERATUR

Bernhard M, Gräsner J-T (Hrsg.). Notfalltechniken Schritt für Schritt. Stuttgart: Thieme; 2016: 143-151

Givens ML, Ayotte K, Manifold C. Needle thoracostomy: implications of computed tomography chest wall thickness. Acad Emerg Med 2004 Feb; 11(2): 211-213. PMID: 14759970

Inaba K et al. Optimal Positioning for Emergent Needle Thoracostomy: A Cadaver-Based Study. J Trauma 2011; 71: 1099-1103

Laan DV et al. Chest wall thickness and decompression failure: A systematic review and meta-analysis comparing anatomic locations in needle thoracostomy. Injury 2016; 47: 797-804

Lott C, Truhlář A, Alfonzo A et al. ERC Special Circumstances Writing Group Collaborators. European Resuscitation Council Guidelines 2021: Cardiac arrest in special circumstances. Resuscitation 2021 Apr; 161: 152-219. doi: 10.1016/j.resuscitation.2021.02.011. Epub 2021 Mar 24. Erratum in: Resuscitation 2021 Oct;167: 91-92. doi: 10.1016/j.resuscitation.2021.08.012. PMID: 33773826

Martin M et al. Does needle thoracostomy provide adequate and effective decompression of tension pneumothorax? J Trauma Acute Care Surg 2012; 73: 1412-1417

Zengerink I et al. Needle Thoracostomy in the Treatment of a Tension Pneumothorax in Trauma Patients: What Size Needle? J Trauma 2008; 64: 111-114

3.7 Bewusstlose Person (Basic)

Matthias Jahn

3.7.1 Einsatzmeldung/Anfahrt

RTW und NEF werden am Nachmittag um 15:47 Uhr zu einer Gaststätte gerufen. Die Leitstelle übermittelt das Einsatzstichwort „bewusstlose Person". Über Funk teilt die Leitstelle ergänzend mit, dass der Restaurantbesitzer angerufen und gemeldet habe, dass ein Gast plötzlich schwer atme, einen hochroten Kopf habe und nicht mehr antworte. Bei Eintreffen des RTW um 15:55 Uhr wird die Besatzung, bestehend aus Notfallsanitäter und Rettungssanitäter, von einem Angestellten eingewiesen. Aufgrund des Meldebilds nimmt die Besatzung Kreislauf- und Atmungsrucksack sowie die elektrische Absaugpumpe und das EKG mit zum Patienten.

3.7.2 Situation am Notfallort und Ersteindruck

Die RTW-Besatzung wird vom Gaststättenbesitzer direkt zu einem ca. 70 Jahre alten, leicht adipösen Mann geführt, der neben einem Tisch auf dem Boden liegt. Der Mann zeigt keine Reaktion, ein deutlicher Stridor ist hörbar. Neben der geröteten Hautfarbe im Gesicht fällt eine deutliche Schwellung der rechten Wange auf. Die in der Nähe sitzenden Gäste werden nach ihren Beobachtungen gefragt und erzählen, dass der Patient, kurz bevor die Symptomatik auftrat, mehrfach versucht habe, mit den Händen eine Wespe wegzuscheuchen. Der Notfallsanitäter kommuniziert seinem Teampartner seinen ersten Eindruck: Der Patient befindet sich in einem **kritischen** Zustand.

Es zeigt sich, dass die Atemwege durch eine Schwellung im Mundraum massiv verlegt sind und nur noch eine geringe Ventilation möglich ist. Die Atemfrequenz ist mit ca. 25 Atemzügen/min signifikant erhöht. Sofort beginnt der Rettungssanitäter mit einer assistierten Beutel-Masken-Beatmung mit 100 % Sauerstoff und angeschlossenem Reservoir, während der Notfallsanitäter seine Untersuchung fortsetzt. Der Rettungssanitäter meldet zurück, dass die Beatmung aufgrund des hohen Atemwegswiderstands erheblich erschwert ist. Bei der Auskultation bestätigt sich der in- und exspiratorische Stridor gleichseitig auf beiden

3

Thoraxseiten. Das angeschlossene Pulsoxymeter zeigt eine Sauerstoffsättigung von 76 % bei einer Herzfrequenz von 118 Schlägen/min. Die Rekapillarisierungszeit liegt bei 4 Sekunden. Der Puls ist peripher nur schwach tastbar und fadenförmig beschleunigt. Die Haut des Patienten ist blass und schwitzig. Die Pupillen des Patienten sind beidseits isokor und lichtreagibel, die erhobene GCS ergibt einen Wert von 4. Die strukturierte Erstuntersuchung bestätigt den ersten Eindruck und manifestiert ein A-, B-, und C-Problem.

Außer einer Einstichstelle auf der rechten Wange gibt es keine Anzeichen für weitere Verletzungen; im Bereich der Wunde ist kein Fremdkörper vorhanden. Die anwesenden Gäste können keine weiteren Angaben machen; der Patient ist niemandem bekannt. Die Helfer finden keine Unterlagen, die Hinweise auf Vorerkrankungen oder Medikationen geben können.

Vitalwerte

HF	118/min
RR	85/60 mmHg
SpO_2	76 %
BZ	112 mg/dl
Temp.	36,9 °C

3.7.3 Verdachtsdiagnose

Alles deutet auf einen lebensbedrohlichen **anaphylaktischen Schock** aufgrund einer allergischen Reaktion auf einen Wespenstich hin. Da keine weiteren anamnestischen Angaben in Erfahrung zu bringen sind und es augenscheinlich keine Hinweise auf sonstige Ursachen gibt, ist keine Relevanz für anderweitige Hintergründe gegeben. Die gemessenen Vitalwerte sowie die Schilderungen der Anwesenden erhärten die Verdachtsdiagnose. Differenzialdiagnostisch sollten dennoch internistische Ursachen für den diagnostizierten Schockzustand in Verbindung mit der Bewusstlosigkeit und der pathologischen Atmung ausgeschlossen werden (z. B. ACS, Herzrhythmusstörungen, Asthma bronchiale). Aufgrund der Kombination aus Atemwegsschwellung, pathologischen Atemgeräuschen und Schocksymptomatik kann jedoch zunächst von der Verdachtsdiagnose des anaphylaktischen Schocks ausgegangen werden. Der parallel angeschlossene EKG-Monitor zeigt eine Sinustachykardie von 120/min an. Weiterhin sollte auch die Wirkung von anderen Allergenen außer dem Insektengift ausgeschlossen werden.

SAMPLER

Symptome	Schwellung der Atemwege, exspiratorischer und inspiratorischer Stridor, Schocksymptomatik, Bewusstlosigkeit
Allergien	Insektengift?
Medikamente	Nicht bekannt
Patientenvorgeschichte	Nicht bekannt
Letzte Mahlzeit	Unmittelbar vor der Alarmierung
Ereignisse vor dem Notfall	Kollaps nach Insektenstich
Risikofaktoren	Nicht bekannt

Mit welchen Komplikationen ist zu rechnen?

Neben der lokalen Reaktion hat der Patient bereits eine ausgedehnte respiratorische Symptomatik entwickelt. Es handelt sich um einen asthmatischen Verlauf, der sich symptomatisch durch die Asthma-Trias auszeichnet:

- Bronchialspasmus
- Schleimhautödem
- Hypersekretion

Dyspnoe und Tachypnoe, die daraus resultieren, bedingen unweigerlich eine Ventilationsstörung, die im weiteren Verlauf zu einer Hypoxie führen kann. Es folgt die Reaktion des zirkulatorischen Systems mit einer Vasodilatation der peripheren Gefäße. Dadurch entsteht ein relativer Volumenmangel, der ein reduziertes Herzzeitvolumen mit Blutdruckabfall und reaktiver Tachykardie zur Folge hat. Darauf kann das Herz mit Kammerflimmern oder Asystolie reagieren. Der Patient ist somit eindeutig als **kritisch** und vital bedroht einzustufen.

3.7.4 Maßnahmen und Therapie

Als erste Maßnahme unmittelbar nach Sicherung der Verdachtsdiagnose werden durch den Notfallsanitäter 0,5 mg Suprarenin® (Adrenalin) intramuskulär in den M. vastus lateralis des Oberschenkelmuskels verabreicht. Die Beatmung wird durch den Rettungssanitäter am Kopf fortgesetzt, um die drohende Hypoxie zu vermeiden. Weiterhin werden ein venöser Zugang in der linken Ellenbeuge und eine zügig laufende Jonosteril®-Infusionslösung angeschlossen, um dem relativen Volumenverlust im Rahmen der anaphylaktischen Reaktion entgegenzuwirken und um eine Normotension anzustreben. Eine endotracheale Intubation zur Atemwegssicherung wird vorbereitet. Im Anschluss werden durch den Notfallsanitäter sowohl 1 mg Dimetinden (Fenistil®) und 50 mg Ranitidin sowie 250 mg Prednisolon intravenös verabreicht.

Das NEF trifft um 16:14 Uhr an der Einsatzstelle ein. Nach einer kurzen Übergabe nach dem ABCDE-Schema wird der Patient durch den Notarzt endotracheal intubiert. Die an das Körpergewicht des Patienten adaptierte Beatmung wird mit einem PEEP von 7 mbar durchgeführt.

Parallel wird durch den Fahrer des NEF ein Intensivbett angefragt, um spätere Verzögerungen zu vermeiden. Ein zweiter intravenöser Zugang wird gelegt, an den ebenfalls eine zügig laufende Jonosteril®-Infusion angeschlossen wird. Die durch die Medikamentengabe auf 155/min angestiegene Herzfrequenz sinkt unter den beiden zügig laufenden kristalloiden Infusionen kontinuierlich wieder ab. Gleichzeitig steigen die Sauerstoffsättigung des Patienten auf über 80 % und der Blutdruck ebenfalls leicht an. Das Team entscheidet sich nach der Voranmeldung, den Patienten in ein ca. 12 Fahrminuten entferntes Krankenhaus der Grundversorgung zu bringen.

3.7.5 Transport und Übergabe

Der Patient wird flach auf der Trage gelagert und unter engmaschigem Monitoring zum RTW transportiert, wo ein Re-Assessment stattfindet. Die Atemwege sind wesentlich freier und der Bronchospasmus ist deutlich reduziert. Die Sauerstoffsättigung nimmt konstant zu und hat mittlerweile einen Wert von 91 % erreicht, der kapnografisch ermittelte $etCO_2$ liegt bei 42 mmHg. Die Herzfrequenz ist stabil bei 110/min, das EKG ist unauffällig, der Blutdruck beträgt 95/60 mmHg. Die Haut des Patienten wird zunehmend rosiger, fühlt sich jedoch noch immer feucht und schweißig an. Der Patient wird kontinuierlich sediert. Der anschließende Transport verläuft komplikationslos. Der RTW trifft um 16:41 Uhr in der Zielklinik ein.

3.7.6 Klinischer Verlauf

Der Patient wird auf die internistische Intensivstation gebracht, wo eine umfassende Blutuntersuchung inklusive Blutgasanalyse durchgeführt wird. Da alle Untersuchungsbefunde unauffällig sind und sich der Patient zunehmend stabilisiert, wird er problemlos extubiert. Der leicht erholte Patient erzählt, dass er vor einigen Jahren bereits einmal mit leichter Luftnot auf einen Wespenstich reagiert hätte, die sich jedoch nach kurzer Zeit wieder gelegt hätte. Auf Nachfrage sagt er, dass er ansonsten völlig gesund sei und keine Medikamente nehme. Die Infusionstherapie wird nach Gabe von bislang 1,5 l Ringer-Lösung i. v. durch eine weitere langsam laufende Ringer-Infusion fortgeführt. Die Blutanalyse zeigt eine signifikante Erhöhung des Immunoglobulin E (IgE), das ein typischer Marker für allergische Reaktionen ist.

Nach einem weiteren Tag intensivmedizinischer Überwachung wird der Patient auf eine Normalstation verlegt. Wenige Tage später kann der Patient ohne Symptome aus der Klinik entlassen werden. Eine ambulante Weiterbehandlung mit Anleitung für eine antiallergische Selbstmedikation wird empfohlen.

3.7.7 Kommentar

Eine anaphylaktische Reaktion, gleich welcher Ursache, kann sich in kürzester Zeit zu einem akut lebensbedrohlichen Zustand entwickeln (➤ Tab. 3.12). Die Definition der Anaphylaxie ist weltweit nicht ganz einheitlich und es werden unterschiedliche Klassifizierungsmodelle verwendet. Im deutschsprachigen Raum ist die Einteilung nach Ring und Meßmer ➤ Tab. 3.13 üblich. Da eine Anaphylaxie mit Todesfolge nicht immer sicher erkannt wird und es auch uneinheitliche Definitionen gibt, ist von einer gewissen Dunkelziffer auszugehen.

Die Symptome einer anaphylaktischen Reaktion setzten meist akut ein und können mit schneller Zustandsveränderung rasch fortschreiten. Der anaphylaktische Schock ist die schwerste Verlaufsform einer allergischen Reaktion. Nur eine frühzeitige Intervention verhindert schwerwiegende Folgen. Ohne Therapie führt ein schwerer anaphylaktischer Verlauf innerhalb von 10–15 Minuten zunächst zu einer Obstruktion der Luftwege, die möglicherweise einer invasiven Behandlung bedarf, danach zu Zirkulationsstörungen bis hin zum Schock mit letztlich tödlichem Ausgang durch Herz-

Tab. 3.12 5-Sekunden-Runde zur schnellen Prüfung der Vitalparameter bei Anaphylaxie (nach „Pyramidenprozess", Ärztliche Leiter Rettungsdienst Deutschland; www.aelrd.de)

5-Sekunden-Runde	Prüfung von Lebenzeichen (spontane Bewegung)
A – Airway	Kloßige Sprache, geschwollene Zunge
B – Breathing	Beurteilung der Atmung (Sprechdyspnoe, Stridor, Giemen); optional: Auskultation, Pulsoximetrie
C – Circulation	Beurteilung von Rekap-Zeit (vorzugsweise an Stirn oder Sternum), Puls (Stärke, Frequenz, Regelmäßigkeit) und Blutdruck
D – Disability	Bewusstsein, Blutzuckermessung
E – Exposure	Inspektion leicht einsehbarer Hautareale sowie der Schleimhäute, Erfragen weiterer Beschwerden (z. B. Übelkeit, Brechreiz, Kopfschmerzen, thorakales Druckgefühl, Sehstörung, Pruritus)
Secondary Survey	AMPLE-Schema: • Bekannte Allergien, mögliche Auslöser der akuten Reaktion, Risikofaktoren (Asthma, andere Vorerkrankungen), Medikation • Patientenvorgeschichte • Letzte Mahlzeit • Ereignisse

Tab. 3.13 Stadien der systemischen anaphylaktischen Reaktion nach Ring und Meßmer

Grad	Symptome
I	Pruritus, Urtikaria, Flush, Angioödem
II	Pruritus, Flush, Urtikaria, Angioödem, Nausea, Krämpfe, Rhinorrhö, Heiserkeit, Dyspnoe, Arrhythmie, Tachykardie, Hypotonie
III	Pruritus, Flush, Urtikaria, Angioödem, Erbrechen, Defäkation, Larynxödem, Bronchospasmus, Zyanose, Schock
IV	Atemstillstand, Herz-Kreislauf-Stillstand

Kreislauf-Versagen. Die Anaphylaxie kann auch in jeder Stufe spontan sistieren oder rückläufig sein. Zu beachten ist, dass der Schweregrad I in der Entwicklung und Dynamik zunächst nicht absehbar ist. Kreislaufreaktionen können auch primär ohne sichtbare kutane oder pulmonale Reaktionen auftreten. Biphasische Verläufe sind auch nach erfolgreicher Behandlung innerhalb von 6–24 Stunden möglich. Dazu gibt es unterschiedliche Angaben (5–20 %). Eine stationäre Überwachung wird laut DGAKI-Leitlinie Update 2021 ab dem Stadium 2 empfohlen. Laut den UK-NICE-Guidelines bei biphasischer Reaktion innerhalb von 4–8–72 h wird eine Überwachung für 6–12 h empfohlen.

Ursächlich für die Anaphylaxie ist eine Antigen-Antikörper-Reaktion im Körper, die zur Freisetzung von Mediatorsubstanzen wie z. B. Histamin führt. Die auslösenden Faktoren können vielzählig sein: z. B. Gifte, Nahrungsmittel sowie Medikamente. Laut Daten aus dem Anaphylaxie-Register Stand 03/2017 (Worm et al. 2018) sind bei Kindern zu 60 % Nahrungsmittel und bei Erwachsenen zu 52 % Insektengifte die Auslöser für schwere anaphylaktische Reaktionen. Nach der Sensibilisierung durch ein Antigen werden beim Erstkontakt Antikörper gebildet, die bei erneutem Kontakt mit dem Allergen eine lebensbedrohliche Sofortreaktion auslösen. Die dabei freigesetzten Mediatorsubstanzen, vor allem aber das Histamin, bewirken eine Vasodilatation mit erhöhter Zellpermeabilität bei gleichzeitiger Konstriktion der Lungen- und Nierenarteriolen. Dadurch kann es durch einen relativen Volumenmangel, d. h. durch einen Flüssigkeitsverlust in der Blutbahn, zu einem Schock kommen, der ebenfalls alle typischen Anzeichen eines hypovolämischen Schocks zeigt.

Risikofaktoren für anaphylaktische Reaktionen laut Leitlinie:

- Augmentationsfaktoren
  - Körperliche Belastung
  - Infektionen
  - Psychischer Stress
  - Medikamente
  - Alkohol
- Co-Erkrankungen
  - Asthma bronchiale
  - Kardiale Erkrankung
  - Mastozytose
  - Schilddrüsenerkrankung
- Andere Faktoren
  - Bestimmte Allergene (Art und Menge)
  - Alter
  - Männliches Geschlecht
  - Grad der Sensibilisierung
  - Höhe des sIgE

Notfalltherapie

Epinephrin (Adrenalin)

Eine frühe und aggressive Therapie ist entscheidend (➤ Abb. 3.9). Hier ist das Rettungspersonal gefordert, sofort nach der Verifizierung der Verdachtsdiagnose eine schnellstmögliche Therapie einzuleiten. Sowohl die Leitlinien des European Resuscitation Council als auch die S2-Leitlinie der allergologischen Fachgesellschaften sehen ab dem Stadium 2 eine sofortige Gabe von 0,5 mg Adrenalin i. m. (Update Leitlinie 2021 bis 0,6 mg!) bei Erwachsenen (≥ 12 Jahren) vor. Die i. m. Gabe ist dabei aufgrund der geringeren kardiovaskulären Komplikationsrate sowie der schnelleren Verabreichungsmethode der i. v. Gabe vorzuziehen und immer noch die primär wichtigste medikamentöse Therapie bei schwerer anaphylaktischer Reaktion. Die Punktionsstellen für die i. m. Gabe von Adrenalin sind der M. vastus lateralis, anterior-lateral im mittleren Drittel (bester Applikationsort) oder der M. deltoideus. Bei fehlender Wirkung kann Adrenalin i. m. alle 5–10 min wiederholt werden. Die s. c. Injektion von Adrenalin wird aufgrund der unzureichenden Resorption und dem verzögerten Wirkeintritt nicht mehr empfohlen. Bei fehlender Stabilisierung und kardiozirkulatorischer Dekompensation trotz i. m. Gabe wird Adrenalin i. v. in einzelnen Bolusgaben von 10 µg/ml einer Adrenalin-Verdünnung von 1 mg in 100 ml NaCl 0,9 % titrierend mit einzelnen Bolusgaben von 1 µg/kg KG empfohlen (Hypotension = Indikation für Adrenalin i. v.). Allerdings differieren hier die empfohlenen Dosierungen in der Literatur. Zur besseren Steuerung ist auch eine Verabreichung via Perfusor möglich. Eine Glukagongabe wird empfohlen bei Patienten unter Therapie mit β-Adrenozeptor-Antagonisten und fehlendem Ansprechen auf Adrenalin (positiv inotrop, Hochregulierung von β-Adrenorezeptoren auf Zelloberfläche). In der Prä-Klinik ist dieses Medikament eher nicht anzutreffen und zumeist eine innerklinische Maßnahme. Bei zusätzlichem A- oder B-Problem (Larynxödem, Bronchospasmus) soll Adrenalin in einer Dosierung von bis zu 5 mg als unverdünnte Lösung pur inhalativ verabreicht werden. Eine parenterale Gabe von Adrenalin darf durch die inhalative Gabe nicht ersetzt werden. Auch die Gabe von Salbutamol inhalativ ist bei überwiegender Bronchialobstruktion möglich.

Flankierende medikamentöse Therapie

Antihistaminika (H_1- und H_2-Blocker)

Die weitere medikamentöse Therapie kann zusätzlich aus H_1- und H_2-Blockern als flankierende Maßnahme erfolgen bzw. kann laut Leitlinie versucht werden. H_1-Blocker lindern hierbei **nur** Symptome (Urtikaria, Rhinokonjunktivitis) und machen die Anaphylaxie nicht rückgängig (Wirkung auf Kreislauf und Bronchokonstriktion nicht belegt!). Die Evidenz für H_2-Blocker ist gering, jedoch bei schwerer und therapieresistenter Anaphylaxie laut Leitlinie immer noch empfohlen.

Dosierung:

- H_1-Blocker: Clemastin 0,05 mg/kg KG i. v. oder Dimetinden 0,1 mg/kg KG i. v.
- H_2-Blocker: 200 mg Cimetidin 0,5–1 mg/kg KG oder Ranitidin i. v. (i. d. R. 50 mg bei Erwachsenen. Allerdings gibt es dafür wenig Evidenz.

Eine repetitive Gabe von H_1-/H_2-Blockern oder Kortisongabe wird laut der American Association of Allergie Asthma & Immunology 2019 (AAAA) nicht mehr empfohlen.

Kortison

Laut Literatur könnte Kortison vor einer zweiten Reaktion schützen und wird in einer Dosierung von 1–2 mg/kg KG i. v. verabreicht. Eine Repitition ist nicht notwendig da ohne weitere Wirkung. Einen Nachweis über die Wirkung bei akuter Anaphylaxie gibt es nicht. Allerdings sind Glukokortikoide effektiv bei Asthma. Die Kortisongabe darf hierbei auf keinen Fall Basismaßnahmen verzögern!

Sauerstoff

Bei manifesten kardiovaskulären oder pulmonalen Reaktionen empfiehlt die Leitlinie die sofortige Gabe von 100 % Sauerstoff über eine Atemmaske mit Reservoirbeutel und hohem Fluss.

Volumengabe

Im Rahmen eines anaphylaktischen Schocks wird bei Erwachsenen die Gabe von 1–3 l balancierter Vollelektrolytlösung empfohlen. Kinder sollten 20 ml/kg KG als schnellen Bolus i. v. erhalten.

3

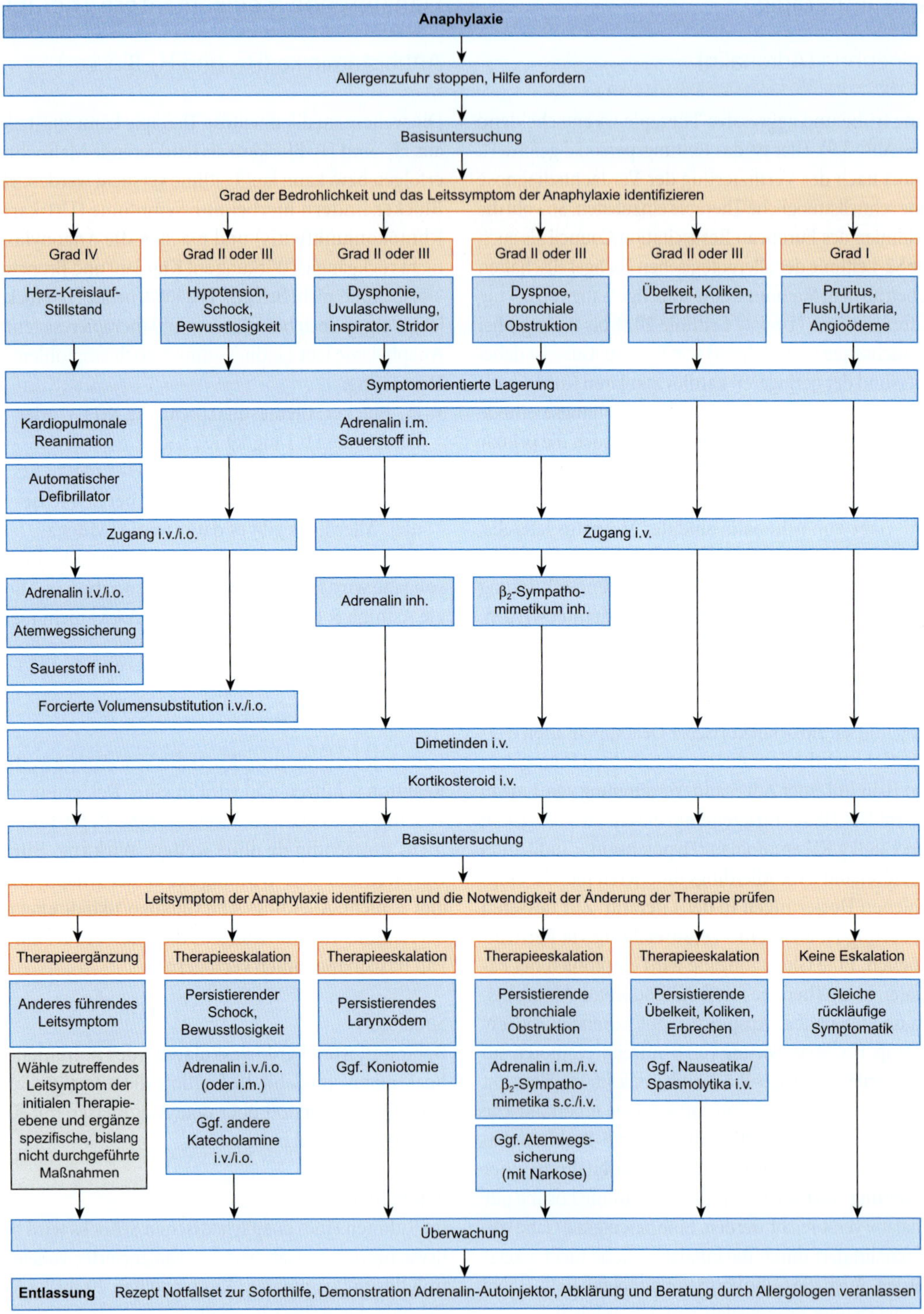

Abb. 3.9 Akutmaßnahmen je nach Hauptsymptomatik bei Anaphylaxie laut Leitlinie zu Akuttherapie und Management der Anaphylaxie – Update 2021 [F802-004/L231]

Evidenz: Mythos oder Fakt

Intramuskuläre (i. m.) Gabe: Eine Aspiration vor der i. m. Injektion ist nicht mehr notwendig. Eine akzidentielle Injektion in Blutgefäße bei korrekt aufgesuchter Landmarke zur i. m. Gabe konnte nicht nachgewiesen werden. Bei Autoinjektoren stellt sich diese Frage ohnehin nicht. Die Injektionsmenge beträgt bei der Injektion in den Deltamuskel max. 2 ml und bei Injektion in den Oberschenkelmuskel max. 10 ml.

Mythos: H_1-/H_2-Blocker und Kortison sind wichtige Medikamente und müssen immer bei einer Anaphylaxie verabreicht werden.

Fakt: Diese Medikamente retten nicht, sondern lindern nur den Juckreiz. Allerdings werden diese Medikamente immer noch von den Fachgesellschaften in der Notfalltherapie aufgeführt. Die Gabe von Ranitidin wird nicht mehr empfohlen.

LITERATUR

Deutscher Berufsverband Rettungsdienst e.V. (DBRD). Muster-Algorithmen 2024 zur Umsetzung des Pyramidenprozesses im Rahmen des NotSanG. 2024. www.dbrd.de/images/algorithmen/DBRDAlgo24_Web9_2.pdf

Löwe F, Jahn M. Checklisten Rettungsdienst. 2. A. München: Elsevier Urban & Fischer, 2022

Ring J, Beyer K, Biedermann T et al. Guideline (S2k) on acute therapy and management of anaphylaxis: 2021 update. S2k Guideline. Allergo J Int 2021; 30: 1-25 https://doi.org/10.1007/s40629-020-00158-y

Ring J, Beyer K, Biedermann T et al. Guideline for acute therapy and management of anaphylaxis. S2 Guideline. Allergo J Int 2014; 23(3): 96-112. doi: 10.1007/s40629-014-0009-1. PMID: 26120521; PMCID: PMC4479483.

Soar J, Pumphrey R, Cant A et al. Working Group of the Resuscitation Council (UK). Emergency treatment of anaphylactic reactions--guidelines for healthcare providers. Resuscitation 2008 May; 77(2): 157-169. doi: 10.1016/j.resuscitation.2008.02.001. Epub 2008 Mar 20. PMID: 18358585.

Worm M, Francuzik W, Renaudin JM et al. Factors increasing the risk for a severe reaction in anaphylaxis: An analysis of data from The European Anaphylaxis Registry. Allergy 2018; 73: 1322-1330

INTERNETQUELLEN

https://dasfoam.org/2022/11/26/das-a-in-anaphylaxie-steht-fuer-adrenalin/

https://cprguidelines.eu

https://rd-factsheets.de/fs/anaphylaxie/

https://nerdfallmedizin.blog/wp-content/uploads/2021/03/anaphylaxie.pdf

www.eaaci.org – Kriterien für die Diagnose Anaphylaxie

www.aaaai.org

3.8 Akuter Bauchschmerz in der Schwangerschaft (Advanced)

Matthias Jahn

3.8.1 Einsatzmeldung/Anfahrt

Um 18:30 Uhr am frühen Abend wird ein RTW zusammen mit dem NEF zu einem Einsatz in eine örtliche Sporthalle gerufen. In dieser findet gerade ein Handballspiel statt. Die Alarmierung lautet „akuter Bauchschmerz, Kreislaufbeschwerden, 35 Jahre, hochschwangere Patientin; weitere Angaben zum Einsatz sind nicht bekannt, der Anrufer sei sehr hektisch am Telefon gewesen". Während der Anfahrt kommt durch die Rettungsleitstelle ein Update zum Einsatz. Es würde sich jetzt um eine laufende Reanimation handeln. Die Telefonreanimation sei bereits eingeleitet worden.

3.8.2 Situation am Notfallort und Ersteindruck

Die RTW-Besatzung trifft um 18:38 Uhr an der Einsatzstelle ein und wird dort bereits von einer aufgeregten Dame vor der Sporthalle erwartet. Sie geleitet das RTW-Team, bestehend aus Notfallsanitäter und Rettungssanitäter, in die Sporthalle und berichtet, dass die Patientin bereits durch Ersthelfer reanimiert wird.

Auf dem Weg in die Sporthalle wird bereits von weiteren aufgeregten anwesenden Ersthelfern berichtet, dass eine hochschwangere Patientin auf den Zuschauerrängen starke Bauchschmerzen geäußert hätte. Man habe dann sofort den Rettungsdienst alarmiert. Im Verlauf wäre sie plötzlich kollabiert und zeigte keine Lebenszeichen mehr. Als das Rettungsdienstteam den Einsatzort erreicht, findet das Team eine ca. 35-jährige, leblos auf dem Boden liegende Frau vor, deren Schwangerschaft augenscheinlich bereits weit fortgeschritten ist. Die anwesenden Laienhelfer führen bereits eine durch die Rettungsleitstelle angeleitete Telefonreanimation durch.

3.8.3 Verdachtsdiagnose

Bei einer hochschwangeren Patientin liegt ein Kreislaufstillstand unklarer Genese vor und stellt das Team jetzt schon vor eine große Herausforderung. Primäres Ziel ist es, „beide“ Patienten zu retten.

3.8.4 Maßnahmen und Therapie

Der Notfallsanitäter bittet die Ersthelfer um kurzzeitige Unterbrechung der Reanimationsmaßnahmen, um eine Kreislaufkontrolle durchführen zu können. Die Kontrolle ergibt: Weiterhin keine Atmung und kein zentraler Puls vorhanden. Nach dieser Unterbrechung von nicht einmal 10 Sekunden, werden die Thoraxkompressionen unmittelbar wieder aufgenommen, dieses Mal jedoch durch den Rettungssanitäter der RTW-Besatzung. Vom Notfallsanitäter werden die Defi-Patches auf der Brust der Patientin aufgebracht, um eine schnellstmögliche Rhythmusanalyse durchführen zu können. Die erste Rhythmusanalyse zeigt eine pulslose elektrische Aktivität (PEA). Die Thoraxkompressionen werden durch das Team wieder unverzüglich aufgenommen. Der Druckpunkt wird aber hier aufgrund einer intraabdominell bedingten Druckerhöhung mit nach kranial verlagerter Zwerchfelllage etwa eine Handbreit weiter kranial gewählt. Hier sei bemerkt, dass sich im Rahmen der Reanimationsauswertungen bei der AHA (American Heart Association) keine Evidenz für eine Verbesserung gegenüber einer Standardhandhaltung finden ließ. Mittlerweile ist auch ein „Corhelper“ der örtlichen freiwilligen Feuerwehr eingetroffen. Dieser wird gebeten, die Thoraxkompressionen zu übernehmen. Durch den Rettungssanitäter wird der Drucksensor mit Feedbackfunktion zur besseren Überwachung der Effektivität der Thoraxkompressionen angebracht. Der Patientin wird ein großlumiger i. v. Zugang gelegt und eine balancierte kristalloide Infusionslösung infundiert. Primär werden 250 ml als Bolusgabe verabreicht. Weiterhin wird unter Mithilfe der Ersthelfer durch Unterpolsterung der rechten Körperhälfte mittels Jacken (alternativ auch manuelle Verlagerung des Uterus nach links möglich) das Becken der Patientin linksseitig gelagert, um so einem Vena-cava-Kompressionssyndrom (Kompression der V. cava inferior durch den Uterus) entgegenzuwirken. Die Reanimation wird hierbei nicht unterbrochen. Die Patientin erhält eine Beutel-Masken-Beatmung mit 100 % Sauerstoff. Darüber hinaus werden auch eine Intubation und Adrenalin 1 mg vorbereitet. Nach weiterer zweiminütiger Reanimation erfolgt durch die Einsatzkräfte eine erneute Rhythmuskontrolle, welche weiterhin eine PEA zeigt. Die Kapnografie weist einen $etCO_2$ von 15 mmHg auf. Der Pupillenstatus zeigt sich weit, rund und ohne Lichtreaktion. Im Verlauf der Reanimation kommt der Notarzt hinzu. Durch das Team erfolgt an den Notarzt eine kurze Übergabe. Unter fortbestehender Reanimation wird eine endotracheale Intubation der Patientin durchgeführt. Der Notarzt entscheidet sich hierbei für einen Endotrachealtubus ID 7,0. Die Intubation erfolgt problemlos und es kann mittlerweile ein $etCO_2$ von 25 mmHg abgeleitet werden. Unter suffizienter Reanimation mit regelmäßigem Helferwechsel alle 2 Minuten bei den Thoraxkompressionen und Rhythmusanalysen werden im Team die reversiblen Ursachen besprochen. Der Grund des Herz-Kreislauf-Stillstands ist zur Zeit noch unklar. Der Blutzucker liegt im Normbereich. Die Temperatur tympanal gemessen liegt bei 36,5 °C. Die Fremdanamnese über die anwesende Freundin der Patientin ergibt primär keine großartigen Auffälligkeiten. Der Mutterpass konnte durch die Freundin in der Handtasche gefunden werden. Daraus ist zu entnehmen: „Gravida: 1; Para: 0“. Das bedeutet, dass es die erste Schwangerschaft der Patientin ist. Durch den Gynäkologen wird ein normaler Schwangerschaftsverlauf beschrieben inklusive mütterlicher und fetaler Entwicklung; auch die Infektionsserologie ist unauffällig. Lediglich ein Schwangerschaftsbedingter Bluthochdruck lässt sich noch dem Mutterpass entnehmen. Im Rahmen der körperlichen Untersuchung der Patientin fällt unter dem Punkt „E“ des Assessments nur ein blasses Hautkolorit auf. Der Fundusstand lässt sich durch den Notarzt kurz über dem Bauchnabel tasten. Dies passt auch zu den Eintragungen im Mutterpass. Die Patientin befindet sich im 3. Trimester der Schwangerschaft (34. Woche). Aus dem Mutterpass ergibt sich weiterhin, dass die Plazenta und die Kindesentwicklung als unauffällig beschrieben werden. Ein Anhalt für eine antihypertensive Therapie ist nicht ersichtlich. Durch die anwesende Freundin wird noch kommuniziert, dass die Patientin am Morgen moderate Bauchschmerzen angegeben hat. Als Verdachtsdiagnose und Ursache für den Herz-Kreislauf-Stillstand wird durch den Notarzt eine mögliche intraabdominelle Blutung kommuniziert. Der Notarzt entscheidet sich nach Rücksprache mit dem Team für einen zügigen Transport unter laufender Reanimation. Eine im Team kommunizierte perimortale Crash-Sectio vor Ort wird verneint. Unter kontinuierlichen Thoraxkompressionen wird die Patientin in Linksseitenlage auf der Trage des RTW gelagert. Im RTW erfolgt die Anlage einer externen Reanimationshilfe (Lucas), die im NEF mitgeführt wird.

3.8.5 Transport und Übergabe

Die Patientin wurde bereits über die Leitstelle vorangemeldet, sodass ein Team aus Anästhesie, Neonatologie und Gynäkologie beim Eintreffen in der Klinik bereitstehen. Die Patientin wird unter kontinuierlichen Thoraxkompressionen und invasiver Beatmung transportiert. In den weiteren EKG-Analysen zeigt sich mittlerweile eine Asystolie. Während des Transports erfolgen weitere Bolusgaben kristalloider Infusionen, die Gabe von 1 g Tranexamsäure i. v. und regelmäßige Gaben von Adrenalin i. v. bei immer noch persistierender Asystolie.

In der Zielklinik wird die Patientin durch das bereitstehende Team in Empfang genommen. Nach der Übergabe durch den Rettungsdienst und Re-Assessment durch die Klinikärzte (Anwendung des ABCDE-Schemas) wird entschieden, bereits im Schockraum eine Crash-Sectio vorzunehmen.

3.8.6 Klinischer Verlauf

Unter laufender leitliniengerechter Reanimation erfolgt eine Laparotomie von Xyphoid bis Symphyse mit Eröffnung des Peritoneums. Hier kann eine ausgedehnte intrabdominelle Blutung festgestellt werden. Nach vertikaler Stichinzision des Uterus und manueller Vergrößerung der Hysterotomie kann das avitale Neugeborene nach Durchtrennung geborgen werden. Mutter und Kind können nicht gerettet werden und versterben nach weiteren Reanimationsversuchen im Schockraum. Als Ursache für den Herz-Kreislauf-Stillstand kann ein rupturiertes Milzarterienaneurysma festgestellt werden.

3.8.7 Kommentar

Dieses komplexe und für alle an der Reanimation beteiligte Worst-Case-Szenario ist durchaus eine kognitive Herausforderung und große Belastung für alle Beteiligten. Ein Milzarterienaneurysma mit, wie hier dargestelltem tragischerweise letalem Ereignis bei einer Schwangeren, ist selten und daher ein komplexer Fall. Bevor dieser Fall genauer betrachtet wird, sollen zunächst die generellen Fakten und Veränderungen bei einer Schwangerschaft angesprochen werden, die wichtig für eine Versorgung in der Präklinik sind.

Generelles zu Schwangerschaft und Herz-Kreislauf-Stillstand

Im Rahmen der Schwangerschaft kommt es bei Frauen zu signifikanten physiologischen Veränderungen. So steigen während der Schwangerschaft sowohl Blutvolumen, Herzminutenvolumen, Atemminutenvolumen als auch daraus resultierend der Sauerstoffverbrauch sprunghaft an.

Die Gründe für einen Herz-Kreislauf-Stillstand in der Schwangerschaft sind vielfältig. Neben den reversiblen Ursachen eines Herz-Kreislauf-Stillstands (4Hs und HITS) können bei Schwangeren zusätzlich z. B. die Aspekte kardiale Vorerkrankung, schwangerschaftsinduzierte Hypertonie mit Eklampsie, Sepsis, Embolien (Fruchtwasser-/Lungenembolie), extrauterine Gravidität bzw. Blutgerinnungsstörungen oder akute Blutungen auftreten. Diese sind zusätzlich zu den reversiblen Ursachen in Betracht zu ziehen. Wenn eine Schwangere einen Herz-Kreislauf-Stillstand erleidet, ist eventuell eine Notsectio angezeigt.

Generell ist zu bedenken, dass der Notfall „Frühgeburt" rund 60.000 Kinder in Deutschland ereilt, die vor der 37. Schwangerschaftswoche geboren werden. Feten nach der **25. Gestationswoche** haben die **besten Überlebensraten,** wenn sie innerhalb der ersten 5 Minuten nach maternalem Herz-Kreislauf-Stillstand entbunden werden. Gegebenenfalls ist hier die sofortige Neugeborenenreanimation einzuleiten. In den letzten Jahren haben sich die Überlebenschancen von Frühgeborenen kontinuierlich verbessert. Selbst Frühgeborene vor der 24. Schwangerschaftswoche können mittlerweile überleben.

Bei einem Gestationszeitpunkt vor der **20. SSW** ist eine sofortige Entbindung nicht sinnvoll. Der Fötus hat zu diesem Zeitpunkt noch kein überlebensfähiges Stadium ausgebildet und die Größe des Uterus stellt zu diesem Zeitpunkt auch keine Kompression der Abdominalgefäße dar.

Zwischen **20. und 23. SSW** ist eine Schnittentbindung zur erfolgreichen Reanimation der Mutter zu erwägen – jedoch nicht zur Rettung des Fetus! –, sollte es durch den Uterus zu einer möglichen Kompression der Gefäße und dadurch bedingt zum Herz-Kreislauf-Stillstand gekommen sein.

Reanimationen von Schwangeren stellen eine große Herausforderung an das behandelnde Team dar. Es werden im Ergebnis zwei Patienten behandelt. Um das Outcome des Fetus zu verbessern, ist die effektive Reanimation der Mutter der beste Weg. Bei diesem Notfallbild muss die personelle, strukturelle und organisatorische Ressourcenverteilung maximal ausgeschöpft werden. Wenn möglich sollte frühzeitig ein Expertenteam angefordert werden. Die Thoraxkompressionen sollen laut ERC in der Standardhandposition auf der unteren Hälfte des Brustbeins erfolgen. Es gibt aber auch Empfehlungen, die Handposition eine Handbreit weiter kranial zu wählen, damit den in Richtung kranial verlagerten Thoraxorganen, durch den größeren Uterus, Rechnung getragen wird.

Bezüglich der Medikamentendosierung und Defibrillationsenergien gibt es im Bereich der Reanimation von Schwangeren gegenüber Nichtschwangeren keinen Unterschied. Hier werden die aktuell gültigen Empfehlungen zur Reanimation konsequent eingehalten. Bei postpartalen Blutungen und zur Verhinderung eines Kreislaufstillstands soll 1 g Tranexamsäure verabreicht werden.

Atemwegsmanagement

Damit die durch die intraabdominelle Druckerhöhung möglicherweise geförderte Regurgitation bzw. Aspiration von Mageninhalt vermieden werden kann, sollte, sofern sich die Indikation hierfür stellt, frühzeitig eine Intubation mittels Rapid Sequence Induction (RSI) erfolgen.

Als Schwierigkeit bei der Intubation von Schwangeren stellen sich geänderte Bedingungen durch Brustgröße und ggf. Larynxödem (Ödematisierungserscheinung der Eklampsie) dar. Aus diesem Grund ist zu erwägen, ob die Tubusgröße nicht kleiner zu wählen ist. Aufgrund der möglicherweise erschwerten Intubationsbedingungen sollte eine alternative Atemwegssicherung regelmäßig zur Verfügung stehen, um bei Misslingen der Intubation intervenieren zu können.

Linksseitenlage

Der gravide Uterus kann in der Spätschwangerschaft durch die Kompression der Aorta und Vena cava inferior (VCI) zu deutlichen hämodynamischen Beeinträchtigungen führen, dies besonders bei kritisch kranken Schwangeren. Bei fortgeschrittener Schwangerschaft, unter Anwendung des ABCDE-Assessments und regelmäßiger Re-Evaluation inklusive Ausschluss von Hs und HITS, sollte entsprechend den ERC-Guidelines die Linksseitenlage mit einer Neigung zwischen 15° und 30° bei Schwangeren jenseits der 20. Woche oder wenn der Uterus oberhalb des Bauchnabels palpabel ist, genutzt werden, um einer Kompression der VCI entgegenzuwirken (➤ Abb. 3.10). Der optimale Neigungswinkel ist laut ERC unbekannt. Klar ist, dass der Neigungswinkel eine hochwertige Thoraxkompression ermöglichen muss. Sollte aus medizinischen Gründen die Durchführung einer Linksseitenlage nicht möglich sein/erscheinen, so kann der Uterus alternativ manuell auf die linke Seite geschoben werden. Studien zur Linksseitenlage gibt es nur wenige. Laut einer Studie von Fujita et al. (2019) soll die 15°-Linkseitenlagerung die Kompression der VCI nicht ausreichend aufheben. Eine 30°-Linksseitenlagerung hat die Kompression der VCI zumindest partiell aufgehoben. Eine weitere Lagerung bis 45° zeigte keine weiteren Vorteile. Die hämodynamischen Parameter haben sich laut Studie in keiner der Lagerungsmethoden verändert. Wichtig zu beachten ist jedoch, dass die an der Studie beteiligten Schwangeren alle gesund waren und keine Anästhesie/Narkose durchgeführt worden ist. Auch eine 30°-Rechtsseitenlagerung wurde untersucht und zeigte keinen deutlichen Unterschied zur 30°-Linksseitenlagerung, soll laut Studie aber besser sein, mit Hinweis auf weitere notwendige Untersuchungen. Gegebenenfalls kann bei der Versorgung von kritisch kranken Schwangeren im 3. Trimester die präklinische Sonografie hilfreich sein, eine Kompression der VCI zu identifizieren, um die optimale Lagerung durchzuführen.

Generell gilt für die Reanimation einer Schwangeren:

- Hochqualifizierte CPR als wichtigste Komponente sicherstellen und ggf. frühzeitig Expertenteam hinzuziehen.
- Gute Teamleitung und Teamorganisation sicherstellen!

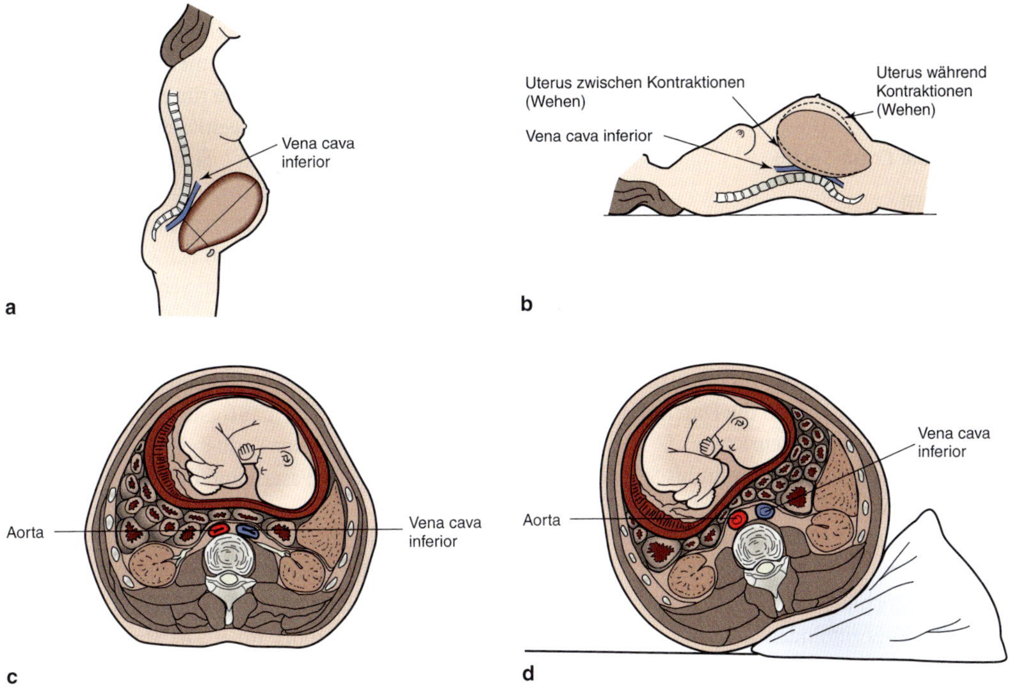

Abb. 3.10 Effekt der Linksseitenlage [G1206]

- CPR und ALS: Medikamentendosierungen, Defibrillationsenergie wie „Standardreanimation".
- Bei der Behandlung von reversiblen Ursachen auch schwangerschaftsspezifische Ursachen einbeziehen (z. B. uterine Blutung).
- Manuelle Uterusverlagerung → Der reduzierte venöse Rückfluss aufgrund einer Kompression der Aorta durch den Fetus ist allerdings nicht die Ursache für einen Herz-Kreislauf-Stillstand. Allerdings kann hier eine Uterusverlagerung positive Auswirkungen haben.
- Frühzeitige endotracheale Intubation (Aspirationsrisiko bei LMA höher).
- Auf Not-Sectio vorbereitet sein (gilt für Patientinnen > 20. SSW bzw. vermutet, darunter ist eine Überlebenswahrscheinlichkeit des Fetus unwahrscheinlich **und** es hat signifikante Auswirkungen auf den maternalen Kreislauf).
- Debriefing!

Prähospitale perimortale Not-Sectio

Die perimortale Not-Sectio oder auch perimortale Crash-Sectio (PPCS) ist äußerst selten und wird in der Literatur kontrovers diskutiert. Hierzu zählen auch maximal invasive Maßnahmen. Fallberichte dazu gibt es wenige. Ein ausführlicher Fallbericht aus Berlin (Wolff et al. 2023) mit Crash-Sectio bei Polytrauma wurde zuletzt 2023 publiziert und zeigt deutlich die Herausforderungen und gewonnen Erkenntnisse. In den ERC-Guidelines 2021 wird bei einem Kreislaufstillstand während der Schwangerschaft eine unverzügliche Crash-Sectio ab der 20. SSW bzw. tastbarer Uterus über dem Niveau des Bauchnabels nach 4 min erfolgloser Reanimation empfohlen. Dies erfordert ausreichend Ressourcen und Expertise. Empfohlen wird hierbei eine Laparotomie von Xyphoid bis Symphyse („Don't cut the baby!"), um einen bestmöglichen Überblick zu erreichen. Man erhofft sich durch eine Crash-Sectio die Verminderung einer aortokavalen Kompression mit der Wahrscheinlichkeit besserer Überlebenschancen von Mutter und Kind. Das primäre Ziel ist es allerdings, die Überlebenschance der Mutter zu verbessern. Die Überlebensrate des Neugeboren bei erfolgter Entbindung innerhalb von 5 min nach Kreislaufstillstand der Mutter wird mit 96 % angegeben.

Perimortale Crash-Sectio

www.youtube.com/watch?v=-lwDWv2iyAos&t=115s

In der Standard Operating Procedure (SOP) des Berliner Rettungsdienstes wird die Durchführung einer Crash-Sectio wie folgt beschrieben:

- Laparatomieschnitt von Fundus bis Symphyse
- Kleiner vertikaler Schnitt im unteren Drittel des Uterus bis Austreten Fruchtwasser
- Finger in den Uterus einführen
- Mit Schere Schnitt vergrößern
- Neugeborenes entbinden
- Nabelschnur abklemmen
- Im weiteren Verlauf Plazenta entbinden, wenn möglich Uterus massieren und mit Bauchtüchern oder ggf. Celox Gauze packen, eröffneten Bauch abdecken
- Reanimation fortführen, Gabe von Tranexamsäure und Oxytocin erwägen

Milzarterienaneurysma

Arterielle Aneurysmen sind definiert als eine Arterie mit einem Durchmesser > 50 % des normalen Durchmessers und bilden die überwiegende Mehrheit der Gefäßerkrankungen. Splanchnische Aneurysmen sind hierbei zu 5 % beteiligt und betreffen den Truncus coeliacus sowie die oberen und unteren Mesenterialarterien und deren Abzweigungen. Das Milzarterienaneurysma (MAA) ist das am häufigsten vorkommende (60 %) aller viszeralen arteriellen Aneurysmen (Viszeralarterienaneurysma, VAA). Milzarterienaneurysmen machen mehr als die Hälfte aller viszeralen Arterienaneurysmen aus und sind die dritthäufigsten intraabdominellen Aneurysmen, gefolgt von Bauchaorten- und Iliakalarterienaneurysmen. Im Ultraschall oder CT stellt sich ein Milzarterienaneurysma als „zystische Raumforderung bzw. Dilatation" dar und ist pathologisch ≥ 1 cm (➤ Abb. 3.11 und ➤ Abb. 3.12). In einigen Fällen wurde eine Größe von 10 cm im Durchmesser („giant MAA") beschrieben. Hauptursache für ein MAA sind eine Artherosklerose und kongenitale Defekte. Absolute Risikofaktoren sind nicht bekannt. Weitere häufige prädisponierende Faktoren sind chronische Pankreatitis, Bluthochdruck und Leberzirrhose, portale Hypertonie, Lebertransplantation, Schwangerschaft und Mehrlingsschwangerschaften. Schwangerschaft und portale Hypertonie sind hierbei die wichtigsten Faktoren. Die Größe variiert bei Frauen von 50–120 mm und bei Männern von 50–300 mm. Die Pathogenese ist noch unklar. Der häufigste Befund und kennzeichnend ist aber der Verlust der Intima durch den Zerfall elastischer Fasern und der Verlust von glatter Muskulatur.

Bei einer Ruptur eines MAA ist die Blutung primär zunächst in die Milzkapsel beschränkt, die sich dann bei Progression intraperitoneal ausdehnt und zum hämorrhagischen Schock führt. Die Mortalitätsrate bei Ruptur wird in der Literatur mit 33,3 % angegeben. In 25 % der Fälle ist das Phänomen einer Double Rupture beschrieben. Das Zeitfenster einer hämodynamisch relevanten Blutung kann durchaus 6–96 Stunden betragen. Bei Schwangeren ist die Ausbildung eines Schockgeschehens sehr schnell voranschreitend.

Milzarterienaneurysma in der Schwangerschaft

Ein Milzarterienaneurysma mit dem Risiko einer Ruptur (MAA-Ruptur) während der Schwangerschaft ist ein sehr seltenes Ereignis, verbunden mit einer hohen Mortalität für Mutter und Kind. Laut Literatur wird das Vorkommen in der Gesamtbevölkerung mit 0,1–0,2 % angegeben und zeigt, wie selten dieses Ereignis ist. Statistisch kommen zwei Drittel aller Rupturen im letzten Schwangerschaftstrimenon vor (Sam CE et al. 2000). Bei hämodynamisch instabilen Schwangeren sollte dieses seltene Ereignis immer differenzialdiagnostisch miteinbezogen werden, auch wenn es nicht häufig vorkommt und selten an diese Verdachtsdiagnose gedacht wird. Ein Hinweis kann hier ein Hämoperitoneum sein, welches präklinisch allerdings eingeschränkt diagnostiziert werden kann. Hilfreich könnte hier die Sonografie sein. Ein akuter linksseitiger Oberbauch- oder epigastraler Schmerz

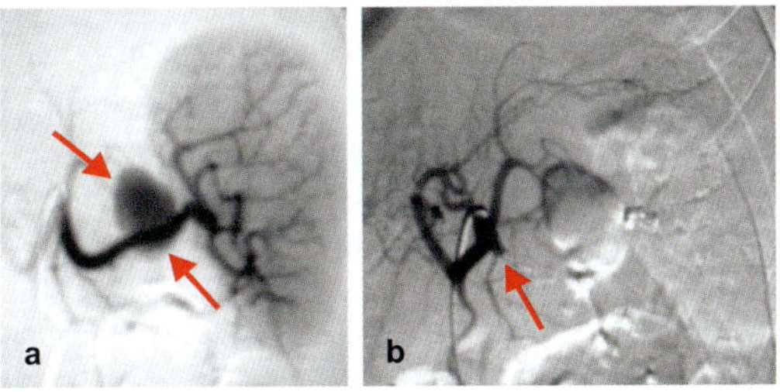

Abb. 3.11 a und b: Thrombosiertes Milzarterienaneurysma (keine Pseudozyste!) [E723]

als Leitsymptom sollte immer an ein mögliches rupturiertes Milzarterienaneurysma denken lassen, auch bei nicht vorhandener Schocksymptomatik.

POCUS Rupturiertes Milzarterienaneurysma

https://coreultrasound.com/uotw-46/

Verbindung mit Schwangerschaft

Ursächlich und begünstigend für dieses seltene Ereignis können der erhöhte Blutfluss und Veränderungen der Gefäßwand während der Schwangerschaft sein. Während der Schwangerschaft werden Hormone (Estrogen und Progesteron) ausgeschüttet. Es wird vermutet, dass diese Hormone zu einer Schwächung der Gefäßwände (Intima) führen. Das erhöhte Blutvolumen und der dadurch erhöhte abdominelle Druck sollen die Ausbildung eines Aneurysmas begünstigen. Frauen sind 4-mal häufiger betroffen als Männer. Als Risikoprofil werden in der Literatur unter anderem ein Hypertonus, Multipara, Leber- und Bauchspeicheldrüsenerkrankungen angegeben. Sicher sind diese Risikofaktoren allerdings nicht. In ➤ Tab. 3.14 sind Risikofaktoren für allgemeine Aneurysmen und das Milzarterienaneurysma gegenübergestellt.

Zusammenfassend sind folgende Kernaussagen für das MAA präklinisch wichtig und zu beachten:

- Seltenes Krankheitsbild, oft im Rahmen einer Schwangerschaft bei typischem Risikoprofil vorkommend
- Bei Ruptur hohe Mortalitätsrate
- Bei jeder Schwangeren mit akutem Abdominalschmerz, besonders im 3. Trimenon, mit oder ohne Schock bzw. hämodynamischer Instabilität immer an die seltene Differenzialdiagnose MAA denken (Dhinikar et al. 2011; Boschmann et al. 2001)!

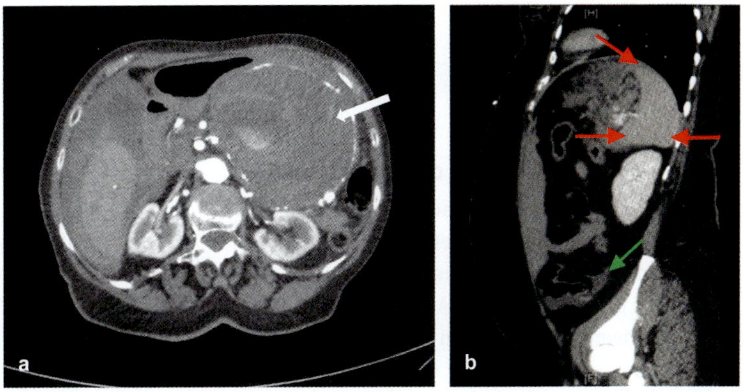

Abb. 3.12 **a** CT-Aufnahme mit rupturiertem Milzarterienaneurysma (MAA) bei Schwangerer mit freier Flüssigkeit um die Leber (roter Pfeil) und im Douglas-Raum (grüner Pfeil) [H597]; **b** Rupturiertes MAA im CT (Transversal- und Sagitaldarstellung) [F1158-005]

3

Tab. 3.14 Risikofaktoren Aneurysmen allgemein und Milzarterienaneurysma. Die **markierten Risikofaktoren** sind besonders in der SSW zutreffend und sollten in der Differenzialdiagnostik beachtet werden!

Aneurysmen allgemein	Milzarterienaneurysma
Angeborene Bindegewebsschwächen	Hypertonie (47–52 %) Hyperlipidämie (44–47 %) Blutflussveränderungen: • Milzarterie • Portale Hypertonie • Alternierender Fluss in Portalvene • Fötus- oder Uteruswachstum
Artherosklerose	**Frauen im gebärfähigen Alter, Multipara**
Diabetes Mellitus	**Geschlecht (Frauen 4-mal häufiger betroffen, Uy et al. 2017)**
Trauma	5.–6. Lebensdekade
Alkohol- und Nikotinabusus	Autoimmunerkrankungen wie z. B. Lupus erythematodes
Entzündliche Geschehen	Fibromuskuläre Dysplasie
Aneurysmen in der Vorgeschichte	Z. n. Lebertransplantation
Gefäßinterventionen (iatrogen)	(Z. n.) Pankreatitis
Erhöhte Kreislaufbelastung: • Hypertonus • **Schwangerschaft, besonders ab 3. Trimenon** • **Erhöhte Relaxin-, Östrogen- und Progesteronwerte**	Abdominaltrauma

Evidenz: Mythos oder Fakt

Mythos: Ein Milzarterienaneurysma ist zu 95 % asymptomatisch im Verlauf und die Prävalenz daher schlecht einzuschätzen.

Fakt: Bei einer Größe des MAA ≥ 2 cm oder im 3. Schwangerschaftstrimenon sind oft typische Symptome wie unspezifische Rückenschmerzen, Schmerzen in der linken Schulter, im Epigastrium oder in der Flanke vorhanden. Bei einer lebensbedrohlichen Ruptur sind klassische Symptome ein plötzlich einsetzender Schmerz epigastral und/oder im linken Oberbauch. Auch ein Schmerz in der linken Schulter (Kehr-Zeichen) kann als Symptom vorhanden sein. Die Gefahr einer Ruptur ist besonders hoch bei einer Größe ≥ 2 cm. Eine begleitende Schocksymptomatik, besonders in der Schwangerschaft, sollte immer differenzialdiagnostisch an ein mögliches Milzarterienaneurysma denken lassen. In der Literatur wird eine Mortalitätsrate von 25 % angegeben. In der Schwangerschaft soll diese noch höher sein. Die Fetussterblichkeit liegt bei 95 % (Dhinikar et al. 2011). Frauen sind 4-mal häufiger betroffen als Männer, besonders Multipara. Bei Frauen mit bestehendem MAA liegt das Rupturrisiko bei 20–50 %.

Optimierung der Reanimation:

Zur Überwachung effektiver Thoraxkompressionen und Prognoseabschätzung kann die arterielle Blutdrucküberwachung hilfreich sein. Dies wird auch in einer Studie von Aziz et al. (2024) unterstützt. Vor allem wird die Verwendung des arteriell gemessenen diastolischen Blutdrucks als wichtiger hämodynamischer Parameter erwähnt. Die Maximierung des arteriell gemessenen diastolischen Blutdrucks kann die Chancen auf ein ROSC erhöhen. Ein diastolischer Blutdruck von ≥ 35 mmHg ist laut Studie wohl optimal um unter laufender Reanimation ein ROSC zu erreichen.

LITERATUR

Akbulut S, Otan E. Management of Giant Splenic Artery Aneurysm: Comprehensive Literature Review. Medicine (Baltimore). 2015 Jul; 94(27): e1016. doi: 10.1097/MD.0000000000001016. PMID: 26166071; PMCID: PMC4504560

Aziz S, Barratt J, Starr Z et al. The association between intra-arrest arterial blood pressure and return of spontaneous circulation in out-of-hospital cardiac arrest. Resuscitation. 2024 Nov 6; 205: 110426. doi: 10.1016/j.resuscitation.2024.110426. Epub ahead of print. PMID: 39515601.

Boschmann H, Zimmermann HB, Wiechmann T et al. Rupturiertes Milzarterienaneurysma – eine seltene Ursache rezidivierender gastrointestinaler Blutungen. Med Klein 2001; 96: 351-354. https://doi.org/10.1007/PL00002215

Dhinakar M, Al Mashini S, Golash V. Rupture of Splenic Artery Aneurysm during Pregnancy: A Report of two Cases. Oman Med J 2011 Sep; 26(5): e025. doi: 10.5001/omj.2011.99. PMID: 28845228; PMCID: PMC5556334

Fujita N, Higuchi H, Sakuma S et al. Effect of Right-Lateral Versus Left-Lateral Tilt Position on Compression of the Inferior Vena Cava in Pregnant Women Determined by Magnetic Resonance Imaging. Anesth Analg 2019 Jun; 128(6): 1217-1222. doi: 10.1213/ANE.0000000000004166. PMID: 31094791

Gagné MP, Richebé P, Loubert C et al. Ultrasound evaluation of inferior vena cava compression in tilted and supine term parturients. Can J Anaesth 2021 Oct; 68(10): 1507-1513. doi: 10.1007/s12630-021-02051-w. Epub 2021 Jul 1. PMID: 34212308

Grundmann RT, Debus ES.Operative und interventionelle Gefäßmedizin: Viszerale Aneurysmen'. www.springermedizin.de/emedpedia/operative-und-interventionelle-gefaessmedizin/viszerale-aneurysmen?epediaDoi=10.1007%2F978-3-662-45856-3_80

Jacobson J, Gorbatkin C, Good S, Sullivan S. Splenic artery aneurysm rupture in pregnancy. Am J Emerg Med 2017 Jun; 35(6): 935.e5-935.e8. doi: 10.1016/j.ajem.2016.12.035. Epub 2016 Dec 15. PMID: 28069418

Khurana J, Spinello IM. Splenic artery aneurysm rupture: a rare but fatal cause for peripartum collapse. J Intensive Care Med 2013 Mar–Apr; 28(2): 131-133. doi: 10.1177/0885066612444257. Epub 2012 May 6. PMID: 22564877

Loke SS, Bullard MJ, Liaw SJ, Liao HC. Splenic artery aneurysm rupture in pregnancy- a review and case report. Changgeng Yi Xue Za Zhi. 1995 Jun; 18(2): 166-169

Lott C, Truhlář A, Alfonzo A et al. Kreislaufstillstand unter besonderen Umständen. Notfall Rettungsmed 2021; 24: 447-523. doi.org/10.1007/s10049-021-00891-z

Sam CE, Rabi M, Joura EA. Aneurysm of the splenic artery: rupture in pregnancy. Wien Klin Wochenschr 2000 Oct 27; 112(20): 896-898

Seintsch I,Landers S, Silomon M, Dünnebcke J. Milzarterienaneurysma: Ruptur in der Schwangerschaft, Geburtshilfe. Frauenheilkd 2007; 67: P9. DOI: 10.1055/s-2007-984677

Uy PPD, Francisco DM, Trivedi A et al. Vascular Diseases of the Spleen: A Review. J Clin Transl Hepatol 2017 Jun 28; 5(2):152-164. doi: 10.14218/JCTH.2016.00062. Epub 2017 Mar 24. PMID: 28660153; PMCID: PMC5472936

Weber G, Walgenbach S, Bauer H et al. Rupture of a splenic artery aneurysm intra partum. Geburtshilfe Frauenheilkd 1994 Oct; 54(10): 585-586

Wolff J,Breuer F, von Kottwitz K et al. Präklinische perimortale Crash-Sectio im Rahmen einer Traumareanimation. Unfallchirurgie 2023; 126: 727-735. doi.org/10.1007/s00113-022-01220-w

INTERNETQUELLEN

https://iqtig.org/downloads/auswertung/2021/pmgebh/DeQS_PM-GEBH_2021_BUAW_V01_2022-06-30.pdf

https://nerdfallmedizin.blog/2020/09/10/nerdfall-nr-04-teil-1-brustschmerz-bei-schwangerer-patientin/

https://nerdfallmedizin.blog/2020/09/14/nerdfall-nr-04-teil-2-ruptur-eines-milzarterien-aneurysmas/

https://nerdfallmedizin.blog/wp-content/uploads/2022/01/therapierefraktaeres-kammerflimmern.pdf

https://vascular-1su.jp/en/clinical/splenic-artery-aneurysm/

www.fruehgeborene.de/familie/allgemeine-infos.htm

www.rcemlearning.co.uk/foamed/cardiac-arrest-in-the-pregnant-patient/

www.tk.de/presse/themen/praevention/gesund-leben/wieder-mehr-fruehgeburten-2160880?tkcm=aaus

3.9 Verkehrsunfall (Advanced)

Matthias Jahn

3.9.1 Einsatzmeldung/Anfahrt

An einem warmen Herbsttag alarmiert die Leitstelle RTW und NEF mit dem Einsatzstichwort „Verkehrsunfall" auf eine viel befahrene Landstraße. Bei der Anfahrt teilt die Leitstelle mit, dass sich ein Pkw in einer Kurve überschlagen hätte und jetzt auf dem Dach im Seitengraben liegt. Der Insasse soll nach Angaben von Ersthelfern herausgeschleudert worden sein, die Feuerwehr sei ebenfalls alarmiert. Noch während der Anfahrt teilt die Rettungsleitstelle mit, dass aktuell eine Telefonreanimation angeleitet wird. RTW und NEF treffen fast zeitgleich ein.

3.9.2 Situation am Notfallort und Ersteindruck

Der Patient wurde bereits durch Ersthelfer aus dem Pkw befreit und wird, angeleitet durch die Rettungsleitstelle, reanimiert. Das Rettungsteam übernimmt die Reanimation und versucht initial zu klären, wie lange der Patient bereits im Kreislaufstillstand ist. Durch die Ersthelfer wird berichtet das dieser kurz vor Eintreffen des Rettungsdienstes noch geatmet hätte aber bereits bewusstlos vorgefunden wurde. Im Verlauf wären keine Lebenszeichen mehr feststellbar gewesen und durch die Rettungsleitstelle sei die Reanimation eingeleitet worden. Die Reanimation würde jetzt schon ungefähr 7 min andauern. Der erfahrene Notarzt übernimmt die Teamführung. Bei der initialen Suche nach Lebenszeichen wird der Herz-Kreislauf-Stillstand bestätigt. Der Notarzt teilt das Team auf, um eine leitliniengerechte Reanimation nach ERC-Standard durchzuführen. Der Notfallsanitäter des RTW wird angewiesen, die Atemwege zu sichern. Der Rettungssanitäter soll die Herz-Thorax-Kompressionen übernehmen, der Notfallsanitäter des NEF soll die Fast Patches kleben, um schnellstmöglich eine Rhythmusanalyse durchführen zu können. In der ersten Rhythmusanalyse wird eine pulslose elektrische Aktivität (PEA) festgestellt. Die Thoraxkompressionen werden wieder aufgenommen und die Feuerwehr wird angewiesen, ausreichend Personal für die Thoraxkompressionen bereitzustellen, um alle 2 Minuten einen Helferwechsel durchführen zu können. Durch den Notfallsanitäter des RTW erfolgt die Rückmeldung an den Notarzt, dass der Atemweg primär verlegt war, Blut abgesaugt werden konnte und aktuell eine Beutel-Masken-Ventilation durchgeführt wird. Im Verlauf möchte er den Atemweg mittels endotrachealer Intubation (Videolaryngoskopie) sichern. Der Notarzt kommuniziert im Team klar, dass es sich wohl um einen traumatisch bedingten Kreislaufstillstand handelt und die reversiblen Ursachen schnellstmöglich behoben werden sollten. Unter laufender Reanimation bei primär vermutetem generalisiertem Unfallmechanismus wird daher durch den Notarzt eine schnelle Traumauntersuchung (STU) durchgeführt: Externe Blutungsquellen konnten zu Anfang nicht festgestellt werden. Am Schädel kann links temporal eine Impressionsfraktur getastet werden. Die Pupillen sind beidseits weitgestellt und ohne Lichtreaktion. Die HWS zeigt keine Stufenbildung. Die Halsvenen sind flach. Der Thorax ist beidseitig instabil mit deutlich sichtbaren Prellmarken. Die Thoraxauskultation ergibt links ein aufgehobenes und rechts ein basal abgeschwächtes Atemgeräusch. Pathologische Auffälligkeiten bei der Perkussion können nicht klar zugeordnet werden. Die Notfallsonografie soll hier weitere Erkenntnisse bringen und wird durch den NFS des NEF bereits vorbereitet. Bei der Inspektion des Abdomens kann in Höhe der Milz eine Prellmarke festgestellt werden. Das Becken ist bei vorsichtiger Palpation in zwei Ebenen instabil. Der rechte Oberschenkel ist deutlich angeschwollen und zeigt eine Stufenbildung. Der rechte Unterschenkel ist um 90° verdreht, mit zusätzlich offener dislozierter Sprunggelenkfraktur. Äußerlich sichtbare signifikante Blutverluste sind nach wie vor nicht feststellbar. Die Haut ist blass und kühl.

Verdachtsdiagnose

Der Patient befindet sich nach einem generalisierten Unfallmechanismus im Herz-Kreislauf-Stillstand. Durch die Rückmeldung der Ersthelfer kann ein therapiefreies Intervall von ungefähr 7 Minuten geschätzt werden. Potenziell reversible Ursachen nach Trauma müssen jetzt schnellstmöglich behandelt werden. Die Hypoxie wird bereits durch den Notfallsanitäter des RTW behandelt.

3.9.3 Maßnahmen und Therapie

Im Team wird kurz die weitere Vorgehensweise besprochen. Der Notarzt kommuniziert klar, dass die weitere Vorgehensweise anhand der ERC-Leitlinie (traumatisch bedingter Kreislaufstillstand) erfolgt. Potenziell reversible Ursachen müssten behoben werden. Dazu gehört primär die Sicherung der Atemwege mit maximalem Sauerstoff-Flow (15 l/min) und 100 % Oxygenierung. Die Anlage einer Beckenschlinge, die beidseitige Dekomprimierung des Thorax (Finger-Thorakotomie) und die Behandlung der Hypovolämie seien primär erforderlich. Unter Fortführung der Herzdruckmassage durch die Feuerwehr und unter Anleitung des Notfallsanitäters am Kopf, wird durch die Rettungssanitäterin unter Mithilfe eines Feuerwehrkameraden die Beckenschlinge angelegt. Durch den Notarzt und den Notfallsanitäter des NEF wird zeitgleich eine Thorakotomie mittels Skallpell im 4. ICR in der vorderen Axillarlinie durchgeführt. Hier entleeren sich rechts ca. 500 ml Blut, links entweicht hörbar Luft. Durch die Rettungssanitäterin wurden bereits 2 i. v. Zugänge etabliert, über die initial 1 l kristalloide Infusion verabreicht werden. 1 g Tranexamsäure wird bereits als Kurzinfusion vorbereitet. Unter Fortführung der CPR wird durch den Notarzt eine Ultraschalluntersuchung mittels eFAST (**e**xtended **F**ocussed **A**ssessment with **S**onography for **T**rauma)-Schema durchgeführt und zeigt folgende Befunde:

- **Vordere Thoraxwand (2./3. ICR Medioklavikularlinie) und seitliche Thoraxwand (4./5. ICR vordere Axillarlinie):** beidseitig kein Pleuragleiten feststellbar, Hämatothorax rechts und Pneumothorax links
- **Schallkopfposition subxiphoidal (Herz):** kein Perikarderguss, keine Perikardtamponade

- **Flanke rechts perihepatisch (Morison-Pouch):** keine Blutung
- **Flanke links perisplenisch (Koller-Pouch):** relevante Blutung erkennbar
- **Suprapubischer Längs- und Querschnitt (Douglas-Raum, Proust-Raum):** Einblutung erkennbar

POCUS eFAST

https://www.youtube.com/watch?v=-axb43FislWo

3.9.4 Klinischer Verlauf

Unter leitliniengerechter Reanimation und nach Behandlung der potenziell reversiblen Ursachen zeigt sich in den weiteren Rhythmusanalysen eine Asystolie. Nach 30 Minuten CPR ohne ROSC kommuniziert der Notarzt im Team, die Maßnahmen einzustellen. Alle Teammitglieder sind mit dieser Entscheidung einverstanden. Der Patient verstirbt noch am Unfallort.

3.9.5 Kommentar

Ein Trauma ist in Deutschland nach wie vor die häufigste Todesursache der unter 40-Jährigen. Viele Patienten versterben an inneren Blutungen und deren Folgen. Die Hämorrhagie ist daher nach dem Schädel-Hirn-Trauma unverändert die zweithäufigste Todesursache. Die Ursache dafür ist häufig der zu lange andauernde Zeitraum zwischen Traumaereignis und operativer Blutstillung. In der aktualisierten S3-Leitlinie „Polytrauma/Schwerverletzten-Behandlung" der AWMF ist daher ein neues Kapitel „Stop the Bleed (STB) – Prähospital" eingeführt worden. Besteht ein begründeter Verdacht auf einen vor Ort nicht beherrschbaren Blutverlust, ist der Patient als kritisch einzustufen und zügig einer geeigneten Zielklinik zuzuführen. Die Versorgungszeit vor Ort muss möglichst kurzgehalten werden und sollte optimalerweise bei frei zugänglichen Patienten 10 Minuten betragen. Lebensbedrohliche Zustände, die auf die sog. reversiblen Ursachen eines Herz-Kreislauf-Stillstands zurückzuführen sind, müssen zügig therapiert werden. Bei einem Traumapatienten ist der sich entwickelnde Spannungspneumothorax eine typische Ursache für einen Herz-Kreislauf-Stillstand. Die Diagnose muss vor Ort erfolgen und es muss eine Entlastungspunktion, besser noch eine Minithorakotomie mittels Finger-Skalpell Technik durchgeführt werden. Wesentliche Einflussfaktoren, um den Patienten in der sog. goldenen Periode operativ versorgen zu können, sind die frühzeitige Abklärung einer geeigneten Zielklinik und die Anforderung des geeigneten Rettungsmittels, z. B. eines RTH. Es gilt der Grundsatz „Treat first, what kills first".

Traumatisch bedingter Herz-Kreislauf-Stillstand (TCA)

Bei einem wie hier im Fall dargestellten traumatisch bedingten Herz-Kreislauf-Stillstand (Traumatic Cardiac Arrest, TCA), müssen schnellstmöglich die potenziell reversiblen Ursachen behandelt werden. Technische Fortschritte und Möglichkeiten sowohl in der Diagnostik (z. B. Point-of-Care-Ultraschall, POCUS) als auch in der Therapie verändern das Vorgehen bzw. die Versorgung dieser Patientenklientel. Obwohl die Gesamtsterblichkeit bei Patienten mit TCA noch sehr hoch ist, gibt es durchaus gute Ergebnisse in der Überlebensrate. In einer schwedischen Studie mit fast 300 erwachsenen Patienten und TCA in einem Level-1-Traumazentrum waren die Patienten im Durchschnitt relativ jung (ca. 40 Jahre), meist männlich (ca. 80 %) und relativ gesund (ca. 60 %). Dies bedeutet, dass Alter und Gesundheitszustand einen großen Einfluss auf die Überlebensrate mit gutem Outcome haben. Auch epidemiologische Unterschiede zwischen den Kontinenten und Ländern sind anzumerken (z. B. weitverbreitete Verfügbarkeit von Schusswaffen in den USA). In einer Analyse der Ursache des Herz-Kreislauf-Stillstands von Schimrigk et al. (2020) wurden bei 26 % der Patienten eine Perikardtamponade, in 26 % der Fälle eine größere thorakale Gefäßverletzung, in 5 % Verletzungen des Lungenparenchyms und in 43 % andere extrathorakale Verletzungen festgestellt.

3

Präklinische Versorgung

Im Fokus bei Patienten mit TCA steht die schnellstmögliche Behandlung der potenziell reversiblen Ursachen. Dies hat Vorrang vor Thoraxkompressionen und frühzeitiger Adrenalingabe. Die Akronyme **H. O. T. T.** (**H**ypovolemia, **O**xygenation, **T**ension pneumothorax, **T**amponade of the pericardium; ➤ Abb. 3.13) bzw. **S. H. O. T.** (**S**pannungspneumothorax, **H**ypovolämie, **O**xygenierung, **T**amponade) sind dafür gute Merkhilfen. Die häufigsten Gründe für einen traumatischen Kreislaufstillstand sind hierbei der obstruktive und der hypovoläme Schock. Diese beiden Schockformen müssen schnellstmöglich erkannt und behandelt werden. Alleinige Thoraxkompressionen sind hier nicht ausreichend und führen nicht zu einem besseren Auswurf. Vereinfacht gesagt: „Don't pump an empty heart." Dies bedeutet, dass das Herz bei beiden Schockformen einfach kein Blut auswerfen kann (obstruktiver Schock) oder ausreichend Blut für den Auswurf hat (hypovolämer Schock). Thoraxkompressionen dürfen also die Behandlung von reversiblen Ursachen des TCA nicht verzögern! In solch einem hochkomplexen und dynamischen Szenario ist eine gute Teamführung äußerst wichtig. Bei den hochkomplexen invasiven Maßnahmen wie der Entlastung einer Herzbeuteltamponade oder einem proximalen Aortenverschluss ist hierbei die **4E-Regel** des ERC (**E**xpertise?, **E**quipment?, **E**nvironment?, **E**lapsed Time? → fehlende Vitalzeichen < 15 min?) zu beachten. Die Clamshell-Notfallthorakotomie (**P**rehospital and **E**mergency Department **R**esuscitative **T**horacotomy, PERT) kann als invasive Maßnahme vor allem bei einer penetrierenden Verletzung erwogen werden.

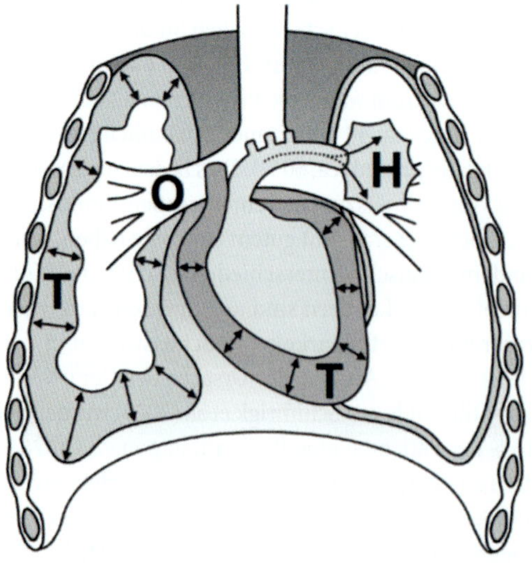

Abb. 3.13 Potenziell reversible Ursachen TCA, Merkhilfe H. O. T. T. [H423-005]

Zusammenfassend sind folgende reversible Ursachen zu behandeln und haben laut ERC-Guidelines 2021 Vorrang vor Thoraxkompressionen (Abb. 4.1):

- **Hypoxie:** Atemwegssicherung und Oxygenierung
- **(Spannungs-)Pneumothorax:** beidseitige Minithorakotomie
- **Herzbeuteltamponade:** PERT (4E-Regel ERC) bei penetrierender Thoraxverletzung
- **Hypovolämie:**
  - C-ABC: relevante äußere Blutungen komprimieren, Hämostyptika, Tourniquets, Beckenschlinge
  - **Volumengabe, Damage Control Resuscitation (DCR):** Verhinderung einer traumainduzierten Koagulopathie (TIK) bei blutenden Patienten → permissive Hypotension, Verhinderung von Azidämie, Hypokalziämie und Hypothermie, Gabe von gerinnungsaktiven Präparaten, wenn möglich Blutprodukte/Massentransfusion verabreichen
  - Proximaler Aortenverschluss oder manuelle Aortenkompression (4E-Regel ERC)

Outcome TCA

Das traditionelle Paradigma der Sinnlosigkeit einer Reanimation von Patienten mit TCA hat sich in den letzten Jahrzehnten eher in eine positive und optimistischere Richtung verlagert. Anhand aktueller Studienlage variiert das Überleben bis zur Entlassung von ~4 % bis ~40 %. In einer englischen Studie mit 705 TCA-Patienten wurde bei 7,5 % von einem 30-Tage-Überleben bei erfolgreicher Reanimation berichtet. Überlebt haben laut Studie sogar 11,5 % der Patienten. Im militärischen Setting variiert die Überlebensrate von 0–11 %. In Bezug auf das Outcome von Patienten mit TCA spielen die frühzeitige Laien-CPR, eine kurze Transportzeit, schockbare Rhythmen und bestimmte Interventionen wie z. B. das Atemwegsmanagement eine große Rolle. Eine pulslose elektrische Aktivität (PEA) als initialer Rhythmus und ohne Wandbewegungen im sonografischen Befund (POCUS) hat eine extrem schlechte Prognose.

Evidenz: Mythos oder Fakt

Volumenmanagement bei Trauma: Sind kristalloide Infusionen immer gut und hat die präklinische Gabe von Blut Evidenz?
Tatsächlich kann die exzessive Volumengabe von kristalloiden Infusionen im hämorrhagischen Schock die Situation verschlimmern. Hier steht an erster Stelle die Förderung der Koagulopathie durch den Verdünnungseffekt von Gerinnungsfaktoren. Auch eine Hypothermie und eine Azidose werden begünstigt. Deswegen gilt bei unstillbarer Blutung das Konzept der permissiven Hypotension. Eine Bluttransfusion mit Vollblut bzw. Plasma ist anzustreben, bisher aber meist nur auf Rettungshubschraubern vorhanden.

Präklinische Notfallthorakotomie immer sinnvoll?
Die Überlebensrate bei TCA und durchgeführter präklinischer Notfallthorakotomie wird in den ERC-Guidelines mit 15 % angegeben. Das häufige Unterlassen empfohlener Maßnahmen des ERC bei TCA hat laut Schimrigk et al. (2020) möglicherweise Einfluss auf das schlechte Outcome der Patienten in Deutschland. Die Durchführung aller empfohlenen ERC-Maßnahmen zur Therapie reversibler Ursachen hat Einfluss auf das Überleben und das Outcome der Patienten mit TCA. Eine präklinische Notfallthorakotomie ist als Teil dieser Maßnahmen mit einer Überlebenswahrscheinlichkeit und einem guten neurologischen Outcome von 12 % vergesellschaftet.

Kann mithilfe der eFAST-Sonografie ein Pneumothorax immer sicher erkannt werden?
In einer prospektiven Beobachtungsstudie von Santorelli et al. (2024) ergab sich für die Diagnose eines klinisch relevanten Pneumothorax eine Falsch-negativ-Rate von 71 %. Dies verdeutlicht, dass die präklinische Ultraschalluntersuchung (extended Focused Asessment with Sonography for Trauma, eFAST) allein nicht immer gut geeignet ist, um einen klinisch relevanten Pneumothorax zu erkennen. Aufgrund der hohen Anzahl an falsch negativen Ergebnissen empfehlen die Autoren, die Sonografie zum Erkennen eines Pneumothorax nicht als einziges Tool einzusetzen.

Präklinische Thoraxdrainage und Insertion eines Endotrachealtubus als Alternative zur Drainage?
Hiervon wird abgeraten, da er verstopfen, abknicken und/oder disloziert sein kann.

3

LITERATUR

AWMF-S3-Leitllinie. Polytrauma/Schwerverletzten-Behandlung. Version 4.1. Stand 31.12.2022. AWMF-Reg.-Nr. 187-023. 2023. https://register.awmf.org/de/leitlinien/detail/187-023

Lier H, Gooßen K, Trentzsch H. Die Kapitel „Stop the Bleed – Prähospital" sowie „Gerinnungsmanagement und Volumentherapie (Schockraum)" in der neuen S3-Leitlinie „Polytrauma/Schwerverletzten-Behandlung" [The chapters „Stop the bleed-prehospital" and „Coagulation management and volume therapy (emergency departement)" in the new S3 guideline „Polytrauma/severe injury treatment"]. Notf Rett Med 2023; 26(4):259-268. doi: 10.1007/s10049-023-01147-8. Epub 2023 Apr 20. PMID: 37261335; PMCID: PMC10117256

Lott C, Truhlář A, Alfonzo A et al. Kreislaufstillstand unter besonderen Umständen. Notfall Rettungsmed 2021; 24: 447-523. doi.org/10.1007/s10049-021-00891-z

Santorelli JE, Marshall A, Perkins L et al. Lung ultrasonography underdiagnoses clinically significant pneumothorax. Surgery. 2024 Dec; 176(6): 1766-1770. doi: 10.1016/j.surg.2024.08.013. Epub 2024 Sep 20. PMID: 39304444.

Schimrigk J, Baulig C, Buschmann C et al. Indikation, Prozedere und Outcome der präklinischen Notfallthorakotomie – eine systematische Literaturrecherche. Unfallchirurg 2020; 123: 711-723 (2020). doi.org/10.1007/s00113-020-00777-8

Schober P, Giannakopoulos GF, Bulte CSE, Schwarte LA. Traumatic Cardiac Arrest-A Narrative Review. J Clin Med 2024 Jan 5; 13(2): 302. doi: 10.3390/jcm13020302. PMID: 38256436; PMCID: PMC10816125

INTERNETQUELLEN

https://dasfoam.org/2019/01/26/druecken-ist-zwecklos/
https://foamina.blog/2018/06/21/tca-part-i/
https://foamina.blog/2018/07/09/der-traumatische-herz-kreislauf-stillstand-part-2/
https://news-papers.eu/?p=15084
www.rcemlearning.co.uk/foamed/cardiac-arrest-in-the-pregnant-patient/

3.10 Kreislaufstillstand Kind (Basic)

Sven Heiligers und Catharina Hammerschlag

3.10.1 Einsatzmeldung/Anfahrt

Sie (Notfallsanitäter) und Ihr Teamkollege (ein Auszubildender im 3. Lehrjahr) stehen gerade am Würstchenstand vor einem Supermarkt und genießen Ihr Mittagessen in der Sonne. Plötzlich kommt ein etwa 40-jähriger Mann mit einem schlaff wirkenden Kind auf den Armen auf Sie zugerannt. Bereits auf dem Weg zu Ihnen ruft er laut um Hilfe.

3.10.2 Situation am Einsatzort und Erstbefund

Als der Vater bei Ihnen ankommt, erklärt er kurzatmig, dass sein 4-jähriger Sohn eine Kirsche samt Stiel verschluckt habe. Der Junge habe zunächst gehustet, dann aber keine Luft mehr bekommen. Zuerst sei sein Gesicht rot angelaufen, dann immer blauer geworden, bis er schließlich in den Armen seines Vaters bewusstlos wurde. Der Vater hatte Sie beim Betreten des Supermarktes vor der Tür stehen sehen und ist sofort mit dem Kind zu Ihnen geeilt.

Sie nehmen das Kind aus den Armen des Vaters. Ihr erster Eindruck zeigt einen etwa 4-jährigen Jungen, der schlaff in Ihren Armen liegt. Seine Hautfarbe ist gräulich-bläulich. Sie können keine Atembewegungen sehen, hören oder fühlen.

Pädiatrisches Beurteilungsdreieck (PBD; ➤ Abb. 1.4**):**

- **Aussehen:** Bewusstlos
- **Atmung:** Keine Atemexkursionen
- **Kreislauf:** Haut gräulich-bläulich

Der Vater wird zunehmend unruhiger und schreit Sie an, seinen Sohn zu retten. Eine Menschenmenge bildet sich um Sie herum.

3.10.3 Maßnahmen und Therapie

Während Sie das Kind auf Ihrem Arm positionieren, um es in Bauchlage zu halten, instruieren Sie Ihren Kollegen, über die Leitstelle ein NEF und einen zusätzlichen RTW mit den Einsatzstichworten „Bolusgeschehen, Kind, 4 Jahre, Reanimation“ anzufordern. Der Junge liegt nun mit dem Bauch auf Ihrem linken Arm und Sie versuchen, die vermutete verschluckte Kirsche durch gezielte Schläge zwischen die Schulterblätter zu mobilisieren. Da diese Maßnahme den Fremdkörper nicht entfernen konnte und das Kind weiterhin nicht atmet, entscheiden Sie sich, schnellstmöglich den Rettungswagen aufzusuchen, um dort weitere Maßnahmen durchzuführen. Ebenso haben Sie dort Ihre Merkhilfe, ein Kinderlineal und die Materialien zur Kinderversorgung parat.

Im Rettungswagen angekommen, legen Sie den Jungen auf die Trage. Während Sie das Laryngoskop und die Magill-Zange aus der Intubationstasche holen, fängt Ihr Kollege bereits an, Thoraxkompressionen durchzuführen. Mit einem Laryngoskop und einem Miller-Spatel Größe 2 gehen Sie vorsichtig in den Mund des Kindes und können, ohne Schleimhaut oder Zähne zu verletzen, die Glottisebene einsehen. Dabei entdecken Sie eine angekaute Kirsche mit Stiel, die über der Stimmritze liegt. Sie bitten den Kollegen, kurz mit der Thoraxkompression aufzuhören, und mit der Magill-Zange fassen Sie vorsichtig den Stiel und entfernen die gesamte Kirsche. Nachdem die Kirsche geborgen wurde, setzt der Kollege die Thoraxkompressionen fort, bis Sie die Kindermaske und den Beatmungsbeutel vorbereitet haben und bereit sind, 2 Beatmungsversuche durchzuführen. Ihr Auszubildender bestätigt den Erfolg Ihrer Beatmungsversuche. Danach wechseln Sie in den 15 : 2-Modus, bei dem 15 Thoraxkompressionen und 2 Beatmungen durchgeführt werden. Sie legen ein Kinderlineal neben den Jungen, um Medikamente und Materialien korrekt aufzuziehen und nach 2 erneuten Beatmungsversuchen kleben Sie die Defibrillator-Patches auf den frei gemachten Thorax. Über die aufgebrachten Defibrillator-Patches können Sie auf dem Monitor eine Asystolie erkennen und machen im 15 : 2-Rhythmus weiter.

Etwa 4 Minuten später treffen der zweite RTW und das NEF ein. Sie kennen den eingetroffenen Notarzt als erfahrenen Anästhesisten aus der Kinderanästhesie und überlassen ihm das Atemwegsmanagement. Da die Besatzung des zweiten RTW von einer anderen Organisation stammt und sich in Ihrem RTW nicht auskennt, delegieren Sie die Kollegen: Ein Kollege wird angewiesen, einen intraossären Zugang zu legen, um keine wichtige Zeit bei dem Versuch verstreichen zu lassen, bei einem Kind in Reanimationssituation einen venösen Zugang legen zu wollen. Ein anderer Kollege löst währenddessen Ihren Auszubildenden bei den Thoraxkompressionen ab, sodass sich dieser um die Medikamentenbereitstellung kümmern kann. Sie bereiten alles für die Intubation vor.

Der intraossäre Zugang wird erfolgreich gelegt. Nach erneuter Rhythmuskontrolle, die weiterhin Asystolie zeigt, werden schnellstmöglich 0,15 mg (10 µg/kg KG, geschätztes Gewicht 15 kg) Adrenalin intraossär appliziert und mit 5 ml NaCl 0,9 % durchgespült. Der Junge wird vom Notarzt mittels Videolaryngoskop mit einem Tubus Größe 4,5 mit Cuff intubiert. Die Beatmung ist kontrolliert und seitengleich, das erste $etCO_2$ beträgt nur 15 mmHg. Die Reanimation wird nach den erweiterten Empfehlungen einer Kinderreanimation fortgesetzt. Bei der Ursachenanalyse wird Hypoxie als wahrscheinlichste Ursache identifiziert, weshalb die Beatmung mit einer FiO_2 von 100 % fortgesetzt wird. Die Atemfrequenz wird auf etwa 20/min gehalten, um eine Hyperventilation zu vermeiden. Das $etCO_2$ steigt daraufhin plötzlich auf 30 mmHg an.

Bei der nächsten Rhythmuskontrolle tastet der Notarzt nach einem Puls an der Arteria carotis, während der Notfallsanitäter des zweiten RTW den Puls in der Leiste prüft. Sie sehen einen Sinusrhythmus mit einer Herzfrequenz von 80/min und können sowohl am Hals als auch in der Leiste einen schwachen Puls tasten.

Nach der erfolgreichen Wiederherstellung des Spontankreislaufs (ROSC) werden die Vitalwerte erhoben und ein 12-Kanal-EKG aufgezeichnet.

Vitalwerte und EKG

HF	80
RR syst.	85 mmHg
SpO_2	85 % steigend
BZ	102 mg/dl
Temp.	36,2 °C
EKG	Sinusrhythmus mit Indifferenztyp und einer Herzfrequenz von 80/min. Es werden kein AV-Block und keine Erregungsrückbildungsstörungen festgestellt.

Das Rettungsteam diskutiert die reversiblen Ursachen gemäß den „4 Hs und HITS“ nach den ERC-Richtlinien 2021, um erneute Reanimationsmaßnahmen zu verhindern:

- **Hypoxie:** mögliche Ursache durch das Bolusgeschehen mit der Kirsche
- **Hypovolämie:** eher unwahrscheinlich in diesem Kontext
- **Hypothermie:** eher unwahrscheinlich in diesem Kontext
- **Hypo-/Hyperkaliämie:** eher unwahrscheinlich in diesem Kontext
- **Herzbeuteltamponade:** unwahrscheinlich
- **Thromboembolie:** unwahrscheinlich
- **Spannungspneumothorax:** keine Hinweise vorhanden

Weiterführende Anamnese und Untersuchung

Da sich der Zustand des Jungen zunehmend stabilisiert, führt der Notarzt eine ausführliche Anamnese mit dem Vater durch. Dieser berichtet, dass er mit seinem Sohn im Supermarkt einkaufen war, als der Junge in der Obstabteilung eine Kirsche aus der Auslage genommen und gegessen hat. Plötzlich begann der Junge zu husten, wurde zunächst rot, dann blau, und verlor schließlich das Bewusstsein, sodass er in die Arme seines Vaters fiel. Der Vater nahm den Jungen sofort hoch und brachte ihn zum Rettungswagen. Die Frage nach Vorerkrankungen oder regelmäßiger Medikamenteneinnahme des Kindes verneinte der Vater. Er beschrieb seinen Sohn als gesunden, lebhaften Jungen. Die Schwangerschaft und die ersten Lebensjahre verliefen unauffällig, und nach Kenntnis des Vaters wurden alle erforderlichen U-Untersuchungen und Impfungen durchgeführt.

OPQRST

Onset	2 Minuten vor Eintreffen beim RTW
Provocation	Verschlucken einer Kirsche samt Stiel
Quality	Keine
Region	Keine
Severity	Keine
Time	15 Minuten

SAMPLER

Symptome	Husten, Atemnot, Kreislaufstillstand
Allergien	Keine
Medikamente	Keine
Patientenvorgeschichte	Gesund, alle U-Untersuchungen und Impfungen erhalten
Letzte Mahlzeit	Reiswaffeln vor ca 1 Stunde
Ergeignisse vor dem Notfall	Kirschen probieren
Risikofaktoren	Keine

3.10.4 Transport und Übergabe

Sie melden im nächstgelegenen Maximalversorger mit Pädiatrie einen Schockraum an. Innerhalb des Teams führen Sie eine „10 for 10"-Besprechung durch und fassen zusammen, dass die Reanimationssituation aufgrund eines Bolusgeschehens mit Hypoxie und nachfolgender Asystolie entstanden ist. Sie überprüfen erneut, ob das Monitoring korrekt angebracht ist und ob alle wichtigen Notfallutensilien griffbereit sind. Der Anästhesist kümmert sich währenddessen um die Beatmung und kontrolliert nochmals die Beatmungseinstellungen. Sie bedanken sich bei den Kollegen, die Ihnen geholfen haben, und weisen Ihren Auszubildenden an, sich ans Steuer des RTW zu setzen und mit Sondersignal ins Krankenhaus zu fahren. Der Vater bietet von sich aus an, dass er im eigenen PKW zur Klinik fährt und auf dem Weg seine Ehefrau abholt. Kurz nachdem Sie losgefahren sind, schlägt der Monitor Alarm, die SpO_2 fällt rapide ab und der Junge wird wieder bradykard. Zusammen mit dem Anästhesisten gehen Sie nach dem DOPESS-Schema vor (Dislokation, Obstruktion, Pneumothorax, Equipment, Stomach, Sedierung), um die Ursache der Hypoxie festzustellen. Dabei sehen Sie, dass der Tubus abgeknickt war und es dadurch zur Hypoxie kam. Sie fixieren den Beatmungsschlauch neu, sodass es nicht nochmal zu einem Abknicken kommen kann, und kurz darauf erreichen Sie den Schockraum des Krankenhauses. Im Schockraum übergeben Sie den Jungen nach dem ABCDE-Schema und erwähnen auch die erneute Hypoxie und die darauffolgende Bradykardie im RTW.

3.10.5 Klinischer Verlauf

Nach der Ankunft im Schockraum des Krankenhauses wird der Junge sofort vom pädiatrischen Team übernommen. Im Schockraum überprüft der dortige Anästhesist erneut die Position des Endotrachealtubus und bestätigt, dass er korrekt liegt. Das Schockraumteam führt eine umfassende körperliche Untersuchung durch und veranlasst sofort eine Bildgebung, um das Ausmaß der Hypoxie und eventuelle andere Komplikationen festzustellen. Für die Untersuchung erhält der Junge nochmals etwas Propofol und Midazolam zur Sedierung, um keine Beweguns-artefakte auf den Bildern zu haben. Dann wird der Junge ins CT gefahren. Die cCT zeigt keine Anzeichen von Hirnschäden und das thorakale CT bestätigt, dass es keine weiteren Fremdkörper oder Komplikationen wie einen Pneumothorax gibt.

Nach den Bildgebungen wird der Junge auf die Intensivstation verlegt, wo er weiterhin engmaschig überwacht wird. Er bleibt intubiert, bis die Medikamente zur Sedierung ihre Wirkung verloren haben und kann dann problemlos extubiert werden. In den folgenden Tagen wird der Junge weiterhin auf der Intensivstation überwacht. Er zeigt keine Anzeichen von neurologischen oder respiratorischen Folgeschäden. Seine Lungenfunktion ist normal und er zeigt keine Anzeichen von Infektionen oder anderen Komplikationen. Drei Tage nach der Extubation wird der Junge in einem stabilen Zustand aus dem Krankenhaus entlassen. Die Ärzte sind zuversichtlich, dass er keine bleibenden Schäden davongetragen hat und sich vollständig erholen wird.

3.10.6 Kommentar

Ein entscheidender Punkt bei der Reanimation von Kindern ist, dass sie häufig aufgrund einer Hypoxie in eine Asystolie geraten. Im Gegensatz zu Erwachsenen, bei denen kardiovaskuläre Ursachen oft im Vordergrund stehen, ist bei Kindern die Atemwegsverlegung oder eine insuffiziente Beatmung die häufigste Ursache für einen Herzstillstand. Die umgehende Wiederherstellung der Atemwege durch die Entfernung des Fremdkörpers waren entscheidend. In solchen Notfallsituationen sind Hilfsmittel wie Lineale, Dosierungstabellen und Rechenhilfen unerlässlich, um

Dosierungsfehler bei Medikamenten zu vermeiden und die richtigen Maßnahmen sicherzustellen. Kinder erfordern aufgrund ihrer unterschiedlichen physiologischen Parameter präzise angepasste Dosierungen und Interventionen. Diese Hilfsmittel unterstützen dabei, schnell und sicher die korrekten Maßnahmen zu ergreifen. Ein wichtiger Unterschied zur Erwachsenenreanimation ist die Verwendung spezieller Hilfsmittel und Techniken, die auf die kleineren anatomischen Strukturen von Kindern abgestimmt sind. Beispielsweise erfordert die Intubation bei Kindern kleinere und speziell angepasste Laryngoskope und Tuben. Die Herzdruckmassage erfolgt bei Kindern in einem anderen Verhältnis (15 : 2 bei zwei Helfern).

Evidenz: Mythos oder Fakt

Um Fehler bei der Medikamentendosierung oder der Auswahl von Materialien zu vermeiden, sollten immer Hilfsmittel wie Lineale, Gewichtstabellen oder Apps verwendet werden. In einer interventionellen Fragebogenstudie bei der Dosierung von pädiatrischen Notfallmedikamenten (Kaufmann et al. 2019) wurde die strikte Nutzung von Hilfsmitteln zur Dosierung von Notfallmedikamenten nochmals klar hervorgehoben. Präklinisches Personal fühlt sich oft nicht sicher und in der Lage eine korrekte Medikamentendosis für kleine Kinder zu verabreichen. Die Fehlerquote bei Fehldosierungen im Rahmen von präklinischen Kindernotfällen liegt laut den Autoren bei mehr als einem Dosierungsfehler bei jeder dritten Medikamentengabe generell und in fast 60 % der Fälle bei der Verabreichung von Epinephrin.

LITERATUR

AWMF-S2k-Leitlnie: Medikamentensicherheit in der Kinderanästhesie. Version 2.0. 2021. AWMF-Reg.-Nr. 001-033. www.awmf.org/service/awmf-aktuell/medikamentensicherheit-in-der-kinderanaesthesie

Kaufmann J, Engelhardt T, Steinwegs I et al. Der Einfluss von Ausbildung und Erfahrung auf Dosierungsfehler bei pädiatrischen Notfallmedikamenten – eine interventionelle FragebogenStudie mit tabellarischer Hilfe. Anästh Intensivmed 2019; 60: 164-172. DOI: 10.19224/ai2019.164

INTERNETQUELLEN

www.grc-org.de/wissenschaft/leitlinien

4 Traumatologische Notfälle

KAPITEL

4

Hendrik Sudowe, Matthias Klausmeier, Torsten Moeser, Gunnar Jähnichen, Matthias Jahn und Catharina Hammerschlag

Traumatologische Notfälle

4.1 Reitunfall (Basic)

Matthias Klausmeier

4.1.1 Einsatzmeldung/Anfahrt

An einem sonnigen Wochenendabend werden die diensthabenden Mitarbeiter einer Vorstadtrettungswache während eines gemeinsamen Grillens in die Realität des Arbeitsalltags zurückgeholt. Die Alarmierung des RTW 62-83-1 führt die Rettungskräfte zu einem entlegenen landwirtschaftlichen Anwesen in der benachbarten Gemeinde. Dort habe sich auf einem Feldweg ein Reitunfall ereignet.

Während der Anfahrt erfährt die RTW-Besatzung auf Nachfrage, dass es sich um ein 12-jähriges Mädchen handle, das auskunftsfähig sei. Einzelheiten über die Verletzung konnte der Leitstellendisponent nicht mitteilen.

Welches Material wird zur Einsatzstelle mitgeführt?

Bereits auf der Anfahrt beschließt das Team aufgrund der Einsatzmeldung, dass am Einsatzort das vollständige Equipment mit Rucksack, EKG, Sauerstoffbehandlungseinheit, Absaugung und Immobilisationsmaterial benötigt wird.

4.1.2 Situation am Notfallort und Ersteindruck

Nach 14-minütiger Fahrtzeit werden die Notfallsanitäter an einem von einer Landstraße abzweigenden Feldweg von einer kleinen Gruppe von Kindern in Reitkleidung erwartet. Die Kinderschar zeigt den Rettern den Weg zu dem ca. 500 m entfernten Unfallort. Dort stehen weitere fünf Kinder und zwei Erwachsene um ein Mädchen, das mit einer Jacke bedeckt auf dem trockenen Boden des Feldwegs liegt. Die Pferde sind in unmittelbarer Nähe an einen Weidezaun angeleint und werden von einem weiteren Kind betreut. Die Patientin war vor dem Unfallereignis körperlich fit und wird gut durch Ersthelfer betreut.

Das auf dem Boden liegende Mädchen ist wach, atmet, wirkt blass und zeigt keine Anzeichen offensichtlicher Verletzungen. Es sind keine signifikanten äußeren Blutungen sichtbar. Die Notfallsanitäter schätzen das Kind auf der Grundlage des Ersteindrucks als **potenziell nicht kritisch** ein.

Welche zusätzlichen Kräfte werden nachgefordert?

Hinsichtlich der als Unfallzeugen möglicherweise betroffenen Kindergruppe und deren Betreuer entscheidet sich das Team frühzeitig für die zeitnahe Nachforderung eines Kriseninterventionsteams (KIT).

4.1.3 Primary Survey – X-ABCDE-Untersuchung

Ein Notfallsanitäter beginnt mit der Befunderhebung nach dem X-ABCDE-Schema. Das 12-jährige Mädchen ist wach und 4-fach orientiert (zu Zeit, Ort, Person und Situation). Auf Nachfrage berichtet es, dass ihr Pferd während des Ausreitens plötzlich aus unerklärlicher Ursache gescheut habe. Dabei habe sie das Gleichgewicht verloren und sei auf die linke Seite gestürzt. Seit dem Sturz spüre sie einen stechenden Schmerz im linken Brustkorbbereich. Der schematisch erstellte Erstbefund ergibt keine wesentlichen respiratorischen Defizite. Die Atemwege sind frei, das Kind atmet mit einer AF von 20/min. Es ist keine Zyanose sichtbar, die periphere Sauerstoffsättigung liegt bei 97 %, die Auskultation der Lunge ergibt ein vesikuläres Atemgeräusch beidseits. Über eine Maske mit Reservoir werden zunächst 15 l/min Sauerstoff verabreicht. Bei der Thoraxpalpation gibt die Patientin eine deutliche Druckdolenz im Bereich der linken unteren Thoraxapertur an. Die genauere Inspektion dieser Region zeigt multiple Abschürfungen und ein beginnendes Hämatom. Bei der Palpation des Radialispuls fällt eine Tachykardie von 136/min auf. Die Haut ist blass und kühl mit einer verzögerten Rekapillarisierung. Bereits jetzt wird eine großlumige Venenverweilkanüle platziert, um im Verlauf ggf. frühzeitig Bolusgaben einer kristalloiden Infusion verabreichen zu können. Die Bauchdecke fühlt sich gespannt an, ein Druckschmerz wird verneint. Die weitere Untersuchung von Becken und Extremitäten gibt ebenfalls keinen Hinweis auf eine durch den Sturz bedingte Verletzung. Eine offensichtliche Schädelverletzung liegt nicht vor. Die GCS beträgt 15 Punkte und die Pupillen reagieren prompt auf Lichteinfall, sind seitengleich und mittelweit.

Obwohl neurologische Defizite und Schmerzen an der Wirbelsäule nicht vorhanden sind, muss aufgrund des vorliegenden Verletzungsmechanismus eine potenzielle Verletzung der Wirbelsäule mit in Betracht gezogen werden. Nach Entkleidung und ausführlicher Untersuchung der Patientin sind keine weiteren Hinweise auf Verletzungen zu finden. Auf Nachfrage bestätigen die Anwesenden, dass das Kind seit dem Sturz jederzeit auskunftsfähig und orientiert gewesen sei. Auch ihre eigenen Angaben zum Unfallhergang sind glaubhaft und präzise. Zudem wird nun zum Wärmeerhalt eine Rettungsdecke eingesetzt.

Entscheidung kritisch ↔ nicht kritisch

Zusammenfassend stellt der Notfallsanitäter fest: Die Atemwege sind frei, die Belüftung ist ausreichend, wenn auch mit zu hoher Atemfrequenz, die Patientin zeigt Hinweise für ein frühes Schockgeschehen bei fraglich innerer Blutung. Sie ist wach und orientiert, neurologische Defizite sind nicht vorhanden, weitere Erkrankungen oder Verletzungen sind nicht bekannt.

Aufgrund der Gewalteinwirkung auf den Thorax und gegebenenfalls auf das Abdomen der Patientin, der Beschwerdelage und der vorliegenden Schocksymptomatik stufen die Notfallsanitäter ihre Patientin als **kritisch** ein.

Verdachtsdiagnose

Zur Ermittlung der Verdachtsdiagnose bei einem Trauma muss das Rettungsteam die im Rahmen der X-ABCDE-Untersuchung gewonnenen Erkenntnisse auswerten und im Zusammenspiel mit den in der Anamneseerhebung zusammengetragenen Informationen gewichten und den dringlichsten Behandlungsschwerpunkt festlegen. Die Patientin ist vom Pferd gestürzt, nachdem dieses aus unklarer Ursache gescheut hatte. Hinweise auf eine Kreislaufschwäche oder andere Vorerkrankungen der Patientin gibt es nicht. Andere Ursachen als diese plötzliche Bewegung sind somit als Sturzursache auszuschließen. Seit dem Sturz klagt die Patientin über starke Schmerzen im linken Brustkorb- und Abdominalbereich, zeigt eine Tachypnoe und eine frühe Schocksymptomatik.

Bei diesem Trauma stehen somit für das Rettungsteam ein mögliches **Thorax**- sowie ein **Abdominaltrauma,** begleitet von einer Schocksymptomatik, im Fokus der weiteren rettungsdienstlichen Maßnahmen. Die anfangs geäußerten Schmerzen sind wahrscheinlich auf begleitende Rippenfrakturen am linken unteren Rippenbogen zurückzuführen. Die instabile Hämodynamik deutet auf eine protrahierte intraabdominelle Blutung hin, am ehesten im Rahmen einer traumatischen Milzruptur. Im Blickpunkt der weiteren Maßnahmen steht jetzt der Faktor „Zeit“ mit frühzeitiger Transporteinleitung im Vordergrund, da nur eine möglichst schnelle Schockraumversorgung mit chirurgischer Intervention das Outcome der Patientin entscheidend beeinflussen kann.

Der andere Notfallsanitäter gibt dem Leitstellendisponenten eine kurze Lagemeldung. Er beauftragt diesen, das Mädchen in einem ca. 15 km entfernten Traumazentrum anzumelden und gibt alle dafür erforderlichen Rahmendaten und Informationen weiter. Des Weiteren soll der dort stationierte Notarzt alarmiert werden und dem RTW entgegenfahren. Auf die Alarmierung eines RTH wird aufgrund der Anflugzeit und der kurzen Entfernung zum Traumazentrum verzichtet. Außerdem fordert der zuarbeitende Notfallsanitäter das bereits eingangs für notwendig erachtete Kriseninterventionsteam (KIT) für die betroffenen Beteiligten an.

Zudem bereitet dieser die Trage sowie die Schaufeltrage und die Vakuummatratze zur Umlagerung vor. Da die Patientin ein führendes C-Problem bei

V. a. unkontrollierte Hämorrhagie bietet wird der Zeitaufwand für die Immobilisation so gering wie möglich gehalten. Der Untersuchungsbefund des leitenden Notfallsanitäters in Verbindung mit dem Unfallhergang und den dabei auf den Körper der Patientin einwirkenden Kräften sind unabhängig von neurologischen Defiziten (ablenkende Verletzungen, Schmerzen) Indikationen, die für eine Immobilisation der Patientin nach **Immo-Ampel** sprechen. Das Team informiert die Patientin umfassend über die nun bevorstehenden Maßnahmen. Anschließend wird die Patientin auf der Fahrtrage in der Vakuummatratze liegend in den RTW verbracht.

4.1.4 Secondary Survey – durchgeführte Maßnahmen, erweiterte Beurteilung und Transport

Im weiteren Verlauf setzt der leitende Notfallsanitäter seine Diagnostik weiterführend fort. Aufgrund der fraglichen Schwere der Verletzung mit einer möglichen unstillbaren Blutung werden weitere Maßnahmen und Untersuchungen durch ihn als zeitkritisch beurteilt und sofern möglich auf den Transport verlegt. Im Falle eines Abdominaltraumas mit Hinweisen auf eine nicht kontrollierbare Blutungsquelle ist der umgehende Transport eine lebensrettende taktische Entscheidung. Eine derartige Verletzung bedarf einer umgehenden operativen Intervention. Weitere Maßnahmen erfolgen daher während des Transports.

Vitalwerte und Monitoring

Der zweite Notfallsanitäter vervollständigt das Monitoring und verabreicht zunächst 250 ml einer kristalloiden Vollelektrolytlösung als Bolus. Ihm ist bewusst, dass er unter der Maßgabe des Prinzips der permissiven Hypotension bei unstillbaren inneren Blutungen einen Zieldruck von 90 mmHg nicht überschreiten sollte. Das Team achtet daher sehr engmaschig auf Veränderungen des Blutdrucks und passt die Infusion entsprechend an.

AF	20/min
HF	136/min, rhythmisch, schwach tastbar
RR	70/55 mmHg
SpO_2	97 %
BZ	103 mg/dl
Temp.	36,9 °C
EKG	Sinustachykardie

SAMPLER

Symptome	Schmerzen im linken Thorax mit Tachypnoe und rasant fortschreitender Schocksymptomatik, Schmerzen im Abdomen
Allergien und Medikamentenunverträglichkeiten	Keine bekannt
Medikamente	–
Patientenvorgeschichte	Keine bekannten Vorerkrankungen
Letzte Mahlzeit	Unklar
Ereignisse vor dem Notfall	Sturz vom Pferd durch „Scheuen"
Risikofaktoren	–

4.1.5 Transport und Übergabe

Während des Transports unter Inanspruchnahme von Sonder- und Wegerechten, erfolgen regelmäßige Verlaufskontrollen nach dem ABCDE-Schema und eine erneute Evaluation der Hämodynamik. Die erneute Messung der Vitalparameter ergibt einen systolischen Blutdruck von inzwischen 60 mmHg bei einer nicht mehr messbaren peripheren Sättigung und einer zunehmenden Tachykardie. Auf das Anlegen einer zweiten Venenverweilkanüle wird aufgrund der mittlerweile problematischen Venenfüllung verzichtet.

Das Traumazentrum hat die Aufnahmebereitschaft bestätigt. Während der Transportfahrt erfolgt das Rendezvous mit dem angeforderten Notarzt, der nunmehr die Therapie verantwortlich übernimmt. Bei einem aktuellen systolischen Blutdruck von weiterhin

60 mmHg wird ein weiterer Bolus von 500 ml einer kristalloiden Infusion verabreicht, um einen systolischen Zieldruck von 80–90 mmHg zu erreichen. Wegen der vermuteten Blutung verabreicht der Notarzt zudem 1 g Tranexamsäure i. v. als Kurzinfusion zur Blutungskontrolle. Zur Bestätigung der Verdachtsdiagnose und Beurteilung der Verletzungsschwere erfolgt durch den Notarzt eine bildgebende Untersuchung mittel **eFAST-Sonografie (extended Focused Assessment with Sonography for Trauma).** Es ergeben sich in diesem Fall Hinweise auf erhebliche Mengen freier Flüssigkeit im Bauchraum sowie für eine Verletzung der Milz. Nach weiteren 7 Minuten erreicht der RTW das Traumazentrum. Auf der Fahrt werden die Patientendaten und alle aktuell relevanten Behandlungsergebnisse durch das Rettungsdienstpersonal sachgerecht dokumentiert. Die abschließende vollständige und vollumfängliche Dokumentation erfolgt durch den leitenden Notfallsanitäter nach der Übergabe im Krankenhaus.

4.1.6 Klinischer Verlauf

Im Schockraum wird die Patientin schon von einem Team erwartet. Noch vor der Umlagerung erfolgt eine nach dem ATMIST-Schema (Age, Time, Mechanism of Injury, Injuries, Symptoms, Therapy) gegliederte Übergabe des Notarztes an das nach Funktionsaufgaben gegliederte Schockraumteam. Dabei spricht ausschließlich der Übergebende, alle anderen anwesenden Mitglieder der Teams hören zu. Anschließend wird die Patientin zur weiteren Untersuchung und Behandlung umgelagert. Da das Mädchen auskunftsfähig ist und der präklinische Sonografiebefund auf eine abdominelle Blutung hinweist wird auf eine CT-Traumaspirale verzichtet. Die Patientin wird umgehend in den OP gebracht. Die Laparotomie legt eine traumatische Milzruptur offen; aufgrund der mehrfachen Kapselrupturen wird das Organ entfernt. Zudem werden Frakturen der 11. und 12. Rippe links diagnostiziert; diese bedürfen keiner Versorgung. Die Patientin wird postoperativ direkt extubiert und zur Beobachtung auf die Intensivstation gebracht. Am nächsten Morgen schließt sich die weitere Diagnostik an, die keine neuen Verletzungsmuster zeigt.

4.1.7 Kommentar

Unkontrollierte Blutungen, vor allem im Rahmen penetrierender oder stumpfer abdomineller Traumata, sind neben Schädel-Hirn-Traumata die Haupttodesursache bei Unfallverletzten Patienten und häufig mit Begleitverletzungen vergesellschaftet.

Maßgeblich verantwortlich für die hohe Letalität ist die unkontrollierbare Hämorrhagie. Diese führt über eine Minderperfusion der Mikrozirkulation und eine Abnahme des Sauerstoffangebots im Rahmen einer Anämie zu einer Freisetzung von Mediatoren, die eine generalisierte Entzündungsreaktion und einen Endothelschaden an den Gefäßwänden generieren. Kompliziert wird der Verlauf durch eine Aktivierung des sympathoadrenergen Systems, das eine Zunahme des Sauerstoffbedarfs einzelner Organe, besonders des Herzens, induziert. Es resultiert eine Dysfunktion der Organe als Folge der schweren Hypoperfusion. Hinzu kommt, dass aufgrund der Gewalteinwirkung gegen den Körper oftmals mehrere Organe und Organsysteme gleichzeitig betroffen sind. Die daraus resultierende gleichzeitige Insuffizienz mehrerer Organe und Systeme führt über ein Multiorgandysfunktionssyndrom (MODS) bis hin zum tödlichen Multiorganversagen.

Im Fall des oben beschriebenen Reitunfalls spielt der Faktor **„Zeit“** eine wichtige Rolle. Es besteht definitiv ein Zusammenhang zwischen der Versorgungszeit und dem Outcome schwer verletzter Patienten. Bei instabilen Patienten gilt seit Jahren das Handlungskonzept der sog. **Platinum-Periode.** Diese lässt ein knappes Zeitintervall von 10 bis max. 15 Minuten zu, um kritische und frei zugängliche Patienten an der Unfallstelle zu versorgen. Bei der Versorgung dieser Patienten fungiert der Notfallsanitäter also nicht nur als Traumamanager, sondern zunehmend auch als Zeitmanager. Gerade bei Verletzungsmustern wie im beschriebenen Fall sieht das **Handlungskonzept** folgende Schritte vor:

- Erkennen der Verletzung
- Einleitung einer ersten Stabilisierung
- Direkter Transport in ein geeignetes Traumazentrum

Daher haben sich die Notfallsanitäter im vorliegenden Fall des Reitunfalls vor Ort auf die wesentlichen Diagnostik- und Stabilisierungsmaßnahmen konzentriert und anschließend umgehend den Transport in das Traumazentrum angestrebt. Die weiteren Maßnahmen erfolgten sodann zeitsparend während des Transports.

Penetrierende Verletzungen des Abdomens sind bei sorgfältiger Inspektion im Rahmen einer Ganzkörperuntersuchung durch das Rettungsdienstpersonal oft gut erkennbar. Bei stumpfer Gewalteinwirkung auf das Abdomen sind Verletzungen präklinisch jedoch ohne die Anwendung bildgebender Hilfsmittel wie die Sonografie teilweise nur schwer zu erkennen. Problematisch ist vor allem die fehlende **Schmerzsymptomatik** bei diesen Verletzungen. Häufig wird der nur mäßig ausgeprägte viszerale Schmerz im Abdomen von Begleitverletzungen wie z. B. Extremitätenfrakturen überlagert. Die Patienten äußern allenfalls einen ausstrahlenden Schmerz in die linke bzw. rechte Schulter oder stechende Schmerzen im Bereich der unteren Rippenbögen als Hinweis auf Rippenfrakturen. Elementare Bestandteile der Abdominaluntersuchung sind die sorgfältige Inspektion und Palpation des Abdomens. Die Palpation beginnt schmerzfern und erfolgt dosiert unter Berücksichtigung von Druckdolenzen. Sichtbare Abschürfungen oder auch Prellmarken sind mögliche Hinweise für eine intraabdominelle Blutung. Hinweisgebend könnte auch das **Kehr-Zeichen** sein, bei dem ein in die linke Schulter ausstrahlender Schmerz, verbunden mit einer Überempfindlichkeit der Haut, als Zeichen für eine Milzruptur gelten kann. Das Notfallteam muss auch immer eine beginnende Abwehrspannung als Zeichen einer peritonealen Reizung bedenken. Die Analyse des Unfallmechanismus liefert ebenfalls wichtige Informationen. Bei Hochrasanztraumata oder Stürzen aus größerer Höhe besteht eine hohe Wahrscheinlichkeit, dass ein abdominelles Trauma vorliegt.

Die Gefahr bei stumpfen abdominellen Traumata ist eine Verletzung der in diesem Bereich liegenden Organe. Bedingt durch eine direkte Kompression oder ein schlagartiges Abbremsen kann es zu Rupturen der Organe bzw. Organkapseln kommen. Nur die operative Versorgung einer intraabdominellen Blutung sichert den Patienten ein langfristiges Überleben.

Ziele der präklinisch eingeleiteten Volumentherapie bei einem hämorrhagischen Schock sind:

- Erhöhung des Intravasalvolumens
- Steigerung des globalen Sauerstoffangebots
- Verbesserung der Perfusion der kapillären Strombahn

Damit verbunden ist eine Steigerung des venösen Rückstroms zum Herzen, die wiederum zu einem Anstieg des Herzzeitvolumens und letztendlich zu einer Unterbrechung der schockinduzierten sympathoadrenergen Reaktion führt.

Eine unkontrollierte präklinische Infusionstherapie ist jedoch auch mit ungünstigen Nebeneffekten assoziiert, v. a. bei begleitenden persistierenden unstillbaren Blutungen. Eine aggressive Volumengabe z. B. mit kristalloiden Infusionen kann eine Abnahme der Hämoglobinkonzentration, einen Verlust der Gerinnungsfaktoren und einen erhöhten Blutverlust durch Austritt aus verletzten Gefäßen verursachen. Es ist durchaus möglich, dass sich ein neu gebildetes Gerinnsel durch die Erhöhung des hydrostatischen Drucks ablöst und eine erneute Blutungssituation entstehen lässt. Auch eine durch Infusionslösungen induzierte Hypothermie scheint das Outcome der Patienten negativ zu beeinflussen. Alle diese unerwünschten Begleiterscheinungen haben zum **Konzept der permissiven Hypotension** geführt. Nach diesem Konzept werden nur geringe Mengen an Infusionslösungen verabreicht, um die negativen Effekte einer aggressiven Volumentherapie zu minimieren und eine Gewebeperfusion sicherzustellen, wenn auch auf niedrigem Niveau. Als Zielblutdruck gilt ein systolischer Wert von 80–90 mmHg.

Zur Vermeidung einer Hämodilution und zur Verbesserung der Oxygenierung stehen dem Rettungsdienst in den RTH und stellenweise auch in NEF Blutprodukte zur Verfügung. EK der Blutgruppe null negativ, Fibrinogen, Fresh Frozen Plasma (FFP) und Kalzium stellen das mögliche Optimum der präklinischen Akuttherapie dar.

Kontraindiziert ist dieses Konzept der permissiven Hypotension bei bestehenden Begleitverletzungen des zentralen Nervensystems, also bei einem schweren Schädel-Hirn-Trauma oder bei Wirbelsäulentraumata, da für die Gewebeoxygenierung der verletzten Neuralzellen ein adäquater Perfusionsdruck essenziell ist. Auch bei Patienten mit bekannter koronarer Herzkrankheit oder bei Schwangeren sollte das Konzept nur unter sorgfältiger Abwägung angewandt werden, um nicht durch eine herabgesetzte Gewebeperfusion die Gefahr einer myokardialen Ischämie oder einer Minderversorgung des Fötus zu provozieren. Hier wäre eine Normotension anzustreben. Ist diese aufgrund ausgeprägter innerer Blutung nicht erreichbar, stellt ein systolischer Blutdruck ≥ 90 mmHg den untersten Zieldruck dar. Zum Einsatz bei Kindern gibt es keine Daten, sodass auch hier die Normotension angestrebt wird.

Die eingesetzte **Tranexamsäure** ist ein Antifibrinolytikum und wird zur Blutungskontrolle eingesetzt. Sie hemmt die Aktivierung von Plasminogen zu Plasmin und damit in der Folge eine Spaltung von Fibrin und Fibrinogen, wodurch die plasmatische Gerinnung verbessert und Blutungsquellen gestoppt oder zumindest reduziert werden können (Blockierung der Hyperfibrinolyse). Es wird also das Auflösen von Gerinnseln verhindert.

Zusammenfassend sollte wie im vorliegenden Fall bei Patienten mit einer unstillbaren Blutung ein optimiertes Zeitmanagement inkl. eines möglichst raschen Transports in eine geeignete Klinik angestrebt werden. Zur Stabilisierung dieser Patienten sollte, neben einer suffizienten Oxygenierung, das Konzept der permissiven Hypotension umgesetzt werden, sofern keine Kontraindikationen bestehen.

Evidenz: Mythos oder Fakt

Mythos: Ultraschalldiagnostik kann ausschließlich durch notärztliches Personal angewandt werden

Für die Qualität der Patientenbeurteilung mit Ultraschall ist neben der qualifizierten Schulung die routinierte Anwendung der eFAST-Sonografie entscheidend. Demnach wird vielfach davon ausgegangen, dass nur notärztliches Personal dieser Anforderung gerecht werden kann.

Fakt: Sonografie im Rettungsdienst nach eFAST durch Rettungsdienstfachpersonal

In einigen Rettungsdienstbereichen in Deutschland wird der Frage nachgegangen, ob auch Notfallsanitäter in der Lage sein können, eine effektive Sonografie durchzuführen. Erste Auswertungen ergaben hierbei bereits, dass die Ultraschalldiagnostik als weiterer „Skill“ durch Notfallsanitäter durchaus möglich ist (Jonck et al. 2024)! Neben der persönlichen Ausstattung mit Ultraschallgeräten im Rahmen von Studien erfolgt bereits in einigen Rettungsdienstbereichen die flächendeckende Bereitstellung auf RTW. Neben der Schulung und wissenschaftlichen Betreuung ist die regelhafte Anwendung zum Erlangen von Routine elementar wichtig. Für alle Anwender gleich welcher Qualifikation gilt, dass durch den Einsatz von Sonografie der dringliche Transport des Patienten nicht verzögert wird. In der aktuellen S3-Leitlinie Polytrauma/Schwerverletztenversorgung wird deshalb ein Zeitansatz von maximal 5 Minuten genannt.

POCUS eFAST

https://coreultrasound.com/efast/

POCUS RUSH-Exam

https://coreultrasound.com/rush-exam/

POCUS Perikardtamponade:

https://coreultrasound.com/pericardial-tamponade/

LITERATUR

AWMF-S3-Leitlinie. Polytrauma/Schwerverletzten-Behandlung. Version 4.1. Stand 31.12.2022. AWMF-Reg. -Nr. 187-023. 2023. https://register.awmf.org/de/leitlinien/detail/187-023 (in Überarbeitung).

Jonck C, Weimer AM, Fundel B, et al. Development and evaluation of a point-of-care ultrasound curriculum for paramedics in Germany – a prospective observational study and comparison. BMC Med Educ. 2024 Jul 29; 24(1): 811. doi: 10.1186/s12909-024-05816-1. PMID: 39075429; PMCID: PMC11285294.

4.2 Leitersturz (Basic)

Matthias Klausmeier

4.2.1 Einsatzmeldung/Anfahrt

Um 9:48 Uhr erhält der RTW 60-83-1 die Alarmmeldung, in der Lagerhalle eines Elektrogroßhandels sei ein Mitarbeiter von einer Leiter gestürzt. Nach einer Anfahrt mit Sonder- und Wegerechten von 6 Minuten erreicht der RTW die Zufahrt des Firmengeländes, wo ein Mitarbeiter dem Team wild gestikulierend den Weg zum Hallentor weist. Die Notfallsanitäter nehmen aufgrund der Notfallmeldung den Notfallrucksack, das EKG, die Sauerstoffeinheit, die elektrische Absaugeinheit sowie die Fahrtrage mit in die Halle.

4.2.2 Situation an der Einsatzstelle und Ersteindruck

Nach wenigen Metern erreichen sie den ca. 25-jährigen blass aussehenden Mann, der in Rückenlage auf dem Betonboden liegt. In unmittelbarer Nähe liegt umgestürzt eine mehrere Meter lang ausgezogene Metallleiter.

Der leitende Notfallsanitäter achtet bei dem Betreten der Einsatzstelle auf mögliche Gefahrenquellen für das Team und den Patienten. Aufgrund der Einsatzstelle (Lagerhalle eines Elektrogroßhandels) ergeben sich verschiedene Gefahrenquellen: instabile Leiter, schwere Gegenstände auf der durch die Leiter erreichbaren Arbeitshöhe, die abzustürzen drohen. Nach einer umgehenden Befragung der umstehenden Mitarbeiter und eigener Untersuchung des Unfallorts kann der Notfallsanitäter diese Gefahren ausschließen. Der Patient und die Leiter liegen frei und gut erreichbar am Boden einer Wind-, Regen- und Wetterschutz bietenden Industriehalle. Die Situation zeigt sich als typischer Arbeitsunfall infolge unüberlegter oder unvorsichtiger Arbeitsweise.

Der Patient ist auskunftsfähig, atmet normofrequent und suffizient, der Patient hat eine rosige Hautfarbe, Verletzungen oder Blutungen sind nicht ersichtlich.

4.2.3 Primary Survey – Erstuntersuchung und Behandlung nach X-ABCDE

Der Notfallsanitäter beginnt die Untersuchung nach dem X-ABCDE-Schema. Keine lebensbedrohlichen äußeren Blutungen. Die Atemwege sind frei. Zur Stabilisierung der HWS fixiert ein Notfallsanitäter den Kopf des Patienten vorläufig mit dem **MILS-Manöver** (manuelle Inline-Stabilisierung). Der Patient atmet spontan und suffizient bei einer Atemfrequenz von 12/min. Die Auskultation der Lungen zeigt beidseits gut belüftete Lungenflügel mit einem vesikulären Atemgeräusch, der Thorax hebt und senkt sich seitengleich, Prellmarken sind nicht erkennbar und es bestehen keine Zyanosezeichen. Die gemessene Sauerstoffsättigung beträgt 96 %. Der Patient erhält 15 l/min Sauerstoff über eine Sauerstoffmaske mit Reservoir verabreicht. Die Thoraxpalpation frontal, lateral und über dem Sternum zeigt keine Instabilitätszeichen. Der periphere Puls ist an der A. radialis gut tastbar und regelmäßig, jedoch bradykard. Die Haut ist warm und rosig. Die Rekapillarisierungszeit ist mit knapp 3 Sekunden leicht verlangsamt. Das Abdomen ist in 4 Quadranten weich und zeigt bei der Palpation keine Druckdolenz oder Abwehrspannung. Blutungen und Prellmarken sind nicht erkennbar. Das Becken zeigt bei der Inspektion Prellmarken mit symmetrischen Spinae iliacae. Einblutungen ins Skrotum sind nicht feststellbar. Die Indikationsstellung zur Anlage einer Beckenschlinge erfolgt nach dem **S-KIPS-Schema** (Schock, Kinematik, Inspektion, ggf. vorsichtige laterale Palpation der Beckenschaufeln, Schmerzen). Da der Patient weder eine ausgeprägte Schocksymptomatik zeigt noch Schmerzen angibt, wird aktuell auf die Anlage einer Beckenschlinge verzichtet. Die bilaterale Inspektion und Palpation der Oberschenkel zeigen keine Hinweise für eine Einblutung. Es wird ein peripher-venöser Zugang gelegt und eine kristalloide Vollelektrolytlösung (VEL) mit zügiger Tropfgeschwindigkeit verabreicht.

Auf Nachfrage nennt der Mann, wenn auch verlangsamt, seinen Namen, sein Geburtsdatum und seinen aktuellen Aufenthaltsort. Hinsichtlich des Unfallgeschehens besteht allerdings eine retrograde Amnesie. Währenddessen berichtet der Patient über ein Taubheitsgefühl mit Kribbelparästhesien in beiden Beinen. Die Pupillen sind seitengleich licht-

4

reagibel. Die GCS ergibt einen Wert von 15 Punkten. Der Patient gibt bei der Beurteilung des Neurostatus mittels einfacher Überprüfung der Sensomotorik einen dumpfen Schmerz im Brustwirbelsäulenbereich nach NRS (numerische Rating Skala) mit 6 von 10 und Kribbeln in den Beinen an. Nach aktueller S3-Leitlinie Polytrauma/Schwerverletztenversorgung wird die Wirbelsäule nach einem Log-Roll-Manöver inspiziert und vorsichtig palpiert. Im oberen Bereich der Brustwirbelsäule gibt der Patient dabei Druckschmerzen an. Es zeigt sich eine Stufenbildung mit Prellmarke auf Höhe des 5. Brustwirbelkörpers. Die abschließende kraniokaudale Blickbeurteilung ergibt zum jetzigen Zeitpunkt keine weiteren Hinweise auf Traumata. Der Wärmeerhalt wird durch eine Rettungsdecke sichergestellt.

Die anwesenden Firmenmitarbeiter berichten, dass der junge Mann direkt nach Absetzen des Notrufs wieder zu sich gekommen sei. Die Nachfrage, ob denn einer der Anwesenden das Unfallgeschehen verfolgt habe, wird kollektiv verneint, man habe lediglich einen infernalischen Schrei mit anschließendem Klirren gehört. Im Übrigen sei der Patient ein Mitarbeiter einer Fremdfirma, die mit der Installation einer neuen Deckenisolierung beauftragt sei. Die Deckenhöhe wird mit 8 Metern angegeben.

Entscheidung kritisch ↔ nicht kritisch

Aufgrund der Gewalteinwirkung auf den Körper des Patienten, der Sturzhöhe und der festgestellten Beschwerdelage des Patienten stufen die Notfallsanitäter ihren Patienten als **kritisch** ein.

Verdachtsdiagnose

Seit dem Sturz klagt der Patient über dumpfe Schmerzen im Brustwirbelsäulenbereich sowie Kribbelparästhesien in den Beinen. Zudem zeigt er mit der Bradykardie und verzögerten Rekapillarisierungszeit Symptome eines neurogenen Schocks.

Die Kombination von Traumaursache (Sturz aus größerer Höhe) und sensomotorischen Ausfällen lässt für den Notfallsanitäter die Verdachtsdiagnose einer **inkompletten Rückenmarkschädigung mit Paraparese** im Rahmen eines erlittenen Wirbelsäulentraumas zu. Die Kreislaufparameter deuten darüber hinaus auf einen **neurogenen Schock** hin. Diesen Schluss zieht der Notfallsanitäter zum einen aus der festgestellten Kombination von Hypotension und Bradykardie und zum anderen aufgrund der fehlenden Hinweise auf eine akute traumatische Blutung. Ihm ist bewusst, dass eine Kompressionsverletzung der Wirbelsäule typisch für ein Trauma nach Leitersturz ist, da man instinktiv versucht, den Boden auf den Füßen stehend zu erreichen. Dieser Traumamechanismus bewirkt häufig Berstungsfrakturen v. a. der Brustwirbelsäule, in Kombination mit komplexen dislozierten Frakturen der Fußknochen. Die in diesem Fall zudem beschriebene kurzfristige Bewusstseinsstörung mit begleitender retrograder Amnesie deutet für den Notfallsanitäter auf ein leichtes Schädel-Hirn-Trauma hin.

Die Verdachtsdiagnose lautet: inkomplette Rückenmarkverletzung mit Paraparese, neurogenem Schock und leichtes SHT.

Wichtige Maßnahmen durch das Team

Aufgrund der Verdachtsdiagnose geht ein Notfallsanitäter zum RTW zurück, um über Funk einen Notarzt nachzufordern. Außerdem wird die Leitstelle beauftragt, in einem 6 km entfernten Traumazentrum mit angeschlossener Neurochirurgie einen 25-jährigen männlichen Patienten mit inkompletter Querschnittssymptomatik nach Leitersturz anzumelden. Anschließend bereitet er die Trage mit Vakuummatratze und Schaufeltrage neben dem Patienten vor und legt Fixiermaterial bereit.

Die Entscheidung zur Immobilisation bei diesem Patienten wird aufgrund der kontrollierten NEXUS-Kriterien und des aus der Immo-Ampel angezeigten behandlungsbedürftigen Wirbelsäulenschmerzes mit einer NRS von ≥ 5 getroffen. Die NEXUS-Kriterien werden nach dem SAMPLER-Schema abgeklärt, relevante Aspekte der Immo-Ampel ergeben sich aus der Untersuchung des Primary und Secondary Survey durch den behandlungsbedürftigen Wirbelsäulenschmerz mit NRS 6 und das periphere neurologische Defizit.

4.2.4 Secondary Survey – durchgeführte Maßnahmen, erweiterte Beurteilung und Transport

Vitalwerte und Monitoring

AF	12/min
HF	51/min, rhythmisch, Pulsqualität gut
RR	80/50 mmHg
SpO_2	96 % bei guter Pulskurve
BZ	118 mg/dl
Temp.	37,1 °C
EKG	Sinusbradykardie

SAMPLER

Vor Umlagerung und Eintreffen der weiteren Hilfskräfte (NEF) zur Unterstützung werden durch das RTW-Team noch die SAMPLER-Anamnese durchgeführt und das Monitoring vervollständigt.

Symptome	Neurologische Defizite in den Beinen, retrograde Amnesie
Allergien	Penicillin
Medikamente	–
Patientenvorgeschichte	Keine bekannten Vorerkrankungen, Unterarmfraktur vor Jahren
Letzte Mahlzeit	Frühstück um 6 Uhr morgens
Ereignisse vor dem Notfall	Kein besonderes Ereignis, Tätigkeit in großer Höhe vor dem Sturzgeschehen
Risikofaktoren	–

Weitere Maßnahmen und definitive Versorgung

Der leitende Notfallsanitäter legt zur weiteren Behandlung eine zusätzliche großlumige Venenverweilkanüle und verabreicht zunächst 250 ml einer kristalloiden Vollelektrolytlösung als Bolus. Ihm ist bewusst, dass er bei fehlenden Zeichen einer unkontrollierten Hämorrhagie bei V. a. Wirbelsäulentrauma mit neurogenem Schock eine Normotension, mindestens jedoch einen systolischen Zielblutdruck ≥ 90 mmHg anstreben soll.

Kurz darauf trifft der Notarzt am Einsatzort ein. Nach kurzer Übergabe positionieren sich die Helfer an Kopf, Thorax, Becken und unteren Extremitäten. Aufgrund fehlender Hinweise für ein SHT mit sich entwickelnder Hirndrucksymptomatik wird der Patient jetzt durch das Team mit einer HWS-Orthese versorgt und aufgefordert, seine Arme direkt neben den Körper zu legen. Auf das Kommando des am Kopf stehenden Notarztes wird der Patient mithilfe der Schaufeltrage in die Vakuummatratze umgelagert. Da der Patient Schmerzen bei NRS 6 angibt, erhält er zur Analgesie durch den Notarzt nach Abklärung möglicher Kontraindikationen 0,1 mg Fentanyl. Der Patient wird in die Vakuummatratze umgelagert und in den RTW verbracht. Vor Transportbeginn wird eine Verlaufskontrolle nach dem ABCDE-Schema durchgeführt und es werden nochmals die Vitalparameter gemessen. Hämodynamisch besteht weiterhin eine Hypotonie bei einem Blutdruck von 85/55 mmHg in Verbindung mit einer Bradykardie von 55/min, sodass dem 82 kg schweren Patienten nun weitere 250 ml Vollelektrolytlösung infundiert werden.

4.2.5 Transport und Übergabe

Die Infusionstherapie zeigt nur bedingt ihre gewünschte Wirkung. Der Blutdruck liegt bei 85/55 mmHg, bei einer Herzfrequenz von 51/min. Der eingetroffene Notarzt führt die begonnene Infusionstherapie durch forcierte Volumengabe über einen zweiten großlumigen periphervenösen Zugang fort und ergänzt die Behandlung durch Einleitung einer Pharmakotherapie. Der Patient erhält initial 0,5 mg Atropin zur Herzfrequenzsteigerung sowie 0,1 µg/kg KG/min Noradrenalin über einen Perfusor. Unter dieser Therapie steigen die Herzfrequenz auf 77/min und der Blutdruck auf 110/90 mmHg an. Zur Behandlung der Schmerzen erhält der Patient ergänzend zur Fentanylgabe zusätzlich 0,25 mg/kg KG Esketamin. Während der Fahrt erfolgt in fünfminütigen Abständen eine regelmäßige Verlaufskontrolle. Die Patientendaten und alle aktuell relevanten Behandlungsergebnisse werden durch das Rettungsdienstpersonal sachgerecht dokumentiert.

Der Notarzt untersucht im Rahmen der fokussierten Untersuchung die genaue Ausbreitung der sensorischen Defizite des Patienten. Dazu setzt er kleine Schmerzreize von distal nach proximal entlang der unteren Extremitäten. Zum Untersuchungszeitpunkt sind beidseits Parästhesien bis in Höhe des Leistenbands nachweisbar. Des Weiteren fällt eine beginnende motorische Schwäche in beiden Beinen auf, da der Versuch einer Dorsalflexion in den Sprunggelenken nur minimal gelingt. Die Ausbreitung der sensorischen Defizite wird mit einem Stift markiert, um später eine evtl. progrediente Ausbreitung feststellen zu können. Auf Nachfrage berichtet der Patient, dass das Kribbelgefühl erst kurz vor Eintreffen des Rettungsdienstes begonnen habe. Die Uhrzeit wird im Einsatzprotokoll dokumentiert.

Nach einer 12-minütigen Fahrtzeit erreicht der RTW die aufnehmende Klinik. Im Schockraum erfolgt eine detaillierte Übergabe nach dem **ATMIST-Schema** an den Teamleader. Der anwesende Neurochirurg überprüft erneut die Ausbreitung der sensorischen Ausfälle. Das Taubheitsgefühl erstreckt sich mittlerweile bis zum Bauchnabel. Die abschließende vollständige und vollumfängliche Dokumentation erfolgt durch die Notfallsanitäter nach erfolgter Übergabe noch im Krankenhaus.

4.2.6 Klinischer Verlauf

Im Rahmen der weiteren Traumauntersuchung fällt den behandelnden Ärzten eine jetzt deutliche Schwellung des linken Fußes auf. Bei der Palpation empfindet der Patient jedoch keinen Schmerz, sodass eine radiologische Kontrollaufnahme zur Abklärung angeordnet wird. Der klinischen Untersuchung folgt zunächst eine CT-Untersuchung. Diese zeigt eine **Kompressionsfraktur des 5. Brustwirbels** und das Abscheren eines Knochenfragments der Wirbelkörperhinterkante in den Spinalkanal.

Daraufhin wird ein MRT der Brustwirbelsäule durchgeführt, um die Schädigung des Rückenmarks besser beurteilen zu können. Die MRT-Aufnahme bestätigt eine Rückenmarkkompression, zum einen durch das Knochenfragment und zum anderen durch ein begleitendes Hämatom. Bei diesem Untersuchungsbefund und den fortschreitenden neurologischen Ausfällen wird der Patient direkt nach Abschluss der Primärdiagnostik in den OP gebracht. Operative Maßnahmen unter Allgemeinanästhesie sind die Dekompression des Rückenmarks und die anschließende Stabilisierung der Wirbelsäule. Aufgrund der schnellen operativen Versorgung bilden sich die neurologischen Ausfälle des Patienten bis auf ein anhaltendes Taubheitsgefühl an der linken Unterschenkelaußenseite zurück. In einem zweiten operativen Eingriff wird die Kalkaneusfraktur am linken Fuß versorgt.

4.2.7 Kommentar

Etwa 1–2 % aller Traumapatienten erleiden Wirbelsäulenverletzungen. Bei etwa 20 % der Betroffenen treten schwere neurologische Schäden auf. Definiert wird ein **Wirbelsäulentrauma** mit spinaler Beteiligung als eine mechanische Schädigung der knöchernen Strukturen/Bandstrukturen der Wirbelsäule in Kombination mit einer Verletzung des Rückenmarks/der Nervenwurzeln, bedingt durch Kompression (Knochenfragment, Hämatom, Ödem), Zerreißung oder Dehnung.

Klinisch manifestiert sich die Verletzung durch

- lokalen Schmerz, der in seiner Intensität variabel ist,
- Sensomotorische Ausfallerscheinungen und
- Blasen- und Mastdarmentleerungsstörungen.

Man unterscheidet zwischen **inkompletter** und **kompletter Querschnittslähmung** mit totalem Ausfall der Impulsweiterleitung.

Bei Hinweisen auf Wirbelkörperfrakturen ist an die Differenzialdiagnose des **Anterior Cord Syndrome** (ventrales Rückenmarksyndrom; Arteria-spinalis-anterior-Syndrom) zu denken. Bei diesem Syndrom, das neben vaskulären und iatrogenen Ursachen traumatologisch ausgelöst werden kann, steht die Ischämie der Versorgungsgebiete der Arteria spinalis anterior durch traumatische Kompression im Vordergrund. Als Folge der Ischämie werden die Vorder- und Seitenstränge im Rückenmark geschädigt. Die klinische Symptomatik dominiert durch eine inkomplette Lähmung symmetrischer Extremitäten (Paraparese), Störungen der Blasen- und Mastdarmfunktion mit unkontrolliertem Stuhl- und Harnabgang und dissoziierter Sensibilitätsstörung unterhalb der Verletzung. Charakteristisch dafür ist ein gestörtes Schmerz- und Temperaturempfinden, wohingegen das Lage-, Vibrations- und

Berührungsempfinden nicht beeinträchtigt sind. Die Erhebung der Sensomotorik im Rahmen der erweiterten Beurteilung kann wertvolle Informationen zur Einordnung des Wirbelsäulentraumas liefern. Patienten mit Anterior Cord Syndrome klagen häufig über gürtelförmige Parästhesien und Schmerzen.

Grundsätzlich besteht bei Verletzungen der HWS und BWS immer die Gefahr eines neurogenen Schocks durch einen relativen Volumenmangel. Der **neurogene Schock** resultiert aus einer traumatischen (im Rettungsdienst häufig) oder pharmakologischen Blockade des sympathischen Nervensystems, die zu Regulationsstörungen im Bereich des Gefäßtonus und des Herzminutenvolumens führen. Dies tritt ab einer Verletzung oberhalb des 5. Brustwirbels auf. Beim neurogenen Schock fehlen durch die Sympathikolyse typische Symptome wie Tachykardie, Tachypnoe, Kaltschweißigkeit und Mydriasis. Aufgrund einer verletzungsbedingten Unterbrechung zwischen dem Kreislauf- und Vasomotorenzentrum in der Medulla oblongata im Stammhirn und der sympathischen Grenzstrangganglien, die im Bereich BWK 5 bis 7 liegen und die Katecholaminausschüttung aus dem Nebennierenmark innervieren, wird der Gefäßtonus gestört. Die Folge ist eine Vasodilatation von Arteriolen und Venolen. Durch diese Störung der Vasomotorik kommt es zum „Versacken" des Bluts in die weitgestellten Gefäße (venöses Pooling) und vermindertem venösen Rückstrom (Preload). Eine kompensatorische Erhöhung der Herzfrequenz bleibt durch fehlenden Sympathikotonus aus. Dies führt zu einer fallenden Vorlast des Herzens mit Hypotonie. Durch traumatische Blockade der sympathischen Grenzstrangganglien fehlt am Nebennierenmark der Neurotransmitter Acetylcholin, um die Ausschüttung von Katecholaminen zu innervieren. Katecholaminerge Vasopressoren sollten deshalb bei der Therapie der Hypotonie im Rahmen des neurogenen Schocks bevorzugt eingesetzt werden. Zusammenfassend stehen die Pathomechanismen des neurogenen Schocks als Verlust des zentralen Sympathikotonus infolge einer Beeinträchtigung des Kreislauf- und Vasomotorenzentrums in der Medulla oblongata oder des sympathischen Grenzstrangs im Fokus.

Es zeigt sich anders als bei den üblichen Schockformen beim neurogenen Schock die Kombination aus **Hypotonie – Bradykardie – warme/rosige Haut.** Bei der Diagnose des neurogenen Schocks muss vorher sichergestellt werden, dass ein Blutungsschock mit Hypovolämie sicher ausgeschlossen werden kann.

Speziell bei dieser Schockform kann ein Abdominaltrauma mit Blutung aufgrund von aufgehobener Sensibilität im Abdominalbereich übersehen werden.

Therapeutischer Ansatz bei Patienten mit einem Wirbelsäulentrauma ist die Vermeidung von Sekundärschäden.

Die bei diesen Patienten indizierte Immobilisation begründet sich aus den NEXUS-Kriterien. Sie ist immer dann angezeigt, wenn bei einer fraglichen Gewalteinwirkung gegen die Wirbelsäule der Bewusstseinszustand herabgesetzt ist, neurologische Ausfälle bemerkt werden, anatomische Deformierungen an der Wirbelsäule zu entdecken und unklare Rückenschmerzen oder Verspannungen aufgetreten sind. Schildert der Patient hingegen glaubhaft, trotz Unfallmechanismus beschwerdefrei zu sein oder lehnt eine Bewegungseinschränkung trotz Aufklärung ausdrücklich ab, kann diese zurückgestellt werden oder ganz unterbleiben. Ein weiterer Therapieansatz zur Vermeidung sekundärer neurogener Schäden ist eine großzügige Oxygenierung des Patienten und die Wiederherstellung einer akzeptablen Hämodynamik durch Volumengabe, evtl. unterstützt durch eine exogene Katecholamingabe (Noradrenalin). Zielblutdruck ist die Normotension. Nur durch eine bedarfsgerechte Perfusion und Sauerstoffversorgung des verletzten Rückenmarks wird das Ausmaß der Ischämie und Ödembildung herabgesetzt. Bei einem spinalen Trauma ist eine frühe hoch dosierte Methylprednisolontherapie zur Neuroprotektion aktuell nicht mehr zu empfehlen, da Daten belegen, dass das langfristige Outcome der Patienten durch eine Kortisontherapie nicht beeinflusst wird. Umso wichtiger ist ein Transport des Patienten in eine geeignete Zielklinik mit bedarfsgerechter Bildgebung (CT und MRT) und der Möglichkeit einer sofortigen operativen Intervention (Neurochirurgie, Wirbelsäulenchirurgie). Klinische Therapieansätze können abhängig vom Verletzungsmuster konservative (gezielte Immobilisation zur Vermeidung zusätzlicher Wirbelsäulenirritationen) oder operative Maßnahmen (Dekompression des Rückenmarks und Stabilisierung der Wirbelsäule) umfassen. Generell gilt, dass jedes neurologische Defizit eine absolute OP-Indikation darstellt, sofern keine anderen vital bedrohlichen Begleitverletzungen vorliegen, die eine direkte Operation verhindern.

Evidenz: Mythos oder Fakt

Mythos: Spinaler Schock und neurogener Schock sind synonym verwendbar.
Da die pathophysiologische Grundlage des neurogenen Schocks auf einer traumatischen oder pharmakologischen Blockade des sympathischen Nervensystems mit konsekutiver neurologischer Symptomatik beruht, werden die Bezeichnungen zur Erklärung der distributiven Schockform mitunter gleichbedeutend verwendet. Das ist so allerdings nicht korrekt.
Fakt: Was sich hinter der Bezeichnung spinaler Schock tatsächlich verbirgt
Der spinale Schock stellt im klassischen Sinn keine Schockform des kardiozirkulatorischen Systems dar. Er beschreibt den posttraumatischen Funktionszustand des Rückenmarks nach Wirbelsäulentraumata, gekennzeichnet durch Areflexie, schlaffe Paresen und Sensibilitätsverlust.

LITERATUR

Adams HA, et al. Empfehlungen zur Diagnostik und Therapie der Schockformen der IAG Schock der DIVI. Die Intensivmedizin 2005; 42: 96-105

Adams HA et al., IAG Schock. Die Definitionen der Schockformen. Die Intensivmedizin 2001; 38: 541-553

Häske D. et al. The Immo traffic light system as a decision-making tool for prehospital spinal immobilization—a systematic review. Dtsch. Ärzteblatt Int. 2022; 119: 753-758

Standl T, Annecke T, Cascorbi I, et al. The nomenclature, definition and distinction of types of shock. Dtsch Arztebl Int 2018; 115: 757-768. DOI: 10.3238/arztebl.2018.0757

INTERNETQUELLEN

www.notfallguru.de/leitsymptome/trauma/ws

4.3 Suizidandrohung (Basic)

Matthias Klausmeier

4.3.1 Einsatzmeldung/Anfahrt

An einem Sonnabend um 22:10 Uhr meldet sich ein 52 Jahre alter Mann telefonisch über Notruf bei der Einsatzzentrale der Polizei. Er teilt dem diensthabenden Disponenten mit, dass er plane, sich das Leben zu nehmen. Die Polizei informiert daraufhin die Leitstelle der Feuerwehr, die ihrerseits einen RTW, besetzt mit einem Notfallsanitäter und einem Auszubildenden zum Notfallsanitäter im 3. Lehrjahr, zu der 8 km entfernten Patientenwohnung entsendet. Die Besatzung des Rettungswagens bespricht aufgrund der Einsatzmeldung das mögliche Vorgehen, sollte sich vor Ort herausstellen, dass es zu einer Zwangseinweisung kommen könnte. Der RTW trifft gleichzeitig mit der Polizei ein. Wegen der unklaren Lage entscheiden sich die Kollegen, zunächst den Notfallrucksack, das EKG, die Sauerstoffbehandlungseinheit und die elektrische Absaugpumpe mit in die Wohnung im zweiten Obergeschoss zu nehmen.

4.3.2 Situation am Notfallort und Ersteindruck

Nachdem der Anrufer die Wohnungstür geöffnet hat, geht er in die Küche der Wohnung und kehrt mit einem Messer (Klingenlänge ca. 15 cm) in der Hand in den Flur der Wohnung zurück. Vor den Augen des RTW-Teams und der Polizeibeamten sticht er sich damit wortlos in den Brustkorb und bricht kurz darauf zusammen, das Messer noch im Brustkorb steckend.

Der leitende Notfallsanitäter achtet bei dem Betreten der Einsatzstelle auf mögliche Gefahrenquellen für das Team und den Patienten. Durch die Selbstverletzung des Patienten mit dem Messer hat sich die Situation aber dahingehend geändert, dass nun nicht mehr mit fremdgefährdendem Handeln des verletzten Patienten zu rechnen ist. Trotzdem ist bei der herausragenden Klinge ein umsichtiges Vorgehen angebracht, da eine Infektionsgefahr durch mögliche Blutübertragung besteht. Hinsichtlich der Platzverhältnisse überlegt der Notfallsanitäter, ob eine Umlagerung des Patienten aus dem Flurbereich in ein geräumigeres Zimmer Sinn macht. Hier entscheidet er sich aber für eine Behandlung im Flur.

Das RTW-Team verschafft sich einen ersten Eindruck von seinem Patienten. Der Patient mittleren Alters ist vigilanzgemindert und stöhnt, zeigt flache, sehr schnelle Atemzüge. Er wirkt blass, ein Messer steck tief in seinem Brustkorb.

4.3.3 Primary Survey – Erstuntersuchung und Behandlung nach X-ABCDE

Der Notfallsanitäter beginnt mit der Untersuchung nach dem X-ABCDE-Schema. Dazu wird der bewusstlose Mann in Rückenlage gelegt. Durch die penetrierende Stichverletzung kam es zu keiner lebensbedrohlichen äußeren Blutung. Die Atemwege sind initial frei, Hinweise auf eine Fremdkörperaspiration liegen keine vor. Die Halsvenen sind sichtbar, aber nicht gestaut. Aufgrund der Rückenlage des bewusstlosen Patienten werden die Atemwege durch den Notfallsanitäter mit einem Wendl-Tubus gesichert. Die Atemfrequenz wird vom Notfallsanitäter auf ca. 40/min. eingeschätzt, die periphere Sättigung ist bei schlechter Kurve bei 88 %. Der Auszubildende verabreicht dem Patienten nach Anweisung 15 l/min Sauerstoff über eine Sauerstoffmaske mit Reservoir. Die Auskultation der Lunge ergibt linksseitig ein abgeschwächtes Atemgeräusch. Der Thorax hebt und senkt sich seitengleich und ist in beiden Ebenen stabil. Der periphere Puls ist an der A. radialis fadenförmig tastbar, an der A. carotis fühlt der Notfallsanitäter einen schwach tastbaren, deutlich beschleunigten Puls. Er schätzt die Frequenz auf 140/min ein. Die Rekapillarisierungszeit ist mit 6 Sekunden deutlich verlängert und die Haut blass und kaltschweißig. Der Notfallsanitäter platziert daher umgehend einen großlumigen Zugang an der Ellenbeuge und infundiert initial 500 ml einer kristalloiden Infusionslösung als Bolus. Das Abdomen ist in allen vier Quadranten weich und zeigt keine Hämatome oder Wunden. Bei der Untersuchung von Becken und Extremitäten anhand des **S-KIPS-Schema** durch den Notfallsanitäter gibt es keine Hinweise auf eine knöcherne Verletzung.

Der Patient ist mittlerweile bewusstseinsgetrübt. Er öffnet die Augen auf Reiz nicht, stöhnt und reagiert motorisch ungezielt auf einen Schmerzreiz. Die GCS wird demnach mit 7 (1-2-4) festgelegt. Die Pupillen sind beidseits mittelweit und verzögert lichtreagibel. Die Einstichwunde in Höhe des 3. ICR links, vordere Axillarlinie, als penetrierende Thoraxverletzung blutet nur geringfügig nach außen. Weitere Verletzungen sind auch nach Entkleiden des Patienten nicht feststellbar. Der Wärmeerhalt wird so weit wie möglich mittels einer Rettungsdecke sichergestellt.

Entscheidung kritisch ↔ nicht kritisch

Zusammenfassend stellt der Notfallsanitäter fest: Die Atemwege sind frei, die Belüftung nicht ausreichend bei extremer Tachypnoe und Hypoventilation mit linksthorakal abgeschwächtem Atemgeräusch, der Patient zeigt eine Schocksymptomatik bei fraglicher innerer Blutung nach Messerstichverletzung. Er ist bewusstlos und die Pupillen sind seitengleich mittelweit lichtreagibel. Weitere Erkrankungen oder Verletzungen sind nicht ersichtlich.

Aufgrund der penetrierenden Stichverletzung und der Bewusstlosigkeit des Patienten mit zusätzlichem B-/C-Problem stuft das RTW-Team den Patienten als **kritisch** ein.

4

Verdachtsdiagnose

Der Patient hat sich in suizidaler Absicht ein Messer in den Thorax gestoßen. Neben der psychischen Ausnahmesituation als Grundursache für das selbstgefährdende Verhalten sind keine Hinweise auf weitere Erkrankungen ersichtlich. Es dominiert das erkannte **penetrierende Thoraxtrauma** und als Folge davon die Schocksymptomatik mit Bewusstlosigkeit. Eine Messerstichverletzung wie in diesem Fall beschrieben stellt das RTW-Team vor das Problem, das Ausmaß der Schädigung nur bedingt beurteilen zu können. Ihnen ist bewusst, dass Messerstichverletzungen in den Thorax von relativ unproblematischen Weichteilverletzungen bis hin zu gravierenden Beeinträchtigungen verschiedener Organsysteme reichen können. Im Vordergrund steht hier eine Verletzung des Lungenparenchyms und von thorakalen Gefäßen mit Entwicklung eines Pneumothorax, Hämatothorax oder Hämatopneumothorax. Sollte infolge einer penetrierenden Thoraxverletzung ein Ventilmechanismus vorliegen, entwickelt sich das Bild eines Spannungspneumothorax bzw. Spannungshämatothorax. Der in diesem Fall vom Rettungsdienstpersonal beobachtete Verlauf zeigt eine sich rasch entwickelnde akute Kreislaufinsuffizienz mit begleitendem Bewusstseinsverlust und respiratorischer Insuffizienz. Die Dynamik, mit der sich der Allgemeinzustand des Patienten verschlechtert, lässt für das Rettungsteam den Schluss zu, dass hier entweder eine Verletzung des Herzens, der Lungen oder der intrathorakalen Gefäße vorliegt.

4.3.4 Secondary Survey – durchgeführte Maßnahmen, erweiterte Beurteilung und Transport

Der Auszubildende erhält die Anweisung, die Vitalzeichen und Messwerte zu ermitteln und das Monitoring neben der bereits etablierten Pulsoxymetrie um ein 6-Kanal-EKG und die nichtinvasive Blutdruckmessung zu ergänzen. Das Messer wird durch den Notfallsanitäter unbedingt im Körper des Patienten belassen und gegen eine Bewegung stabilisiert. Dem Team ist bewusst, dass jedwedes Entfernen des Fremdkörpers vor Ort weitere Verletzungen und nicht mehr beherrschbare Blutungen zur Folge haben könnte. Da als typische Komplikation die bereits beschriebene Entwicklung eines Spannungspneumothorax droht, stellen die Rettungskräfte eine engmaschige Überwachung durch eine regelmäßige Verlaufskontrolle (ABCDE) sicher. Der Fokus liegt bei A auf Feststellung einer Trachealverschiebung und ggf. eines Hautemphysems, bei B auf einer möglichen oberen Einflussstauung (gering bis fehlend bei Hämorrhagie), auf dem fehlenden Atemgeräusch auf der betroffenen Thoraxhälfte, bei C auf dem fehlenden Radialispuls bei obstruktivem Schock und der raschen Vigilanzminderung aufgrund zerebraler Ischämie. Letzteres wurde bereits initial durch GCS 3 verifiziert. Sollte sich in Abwesenheit des bereits angeforderten Notarztes eine solche Komplikation entwickeln, ist der Notfallsanitäter angehalten, zur Sicherung der Vitalfunktionen des Patienten eine lebensrettende Thoraxentlastungspunktion im 4.–5. ICR, vordere Axillarlinie (Bülau-Position), bzw. 2.–3. ICR, Medioklavikularlinie (Monaldi-Position), unter Verwendung einer möglichst 8 cm langen Entlastungskanüle durchzuführen. Da die Maßnahme nur passager eine Besserung der Situation ermöglicht, muss zur definitiven Versorgung eine Minithorakotomie bedacht und vorbereitet werden. Durch das Team wird die Umlagerung und der zügige Transport vorbereitet.

Vitalwerte und Monitoring

AF	Agonale Atmung
HF	142/min, rhythmisch, Pulsqualität schwach und fadenförmig
RR	80/60 mmHg
SpO_2	88 % unter Sauerstoffgabe, schlechte Pulskurve
BZ	112 mg/dl
Temp.	36,8 °C
EKG	Sinustachykardie

SAMPLER

Symptome	Z. n. Messerstichverletzung bei Suizidversuch, Tachypnoe, abgeschwächtes AG links, Tachykardie, Hypotension, Koma
Allergien	Nicht bekannt
Medikamente	–
Patientenvorgeschichte	Keine bekannten Vorerkrankungen
Letzte Mahlzeit	Unklar
Ereignisse vor dem Notfall	Suizidandrohung
Risikofaktoren	–

Weitere Maßnahmen und definitive Versorgung

Mittlerweile ist der nachgeforderte Notarzt an der Einsatzstelle eingetroffen. Er erhält durch den Notfallsanitäter eine Übergabe nach dem **ATMIST-Schema** und beginnt eine Neubeurteilung des Patienten nach dem ABCDE-Schema. Durch Ultraschalluntersuchung mittels **eFAST** (extended Focused Assessment with Sonography for Trauma) zeigt sich eine Luft- und Blutansammlung im linken Thorax. Eine rechtsventrikuläre Hypertrophie als Zeichen für einen Spannungspneumothorax ergibt sich ebenso wenig wie ein Hinweis für ein Hämoperikard. Die GCS < 7 in Verbindung mit einem SpO_2 von < 90 % trotz Sauerstoffgabe stellt nach S3-Leitlinie Polytrauma/Schwerverletztenversorgung die Indikation für eine Intubationsnarkose dar. Die Einleitung der Narkose (RSI) erfolgt mit Esketamin und Midazolam. Als Muskelrelaxans verwendet er Rocuroniumbromid. Die Intubation mit einem Tubus der Größe 8,0 mm ID gelingt problemlos. Die angeschlossene Kapnografie mit einem Wert von 42 mmHg signalisiert eine korrekte Tubuslage. Aufgrund des linksseitig abgeschwächten Atemgeräusches und der nun folgenden intermittierenden Überdruckbeatmung (IPPV) wird im Anschluss nach Empfehlung der S3-Leitlinie Polytrauma/Schwerverletztenversorgung eine Minithorakotomie im 5. ICR in der vorderen Axillarlinie mit Einlage einer Thoraxdrainage durchgeführt. Die Beatmung erfolgt mit einem PEEP von 5 cm H_2O, einer Beatmungsfrequenz von 10/min, einem FiO_2 von 1,0 bei einem 6 ml/kg KG-Tidalvolumen. Darunter leitet sich ein optimaler $etCO_2$ von 37 mmHg ab.

4.3.5 Transport und Übergabe

Der Notfallsanitäter erhält den Auftrag, telefonisch Kontakt mit dem Traumazentrum aufzunehmen und den aktuellen Zustand des Patienten mitzuteilen. Dazu kündigt er den Patienten unter Angabe des Verletzungsmusters und der aktuellen Lage nach dem X-ABCDE-Schema gemäß den aktuellen Leitlinienkriterien mit penetrierendem Thoraxtrauma, erfolgter Intubationsnarkose und durchgeführter Thoraxentlastung im Schockraum an und steht dem aufnehmenden Arzt für Rückfragen zur Verfügung.

Umgehend wird der Patient auf die Schaufeltrage umgelagert und fixiert. Der Patient wird unter lückenloser Überwachung über das Treppenhaus zur bereitstehenden Fahrtrage transportiert und auf der Trageauflage nach Entfernung der Schaufeltrage flach gelagert. Der Transport verläuft unter Aufrechterhaltung der Narkose und Volumentherapie mit permissiver Hypotension bei systolischem Zielblutdruck von 80–90 mmHg ohne weitere Komplikationen. Das Messer wird über eine Ringpolsterung gegen Lageveränderung für den Transport zusätzlich gesichert. Die Anlage eines Chestseals, das bei penetrierendem Thoraxtrauma unter Beatmung indiziert ist, muss aufgrund des Fremdkörpers in der Wunde unterbleiben. Während des ca. 15-minütigen Transports erfährt die Besatzung, dass der Patient im Schockraum der aufnehmenden Klinik erwartet wird. Dort erfolgt eine kurze strukturierte Übergabe nach ATMIST-Schema an den Teamleiter. Eine sofortige echokardiografische Untersuchung bestätigt die vermutete Diagnose eines Hämatopneumothorax mit Verletzung der Interkostalgefäße und des Lungenparenchyms mit Einblutung in den Thorax. Daraufhin wird der Patient zur weiteren Versorgung in den OP gebracht. Anschließend dokumentiert der Notarzt den klinischen Befund und die durchgeführten Maßnahmen im Notarzteinsatzprotokoll.

4.3.6 Klinischer Verlauf

Im Rahmen der orientierenden Thorakotomie entfernt der Operateur zunächst das im Brustkorb steckende Messer. Anschließend wird die Verletzung der Arteria intercostalis gestoppt, die für die Blutung verantwortlich war. Postoperativ wird der Patient auf die Intensivstation verlegt und stabilisiert. Da jedoch weiterhin eine Suizidalität besteht, wird der Patient nach Abschluss der stationären Behandlung mit einem richterlichen Beschluss in eine geschlossene psychiatrische Einrichtung zwangseingewiesen.

4.3.7 Kommentar

Penetrierende Thoraxverletzungen durch Stich- oder Schusswaffen sind für Mitarbeiter im Rettungsdienst in Deutschland ein seltenes Notfallbild, sie machen lediglich 8 % aller Thoraxtraumata aus. In der Behandlung, besonders im präklinischen Management und in der Dringlichkeit gibt es jedoch wichtige diagnostische und therapeutische Besonderheiten. Im Gegensatz zu den häufiger vorkommenden stumpfen Thoraxverletzungen mit indirekten Verletzungsmustern ist die Behandlungspriorität in der Präklinik für Notfallsanitäter eher offensichtlich. Die physikalischen Kräfte des Traumas sind bei penetrierenden Thoraxverletzungen auf einen kleinen Fokus begrenzt, führen allerdings häufig zu gravierenden Verletzungen der thorakalen Organe. Prinzipiell können alle thorakalen

Strukturen verletzt werden. Generell besteht für den Notfallsanitäter das Problem, das Verletzungsmuster zu identifizieren. Der Einsatz von **eFAST** (extended Focused Assessment with Sonography for Trauma) durch geschulte Notfallsanitäter, die Ultraschall zur Verfügung haben, kann eine gezieltere und effektivere Diagnostik ermöglichen.

Als gravierende Verletzungen stehen der **Spannungspneumothorax** und die **Herzbeuteltamponade (Perikardtamponade)** im Vordergrund. Pathophysiologisch wird Letztgenannte oftmals ausgelöst durch eine Ruptur der Koronargefäße oder der das Perikard versorgenden Arterien, eine Perforation der großen Herzgefäße, eine Herzmuskelruptur oder eine direkte Penetration der Herzkammer durch einen Fremdkörper. Bei der Herzbeuteltamponade wird die Ejektionsfraktion des Herzens durch direkte Kompression des Ventrikels von außen herabgesetzt. Infolgedessen kommt es zu einer Abnahme des venösen Rückstroms zum Herzen und einer Abnahme des Herzzeitvolumens. Klinisch ist die Perikardtamponade nur schwer von einem Spannungspneumothorax zu unterscheiden. Charakteristisch für eine Herzbeuteltamponade ist die sog. **Beck-Trias,** bestehend aus Hypotension, gestauten Halsvenen (obere Einflussstauung) und abgeschwächten Herztönen. Entsprechende Zeichen sind allerdings an den Einsatzstellen teilweise nur schwer zu erheben. So kann die Jugularvenenstauung bei einer begleitend vorhandenen Hypovolämie gänzlich fehlen. Ebenso sind die Herzgeräusche bei einer an den Einsatzstellen typischerweise bestehenden lauten Geräuschkulisse nur schwer zu beurteilen. Ein weiteres Zeichen könnte auch ein paradoxer Puls sein. Insgesamt ist der Verdacht auf eine Herzbeuteltamponade in der Präklinik eher eine Ausschlussdiagnose. **Differenzialdiagnostisch** fehlen gegenüber dem Spannungspneumothorax das charakteristisch abgeschwächte Atemgeräusch und der hypersonore Klopfschall über der Lunge. Häufig finden sich bei Perikardtamponaden Herzrhythmusstörungen mit vermehrten Extrasystolen in Kombination mit Blockbildern. Teilweise entwickelt sich das sog. **Swinging-Heart-Phänomen,** bei dem das Herz infolge der Ergussmenge im Perikard eine erhöhte Beweglichkeit (Lageveränderung des Summenvektors) zeigt, was auch zu Veränderungen wie der sog. elektrischen Alternans (Größenänderung der QRS-Amplituden in den EKG-Ableitungen) führen kann. Die Sensitivität für diese EKG-Veränderungen ist aber gering. In der Regel wird die Diagnose durch Ultraschalluntersuchung gesichert. Dabei wird der Patient mittels Sonografie auf innere Blutungen im Abdomen und kleinen Becken sowie eine Perikardtamponade untersucht. Bei der sog. **eFAST-Methode** (extended Focused Assessment with Sonography for Trauma) kommt die anteriore Untersuchung des Thorax zur Erfassung eines Pneumothorax dazu. Dieses Verfahren wird in Rettungsdienstbereichen zunehmend überwiegend durch notärztliches Personal bereits zur schnellen orientierenden Diagnostik an der Einsatzstelle eingesetzt. In einigen Rettungsdiensten wird das Personal in der Sonografie geschult und die RTW mit Ultraschallgeräten ausgestattet.

Darüber hinaus stehen Verletzungen der weiteren Organe und insbesondere großer Blutgefäße im Blickfeld der am Einsatz beteiligten Rettungskräfte. Bei der Perforation gut durchbluteter Organe oder Gefäße können sich schnell fulminante Blutungen in die Körperhöhlen entwickeln, die präklinisch nur schwer zu kontrollieren sind. Hinzu kommt bei Verletzungen des Darms das Risiko, dass Verdauungssäfte und Nahrung zusammen mit allen Elementen der Darmflora in die eigentlich keimfreien Körperhöhlen gelangen und dort zu massiven Entzündungsreaktionen mit einer nachfolgenden schweren Sepsis führen können.

Evidenz: Mythos oder Fakt

Mythos: Die Entlastungspunktion (Nadeldekompression) bei Spannungspneumothorax erfolgt immer im 2.–3. Interkostalraum mediokavikular nach Monaldi.

Die alleinige Empfehlung zur Nadeldekompression nach Monaldi im 2.–3. ICR medioklavikular erfolgt häufig auf der Grundlage des geringeren Verletzungsrisikos bei hoher Erfolgsrate.

Fakt: Empfehlungen der Fachgesellschaften zur Nadeldekompression bei Spannungspneumothorax.

Nach aktuellem Stand kann eine eindeutige Empfehlung für einen Punktionsort abgeleitet werden. Demnach kommen für die Entlastungspunktion der 2.–3. ICR MCL, der 4.–5. ICR

VAL und der 4.–5. ICR MAL infrage. Die Entscheidung, ob die MCL oder VAL zur Punktion gewählt wird, soll individuell von den anatomischen Gegebenheiten des Patienten abhängig gemacht werden. Bei Kindern hingegen erfolgt die Entlastung bevorzugt im 4.–5. ICR VAL nach Bülau, da die Thoraxwanddicke hier deutlich geringer und das Verletzungsrisiko innerer Organe geringer ist. Zu beachten sind die für die Altersgruppen empfohlenen Entlastungskanülen unterschiedlicher Länge. Für Erwachsene werden üblicherweise Entlastungsnadeln mit einer Länge von 8 cm angewandt. Die Erfolgsrate ist bei dieser Nadellänge deutlich höher als bei 5 cm langen Nadeln. Leider steigt damit aber auch das Risiko innerer Organverletzungen.

LITERATUR

AWMF-S3-Leitllinie. Polytrauma/Schwerverletzten-Behandlung. Version 4.1. Stand 31.12.2022. AWMF-Reg. -Nr. 187-023. 2023. https://register.awmf.org/de/leitlinien/detail/187-023 (in Überarbeitung)

AWMF-S2k-Leitllinie. Polytraumaversorgung im Kindesalter. Version 2.1. Stand 31.10.2020. AWMF-Reg. -Nr. 006-120. 2021. https://register.awmf.org/de/leitlinien/detail/006-120

4.4 Motorradunfall (Advanced)

Torsten Moeser

4.4.1 Einsatzmeldung/Anfahrt

NEF und RTW werden um 15:37 Uhr zu einem Verkehrsunfall mit Motorrad alarmiert. Als First Responder wird parallel die Bergwacht alarmiert. Die erste Lagemeldung durch die Polizei ergibt, dass ein Motorradfahrer von Ersthelfern reanimiert wird.

Die Unfallstelle befindet sich auf einer vielbefahrenen und von Motoradfahrern gern frequentierten Landstraße. Die Straße wurde für den Verkehr voll gesperrt.

4.4.2 Situation am Notfallort und Ersteindruck

Das NEF trifft um 15:48 Uhr zusammen mit dem RTW an der Unfallstelle ein. Dem ersten Eindruck nach hatte der Motorradfahrer ein Fahrzeug überholen wollen und dabei übersehen, dass das Kfz nach links auf einen Wanderparkplatz abbiegen wollte. Der Motorradfahrer liegt etwa 100 m von der Kollisionsstelle entfernt auf dem parallel zur Fahrbahn gelegenen Parkplatz. Das Motorrad liegt ebenfalls entfernt auf einem angrenzenden Acker. Der Motorradfahrer wird von mehreren Personen reanimiert und versorgt. Dabei handelt es sich um die Kräfte der Bergwacht und eine Gruppe von Ersthelfern, bestehend aus einem Fachkrankenpfleger für Intensivmedizin, einem Anästhesisten und einem unfallchirurgischen Oberarzt, die zufällig auf dem Heimweg von einem gemeinsamen Ausflug an der Unfallstelle vorbeikamen und die Basisreanimation begonnen haben.

Die Einsatzstelle befindet sich im ländlichen Raum, die nächsten Maximalversorger sind rund 40–60 km entfernt, sodass hier frühzeitig an die Nachforderung eines Rettungshubschraubers – aber auch über dessen Landemöglichkeit – nachgedacht werden muss. Der Patient selbst liegt auf einem Wanderparkplatz, ein möglicher Hubschrauberlandeplatz ist vorhanden. Weitere Verletzte gibt es nicht, allerdings steht der beteiligte Pkw-Fahrer deutlich unter Schock und wird von einem Helfer der Bergwacht betreut. Der Notfallsanitäter des NEF informiert sich bei der Polizei nach dem Unfallmechanismus. Der bereits entstandene Eindruck eines Überholmanövers bei abbiegendem Vorausverkehr bestätigt sich. Zeugenaussagen zufolge fuhr der verunfallte Motorradfahrer mit hoher Geschwindigkeit in die Fahrerseite des nach links abbiegenden Fahrzeugs und flog dann etwa 50 m durch die Luft. Er prallte mit einer solch enormen Wucht gegen das Vorderrad eines geparkten Fahrzeugs, dass es jetzt schief zur Achse steht, und rutschte danach nochmals 50 m über den Parkplatz. Der Fahrer trug einen Helm, den die Ersthelfer bereits entfernt haben.

Der Ersteindruck, der sich der NEF-Besatzung und dem RTW-Team bietet, ist **kritisch,** da der Patient nach diesem Trauma reanimationspflichtig ist. Eine signifikante äußere Blutung ist nicht zu sehen.

4

4.4.3 Primary Assessment – Erstuntersuchung und Behandlung nach X-ABCDE

Der Notarzt beginnt umgehend mit einer Erstuntersuchung, wobei er hier noch zusätzliche Informationen von den intensivmedizinischen Ersthelfern bekommt. Keine massiven äußeren Blutungen. Die Atemwege sind frei. Initial waren diese durch Blut im Rachen verlegt, was durch Absaugen zu beheben war. Die Trachea erscheint mittig, keine Seitenverlagerung. Gestaute Halsvenen sind nicht zu erkennen. Der Patient zeigt insgesamt ein blasses, zentral livides Hautkolorit.

Von der Bergwacht wurde zur Sicherung des Atemwegs ein Guedel-Tubus eingelegt. Der Patient war bei Eintreffen apnoisch und wird seit Eintreffen der Bergwacht mit Maskenbeatmung und 100 % Sauerstoff über Demand-Ventil beatmet. Die Auskultation der Lunge zeigt beidseits ein abgeschwächtes Atemgeräusch, der Thorax ist beidseits instabil und zeigt das Bild einer paradoxen Atmung, ebenso ist ein Hautemphysem erkennbar. Eine Sauerstoffsättigung lässt sich derzeit nicht ableiten. Der Patient hat einen Herz-Kreislauf-Stillstand. Über die Fast-Patches wird ein EKG abgeleitet. Es zeigt eine PEA (pulslose elektrische Aktivität). An der A. femoralis kann die Effektivität der Thoraxkompressionen bestätigt werden. Die Haut ist dabei kaltschweißig. Von der Bergwacht wurde der Patient bereits mit zwei großlumigen Zugängen versorgt.

Das Abdomen ist weich. Das Becken war bei einer Erstbeurteilung durch die Bergwacht instabil, sodass diese bereits eine Trochanterschlinge angelegt hat. Der Oberschenkel links ist instabil, der rechte Unterschenkel offen frakturiert. Neurologisch ist der Patient nicht zu beurteilen, die Pupillen sind unter der laufenden Reanimation weit und lichtstarr, jedoch nicht entrundet, die GCS beträgt 3 Punkte. Der Patient wurde durch die Bergwacht bereits entkleidet. Es fallen noch beidseits geschlossene Unterarmfrakturen auf, die zunächst nicht weiter beachtet werden.

Welche wichtigen Maßnahmen sollten Sie und Ihr Team jetzt möglichst zeitgleich durchführen?

Es sind genügend Kräfte vor Ort, sodass die Aufgaben gut verteilt werden können. Da es sich um eine Traumareanimation handelt, ist neben der kardiopulmonalen Reanimation die gleichzeige Behandlung reversibler Ursachen zwingend erforderlich. Dazu gehören nach dem **ERC-Algorithmus „Traumatisch bedingter Kreislaufstillstand“** das Stillen bedrohlicher externer Blutungen, die Sicherung der Atemwege und maximaler Sauerstoff-Flow, die bilaterale Anlage von Thoraxdrainagen, die Anlage einer Trochanterschlinge und, sofern vorhanden, die Gabe von Blutprodukten. Bei entsprechendem Verdacht muss eine Herzbeuteltamponade entlastet werden. Weitere mögliche, massiv invasive Maßnahmen, die im Zusammenhang mit der Traumareanimation oft diskutiert werden, wären die Clamshell-Thorakotomie (Notfallthorakotomie) ggf. mit manueller Aortenkompression. oder die REBOA als proximaler Aortenverschluss.

Entscheidung kritisch ↔ nicht kritisch

Der Patient ist **weiterhin kritisch** bei traumatisch bedingtem Kreislaufstillstand.

Verdachtsdiagnose

Zusammengefasst ergibt sich folgendes Bild: vermutlich traumatisch bedingter Herz-Kreislauf-Stillstand mit PEA bei hypovolämem Schock im Rahmen eines Polytraumas. Verdacht auf beidseitiges instabiles Thoraxtrauma, instabile Beckenfraktur, beidseits geschlossene Unterarmfrakturen, offene Unterschenkelfraktur rechts und geschlossene Oberschenkelfraktur links.

Die Instabilität des Thorax ist ein eindeutiges Indiz für das Trauma, ebenso die Instabilität des Beckens. Weiterhin kritisch sind die Oberschenkelfraktur und die offene Unterschenkelfraktur. Insgesamt spricht die Reanimation des Patienten für einen massiven Volumenverlust verursacht durch diese komplexen Verletzungen. Dennoch müssen die reversiblen Ursachen nach dem Ausschlussverfahren behoben werden.

4.4.4 Re-Assessment und weitere Maßnahmen

Während die Besatzung des RTW und des NEF die Herz-Lungen-Wiederbelebung weiter fortführen, wird der Patient nach erfolgtem Re-Assessment durch den Notarzt oral intubiert. Die HWS wird währenddessen inline manuell stabilisiert und anschließend mit einer HWS-Orthese versorgt. Bei einer auskultatorischen Kontrolle der Tubuslage durch den Notarzt bestehen die eingangs bereits festgestellten, beidseits abgeschwächten Atemgeräusche weiter, sodass bei dem Patienten auf beiden Seiten des Thorax eine Minithorakotomie unter laufender Reanimation durchgeführt wird. Die vorbereiteten Thoraxdrainagen werden weiter bereitgehalten, sollte die Reanimation erfolgreich sein (ROSC). Weiterhin erhält der Patient 1 g Tranexamsäure über eine Kurzinfusion. Während der CPR werden dem Patienten insgesamt 4 mg Adrenalin i. v. fraktioniert verabreicht. Nach 15-minütiger Reanimation stellt sich ein Sinusrhythmus im EKG ein, die Herzfrequenz liegt bei 125/min, systolischer Blutdruck 75/50 mmHg, S_pO_2 85 %, die Kapnografie zeigt ein ansteigendes CO_2.

4.4.5 Secondary Assessment – durchgeführte Maßnahmen, erweiterte Beurteilung und Transport

Vitalwerte und Monitoring

HF	125/min
RR	75/50 mmHg
SpO_2	85 %, schlechte Pulskurve
CO_2	30 mmHg
BZ	94 mg/dl
Temp.	36,4 °C
EKG	Sinustachykardie

SAMPLER

Symptome	Kreislaufstillstand bei Polytrauma
Allergien	Nicht bekannt
Medikamente	Nicht bekannt
Patientenvorgeschichte	Nicht bekannt
Letzte Mahlzeit	Unklar
Ereignisse vor dem Notfall	Verkehrsunfall mit Krad vs. PKW
Risikofaktoren	Nicht bekannt

Weitere Maßnahmen und Transportvorbereitung

Nach einer ABCDE-Untersuchung als Re-Assessment bei ROSC wird der Patient mittels Schaufeltrage auf eine Vakuummatratze umgelagert. Dabei wird auch noch die Wirbelsäule inspiziert. Diese zeigt keine Auffälligkeiten. Im RTW wird der Patient zunehmend tachykard, der Blutdruck ist nicht mehr messbar und ein Kammerflimmern stellt sich ein. Der Patient ist erneut im Kreislaufstillstand und die Reanimation wird erneut aufgenommen. Da nun ein defibrillierbarer Rhythmus vorliegt, werden im weiteren Verlauf 2 Defibrillationen mit je 200 Joule biphasisch durchgeführt. Es werden insgesamt 1000 ml balancierte kristalloide Infusionslösung als Bolus verabreicht. Der ersthelfende Oberarzt der Unfallchirurgie gibt zu bedenken, dass es sich auch um eine Herzbeuteltamponade handeln könne, woraufhin im Team eine Notfallthorakotomie beschlossen und durchgeführt wird. Nach Eröffnung des Thorax wird die Herzdruckmassage direkt am Herzen weitergeführt und das Perikard gefenstert. Ein großes Blutkoagel kann ausgeräumt werden. Die mögliche Blutungsquelle kann noch nicht identifiziert werden.

Nach dieser äußerst invasiven Maßnahme tritt erneut ein ROSC mit einer Sinustachykardie von 130 Schlägen/min ein. Der Blutdruck liegt bei 65/40 mmHg. Die Pupillen sind beidseits weit und reagieren minimal träge auf Licht.

Was gibt es zu beachten, welche Komplikationen drohen?

Ein Kreislaufstillstand infolge eines stumpfen Traumas ist meist mit einer sehr hohen Mortalität verbunden. Entscheidend ist hier vor allem die Reaktionszeit. Der Erfolg hängt von einer eingespielten Überlebenskette ab, die von der erweiterten präklinischen Versorgung bis hin zu einer daran anschließenden Schockraumbehandlung reicht. Die Situation ist kritisch und keineswegs stabil, sodass der Patient jederzeit wieder in einen Kreislaufstillstand geraten kann.

4.4.6 Transport und Übergabe

Der Notfallsanitäter des NEF organisiert eine aufnehmende Klinik, die den Patienten im Schockraum behandeln kann. Dies gelingt in einem Level-1-Traumazentrum, dass etwa 20 Minuten Fahrzeit entfernt von der Unfallstelle gelegen ist.

Bei Transportbeginn kommt es erneut zu einem Herz-Kreislauf-Stillstand mit PEA und im Verlauf der erneut durchgeführten Reanimation stellt sich eine Asystolie ein. Nach einer kurzen Teambesprechung werden die Reanimation und alle weiteren Bemühungen eingestellt und der Patient verstirbt vor Transportbeginn.

4.4.7 Kommentar

Im vorliegenden Fall war die Kommunikation aller eingesetzten Kräfte bereits auf der Anfahrt zur Einsatzstelle vorbildlich, insbesondere die Absprache zwischen Polizei und Rettungsleitstelle. Die Chancen standen zunächst nicht schlecht, da sofort Ersthelfer vor Ort waren, die medizinisch ausgebildet waren und Basismaßnahmen einleiteten. Weiterhin von Vorteil war, dass die Bergwacht schnell vor Ort war und so der lange Anfahrtsweg von RTW und Notarzt überbrückt werden konnte.

Bei schweren Unfällen ist eine Beteiligung mehrerer Körperregionen und Organsysteme nicht untypisch. Per Definition liegt ein Polytrauma immer dann vor, wenn eine der Verletzungen bzw. die Kombination mehrerer Verletzungen lebensbedrohlich ist. Hier lag ein traumatisch bedingter Kreislaufstillstand nach stumpfer Gewalteinwirkung vor, der präklinisch durch Apnoe oder agonale Atmung und fehlende zentrale Pulse festgestellt wurde (➤ Abb. 4.1). Ursache in diesem Fall war eine Hypovolämie, welche in 48 % aller traumatisch bedingten Kreislaufstillstände durch einen unkontrollierbaren Blutverlust ausgelöst wird.

Die Behandlung des schweren hypovolämischen Schocks weist verschiedene Elemente auf. Wichtigstes Prinzip dabei ist das verzögerungsfreie Erreichen einer Blutstillung, üblicherweise durch Kompression von Blutungsquellen (z. B. Beckenschlinge) oder chirurgische Blutungskontrolle z. B. mit der sog. **Notfallthorakotomie.** Eine externe Blutungskontrolle kann z. B. mit der Anwendung von direktem Druck oder der Anlage eines **Tourniquets** erreicht werden. Für penetrierende Verletzungen werden mittlerweile auch in vielen Rettungsdienstbereichen sog. **Hämostyptika** oder Produkte zum **Wound Packing** (z. B. Chitosan beschichtete Wundverbände, Z-Gaze) vorgehalten. Einige Rettungsdienstbereiche, meistens auf Luftrettungsmitteln, halten neuerdings auch Blutprodukte für die prähospitale Massivtransfusion vor. Hier empfiehlt sich ein Transfusionsverhältnis von 1 : 1 : 1 (Erythrozytenkonzentrat : Blutplasma [FFP] : Thrombozytenkonzentrat). Kristalloide Infusionen sollten zurückhaltend eingesetzt werden (Gerinnungsstörung aufgrund der Dilution). Zur Unterstützung der Blutungskontrolle bei starken Blutungen wird in der Medizin schon seit Jahren Tranexamsäure (TXA) eingesetzt und auch präklinisch durch Notfallsanitäter verabreicht.

Eine Notfallthorakotomie **(Clamshell-Thorakotomie)** bei einem traumatisch bedingten Kreislaufstillstand oder einer Peri-Arrest Situation < 10 min (!) nach penetrierendem oder stumpfem Trauma kann in Erwägung gezogen werden und findet teilweise immer mehr Einzug in die präklinische Notfallmedizin. Dies erfordert allerdings ein Team mit Expertise, Erfahrung und dem nötigen Equipment.

Akutmaßnahmen, die einem hämorrhagischen Schockgeschehen sowie einer akuten traumatischen Verbrauchskoagulopathie entgegenwirken, sind zusammenfassend:

- Frühzeitiger Einsatz von Tranexamsäure (TXA)
- Direkte Blutungskontrolle (direkter Druck, Tourniquet, Hämostyptika, Wound Packing)
- Permissive Hypotension (bei Pat. mit schwerem SHT Normotension)
- Vermeidung von Azidose und Hypothermie
- Wenn verfügbar Massivtransfusion mit Blutprodukten unter Beachtung der Hypokalzämie durch Zitratreaktion
- Schnelles Zuführen des Patienten zur definitiven (chirurgischen) Therapie > Damage Control Resuscitation

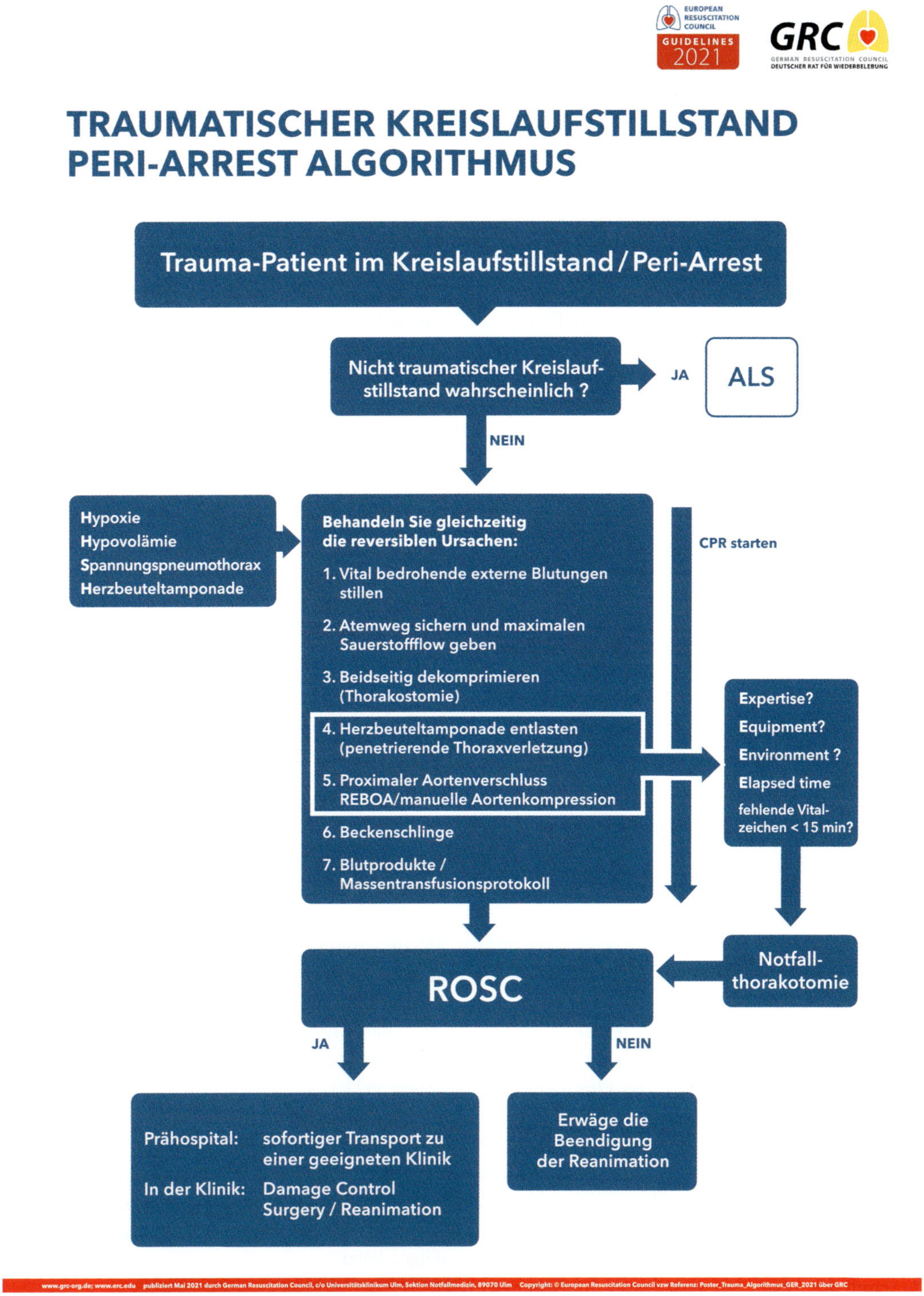

Abb. 4.1 ERC-Algorithmus „Traumatisch bedingter Kreislaufstillstand" © German Resuscitation Council (GRC) und Austrian Resuscitation Council (ARC) 2021 [F781-036]

Evidenz: Mythos oder Fakt

Die Traumareanimation wurde in Deutschland viele Jahre stiefmütterlich behandelt. Immer wieder konnte man in der Fachliteratur von guten Reanimationserfolgen nach Trauma lesen, wenn innerhalb kürzester Zeit nach Trauma maximalinvasiv interveniert wurde.

Mit Veröffentlichung der ERC-Guidelines 2015 rückte die Notfallthorakotomie deutlich in den Mittelpunkt. Absolute Domäne der Notfallthorakotomie im Kreislaufstillstand ist die penetrierende Thoraxverletzung mit Perikardtamponade und dem daraus resultierenden obstruktiven Kreislaufversagen. Die früher öfter publizierte Auffassung, man könne die Perikardtamponade punktieren und das Blut damit im Herzbeutel aspirieren scheitert an der Tatsache, dass das Blut meist schon koaguliert ist, bis der Rettungsdienst eintrifft. Hier hilft nur die chirurgische Eröffnung des Herzbeutels.

LITERATUR

AWMF-S3-Leitllinie. Polytrauma/Schwerverletzten-Behandlung. Version 4.1. Stand 31.12.2022. AWMF-Reg. -Nr. 187-023. 2023. https://register.awmf.org/de/leitlinien/detail/187-023 (in Überarbeitung)

4.5 Fußgänger angefahren (Advanced)

Matthias Klausmeier

4.5.1 Einsatzmeldung/Anfahrt

Am 14. Mai um 14:50 Uhr werden NEF und RTW über DME mit dem Stichwort „Verkehrsunfall – Fußgänger angefahren" alarmiert. Der Einsatzort liegt in einer ca. 12 Kilometer entfernten Ortschaft. Bei der Einsatzstelle handelt sich um eine viel befahrene Bundesstraße. Nach dem Ausrücken teilt die Leitstelle den beiden Fahrzeugteams mit, dass eine Fußgängerin beim Überqueren einer viel befahrenen Straße von einem Auto mit ca. 50 km/h angefahren wurde und nach Auskunft des Anrufers bewusstlos sei. Im Nebensatz erwähnt der Leitstellendisponent, dass ein Notfallsanitäter der Nachbarwache den Notruf abgesetzt hat. Es ist ein bewölkter, ca. 15 °C warmer Frühlingstag. Die beiden Rettungsmittel treffen zeitgleich 9 Minuten nach der Alarmierung an der Unfallstelle ein.

4.5.2 Situation am Notfallort und Ersteindruck

Das Rettungsteam parkt den Rettungswagen und das NEF ca. 30 Meter hinter der Unfallstelle auf dem gut ausgebauten Seitenstreifen der Straße. Als die Teams die Fahrzeuge verlassen, trifft die Polizei ein, die umgehend mit der Absicherung der Unfallstelle beginnt. Die Besatzung des RTW sieht den Kollegen der Nachbarwache, der mit dem Fahrrad und seinen beiden Kindern im Alter von 5 und 7 Jahren (auch auf dem Fahrrad unterwegs) neben der Einsatzstelle steht. Der Kollege der Nachbarwache hat die Patientin überwacht und den Notruf abgesetzt. Der Fahrer des Pkw ist unverletzt und wird durch die Polizei betreut.

Der erste Blick auf die Unfallstelle zeigt einen Oberklassewagen, der bis auf wenige Kratzer auf der Motorhaube und eine leichte Deformation im Bereich des Kühlergrills unbeschädigt erscheint. Die Patientin liegt umringt von Passanten entgegen der Fahrtrichtung des Unfallfahrzeugs ca. 15 Meter weiter hinten im Straßengraben. Auf die Frage eines Notfallsanitäters an die Passanten, ob jemand den Unfall beobachtet habe, erzählt ein Mann mittleren Alters, er sei mit seinem Hund an der Straße spazieren gegangen und habe nur wahrgenommen, wie die ältere Frau plötzlich und unvermittelt auf die Straße gelaufen, dort dann direkt von dem Pkw erfasst und in hohem Bogen durch die Luft bis in den Straßengraben geschleudert worden sei.

Im Straßengraben liegt eine ca. 70 Jahre alte und knapp 50 kg schwere Patientin. Die Patientin ist bewusstlos. Sie atmet leicht beschleunigt und suffizient. Die Patientin wirkt blass. Signifikante Blutungen sind auf den ersten Blick nicht ersichtlich. Aufgrund der beschriebenen Kinematik, Tachypnoe und Bewusstlosigkeit wird die Patientin als **potenziell kritisch** eingeschätzt.

4.5.3 Primary Survey – Erstuntersuchung und Behandlung nach X-ABCDE

Der Notarzt beginnt mit der Erstuntersuchung nach dem X-ABCDE-Schema. Keine massiven externen Blutungsquellen. Die Atemwege sind frei, Hinweise auf eine Fremdkörperaspiration liegen keine vor. Auffallend ist ein deutlicher Alkoholfötor. Die Schleimhäute sind blass, es besteht keine Zyanose. Zur Stabilisierung der HWS fixiert der Rettungssanitäter den Kopf der Patientin zunächst mit dem **MILS-Manöver** (manuelle Inline-Stabilisierung). Die Patientin atmet frei und suffizient bei einer tachypnoeischen Atemfrequenz von 25/min. Die Trachea liegt mittig, die Halsvenen sind nicht gestaut, eine Stufenbildung an der HWS ist nicht tastbar. Die Auskultation der Lungen zeigt beidseits gut belüftete Lungenflügel mit einem vesikulären Atemgeräusch, der Thorax hebt und senkt sich seitengleich. In zwei Ebenen erscheint der Thorax stabil. Die gemessene Sauerstoffsättigung beträgt 95 % bei guter Pulskurve. Durch den zuarbeitenden Teamhelfer werden der Patientin 15 l/min Sauerstoff via Maske mit Reservoir verabreicht. Der periphere Puls ist an der A. radialis gut tastbar, aber leicht beschleunigt, die Rekapillarisierungszeit ist mit ca. 3 Sekunden verzögert. Das Abdomen ist in allen vier Quadranten weich und zeigt keine Hämatome oder Wunden. Bei der Inspektion des Beckens gibt es keine sichtbaren Hinweise auf eine Verletzung. Aufgrund des Unfallmechanismus ist von einer hohen kinematischen Einwirkung auf den Körper der Patientin auszugehen. Nach dem **S-KIPS-Schema** werden zum aktuellen Zeitpunkt weder eine hämodynamische Instabilität noch eine Instabilität des Beckens festgestellt. Dies wird im Team kommuniziert. Auf die Anlage einer Beckenschlinge wird zum aktuellen Zeitpunkt verzichtet.

Der Notfallsanitäter legt einen peripher-venösen Zugang und schließt zum Offenhalten eine balancierte kristalloide Vollelektrolytlösung an. Die Patientin ist tief bewusstlos und auch durch Stimulation nicht erweckbar. Die Pupillen zeigen eine Anisokorie. Die rechte ist weit und reagiert nicht auf Lichteinfall, die linke Pupille ist mittelweit bei verzögerter Reagibilität auf Lichteinfall. Die GCS ergibt einen Wert von 3 Punkten. Eine Risswunde an der Stirn kennzeichnet den Anstoßpunkt des Kopfes der Patientin gegen das Fahrzeug. In Verbindung mit der anhaltenden Bewusstlosigkeit gibt es aufgrund der Anisokorie bei sonst fehlenden Hinweisen wie Blutungen aus Mund, Nase oder Ohren den dringenden Verdacht für ein schweres SHT. Der Alkoholfötor deutet darüber hinaus auf eine mögliche bzw. begleitende Alkoholintoxikation hin.

Die Beschädigungen am Unfallfahrzeug deuten auf eine erhebliche kinetische Energie hin. Bei der weiteren orientierenden Ganzkörperuntersuchung an der weitestgehend entkleideten Patientin stellt der Notarzt an den oberen und unteren Extremitäten diverse geschlossene und offene Frakturen fest. Trotz der mit +15 °C angenehmen Temperatur wird durch das Rettungsteam umgehend auch ein Wärmeerhalt der Patientin mithilfe einer Wärmedecke (Ready-Heat™-Decke) eingeleitet.

Zusammenfassend stellt das Team fest: Die Atemwege sind frei, die Belüftung ist bei gutem AZV ausreichend, wenn auch die Atemfrequenz erhöht ist. Das Hautkolorit ist blass. Die peripheren Pulse sind tastbar, aber beschleunigt. Die Patientin ist tief bewusstlos bei einer GCS von 3 Punkten.

Folgende weitere Verletzungen sind während der X-ABCDE-Untersuchung und Exploration festgestellt worden:

- Etwa 8 Zentimeter große frontotemporale Risswunde
- Offene radioulnare Fraktur links
- Geschlossene Humerusfraktur links
- Offene Kniegelenkfraktur mit Abriss des Streckapparats links
- Offene Unterschenkelfraktur mit großer Weichteilverletzung links

Entscheidung kritisch ↔ nicht kritisch

Aufgrund der komplexen Gewalteinwirkung auf den Körper der Patientin mit frühen Schockzeichen und der bestehenden Bewusstlosigkeit (B-, C- und D-Problem) stuft das Team die Patientin als **kritisch** ein.

Verdachtsdiagnose

Die Patientin ist seit der massiven Gewalteinwirkung auf ihren Körper bewusstlos. Da auch eine erheb-

4

liche Gewalt auf den Kopf eingewirkt hat, muss das Rettungsteam von einem schweren SHT und einer begleitenden Alkoholintoxikation als Ursache ausgehen. Hinzu kommen diverse geschlossene und offene Frakturen an den Extremitäten. Notfallsanitäter und Notarzt gehen von einer erheblichen Lebensgefahr für die Patientin aus.

Die Verdachtsdiagnose lautet daher **Polytrauma, bestehend aus mehreren, teils komplexen Extremitätenverletzungen,** und einem **schweren Schädel-Hirn-Trauma mit begleitender Alkoholintoxikation.**

4.5.4 Secondary Survey – durchgeführte Maßnahmen, erweiterte Beurteilung und Transport

Nach Rücksprache und Entscheidung im Team wird direkt ein Rettungshubschrauber zum zügigen und schonenden Transport in das nächste geeignete Traumazentrum angefordert.

Weitere Maßnahmen und definitive Versorgung

Zur weiteren Versorgung im RTW folgt mit dem gesamten Team die vorsichtige achsengerechte Umlagerung der Patientin mithilfe der Schaufeltrage auf die Vakuummatratze. Da die Patientin neben dem Koma eine Anisokorie zeigt, wird bei V. a. auf schweres SHT mit möglicher intrakranieller Raumforderung und Hirndruck auf die Anlage einer HWS-Orthese verzichtet, um einen ausreichenden zerebralen Blutabfluss über die Jugularvenen zu gewährleisten. Die Patientin wird unter Fortführung des MILS-Manövers in der Vakuummatratze kraniokaudal immobilisiert. Die Atemwege werden dabei ständig beobachtet und gesichert und es wird hoch dosiert Sauerstoff über eine O_2-Maske mit Reservoir verabreicht.

Es wird ein zweiter großlumiger venöser Zugang am unverletzten Unterarm der Patientin etabliert, um gezielt auf eine mögliche Hypotension reagieren zu können. Bei dieser Kombination von Verletzungen mit schwerem SHT ist die Normotension, mindestens jedoch ein systolischer Blutdruck ≥ 90 mmHg anzustreben. Vor Anschluss der Infusionslösung erfolgt eine Laborblutentnahme zur frühzeitigen Bestimmung von Hämoglobin, Hämatokrit und Blutgruppe. Der Notarzt führt im RTW eine regelmäßige Verlaufskontrolle nach dem ABCDE-Schema durch. Durch den Rettungssanitäter wird das Monitoring vervollständigt. Die SAMPLER-Anamnese ist bis auf die Symptome und das Ereignis nur eingeschränkt möglich.

Vitalwerte und Monitoring

AF	Beschleunigt bei 25/min
HF	120/min, rhythmisch, Pulsqualität gut
RR	110/65 mmHg
SpO_2	95 % bei guter Pulskurve
BZ	124 mg/dl
Temp.	36,8 °C
EKG	Absolute Arrhythmie bei VHF

SAMPLER

Symptome	Patientin nach Gewalteinwirkung im Rahmen des Unfallgeschehens tief bewusstlos; Alkoholfötor, Anisokorie, Tachypnoe
Allergien	Nicht bekannt
Medikamente	Nicht bekannt
Patientenvorgeschichte	Nicht bekannt
Letzte Mahlzeit	Unklar
Ereignisse vor dem Notfall	Fußläufig die Straße überquert
Risikofaktoren	Nicht bekannt

Welche Maßnahmen sind bei der weiteren Behandlung durch das Team zu treffen?

Da bei der Diagnose **Polytrauma** grundsätzlich eine Intubation und Beatmung empfehlenswert ist, erfolgt durch den Notarzt nach Kommunikation im Team die intravenöse Einleitung der Narkose mit 50 mg Ketamin S, 5 mg Midazolam und 50 mg Rocuronium. Die anschließende endotracheale Intubation mit Videolaryngoskop bei Cormack Lehane (CL) 3 gestaltet sich problemlos. Die Patientin wird an das voreingestellte Beatmungsgerät konnektiert und mit einem FiO_2 von 1,0 und einem $etCO_2$ von 35 mmHg normoventiliert.

Anschließend werden die Frakturstellen und die Rissquetschwunde am Kopf durch das RTW-Team mit sterilen Kompressen versorgt. Nach Reposition und Extension der linksseitigen Frakturen erfolgt die Stabilisierung mittels Vakuumarm- und -beinschienen.

Zwischenzeitlich ist der RTH eingetroffen. Noch im RTW erfolgt eine umfassende Übergabe an den Notarzt des RTH nach dem **ATMIST-Schema.**

4.5.5 Transport und Übergabe

Da der Hubschrauber auf einer ca. 200 Meter entfernten Wiese landen musste, wird die Patientin zunächst mit dem RTW schonend zum Landeplatz transportiert. Der Transport erfolgt mit Voranmeldung in eine Klinik der Maximalversorgung, wo die Patientin nach einem 15-minütigen komplikationslosen Flug, 50 Minuten nach Alarmierung des RTW und des NEF, in einem stabilisierten Zustand im Schockraum aufgenommen wird.

4.5.6 Klinischer Verlauf

In der durchgeführten Computertomografie des Schädels zeigt sich ein gering ausgedehntes Epiduralhämatom, welches nach Ansicht der Neurochirurgen keiner akuten Intervention bedarf. Nach der weiteren Primärdiagnostik erfolgt in einer mehrere Stunden dauernden Operation die unfallchirurgische Versorgung.

Folgende klinische Diagnosen werden gestellt:
- Offene Unterarmfraktur links
- Endgliedfraktur 2. und 5. Finger links
- Erhebliche stumpfe Weichteiltraumata des linken Oberschenkels und des linken Oberarms
- Offene artikuläre Fraktur des distalen Femurs sowie Patellafraktur links
- Malleolarfraktur links
- Metatarsale-III-Fraktur links
- Schwere Kontusionsverletzung des linken Fußes
- Äthylalkoholkonzentration im Blut von 2,8 Promille

Die operative Therapie umfasst:
- Wundversorgung der schweren Weichteilverletzungen
- Spickdrahtosteosynthese der distalen Femurtrümmerfraktur
- Fasziotomien des linken Unterschenkels und Fußes
- Stabilisierung des linken Ober- und Unterschenkels durch Fixateur externe
- Spickdrahtosteosynthese der karpometakarpalen Luxationsfraktur
- Fasziotomie des linken Arms und der linken Hand

Der intraoperative Verlauf ist komplikationslos und bis zur Aufnahme auf die Station für operative Intensivmedizin werden 1000 ml Kolloidale, 4500 ml Kristalloide, sechs Erythrozytenkonzentrate (EK) und zwei Fresh Frozen Plasma (FFP) gegeben.

Es ergibt sich folgender Aufnahmebefund: Patientin restnarkotisiert, reagiert auf Schmerzreize und tracheale Absaugung, Muskeleigenreflexe nicht auslösbar, Pupillomotorik o. B., oral intubiert und kontrolliert beatmet, Lungen seitengleich belüftet, vesikuläres Atemgeräusch, rhythmische Herzaktionen, Herzfrequenz 120/min, Herztöne rein, RR 120/90 mmHg unter Dopamin-Perfusor, Abdomen weich, keine Resistenzen, keine Hernien, keine Darmgeräusche, Extremitäten kalt.

Die Patientin wird bei ausreichenden Kreislaufverhältnissen wenige Stunden nach Aufnahme auf die operative Intensivstation extubiert. Kreislauf und Lungenfunktion sind stabil, der Gasaustausch ist nicht eingeschränkt. Nach sieben Tagen auf der Intensivstation wird die Patientin im wachen, kooperativen Zustand und bei minimalem Analgetikabedarf auf die unfallchirurgische Station verlegt.

4.5.7 Kommentar

Polytraumatisierte Fußgänger sind im Rettungsdienst keine Seltenheit. Häufig entstehen die schweren Verletzungen durch das „ungleiche" Kräfteverhältnis von menschlichem Körper und Pkw sowie das Fehlen jeglicher Schutzkleidung und „Knautschzone" der Fußgänger.

Gerade Verletzungen des Kniegelenks bedürfen insbesondere bei wachen und orientierten Patienten einer hochpotenten analgetischen Therapie. Hierbei muss das Team immer eine Atemdepression infolge der Gabe hochpotenter Opiate als Komplikation bedenken und frühzeitig ein angepasstes Atemwegsmanagement und eine gute Überwachung mittels EKG, NIBP, SpO_2 und Oxygenierung sicherstellen. Erschwerend kommt hier das Verletzungsmuster hinzu. Die Frakturversorgung erfolgt idealerweise mit Vakuumschienen. Luftkammerschienen werden wegen des Risikos der Entwicklung eines Kompartmentsyndroms inzwischen kritisch gesehen. Eine Anwendung von Extensionsschienen (KTD-System®) ist aufgrund der Kniegelenkverletzungen mit Beteiligung der Patella kontraindiziert. Das Übersehen der Fingerendgliedfrakturen war für die Patientin ohne Relevanz und aufgrund der überaus schwierigen Versorgung der anderen Begleitverletzungen zu verschmerzen.

Der nahezu ideale Verlauf der präklinischen und auch der klinischen Versorgung hat zur guten Wiederherstellung der Patientin beigetragen. Sicherlich haben hierzu auch das Ineinandergreifen und der reibungslose Ablauf in der Zusammenarbeit zwischen RTH-, RTW- und NEF-Besatzung beigetragen.

Zur Klassifizierung von Verletzungen oder akut lebensbedrohlichen Zuständen haben sich Trauma-Scores wie z. B. der sog. **Revised Trauma Score** bewährt. Anhand von Atemfrequenz, Blutdruck und Glasgow Coma Scale lassen sich mittels einer Tabelle die Schwere der Verletzung und die Dringlichkeit einer Behandlung ermitteln. Insbesondere sind damit Aussagen möglich über:

- Den Schweregrad der Verletzung
- Die Kategorisierung zur Gewährleistung, dass der Patient in das richtige Krankenhaus kommt
- Die Prognose der Überlebenswahrscheinlichkeit
- Die Vergleichbarkeit klinischer Studien
- Die Kosten-Nutzen-Analyse, d. h. insbesondere in Hinblick auf die Effizienz der Therapie in Relation zu den Kosten

Erweiterte Beurteilung der Schwere eines SHT: GCS Pupils Score (GCS-P)

Die Glasgow Coma Scale liefert nur einen klinischen Index für die „allgemeine" akute Beeinträchtigung der Gehirnfunktion oder den sog. Bewusstseinsstatus. Bei der Entwicklung der GCS wurden ursprünglich die Merkmale einer fokalen Dysfunktion wie Hirnstammzeichen nicht berücksichtigt und sollten daher separat bewertet werden. Als eine weitere Strategie zur Beurteilung der Schwere eines Schädel-Hirn-Traumas unter Einbeziehung der Hirnstammfunktion wurde der **GCS Pupils Score (GCS-P)** entwickelt. Die Einbeziehung der **Pupillenreaktivität (Pupil Reactivity Score, PRS;** ➤ Tab. 4.1) in Kombination mit dem GCS-Score wurde anhand der beiden größten Datensätze (IMPACT und CRASH) mit Informationen von 15.900 Patienten untersucht. Hierbei ergab sich eine durchweg kontinuierliche Beziehung (Outcome) zwischen GCS und GCS-P. Eine Beeinträchtigung der Pupillenreaktivität war mit einer erhöhten Sterblichkeit verbunden. Mit ansteigendem Alter erhöht sich die Mortalität deutlich (> 86 Jahre = 77 %).

Tab. 4.1 Pupil Reactivity Score (PRS)

Fehlende Lichtreaktion der Pupillen	Pupil Reactivity Score
Beide Pupillen	2
Eine Pupille	1
Keine (Lichtreaktion vorhanden)	0

Der Wert dieses Scores wird vom Wert der GCS abgezogen, um den GCS-P zu bestimmen:

$$\text{GCS-P} = \text{GCS} - \text{PRS}$$

Die Bestimmung der GCS-P kann hilfreich sein, die Schwere und das Ausmaß eines SHT zu bestimmen. Derzeit erfolgt die Einschätzung rein anhand der GCS, die jedoch die klinische Symptomatik von intrakranieller und intrazerebraler Blutung, Hirnödem und Hirndrucksymptomatik im Kontext nicht berücksichtigt.

Evidenz: Mythos oder Fakt

Mythos: Eine Ganzkörperimmobilisation erfordert neben der Lagerung in der Vakuummatratze zwingend die Anlage einer HWS-Orthese.

Um eine vollständige Immobilisation der Patienten zu erreichen, wird neben der Lagerung in der Vakuummatratze die zusätzliche Anlage einer HWS-Orthese gefordert. Nur so könne eine vollständige Immobilisation erreicht werden.

Fakt: Immobilisation von Traumapatienten – aktueller Stand:
Der Nutzen einer prähospitalen Immobilisation konnte durch randomisierte kontrollierte Studien nicht belegt werden. Aktuell wird davon ausgegangen, dass vor allem Schwerstverletzte diejenigen sind, die am ehesten von einer Immobilisation profitieren könnten. Nach den Empfehlungen der S3-Leitlinie Polytrauma/Schwerverletztenversorgung der DGU stellt die Vakuummatratze zur Ganzkörperimmobilisation das am besten geeignete Tool dar. Diese können zur effektiven Kopfimmobilisation mit integrierten Systemen beschafft werden. Anderenfalls können externe Kopffixierungssysteme darin angebracht werden. Die Vorstellung, dass nur die zusätzliche Anlage einer HWS-Orthese eine effektive Immobilisation der HWS ermöglicht, konnte in einigen Untersuchungen widerlegt werden. Eine Ganzkörperimmobilisation inklusive der Halswirbelsäule ist auch ohne HWS-Orthese möglich, ein zusätzlicher Benefit durch die Orthese nicht zwingend zu erwarten. Bei Patienten mit SHT und sich entwickelnder Hirndrucksymptomatik empfiehlt die DGU den Anwendern kritisch abzuwägen, ob in diesen Situationen eine HWS-Orthese angelegt werden soll. Korrekt angelegte HWS-Orthesen können durch Kompression der Jugularvenen den Hirndruck zusätzlich steigern. Zur effektiven Ganzkörperimmobilisation kann eine HWS-Orthese verwendet werden, sie muss es jedoch nicht. Bei SHT und Hirndruck sollte ihr Einsatz kritisch erwogen werden. Unbestritten ist, dass durch die alleinige Anlage einer HWS-Orthese keine ausreichende Immobilisation erreicht wird.
Bis zur endgültigen Kopffixierung z. B. in einer Vakuummatratze ist das MILS-Schema weiter anzuwenden. Die Anlage einer HWS-Orthese ist als alleinige Ruhigstellungsmaßnahme der HWS nicht geeignet. Sie ermöglicht eine Bewegungseinschränkung, sicher jedoch keine vollständige Immobilisation.

LITERATUR

Dönitz S. Traumatologische Notfälle. In: Luxem J. et al. (Hrsg.) Notfallsanitäter heute. 8. A. München: Elsevier Urban & Fischer, 2024

Häske D, Blumenstock G, Hossfeld B, et al. The Immo traffic light system as a decision-making tool for prehospital spinal immobilization—a systematic review. Dtsch Arztebl Int 2022; 119: 753-758. DOI: 10.3238/arztebl.m2022.0291

Jahn M, Löwe F, Praetz M, Jähnichen G. Untersuchung für Rettungsdienst und Notfallmedizin. München: Elsevier Urban& Fischer, 2023

Kreinest M, et al. Präklinische Immobilisation der Wirbelsäule. Notfall Rettungsmed 2016; 19: 41-47. DOI 10.1007/s10049-015-0118-5

4.6 Schweres Polytrauma – Sturz aus großer Höhe (Advanced)

Matthias Jahn

4.6.1 Einsatzmeldung/Anfahrt

RTW und NEF werden zu einer Baustelle gerufen. Ein junger, kräftiger Mann, der auf der Baustelle gearbeitet hat, sei aus ca. 6 Metern Höhe von einem Gerüst gestürzt und auf einem Stapel Steine gelandet.

4.6.2 Situation am Notfallort und Ersteindruck

Der Patient liegt bewusstlos auf dem Rücken und ist frei zugänglich. Er scheint zu atmen und sieht blass aus. Aus dem Mund blutet er stark. Spritzende Blutungen fallen nicht auf, aber der rechte Oberschenkel zeigt eine grobe Fehlstellung, die schon aus der Ferne auffällt.

4.6.3 Primary Survey – Erstuntersuchung und Behandlung nach ABCDE

Nach manueller Immobilisierung der Halswirbelsäule zeigt der Patient keine Reaktion auf laute Ansprache und zentralen Schmerzreiz (Trapezius). Es fällt eine ausgeprägte Zyanose auf. Die Atemwege scheinen verlegt zu sein, es sind gurgelnde Geräusche zu hören (Blut), die Atemfrequenz beträgt 5/min, der Thorax hebt sich nur auf der linken Seite. Der Kopfhelfer saugt massiv Blut aus dem Rachen ab und startet eine assistierte Beatmung mit Beutel-Maske. Der Puls ist peripher tachykard und fadenförmig tastbar. Die Haut ist blass und kaltschweißig. Die am Sternum gemessene Rekapillarisierungszeit beträgt 5 Sekunden. Bei der schnellen Traumauntersuchung zeigt sich Krepitation okzipital und rechts temporal, zudem findet sich Flüssigkeit aus dem rechten Ohr. Die Halsvenen sind nicht gestaut, die HWS scheint frei von Deformitäten, keine Stufenbildung. Die Trachea sitzt mittig im Jugulum. Bei der Inspektion des Thorax fällt eine Prellmarke auf der rechten Seite vom Thorax bis hin zum Becken auf. Der Thorax ist rechts deutlich instabil. Rechts basal sind keine Atemgeräusche zu hören. Dumpfe Geräusche bei Perkussion. Das Abdomen scheint aufgetrieben zu sein. Es ist auf der rechten Seite im oberen und unteren Quadranten eine deutliche Prellmarke zu sehen. Das Becken scheint bei vorsichtiger manueller seitlicher Kompression instabil zu sein. Auch hier können Prellmarken und Abschürfungen wahrgenommen werden. Das Team entscheidet sich hier schon für die Anlage einer Beckenschlinge. Der rechte Oberschenkel ist massiv angeschwollen und fehlgestellt. An den anderen Extremitäten lassen sich primär keine Verletzungen feststellen. Beim Setzen eines Schmerzreizes an den unteren Extremitäten erfolgt seitens des Patienten keine Reaktion. Im Rahmen der neurologischen Untersuchung fallen beidseits deutlich erweiterte Pupillen ohne Lichtreaktion auf. Die GCS wird mit 3 Punkten bewertet.

Entscheidung kritisch ↔ nicht kritisch

Der Patient ist **kritisch** bei deutlichem ABCDE-Problem mit Verlegung des Atemweges durch Blut, unzureichender Belüftung und in der Traumauntersuchung folgenden festgestellten pathologischen Befunden: Schweres SHT, schweres Thorax- und Abdominaltrauma, schweres Beckentrauma, OS-Fraktur rechts. Es liegt ein Polytrauma bei entsprechendem Unfallmechanismus vor.

4.6.4 Secondary Assessment – durchgeführte Maßnahmen, erweiterte Beurteilung und Transport

Das Team entscheidet sich für eine schnelle Umlagerung auf den CombiCarrier® und verbringt den Patienten zügig in den vorgeheizten RTW, um hier die erweiterten Maßnahmen unter besseren Bedingungen durchführen zu können. Die Untersuchung des Rückens nach vorsichtiger Drehung während der Umlagerung ergibt keine weiteren Erkenntnisse.

Im RTW meldet der Kopfhelfer, der immer wieder blutig abgesaugt hat, dem Notarzt, dass er Hilfe bei der Sicherung des Atemweges benötigt. Es würde immer wieder bluten und die Beatmung gestaltet sich als äußerst schwierig bzw. ist kaum möglich. Den Atemweg kann er nicht frei halten. Der Notarzt unterbricht die regelmäßige Verlaufskontrolle. Er entscheidet sich für die schnellstmögliche invasive Atemwegssicherung via endotrachealer Intubation. Ein komplettes Monitoring wird etabliert. Die Werte zeigen eine Sinustachykardie mit einer HF von 136 Schlägen/min, der Blutdruck beträgt 87/48 mmHg und die periphere Sauerstoffsättigung zeigt einen Wert von 75 % bei flacher Pulskurve. Das Team etabliert zwei großlumige i. v. Zugänge und bereitet eine Narkose sowie die Materialien zur endotrachealen Intubation vor. Der Notarzt übernimmt den Kopf und führt unter manueller Inline-Stabilisierung das Videolaryngoskop ein. Im Rachen ist in der Tiefe ein hellroter Blutsee zu erkennen, die Glottis ist trotz Absaugung nicht zu visualisieren. Der Notarzt fordert einen OP-Sauger (starrer Absaugkatheter) zum Absaugen des Blutes im Rachen an. Das Team teilt ihm mit, dass es bereits den Absaugkatheter mit dem größten Lumen in Benutzung habe. Anderes Material sei nicht vorhanden. Da dem Notarzt mithilfe des Absaugkatheters keine Visualisierung der Glottis gelingt, die Beatmung mit Beutelmaske wenig Erfolg versprechend erscheint und der Versuch der Einlage einer I-Gel-Maske frustran verläuft, fällt er die Entscheidung zur Koniotomie.

Ihm wird ein vorbereitetes Set zur Skalpell-Bougie-Koniotomie angereicht. Da der Notarzt die Strukturen primär nicht sicher ertasten kann, wird mithilfe eines mobilen Ultraschallgeräts das Ligamentum conicum dargestellt. Währenddessen wird durch den Kopfhelfer weiterhin versucht eine Beutel-Masken-Ventilation durchzuführen. Nach Markierung des Ligamentum conicum und Desinfektion des Punktionsbereichs fasst der Notarzt den Kehlkopf mit der linken Hand und führt, mit dem Skalpell in der rechten Hand, eine quere Stichinzision zwischen Schild- und Ringknorpel aus. Er dreht die Klinge um 90° und führt den angereichten Bougie an der Klinge entlang in die Trachea ein. Über den Bougie führt er nun einen 6,0-gecufften Endotrachealtubus in die Trachea ein. Der Tubus wird geblockt und über den einliegenden Tubus wird Blut aus der Trachea abgesaugt. Der Tubus wird fixiert und mit einer Beatmung und einer Kapnografie verbunden. Die Kapnografie zeigt einen Wert von 25 mmHg. Die peripher gemessene O_2-Sättigung bei flacher Pulskurve zeigt einen Wert von 85 % an. Mithilfe des Ultraschallgeräts werden noch die korrekte Lage in der Trachea und die Tiefe des eingeführten Tubus kontrolliert. Im sonografischen Befund kann als Nachweis der korrekten Intubation ein **Bullet Sign** dargestellt werden. Nach Sicherung der Atemwege erfolgt durch den Notarzt noch eine Minithorakotomie rechts. Hier tritt nach erfolgreicher Eröffnung massiv Blut aus. Es erfolgt die Bewegungseinschränkung des Patienten in der Vakuummatratze und ein Wärmeerhalt mithilfe einer Wärmedecke. Der Blutdruck kann mittels Infusion und einer Bolusgabe von 500 ml auf 85 mmHg systolisch angehoben werden. Es wird zusätzlich 1 g Tranexamsäure verabreicht.

Vitalwerte und Monitoring

AF	5/min vor ITN
HF	136/min
RR	87/48 mmHg
SpO_2	75 %, nach Intubation 85 %
BZ	125 mg/dl
Temp.	35,6 °C
EKG	Sinustachykardie

SAMPLER

Symptome	–
Allergien	Primär nicht ermittelbar
Medikamente	Primär nicht ermittelbar
Patientenvorgeschichte	Primär nicht ermittelbar
Letzte Mahlzeit	Laut Arbeitskollegen zum Frühstück
Ereignisse vor dem Notfall	–
Risikofaktoren	Primär nicht ermittelbar

4.6.5 Transport und Übergabe

Der Patient wird mit schwerem SHT, Thoraxtrauma, Abdominaltrauma, Beckentrauma und Extremitätentrauma im Schockraum der Universitätsklinik angemeldet. Während des Transports verschlechtert sich der Patient zunehmend. Auch unter Infusionstherapie und Katecholamingabe kann keine Verbesserung der Hämodynamik erreicht werden. Aus der mittlerweile platzierten Thoraxdrainage tritt weiterhin fortlaufend Blut aus. Der Patient befindet sich im dekompensierten hypovolämen Schock und ist instabil.

4.6.6 Klinischer Verlauf

Kurz vor Eintreffen in der Notaufnahme wird der Patient reanimationspflichtig. Trotz weiterer Reanimation mit weiterer Behandlung der reversiblen Ursachen nach Trauma verstirbt der Patient noch im Schockraum.

4.6.7 Kommentar

Im dargestellten komplexen Fall gab es mehrere Komplikationen. Besonders die adäquate Oxygenierung des Patienten ist primär nicht möglich gewesen. Der unerwartet schwierige Atemweg, wie hier im Fall vorgestellt, stellt eine der größten Herausforderungen des Atemwegsmanagements in der Notfallmedizin dar. Auch wenn es immer wieder zu Komplikationen im

4

Bereich des Atemwegsmanagements kommt, unterschätzen doch viele Anwender die damit verbundene Gefahr. Insgesamt betrachtet ist es sehr selten, aber im Zweifelsfall ein Ereignis mit schwerwiegenden Folgen, wenn sich der Anwender im Rahmen seiner Kompetenz nicht ausreichend vorbereitet. Insbesondere in der Notfallmedizin kommt es bis zu einer 10-fach höheren Komplikationsrate als im Bereich der elektiven Anästhesie. Bei Misslingen der Atemwegssicherung und einer CICO-Situation („cannot intubate, cannot oxygenate") bleibt nur der Weg der operativ-invasiven bzw. chirurgischen Atemwegssicherung (Emergency Front Of Neck Access, eFONA). In diesem dargestellten Fall liegt der Fokus auf der invasiven Atemwegssicherung und dem Einsatz der Sonografie (POCUS) als weiterer Option.

Chirurgische Atemwegssicherung

Eine chirurgische Sicherung der Atemwege **(Koniotomie, Emergency Front of Neck Airway – eFONA)** kommt in der Notfallmedizin zur Anwendung, wenn eine endotracheale Intubation unmöglich ist und alle anderen Möglichkeiten, auch die Basismaßnahmen der Oxygenierung, versagen. Hier wird die Trachea chirurgisch zwischen dem Schildknorpel und dem Ringknorpel eröffnet und dabei das **Ligamentum conicum bzw. Ligamentum cricothyroideum** durchtrennt, um von dort durch einen passenden Tubus bzw. eine Kanüle die Oxygenierung sicherzustellen. Davon ist die Tracheotomie, die im Regelfall nicht als Notfallmaßnahme durchgeführt wird, abzugrenzen. Bei dieser werden unterhalb des Kehlkopfes im Bereich der Trachea die Trachealspangen durchtrennt bzw. auseinandergedrückt. Insgesamt betrachtet besteht selten die Indikation zu einer Koniotomie. Die Häufigkeit einer Situation, in der sowohl Intubation als auch Oxygenierung nicht sichergestellt werden können, beträgt 0,004–0,008 %. Es ist also in etwa 1 : 13.000–25.000 Fällen damit zu rechnen. Eine Untersuchung zeigt eine Wahrscheinlichkeit von 1 : 200 im Rahmen der Notfallmedizin, wobei zu beachten ist, dass die Zahlen in notarztgestützten Systemen deutlich niedriger liegen.

Traditionell wurde eine Situation, in der konventionelle Maßnahmen der Atemwegssicherung versagen, als „cannnot intubate, cannot ventilate" beschrieben. Da in dieser Situation aber die Oxygenierung des Patienten im Vordergrund stehen sollte, bezeichnet man sie in der heutigen Zeit als „cannot intubate, cannot oxygenate" auch als CICO abgekürzt. Die CICO ist eine seltene, aber unter Umständen tödliche Komplikation im Rahmen der präklinischen Atemwegssicherung. In dieser Situation hat der Anwender nicht die Möglichkeit, auf eine niedrigere Rückfallebene zurückzugreifen, sodass hier nur der Weg nach vorn durch eine chirurgische Sicherung des Atemwegs besteht, um mögliche hypoxische Hirnschädigungen oder auch den Tod des Patienten zu verhindern. Entscheidend ist, dass sich der Anwender eingesteht, dass eine „konventionelle" Sicherung der Atemwege gescheitert ist. Um eine chirurgische Sicherung der Atemwege unter den Bedingungen einer Notfallsituation bei einem bereits respiratorisch kompromittierten Patienten umzusetzen, ist es notwendig, dass der Anwender einen klaren Plan über sein weiteres Vorgehen entwickelt hat und diesen auch im Team kommuniziert. Weitere Anforderungen sind neben dem geeigneten Equipment die nötige Expertise, um die Maßnahmen durchführen zu können.

Bei der Koniotomie handelt es sich um eine in der Notfallmedizin selten durchgeführte Maßnahme, die aber im Notfall lebensrettend ist. Die Hoffnung, dass die Wahrscheinlichkeit, diese Maßnahme durchführen zu müssen, gering ist, und deswegen nicht intensiv trainiert werden muss, ist von vornherein, zulasten des Patienten, zum Scheitern verurteilt. Wie bereits geschildert baut eine CICO-Situation beim Anwender ein hohes Maß an Erfolgsdruck auf. Ein Patient, der zu Beginn des Szenarios insuffizient geatmet hat, atmet nach Einleitung einer Narkose nicht mehr. Gelingt nun die ausreichende Oxygenierung des Patienten nicht, wie z. B. aufgrund eines unerwartet schwierigen Atemwegs, wird dieser unweigerlich versterben. In einer solchen Situation ist leicht nachvollziehbar, unter welchem Erfolgsdruck der Anwender steht, um in einer solchen Situation die chirurgische Sicherung der Atemwege erfolgreich zu etablieren. In diesem Fall ist Handlungskompetenz unerlässlich. Hierzu zählen neben dem notwendigen Fachwissen auch die methodischen und motorischen Fähigkeiten, den Entschluss zur Koniotomie zu treffen und die Maßnahme durchzuführen. Die Kompetenzen zur Durchführung einer lebensrettenden Maßnahme im Kontext einer CICO-Situation lassen sich nur durch intensives Training

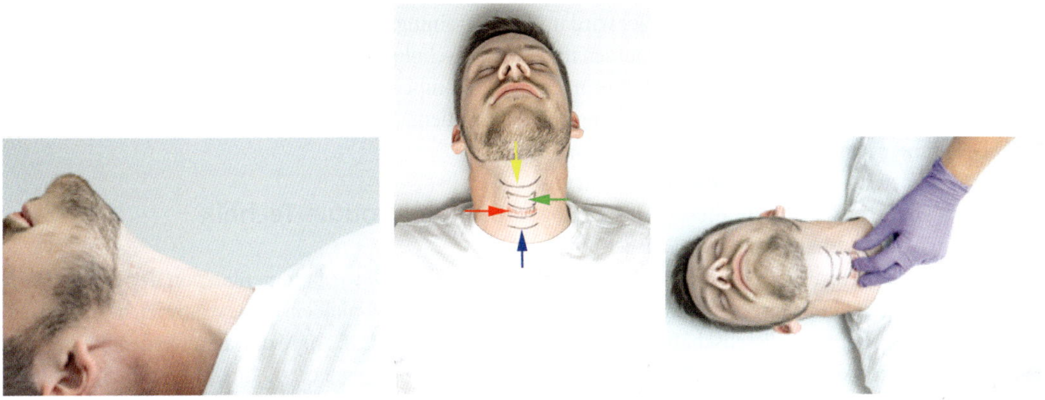

Abb. 4.2 Lagerung des Patienten zur Koniotomie und aufsuchen der Punktionsstelle [O1097]
- Roter Pfeil: Lig. cricothyroideum
- Gelber Pfeil: Os hyoideum
- Grüner Pfeil: Cartilago cricoidea (Cricoid)
- Blauer Pfeil: Cartilago thyroidea (Thyroid)

erwerben. Hierzu sollte nach Möglichkeit immer mit dem Material trainiert werden, dass vorgehalten wird.

Überlegungen vor einer Koniotomie:
- Es ist zu überlegen, ob eine Inzision und eine Beatmung auf das Ligamentum conicum das vorhandene Atemwegsproblem lösen können. Liegt das Problem aus anatomischer Sicht tiefer, dann ist die Koniotomie keine zielführende Maßnahme.
- Liegt eine Ausgangsituation vor, in der mit Komplikationen gerechnet werden muss?
- Welche Technik ist für den vorliegenden Patienten geeignet und wird diese ausreichend gut beherrscht?

Chirurgische Atemwegssicherung bei Erwachsenen

Für die chirurgische Sicherung der Atemwege können je nach vorgehaltenem Material bzw. je nach Einsatzsituation verschiedene Techniken zur Anwendung kommen. Die chirurgische Sicherung der Atemwege erfolgt in einer CICO-Situation. Das bedeutet, dass alle anderen Möglichkeiten, den Patienten zu oxygenieren, bereits frustran eingesetzt wurden und eine ausreichende Oxygenierung nicht herstellbar ist. Entscheidend ist hier neben der Expertise in der Durchführung auch die Fähigkeit, diese Entscheidung zu treffen und im Team zu kommunizieren. Es muss klar sein, dass es keine weitere Option gibt, um den Patienten zu oxygenieren und damit zu retten. Aus diesem Grund muss die Entscheidung möglichst frühzeitig und entschlossen getroffen werden. Der Patient wird in Rückenlage gelagert und es wird, wenn möglich, ein Polster, z. B. eine zusammengerollte Decke, zwischen den Schulterblättern positioniert (➤ Abb. 4.2). Ziel ist es, eine möglichst optimale Streckung des Halsbereichs zu erreichen, um die anatomischen Strukturen gut auffinden zu können.

Die ideale Technik zur Koniotomie beinhaltet folgende Punkte:
- Hohe Erfolgsquote
- Niedrige Komplikationsrate
- Ist leicht zu erlernen
- Besteht aus wenigen Schritten bzw. Maßnahmen
- Beinhaltet einen Aspirationsschutz
- Sichert eine adäquate Oxygenierung

Im Rahmen der Koniotomie werden Punktions- und chirurgische Techniken verwendet. Allen Techniken gemeinsam ist die optimierte Lagerung des Patienten, das weitere Vorgehen unterscheidet sich jedoch je nach gewählter Technik. Ebenso obligat bei der Durchführung einer Koniotomie ist der sog. **Laryngeal-Handshake:** Der Kehlkopf wird mit der nicht führenden Hand fest gefasst. Daumen und Mittelfinger umfassen den Schildknorpel fest und halten diesen. Danach wird die Punktionsstelle mithilfe des Zeigefingers aufgesucht, der den Schildknorpel unter sanftem Druck hinabfährt, bis er in die Lücke zwischen Schild- und Ringknorpel fällt. Hier wird im Anschluss die Koniotomie durchgeführt. Daumen und Mittelfinger halten den Kehlkopf fest, damit es nach Punktion bzw. Schnitt nicht zu einer Verschiebung der Gewebe kommen kann. Bei der Punktionskoniotomie kann es von Vorteil sein, einen **modifizierten Laryngeal-Handshake** auszuführen, dieser wird analog zum Laryngeal-Handshake von kaudal ausgeführt.

Aktuell sind die chirurgischen Techniken zur Koniotomie favorisiert, da sie insgesamt als die sicherere Variante gesehen werden. Wissenschaftlich lässt sich aus aktuellen Daten kein entscheidender Vorteil einer Technik ableiten. Die Rate an Komplikationen wird mit 50 % angegeben. Im Einsatz können viele Faktoren die erfolgreiche oder auch nicht erfolgreiche Koniotomie beeinflussen:

- Umgebungsbedingungen
- Vertrautheit mit dem Equipment
- Trainingsstand der Anwender
- Psychologischer Druck in der Einsatzsituation
- Teamperformance
- Patient

Skalpell-Bougie-Technik

Diese Technik wird momentan von der Difficult Airway Society empfohlen, da sie relativ leicht zu erlernen ist (➤ Abb. 4.3). An Materialen werden ein Skalpell Nr. 10, ein Bougie ca. 40 cm lang und ein gecuffter Endotrachealtubus 6,0 mm benötigt.

Der Kehlkopf wird mit dem Laryngeal-Handshake aufgesucht und die Punktionsstelle gewählt. Mit der führenden Hand wird mit dem 10er-Skalpell eine quere Stichinzision durchgeführt. Im Anschluss wird die Klinge um 90° rotiert (scharfe Seite zu den Füßen). An

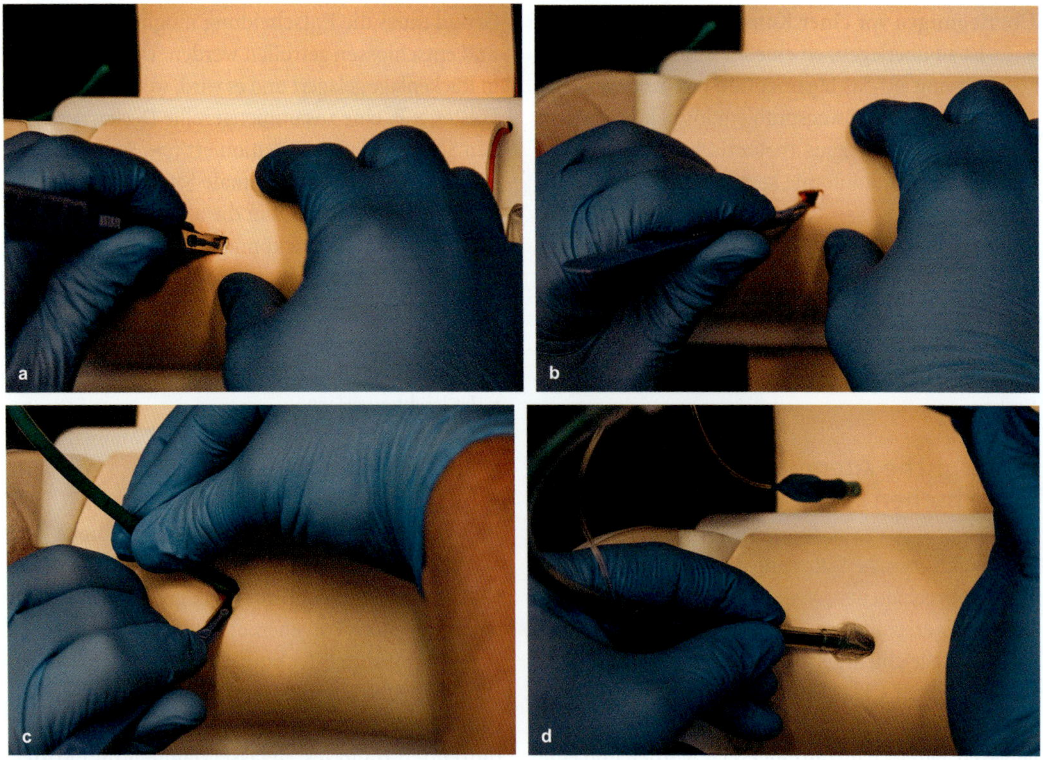

Abb. 4.3 Bougie-Koniotomie [O1097]
a Stab – Querinzision des Ligamentum conicum
b Twist – Skalpell wird 90° rotiert, scharfe Seite zu den Füßen
c Bougie – Bougie wird an der Skalpellklinge entlang eingeführt
d Tubus – Tubus wird über den Bougie eingeführt

der Skalpellklinge entlang wird der Coudé des Bougie fußwärts in die Trachea eingeführt. Das Skalpell kann entfernt werden und über den Bougie wird der vorbereitete 6,0-Endotracheltubus in die Trachea eingeführt, bis der Cuff soeben verschwunden ist. Dann erfolgen die Fixierung des Tubus und der Anschluss einer Kapnografie/-metrie.

Atemwegssicherung in schwierigen Fällen – ultraschallgestützte Koniotomie

Das Aufsuchen der anatomischen Orientierungspunkte zur Koniotomie kann selbst unter ruhigen Bedingungen schwierig sein. Die Sonografie im Rahmen der chirurgischen Atemwegssicherung kann hier besonders bei schwierigen anatomischen Verhältnissen (z. B. bei adipösen Patienten oder anatomischen Varietäten und Fehlbildungen) eine gute Möglichkeit sein, um die anatomischen Leitstrukturen sicher aufzusuchen. Auch bei der pädiatrischen Patientengruppe kann die ultraschallgestützte chirurgische Atemwegssicherung hilfreich und sicher sein. Im innerklinischen Setting ist die Sonografie ein Standardverfahren z. B. bei elektiver Tracheotomie, aber auch zur Tubuslagekontrolle.

In der Regel erfolgt die Sicherung der Atemwege aufgrund einer bereits kompromittierten Oxygenierungssituation des Patienten und stellt oft den einzigen Weg dar, um eine suffiziente Oxygenierung sicherzustellen. Insbesondere bei Patienten, die in der Vorbereitungsphase im Rahmen des SMART-Schemas (➤ Tab. 4.2) auffällig sind, kann es schwierig sein, die korrekten anatomischen Strukturen für eine chirurgische Atemwegssicherung darzustellen. In diesem Fall ist bei der konventionellen Durchführung der Atemwegssicherung mit dem vermehrten Auftreten von Komplikationen oder auch einem Scheitern der Maßnahme zu rechnen. Da die Ultraschalldiagnostik in Deutschland innerklinisch überall verfügbar ist und auch in der Präklinik immer mehr Einzug hält, erscheint es sinnvoll, diese auch im Rahmen der chirurgischen Sicherung der Atemwege einzusetzen. Insbesondere in schwierigen Situationen, wie z. B. bei adipösen Patienten oder problematischen Halspathologien, kann sie bei der Darstellung der anatomischen Strukturen unterstützend eingesetzt werden und die Durchführung erleichtern. In Studien zeigte sich besonders bei schwierigen anatomischen Gegebenheiten eine deutliche Überlegenheit gegenüber einer konventionellen Durchführung im Hinblick auf die Fehllage der Tuben. Das Aufsuchen des **Ligamentum conicum bzw. Ligamentum cricothyroideum** mithilfe sonografischer Unterstützung war hierbei deutlich präziser mit insgesamt höherer Erfolgsrate.

Tab. 4.2 Merkhilfe SMART-Schema [W1120-001]

Problem	Ursachen
S – Surgery	Hier steht die Frage im Mittelpunkt, ob im Bereich des Halses chirurgische Eingriffe stattgefunden haben, die die anatomischen Verhältnisse verändern können. Hierbei ist mit einer erhöhten Fehlerquote zu rechnen. Auch der Zustand nach gerade durchgeführten Operationen kann die anatomischen Orientierungspunkte durch Einblutungen und Ödeme verändern.
M – Mass	Ansammlungen von Blut, Abszesse oder Tumoren können die anatomischen Verhältnisse nachhaltig verändern, da durch sie anatomische Orientierungspunkte aus der Mittellinie verdrängt bzw. verdreht werden können. Auch die Palpation dieser Orientierungspunkte kann erschwert sein.
A – Access/ Anatomy	Bei übergewichtigen Patienten kann das Auffinden der anatomischen Orientierungspunkte sehr herausfordernd sein. Ödeme, ein kurzer Hals oder auch anatomische Varietäten und Fehlbildungen können sowohl das Auffinden der Orientierungspunkte als auch die Durchführung der Maßnahme schwierig gestalten. Hinzu kommen notfallmedizinisch durchgeführte Maßnahmen, wie z. B. die Immobilisation der Halswirbelsäule.
R – Radiation	Nach einer Bestrahlung kommt es häufig zu einer Verhärtung bzw. Vernarbung der bestrahlten Gewebe, dies kann zu Verklebungen von Geweben führen und den Zugang erschweren.
T – Trauma	Tumoren in den Atemwegen können den Zugang erschweren und zu erheblichen Blutungen führen.

Technik der ultraschallgestützten Koniotomie

Bisher gibt es zwei beschriebene und angewandte Techniken zur Durchführung einer ultraschallgestützten Koniotomie:
1. String-of-Pearls-Technik
2. TACA-Technik

String-of-Pearls-Technik

Bei der **String-of-Pearls-Technik** wird der Ultraschallkopf longitudinal über Kehlkopf und Trachea platziert. Die einzelnen Knorpel des Kehlkopfes bzw. der Trachea stellen sich im Ultraschallbild wie eine Perlenkette dar und ermöglichen die Identifizierung der Punktionsstelle, die mit einem Stift markiert werden kann.

Durchführung der String-of-Pearls-Technik:
- Der Anwender steht rechts vom Patienten.
- Der Schallkopf wird oberhalb der Fossa jugularis transversal auf dem Hals des Patienten platziert und die Trachea wird dargestellt.
- Der Schallkopf wird zur rechten Seite des Patienten geführt, bis die Trachea in etwa die Hälfte des Bildes füllt. Der rechte Anteil des Schallkopfes liegt dabei über der Mittellinie der Trachea.
- Die rechte Seite des Schallkopfes bleibt am Ort über der Mittellinie der Trachea und die linke Seite wird um 90° nach oben rotiert, um in eine longitudinale Position zu gelangen. Im Ultraschall stellen sich die Trachealspangen als echoarme Ringe dar und es ergibt sich das Bild einer Perlenkette.
- Der Schallkopf wird nun langsam kopfwärts geführt, bis sich der Ringknorpel darstellt. Der Ringknorpel erscheint echoarm und größer als die Trachealspangen.
- Der Schallkopf wird weiter kopfwärts bewegt, sodass der distale Anteil des Schildknorpels dargestellt wird.
- Mit einem Stift wird in der Mitte des Schallkopfes auf beiden Seiten eine Markierung auf der Haut angebracht.
- Mit der einen Hand wird der Schallkopf in Position gehalten und mit der anderen Hand wird eine Nadel seitlich unter den Schallkopf geführt. Die Nadel wird so bewegt und platziert, dass der Schallschatten der Nadel mittig zwischen Schild- und Ringknorpel liegt.
- Der Schallkopf wird entfernt und die Position der Nadel mit einem Stift markiert.
- Das Ligamentum cricothyroideum als Punktionsstelle befindet sich im Kreuzpunkt beider Linien.

TACA-Technik

Bei der **TACA-Technik** handelt es sich um eine weitere Möglichkeit, die Punktionsstelle zur Koniotomie mithilfe der Ultraschalltechnik zu finden und darzustellen. Sie bietet insbesondere bei Patienten mit kurzem Hals oder anatomischen Deformitäten, bei denen die longitudinale Darstellung aus Platzgründen schwierig ist, Vorteile.

Der Name der TACA-Technik leitet sich von der Darstellung der Strukturen in der Sonografie ab. Im Einzelnen steht TACA für **Thyroid Airline – Cricoid Airline.**

Durchführung der TACA-Technik:
- Der Schallkopf wird transversal auf dem Hals des Patienten platziert. Ziel ist die Stelle, an der der Schildknorpel vermutet wird. Der Schildknorpel stellt sich in der Sonografie als eine echoarme, dreieckige Struktur dar.
- Im Anschluss wird der Schallkopf nach kaudal bewegt, um das Ligamentum cricothyroideum darzustellen. Dies findet sich als echoreiche, weiße Linie unterhalb des Schildknorpels.
- Der Schallkopf wird weiter nach kaudal bewegt und der Ringknorpel wird als umgedrehtes C sichtbar.
- Danach wird der Schallkopf nach kranial bewegt, bis er sich wieder über dem Ligamentum cricothyroideum befindet.
- Im Anschluss werden die Mittelpunkte des Schallkopfes auf allen vier Seiten mit einem Stift auf der Haut markiert und die gegenüberliegenden Punkte mit einer Linie verbunden.
- Die Punktionsstelle befindet sich im Schnittpunkt der beiden entstehenden Linien.

Atemwegssicherung

else4.de.48222_Atemwegssicherung

POCUS zur Beurteilung der korrekten Tubuslage

Zur Kontrolle der korrekten Lage bzw. richtigen Intubationstiefe eines Endotrachealtubus, aber auch zum Ausschluss einer ösophagealen Fehllage eignet sich ebenfalls die Sonografie (POCUS). Primär sollte die richtige Tubuslage mithilfe der Kapnografie beurteilt werden. Allerdings gibt es auch hier Fallstricke. Besonders die richtige Lage des Tubus (unterhalb der Glottis oder direkt auf der Carina, im rechten Hauptbronchus) kann mithilfe der Kapnografie nicht beurteilt werden. Auch die Auskultation ist fehleranfällig (laute Umgebungsgeräusche, Pneu etc.). Die Sonografie zur Beurteilung der korrekten Intubation kann schnell erlernt werden, ist im Einsatz schnell durchgeführt und kann eine Lösung sein, um eine Fehlintubation zu vermeiden. Praktisch wäre z. B. auch die Visualisierung in „Echtzeit" während der Intubation. Hier kann eine geschulte zweite Einsatzkraft eine mögliche Fehlintubation oder eine zu tiefe Lage schnell korrigieren lassen bzw. darauf hinweisen. Bei der im Ultraschall dargestellten Trachea mittels linearem oder konvexem Schallkopf im Querschnitt, zeigt sich diese als luftgefülltes Organ mit einem Schallschatten. Die vordere Trachea zeigt sich dabei im Bild als eine echoreiche, halbrunde Struktur. Der Ösophagus zeigt sich dabei als variable Struktur rechts oder links der Trachea und wirft keinen Schallschatten im Gegensatz zur Trachea, außer er wird durch eine luftgefüllte Struktur offen gehalten (Fehllage Tubus im Ösophagus!). In der sonografischen Darstellung kann man dann zwei ähnlich aussehende Strukturen sehen. Es kommt neben der Trachea (halbrunde, echoreiche Struktur) zu einer weiteren halbrunden, echoreichen Struktur (Fehllage im Ösophagus), dem sog. Double Tract Sign (➤ Abb. 4.4). Ein weiteres Zeichen als Hinweis zur richtigen Lage des Tubus ist das sog. Bullet Sign (➤ Abb. 4.5).

Praktische Durchführung:

- **Ausschluss ösophageale Fehllage:**
  - Schallkopf (wenn möglich Linearschallkopf) suprasternal (knapp oberhalb des Jugulums) quer aufsetzen.
  - Wenn seitlich der Trachea eine weitere halbrunde Struktur mit Schallschatten zu sehen

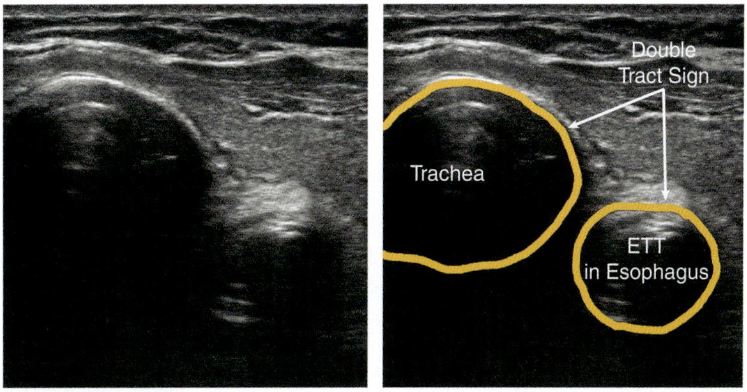

Abb. 4.4 Double Tract Sign bei Fehllage im Ösophagus [E1273-002]

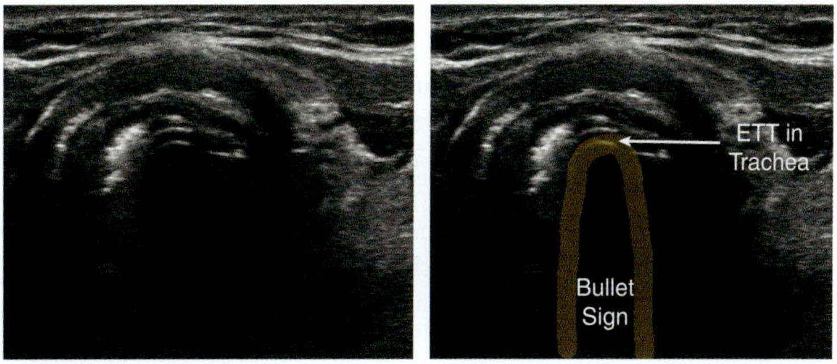

Abb. 4.5 Bullet Sign als Nachweis für korrekte Intubation (Tubus in Trachea) [E1273-002]

(Double Tract Dign) ist, dann Nachweis einer Fehlintubation im Ösophagus.
  - Wenn in der Sonografie nur Trachea einzeln als echoreiche Struktur mit Halbschatten darstellbar, dann Nachweis korrekte Intubation.
- **Darstellung korrekte Tubustiefe:**
  - Cuff mit Aqua oder NaCl 0,9 % füllen: Erwachsene ca. 7 ml, Kinder passend zum Tubus, alternativ mit Cuffdruckmessung (20 cmH_2O bei Kindern und 30 cmH_2O bei Erwachsenen).
  - Darstellung des füssigkeitsgefüllten Cuffs mit aufsetzen des Schallkopfes in longitudinaler oder transversaler Position; in der longitudinalen Position ist dabei der räumliche Bezug zum Ringknorpel besser darstellbar.
  - Bei fehlender Visualisierung des Cuffs im Bereich des Jugulums liegt der Tubus zu tief, dann Lagekorrektur durch zurückziehen durchführen.

POCUS Beurteilung Tubuslage

www.youtube.com/watch?v=ECsZhOaODhI

POCUS Beurteilung Tubuslage

https://coreultrasound.com/endotracheal-tube-confirmation/

Evidenz: Mythos oder Fakt

Es ist evident, dass selbst unter nicht notfallmedizinischen Bedingungen das Aufsuchen des Ligamentum cricothyroideum nicht präzise genug durchgeführt wird. In Echtzeit und unter notfallmäßigen Bedingungen ist die Fehlerrate noch viel höher. Bei ausreichendem Training kann eine ultraschallgestützte chirurgische Atemwegssicherung sicher und schnell sein. Insbesondere bei schwierig aufzusuchenden anatomischen Orientierungspunkten erlaubt diese Technik die sichere Identifizierung des Ligamentum cricothyroideum. Point-of-care-Ultrasound (POCUS) in der Atemwegssicherung hat durchaus Potenzial im präklinischen Bereich und kann relativ leicht und ohne große Erfahrung in der Sonografie erlernt werden. Für die praktische Durchführung der chirurgischen Atemwegssicherung eignen sich hierbei die TACA- und String-of-Pearl-Technik. In einer Studie von Kristensen et al. (2021) wurde die TACA-Methode als schnellere Technik mit 90 % Erfolgsrate favorisiert; sie kann gut für eine Notfallkoniotomie empfohlen werden.

LITERATUR

Alerhand S. Ultrasound for identifying the cricothyroid membrane prior to the anticipated difficult airway. Am J Emerg Med. 2018 Nov; 36(11): 2078-2084. doi: 10.1016/j.ajem.2018.07.027. Epub 2018 Jul 12. PMID: 30025948

Hagberg CA, Artime CA, Aziz MF. Hagberg and Benumof's Airwaymanagement. München: Elsevier Urban & Fischer. 5. A., 2023

Hung KC, Chen IW, Lin CM, Sun CK. Comparison between ultrasound-guided and digital palpation techniques for identification of the cricothyroid membrane: a meta-analysis. Br J Anaesth. 2021 Jan; 126(1): e9-e11. doi: 10.1016/j.bja.2020.08.012. Epub 2020 Sep 28. PMID: 32896429

Kristensen MS, Teoh WH, Graumann O, Laursen CB. Ultrasonography for clinical decision-making and intervention in airway management: from the mouth to the lungs and pleurae. Insights Imaging. 2014 Apr; 5(2): 253-279. doi: 10.1007/s13244-014-0309-5. Epub 2014 Feb 12. PMID: 24519789; PMCID: PMC3999368

Kristensen MS, Teoh WH, Rudolph SS, et al. A randomised cross-over comparison of the transverse and longitudinal techniques for ultrasound-guided identification of the cricothyroid membrane in morbidly obese subjects. Anaesthesia. 2016 Jun;71(6) 675-83. doi: 10.1111/anae.13465. Epub 2016 Apr 2. PMID: 27037981

Kristensen MS, Teoh WH, Rudolph SS. Ultrasonographic identification of the cricothyroid membrane: best evidence, techniques, and clinical impact, BJA: British Journal of Anaesthesia 2016 Sept; Volume 117, Issue suppl_1: i39-i48, https://doi.org/10.1093/bja/aew176

Kristensen MS, Teoh WH. Ultrasound identification of the cricothyroid membrane: the new standard in preparing for front-of-neck airway access. Br J Anaesth. 2021 Jan; 126(1): 22-27. doi: 10.1016/j.bja.2020.10.004. Epub 2020 Oct 31. PMID: 33131758

Lavelle A, Drew T, Fennessy P et al. Accuracy of cricothyroid membrane identification using ultrasound and palpation techniques in obese obstetric patients: an observational study. Int J Obstet Anesth. 2021 Nov; 48: 103205. doi: 10.1016/j.ijoa.2021.103205. Epub 2021 Jun 30. PMID: 34280884

Nakazawa H, Uzawa K, Tokumine J, et al. Airway ultrasound for patients anticipated to have a difficult airway: Perspective for personalized medicine. World J Clin Cases. 2023 Mar 26; 11(9): 1951-1962. doi: 10.12998/wjcc.v11.i9.1951. PMID: 36998948; PMCID: PMC10044949

Rai Y, You-Ten E, Zasso F, et al. The role of ultrasound in front-of-neck access for cricothyroid membrane identification: A systematic review. J Crit Care. 2020 Dec; 60: 161-168. doi: 10.1016/j.jcrc.2020.07.030. Epub 2020 Aug 13. PMID: 32836091

Tendahl P, Jahn M, von der Heyden, M. Prähospitales Atemwegsmanagement für Rettungsdienst und Notfallmedizin. München: Elsevier Urban & Fischer, 2024

INTERNETLINKS

https://airwaymanagement.dk/ressources/ultrasound-in-airway-management

https://dasfoam.org/2021/07/10/a-matter-of-t-r-u-s-t-pocus-zur-beurteilung-der-tubuslage/

www.aliem.com/ultrasound-for-verification-of-endotracheal-tube-location/

www.cambridge.org/core/services/aop-cambridge-core/content/view/004F410454BA572D7E5F64EFCF1BECF9/S1481803514000177a.pdf/inflating_the_endotracheal_tube_cuff_with_saline_to_confirm_correct_depth_using_bedside_ultrasonography.pdf

www.showmethepocus.com/airway-ultrasound

4.7 Kneipenschlägerei (Advanced)

Hendrik Sudowe

4.7.1 Einsatzmeldung/Anfahrt

Samstagnacht um 3:40 Uhr erfolgt die Alarmierung für RTW und NEF mit dem Einsatzstichwort „Bewusstlose Person nach Kneipenschlägerei". Der mit einem Notfallsanitäter und einem Rettungssanitäter besetzte RTW war in dieser Nacht in ähnlicher Mission bereits in diversen Kneipen und befindet sich soeben auf der Rückfahrt vom letzten Einsatz, sodass er den nahe gelegenen Club nach nur 3 Minuten erreicht. Das NEF wird weitere 5 Minuten benötigen. Schon während der Anfahrt vergewissert sich die RTW-Besatzung über Funk, ob die Polizei parallel alarmiert wurde, um etwaige Streitigkeiten unter den Clubbesuchern zu schlichten.

Als der RTW den Einsatzort erreicht, ist die Polizei bereits mit mehreren Streifenwagen vor Ort. Vor dem Club spielen sich tumultartige Szenen ab. Zwei Personen wurden bereits verhaftet und gefesselt. Ein Polizist nimmt die RTW-Besatzung in Empfang und gibt zu verstehen, dass die Lage in dem Club unter Kontrolle ist. Es habe Streitigkeiten zwischen zwei rivalisierenden Gangs gegeben, in deren Verlauf es zu einer Messerstecherei gekommen sei. Eine stark am Hals blutende Person befinde sich im Club und sei kaum noch ansprechbar, eine weitere Person sei, obwohl am Bein verletzt, zurzeit noch flüchtig.

Welche Kräfte werden nachgefordert und welches Material wird in den Club mitgeführt?

Aufgrund der ungewissen Lageentwicklung wird ein zweiter RTW nachgefordert, um vor dem Club in Bereitstellung zu gehen. Die Schilderung des Polizisten lässt schwere Verletzungen vermuten, sodass der Notfallrucksack nebst Sauerstoffeinheit, ein Absauggerät und das EKG zum Patienten mitgeführt werden.

4.7.2 Situation am Notfallort und Ersteindruck

In einem schlecht beleuchteten Nebenraum des Clubs wird ein flach auf dem Boden liegender, ca. 25-jähriger, schwarz gekleideter Mann aufgefunden. Hinter ihm kniet ein weiterer Mann, der zwei blutverschmierte Handtücher beidseitig gegen den Hals des Patienten drückt. Auf Aufforderung des Notfallsanitäters entfernt er kurz die Handtücher, damit die Lage beurteilt werden kann. Rechts neben dem Kehlkopf erscheint eine ca. 2 cm lange Stichwunde, aus der in einem feinen Strahl Blut pulsiert. Links neben dem Kehlkopf befindet sich eine ca. 3 cm lange Wunde, aus der Blut sickert. Der Ersthelfer, der sich als Sanitätshelfer vorstellt, wird gebeten, wieder Druck auf die Wunden auszuüben, dabei aber keine zirkuläre Einschnürung um den Hals herum herbeizuführen. Gleichzeitig soll der Kopf gestützt und Bewegungen eingeschränkt werden. Diese Maßnahme wird suffizient ausgeführt. Der Patient hat geöffnete Augen, reagiert auf Ansprache, bewegt spontan Arme und

Beine, ist jedoch nicht konversationsfähig. Auffällig ist, dass keine sonderlich große Blutlache zu sehen ist. Auf Nachfrage gibt der Ersthelfer an, dass der Mann nicht von einem anderen Ort hierher verbracht worden sei, sondern dass der Angriff an dieser Stelle stattgefunden habe. Nach dem ersten Eindruck des Teams wird der Patient als **kritisch** eingestuft.

4.7.3 Primary Assessment – Erstuntersuchung und Behandlung nach X-ABCDE

Im Mundraum ist kein Blut sichtbar. Bei der Einatmung ist kein Stridor zu hören. Außer den beiden bereits erkannten Wunden fällt eine weitere, nicht blutende ca. 2 cm lange Stichwunde in der linksseitigen unteren Halsregion knapp oberhalb des Schlüsselbeins auf. Entlang der HWS lässt sich kein Hartspann tasten. Die Halsvenen sind gestaut. Es besteht eine Lippenzyanose; die Atmung ist flach und schnell (35/min). Über eine Maske mit Reservoir werden 15 l/min Sauerstoff verabreicht. Eine Auskultation im Seitenvergleich ergibt ein linksseitig aufgehobenes Atemgeräusch. Der Puls ist an der A. radialis nicht tastbar. Die Haut wirkt blass, kalt und schlecht rekapillarisiert. Das Team sieht bereits jetzt einen dringenden Handlungsbedarf. Die gravierenden B- und C-Probleme sind auf einen Spannungspneumothorax zurückzuführen. Mit Dyspnoe und Zyanose sowie erheblicher Kreislaufinsuffizienz ohne tastbaren Radialispuls bestehen Entlastungskriterien. Die Dekompression erfolgt mit einer Thoraxentlastungskanüle im 4.–5. ICR in der vorderen bis mittleren Axillarlinie und fördert Luft. Der Patientenzustand wird reevaluiert. Der Atemweg bleibt frei. Die Atemfrequenz verlangsamt sich auf 24/min. Das Zugvolumen bessert sich und die Zyanose ist rückläufig. Linksseitig kann nach wie vor nur ein stark abgeschwächtes Atemgeräusch auskultiert werden. Der Radialispuls ist mit einer Frequenz von 120/min tastbar. Die Halsvenen sind nicht mehr sichtbar.

An Thorax, Abdomen, Rücken, Becken und Oberschenkeln sind keine Verletzungen erkennbar. Die Blutungen am Hals lassen sich durch manuelle Kompression gut kontrollieren. In der Ellenbeuge kann ein großlumiger i. v. Zugang platziert werden, über den bei aktuell stabilisierten Kreislaufverhältnissen und nicht auszuschließender innerer Blutung eine kristalloide Infusion in moderater Tropfgeschwindigkeit verabreicht wird. Der Patient ist ängstlich, aber orientiert, GCS 15. Er bewegt Arme und Beine und gibt an, außer am Hals keine Schmerzen zu verspüren. Der Kopf ist unverletzt. Die Pupillen sind isokor und reagieren seitengleich auf Licht. Auch an den Armen und Unterschenkeln können keine Verletzungen ausgemacht werden.

Entscheidung kritisch ↔ nicht kritisch

Nach Einschätzung des Rettungsteams ist der Zustand **kritisch** und **erfordert größte Eile.** Die lebensrettende Intervention hat provisorischen Charakter und bietet keine Gewähr für eine dauerhafte Stabilisierung. Eine erneute Verschlechterung ist nicht unwahrscheinlich und eine Progredienz bislang noch kompensierter Probleme ist zu erwarten.

4.7.4 Verdachtsdiagnose

Das Team bewertet die initiale Kreislaufinsuffizienz nicht als Ausdruck eines Volumenmangelschocks, sondern eines Spannungspneumothorax, ausgelöst durch die thoraxnahe Halswunde mit vermutlich kaudal gerichtetem Stichkanal. Für die Diagnose Spannungspneumothorax sprechen einseitig aufgehobenes Atemgeräusch, Dyspnoe, Zyanose und ein **obstruktiver Schockzustand** mit gestauten Halsvenen sowie Blässe und fehlendem Radialispuls. Begleitend muss weiterhin mit inneren Blutungen gerechnet werden. Offenkundig droht zudem weiterhin ein Blutverlust durch die Halswunden, die darüber hinaus die Blutzufuhr zum Gehirn einschränken können.

4.7.5 Secondary Assessment – durchgeführte Maßnahmen, erweiterte Beurteilung und Transport

Vitalwerte und Monitoring

HF	120/min
RR	100/60 mmHg
SpO_2	94 %
BZ	100 mg/dl
Temp.	36,4 °C
EKG	Sinustachykardie

SAMPLER

Die SAMPLER-Anamnese ist nur eingeschränkt und über geschlossene Fragen möglich, da der Patient zurzeit nicht gut sprechen, aber sich nonverbal zustimmend oder verneinend äußern kann.

Symptome	Stichverletzungen am Hals mit komprimierbaren äußeren Wunden, schwerwiegendes B- und C-Problem
Allergien	Keine
Medikamente	Keine
Patientenvorgeschichte	Keine
Letzte Mahlzeit	Unklar
Ereignisse vor dem Notfall	–
Risikofaktoren	–

Weitere Maßnahmen und definitive Versorgung

Der in diesem Moment eintreffende Notarzt entscheidet sich nach einer kurzen strukturierten Übergabe nach X-ABCDE zugunsten eines schnellen Transports in die Klinik gegen eine Narkose und eine Minithorakotomie. Zwar ist eine erneute intrathorakale Druckzunahme aufgrund einer Verlegung der Dekompressionskanüle möglich, doch erhält angesichts der präklinisch nicht definitiv zu versorgenden Halsverletzungen ein zügiger Transport den Vorrang vor einer Unterbindung latenter Gefährdungen. Zur Analgosedierung werden dem 80 kg schweren Mann 10 mg Esketamin und 2 mg Midazolam verabreicht. Eine Immobilisation wird bei der penetrierenden Verletzung ohne neurologische Defizite für nicht nötig befunden, sodass der Patient unter Beibehaltung der manuellen Kompression der Halswunden mit hämostyptikabeschichteten (Celox®) Kompressen vorsichtig auf die Trage umgelagert wird.

4.7.6 Transport und Übergabe

Der Transport wird mit Sondersignalen durchgeführt. Verlaufskontrollen von ABCDE, ergänzt um Sättigung und Blutdruck, zeigen einen unveränderten Zustand. Es erfolgt eine Voranmeldung für den Schockraum in einer nur 1 km entfernten Klinik der Maximalversorgung, wo der Patient nach zweiminütiger Fahrt kreislaufstabil übergeben werden kann.

4.7.7 Klinischer Verlauf

Nach gefäßchirurgischer Versorgung eines durchtrennten Asts der A. carotis re. und der V. jugularis externa li. sowie throraxchirurgischer Versorgung wird der Patient intensivmedizinisch überwacht. Der Hb beträgt 12,8 g/dl. Es sind keine Bluttransfusionen erforderlich. Der Patient überlebt ohne zurückbleibende Einschränkungen.

4.7.8 Kommentar

Dank der suffizienten Ersten Hilfe konnte der Blutverlust durch die Halswunden schnell kontrolliert werden. Die Einbindung des Ersthelfers mit einer einfachen Maßnahme („Da, wo es blutet, draufdrücken!") in die weitere Versorgung verschaffte dem Team den Freiraum für weiterführende Tätigkeiten. Eine Effektivitätskontrolle der delegierten Leistungen ist natürlich unabdingbar.

Im weiteren Einsatzverlauf wurde die Kompression der Wunden durch Auflagematerial mit Blutstillungsmitteln (Hämostyptika) pharmakologisch unterstützt. Trotz des beeindruckenden Verletzungsbilds am Hals wurde die Untersuchung des Patienten konsequent fortgesetzt, wobei das „eigentliche" Problem – nämlich der Spannungspneumothorax – erkannt werden konnte (➤ Tab. 4.3). Durch die penetrierende Verletzung des Rippenfells – vielleicht auch des Lungenfells – konnte Luft in den Pleuraspalt eindringen, ihn aber aufgrund überlappender Gewebeschichten, die einen Ventilmechanismus bewirkt haben, nicht mehr verlassen. So konnte der Druck im Thorax sukzessive ansteigen, den Kollaps der betroffenen Lungenseite begünstigen, die gesunde Lungenseite verdrängen und große Gefäße komprimieren. Ohne Dekompression

Tab. 4.3 Fokussierte Untersuchung zur Identifikation relevanter Thoraxverletzungen (S3-Leitlinie Polytrauma) [W1120-001]

Untersuchung	Spezieller Fokus auf
Inspektion	• Atemfrequenz • Seitendifferenz der Atemexkursionen • Vorwölbung auf einer Seite • Paradoxe Atmung • Dyspnoe
Palpation	• Druck- und Spontanschmerz • Schmerzpunkte • Krepitationen • Hautemphysem • Instabilität des knöchernen Thorax
Perkussion	Hypersonorer Klopfschall
Auskultation	Vorhandensein und Seitengleichheit des Atemgeräuschs
Technisches Monitoring	• Pulsoxymetrie • Beatmungsdruck • Kapnografie • (Sonografie) • (Pneumoscan)

wäre ein Kreislaufstillstand zur logischen und vermutlich unausweichlichen Folge geworden. Nur die sofortige und dauerhafte Entlastung nach Feststellung eines einseitig fehlenden Atemgeräuschs sowie typischen Symptomen der schweren respiratorischen und zirkulatorischen Störung konnte die akute Lebensbedrohung abwenden.

Kennzeichnend für die gesamttaktische Ausrichtung war ein deutliches Bewusstsein für den Faktor Geschwindigkeit. Nur die Maßnahmen, die für den Patienten wirklich wichtig waren, wurden durchgeführt – und zwar überaus konsequent! Auf Maßnahmen (z. B. Narkose, zweiter und dritter i. v. Zugang, aufwendige Immobilisationsmaßnahmen etc.), von denen der Patient weniger als von einem schnellen Transport profitiert hätte, wurde – genauso konsequent – verzichtet.

Evidenz: Mythos oder Fakt

Mythos: Bleibt die Herzdruckmassage auch bei Patienten mit einem traumatisch bedingten Kreislaufstillstand die wichtigste Maßnahme?

Fakt: In allen anderen Fällen ist das sicherlich unstrittig: möglichst ununterbrochene Thoraxkompressionen und Defibrillationen ermöglichen oder limitieren den Reanimationserfolg. Was aber, wenn kaum noch Blut im Herzkreislaufsystem vorhanden ist, das Herz sich durch eine Blutung ins Perikard selbst tamponiert oder ein bilateraler Spannungspneumothorax eine Blutpassage durch den Thorax unmöglich macht? Die ERC-Leitlinien beziehen dazu klar Stellung: „Don't pump an empty heart!“ heißt es da. Und: „Die gleichzeitige Behandlung reversibler Ursachen hat Vorrang vor der Thoraxkompression. Die Thoraxkompression darf die Behandlung reversibler Ursachen bei TCA nicht verzögern“. Also, sofort CPR, inklusive Herzdruckmassage starten, aber im Bedarfsfall prioritär Blutungen stillen, beidseitige Thorakotomie durchführen und Herzbeuteltamponaden entlasten!

LITERATUR

AWMF-S3-Leitllinie. Polytrauma/Schwerverletzten-Behandlung. Version 4.1. Stand 31.12.2022. AWMF-Reg. -Nr. 187-023. 2023. https://register.awmf.org/de/leitlinien/detail/187-023 (in Überarbeitung).

Lott C, Truhlář A, Alfonzo A et al.; ERC Special Circumstances Writing Group Collaborators. European Resuscitation Council Guidelines 2021: Cardiac arrest in special circumstances. Resuscitation 2021 Apr; 161: 152-219. doi: 10.1016/j.resuscitation.2021.02.011. Epub 2021 Mar 24. Erratum in: Resuscitation 2021 Oct; 167: 91-92. doi: 10.1016/j.resuscitation.2021.08.012. PMID: 33773826

Schober P, Giannakopoulos GF, Bulte CSE, Schwarte LA. Traumatic Cardiac Arrest-A Narrative Review. J Clin Med 2024 Jan 5; 13(2): 302. Doi: 10.3390/jcm13020302. PMID: 38256436; PMCID: PMC10816125

4.8 Hexenschuss (Basic)

Gunnar Jähnichen

Nach Übernahme des RTW von der Tagschicht am Samstagabend befindet sich das RTW-Team, bestehend aus Notfallsanitäterin und Rettungssanitäter, noch beim Checken des Fahrzeugs, als der DME ertönt. Die Leitstellenmeldung auf dem Display lautet: „Mann 32 Jahre, stärkste Schmerzen im Bereich der LWS, nicht bewusstlos, atmet." Der eigentlich für „Low-Code"-Einsätze zuständige Gemeindenotfallsanitäter befindet sich schon seit längerer Zeit im Einsatz und kann nicht disponiert werden. Nähere Informationen zum Einsatz sind nicht vorhanden. Der Einsatzort liegt in der benachbarten größeren Stadt. Die Wohnung des Patienten befindet sich in einem Mehrfamilienhaus im 2. Stock und der RTW wird auf dem geräumigen Parkplatz vor dem Haus abgestellt.

Welches Material wird zur Einsatzstelle mitgeführt?

Aufgrund der spärlichen und unpräzisen Angaben in der Leitstellenmeldung und nicht sicher auszuschließendem Vorliegen einer lebensbedrohlichen Erkrankung entscheidet sich das RTW-Team zur Mitnahme der Notfallrucksäcke Kreislauf und Atmung sowie der EKG/Defibrillatoreinheit.

4.8.1 Situation am Notfallort und Ersteindruck

An der Haustür wird das RTW-Team von der Ehefrau des Patienten begrüßt. Diese berichtet leicht genervt, dass ihr Mann bereits seit 2 Tagen über leichte Rückenschmerzen geklagt habe, ja aber unbedingt noch weiter körperlich arbeiten musste und es jetzt akut zu sehr starken Schmerzen gekommen sei. Bei fortgesetzten Schmerzen hätte sie sich jetzt entschlossen den Rettungsdienst zu rufen, es würde bestimmt ein Bandscheibenvorfall vorliegen, der operiert werden muss. Die Ehefrau führt das RTW-Team in das Wohnzimmer, dort liegt der Patient zusammengekauert auf dem Sofa. Zwei Kinder, etwa 4 und 6 Jahre alt sitzen vor dem laufenden Fernseher und nehmen von den eintreffenden „Gästen" nur beiläufig Notiz. Die Notfallsanitäterin kniet sich neben den Patienten und fragt, was ihm fehlen würde. Dieser berichtet, dass er nachmittags beim Anheben eines Möbelstücks in der Wohnung seiner Eltern akut Schmerzen im Bereich der unteren Wirbelsäule bekommen habe. Der Schmerz sei plötzlich eingeschossen, danach hätte er sich nicht mehr aufrichten können, so habe es wehgetan. Er habe sich primär mithilfe seines Bruders hingelegt, sei dann vorsichtig unter Schmerzen aufgestanden, mit Unterstützung gekrümmt zum Auto gegangen und von seinem Bruder in dessen Pkw nach Hause gebracht worden. Hier hätte er sich gleich auf das Sofa gelegt, im Liegen seien kaum Schmerzen vorhanden, aber bei Versuchen wieder aufzustehen würde es sofort wieder im unteren Rücken wehtun. Ergänzend fragt die Notfallsanitäterin, ob andere zusätzliche Probleme vorhanden sind, die Kraft und das Gefühl in den Beinen vermindert sei und ob schon Medikamente gegen den Schmerz eingenommen wurden. Schmerzen an anderen Orten oder zusätzliche andere akute gesundheitliche Probleme werden verneint, ebenso Beeinträchtigungen der Motorik und/oder Sensibilität im Bereich der unteren Extremität. Medikamente seien noch nicht eingenommen worden, hiermit wollte er warten, bis professionelle Hilfe kommt, da er ja nicht wisse, was genau mit Ihm los sei.

ABCDE-Untersuchung

Der Patient ist offensichtlich bei vollem Bewusstsein, er beantwortet adäquat an ihn gerichtete Fragen und ist in Ruhe nicht wesentlich schmerzbelastet. Die Atmung wirkt normal bei einer Atemfrequenz von etwa 18/min. Auf Nachfrage wird bei normal gefärbten Lippen keine Atemnot angegeben. Die Lunge zeigt beidseits vesikuläre Atemgeräusche. Bei gleichzeitig mit dem Gespräch gefühltem Radialispuls zeigt sich eine normale Pulsfrequenz (etwa 80/min) bei gleichmäßigem Puls. Die Haut ist unauffällig. Neurologische Defizite oder Schmerzen in anderen Bereichen werden verneint. Kribbelparästhesien werden auf Nachfrage verneint.

Entscheidung kritisch ↔ nicht kritisch und Leitsymptom

Bei dem Patienten ist keinerlei ABCDE-Problematik erkennbar. Einen Grund für vordringliche Maßnahmen oder zusätzliche (notärztliche) Unterstützung sieht das RTW-Team nicht; es stuft die Situation primär als **nicht kritisch** ein. Leitsymptom sind isolierte bewegungsabhängige Schmerzen in der Lendenwirbelsäule, die in direkter Verbindung mit dem Heben einer schweren Last angefangen haben; offenbar ohne wesentliche Ausstrahlung und ohne andere gesundheitliche Beeinträchtigungen. Die Schmerzen sind in Ruhe kaum vorhanden, verstärken sich bei Bewegung aber deutlich.

Sammeln der Differenzialdiagnosen, Verdachtsdiagnose

In Anbetracht der isolierten Schmerzen in der Lendenwirbelsäule ohne signifikante Ausstrahlung und mit akutem Beginn während einer erheblichen körperlichen Belastung sowie ansonsten bisher unauffälligen Vitalparametern in der Basisanamnese wird die Verdachtsdiagnose einer akuten Lumbalgie gestellt. Differenzialdiagnostisch muss im Rahmen der weiterführenden Anamnese und der körperlichen Untersuchung natürlich eine schwerere Verletzung im Bereich der Wirbelsäule abgeklärt werden. Insbesondere muss eine Schädigung von Nervenwurzeln ausgeschlossen werden, verursacht z. B. durch einen akuten Bandscheibenschaden oder eine Wirbelkörperfraktur. In Bezug auf benachbarte Organregionen ist einerseits an ein akutes Ereignis im Bereich der Nieren oder der Harnleiter zu denken (z. B. Nierenkolik, Nierenbeckenstein/Harnleiterstein) und andererseits insbesondere wegen des akuten Beginns während körperlicher Belastung an eine Aortendissektion oder ein Aortenaneurysma. Da keinerlei Schmerzen im Bereich des Abdomens vorliegen, erscheinen andere abdominelle Erkrankungen unwahrscheinlich.

4.8.2 Weiterführende Anamnese und Untersuchung

Den ersten Äußerungen des Patienten ist zu entnehmen, dass akut erhöhte Stressoren nach dem Tod der Mutter sowohl in psychischer Hinsicht als auch in körperlicher Hinsicht vorliegen. Die letzten Wochen seien sehr stressig gewesen. Unerwartet sei die Mutter vor etwa vier Wochen verstorben, jetzt müsse der Vater umziehen, was vor allem in Eigenarbeit zusammen mit dem Bruder geregelt wird: „Das alles ist sehr belastend." Zur Vervollständigung einer adäquaten Basisanamnese werden von der Notfallsanitäterin die OPQRST- und SAMPLER-Schemata abgearbeitet und im Team die Vitalparameter inklusive Blutdruckmessung (an beiden Armen), Basis-EKG und Temperatur erhoben.

OPQRST

Anamnestisch erfolgen wegen der im Vordergrund stehenden Schmerzsymptomatik genauere Fragen zum Schmerzort, dem Schmerzcharakter, der Schmerzausstrahlung und der Schmerzstärke (numerische Rating-Skala, NRS). Unverändert gibt der Patient einen lokalisierten Schmerz in der unteren Lendenwirbelsäule (LWS) an, dieser sei in Ruhe, vor allem in Seitenlage mit angewinkelten Beinen nur leicht und am ehesten drückend. Bei Bewegung, insbesondere beim Bücken oder Aufrichten werde der Schmerz stechend und drücke vermehrt, strahle aber nicht wesentlich aus, insbesondere nicht in das Gesäß und die Beine. Ebenfalls findet keine Ausstrahlung in das Abdomen statt, welches völlig unbeeinträchtigt sei. Anhand der NRS wird ein Ruheschmerz von 2 und der stärkste Schmerz mit 10 angegeben. Anschließend wird noch abgefragt, ob nach Schmerzbeginn Probleme beim Stuhlgang oder Wasserlassen aufgetreten seien oder Gefühlsstörungen im Bereich des Beckens, was vom Patienten deutlich verneint wird. Auf entsprechende anschließende Fragen gibt der Patient an, ähnliche Schmerzen noch nie gehabt zu haben. Bei beruflicher Tätigkeit als Heizungsmonteur und zum Teil schwerer körperlicher Arbeit habe er nur einmal leichte Verspannungen in der LWS gehabt, als Hobbyfußballer mehrfach Knieprobleme, die auch ein paarmal orthopädisch abgeklärt und medikamentös mit Ibuprofen behandelt wurden.

Onset	Akut, bei körperlicher Belastung
Palliation/ Provocation	LWS mittig, bei Bewegung/Vorbeugung deutlich verstärkt
Quality	Scharf, stechend, ziehend
Radiation	Latent, in die Flanken beidseits
Severity	Maximal stark während der Schmerzattacken bei Bewegung
Time	Latenter Dauerschmerz, Attacken für Sekunden bis Minuten anhaltend

SAMPLER

Symptome	Siehe oben
Allergien	Keine bekannt
Medikamente	Noch keine schmerzbezogene Medikation, keine Dauermedikation
Patientenvorgeschichte	Keine signifikanten Vorerkrankungen
Letzte Mahlzeit	Mittagessen gegen 13 Uhr
Ereignisse vor dem Notfall	Keine wesentlichen Dinge ersichtlich, Anhalt für psychische Belastung
Risikofaktoren	Keine organischen ersichtlich, deutliche psychische Belastung

Vitalwerte und EKG

HF	80/min
RR	140/80 (an beiden Armen gemessen)
SpO_2	99 %
BZ	Nicht gemessen
Temp.	36,3 °C
EKG (3 Kanal)	Sinusrhythmus, keine Auffälligkeiten

Fokussierte Anamnese und Untersuchung

Zur Durchführung der fokussierten Untersuchung (➤ Abb. 4.6) bittet die Notfallsanitäterin den Patienten zunächst, sich vorsichtig auf den Rücken zu drehen, was unter leichtem Stöhnen bei zunächst angewinkelten Beinen auch gelingt. Unter Mithilfe kann der Patient die Beine strecken, worauf auf beiden Seiten der Lasègue-Test durchgeführt wird, welcher negativ ausfällt. Nun wird der Patient gebeten, die Hose auszuziehen und sich, sofern möglich, auf dem Sofa hinzusetzen. Mit Unterstützung wird die Hose im Liegen ausgezogen und unter deutlichen Schmerzen setzt sich der Patient selbstständig hin. Bei Blickdiagnose zeigen sich keinerlei Auffälligkeiten an der unteren Extremität. Primär testet die Notfallsanitäterin durch Bestreichen beider Beine die Sensibilität und dann, indem sie ihn bittet, die Füße gegen ihren Gegendruck nach oben und unten zu drücken, die grobe Kraft. Beides ist unauffällig, ebenso die Fußpulse, die auf beiden Seiten auf dem Fußrücken gut tastbar sind. Nun wendet sich die Notfallsanitäterin dem Rücken zu und bittet dafür den Patienten, sich hinzustellen. Auch dies gelingt unter mäßigen Schmerzäußerungen, wobei der Patient jedoch leicht gebückt stehen bleibt. Es zeigt sich keine Seitverkrümmung der Wirbelsäule, aber eine leichte Asymmetrie in der paravertebralen Muskulatur der LWS mit deutlich tastbaren Verspannungen rechtsseitig. Beim Klopftest der Wirbelsäule, beginnend mit der Brustwirbelsäule, gibt der Patient keine wesentlichen Schmerzen an, jedoch würde im

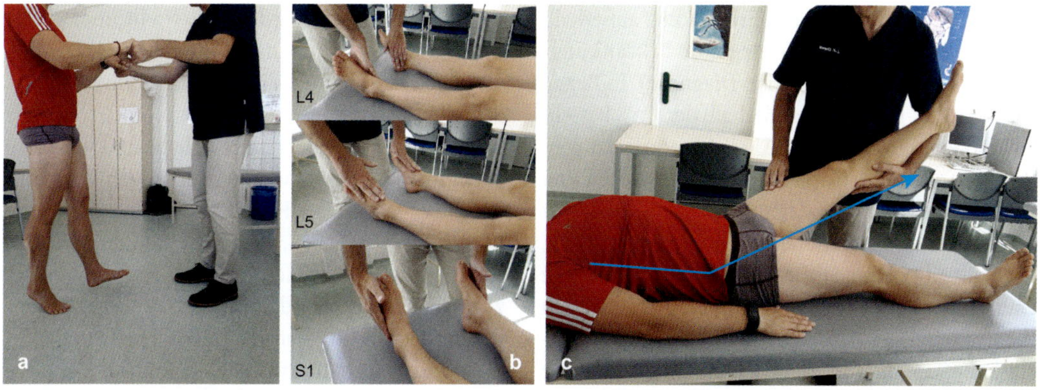

Abb. 4.6 Körperliche Untersuchung bei Rückenschmerzen: **a** Kraftprüfung (Zehengang), **b** Sensibilitätsprüfung, **c** Lasègue-Test [T500]

Gebiet der muskulären Verspannung im Bereich der unteren LWS eine leichte Schmerzzunahme auftreten. Weitere Auffälligkeiten sind bei der körperlichen Inspektion und Untersuchung nicht ersichtlich, sodass sich die Notfallsanitäterin ein Herz fasst und den Patienten auf die benannten Stressoren, insbesondere den Tod der Mutter und die jetzt zu erledigenden Dinge anspricht. An dieser Stelle schaltet sich zunächst die Ehefrau leicht genervt ein und betont noch einmal, dass sich ihr Mann viel zu sehr „einen Kopf machen würde“ und sich unnötig belasten würde, schließlich sei sein Vater ja noch ganz fit und könne sich auch selbst kümmern. Hierauf reagiert der Patient zunächst unwirsch, berichtet dann aber, dass ihm der Tod der Mutter sehr nahegehe und ihn sehr belaste – auch weil es offensichtlich am Verständnis der Ehefrau fehle. Er fühle sich aber verpflichtet, seinem Vater zu helfen, insbesondere den jetzt notwendigen Umzug durchzuführen. Deutlich ist sichtbar, dass der Patient dabei mit den Tränen kämpfen muss. Daher lässt es die Notfallsanitäterin bei diesen Informationen bewenden.

4.8.3 Bewertung der Differenzialdiagnostik und Verdachtsdiagnose

Auch nach der doch sehr ausführlichen Anamneseerhebung und der umfangreichen (fokussierten) Untersuchung bleibt ein isolierter Schmerz im Bereich der LWS mit akutem Beginn während körperlicher Belastung und ohne wesentliche Ausstrahlung die einzige erkennbare Symptomatik. Weder anamnestisch noch bei gründlicher körperlicher Untersuchung und auch nicht in Bezug auf die erhobenen Vitalparameter besteht der Verdacht auf eine Erkrankung außerhalb der LWS oder eine schwerwiegende Erkrankung/Verletzung der LWS (High-risk-Diagnose). In Bezug auf High-risk-Diagnosen außerhalb der LWS besteht insbesondere in Bezug auf Alter, Vorerkrankungen sowie vor allem Vitalparameter, Schmerzbeginn und zeitlichem Verlauf der Symptomatik kein Anhalt für eine Aortendissektion oder ein Aortenaneurysma. Ebenfalls gibt es keinen Hinweis auf eine abdominelle Pathologie oder eine Symptomatik aus dem Bereich Niere und Harnleiter. Entsprechend bewertet die Notfallsanitäterin die vorliegende Symptomatik als eine akute (unspezifische) Lumbalgie und stellt folgerichtig diese Verdachtsdiagnose.

4.8.4 Maßnahmen und Therapie

Die Notfallsanitäterin ist sich im Hinblick auf die von ihr gestellte Verdachtsdiagnose sicher und überlegt jetzt, was zu tun sei. Der einfachere Weg wäre wahrscheinlich, den Patienten mitzunehmen und an die Notaufnahme des nächstgelegenen Krankenhauses zu übergeben. Hier könnte die Diagnose ärztlich bestätigt und ggf. eine ergänzende Diagnostik durchgeführt werden. Insbesondere wären damit auch keine weiteren Diskussionen und etwaige kontroverse Gespräche mit dem Patienten und seiner Frau notwendig, die ja von einer schwereren Erkrankung und der Notwendigkeit einer Operation überzeugt ist. Auf der anderen Seite würde der Patient in der Notaufnahme des Krankenhauses, womöglich nach längerer Wartezeit, wahrscheinlich nicht viel anders anamnestiziert und untersucht und vermutlich noch abends oder nachts (vernünftigerweise) wieder nach Hause entlassen werden. Möglicherweise würde eine Röntgenaufnahme gemacht und eine Infusion mit Schmerzmitteln appliziert werden, was auch das Risiko der Konditionierung und im Verlauf einer Chronifizierung der Symptomatik bergen könnte.

Also entschließt sich die Notfallsanitäterin frischen Mutes, den schwierigeren Weg zu gehen und mit dem Patienten (und der Ehefrau) ein Edukationsgespräch zu führen, warum eine Vorstellung und Behandlung im Krankenhaus nicht notwendig und was stattdessen sinnvollerweise zu tun sei. Primär erläutert sie hierfür ausführlich, aber trotzdem in einfachen Worten ihre Diagnose, insbesondere, dass es sich bei der vorliegenden Symptomatik um eine harmlose Form akuter Rückenbeschwerden handle, die keiner weiteren Abklärung bedürften. Nicht unerwartet kommt es tatsächlich insbesondere zu Einwänden vonseiten der Ehefrau, die weiterhin eine schwerere Schädigung annimmt und auch einwendet, dass sie ja genug mit den Kindern zu tun habe und sich dann auch noch um den bewegungsunfähigen Ehemann kümmern müsse. Der Patient selbst wirkt eher ruhig und schicksalsergeben, sodass die Notfallsanitäterin weiter ruhig und sachlich versucht, die Symptomatik zu erläutern und zu erklären, was für eine zügige Linderung der Beschwerden sinnvoll sei. Hierbei versucht sie bewusst, auch die kritische Ehefrau des Patienten miteinzubeziehen und, soweit möglich, zu beruhigen. Die Notfallsanitäterin fragt, ob Schmerzmedikamente im Hause seien, was vom Patienten bejaht wird. Es seien noch ca. 10 Tabletten Ibuprofen 600 mg vorhanden, die nach der letzten Knieverletzung vom Orthopäden verordnet wurden. Die Ehefrau wird gebeten, eine Tablette und ein Glas Wasser zu holen, sodass die erste Tablette sofort eingenommen werden kann, was sie auch widerwillig macht. Dann wird dem Patienten empfohlen, über das Wochenende primär 3 Tabletten täglich, also etwa alle 8 Stunden, einzunehmen und zu versuchen, kleine Wege zu laufen, auch wenn dies Schmerzen bereite. Die Schmerzen müssten nur aushaltbar sein, das Laufen könne in der Wohnung oder tagsüber auch draußen erfolgen. Zwischendurch solle er am besten auf dem Rücken liegen und hierbei möglicherweise ein größeres Kissen oder Ähnliches unter die Knie legen, um eine Stufenlagerung zu erzeugen (➤ Abb. 4.7). Die Notfallsanitäterin versucht bei ihren Empfehlungen so kompetent wie möglich zu wirken und Zuversicht zu verbreiten, was ihr erfreulicherweise offensichtlich auch gelingt. Nun spricht sie noch den erhöhten Stress des Patienten in Bezug auf den Tod der Mutter an und den Zusammenhang von körperlichen **und** seelischen Faktoren auf die Entstehung und Unterhaltung von Rückenschmerzen insbesondere im Bereich der LWS, aber auch z. B. von Verspannungen im Bereich der HWS und des Nackens. Sie empfiehlt dem Patienten deutlich schwere körperliche Arbeit aktuell, solange starke Schmerzen vorliegen, nicht durchzuführen und gleichzeitig auch Stress zu reduzieren. So solle er z. B. kein schlechtes Gewissen gegenüber dem Vater und dem Bruder haben. Der Ehefrau versucht die Notfallsanitäterin zu vermitteln, dass aktuell eher Unterstützung und weniger Vorwürfe dabei helfen, die Symptomatik schneller zu bessern. Schließlich empfiehlt sie noch, für den Fall, dass sich der Schmerz nicht oder nur sehr wenig bessern sollte, am Montag den Hausarzt aufzusuchen; im unerwarteten Fall einer Verschlechterung solle er erneut den Rettungsdienst alarmieren. Erfreulicherweise ist der Patient mit den Erläuterungen und Empfehlungen so weit zufrieden und wirkt erleichtert, insbesondere dass offensichtlich keine schwere Schädigung vorliegt, aber auch, dass er nicht ins Krankenhaus muss, sondern zu Hause verbleiben kann. Selbst die Ehefrau wirkt trotz der verbliebenen Restskepsis beruhigt und kann zumindest den gerade erläuterten Plan akzeptieren. Entsprechend packt das RTW-Team seine Materialien zusammen und es wird vom Patienten, zwar mit langsamen Schritten und leicht nach vorn gebeugt, aber immerhin zum Laufen motiviert, bis zur Haustür begleitet, während die Ehefrau im Wohnzimmer bei den Kindern bleibt. An der Haustür verabschiedet sich der Patient beim RTW-Team und bedankt sich für die Hilfe und insbesondere auch für die tröstenden Worte in Bezug auf den Tod der Mutter und die aktuell belastete Gefühlslage.

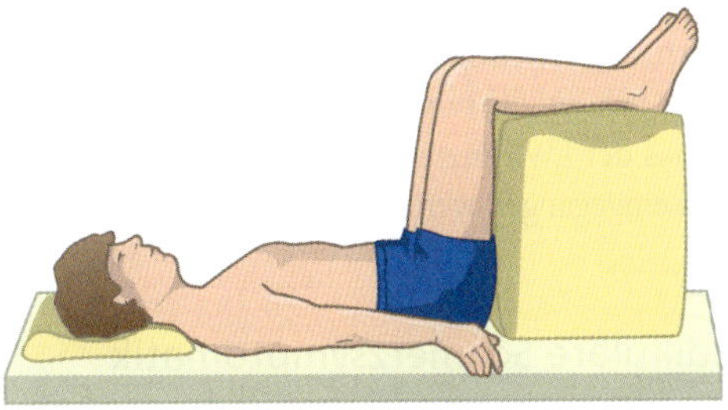

Abb. 4.7 Stufenbettlagerung zur Schmerzlinderung bei lumbalem Bandscheibenvorfall [L190]

4.8.5 Klinischer Verlauf

Der Patient hält sich an die vereinbarten Empfehlungen und nimmt über das Wochenende bis montags etwa alle 8 Stunden 600 mg Ibuprofen ein und schafft es, immer längere Strecken im Haus und um das Haus zu gehen, wobei die Schmerzstärke abnimmt und sich die Beweglichkeit verbessert. Zwischendurch führt er die empfohlene Stufenlagerung durch und telefoniert mit seinem Vater und Bruder, um die Situation zu erklären und schweren Herzens für die nächsten Tage die Unterstützung beim Umzug abzusagen. Trotz verminderter Schmerzen sucht der Patient am Montag den Hausarzt auf und schildert die Symptomatik und den bisherigen Verlauf. Der Hausarzt bestätigt die vom RTW-Team gestellte Diagnose und empfiehlt dem Patienten die Medikation mit Ibuprofen in der jetzigen Form noch für ein paar Tage weiter zu nehmen sowie mit aktivierenden Maßnahmen fortzufahren. Er schreibt den Patienten zunächst für drei Tage krank, ermuntert ihn aber, die berufliche Tätigkeit wieder aufzunehmen, sobald es der Schmerz zulasse. Tatsächlich bessert sich die Symptomatik des Patienten in den folgenden Tagen deutlich, sodass er mit leichten Restschmerzen am Donnerstag wieder zur Arbeit gehen kann und das Ibuprofen bereits am Mittwochabend absetzt. Sowohl bei der beruflichen Arbeit als auch am folgenden Wochenende bei der Unterstützung des Vaters achtet der Patient aber darauf, schwere körperliche Arbeit zu vermeiden.

4.8.6 Kommentar

Laut TK-Gesundheitsreport 2024 sind die Fehltage am Arbeitsplatz aufgrund von Rückenschmerzen bei hohem Gesamtstand im Vergleich zum Vorjahr nochmals leicht gestiegen. Rückenschmerzbedingte Krankschreibungen machten im Jahr 2023 immerhin 14,3 % aller Fehltage aus. Damit sind Rückenschmerzen nach Erkältungskrankheiten und psychischen Diagnosen (genauso bedenklich!) der häufigste Grund für eine Krankschreibung. Eine häufige Ursache für die Beschwerden sei insbesondere auch Bewegungsmangel, wird konstatiert. Akute Schmerzen in der Lendenwirbelsäule sind daher auch einer der häufigsten Gründe für Arztbesuche und für Vorstellungen in Notfallambulanzen.

Die schwierige Aufgabe im Bereich der Notfallmedizin in Bezug auf Schmerzen im Bereich der LWS ist dabei die Unterscheidung zwischen einer ernsthaften Erkrankung/Verletzung mit spezifischer Genese vom unspezifischen Rückenschmerz mit einer guten Prognose und sogar möglichem Schaden durch unnötige Diagnostik und Therapien. Hierbei können Schmerzen im Bereich der Lendenwirbelsäule entweder auf die Strukturen der Wirbelsäule inklusive umgebender Muskulatur oder auf übertragene Schmerzen von angrenzenden Organsystemen zurückzuführen sein. Bevor man die Diagnose eines unspezifischen akuten Rückenschmerzes (unspezifischer Kreuzschmerz, akute Lumbalgie) stellt, müssen zwingend Differenzialdiagnosen abgeklärt und ausgeschlossen werden, insbesondere solche, die eine größere Lebensgefahr darstellen können (High-risk-Diagnosen). Die wichtigsten Ursachen von Rückenschmerzen inklusive High-risk-Diagnosen im Bereich des unteren Rückens sind in ➤ Tab. 4.4 aufgeführt.

Tab. 4.4 Mögliche Ursachen von unteren Rückenschmerzen

Ursachen	Erkrankungen	
Muskuloskelettal	• Wirbelfraktur[1] • Wirbelkörpermetastasen[1] • Epiduraler Abszess[1] • Cauda-equina-Syndrom[1] • Spondylodiszitis • Osteomyelitis	• Spinalkanalstenose • Bandscheibenvorfall • Nervenwurzelkompression • Muskulär • Ligamentös • Morbus Paget
Vaskulär	• Aortenaneurysma[1] • Aortendissektion	• Myokardinfarkt • Perikarditis
Gastrointestinal	• Pankreatitis • Biliäre Kolik • Cholezystitis	• Magenulkus • Gastroösophagealer Reflux
Renal	• Nierenkolik • Pyelonephritis • Hydronephrose	• Nierenabszess • Prostatitis
Gynäkologisch	• Endometriose • Adnexitis	
Rheumatologisch	• Spondylitis ankylosans	
Sonstiges	• Trauma • Tumoren • Herpes Zoster	

[1] = High-risk

Wichtigste Aufgabe des Erstbehandlers in der Notfallsituation ist es also, spezifische Ursachen der Symptomatik auszuschließen und eine entsprechende (analgetische) Behandlung der unspezifischen Beschwerden einzuleiten oder durch sorgfältige Anamnese und körperliche Untersuchung potenziell gefährliche, spezifische Ursachen herauszufinden und einer weiteren Diagnostik und gegebenenfalls Behandlung zuzuführen. Wie oben bereits beschrieben können LWS-Schmerzen grundsätzlich, wie die Schmerzen in den anderen Wirbelsäulenabschnitten auch, aus den Strukturen der Wirbelsäule selbst oder extravertebral aus umliegenden Organen oder Geweben entstehen. Aufgrund der Bedeutung zur Abgrenzung von unspezifischen Kreuzschmerzen soll an dieser Stelle auf die **radikuläre Schmerzsymptomatik** und das der LWS zuzuordnende **Cauda-equina-Syndrom** eingegangen werden.

Radikuläre Schmerzsymptomatik

Behandler, die regelmäßig Patienten mit LWS-Beschwerden betreuen, stellen fest, dass oftmals insbesondere Schmerzen in der Lendenwirbelsäule mit Ausstrahlung in die untere Extremität als Bandscheibenpathologie angesehen werden. Tatsächlich sind Bandscheibenschäden jedoch nur für einen kleinen Teil der LWS-Schmerzen mit Radikulation in die untere Extremität verantwortlich, in der Mehrzahl der Fälle sind andere Pathologien ursächlich. Radikuläre Schmerzen entstehen durch Kompression einer oder mehrerer Nervenwurzeln und bedeuten neben möglichen Schmerzen in der LWS eine Ausstrahlung in die untere Extremität, meist einseitig, mit teilweise begleitenden Sensibilitätsstörungen und eventuell motorischer Schwäche. Die Symptomatik ist nicht immer deutlich, sondern teilweise unspezifisch (pseudoradikulär), sodass eine genaue Anamnese und körperliche Untersuchung hier unabdingbar sind. Insbesondere muss ein Befundstatus der Reflexe der unteren Extremität erfolgen, um die Symptomatik den entsprechenden Wurzeln zuzuordnen, der klassische Reflextest, der zusätzlich positiv ausfallen sollte ist der Lasègue Test. Zusätzlich sollten die Sensibilität und die Kraft zumindest grob untersucht werden, Husten, Niesen und ein Valsalva-Manöver können den Schmerz verstärken.

Cauda-equina-Syndrom

Das Cauda-equina-Syndrom ist letztendlich, wenn man so will, eine Sonderform radikulärer LWS-Schmerzen. Es wird verursacht durch die mediale Kompression der lumbosakralen Nervenwurzeln durch raumfordernde infektiöse, maligne oder hämorrhagische Prozesse sowie mediale Bandscheibenvorfälle. Es stellt in jedem Fall einen akuten dringlichen Notfall dar, der sofortiger zusätzlicher Diagnostik (MRT) und gegebenenfalls entsprechender Behandlung (operative Rückenmarkdekompression) bedarf. **Typische Symptome** des Cauda-equina-Syndroms sind:

- Harninkontinenz (Überlaufinkontinenz)
- Sattelanästhesie
- Bilaterale Beinschmerzen
- Motorische Beinschwäche mit Hyperreflexie
- Stuhlinkontinenz mit vermindertem Sphinktertonus

Zum Ausschluss von High-risk-Diagnosen sowie anderer Ursachen von Schmerzen im Bereich des unteren Rückens und entsprechend zur Diagnosestellung von unspezifischen Rückenschmerzen sind insbesondere eine gründliche Anamneseerhebung und eine körperliche Untersuchung unabdingbar (➤ Abb. 4.8).

Anamneseerhebung

Eine gründliche Anamneseerhebung ist der wichtigste Faktor und die Basis in der Diagnostik. Dabei kommt der sorgfältigen Betrachtung von Risikofaktoren und Alarmzeichen **(Red Flags)** und zusätzlich der Betrachtung von psychischen und sozialen Alarmzeichen **(Yellow Flags)** bei Rückenschmerzen eine besondere Bedeutung zu. Primäres Ziel der Erstanamnese ist es natürlich, gefährliche Ursachen auszuschließen und entsprechende weitere Maßnahmen zu planen. Es empfehlen sich grundsätzlich im Rahmen der Diagnostik die bewährten **OPQRST**- und **SAMPLER**-Schemata zur Basisanamnese. In der erweiterten Anamneseerhebung sollten dann spezifische Fragen zur Schmerzsymptomatik gestellt werden, angepasst an die vom Patienten angegebene Symptomatik.

Einige Faktoren können Hinweise für das Vorliegen ernsthafter Ursachen der Schmerzen geben und sollten daher besondere Beachtung finden.

Warnzeichen bei der Anamneseerhebung:

- Alter < 18 oder > 50 Jahre
- Schmerzdauer > 6 Wochen
- Vorliegen eines Traumas
- Onkologische Anamnese
- Intravenöser Drogengebrauch
- Ruheschmerzen und nächtliche Schmerzen
- Analgetikaresistente Schmerzen
- Fieber, Schüttelfrost, Nachtschweiß, Gewichtsverlust
- Neurologische Symptome (motorische Schwäche, Parästhesien)
- Ischiassymptomatik
- Harn- oder Stuhlinkontinenz

Neben der Erhebung von Befunden in Bezug auf die Schmerzsymptomatik sollten auch psychosoziale und arbeitsplatzbezogene Risikofaktoren von Beginn an berücksichtigt und abgefragt werden. Bereits bei wenige Wochen anhaltenden Rückenschmerzen besteht ein hohes Risiko für eine dauerhafte Arbeitsunfähigkeit und für eine Chronifizierung der Schmerzsymptomatik. Daher kommt bereits der Erstdiagnostik und primären Behandlung ein hoher Stellenwert zu, um durch adäquate Maßnahmen das Risiko für den Beginn einer Chronifizierung zu verringern. Aufgrund der hohen Bedeutung

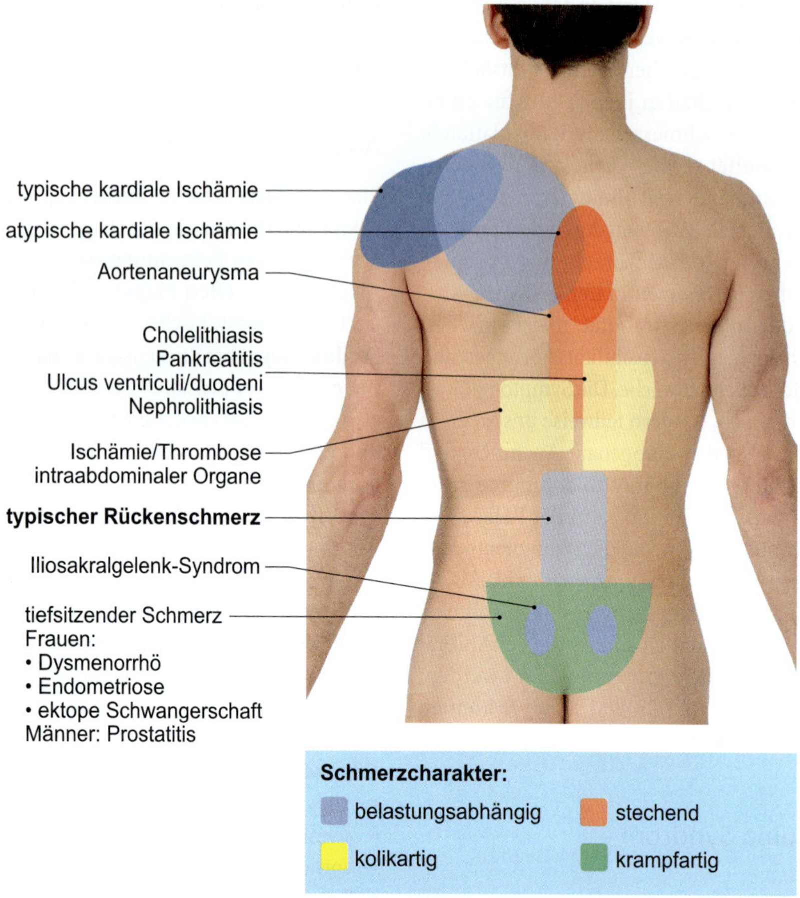

Abb. 4.8 Extravertebrale Rückenschmerzen – Ursachen [J803/T500]

dieser Problematik beschäftigt sich eine Nationale Versorgungsleitlinie mit der Thematik der unspezifischen Rückenschmerzen, die aktuell in ihrer zweiten Fassung vorliegt (NVL „Nicht-spezifischer Kreuzschmerz").

Körperliche Untersuchung

Auch bei Pathologien und Schmerzen im Bereich des Rückens spielt neben der Anamnese eine strukturierte körperliche Untersuchung eine wichtige Rolle. In Abhängigkeit vom Zustand des Patienten sollte eine **fokussierte** (auskunftsfähige) körperliche Untersuchung angestrebt werden. Je nach Pathologie kann der Hauptfokus der Untersuchung sehr unterschiedlich sein. Grundsätzlich jedoch sollte eine vollständige Entkleidung beider Beine erfolgen, um den Seitenvergleich beurteilen zu können. In einigen Fällen gehört die Beurteilung der Bewegung, z. B. in Bezug auf das Gangbild und Bewegungseinschränkungen zu einer adäquaten Untersuchung. In der Dokumentation der Untersuchung der unteren Extremität sollte in der Regel eine Aussage zu **D**urchblutung, **M**otorik und **S**ensibilität (DMS) nicht fehlen.

Warnzeichen bei der körperlichen Untersuchung.

- Abnorme Vitalzeichen
- Punktschmerz an der Wirbelsäule
- Neurologische Defizite (Motorik, Sensibilität)
- Positives Lasègue-Zeichen
- Verminderter Sphinktertonus
- Unruhe durch starke Schmerzen
- Pulsdefizite
- Pulsierender abdomineller Tumor

Nach der Diagnosestellung von unspezifischen LWS-Beschwerden ergeben sich wichtige Behandlungsgrundsätze. Diese sind im Folgendem insbesondere bezogen auf die **Nationale Versorgungsleitlinie „Nicht-spezifischer Kreuzschmerz“** zusammengefasst.

Grundsätze der Therapie

Primär ist eine intensive Beratung durch den Behandler wichtig. Hierbei sollte deutlich gemacht werden, dass unspezifische Rückenschmerzen häufig sind, die Aussicht auf zügige Genesung gut ist und die Schmerzen in der Regel keine Organschäden bedeuten. Insbesondere soll der Patient motiviert werden, körperliche Aktivität beizubehalten oder wiederaufzunehmen, sobald der Schmerz dies zulässt, und eine gesundheitsbewusste Lebensführung anstreben. Es sollte erklärt werden, warum auf bildgebende Diagnostik und invasive Maßnahmen verzichtet werden kann.

Medikamentöse Therapie: Sie stellt eine rein symptomatische Behandlung dar, das sollte den Patienten ausdrücklich kommuniziert werden. Sie dient insbesondere dem Zweck, so früh wie möglich wieder aktivierende Maßnahmen aufzunehmen und am privaten und beruflichen Leben teilzunehmen. Es muss klar sein, dass die Wirksamkeit medikamentöser Maßnahmen für akute, noch mehr für chronische nicht spezifische Rückenschmerzen nur mäßig ist. Insbesondere sollten NSAR zum Einsatz kommen, wenn keine Kontraindikationen vorliegen. Der am häufigsten eingesetzte Wirkstoff ist Ibuprofen. Alternativ können bei Kontraindikationen Metamizol oder Cox-II-Hemmer zum Einsatz kommen, die Gabe von Paracetamol wird eher nicht empfohlen, die Gabe von Muskelrelaxanzien wird nicht empfohlen. Bei starken Schmerzen oder Kontraindikationen für NSAR kann der Einsatz von retardierten Opioiden erwogen werden. Grundsätzlich sollte die medikamentöse Therapie so kurz wie möglich und in der niedrigstmöglichen Dosis erfolgen (➤ Tab. 4.5).

Nichtmedikamentöse Therapie: Hier steht die Bewegungstherapie, kombiniert mit edukativen, verhaltenstherapeutischen Maßnahmen, an erster Stelle. An die unterstützende Verordnung von aktivierender Physiotherapie und Funktionstraining kann bei längerem Verlauf der akuten Beschwerden gedacht werden. Bei Vorliegen psychosozialer Risikofaktoren und Anhalt für die Gefahr einer Chronifizierung der

Tab. 4.5 Auswahl geeigneter Medikamente je nach Schmerzform (NSAR und Opioide nach WHO, Stufe II)

Substanz	Antineuropathisch	Antinozizeptiv	Antiphlogistisch	Muskelrelaxierend	Indikationen/Bemerkungen
Nichtopioidanalgetika (NOPA)					
Paracetamol	–	+	–	–	Einsatz als Antipyretikum oder Kombinationspräparat; geringer analgetischer Effekt
NSAR (Ibuprofen, Diclofenac, Naproxen u. a.)	+[1]	++	++	–	Degenerative und entzündliche Knochen- und Gelenkschmerzen, Muskelschmerz
Coxibe (Celecoxib, Etoricoxib u. a.)	+[1]	++	++	–	Degenerative und entzündliche Knochen- und Gelenkschmerzen
Acetylsalicylsäure	+	+	++	–	Migräne als Second-Line-Substanz
Metamizol	+	++	+[2]		Alle nozizeptiven Schmerzen; Kombination mit Opioiden
Opioide nach WHO, Stufe II					
Tilidin/Naloxon	+	++	–	–	Bei mittleren und starken Schmerzen
Tramadol	++	++	–	–	Bei mittleren und starken Schmerzen; bessere Antineuropathie als Tilidin oder DHC

[1] Antineuropathische Nebeneffekte werden durch die antiinflammatorische Wirkung erzielt.
[2] Die antiphlogistische Wirkung ist klinisch eher vernachlässigbar.

Beschwerden kann die Durchführung kognitiver Verhaltenstherapie angeboten werden. Die Durchführung von Akupunktur kann erwogen werden, andere, insbesondere auch technische passive Behandlungsmaßnahmen, werden explizit nicht empfohlen (z. B. TENS, therapeutischer Ultraschall, Lasertherapie, Kinesio-Taping).

In Bezug auf die Diagnostik und die Therapie von akuten unspezifischen Kreuzschmerzen (akute Lumbalgien) wird deutlich, dass das oben beschriebene RTW-Team, insbesondere die Notfallsanitäterin, richtig gehandelt hat – vor allem, indem sie den Patienten zu Hause belassen und ihn mit richtigen Behandlungsempfehlungen und edukativen Hinweisen versorgt hat. Natürlich steht dieses Vorgehen in einem gewissen Spannungsfeld, sodass nicht gesagt werden kann, es wäre falsch gewesen, den Patienten in die Notfallambulanz eines Krankenhauses zu bringen. Jedoch sollte dazu ermuntert werden, nach sicherer Diagnosestellung, bei sog. Low-Code-Einsätzen ein Vorgehen wie das hier beschriebene anzustreben. Letztendlich könnten hierdurch ohne Risiko für den Patienten nicht nur wertvolle medizinische Ressourcen und Kosten gespart, sondern wahrscheinlich auch die Therapie verbessert und einer Chronifizierung von Rückenschmerzen entgegengewirkt werden.

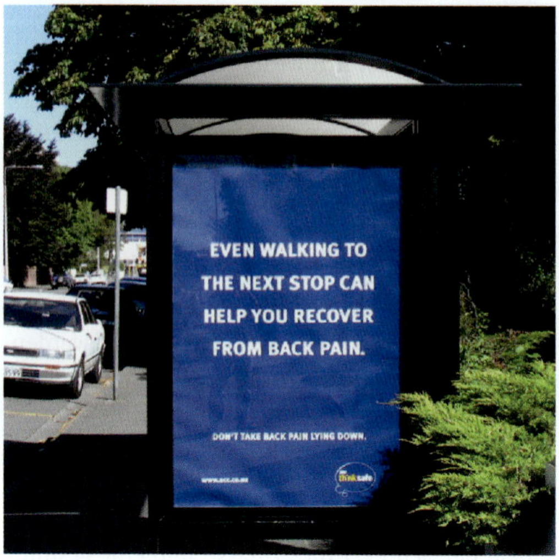

Abb. 4.9 Don't take Back Pain Lying Down! [M1415]

Evidenz: Mythos oder Fakt

Der **Mythos** besagt, dass die wichtigste Therapie akuter unspezifischer Rückenschmerzen (akuter Lumbalgien) Bettruhe und Krankschreibung am Arbeitsplatz ist, und zwar so lange, bis der Schmerz wieder verschwunden ist.

Fakt und wissenschaftlich belegt ist, dass letztendlich genau das Gegenteil richtig ist (➤ Abb. 4.9). Nach dem Ausschluss von Red Flags ist die beste Therapie die sofortige moderate Bewegung und eine langsame Steigerung nach Linderung der Symptomatik. Grundsätzlich gilt: Bewegung (Gehen, Laufen) und zwischenzeitliches Liegen (Stufenlagerung) sind gut, zu langes Sitzen und Stehen eher schlecht. Frühzeitig kann eine regelmäßige medikamentöse Unterstützung durch NSAR (Ibuprofen, Naproxen) oder alternativ Metamizol erfolgen. Die aktuelle Evidenz weist darauf hin, dass es keinen Unterschied zwischen Placebo und Paracetamol bei akuten Schmerzen im unteren Rücken gibt. Invasive Maßnahmen (Injektionen etc.) werden eher nicht empfohlen, insbesondere, um eine Konditionierung zu verhindern. Dir frühzeitige Rückkehr zum Arbeitsplatz hat sich in vielen Studien als sinnvoll erwiesen, insbesondere auch, um eine Chronifizierung der Rückenschmerzen zu verhindern.

Zur Vorbeugung von Rückenschmerzen ist die Bedeutung von regelmäßiger Bewegung vorrangig, wobei eine Kombination aus regelmäßigem längerem Laufen und täglicher Gymnastik sinnvoll erscheint. Eine gesunde Ernährung und eine Reduktion bzw. ein achtsames Umgehen mit negativem Stress (wenn möglich) können zusätzlich hilfreich sein.

Die oben genannten Fakten gelten hierbei in gleichem Maße für versorgte Patienten wie auch für die im Bereich der Notfallmedizin tätigen Mitarbeiterinnen und Mitarbeiter!

LITERATUR

AWMF-S2k-Leitlinie. Spezifischer Kreuzschmerz. Version 2.0. Stand 01.04.2024. AWMF-Reg. -Nr. 187-059. 2024. https://register.awmf.org/de/leitlinien/detail/187-059

AWMF-S3-Leitlinie. Nationale Versorgungsleitlinie Kreuzschmerz. Version 2.0, Stand 31.12.2016. AWMF-Reg. -Nr. nvl-007. 2016. https://register.awmf.org/de/leitlinien/detail/nvl-007 (in Überarbeitung)

Bialas P, Sittig H-B (Hrsg.). Leitfaden Schmerzmedizin. 2. A. München: Elsevier Urban & Fischer, 2022

Fleischmann Th, Hohenstein Ch (Hrsg.). Klinische Notfallmedizin Band I Wissen. München: Elsevier Urban & Fischer, 2020
Jahn M, Löwe F, Praetz M, Jähnichen G (Hrsg.). Untersuchung und Diagnostik für Rettungsdienst und Notfallmedizin. München: Elsevier Urban & Fischer, 2023
Saragiotto BT, Machado GC, Ferreira ML, et al. Paracetamol for low back pain. Cochrane Database Syst Rev 2016 Jun 7; 2016(6): CD012230. doi: 10.1002/14651858.CD012230. PMID: 27271789; PMCID: PMC6353046
Waddell G. The Back Pain Revolution. 2nd ed. Churchill Livingstone, 2004

INTERNETQUELLEN
https://www.tk.de/resource/blob/2168508/ee48ec9ef5943d2d40dc10a76bedf290/gesundheitsreport-au-2024-data.pdf

4.9 Patellaluxation (Basic)

Matthias Jahn

4.9.1 Einsatzmeldung/Anfahrt

Während der Rückfahrt von einem Einsatz bekommt der RTW 1-83-1, besetzt mit einem Notfallsanitäter und einem Rettungssanitäter an einem Morgen um ca. 10:45 Uhr einen Folgeeinsatz und wird zu einer in der Nähe befindlichen Schule alarmiert. Laut Meldung der Leitstelle handelt es sich um einen Unfall in der angeschlossenen Sporthalle. Es sei eine Verletzung am Bein. Genaueres konnte vom Pförtner der Schule, der den Notruf abgesetzt hat, nicht mitgeteilt werden. Nach ca. 2 Minuten trifft der RTW ein. Er wird schon von einigen Schülern des Schulsanitätsdienstes erwartet und vorbildlich zum Seiteneingang der Sporthalle gelotst. Neben dem Notfallrucksack entscheidet sich der Notfallsanitäter dazu, auch das Schienenmaterial umgehend mit zum Patienten zu nehmen.

4.9.2 Situation am Notfallort und Ersteindruck

Vor Ort findet das RTW-Team die offensichtlich betroffene ca. 15 Jahre alte Patientin mit schmerzverzerrtem Gesicht, umringt von Mitschülern, auf einer Weichbodenmatte liegend vor. Die Einsatzstelle erscheint sicher. Die Patientin wird halb liegend von einer Mitschülerin gestützt und hält sich ihr linkes angewinkeltes Bein in Höhe des distalen Oberschenkels. Laut Information der anderen Mitschüler soll sich die Patientin beim Bockspringen „verdreht" haben.

4.9.3 Primary Assessment – Erstuntersuchung und Behandlung nach ABCDE

Nach einer kurzen Vorstellung führt der Notfallsanitäter die ABCDE-Untersuchung durch, um sich einen Überblick zu verschaffen. Währenddessen unterpolstert der Rettungssanitäter mit einer Decke das Kniegelenk, um es kurzfristig zu entlasten. Die Atemwege der Patientin sind frei, die Atemfrequenz ist mit 17/min leicht erhöht. Er stellt ein beidseits vesikuläres Atemgeräusch und einen leicht beschleunigten, kräftig tastbaren Radialispuls fest. Die Haut ist warm und trocken. Ein neurologisches Defizit ist nicht feststellbar, auch vor Eintreffen des Rettungsdienstes lag zu keinem Zeitpunkt eine Bewusstlosigkeit vor. Die GCS wird bei 15 eingestuft, die Pupillen sind beidseits mittelweit und reagieren prompt auf Licht. Kurz oberhalb des linken Knies fällt sofort die scheinbar luxierte Patella auf, welche an der Außenseite des Kniegelenks liegt, ansonsten sind keine weiteren Extremitätenverletzungen feststellbar.

Entscheidung kritisch ↔ nicht kritisch

Die Patientin wird aufgrund der unauffälligen ABCDE-Untersuchung als **unkritisch** eingeschätzt.

Verdachtsdiagnose

Der Notfallsanitäter teilt seinem Teampartner die Verdachtsdiagnose **Patellaluxation** mit. Im Rahmen der fokussierten Untersuchung bestätigt die Inspektion und Palpation des linken Kniegelenks die Verdachtsdiagnose. Durchblutung und Sensibilität sind an allen Extremitäten gegeben. Die Motorik des linken Beins ist lediglich schmerzbedingt eingeschränkt.

4

4.9.4 Secondary Assessment – durchgeführte Maßnahmen, erweiterte Beurteilung und Transport

Vitalwerte und Monitoring

Der Blutdruck ist mit 150/90 mmHg für die Patientin ebenso relativ hoch wie der Puls mit ca. 110/min. Die Werte werden durch das Rettungsteam im Rahmen der Schmerzreaktion jedoch weiterhin als unkritisch bewertet. Das angelegte Pulsoxymeter zeigt einen Wert von 98 % bei regelrechter Pulskurve.

SAMPLER

Die erhobene SAMPLER-Anamnese ergibt folgendes Bild: Die Patientin ist beim Springen über einen Bock falsch aufgekommen und hat sich dabei das Knie verdreht. Ein ähnliches Erlebnis hatte sie vor ca. 1 Jahr. Damals sei sie auch mit einem Rettungswagen in die Klinik transportiert worden. Allerdings wäre der Transport kaum auszuhalten gewesen, da das Rettungsteam sie mit luxierter Patella transportiert habe. In der Klinik hat man die Patella schnell reponieren können. Eine Operation sei nicht erfolgt. Der Grund für die Luxation sei eine Schwäche des Kapsel-Band-Apparats. Sofern sie das Bein nicht bewegt, gibt die Patientin die Schmerzen bei 4/10 auf der NRS an.

Symptome	Schmerzen und Fehlstellung der Patella
Allergien	Keine bekannt
Medikamente	Kontrazeptiva
Patientenvorgeschichte	Patellaluxation bereits vor ca. 1 Jahr
Letzte Mahlzeit	Frühstück gegen 7:00 Uhr
Ereignisse vor dem Notfall	Verdrehen des Knies nach Sprung
Risikofaktoren	Schwäche des Kapsel-Band-Apparats

Weitere Maßnahmen und definitive Versorgung

Da der Notfallsanitäter in Repositionstechniken geübt ist, entschließt er sich, die Patella umgehend zu reponieren. Da die Schmerzen der Patientin jedoch bei jeder minimalen Bewegung des Beins unerträglich sind (NRS 8/10), entschließt sich der Notfallsanitäter zu einer Analgesie gemäß den lokalen Vorgaben.

Zunächst wird der Patientin ein venöser Zugang (18 G) gelegt, 500 ml Ringer-Acetat zum offen halten angehängt und parallel das Monitoring durch den Rettungssanitäter um ein EKG ergänzt. Es wird Sauerstoff per Nasenbrille mit einem Flow von 6 l/min appliziert und die Medikamente Esketamin und Midazolam gemäß dem lokalen Algorithmus vorbereitet.

Der Notfallsanitäter erklärt der Patientin die folgenden Maßnahmen. Weiterhin erklärt er ihr, dass sie durch das Schmerzmittel sehr müde werden wird. In die Durchführung der Reposition unter Analgosedierung willigt sie ein und gibt ihr Gewicht mit ca. 50 kg an.

Nach einem kurzen Check des Monitorings und der Überprüfung der vom Rettungssanitäter vorbereiteten Medikamente nach dem Vier-Augen-Prinzip, bei dem vom Notfallsanitäter die **6-R-Regel** verbal artikuliert und vom Rettungssanitäter bestätigt wird, werden der Patientin zunächst 1 mg Midazolam sowie 12,5 mg Esketamin (0,25 mg/kg KG) intravenös verabreicht. Schon nach kurzer Zeit wird die Patientin deutlich ruhiger.

6-R-Regel vor Medikamentenapplikation:

- Richtiger Patient? (Kontraindikationen)
- Richtiger Zeitpunkt? (prioritätenorientierte Vorgehensweise)
- Richtiges Medikament? (Namensähnlichkeiten, Wirkstoff, Generika)
- Richtige Dosierung? (Einheiten g, mg, µg, %, mmol)
- Richtiger Zugangsweg? (i. v., i. m., i. n., Off-Label-Use etc.)
- Richtige Dokumentation? (Protokollierung)

Nachdem sich der Notfallsanitäter über die ausreichende Wirkung der Medikamente vergewissert und noch einmal die Vitalwerte nach der Einleitung überprüft hat, fasst dieser mit der rechten Hand das Bein in Höhe des Fußknöchels und mit der linken Hand die Patella. Während er die Patella in der jetzigen Position stabilisiert, streckt er das Bein. Unter sehr leichtem Druck nach medial springt nun die Patella wieder in ihre ursprüngliche Position.

Im Anschluss an die Maßnahme erfolgt eine Re-Evaluation nach dem ABCDE-Schema, welches weiterhin freie Atemwege, keine Beeinträchtigungen der Respiration und eine hämodynamische Stabilität zeigt. Lediglich die Vigilanz ist aufgrund der Medikation vermindert, auf eine erneute Pupillenkontrolle wird aufgrund der Esketamin-Gabe bei vorher unauffälligem Befund verzichtet.

Bei der fokussierten Untersuchung des verletzten Beins lässt sich durch Inspektion und Palpation eine nun regelrechte Lage der linken Patella feststellen. Durchblutung, Motorik und Sensibilität sind weiterhin nicht beeinträchtigt.

Zur Stabilisierung des Beins während des Transports wird eine Vakuumschiene angelegt und die Patientin auf der Fahrtrage gelagert und fixiert. Zusätzlich wird über die vordere Öffnung der Vakuumschiene ein Einweg-Kühlelement auf das Knie gelegt, um ein weiteres Anschwellen möglichst zu vermeiden.

4.9.5 Transport

Der Transport in das ca. 2 km entfernte Krankenhaus gestaltet sich problemlos. Die Patientin wird möglichst schonend, unter Beibehaltung der notwendigen Monitoringmaßnahmen transportiert. Zudem wird darauf geachtet, die Patientin zusätzlich vor den äußeren Einflüssen unter der Wirkung des Esketamins abzuschirmen. Mit der angelegten Schiene und unter der Wirkung des Analgetikums ist die Patientin, die im Verlauf wieder langsam aufklart, praktisch schmerzfrei. In regelmäßigen Verlaufskontrollen werden durch den Notfallsanitäter mehrfach die Vitalwerte erhoben. Der RR beträgt nun 125/80 mmHg, die Pulsfrequenz 90/min und der SpO_2 99 %. Die Werte bleiben während des gesamten Transports stabil. Die Sauerstoffgabe wird bis in die Klinik fortgeführt. Die Patientin wird an den aufnehmenden Chirurgen übergeben, wobei ihm alle ermittelten Daten, die Beschreibung des Unfallmechanismus sowie die durchgeführten Maßnahmen inkl. der Dosierung der verabreichten Medikamente mündlich und per Protokoll mitgeteilt werden.

4.9.6 Klinischer Verlauf

In der Klinik werden weitere infrage kommende knöcherne und ligamentäre Verletzungen im Kniegelenk ausgeschlossen. Der Grund der rezidivierenden Patellaluxation liegt in der Bandlaxität. Aufgrund des jugendlichen Alters und der bisher erst zum zweiten Mal aufgetretenen Luxation wird auch jetzt von einer OP abgesehen. Die Patientin bekommt Antiphlogistika, die sie bei Bedarf nehmen soll. Zur Vorbeugung weiterer Luxationen werden ihr eine Patellabandage sowie Physiotherapie mit muskelkräftigenden Maßnahmen zur Stärkung des Muskel- und Sehnenapparats verschrieben.

4.9.7 Kommentar

Bei der Patellaluxation handelt es sich meist um eine laterale Verrenkung der Kniescheibe. Sie macht ca. 2–3 % aller Knieverletzungen aus. Häufig sind junge, sportlich aktive Menschen mit annähernd gleicher Geschlechtsverteilung betroffen. Weibliche Patienten erleiden Luxationen dabei meist im Alter von 10–20 Jahren. Dabei springt die Patella aufgrund eines Traumas, entwicklungsbedingter Störungen oder anderer Ursachen aus ihrem Gleitlager. In der Regel springt die Patella spontan in ihre eigentliche Lage zurück. Es kann aber, wie in diesem Fall, auch zum Verkanten kommen. Am häufigsten luxiert die Patella nach lateral. Die Patellaluxation ist in der Regel eine Blickdiagnose (leicht gebeugtes Knie, Patella ist deutlich nach außen luxiert und steht oben).

Die allein durch ein Trauma ausgelöste Luxation ist sehr selten. Meist bestehen (nicht erkannte) Fehlbildungen, die eine Luxation erst ermöglichen. Die Luxation selbst ist nicht lebensbedrohlich, kann aber in der Folge zu Schäden im Bereich des Kniegelenks führen. Grundsätzlich sind solche Patienten, auch bei Reposition am Notfallort, in eine Klinik zu transportieren, um Frakturen (mögliche Abscherfrakturen) oder Verletzungen im Bereich des Kniegelenks, wie z. B. eine Patellafraktur, Kreuzbandrupturen oder eine Läsion des Meniskus, durch eine weiterführende Diagnostik auszuschließen. In der AWMF-Leitlinie Patellaluxation werden als typische Begleitverletzungen die Verletzung des medialen patellofemoralen Ligaments, chondrale/osteochondrale Abscherverletzungen/Knorpelschäden der medialen Patellafacette oder des lateralen Femurkondylus, Knorpelschäden, Verletzung des M. vastus medialis obliquus und das Knochenmarködem der medialen Patella und/oder des lateralen Femurkondylus genannt. Dies macht eine notwendige Hospitalisierung nach Patellaluxation deutlich.

Wichtig ist eine möglichst schnelle Reposition, um weitere Schäden zu vermeiden. Durch die Streckung des Knigelenks kann die Patella wieder in ihre regelrechte Position gebracht werden: Hierzu wird der Unterschenkel bei gleichzeitiger Stabilisierung der dislozierten Patella aktiv bewegt.

Repositionsversuche bei persistierender Luxation sollten nur durch geübte Helfer und in Abhängigkeit folgender Umstände erfolgen:

- Erfahrung des Helfers
- Schmerzsituation des Patienten
- Lokaler Befund (vorhandener Weichteilschaden, lokale Durchblutungsstörung)

Optimalerweise ist vorher eine Schmerztherapie einzuleiten, z. B. mit Esketamin in einer Dosierung von 0,125–0,25 mg/kg KG oder alternativen Analgetika gemäß den lokalen Vorgaben. In keinem Fall ist ein Repositionsversuch durch den Ungeübten durchzuführen.

Klassifizierung der Patellaluxationen:

- Nach Richtung:
  - Lateral
  - Medial
  - Selten vertikal oder intraartikulär
- **Kongenitale Luxation:**
  - Patella bereits bei Geburt luxiert
  - Deformitäten des Bewegungsapparats
- **Habituelle Luxation:**
  - Angeborene Fehlbildung der Kniescheibenstabilisatoren
  - Fehlstellung oder Fehlbildung der Patella
  - Kann willkürlich erzeugt werden
- **Traumatische Luxation:**
  - Tritt zu ca. 61 % beim Sport auf.
  - Je jünger der Patient, desto größer das Risiko für eine Re-Luxation.
  - Die Luxation erfolgt leichter in Flexionsstellung des Kniegelenks.
  - Kniescheibe luxiert i. d. R. nach lateral.
- Akute dispositionelle Luxation
- Rezidivierende Luxation (im Verlauf immer häufiger)
- Chronische Luxation
- Iatrogene Luxation nach insuffizienter Operation

Weitere Klassifikationen sind die Einteilung nach Dejour et al. 1990; Dejour et al. 1994; Frosch, Schmeling 2016

Evidenz: Mythos oder Fakt

Der Verletzungsmechanismus der Patellaluxation ist bei Männern häufig der Kontaktsport- oder High-risk-Pivoting-Sportarten, bei Frauen häufiger Low-risk-Pivoting-Sportarten oder Gelegenheitsursachen. Meist sind für Luxationen Flexionsbewegungen (84 %) und seltener Extensionsbewegungen (8 %) ursächlich.

In einer kleinen Studie von Lord et al. war die Reposition der Patella in 92 % aller Fälle durch Rettungsdienstfachpersonal erfolgreich. Dabei kam es selten zu Komplikationen und die Schmerzen konnten signifikant gelindert werden.

Bei der Differenzialdiagnostik sind folgende mögliche Verletzungen zu beachten:

- Patellafraktur: Unfallmechanismus meist stumpf mit Gewalteinwirkung auf das Knie, Bein kann nicht gestreckt gehoben werden, deutliche Schwellung
- Kniegelenkluxation: seltener Notfall (0,2–0,3 % aller Luxationen), DMS-Kontrolle!: in 5–30 % der Fälle Ruptur/Läsion der A. poplitea und 15–45 % der Fälle Läsion des N. peroneus
- Quadrizeps- und Patellasehnenruptur: prähospital schwierige Diagnostik, gegebenenfalls Defekt ober- oder unterhalb der Patella tastbar

Untersuchung bei Patellaluxation

www.youtube.com/watch?v=7RiYzi6PvAo

LITERATUR

AWMF-S2e-Leitlinie Patellaluxation. Leitlinien Unfallchirurgie. © DGU-Leitlinien-Kommission. Berlin, 2021. Version 2.0. Stand: 25.10.2021. AWMF-Reg. -Nr. 187-027.

Dejour H, Walch G, Neyret P, Adeleine P. La dysplasie de la trochlée femorale. Revue de chirurgie orthopedique et reparatrice de l'appareil moteur. 76(1): 45–54 (1990).

Dejour H, Walch G, Nove-Josserand L, Guier C. Fac- tors of patellar instability: an anatomic radiographic study. Knee Surg Sports Traumatol Arthrosc. 2(1): 19–26 (1994).

Frosch KH, Schmeling A. A new classification system of patellar instability and patellar maltracking. Arch Orthop Trauma Surg. 136(4): 485–497 (2016).

Lord S, Brodell J, Lenhardt H, et al. Implementation of a Prehospital Patella Dislocation Reduction Protocol. Prehosp Emerg Care 2020 Nov–Dec; 24(6): 800–803. doi: 10.1080/10903127.2019.1704322. Epub 2020 Jan 29. PMID: 31846586.

INTERNETQUELLEN

https://pin-up-docs.de/2022/08/14/patellaluxation/?fbclid=IwAR25dmxpdEQSmSx3gW7OWNsp4aLmqwaCKPRoLkSTN0x0gtILiJ2H7rhP06w_aem_AbTxs4wyVWNWuYfwsiLf3prWQWXD2xGyeQE7Jf-4bE9HNqYRLVKysdJrdR4rqCMxUZQuA4iChi-kuXqkvQa1wS7Px

4.10 Sportunfall – Mittelgesichtstrauma (Advanced)

Matthias Jahn

4.10.1 Einsatzmeldung/Anfahrt

In einer bisher ruhigen Schicht wird das Team des RTW 68-83-9 über DME um 12:45 Uhr mit dem Einsatzstichwort „Sportunfall" alarmiert. Von der Leitstelle erfährt das Team per Funk, dass es eine „größere Sache" und auch das NEF 7-82-4 alarmiert worden sei. Die beiden Notfallsanitäter gehen davon aus, dass das NEF wegen der längeren Anfahrtsstrecke erst ca. 5 Minuten nach ihnen eintreffen wird. Nach 3-minütiger Anfahrt werden sie auf dem Schulgelände von einer unruhigen Gruppe von Schülern zum Hintereingang der Sporthalle gelenkt.

4.10.2 Situation am Notfallort und Ersteindruck

Die zwei Notfallsanitäter werden durch den Hintereingang in die Sporthalle geführt. Den Schülern sagen sie, dass noch ein weiteres Einsatzmittel mit Notarzt kommen wird und sie dieses bitte ebenfalls einweisen sollen.

In der Halle ist ein großes Trampolin aufgebaut. Neben dem Trampolin knien drei Schülerinnen und eine Lehrerin neben der verunfallten Schülerin. Von der Lehrerin erfahren die Notfallsanitäter, dass das 14-jährige Mädchen bei einer Turnübung mit dem Gesicht auf den Metallrahmen des Sportgeräts gestürzt sei und seitdem nicht mehr auf Ansprache reagiere. Die Lehrerin habe das Mädchen mit Unterstützung der Mitschüler in die stabile Seitenlage gebracht und versucht, die massive Blutung im Mund-, Kiefer und Gesichtsbereich zu stoppen bzw. etwas zu mindern.

Um die Patientin besser untersuchen zu können, beschließen die Notfallsanitäter, die Schülerin auf den Rücken zu drehen. Für eine schonende, achsengerechte Lagerung bittet ein Notfallsanitäter die Lehrerin, ihnen bei der Umlagerung zu helfen und erklärt ihr, was sie zu machen hat. Die Schülerin wird vorsichtig zurück auf den Rücken gedreht. Der Kopf wird während der ganzen Maßnahmen durch den zweiten Notfallsanitäter manuell fixiert.

4.10.3 Primary Assessment – Erstuntersuchung und Behandlung nach ABCDE

Der leitende Notfallsanitäter beginnt mit der primären Einschätzung und Untersuchung. Bei der Beurteilung des Atemwegs sind leise Gurgelgeräusche wahrzunehmen, aus Mund und Nase fließt massiv Blut. Der Notfallsanitäter am Kopf wird beauftragt, sofort vorsichtig den Mund-Rachen-Bereich abzusaugen und den Atemweg konsequent zu überwachen. Der Kopf wird dabei mit beiden Knien fixiert. Die Atmung der Patientin ist flach und regelmäßig. Auskultatorisch zeigen sich über beiden Lungenflügeln keine Auffälligkeiten. Die Lunge ist gut belüftet. Parallel wird die Sauerstoffsättigung gemessen, diese zeigt bei schwacher Pulskurve einen Wert von 92 % und eine Pulsfrequenz von 110/min an. Es werden via O_2-Maske und Reservoir 15 l/min Sauerstoff verabreicht. Die Sauerstoffgabe erweist sich allerdings via Maske als schwierig da regelmäßig Blut aus dem Mund- Rachen-Raum abgesaugt werden muss. Der Puls ist gut tastbar, beschleunigt und rhythmisch, die Rekapillarisierungszeit liegt bei 3 Sekunden. Der Thorax und das Becken sind stabil, das Abdomen weich und die Extremitäten passiv frei beweglich. Beide Oberschenkel weisen als mögliche große Blutungsräume keine Verletzungen auf. Kein Druckschmerz, keine Krepitation, keine Instabilität. Während des Untersuchungsvorgangs zeigt die Patientin keine Schmerzreaktion. Im Gesichtsbereich fällt neben der Blutung eine Verformung des Nasenbeins und eine leichte Verfärbung unterhalb des linken Auges auf. Die Pupillen sind mittelweit und reagieren beidseits konsensuell auf Lichteinfall. Die GCS wird bei 3 Punkten eingestuft.

Entscheidung kritisch ↔ nicht kritisch

Aufgrund der Bewusstlosigkeit (GCS 3) nach möglicher Kopfverletzung mit Beteiligung des Mund-, Kiefer und Gesichtsbereich mit Beeinträchtigung des Atemwegs durch nachlaufendes Blut wird der Zustand der Patientin als **kritisch** eingestuft. Die Blutung aus dem Nasen-Rachen-Raum deutet zusammen mit dem beschriebenen Unfallhergang auf eine Fraktur im Mittelgesichtsbereich hin.

Verdachtsdiagnose

Die Notfallsanitäter gehen aufgrund dieser Untersuchungsergebnisse von einem **schweren SHT** mit einer **komplexen Mittelgesichtsfraktur** aus. Aufgrund des Unfallmechanismus muss auch von einer Verletzung der Halswirbelsäule ausgegangen werden.

Mit welchen Komplikationen müssen sie rechnen?

Der Atemweg der Patientin ist zu diesem Zeitpunkt weiterhin durch nachlaufendes Blut gefährdet.

4.10.4 Secondary Assessment – durchgeführte Maßnahmen, erweiterte Beurteilung und Transport

Vitalwerte und Monitoring

HF	110/min
RR	100/50 mmHg
SpO_2	92 % primär, 100 % unter 15 l/min über Sauerstoffmaske mit Reservoir
BZ	104 mg/dl
Temp.	36,4 °C

EKG

Im EKG zeigt sich in den Extremitätenableitungen eine Sinustachykardie mit einer Frequenz von 110/min. Normaler Lagetyp, keine Erregungsrückbildungsstörungen.

SAMPLER

Auf Nachfrage geben die Lehrerin und die anwesenden Mitschülerinnen an, dass ihnen keine Vorerkrankungen oder Allergien bei der Schülerin bekannt seien. Die Patientin ist etwa 165 cm groß und wird auf ein Körpergewicht von 50–55 kg geschätzt.

Symptome	Bewusstlosigkeit, massive Blutung aus Mund-Rachen-Raum
Allergien	Keine bekannt
Medikamente	–
Patientenvorgeschichte	–
Letzte Mahlzeit	?, vermutlich nicht nüchtern
Ereignisse vor dem Notfall	Sturz auf Metallrahmen des Trampolins
Risikofaktoren	–

Weitere Maßnahmen und definitive Versorgung

Nun trifft die Besatzung des NEF ein. Der Notfallsanitäter am Kopf der Patientin gibt dem Notarzt eine kurze Übergabe über den aktuellen Zustand und Unfallhergang. Darauf bittet der Notarzt den Fahrer des NEF, die Opiate und das Videolaryngoskop aus dem Fahrzeug zu holen und anschließend die Narkose hier in der Turnhalle vorzubereiten. Parallel dazu wird der Patientin ein venöser Zugang in eine Vene des rechten Unterarms gelegt. Die kristalloide Infusionslösung wird zum Offenhalten angeschlossen.

Um den Atemweg zu sichern, beschließt der Notarzt, noch in der Turnhalle eine **Rapid Sequence Induction (RSI)** einzuleiten und den Atemweg mit einem Endotrachealtubus zu sichern. Zusätzlich wird als Rückfallebene im Rahmen einer „Can not ventilate, Can not oxyginate"-Situation das Material zur Notkoniotomie bereitgelegt. Zuvor bespricht er mit den

Notfallsanitätern kurz das weitere Vorgehen. Es wird ein Tubus 6,5 mm ID mit Bougie vorbereitet. Als Medikamente zur Einleitung werden100 mg S-Ketamin, 5 mg Midazolam und 100 mg Rocuronium aufgezogen. Die Patientin wird bereits mit hoch dosiertem Sauerstoff und hoher Flussrate über eine O_2-Maske präoxygeniert, was sich aber aufgrund der schweren Blutung im Mund-Rachen-Raum schwierig gestaltet.

Für eine bessere Unterkieferbeweglichkeit bittet der Notarzt den Notfallsanitäter am Kopf der Schülerin, die bereits initial angelegte HWS-Orthese zu öffnen und den Kopf mit den Händen in Inline-Position zu fixieren. Mit dem zweiten Notfallsanitäter bespricht er die Reihenfolge der Medikamente, die die Patientin erhalten soll. Er bittet darum, zunächst 100 mg S-Ketamin, dann 5 mg Midazolam und abschließend 100 mg Rocuronium zu spritzen. Der Notfallsanitäter wiederholt die Angaben laut und fügt der mg-Dosierung noch die entsprechende jeweilige Dosierung in ml zu. Hiermit ist gesichert, dass die Angaben des Notarztes eindeutig verstanden wurden und es nicht zu Fehldosierungen kommt. Vor Einleitung kontrolliert der Notarzt nochmals, dass das notwendige Intubationsmaterial vorhanden, korrekt vorbereitet und das Beatmungsgerät mit CO_2-Sensor ausgestattet und richtig eingestellt ist.

Nach Applikation der Medikamente wartet der Notarzt etwa 1 Minute und kann nun die Glottis der Patientin mittels Videolaryngoskop unter kontinuierlicher Absaugung (S. A. L. A. D.-Manöver) gut einstellen. Die Patientin lässt sich sicher intubieren und anschließend problemlos beatmen. Die Vitalparameter nach Einleitung sind stabil: Herzfrequenz 100/min, Blutdruck 90/60 mmHg, S_pO_2 98 % und CO_2 bei 43 mmHg. Die Patientin wird zunächst weiter mit 100 % Sauerstoff (FiO_2 1,0) beatmet.

Die Patientin erhält noch einen Volumenbolus von 500 ml kristalloider Infusion, um eine Normotension (RR > 100 mmHg syst.) bei Verdacht auf „schweres SHT" zu erreichen. Auch werden hierfür bereits Katecholamine durch das Team vorbereitet.

Nachdem der Tubus fixiert wurde, wird durch das Team der gesamte Mundraum mit Celox®-Gaze und -Kompressen austamponiert und die HWS-Orthese wieder angelegt. Die Patientin wird für den Transport auf eine Vakuummatratze umgelagert.

S.A.L.A.D. Manöver 1

www.youtube.com/watch?time_continue=-11&v=RDiffmfkLDw&embeds_referring_euri=https%3A%2F%2Fnerdfallmedizin.blog%2F&source_ve_path=Mjg2NjY&feature=emb_logo

S.A.L.A.D. Manöver 2

www.youtube.com/watch?v=Jaq-vHbcGi0

S.A.L.A.D. Manöver 3

www.youtube.com/watch?v=QyGSbCyoKUY

4.10.5 Transport

Nach Anmeldung in der nächstgelegenen Klinik, in der sich eine Mund-Kiefer-Gesichts- und Neurochirurgie befindet, erfolgt der komplikationslose Transport unter Inanspruchnahme der Sonder- und Wegerechte. Die Vitalparameter der Patientin bleiben während der 34-minütigen Fahrt ins Krankenhaus stabil.

4.10.6 Klinischer Verlauf

Nach einer umfassenden Übergabe in der Notaufnahme wird noch im Schockraum ein CT durchgeführt. Auf den Aufnahmen lassen sich mehrere Frakturlinien im Oberkieferbereich und in der Orbita erkennen. Zusätzlich wird eine horizontale zentrale Mittelgesichtsfraktur vom Typ Le Fort II diagnostiziert. Eine Beteiligung der Wirbelsäule kann ausgeschlossen werden.

Die Patientin wird noch am gleichen Tag von den Mund-Kiefer-Gesichtschirurgen operativ versorgt. Nach zweiwöchigem Aufenthalt kann die Patientin die Klinik ohne bleibende Beeinträchtigungen verlassen.

4.10.7 Kommentar

Zentrale Mittelgesichtsfrakturen sind zweiseitige Oberkieferfrakturen mit oder ohne Beteiligung von Orbita oder Frontobasis. Mittelgesichtsfrakturen können die kinetische Energie eindrucksvoll abfedern. Die pneumatisierten Räume übernehmen oft die Funktion einer „Knautschzone". Man unterscheidet vertikale und horizontale Frakturen. Letztere werden in **Le Fort I–III** unterteilt. Im täglichen Umgang ist diese Einteilung zentraler Frakturtypen gebräuchlich.
Unterteilung:

- **Le Fort I:** basale Absprengung der Maxilla.
- **Le Fort II:** pyramidenförmige Fraktur des Oberkiefers mit Einbeziehung von Orbitaboden und Siebbein; kann seitlich bis zur lateralen Kieferhöhlenwand reichen.
- **Le Fort III:** Trennung von Mittelgesichts- und Hirnschädel; die Frakturlinie verläuft durch Orbita und Jochbogen.

Bei Frakturen des Typs Le Fort III kann es zum Austritt von Liquorflüssigkeit kommen. Bei Le-Fort-Frakturen Typ II und III können sich Monokel- bzw. Brillenhämatome ausbilden. Die drei Frakturtypen treten häufig in Kombination mit anderen Frakturen im Mittelgesichtsbereich auf. Aufgrund der Verkeilung einzelner Frakturelemente kann die Stabilität erhalten bleiben. Zu den typischen Ursachen von Mittelgesichtsfrakturen zählen Autounfälle, Sturz- und Schlagereignisse sowie Schussverletzungen.

Bei derartigen Unfällen kann es aufgrund der Beteiligung von großen Gefäßen sowie der guten Durchblutung im Kopf-Hals-Bereich zu starken lebensbedrohlichen Blutungen kommen. Die größte Herausforderung besteht in der Blutstillung und Atemwegssicherung. Starke Blutungen im Gesichtsbereich führen schnell zu einer Verlegung der Atemwege mit schlechter Einsicht der Mundhöhle und des Rachenraums. Neben dem Blut kann auch die Knochendeformation zu Atemwegsobstruktionen führen. Somit ist die Sicherung der Atemwege die wichtigste Aufgabe des Rettungsdienstes. Oberflächliche Gefäße der Gesichtsweichteile lassen sich zumeist gut durch direkte Kompression kontrollieren. Bei schweren Mittelgesichtstraumata mit Beteiligung des Oberkiefers und Verletzungen im pterygomaxillären (Flügel-Oberkiefer-Spalte) Bereich sind tiefer gelegene Gefäße (A. maxillaris und A. lingualis) als Blutungsquelle verantwortlich. Blutungen des Plexus venosus pterygoideus führen zunächst zur Einblutung in den Nasen- und Rachenraum (Nasopharynx) und der Nasennebenhöhlen (Sinus maxillaris) mit vollständiger Füllung bzw. Verlegung des Pharynx und der Mundhöhle mit Blut. Häufig kommt es zu starkem Nasenbluten (Epistaxis). Der Umfang der verschiedenen möglichen Blutungsquellen und oft nicht klar zu identifizierender Blutungsquelle macht eine gezielte Blutstillung unmöglich.

Präklinische Versorgung von schweren Blutungen bei Mittelgesichtstrauma

Blutungen aus den Weichteilen (Kopf-Hals-Bereich)

Bei Blutungen aus den Weichteilen bieten sich knöcherne Widerlager zur Kompression von Gefäßen an. Bei Verletzungen im Mittelgesicht und Beteiligung der A. fascialis ist dies der Unterkieferrand und bei Blutungen bzw. Verletzungen der Schläfen- und Stirnregion mit Beteiligung der A. temporalis superfascialis präaurikulär am Jochbogen. Lippenverletzungen mit starker Blutung können mittels bilateraler Kompression zum Stillstand gebracht werden. Aufgrund nicht geeigneter knöchernen Kompressionsstellen und der starken Vaskularisierung mit Anastomosen bei komplexen Weichgewebstraumata im Kopf-Hals-Bereich hat sich eine isolierte Kompression als nicht ausreichend erwiesen. Hier sind weitere Maßnahmen wie z. B. die Kompression im oberflächlichen Gesichtsbereich mit Wickelverbänden (Gesichtspacking) notwendig.

Blutungen aus dem Nasen-Rachen-Raum und der Mundhöhle

Blutungen im Nasopharynx können mithilfe spezieller Ballonkatheter (z. B. Epistat® Nasal Catheter, Medtronix Xomed USA; ➤ Abb. 4.10) kontrolliert werden. Hierbei wird dieser spezielle Katheter (zwei Ballons zur Blockung mit Kochsalz) in die Nase eingeführt. Der eine Ballon wird hierbei intranasal geblockt, der zweite im Nasopharynx (anteriores und posteriores Packing). Dadurch werden diese Bereiche komprimiert. Zu beachten ist, dass die Einführung

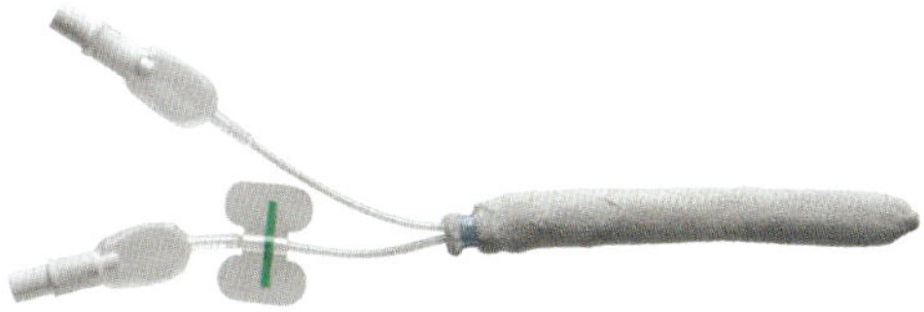

Abb. 4.10 Pneumatische Nasentamponade (Xomed Epistat®) [V330-002]

des Katheters nach hinten unten (entlang des Nasenbogens und parallel zum Oberkiefer/Gaumendach) erfolgen muss (➤ Abb. 4.11 und ➤ Abb. 4.12). Bei falscher Einlage (zu weit kranial) kann es bei schweren Frakturen im Mittelgesicht als Komplikation zur versehentlichen Perforation in die Schädelhöhle kommen. Eine alternative Möglichkeit wäre das Einführen eines Blasenkatheters mit Blockung im Nasopharynx. Verletzungen der Zunge mit starker Blutung aus der A. lingualis sind aufgrund der verborgenen Lage in der Mundhöhle häufig nicht gleich zu erkennen und schwer zu kontrollieren. Eine direkte Kompression der Zunge von außen, aber auch intraoral ist mit konventionellen Mitteln nicht möglich. Eine Möglichkeit nach erfolgter invasiver Atemwegssicherung ist das Austamponieren der gesamten Mundhöhle (intraorales Packing) mit Kompressen oder einem Hämostyptikum (z. B. Celox®-Gaze). Durch einen Kopf-Kinn-Verband wird diese Maßnahme noch effizienter! Zur Stabilisierung und Kompression des Mittelgesichts kann zusätzlich ein „Spatelverband“ erwogen werden.

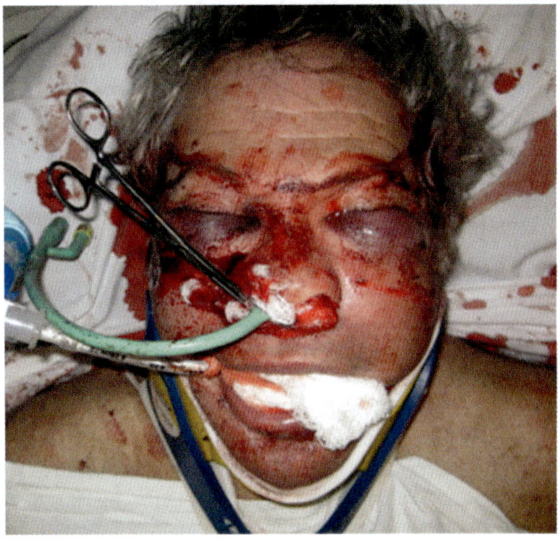

Abb. 4.12 Patient mit Le Fort und bilateralen Frakturen im naso-orbito-ethmoidalen Komplex (NOE-Komplex) und schwerer oronasaler Blutung nach Packing und intranasaler Katheterplatzierung zur pneumatischen Nasentamponade. [E1298]

Blutungskontrolle bei Mittelgesichtsfraktur

www.youtube.com/watch?v=zzxR96GJ25Q

Die klinische Versorgung verlangt häufig ein interdisziplinäres Vorgehen von Neurochirurgen, HNO-Ärzten und Mund-Kiefer-Gesichtschirurgen.

Generell kann es bei solch einem Unfallmechanismus (Schädeltrauma) immer auch zu einer Beteiligung der HWS kommen. Dies muss in der Gesamtbeurteilung und Versorgung beachtet werden.

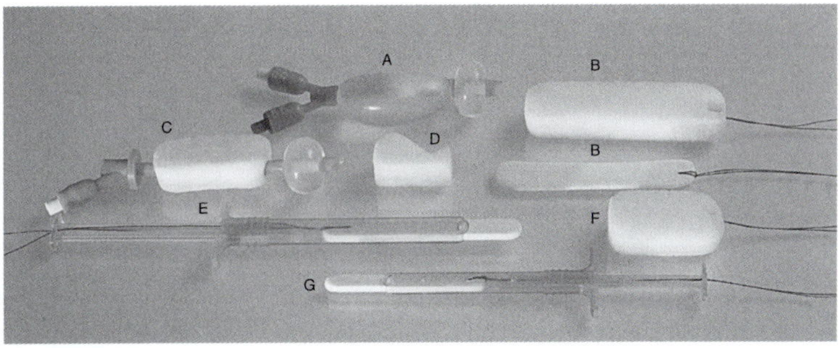

Abb. 4.11 Unterschiedliche Katheter zum nasalen Packing [E479-001]
A Xomed Epistat
B Pope Flex-Pak
C Xomed Epistat II
D Staxi-Stat ohne Zugschnur
E Large Fast-Pak mit Applikator
F Weimert-Katheter
G Small Fast-Pak mit Applikator

Evidenz: Mythos oder Fakt

Fakt: Mit einer Inzidenz von 25 % sind Gesichtsfrakturen bei polytraumatisierten Patienten relativ häufig anzutreffen und extreme Blutungen (oronasal) schwierig zu beherrschen. Die Kompression mit speziellen Ballonkathetern (nasales Packing) bringt Blutungen laut Literatur in einem Drittel der Fälle zum Sistieren oder verlangsamen diese deutlich.

LITERATUR

Daut T, Mühlmeier G, Wilde F, et al. (2020). Präklinisches Management von Blutungen im Mund-, Kiefer- und Gesichtsbereich. Wehrmedizinische Monatsschrift 2020. Sonderausgabe – Combat Medical Care Conference. 16-19

Truong TA. Initial Assessment and Evaluation of Traumatic Facial Injuries. Semin Plast Surg. 2017 May;31(2) 69-72. doi: 10.1055/s-0037-1601370. PMID: 28496385; PMCID: PMC5423871

INTERNETQUELLEN

https://em3.org.uk/foamed/7/4/2023/resus-drills-facial-trauma

www.rcemlearning.co.uk/foamed/floating-in-the-face-of-danger-maxfax-injuries-in-the-ed/

4

4.11 Person springt (Advanced)

Matthias Jahn, Catharina Hammerschlag und Torsten Moeser

4.11.1 Einsatzmeldung/Anfahrt

Der Rettungswagen, besetzt mit einem Notfallsanitäter, einem Rettungssanitäter und einem Notfallsanitäter-Azubi im 2. Lehrjahr, wird um 16:20 Uhr zu einem unklaren Notfall alarmiert. Besorgte Nachbarn haben eine Frau am Fenstersims in der dritten Etage eines Wohnhauses stehen sehen und vermuten einen sich anbahnenden Suizidversuch, weswegen sie die Polizei verständigt haben.

4.11.2 Situation am Notfallort und Ersteindruck

Der RTW trifft um 16:27 Uhr an der Notfallstelle ein und das Notfallteam bemerkt schon beim Einbiegen in die Zielstraße mehrere Personen, die um eine am Boden liegende Frau stehen. Die Frau ist in etwa 55 Jahre alt, in einem mäßigen Ernährungszustand und hat ein normales Erscheinungsbild ohne sichtbare Verwahrlosungszeichen. Im Ersteindruck fällt eine bewusstseinseingetrübte und blasse Patientin auf. Es sind keine signifikanten äußeren Blutungen zu sehen, im Bereich der Sprunggelenke fällt jedoch beidseitig eine blutige Strumpfhose und eine Fehlstellung der Sprunggelenke auf, auch das rechte Handgelenk zeigt eine deutliche Fehlstellung.

Die Patientin wird vom Team zunächst als **potenziell kritisch** eingestuft.

4.11.3 Primary Assessment – Erstuntersuchung und Behandlung nach X-ABCDE

Bei der Patientin angekommen wird ein Besatzungsmitglied des RTW mit der manuellen Kopffixierung betraut. Im Primary Assessment ist der Atemweg frei, es ist kein Erbrochenes und kein Blut zu sehen, die Halsweichteile erscheinen unauffällig, die Trachea ist mittig im Jugulum tastbar. Es wird umgehend Sauerstoff über eine Maske mit einem Flow von 15 l/min appliziert. Die Atemfrequenz liegt bei 25/min, die Atmung erscheint flach, auskultatorisch ist links ein vesikuläres Atemgeräusch vorhanden, rechts nur ein abgeschwächtes, der Thorax ist rechts instabil mit paradoxen Atembewegungen. Es fällt ein blasses Hautkolorit auf, die Rekapillarisierungszeit beträgt 4 Sekunden. Der Puls ist peripher am Handgelenk schlecht, zentral gut tastbar und beschleunigt. Die Sauerstoffsättigung beträgt 80 % bei flacher Pulskurve. Das Abdomen ist weich, das Becken zeigt Hinweise einer Verletzung (Prellmarken) und ist instabil. Der rechte Oberschenkel ist verkürzt und nach außen rotiert, der linke Oberschenkel erscheint unverletzt, an den Unterschenkeln imponieren beidseits offene Sprunggelenkfrakturen mit nur mäßiger Blutung. Eine Fehlstellung an der linken oberen Extremität weist auf eine geschlossene Radiusfraktur hin. Es wird umgehend ein großlumiger venöser Zugang etabliert. Die Patientin reagiert mit gezielter Abwehrreaktion auf Schmerzreize der oberen Extremität. Die neurologische Untersuchung zeigt, dass Sensorik und Motorik beider Beine bis zum Oberschenkel, hier oberschenkelinnenseitig, aufgehoben sind. Es fällt zusätzlich noch eine kleine temporale Kopfplatzwunde auf. Aufgrund der Bewusstseinseintrübung gibt es einen Anhalt auf ein schweres SHT. Die Pupillen sind beidseits mittelweit und reagieren prompt auf Lichteinfall, die GCS beträgt 9 Punkte.

Mithilfe der vorbereiteten Schaufeltrage wird sie auf die Vakuummatratze umgelagert. An der LWS ist nach achsengerechter Drehung auf die Seite eine Stufenbildung tastbar.

Entscheidung kritisch ↔ nicht kritisch

Die Patientin wird vom RTW-Team durch ein vorliegendes B-, C- und E-Problem als **kritisch** eingestuft. Zudem wird ein Rettungshubschrauber für den Transport angefordert und die Leitstelle gebeten, einen entsprechenden Schockraum in einem überregionalen Traumazentrum zu organisieren.

Verdachtsdiagnose

Die Patientin hat ein Polytrauma mit Wirbelsäulentrauma (BWS-/LWS-Verletzung) und neurologischen Ausfällen, eine geschlossene Fraktur des Oberschenkels rechts, offene Frakturen beider Sprunggelenke, geschlossene dislozierte Radiusfraktur links und temporale Kopfplatzwunde ohne Anhalt auf ein begleitendes SHT.

4.11.4 Secondary Assessment – durchgeführte Maßnahmen, erweiterte Beurteilung und Transport

Vitalwerte und Monitoring

HF	120/min
RR	80/60 mmHg
SpO_2	80 % in initial, 95 % nach Sauerstoffgabe
BZ	110 mg/dl
Temp.	36,7 °C
EKG	Sinusrhythmus

SAMPLER

Symptome	Stufenbildung in der BWS/LWS mit Sensibilitätsstörungen beider Beine, offensichtlich offen frakturierte Sprunggelenke beidseits, geschlossene Fraktur des Oberschenkels rechts und dislozierte Handgelenkfraktur links
Allergien	Nüsse
Medikamente	Citalopram, Risperidon, ASS, Beloc, Ramipril
Patientenvorgeschichte	Depressive Erkrankung mit schizophrenen Episoden, Hypertonus
Letzte Mahlzeit	16:00 Uhr Kaffee und Kuchen
Ereignisse vor dem Notfall	Depressive Verstimmung
Risikofaktoren	Aktuelle Suizidalität (Eigengefährdung)

Weitere Maßnahmen und definitive Versorgung

Nach Umlagern auf die Vakuummatratze wird der Patientin eine Trochanterschlinge angelegt (nach Abschätzung durch das SKIPS-Schema) und in den RTW verbracht, dort an das Monitoring angeschlossen. Zeitgleich wird alles für eine Minithorakotomie vorbereitet, um einem Spannungspneumothorax vorzubeugen. Die Patientin wird mithilfe der Vakuummatratze vollständig immobilisiert, da laut Immo-Ampel mehrere Fakten für eine definitive Immobilisation sprechen. Auf eine HWS-Orthese wird aufgrund eines vermuteten schweren SHT jedoch verzichtet, um den venösen Abfluss über die Vv. jugulares zu gewährleisten. Ein Wärmeerhalt wird durch Aufheizen des RTW durchgeführt.

Inzwischen kommt ein Angehöriger hinzu und berichtet, dass die Patientin seit Jahren an einer Schizophrenie leide, bisher aber körperlich gesund gewesen sei, sie müsse lediglich Blutdrucktabletten nehmen.

Zwischenzeitlich hat die Leitstelle durchgegeben, dass ein Hubschrauber mit einer Anflugzeit von 25 Minuten alarmiert sei, da die regionalen RTH alle gebunden sind. Diese Zeit nutzt das Notfallteam, um einen weiteren venösen Zugang zu etablieren, die Minithoraktotomie in der vorderen Axilliarlinie durchzuführen und mit einer Analgesie mit Esketamin zu beginnen. Auch wenn im Rahmen eines Polytraumas eine permissive Hypotension toleriert werden kann,

4

sollte dies in Anbracht des begleitenden schweren SHT eine Normotonie (laut S3-LL ein systolischer Blutdruck von mind. 90 mmHg) angestrebt werden, dafür verabreicht der Notfallsanitäter eine Volumenbolus von 250 ml Vollelektrolytlösung.

Nach diesen Maßnahmen erfolgt eine nochmalige Beurteilung der Patientin sowie eine Vervollständigung des Monitorings.

Der RTH trifft um 17:03 Uhr an der Notfallstelle ein und kann direkt neben dem RTW auf einer Kreuzung landen, die von der Polizei für den Verkehr gesperrt wurde.

Der Zustand der Patientin hat sich stabilisiert. Zum Zeitpunkt der Übergabe beträgt der Blutdruck nach einem Volumenbolus 110/70 mmHg und der Puls 100/min, der SpO_2-Wert liegt bei 91 %. Der Notarzt führt eine e-FAST-Sonografie durch und diese zeigt eine Flüssigkeitsansammlung im Thorax, keinen Perikarderguss, keine freie Flüssigkeit im Bauchraum, jedoch um die Blase herum.

Für den Transport entschließt sich der Notarzt die Patientin zu intubieren. Dies kommuniziert er ins Team und verlangt das Videolaryngoskop mit hyperanguliertem Spatel, einen Bougie und als RSI Medikamente, Esketamin, Midazolam und Rocuronium. Nach Absprache der Dosierung werden die Medikamente appliziert und die Patientin im ersten Versuch problemlos intubiert ohne die Immobilisation der HWS aufzuheben. Anschließend wird die Patienin an die Beatmungsmaschine konnektiert.

Die noch unversorgte Handgelenkfraktur wird reponiert, um entsprechende Nervenläsionen und Durchblutungsstörungen zu verhindern, und mittels Universalschiene ruhiggestellt.

4.11.5 Transport

Die Leitstelle hat in einem 50 km entfernten Zentrum der neuro- und unfallchirurgischen Maximalversorgung ein Intensivbett organisiert. Die Patientin wird auf die Trage des RTH umgelagert. Während des gesamten Fluges wird das Monitoring fortgeführt. Außerdem werden in 0,1-mg-Schritten fraktioniert Fentanyl und insgesamt weitere 2 mg Midazolam verabreicht. Kurz vor der Landung gibt der Notarzt nochmals 50 mg Rocuronium nach, um ein Pressen der Patientin beim Landen und Entladen zu vermeiden. Nach komplikationslosem siebenminütigem Flug kann die Patientin in einem kreislaufstabilen und kardiopulmonal gebesserten Zustand an das interdisziplinäre Schockraumteam übergeben werden.

4.11.6 Klinischer Verlauf

Nach Aufnahme im Schockraum werden die Diagnosen anhand der bildgebenden Untersuchungen bestätigt. Im cCT zeigt sich keine Blutung, in der CT-Thorax sind radiologisch ein Hämatopneumothorax und eine Rippenserienfraktur 7–10 sichtbar. Eine CT-Untersuchung der Wirbelsäule zeigt eine **L1-/L2-Trümmerfraktur** mit totalem Querschnitt. Die Trümmerfraktur wird mit einem Spiral-CT nochmals räumlich dargestellt. Die Handgelenkfraktur erscheint ausreichend reponiert. Das Becken zeigt eine Acetabulumfraktur und eine proximale Femurfraktur rechts, die offenen Sprunggelenkfrakturen werden ebenfalls radiologisch bestätigt.

Im interdisziplinären Konsens wird die LWS-Fraktur noch am selben Tag mittels Fixateur interne versorgt. Danach schließt sich die OP des Acetabulum und des proximalen Femurs an. Die offenen Sprunggelenkfrakturen werden danach mittels Fixateur externe versorgt und erst nach Abschwellen des Weichteilödems endgültig mittels Plattenosteosynthese versorgt. Die Handgelenkfraktur wird konservativ mit einem Unterarmgips ruhig gestellt. Die Patientin wird 4 Wochen postoperativ in eine neurologische Rehabilitationsklinik verlegt. Der Querschnitt bleibt bis zur Entlassung bestehen und ist nicht reversibel.

4.11.7 Kommentar

Die vorliegende Wirbelsäulenverletzung mit den daraus resultierenden Ausfallerscheinungen ließ sich im Rahmen der körperlichen Untersuchung (Stufenbildung) erkennen. Bei einem Sturz aus großen Höhen muss immer eine thorakale oder abdominelle Beteiligung sowie eine mögliche Beckenverletzung in Betracht gezogen werden. Hier hat das Team bei Anwendung des **SKIPS-Schemas** eine mögliche Beteiligung des Beckens erkannt und eine Trochanterschlinge angelegt.

- **S** – Schock
- **K** – Kinematik

- **I** – Inspektion
- **P** – Palpation
- **S** - Schmerzen

Das Zerreißen größerer Blutgefäße kann einen hypovolämen Schock auslösen, da es hierbei zu starken Blutungen in die Körperhöhlen kommen kann, die von außen nicht sichtbar und komprimierbar sind. Die Sonografie hat hierfür im kleinen Becken (Douglas-Raum) einen Hinweis ergeben.

Die Untersuchung der Wirbelsäule am Unfallort beinhaltet die orientierende neurologische Untersuchung bezüglich Sensibilität und Motorik. Vervollständigt wird die Untersuchung durch eine Inspektion (Verletzungszeichen/Deformitäten) und durch Abtasten (Druck-/Klopfschmerz oder Stufenbildung/tastbare Lücken zwischen den Dornfortsätzen) der Wirbelsäule. Bei bewusstlosen Patienten wird bis zum Beweis des Gegenteils vom Vorliegen einer Wirbelsäulenverletzung ausgegangen.

Bei Wirbelverletzungen muss immer auch an Gefäßverletzungen gedacht werden. Beispielsweise kann die Arteria vertebralis, die in der Brusthöhle entspringt, bis zum 6. Halswirbel zwischen Muskeln verläuft und dann über die Querfortsätze zum Foramen transversum zieht, bei Wirbelverletzungen eine Dissektion erleiden und dann neurologische Auffälligkeiten bieten, dies auch schon bei Bagatelltraumata, wie Massage oder „Einrenken". Das typische Dermatom einer Verletzung des Lendenwirbelkörpers 2 ist die proximale Oberschenkelinnenseite. Nach Trauma kann es auch zur Contusio spinalis kommen, die eine passagere neurologische Reiz- oder Ausfallerscheinung darstellt, die weder radiologisch noch pathologisch Veränderungen aufweist und im weiteren Verlauf rückläufig ist. Am rettungsdienstlichen Vorgehen ändert dies in der Patientenversorgung nichts.

Bei Verdacht auf ein Wirbelsäulentrauma ist die frühe Bewegungseinschränkung der gesamten Wirbelsäule unter Beachtung lokaler Protokolle und aktueller Empfehlungen durchzuführen; zunächst durch manuelle Fixierung und Bewegungseinschränkung sowie im Verlauf durch Anlage einer HWS-Orthese und zusätzlicher Fixation des Kopfes z. B. durch Kopfpolster und Lagerung z. B. in der Vakuummatratze. Die Verwendung eines Spine-Boards wird aufgrund diverser Nachteile nicht empfohlen (Lagerungsschmerz, Unruhe des Patienten, respiratorische Beeinträchtigung, Druckulzera). Das Umlagern eines Wirbelsäulenverletzten muss immer achsengerecht erfolgen. Die Immobilisation der Halswirbelsäule und generell die Bewegungseinschränkung wird heutzutage kontrovers diskutiert. Bei einem gleichzeitigen Vorliegen eines SHT kann es durch die Immobilisation der HWS mit einer Zervikalstütze zu ungünstigen venösen Abflussstauungen kommen und den Hirndruck (ICP) erhöhen. Auch bietet die HWS-Orthese keine ausreichende Immobilisierung. Einige Rettungsdienste verzichten mittlerweile komplett auf eine HWS-Orthese. Aktuelle Positionspapiere verschiedener internationaler Fachgesellschaften (ACS/ACEP/NAEMSP) nehmen Bezug auf die Bewegungseinschränkung und bieten Entscheidungshilfen zur Bewegungseinschränkung an, z. B. die NEXUS-Kriterien, die (modifizierte) Canadian-C-Spine-Rule, die IMMO-Ampel oder das E. M. S.-IMMO-Protokoll (nach Kreinest et al. 2016).

Bei fehlenden folgenden Kriterien ist eine WS-Verletzung (stumpfes Trauma) unwahrscheinlich, sodass auf eine Bewegungseinschränkung der Wirbelsäule verzichtet werden kann (Entscheidungshilfe):

- Bewusstseinsstörung oder akute Intoxikation
- Fokal-neurologisches Defizit
- Wirbelsäulenschmerzen und/oder Muskelhartspann über der Mittellinie der WS
- Anatomische Deformität der Wirbelsäule
- Ablenkende Verletzungen/Umstände (z. B. Extremitätentrauma)

Geeignete Hilfsmittel zur Bewegungseinschränkung sind z. B. Fahrtrage, Vakuummatratze, Schaufeltrage, Combi-Carrier oder Spineboard. Ein Spineboard sollte allerdings nur bei kurzen Transportzeiten oder zur Rettung z. B. aus einem Pkw eingesetzt werden.

Modifizierte Canadian C-Spine-Regel

Eine modifizierte Canadian C-Spine-Regel für die Entscheidung HWS-Immobilisierung wurde auch für die Präklinik evaluiert und leicht angepasst modifiziert:

- Hochrisikofaktor für HWS-Immobilisation vorhanden? Wenn **ja,** dann Immobilisierung:
  - Alter ≥ 65 Jahre
  - Gefährlicher Mechanismus z. B.
    - Sturz > 1 m/5 Treppenstufen
    - Axiale Last auf Kopf (z. B. Kopfsprung in flaches Wasser)
    - Verkehrsunfall mit hoher Geschwindigkeit (> 100 km/h), Überschlag, aus Fahrzeug ge-

schleudert, Fahrradunfall gegen Objekt (z. B. Pfosten oder Fahrzeug)
    - Unfall mit motorisiertem Freizeitfahrzeug (z. B. Quad)
  - Taubheit oder Kribbeln in den Extremitäten
- Niedrigrisikofaktoren zu Beurteilung des Bewegungsumfangs (wenn **ja,** dann keine HWS-Immobiliserung):
  - Einfacher Auffahrunfall (nicht bei Kollision mit Bus/Lkw, von Fahrzeug mit hoher Geschwindigkeit > 100 km/h getroffen, auf Gegenverkehr geschoben, Überschlag)
  - Gehfähig zu jedem Zeitpunkt am Unfallort
  - Kein Nackenschmerz am Unfallort auf Nachfrage
  - Kein Druckschmerz über der Mittellinie der HWS
  - **Kopfdrehung:** freiwillige Kopfdrehung um 45° nach links und rechts selbstständig möglich (ohne Rücksicht auf Schmerzen)

Bei fehlendem Hochrisikofaktor oder **mind. 1** Niedrigrisikofaktor und HWS-Bewegung möglich: Verzicht auf HWS-Immobilisierung.

Bei der Auswahl des geeigneten Hilfsmittels sollte auf Folgendes geachtet und die Lagerung angepasst werden:

- Massives Übergewicht
- Erschwerte Atmung
- Schwangerschaft

Besonders bei langen Transportzeiten sollte das komfortabelste Hilfsmittel wie z. B. die Vakuummatratze benutzt werden.

Bei **einem penetrierenden Trauma** und **möglicher Beteiligung der WS** wird zugunsten einer schnelleren Versorgung komplett auf eine Bewegungseinschränkung **verzichtet.**

Um eine Änderung der Sensibilitätsstörungen zu erkennen, bietet es sich an, die Grenze der Sensibilitätsstörung zu markieren, um z. B. eine noch aufsteigende Lähmung erkennen zu können. Dies kann auch beim neurologischen Krankheitsbild des Guillain-Barré-Syndroms hilfreich sein.

Die Begleitverletzungen wurden im vorliegenden Fall nur steril versorgt und die Radiusfraktur grob reponiert. Das Ziel bei der Versorgung von Traumapatienten, die Prähospitalphase so gering wie möglich zu halten, konnte in diesem Fall nicht eingehalten werden. Da im ländlichen Rettungsdienstbereich kein Notarzt zur Verfügung stand und Hintergrundsysteme in diesem Moment nicht existierten, war man gezwungen, Überlandhilfe anzufordern. Dazu forderte die RTW-Besatzung den nächsten erreichbaren Rettungshubschrauber an. Grundsätzlich ist daran zu denken, diesen möglichst frühzeitig anzufordern, um eine zu lange präklinische Versorgungszeit zu vermeiden (einsatztaktische Gesichtspunkte, Faktor Zeit). Zum einen hat der Hubschrauber bei längeren Wegstrecken einen eindeutigen Zeitvorteil gegenüber den bodengebundenen Rettungsmitteln, zum anderen stand schon zum Zeitpunkt der Notarztnachforderung fest, dass die Patientin mittels Luftrettungsmittel transportiert werden muss, da neben der schnellen Notarzthilfe auch ein schonender und zügiger Transport der Notfallpatienten zu den Aufgaben des Rettungshubschraubers gehört.

Evidenz: Mythos oder Fakt

Mythos: Jeder Patient mit vermutetem Wirbelsäulentrauma muss eine HWS-Orthese angelegt bekommen und wird komplett immobilisiert!

Fakt: Die aktuelle Evidenz zeigt ganz klar auf, dass Entscheidungshilfen (NEXUS-Kriterien, [modifizierte] Canadian-C-Spine-Rule, IMMO-Ampel, E. M. S.-IMMO-Protokoll) gut geeignet sind, um auf eine Bewegungseinschränkung zu verzichten.

Anlage HWS-Orthese: Laut der S3-Leitlinie Polytrauma/Schwerverletzten-Behandlung sollte immer noch die Anlage einer „Zervikalstütze" trotz fehlender Evidenz erfolgen. Zu beachten ist, dass bei der alleinigen Immobilisierung der HWS mittels HWS-Orthese immer noch eine Restbeweglichkeit der HWS vorhanden ist.

Argumente gegen die unreflektierte Anlage einer HWS-Orthese:

- ICP-Erhöhung durch HWS-Orthese möglich (Davies 1996; S3-Leitlinie Polytrauma)
- HWS-Orthesen schädigen mehr als sie nützen (Sundstrøm 2014)
- Atemwegsmanagement wird erschwert, allgemeine Verschlechterung der respiratorischen Situation (Sundstrøm 2014; Yuk 2018)
- Gefahr von Druckulzera durch HWS-Orthese in Kombination mit Head-Blocks (Ham 2016)

- Schmerzen durch HWS-Orthese (Sundstrøm 2014)
- Gefahr einer Gefügeverschiebung (kranial-kaudal) der oberen Halswirbel (Ben-Galim 2010)

LITERATUR

AWMF-S3-Leitlinie. Polytrauma/Schwerverletzten-Behandlung. Version 4.1. Stand 31.12.2022. AWMF-Reg. -Nr. 187-023. 2023. https://register.awmf.org/de/leitlinien/detail/187-023 (in Überarbeitung)

Ben-Galim P, Dreiangel N, Mattox K, et al. Extrication Collars Can Result in Abnormal Separation Between Vertebrae in the Presence of a Dissociative Injury. The Journal of Trauma: Injury, Infection, and Critical Care. 2010; 69(2): 447–450. DOI: 10.1097/ta.0b013e3181be785a

Davies G, Deakin C, Wilson A. The effect of a rigid collar on intracranial pressure. Injury. 1996 Nov;27(9):647–649. doi: 10.1016/s0020-1383(96)00115-5. PMID: 9039362

Fischer PE, Perina DG, Delbridge TR, Fallat ME, Salomone JP, Dodd J, Bulger EM, Gestring ML. Spinal Motion Restriction in the Trauma Patient - A Joint Position Statement. Prehosp Emerg Care. 2018 Nov-Dec;22(6):659–661. doi: 10.1080/10903127.2018.1481476. Epub 2018 Aug 9. PMID: 30091939

Ham WH, Schoonhoven L, Schuurmans MJ, Leenen LP. Pressure ulcers, indentation marks and pain from cervical spine immobilization with extrication collars and headblocks: An observational study. Injury. 2016 Sep;47(9):1924–1931. doi: 10.1016/j.injury.2016.03.032. Epub 2016 Apr 22. PMID: 27158006

Häske D, Blumenstock G, Hossfeld B, Wölfl C, Schweigkofler U, Stock JP. The Immo Traffic Light System as a Decision-Making Tool for Prehospital Spinal Immobilization – A Systematic Review. Dtsch Arztebl Int. 2022 Nov 4;119(44):753–758. doi: 10.3238/arztebl.m2022.0291. PMID: 35978468; PMCID: PMC9853232.

Hauswald M, Ong G, Tandberg D, Omar Z. Out-of-hospital spinal immobilization: its effect on neurologic injury. Acad Emerg Med. 1998 Mar;5(3):214–219. doi: 10.1111/j.1553-2712.1998.tb02615.x. PMID: 9523928.

Yuk M, Yeo W, Lee K, Ko J, Park T. Cervical collar makes difficult airway: a simulation study using the LEMON criteria. Clin Exp Emerg Med. 2018 Mar 30;5(1):22–28. doi: 10.15441/ceem.16.185. PMID: 29618189; PMCID: PMC5891742

Kreinest et al. Untersuchung der Anwendbarkeit eines neuen Protokolls zur Immobilisation der Wirbelsäule. Indikationsstellung anhand des E. M. S. IMMO Protocol für erwachsene Traumapatienten. Notfall Rettungsmed 2016

Luxem J, Runggaldier K, Karutz H, Flake F. Notfallsanitäter Heute. 8. A. München: Elsevier Urban & Fischer 2024.

Alson RL, Han KH, Campbell JE., Deutsche Ausgabe herausgegeben von Kai Pohl, Eva Molter, Roland Dettmar, Präklinische Traumatologie, 9. aktualisierte A. Göttingen: Hogrefe Verlag, 2023

Städtler, M., Leidel, B. A. Einsatz der modifizierten Canadian C-Spine Rule zur Entscheidungsfindung gegen eine Immobilisation der Halswirbelsäule im Rettungsdienst. Notfall Rettungsmed 27, 58–61 (2024). doi.org/10.1007/s10049-023-01184-3

Sundstrøm T, Asbjørnsen H, Habiba S, Sunde GA, Wester K. Prehospital use of cervical collars in trauma patients: a critical review. J Neurotrauma. 2014 Mar 15;31(6):531–540. doi: 10.1089/neu.2013.3094. Epub 2013 Nov 6. PMID: 23962031; PMCID: PMC3949434

Vaillancourt, C. et al. Implementation of the Modified Canadian C-Spine Rule by Paramedics. Ann. Emerg. Med. 81, 187–196 (2023)

Fischer PE, Perina DG, Delbridge TR, Fallat ME, Salomone JP, Dodd J, Bulger EM, Gestring ML. Spinal Motion Restriction in the Trauma Patient - A Joint Position Statement. Prehosp Emerg Care. 2018 Nov-Dec;22(6):659–661. doi: 10.1080/10903127.2018.1481476. Epub 2018 Aug 9. PMID: 30091939

INTERNETQUELLEN

https://www.notfallguru.de/leitsymptome/trauma/wshttps://dasfoam.org/2017/08/15/a-traumatische-wirbelsaeulen-immobilisierung/

https://foamina.blog/2018/05/11/hws-immobilisation/

https://www.itrauma.org/wp-content/uploads/2019/05/Current-Thinking-Cervical-Collar-Use-in-SMR-May-2019.pdf

https://naemsp.org/news/spinal-motion-restriction-in-the-trauma-patient-a-joint-position-statement/

4

5 Neurologische Notfälle

5

KAPITEL

5

Hendrik Sudowe, Matthias Klausmeier, Gunnar Jähnichen, Sven Heiligers, Catharina Hammerschlag und Matthias Jahn

Neurologische Notfälle

5.1 Leichter Unfall – fragliche Armverletzung (Basic)

Hendrik Sudowe

5.1.1 Einsatzmeldung/Anfahrt

Mit dem Einsatzstichwort „Notfall/Unfall, leicht; V. a. Armfraktur" wird um 09:21 Uhr ein mit zwei Notfallsanitätern besetzter RTW alarmiert. Die Einsatzstelle wird nach 6 Minuten erreicht.

Welches Material wird in die Wohnung mitgeführt?

Die Kollegen entscheiden sich, den Notfallkoffer, die Sauerstoffeinheit, ein EKG und einen Satz Vakuumschienen samt Absauger mit in die Wohnung zu nehmen, um Atmung und Kreislauf kontrollieren und ggf. unter Analgesie eine Extremitätenschienung vornehmen zu können.

5.1.2 Situation am Notfallort und Ersteindruck

Auf der letzten Stufe einer Treppe sitzt ein ca. 50-jähriger Mann, der von seiner Ehefrau gestützt wird. Er hält seinen angewinkelten rechten Arm mit der linken Hand vor dem Bauch fest. Ausgehend von seinem rechten Mundwinkel finden sich Speichelspuren bis hinunter zum Kinn. Der Patient ist wach und ansprechbar, wirkt jedoch verunsichert und kann nicht äußern, was passiert ist. Auf die Frage, ob er Schmerzen habe, schüttelt er den Kopf. Die Ehefrau berichtet, dass ihr Mann beim Frühstück um ca. 9:00 Uhr plötzlich sehr unkonzentriert gewirkt habe und den gerade gesprochenen Satz nicht zu Ende bringen konnte. Er habe mehrfach Gegenstände fallen lassen und sei dann auf dem Weg zum Sofa gestolpert. Da sie hinter ihm gegangen ist, konnte sie ihn stützen und so einen Sturz verhindern. Den Rettungsdienst habe sie nun alarmiert, da ihr Mann nach dem Stolperereignis seinen Arm nicht mehr richtig bewegen würde. Sie möchte nun eine Armfraktur ausgeschlossen wissen, weil sie befürchtet, ihn zu rabiat festgehalten zu haben.

ABCDE-Untersuchung

Im Mund-Rachen-Raum befinden sich keine Fremdkörper. Der zwar geringfügige, aber scheinbar unkontrollierte Speichelaustritt lässt allerdings an einen gestörten Schluckvorgang denken, der mit einem Aspirationsrisiko verbunden wäre. Da keine größeren Speichelansammlungen ausgemacht werden können, der Patient nicht hustet und in sitzender, leicht vornübergebeugter Haltung scheinbar keine Atemwegsverlegungen auftreten, werden diesbezüglich noch keine Maßnahmen eingeleitet. Die Atmung ist normal tief, schnell und ohne pathologische Nebengeräusche bei der Auskultation. Der Radialispuls ist in variabler Qualität absolut unregelmäßig tastbar, aber normfrequent. Die Haut ist warm und gut rekapillarisiert. Der Patient ist wach, aber fraglich orientiert. Die Überprüfung ist erschwert, da die Sprachbildung gestört scheint. Es fallen ausgeprägte Wortfindungsstörungen auf. Aufforderungen werden aber gezielt befolgt. Der rechte Arm scheint weniger kräftig und koordiniert zu sein als der linke. Die Pupillen sind seitengleich und reagieren prompt auf Licht. Auf den ersten Blick fallen keine Verletzungszeichen auf.

Entscheidung kritisch ↔ nicht kritisch

Eine unmittelbar lebensbedrohliche Funktionsstörung von Atmung oder Kreislauf besteht nicht. Dafür weisen erste Zeichen auf eine Hirnschädigung hin, die zu erheblichen neurologischen Beeinträchtigungen geführt hat. Aufgrund möglicher Persistenz oder gar Progredienz – dann wahrscheinlich auch mit sekundärer Störung vitaler Funktionen – wird aktuell ein **kritisches Problem** angenommen.

Sammeln der Differenzialdiagnosen

Abweichend von dem Verdacht der Ehefrau auf eine Armfraktur mit nachfolgender Bewegungseinschränkung geht das Rettungsteam von einem primären neurologischen Defizit aus. Als ursächliche Krankheitsbilder kommen in Betracht: Schlaganfall, Krampfanfall, komplizierte Migräne, Meningitis, Schädel-Hirn-Trauma, hypertensiver Notfall, Exsikkose und Hypoglykämie. Da über den Patienten keine anamnestischen Daten erhoben werden können, beginnt das Team mit einer körperlichen Untersuchung, gefolgt von gerätediagnostisch erhobenen Werten und einer Fremdanamnese über die Ehefrau.

5.1.3 Weiterführende Anamnese und Untersuchung

Zur diagnostischen Festlegung werden weitere Informationen gesammelt.

Orientierende Untersuchung

Weder die nähere Inspektion noch die Palpation und passive Bewegung des rechten Arms durch einen der Kollegen provozieren Schmerzen oder geben einen anderen Anhaltspunkt für eine Verletzung. Der Patient wird aufgefordert, den Arm zu bewegen, was ihm gelingt. Nun soll er die Augen schließen und beide Arme mit nach oben gerichteten Handflächen ausgestreckt halten. Dabei fällt auf, dass der rechte Arm immer wieder absinkt, deutlich schwankt sowie daumenwärts nach innen rotiert. Die Aufforderung, die über Kreuz ergriffenen Hände so fest wie möglich zu drücken, ergibt eine deutliche Kraftminderung auf der rechten Seite. Auch der rechte Fuß wird weniger kraftvoll angehoben als der linke. Beim Versuch zu lächeln, zeigt sich eine deutliche Gesichtsasymmetrie. Der Mundwinkel kann nicht angehoben werden. Das Stirnrunzeln ist hingegen seitengleich. Selbst einfache Sätze können nicht formuliert werden. Die Spontansprache ist sehr stockend – immer wieder scheinen dem Patienten Wörter nicht einzufallen. Das Blickfeld ist zu beiden Seiten uneingeschränkt. Der Kopf erscheint unverletzt und ist frei beweglich, ein Vorbeugen verursacht keine Schmerzen im Nackenbereich. Kopfschmerzen werden verneint. An der Zunge fallen keine Bissverletzungen auf. Sie ist feucht und nicht belegt, der Hautturgor ist unvermindert. Der Patient hat nicht eingenässt.

Vitalwerte und Monitoring

HF	80/min
RR	240/130 mmHg
SpO_2	98 %
BZ	118 mg/dl
Temp.	36,9 °C
EKG	Arrhythmia absoluta

OPQRST

Onset	Fraglich, weil möglicherweise nicht sofort bemerkt
Provocation	Unbeeinflussbar
Quality	–
Radiation	–
Severity	–
Time	Symptombeginn vermutlich um 9:00 Uhr

SAMPLER

Symptome	s. o.
Allergien	Keine
Medikamente	Apixaban, Bisoprolol, Amlodipin, Simvastatin, Actraphane
Patientenvorgeschichte	Permanentes Vorhofflimmern, Hypertonus, Diabetes mellitus Typ 2
Letzte Mahlzeit	Frühstück vor ca. 30 Minuten
Ereignisse vor dem Notfall	Frühstück mit der Ehefrau
Risikofaktoren	Hypertonus, Diabetes mellitus, Hypercholesterinämie, Raucher

5.1.4 Bewertung der Differenzialdiagnostik und Verdachtsdiagnose

Kein Fieber, kein Meningismus, keine Kopfschmerzen: Eine Meningitis ist wenig wahrscheinlich. Keine Flimmerskotome, keine Licht- oder Lärmempfindlichkeit, keine Kopfschmerzen, keine diesbezügliche Anamnese: Es ist auch keine Migräne, die sehr wohl auch Sprachauffälligkeiten und Halbseitensymptome erklären könnte. Kein Bewusstseinsverlust, keine Konvulsionen, kein Zungenbiss, kein Einnässen, keine Automatismen wie Schmatz- oder Wischbewegungen, keine bekannte Epilepsie – auch für einen Krampfanfall fehlen überzeugende Hinweise. Die Hypoglykämie lässt sich über den BZ sicher ausschließen. Für das SHT fehlen Verletzungszeichen oder zumindest ein Traumaereignis. Die Exsikkose lässt sich weder mit dem Schleimhautbefund noch mit den eindeutig fokalneurologischen Symptomen in Einklang bringen. Gegen den hypertensiven Notfall als Primärproblem spricht der schlagartige Symptombeginn und die ausgeprägte fokalneurologische Symptomatik, während bei einer hypertensiven Enzephalopathie v. a. Kopfschmerzen, Übelkeit, Vigilanz- und Sehstörungen zu erwarten wären. Trotz eindeutig messbarer Hypertension: Es gibt eine wahrscheinlichere Ursache als einen hypertensiven Notfall. Hier wird der Blutdruck sekundär angestiegen sein, was bei Schlaganfällen – darunter leidet dieser Patient! – häufig zu beobachten ist und bis zu gewissen Grenzen auch tolerabel erscheint.

5.1.5 Maßnahmen und Therapie

Über einen i. v. Zugang (18 G), der am nichtparetischen linken Unterarm angelegt wird, kann Laborblut abgenommen werden. Daraufhin wird eine balancierte VEL angeschlossen. Bei einem Blutdruck von 240/130 mmHg muss umgehend eine antihypertensive Therapie eingeleitet werden. Zu diesem Zweck werden 5 mg Urapidil verabreicht. Da nach wie vor keine Hinweise auf Aspiration (z. B. Husten) aufgetreten sind, wird der Patient in Oberkörperhochlage (30°) auf der Trage, die bis in die ebenerdige Wohnung gefahren werden kann, gelagert und angeschnallt. Um Verletzungen des paretischen Arms durch Herunterfallen oder Druck zu vermeiden, wird ein Kissen zur Unterpolsterung benutzt. Arm und Kissen werden mit zusätzlichen Gurten sicher fixiert.

5.1.6 Transport und Übergabe

Der Patient wird in einem nahe gelegenen Krankenhaus, das über eine Stroke-Unit verfügt, vorangemeldet. Dazu wird ein Telefonat mit dem diensthabenden Neurologen geführt, der über Verdachtsdiagnose, Zeit des Symptombeginns und Behandlung mit Antikoagulanzien (Apixaban) informiert wird. Die Ehefrau begleitet ihren Mann in die Klinik. Während des Transports erfolgt ein kontinuierliches Monitoring. Da der Blutdruck mit 225/120 mmHg noch immer außerhalb tolerabler Werte liegt, werden weitere 5 mg Urapidil appliziert. Danach sinkt der Blutdruck auf 200/100 mmHg. Nach siebenminütiger Fahrt wird der Patient um 9:54 Uhr in unverändertem Zustand in der Notfallaufnahme an das Pflegepersonal und den bereits anwesenden Neurologen übergeben. Zu dieser Übergabe gehören neben der Auffindesituation und der Schilderung des Hergangs durch die Ehefrau die ermittelten Werte, eine Dokumentation der Vorerkrankungen und der aktuellen Medikation sowie eine exakte zeitliche Bestimmung des Symptombeginns.

5.1.7 Klinischer Verlauf

Computertomografisch kann eine Blutung ausgeschlossen und ein Infarkt im Versorgungsgebiet der linken A. cerebri media nachgewiesen werden. Es wird sofort eine Thrombektomie in Narkose durchgeführt. Am Abend des Einweisungstages hat sich die Symptomatik fast vollständig zurückgebildet. Der mehrtägigen Therapiephase im Akutkrankenhaus folgt eine Rehabilitationsphase.

5.1.8 Kommentar

Die Symptomatik des Schlaganfalls ist nicht immer spektakulär. Das ist nicht uneingeschränkt positiv: Eine Alarmierung des Rettungsdienstes erfolgt umso schneller, je höher der Leidensdruck wahrgenommen wird! Im vorliegenden Fall wurden Symptome fehlinterpretiert, sodass erst eine sorgfältige Untersuchung den Verdacht auf einen Schlaganfall lenkte. Mit dem **BEFAST-Schema** steht nicht nur dem Rettungsdienst, sondern bereits dem Leitstellendisponenten ein diagnostisches Instrument zur Verfügung, mit dem frühzeitig ein Schlaganfallverdacht begründet werden kann. Balance, Eyes, Face, Arms, Speech: Gleichgewichtsstörungen, Schwindel, eingeschränkte Feinmotorik und Zielversuche (B), Blickfeldausfälle, Doppelbilder, Nystagmus (E), ein einseitig hängender Mundwinkel beim Lächeln, ein einseitig herabhängender Arm mit Pronationsbewegung im Halteversuch und Auffälligkeiten bezüglich Sprache oder Sprechen – das ist schlaganfallverdächtig. Das T steht für Time und erinnert daran, erstens den Symptombeginn zu dokumentieren und den Patienten zweitens schnellstmöglich einer Stroke-Unit zuzuführen.

Ursächlich verantwortlich für einen Schlaganfall ist meistens der thrombotische bzw. embolische Verschluss eines Gehirngefäßes mit nachfolgendem Infarkt im Versorgungsgebiet, seltener eine Hirnblutung. Der häufigste Entstehungsort für thrombotische Ereignisse liegt dabei im Bereich der A. cerebri media.

5

Medikamentöse Eingriffe in die Blutgerinnung (z. B. Heparin) sind zu diesem Zeitpunkt nicht indiziert, da präklinisch nie sicher zwischen einem Gefäßverschluss und einer Gefäßruptur differenziert werden kann. Während bei unblutigen Schlaganfällen positive Wirkungen zu erwarten wären, könnte der Einsatz bei einem blutigen Ereignis fatal verlaufen. Da dieses Risiko unverhältnismäßig hoch ist, muss zunächst eine Computertomografie im Krankenhaus klären, ob eine thrombembolische oder eine hämorrhagische Form des Schlaganfalls vorliegt. Die rettungsdienstliche Therapie beschränkt sich auf die Stabilisierung vitaler Funktionen, den schnellen Transport und ein lückenloses Informationsmanagement inkl. Medikation, Symptombeginn und Vorerkrankungen. Von diesen Informationen hängt nicht zuletzt die Entscheidung zur Rekanalisierung per Lysetherapie oder Thrombektomie ab.

Zusammenfassend sind die wichtigsten Faktoren für eine erfolgreiche Versorgung des Schlaganfalls (Time is Brain):

- Rasches Erkennen und Reagieren auf Schlaganfallsymptome
- Umgehende Alarmierung RD
- Schnellstmöglicher Transport in Stroke-Unit
- Rasche Diagnostik und Therapie

Evidenz: Mythos oder Fakt

Kann nur innerhalb des „Zeitfensters" therapiert werden? Und muss der Rettungsdienst somit nur innerhalb dieser Zeit besondere Eile walten lassen?

Zuweilen entsteht der Eindruck, dass der Begriff „Zeitfenster" als absolute Therapiedeterminante eines Schlaganfalls verstanden wird. Das Zeitfenster meint dabei den Zeitraum ab Symptombeginn, in dem eine Zulassung für Lysemedikamente gilt. Nach Ablauf dieser Zeit wird eine erhöhte Blutungsrate befürchtet.

Fakt ist, dass erstens neben der Lysetherapie auch andere Therapieoptionen zur Verfügung stehen (z. B. Thrombektomie) und dass zweitens das Zeitfenster für eine Lysetherapie erheblich verlängert sein kann, wie z. B. Studien mit Wake-up-Stroke-Patienten mit unklarer Erkrankungsdauer gezeigt haben.

LITERATUR

Aroor S, Singh R, Goldstein LB. BE-FAST (Balance, Eyes, Face, Arm, Speech, Time): Reducing the Proportion of Strokes Missed Using the FAST Mnemonic. Stroke 2017 Feb; 48(2): 479–481. doi: 10.1161/STROKEAHA.116.015169. Epub 2017 Jan 12. PMID: 28082668

Harbison J, Hossain O, Jenkinson D, et al. Diagnostic accuracy of stroke referrals from primary care, emergency room physicians, and ambulance staff using the face arm speech test. Stroke 2003 Jan; 34(1): 71–76. doi: 10.1161/01.str.0000044170.46643.5e. PMID: 12511753

5.2 Krampfanfall (Basic)

Matthias Klausmeier

5.2.1 Einsatzmeldung/Anfahrt

Am 16. Mai um 18:45 Uhr wird der Rettungswagen von der zuständigen Großleitstelle über DME mit dem Einsatzstichwort „Person mit Krampfanfall" alarmiert. Das Wetter ist gut und es herrscht eine Umgebungstemperatur von 16 °C. Einsatzort ist ein ca. 9 Kilometer entfernter Sportplatz.

5.2.2 Situation am Notfallort und Ersteindruck

Der RTW trifft um 18:53 Uhr am Sportplatz ein. Bereits an der Einfahrt wird das Rettungsteam von einem Sportler im Trainingsanzug erwartet, der das Team begrüßt und einweist. Er teilt den Kollegen mit, dass der Patient in der Umkleidekabine sei und zeigt ihnen den Weg dorthin. Der RTW kann direkt am Hintereingang des Umkleidehauses neben der Tür geparkt werden.

In der Umkleidekabine angekommen finden die beiden Notfallsanitäter einen männlichen, etwa 18 Jahre alten und stark bewusstseinsgetrübten Patienten in Sportbekleidung auf Decken in stabiler Seitenlage liegend vor. Die Umkleide ist geräumig, gut beleuchtet und geheizt. Der Patient wird von drei Sportlern betreut.

ABCDE-Untersuchung

Die Atemwege des Patienten sind frei, es gibt keine Hinweise auf eine Obstruktion durch Fremdkörper, jedoch sind Bissspuren am linken Zungenrand zu erkennen. Bei der Auskultation durch den teamleitenden Notfallsanitäter zeigt sich die Lunge beidseits basal und apikal gut belüftet mit vesikulärem Atemgeräusch. Der Patient atmet mit einem tiefen und suffizienten Tidalvolumen bei einer Atemfrequenz von 18/min. Eine Zyanose ist nicht erkennbar, das vom Teamhelfer angelegte Pulsoximeter zeigt eine Sättigung von 96 %. Der Ausatemgeruch ist ausgeprägt fruchtig und riecht nach Apfel. Der periphere Puls des Patienten ist gut tastbar, rhythmisch bei 120/min. Die Haut ist warm und trocken. Der Patient ist somnolent, wirkt postiktal und reagiert unpräzise auf taktile Stimulation. Der Blutzucker wird vom Kollegen mit 92 mg/dl bestimmt. Die Pupillen sind seitengleich, mittelweit und lichtreagibel. Es fällt ein leichter Uringeruch auf: Die kurze körperliche Inspektion ergibt, dass der Patient eingenässt hat.

Entscheidung kritisch ↔ nicht kritisch und Leitsymptom

Das Ergebnis der ABCDE-Untersuchung zeigt einen bewusstseinsgetrübten und leicht dyspnoeischen Patienten in fraglich postiktalem Zustand. Als Leitsymptom legen sich die Notfallsanitäter auf die ausgeprägte und zunächst unklare Bewusstseinsstörung mit Zustand nach fraglichem Krampfanfall fest. Das Team stuft den Patienten als **kritisch** ein.

Sammeln der Differenzialdiagnosen

Nachdem es zunächst keine Hinweise auf ein Trauma gibt, orientiert man sich an den vorherrschenden Symptomen. Ausgehend vom Leitsymptom Bewusstseinsstörung wägt das Rettungsteam unterschiedliche Erklärungen ab. Dazu zählen u. a. die Differenzialdiagnosen Hitzeerschöpfung, Reflexsynkope, orthostatische Hypotonie mit Synkope, kardiale Synkope bei ARCVM (arrhythmogene rechtsventrikuläre Kardiomyopathie), Krampfanfall unklarer Genese (Epilepsie, dissoziativer/psychogener Krampfanfall), Synkope, ICB/SAB, Entzündung zerebraler Art wie z. B. Meningitis/Enzephalititis, Intoxikation, Tumor).

5.2.3 Weiterführende Anamnese und Untersuchung

Zur Bewertung der Differenzialdiagnosen und Festlegung einer Arbeits- oder Verdachtsdiagnose werden weitere Informationen gesammelt.

Nicht auskunftsfähiger Patient: orientierende Untersuchung

Im Wege der orientierenden Untersuchung setzen die Notfallsanitäter ihre Diagnostik beim bewusstseinsgetrübten und damit nicht verlässlich auskunftsfähigen Patienten vertiefend fort. Der leitende Notfallsanitäter untersucht mit einer ausführlichen kraniokaudalen Ganzkörperuntersuchung auf Verletzungen und mögliche Ursachen. Der Kopf ist unverletzt, es finden sich keine Blutungen aus Mund, Nase oder Ohren. Der Patient zeigt eine laterale Zungenbissverletzung, deren leichte Blutung aber bereits sistiert. Hals und Nacken sind unauffällig, die Trachea liegt mittig, die Halsvenen sind nicht gestaut. Der Thorax ist in zwei Ebenen stabil, die Atemgeräusche sind nach ausführlicher Auskultation beidseits seitengleich und vesikulär. Das Abdomen ist auskultatorisch unauffällig und weist keinerlei Resistenzen in allen vier Quadranten auf, das Becken zeigt bei Inspektion keine

Hinweise auf äußere Verletzungen. Auch die Befragung der Zeugen deutet auf kein traumatisches Ereignis hin. Arme und Beine sind unverletzt. Es finden sich keine Einstichstellen als Hinweise auf Injektionen, das Hautkolorit an Stamm und Extremitäten ist rosig. Es finden sich keine Entzündungszeichen oder Hinweise auf Fieber. Zeichen für Vergiftungen oder eine Einwirkung von elektrischem Strom, z. B. durch eine ungesicherte Leitung, sind nicht vorhanden. Das parallel fortgeführte ausführliche Fremdanamnesegespräch – in diesem Fall mit den inzwischen am Einsatzort erschienenen Eltern – sichert den Weg **möglicher** Verdachtsdiagnosen hin zur **wahrscheinlichsten** Verdachtsdiagnose der Notfallsanitäter weiter ab.

Vitalwerte und Monitoring

HF	120/min, rhythmisch, Pulsqualität gut
RR	110/60 mmHg (rechts und links gemessen)
AF	18/min
SpO_2	96 %
BZ	92 mg/dl
Temp.	37,2 °C

EKG

Den Notfallsanitätern ist bewusst, dass bei der Diagnostik einer unklaren Bewusstlosigkeit die Ableitung eines EKG einen elementaren Bestandteil der Behandlung darstellt. Aus diesem Grund erhält der Patient die Anlage eines 6-Kanal-EKG zur Rhythmusbeurteilung mit anschließendem 12-Kanal-EKG zur Beurteilung möglicher Erregungsrückbildungsstörungen. Die elektrische Aktivität ist gut darstellbar. Hinweise anhand der Merkhilfe WOBBLER (➤ Tab. 2.7) für Risikozeichen im EKG (WPW-Syndrom, AV-Blockierungen, Blockbilder [LSB, RSB], Brugada-Syndrom, linksventrikuläre Hypertrophie, Long-QT-Syndrom, akute Rechtsherzbelastung, ARVCM) finden sich nicht. Bei insgesamt schneller Frequenz ist für den Notfallsanitäter erkennbar, dass auf jede P-Welle unmittelbar schmale regelgerechte QRS-Komplexe folgen. Es sind weder ST-Strecken-Hebungen noch ST-Strecken-Senkungen in den Ableitungen feststellbar. Der teamleitende Notfallsanitäter diagnostiziert daher eine Sinustachykardie.

Aktuelle Anamnese (OPQRST) und Patientenvorgeschichte (SAMPLER)

Aufgrund der fortbestehenden Vigilanzminderung setzen die Notfallsanitäter die aktuelle Fremdanamnese und Patientenvorgeschichte fort. Die betreuenden Sportler geben an, der Patient habe nach dem Fußballspiel in der Kabine plötzlich angefangen zu schreien, sei dann einfach umgefallen und habe am ganzen Körper gezuckt. Daraufhin hätten sie versucht, den Patienten festzuhalten und vor allen Dingen ein Aufschlagen des Kopfes auf den Boden durch das Unterlegen von Handtüchern zu verhindern.

OPQRST

Onset	Vor ca. 20 Minuten, plötzliches Krampfgeschehen
Provocation	Keine Linderung oder Veränderung der Hauptbeschwerden durch den Patienten möglich
Quality	Nicht beurteilbar
Radiation	Nicht beurteilbar
Severity	Nicht beurteilbar
Time	Nach Ereigniseintritt umgehende Bewusstlosigkeit, anschließend zunehmend aufklarend, aber weiterhin somnolent

SAMPLER

Symptome	Postiktale Bewusstseinstrübung nach fraglich generalisiertem Krampfgeschehen
Allergien und Medikamentenunverträglichkeiten	Keine bekannt
Medikamente	Keine bekannten Medikamenteneinnahmen
Patientenvorgeschichte	Keine bekannten Vorerkrankungen
Letzte Mahlzeit	Unklar
Ereignisse vor dem Notfall	Fußballspiel, laut Zeugen keinerlei besonderen Ereignisse
Risikofaktoren	Keine bekannt

5.2.4 Bewertung der Differenzialdiagnosen und Festlegen der Verdachtsdiagnose

Die Notfallsanitäter beurteilen die Differenzialdiagnosen. Hinweise auf eine Intoxikation liegen nicht vor. Eine Epilepsie ist nicht bekannt, Fieber oder andere Hinweise und Zeichen einer Infektion bestehen nicht, ein Trauma kann ausgeschlossen werden, Hirndruckzeichen wie Meningismus, positive Brudzinski-, Kernig- oder Lasègue-Zeichen sind ebenfalls nicht vorhanden. Anzeichen, die für eine Reflex- oder vasovagale Synkope sprechen würden, sind ebenso wie Hinweise für eine orthostatische Hypotonie mit Synkope nicht zu ermitteln. Der Patient hat nach Aussage seiner Sportfreunde ausreichend getrunken, eine Hitzeerschöpfung ist nicht anzunehmen. Eine Tumorerkrankung ist nicht bekannt. Da alle alternativen Ursachen als eher fernliegend beurteilt werden, legt sich das Team auf einen stattgehabten generalisierten Krampfanfall als wahrscheinlichste Verdachtsdiagnose fest.

Mit welchen Komplikationen müssen Sie rechnen?

Das größte Risiko bei einem bekannten Krampfgeschehen ist das erneute Eintreten eines Krampfes mit dabei auftretenden Begleitproblemen wie einer lebensbedrohlichen Ateminsuffizienz, einer Atemwegsverlegung durch ungünstige Lagerung oder Erbrechen sowie der Übergang in einen Status epilepticus. Dabei geht die unmittelbare Lebensgefahr von den genannten Komplikationen aus. Hinzu kommen mögliche ernsthafte Begleitverletzungen durch das unkontrollierte Anschlagen des Patienten auf den Boden oder gegen feste Gegenstände oder Wände. Um auf diese Herausforderungen vorbereitet zu sein, stellen die Notfallsanitäter ein engmaschiges Monitoring sicher. Sie versuchen, den Patienten so zu lagern, dass er sich bei einem erneuten Krampf nicht verletzen kann, indem sie ihn mit Decken und verfügbaren Kissen gut abpolstern und für den Transport mit dem vorhandenen Gurtsystem sachgerecht sichern. Weiterhin sind sie aufmerksam und achten auch auf Prodromalzeichen für ein rezidivierendes Krampfgeschehen (z. B. das Verdrehen der Augen, Initialschrei etc.).

5.2.5 Maßnahmen und Therapie

Noch während der laufenden Untersuchung durch den leitenden Notfallsanitäter sorgt der Kollege parallel für die Ermittlung der bereits genannten Vitalzeichen und Messwerte. Er legt einen periphervenösen Zugang und infundiert im Vorgriff auf die weitere Therapie in langsamer Tropfgeschwindigkeit eine balancierte kristalloide Vollelektrolytlösung (VEL). Als Nächstes wird der mittlerweile etwas besser auskunftsfähige Patient in eine 30°-Oberkörperhochlagerung gebracht. Der Patient wird im Rahmen seines Bewusstseinszustands zugewandt betreut und über die laufenden Maßnahmen fortlaufend angepasst informiert. Dies trägt auch zur Reduzierung von Stress und damit indirekt zur Vermeidung weiterer Anfälle bei. Dazu werden von einem Notfallsanitäter alle Spielerkollegen bis auf einen freundlich gebeten, die Kabine zu verlassen. Der Patient erhält aufgrund seiner guten Sättigung routinemäßig keinen Sauerstoff, da aktuell keine Hinweise auf Hypoxie bestehen und die Gabe von Sauerstoff nach aktueller Leitlinie bei einem SpO_2 < 95 % empfohlen wird. Da die Körperkerntemperatur erst ab < 37,5 °C gesenkt werden soll, ergibt sich auch in diesem Punkt kein Grund zu intervenieren.

Das Monitoring von Blutdruck, Pulsfrequenz und SpO_2 sowie EKG wird engmaschig fortgesetzt, um insbesondere auch Rhythmusstörungen, Hypo- bzw. Hypertonien oder eine Hypoxie als Auslöser für den Krampfanfall auszuschließen. Gerade auch bei Patienten, die zu Anfallsserien oder einem Status epilepticus neigen, sichert dies nicht nur die Diagnose, sondern bietet auch Anhaltspunkte für das erneute Auftreten eines Krampfes. Da der Patient in zunehmendem Maße aufklart, erfolgt nun ergänzend eine Eigenanamnese. Dabei erfährt das Rettungsteam, dass der Patient am Tag vorher bis in die frühen Morgenstunden auf einer Party gefeiert und heute bereits den ganzen Tag starke Kopfschmerzen gehabt habe und sehr müde gewesen sei. Beim Fußballspiel sei er sogar ausgewechselt worden, weil er sich so „schlapp" gefühlt habe.

Die kontinuierliche Überwachung des Patienten wird von den Notfallsanitätern fortgesetzt, da bei bewusstseinsgetrübten Patienten die engmaschige Überwachung unbedingt erforderlich ist.

Welche Maßnahmen sind bei der weiteren Behandlung zu treffen?

Der Patient klart im weiteren Verlauf zunehmend auf. Eine weitere Therapie ist deshalb nicht erforderlich. Wichtig ist eine konstante und engmaschige Überwachung sowie die Vorbereitung gegebenenfalls erforderlicher krampfdurchbrechender und in lokalen Algorithmen für Notfallsanitäter vorgesehener Medikamente wie Benzodiazepine (Lorazepam, Clonazepam, Midazolam).

5.2.6 Transport und Übergabe

Anschließend wird der Patient vorsichtig auf die Trage umgelagert und in den RTW gebracht. Dort wird er wie vorgeschrieben weiterhin gesichert. Während des schonenden Transports ohne Sonderrechte ergeben sich keine Komplikationen und so wird der Patient stabil nach einer detaillierten Übergabe durch den Notfallsanitäter und der Dokumentation der Epikrise, der Maßnahmen sowie des Verlaufs in der Zielklinik abgegeben.

In der postkonvulsiven Phase eines tonisch-klonischen Krampfanfalls ist die Reizschwelle des Gehirns stark herabgesetzt, sodass bereits Gerüche, Bewegungen, Lichtblitze oder Geräusche einen weiteren Anfall auslösen können. Das Martinshorn oder die Blaulichtblitze in der Nacht können einen erneuten Anfall auslösen. Im vorliegenden Fall wäre eine Sonderrechtefahrt aber auch aufgrund des stabilen Zustands des Patienten nicht angezeigt gewesen.

5.2.7 Klinischer Verlauf

Innerklinisch erfolgt eine umfassende Diagnostik, u. a. mit Laborblutanalyse, Elektroenzephalografie (EEG), Computertomografie sowie Magnetresonanztomografie. Als Ergebnis wird festgestellt, dass keine morphologischen Veränderungen vorliegen und es sich offensichtlich um einen idiopathischen generalisierten tonisch-klonischen Krampfanfall gehandelt hat. Entsprechend wird eine standardisierte antiepileptische Therapie eingeleitet. Diese orientiert sich gemäß der gültigen Leitlinie der Deutschen Gesellschaft für Neurologie an diversen Einflussgrößen, insbesondere der Art des beobachteten erstmaligen Krampfanfalls, bekannter weiterer Einschränkungen wie Schwangerschaft, hohes Alter oder einer bekannten kognitiven Einschränkung des betroffenen Patienten. Bei der Therapie mit Antiepileptika wird insbesondere das erneute Auftreten von Anfällen unterbunden. Sie wirken daher eher symptomatisch denn kurativ. Primäres Ziel der Therapie ist laut Leitlinie die Anfallsfreiheit bei gleichzeitiger guter Verträglichkeit der Medikamente.

5.2.8 Kommentar

Ein Krampfanfall ist Ausdruck einer plötzlichen, reversiblen, exzessiven Entladung größerer Neuronenverbände des Gehirns, die sich meist als Krämpfe oder Myoklonien an beiden Körperhälften zeigen. Ein Krampfanfall ist nicht gleichbedeutend mit Epilepsie. **Krampfanfall ist ein Leitsymptom, keine Diagnose.** Beispielsweise können Hypoglykämien bei Blutzuckerwerten unter 20 mg/dl häufig zu generalisierten Krampfanfällen führen. Von Epilepsie wird erst gesprochen, wenn mindestens 2 Anfälle im Abstand von 24 Stunden auftreten oder das Rezidivrisiko in den kommenden 10 Jahren bei über 60 % liegt.

Im Rahmen der Differenzialdiagnostik bei einem Krampfgeschehen kann die Merkhilfe **SNOT** eingesetzt werden:

- **S**ugar (Blutzucker), Schlaganfall, Krampf (Seizure)
- **N**arkose (CO_2, Opiate, Drogen)
- **O**xygenierung (Hypoxie)
- **T**rauma, Toxine, Temperatur

Die **wichtigsten Differenzialdiagnosen** zu einem epileptischen Ereignis sind psychogene nichtepileptische Anfälle (dissoziative Anfälle), (konvulsive) Synkopen (s. Diehl et al. 2020, DGN-Leitlinie Synkopen, https://register.awmf.org/de/leitlinien/detail/030-072), (Non-)REM-Schlaf-Verhaltensstörungen, transiente globale Amnesien (s. Sander et al. 2022, DGN-Leitlinie TGA, https://register.awmf.org/de/leitlinien/detail/030-083), paroxysmale Bewegungsstörungen und transiente ischämische Attacken.

Untersuchungen zufolge liegt die Prävalenz der Epilepsie der Bevölkerung in Deutschland bei ca. 0,6–0,8 %, die Neuerkrankungsrate bei 40–60/100.000 Einwohnern pro Jahr. Im Laufe des Lebens erkranken ca. 3–4 % der Bevölkerung an Epilepsie (Lebenszeitprävalenz). Ein Drittel aller Epilepsien beginnt jenseits des 60. Lebensjahres. In Deutschland versterben ca. 2000 Personen pro Jahr an Epilepsie und ihren Folgen.

Bei den Ursachen lassen sich drei Gruppen unterscheiden:

- Genetische Anfälle, bei denen in der Regel genetische Veränderungen (z. B. Ionenkanäle) als Ursache vermutet werden
- Strukturelle/metabolische Anfälle, die unter anderem auch Infektionen und immunologische Ursachen miteinschließen
- Ungeklärte Anfälle, bei denen eine Ursache im Gehirn jedoch möglich oder höchstwahrscheinlich ist

Als Auslöser steht ein Ungleichgewicht zwischen Exzitation (Glutamat, Aspartat) und Inhibition (Gamma-Aminobuttersäure, GABA) zugunsten der Exzitation im Vordergrund. Die Folge sind Krampfanfälle in unterschiedlichen Ausdrucksformen.

Präklinisch ist eine Zuordnung der Krampfanfälle oft nicht möglich und nur geringfügig relevant. Vielmehr sollten die Symptome, die der Patient zeigt oder gezeigt hat (laut Fremdanamnese), aufmerksam beobachtet werden. Zur Beurteilung und Zuordnung von Krampfanfällen kann die genaue Anfallsbeschreibung durch Eigen- oder Fremdanamnese nützlich sein. Eines der wichtigsten Anfallssymptome ist hierbei die Beobachtung der Augen. Sind diese bei einem Anfall (aus dem Wachen) zu Beginn geschlossen, spricht dies eher für einen nichtepileptischen Anfall und ist eher als ein psychogener/dissoziativer Anfall zu werten.

Durch Dritte wie auch durch den Rettungsdienst gemachte und sorgfältig dokumentierte Beobachtungen zu Symptomen und möglichen Ursachen können entscheidende Hinweise für die Diagnostik und die erfolgreiche stationäre Therapie geben und sind daher für den Patienten und seine zukünftige persönliche Lebensqualität essenziell und unschätzbar wertvoll.

Im Gegensatz zu den oben beschriebenen Ursachen lassen sich die unterschiedlichen Anfallsformen hingegen durch konkrete Beobachtung auch während des Notfallgeschehens erfassen und hinsichtlich ihres Schweregrads einschätzen. Die Internationale Liga gegen Epilepsie hat hierzu Klassifikationen von Epilepsien und Epilepsiesyndromen veröffentlich, zuletzt aktualisiert 2017. Unterschieden werden hierbei Krämpfe mit fokalem Beginn, Krämpfe mit generalisiertem Beginn und Krämpfe mit unbekanntem Beginn. Diese werden jeweils in Untergruppen hinsichtlich ihrer jeweiligen Ausprägung mit oder ohne Vigilanzminderung sowie mit oder ohne motorische Störungen unterschiedlichster Darbietung und auch hinsichtlich möglicher Ursachen wie emotionaler Komponenten weiter ausdifferenziert.

Die meisten Anfallsleiden sind durch einen selbstlimitierenden Charakter gekennzeichnet und werden oft nur bei erstmaligem Auftreten eine Einsatzindikation für den Rettungsdienst sein. Der durch das Ausbleiben der Selbstlimitierung gekennzeichnete Status generalisierter tonisch-klonischer Anfall (SGTKA) ist hingegen häufig eine Einsatzindikation für den Rettungsdienst, denn dieser Krampfanfall ist ein lebensbedrohlicher Zustand, der umgehend durchbrochen werden muss.

Die intravenöse Applikation von Benzodiazepinen stellt nach aktueller Leitlinienempfehlung die evidenzbasierte Therapieform der ersten Wahl dar. Dabei ist zu beachten, dass ein sicherer Venenzugang nicht in die Vena mediana cubiti in der Ellenbeuge platziert werden soll, da insbesondere durch die klonischen Kontraktionen der Extremitäten eine Schädigung mit Paravasat resultieren kann. Bei einem krampfenden Patienten ist die Anlage eines venösen Zugangs häufig sehr problematisch und auch langwierig und verzögert die lebensrettende Krampfdurchbrechung. Aus diesem Grund wird zur initialen Akuttherapie die Gabe von Benzodiazepinen intramuskulär oder intranasal empfohlen. Die intramuskuläre Gabe wird als Applikationsform der ersten Wahl empfohlen. Sie garantiert eine 100%-ige Bioverfügbarkeit und einen raschen Wirkungseintritt. Die Applikation anterolateral in den Musculus vastus lateralis geht einfach, schnell und sicher. Als fertiger Applikator kann die Applikation rasch erfolgen. Anderweitig muss das Medikament vorbereitet werden. Steht die intramuskuläre Applikation nicht zur Verfügung, wird als Option der zweiten Wahl die intranasale Applikation empfohlen. Mittel der Wahl ist hierfür das Benzodiazepin Midazolam. Die Dosierung beträgt 0,2 mg/kg KG unverdünnt. Bei Kindern bis 40 kg KG beträgt die maximale Bolusgabe 5 mg, bei Patienten > 40 kg KG max. 10 mg. Bei Erfolglosigkeit kann nach 5 Minuten eine einmalige Repetition in gleicher Dosierung erfolgen.

Die nasale Gabe von Midazolam über ein Mucosal Atomization Device (MAD) beim Patienten im Status epilepticus wird in der Praxis vielfach empfohlen und durch die zuständigen ÄLRD in ihren Bereichen als an die Notfallsanitäter delegierte Standardmaßnahme im Rahmen der Vorabdelegation vorgegeben. Hier sei der Hinweis gestattet, dass diese Form der Anwendung eines zur i. v. Applikation vorgesehenen Medikaments durchaus umstritten ist, da es sich um einen sog. Off-label Use handelt. Die Anwendung über die Schleimhäute ist für dieses Medikament nicht vorgesehen und es ist somit nicht dafür zugelassen. Auch ist ein MAD ausschließlich für die Applikation von topischen Substanzen vorgesehen. Die durch eine Benzodiazepingabe bewusst hervorgerufene systemische Wirkung ist in der Zulassung des Medizinprodukts nicht aufgeführt. Durch die Verwendung außerhalb der Zulassung stellt der Anwender ein neues Medizinprodukt her, mit allen – auch haftungsrechtlichen – Konsequenzen. Im Wege der Anordnung durch die ÄLRD ist eine entsprechende Anwendung zwar legitim und kann in der präklinischen Notfallsituation gute Dienste tun, der Anwender sollte sich aber der pharmazeutischen und rechtlichen Probleme bewusst sein. Die Dosierungsempfehlung ist identisch zur bereits genannten i. m. Applikation. Eine pharmakokinetische Limitierung stellt die geringere Resorptionsfläche der Nasenschleimhäute bei Kindern ebenso wie die häufig ausgeprägtere Verschleimung dar. Die Volumenmenge, die resorbiert werden kann, ist limitiert. Ideal beträgt sie bei Erwachsenen 0,3 ml, optimal 0,5 ml und maximal 1,0 ml pro Nasenloch. Sie reduziert sich bei kleinen Patienten entsprechend und erfordert grundsätzlich eine hohe Wirkstoffkonzentration in geringem Volumenanteil. Das Mittel der ersten Wahl zum Durchbrechen des Krampfgeschehens ist Lorazepam i. v. Die Dosierung beträgt 0,1 mg/kg KG, maximal 4 mg als Bolusgabe und einer möglichen Wiederholung nach 5 Minuten. Da Lorazepam gekühlt werden muss, steht es in einigen Rettungsdienstbereichen den RTW-Besatzungen nicht zur Verfügung. Bei Nichtverfügbarkeit von Lorazepam wird Midazolam in der gleichen Dosierung wie intramuskulär oder intranasal empfohlen. Eine weitere Alternative stellt Clonazepam (Rivotril®) i. v. dar. Die Dosierung wird mit 0,015 mg/kg KG bei maximaler Bolusgabe von 1 mg empfohlen, die ggf. einmalig in derselben Dosierung wiederholt werden kann (1–2 mg bzw. 0,015 mg/kg KG). Die aktuelle Leitlinie der DGN zum Status epilepticus im Erwachsenenalter basiert auf dieser auf drei Stufen angelegten Eskalationsstrategie. Die kürzere Wirkdauer und bessere Steuerbarkeit von Lorazepam gegenüber Clonazepam begründet die erste Wahl dieses Notfallmedikaments bei Verfügbarkeit. Wegen der Gefahr von Atemwegsstörungen sei zudem angemerkt, dass Clonazepam sehr langsam appliziert werden muss. Der Vorteil von Clonazepam gegenüber anderen Benzodiazepinen, wie z. B. Diazepam, liegt hingegen insbesondere darin, dass kein schneller Übergang ins Fettgewebe erfolgt, wodurch ansonsten unter Umständen eine Wiederholung des Krampfanfalls möglich ist. Außerdem hat Clonazepam keine ausgeprägt sedierende Wirkung, weshalb die Vigilanz des Patienten für den Neurologen trotz erfolgter Medikamentengabe beurteilbar bleibt.

Sollte der initiale Therapieversuch innerhalb von 30 Minuten frustran verlaufen, sieht die DGN-Leitlinie als Therapie der Stufe 2 die Gabe von Levetiracetam in einer Dosierung von 60 mg/kg KG, maximal 4500 mg vor. Zur Erreichung der Gesamtdosis ist eine hohe Bevorratung notwendig, da pro Ampulle nur 500 mg zur Verfügung stehen. Die Zulassung gilt für Jugendliche ab dem 12. Lebensjahr und 50 kg KG. Als Alternative kommt laut Leitlinie Valproat 20 mg/kg KG, maximal 3000 mg, in Betracht. Levetiracetam wird in vielen Rettungsdiensten bevorzugt, da es laut einer 2020 veröffentlichten Metaanalyse in der Wirksamkeit Clonazepam, Phenytoin und Valproat nicht unterlegen war und insgesamt die beste Verträglichkeit aufwies.

Wenn die Therapiestufen 1 und 2 den Status epilepticus nicht durchbrechen können, spricht man von einem therapierefraktären Status epilepticus (RSE). In diesem Fall wird zur weiteren Eskalation in der Therapiestufe 3 die Gabe des Hypnotikums Propofol mit einer Dosierung von 2 mg/kg KG i. v. oder des Barbiturats Thiopental mit einer Dosierung von 5 mg/kg KG empfohlen. Hierfür sind im Rahmen der Patientenversorgung Narkose, Intubation und Beatmung erforderlich, um die Vitalfunktionen erfolgreich zu sichern. Suxamethonium (1 mg/kg KG i. v.), Diazepam (0,25 mg/kg KG i. v.) und Fentanyl (0,1–0,2 mg i. v.) können zur Relaxierung und Analgosedierung zusätzlich notwendig werden. Aufgrund der negativen Inotropie von Thiopental bzw. des zu erwartenden Blutdruckabfalls bei Gabe von Propofol kann die zusätzliche Gabe von Katecholaminen wie z. B. Noradrenalin über Perfusor notwendig sein.

Red Flags Krampfanfall:

- Atemwegsverlegung (schnarchende Atmung, abnorme Atmung etc.)
- Status epilepticus
- Andauernde Bewusstlosigkeit
- Hirndruckzeichen (Pupillendifferenz, Cushing-Reflex)
- Sekundärverletzungen (Blutungen etc.)

Evidenz: Mythos oder Fakt

Mythos 1: Psychogene Krampfanfälle sind nur gespielt. Man kann sie deshalb gut von epileptischen Anfällen abgrenzen.
Dissoziative Krampfanfälle sind nicht gespielt, sondern real. Sie sind eine Untergruppierung psychogener Krampfanfälle. Sie dienen den Betroffenen als Schutzmechanismus vor äußeren Einflüssen, die die Betroffenen als extrem belastend empfinden.

Fakt 1: Die Anfälle werden nicht gespielt.
Mindestens 10 % der Patienten mit diagnostizierter Epilepsie leiden auch an psychogenen/dissoziativen Anfällen (Psychogenic Non-epileptic Seizures. PNES). Frauen sind davon häufiger betroffen als Männer. Die Prävalenz liegt bei 2–3/10.000 Menschen, das durchschnittliche Manifestationsalter bei 28 Jahren. 10 % aller Krampfanfälle im Rettungsdienst sind dissoziative Krampfanfälle. 30 % der Patienten, die unter dissoziativen Krampfanfällen leiden, wurden mindestens einmal auf der Verdachtsgrundlage eines Status epilepcticus akutbehandelt. Die Ursachen sind sehr breit gefächert und mitunter sehr individuell zu bewerten. Situative Faktoren sind z. B. Schlafmangel, Drogenkonsum oder Durst, ebenso belastende Lebenssituationen, die durch Trauerfälle, Arbeitsplatzverlust, Geldsorgen o. Ä. ausgelöst werden. Bei Kindern können Vernachlässigung oder Kindsmissbrauch auslösende Faktoren darstellen. Zu beachten sind Komorbiditäten wie z. B. Depression, Angst- oder Schlafstörungen, posttraumatische Belastungsstörungen (PTBS) oder Persönlichkeitsstörungen. Ebenso stehen diagnostizierte Erkrankungen wie ein vorangegangenes SHT, Migräne oder Asthma im Fokus.

Fakt 2: Die präklinische Diagnosefindung kann erschwert sein.
Da es kein Anfallssymptom gibt, das psychogene/dissoziative Krampfanfälle sicher von epileptischen Anfällen abgrenzt, kann die präklinische Stellung der Verdachtsdiagnose erschwert sein. Da die Anfallsdauer länger als bei generalisierten epileptischen Anfällen ist, besteht ein grundsätzlich erhöhtes Risiko der Verwechselung mit einem Status epilepticus. Die genaue Bewertung der klinischen Symptomatik ist deshalb zur Vermeidung essenziell. Zu diesem Zweck kann der **Westcops Score** hilfreich sein, mit dem die Wahrscheinlichkeit eines psychogenen/dissoziativen Anfalls beurteilt werden kann (➤ Tab. 5.1). Bei einem Score ≥ 4 kann mit hoher Wahrscheinlichkeit von einem dissoziativen Krampfanfall ausgegangen werden.

Die endgültige Diagnose erfolgt in der Neurologie durch EEG-Aufzeichnungen. Bei psychogenen/dissoziativen Anfällen kommt es nicht zu unkontrollierten Entladungen der Hirnneuronen. Im Gegensatz zu Patienten im Status epilepticus ist das EEG unauffällig.

Tab. 5.1 Westcops Score (Quelle: Baker et al. 2014)

W	Waxing and weaning (Zunahme und Abnahme)	Symptome des Krampfanfalls wechseln in ihrer Intensität	+ 1
E	Eyes closed (Augen geschlossen)	Augen beim Krampfanfall geschlossen, Zukneifen beim Versuch, sie zu öffnen	+ 1
S	Side to side head movements (Kopfbewegungen: links nach rechts)	Der Kopf wird nach links und rechts hin- und hergeworfen (< 4-mal)	+ 1
T	Time (zeitlicher Verlauf)	Dauer des Krampfanfalls > 3 min	+ 1

Tab. 5.1 Westcops Score (Quelle: Baker et al. 2014) *(Forts.)*

C	Crying out (schreien)	Schreien während des Krampfanfalls	+ 1
O	Out of phase limb movements (asynchrone Bewegungen)	Asynchrone Bewegungen von Armen und Beinen mit wechselnder Intensität	+ 1
P	Pelvic thrusting (Überstrecken des Beckens)	Überstrecken des Beckens: „Arc de Circle"	+ 1
S	Soft toy (Kuscheltier)	Kuscheltier (als Zeichen der emotionalen Regression)	+ 1

Psychogener Krampfanfall

www.youtube.com/watch?app=desktop&v=S_kGLoIk6Qw&t=210s

LEITLINIEN

AWMF-S2k-Leitlinie: Erster epileptischer Anfall und Epilepsien im Erwachsenenalter. Version 6.0. Stand 01.09.2023. AWMF-Reg.-Nr. 030-041. 2023. https://register.awmf.org/assets/guidelines/030-041l_S2k_Erster-epileptischer-Anfall-Epilepsien-Erwachsenenalter_2023-09.pdf.

AWMF-S2k-Leitlinie: Status epilepticus im Erwachsenenalter. Version 5.2. Stand 30.06.2020. AWMF-Reg.-Nr. 030-079. 2020. https://register.awmf.org/assets/guidelines/030-079l_S2k_Status_epilepticus_im_Erwachsenenalter_2022-03.pdf.

LITERATUR

Baker LD, Craner M, Coetzee RH. The diagnosis and management of psychogenic non-epileptic seizures in the UK Armed Forces. J R Nav Med Serv 2014; 100(1): 3-9. PMID: 24881419

Jahn M, Löwe F, Praetz M, Jähnichen G. Untersuchung und Diagnostik für Rettungsdienst und Notfallmedizin. München: Urban & Fischer, 2023

INTERNETQUELLEN

https://nerdfallmedizin.blog/2021/09/13/nerdfall-nr-15-teil-2-dissoziative-krampfanfalle-gar-nicht-so-selten-und-haufig-fehlinterpretiert/

5.3 Starke Kopfschmerzen – Migräneanfall (Advanced)

Gunnar Jähnichen

5.3.1 Einsatzmeldung/Anfahrt

In einer Oktobernacht wird der Rettungswagen einer Kreisstadt um 00:11 Uhr an den Rand des Einsatzgebietes in eine Wohn- und Ferienanlage alarmiert. Das Einsatzstichwort lautet „starker Kopfschmerz". Unmittelbar nach Besetzung des Fahrzeugs wird das Team des Rettungswagens, bestehend aus einem Notfallsanitäter und einem Rettungssanitäter, über Funk durch die Großleitstelle informiert, dass der Ehemann selbst Allgemeinmediziner sei und er den Verdacht habe, dass seine Frau möglicherweise eine intrakranielle Blutung habe. Die Grunderkrankung Migräne sei bei ihr ebenso bekannt. Nach ca. 15 Minuten wird der Einsatzort erreicht.

5.3.2 Situation am Notfallort und Ersteindruck

Bei dem Einsatzort handelt es sich um ein kleines, gepflegtes Holzhaus. Die Besatzung wird bereits vor dem Haus vom Ehemann in Empfang genommen und freundlich begrüßt. Hier informiert er die Besatzung darüber, dass seine Frau dieses Mal wohl einen sehr schweren Migräneanfall habe und seit ca. 45 Minuten nicht mehr richtig kontaktierbar sei. Er führt die beiden durch das Wohnzimmer und einen Flur, von dem aus man in ein kleines, eher beengtes Schlafzimmer gelangt. Die Besatzung findet die Ehefrau, normaler AZ und EZ, in Rückenlage mit einem Schlafanzug bekleidet im Bett liegend vor. Die Augen sind geöffnet, jedoch reagiert die Frau nicht auf das Hereintreten der Besatzung. Ihr Blick bleibt starr deckenwärts gerichtet.

ABCDE-Untersuchung

Auf Ansprache des Notfallsanitäters erfolgt durch die Patientin keinerlei Reaktion. Auch ein peripher (Druck auf Fingerspitze) und zentral (Trapezius, Foramen supraorbitale) gesetzter Schmerzreiz ändert hieran nichts. Die Absaugpumpe wird durch den Rettungssanitäter einsatzbereit am Kopf positioniert. Der

Atemweg ist frei, die oralen Schleimhäute feucht und rosig. Die Auskultation ergibt beidseits vesikuläre Atemgeräusche, das Atemzugvolumen scheint erhöht. Der Rettungssanitäter ermittelt eine Atemfrequenz von 18/min. Die Patientin erhält hierauf eine High-Flow-Sauerstoffgabe von 15 l/min über eine Maske mit Reservoir. Der Puls am Handgelenk erscheint kräftig, unregelmäßig und eher verlangsamt, die Haut am Unterarm schweißig und klebrig. Ein Blick in beide Augen mittels Pupillenleuchte ergibt eine Anisokorie. Dabei ist die linke Pupille im Vergleich zur Rechten erweitert. Beide Pupillen sind lichtstarr. Die Patientin zeigt weiterhin keinerlei Reaktion. Die GCS wird mit 3 Punkten berechnet. Eine kurze Inspektion der durch Kleidung bedeckten Körperpartien ergibt zunächst keine auffälligen Erkenntnisse. Die Patientin zeigt sich im Alter von 62 Jahren mit sportlich schlanker Figur.

Entscheidung kritisch ↔ nicht kritisch und Leitsymptom

Nach einer kurzen Zusammenfassung der Untersuchungsergebnisse durch den Notfallsanitäter ist der Besatzung schnell klar, dass die Patientin **kritisch und lebensbedrohlich** erkrankt ist. Die massive Vigilanzstörung stellt eine Gefährdung der Atemwege durch mögliche Regurgitation und anschließende Aspiration von Mageninhalt dar. Bei progredientem D-Problem kann es im weiteren Verlauf womöglich auch zu einer Störung der Vitalparameter wie Atmung und Kreislauf kommen. Aufgrund dieser Schlussfolgerungen und der Ansicht, dass eine Intubationsnarkose aufgrund des ersten Verdachts auf die mögliche Ursache notwendig ist, wird der Notarzt 5 Minuten nach Eintreffen des Rettungswagens nachgefordert.

Sammeln der Differenzialdiagnosen

Das in diesem Fall führende Leitsymptom der Vigilanzstörung könnte durch vielfältige Ursachen hervorgerufen worden sein. Trotz des naheliegenden Verdachts der RTW-Besatzung auf die wahrscheinlichste Ursache schließt diese folgende weitere Möglichkeiten in ihre Diagnosefindung mit ein: metabolische Entgleisungen, Schlaganfall, Krampfanfall, Meningitis, SHT.

5.3.3 Weiterführende Anamnese und Untersuchung

Orientierende Untersuchung

Zum Ausschluss weiterer Differenzialdiagnosen führt der Notfallsanitäter eine orientierende Untersuchung der nicht auskunftsfähigen Patientin durch, während der Kollege sämtliche Vitalparameter ermittelt und ein Monitoring inkl. 4-Pol-EKG einleitet. Die Palpation des Schädels ergibt keinen Hinweis auf eine Verletzung. Die Halswirbelsäule erscheint stabil und zeigt keine Deformitäten. Ein Meningismus zeigt sich nach passiver Beugung der HWS nicht. Ein Zungenbiss kann nach gründlicher Inspektion der Mundhöhle mittels Pupillenleuchte ausgeschlossen werden. Die Inspektion und die anschließende Palpation der großen Körperhöhlen bringen keine neuen Erkenntnisse. Sämtliche Kleidungsstücke der Patientin sind trocken, die Patientin hat nicht eingenässt. Zur Inspektion des Rückens wird die Patientin kurz auf die rechte Körperseite gedreht. Auch hier fällt die Untersuchung unauffällig aus, es finden sich keine Anzeichen auf Verletzungen oder sonstige Besonderheiten. Die Patientin besticht weiterhin durch einen schlaffen Muskeltonus aller Extremitäten.

Vitalwerte und EKG

HF	61/min
RR	240/110 mmHg
SpO_2	98 %
BZ	222 mg/dl
Temp.	35,8 °C
EKG	Arrhythmia absoluta

OPQRST und SAMPLER

Während der weiteren Befragung des Ehemanns zwecks erweiterter Anamnese durch den Notfallsanitäter erfolgt parallel die Anlage eines intravenösen Zugangs (18 G) am rechten Handrücken. Währenddessen bereitet sein Kollege die Umlagerung der Patientin in den Rettungswagen vor. Auf Nachfrage entgegnet der

5

Ehemann, dass seine Frau bereits im Laufe des Abends über zunehmende Kopfschmerzen geklagt habe. Diese hätten an Intensität stark zugenommen, so wie man dies von den bisher langjährigen Migräne-Attacken her kannte. Da Ruhe in der Vergangenheit häufig half, hätte sich seine Frau gegen Abend ins Schlafzimmer gelegt. In regelmäßigen Abständen hätte er nach ihr gesehen. Kurz vor Mitternacht hätte sie dann nicht mehr adäquat reagiert und er hätte sodann den Notruf gewählt.

OPQRST

Onset	Seit dem frühen Abend gegen 19:00 Uhr
Provocation	–
Quality	–
Radiation	–
Severity	–
Time	Im Verlauf stark zunehmend

SAMPLER

Symptome	s. o.
Allergien	Keine
Medikamente	Ibuprofen 800 mg b. B.
Patientenvorgeschichte	Migräne
Letzte Mahlzeit	Kaffee und Kuchen um ca. 15:00 Uhr
Ereignisse vor dem Notfall	Stärkste Kopfschmerzen
Risikofaktoren	Keine

5.3.4 Bewertung der Differenzialdiagnostik und Verdachtsdiagnose

Nach Abschluss der körperlichen Untersuchung sowie des Monitorings und der erweiterten Anamnese kann das Team zusammen folgende Schlussfolgerungen ziehen: Die Untersuchung des Schädels und der Halswirbelsäule zeigt keine Verletzungen, auch wird vom Ehemann ein traumatisches Ereignis ausgeschlossen: Ein SHT ist somit höchst unwahrscheinlich. Die Zunge zeigt keine Bisswunden, die Patientin hat nicht eingenässt oder eingekotet. Eine entsprechende Vorerkrankung ist bisher nicht bekannt, ein zuvor erkennbarer Symptomkomplex aus tonisch-klonischen Muskelkrämpfen wird durch die Fremdanamnese nicht bestätigt, ein stattgehabter Krampfanfall wird für die Vigilanzstörung vermutlich nicht die Ursache sein. Die in Betracht gezogenen metabolischen Entgleisungen können aufgrund der aktuell erhobenen Messwerte ausgeschlossen werden. Fehlendes Fieber, fehlende Hinweise auf Nackensteifigkeit und positives Brudzinski-Zeichen sowie ausbleibende petechiale Läsionen bei der körperlichen Inspektion entschärfen den Verdacht auf eine Meningitis. Aufgrund der vorherrschenden Symptomatik aus Anisokorie, Vigilanzstörung, Hypertonie und Biot-Atmung stellt die RTW-Besatzung den Verdacht auf eine intrakranielle Blutung (ICB).

5.3.5 Maßnahmen und Therapie

Notfallsanitäter und Rettungssanitäter sind sich darüber einig, dass die kritische Patientin einer zeitoptimierten Vorgehensweise und Behandlung bedarf. Frühzeitig wird diese in der Wohnung mit einer High-Flow-Sauerstoffgabe von 15 l/min über Maske mit Reservoir und im weiteren Verlauf mit einem i. v. Zugang am rechten Handrücken versorgt. Zum Offenhalten wird eine Vollelektrolytlösung angehängt. Es wird eine kontinuierliche Absaugbereitschaft hergestellt. Aufgrund des Plans, die für notwendig erachtete Intubationsnarkose unter optimaleren Bedingungen im Rettungswagen durchzuführen, wird die Patientin unter Zuhilfenahme des kooperativen Ehemanns zügig mittels Tragetuch auf die Fahrtrage und anschließend in den Rettungswagen umgelagert. Zu diesem Zeitpunkt trifft das nachgeforderte Notarzteinsatzfahrzeug ein. Der Notarzt erhält vom Notfallsanitäter eine Übergabe nach dem ABCDE-Schema unter Einbeziehung der erweiterten (Fremd-)Anamnese. Dieser bestätigt die Verdachtsdiagnose und die Notwendigkeit der Atemwegssicherung unter Durchführung einer Intubationsnarkose. Hierzu werden die notwendigen Maßnahmen unter den nunmehr vier Teammitgliedern aufgeteilt. Parallel zur Anlage eines umfänglichen Überwachungsmonitorings inklusive SpO_2- und engmaschiger NIBD-Messung und Etablierung eines zweiten Venenzugangs erfolgt die Vorbereitung der Intubation sowie der Narkosemedikamente. Nach Abschluss der Vorbereitungen wird mittels Fentanyl, Propofol und Rocuronium die Narkose (RSI) eingeleitet und die nachfolgende Intubation der Patientin durch den Notarzt in einem Versuch erfolgreich durchgeführt. Vasopressoren werden bereitgehalten und im Team wird kommuniziert das der MAP auf alle Fälle bei > 65 mmHg gehalten werden muss. Die nachfolgende volumenkontrollierte Beatmung erfolgt mit den Parametern AZV 500 ml, AF 12/min sowie PEEP 5 mbar. Die Patientin wird zur Verbesserung des venösen Rückflusses unter Lagerung des Kopfes in Neutralposition mit ca. 30° erhöhtem Oberkörper in einer Vakuummatratze bewegungseinschränkend gelagert. Auf die zusätzliche Anlage einer Halskrause wird wegen der Gefahr einer Rückflussbehinderung aus dem Schädel verzichtet. Durch die Sympathikolyse der durchgeführten Narkose sinkt dabei der arterielle Blutdruck auf 190/100 mmHg ab.

5.3.6 Transport und Übergabe

Die Patientin wird durch den NEF-Fahrer in einer Schwerpunktklinik, ca. 25 Minuten Fahrzeit entfernt, das über eine Stroke-Unit und Neurochirurgie verfügt, vorangemeldet. Hierzu findet zu Beginn des Patiententransports ein telefonisches Arzt-zu-Arzt-Gespräch zwischen Notarzt und diensthabendem Neurochirurgen statt, in welchem die bisherigen Geschehnisse, die Patientengeschichte, die aktuelle Behandlung der Patientin sowie die Verdachtsdiagnose geschildert werden. Da die Patientin während des Transports weiterhin hypertone Blutdruckwerte zeigt, erfolgt die titrierte intravenöse Gabe von insgesamt 25 mg Urapidil. Hierauf stellt sich bis zum Erreichen der Zielklinik ein Blutdruck von 140/70 mmHg ein. Regelmäßige Verlaufskontrollen durch Notarzt und Notfallsanitäter während des Transports zeigen stabile Kreislaufwerte sowie einen unveränderten Patientenzustand.

75 Minuten nach Alarmierung des Rettungswagens wird die Patientin in der Zielklinik übergeben. Nach Übergabe der Patientin im Schockraum erfolgt im weiteren Verlauf die unmittelbare Durchführung einer Schädel-CT. Hierdurch bestätigt sich eine ausgedehnte Subarachnoidalblutung mit infauster Prognose. Die Patientin verstirbt zwei Tage später auf der Intensivstation.

5.3.7 Kommentar

Hintergrundinformationen zu Kopfschmerzen

Kopfschmerzen sind grundsätzlich als Volkskrankheit anzusehen und neben Schmerzen im Bereich der Wirbelsäule der häufigste Grund der Inanspruchnahme ärztlicher Versorgung, in Bezug auf eine Schmerzsymptomatik auch im Bereich der Notfallversorgung. Etwa 4,5 % aller Vorstellungen in einer Notaufnahme erfolgen aufgrund von Kopfschmerzen, wobei hiervon nur etwa 1 % eine gefährliche Diagnose haben! Für die Versorgung insgesamt, besonders auch in der Notfallversorgung, im Rettungsdienst oder in der Notaufnahme, ist die Frage entscheidend, ob es sich um einen **primären** oder **sekundären Kopfschmerz** handelt. Primäre Kopfschmerzen (Migräne, Spannungskopfschmerz, Clusterkopfschmerz), machen etwa 90 % aller Kopfschmerzen aus und stellen grundsätzlich keine vitale Bedrohung dar.

Primäre Kopfschmerzen stellen eine eigenständige Erkrankung dar. Sekundäre Kopfschmerzen sind immer Symptome einer anderen Erkrankung von ZNS oder Viszerokranium. Es besteht eine signifikante Gefahr für eine akute vitale Bedrohung oder für langfristige Schäden. Bei erstmalig auftretenden Kopfschmerzen muss das Vorliegen von sekundärem Kopfschmerz ausgeschlossen werden, zusätzlich gibt es weitere **Red Flags:**

- Akute heftige, erstmals aufgetretene Kopfschmerzen
- Progredienz von Kopfschmerzen
- Zusätzliche fokal-neurologische Zeichen
- Hirndruckzeichen
- Meningismus
- Fieber
- Zerebrale Krampfanfälle

Diagnostisches Vorgehen

Der erste Blick auf den Patienten und die Situation kann bereits wertvolle Hinweise auf die mögliche Erkrankung liefern, bei im Bewusstsein beeinträchtigten Patienten gehört dazu bereits initial ein orientierender Blick auf die Pupillen. Zusätzlich ist bei der Ersteinschätzung bereits auf typische Symptome von primären Kopfschmerzen und auf sichtbare Alarmzeichen **(Red Flags)** zu achten. Einen Überblick über das diagnostische Vorgehen bei im Vordergrund stehenden Kopfschmerzen gibt > Tab. 5.2.

Anamnese

Zur Orientierung und als Basis greift man auch bei Kopfschmerzen auf das bewährte **OPQRST-Schema** zurück, ergänzend auf das **SAMPLER-Schema.** Da bei schweren Erkrankungen auch eine Atem- und Kreislaufstörung vorliegen kann, wäre in diesen Fällen das

Tab. 5.2 Diagnostisches Vorgehen bei Kopfschmerzen

Anamnese – Vorgeschichte der Kopfschmerzen	
Seit wann? Schon einmal in letzter Zeit?	Warnblutungen bei SAB
Erstmals?	Erstmaliges Auftreten ist immer verdächtig auf gefährliche Ursache (SAB/Infektion/Sinusvenenthrombose))
Oder bekannt?	Viele primäre Kopfschmerzen (Migräne/Spannungskopfschmerz, Cluster usw.) sind dem Patienten bekannt
Auslöser erkennbar?	Migräne oft durch Trigger ausgelöst (Entlastung; Nahrungsmittel)
Lokalisation	Einseitigkeit bei Migräne, Cluster, Hemicrania continua sind die Regel, aber nicht beweisend
Intensität	Visuelle Analogskala benutzen
Qualität	Pochend? Drückend? Lageabhängig?
Begleiterscheinungen	Augentränen? Übelkeit? Sensibilitätsstörungen? Flimmerskotome?
Familienanamnese	Ähnliche Beschwerden bei Verwandten 1. Grades?
Klinische Untersuchung	
Kalottenkopfschmerz, Hirnnervenfunktion, Meningismus, Paresen, Sensibilität	Relativ häufig: „Migränemarge", sich in den Arm ausbreitende und wieder zurückgehende Sensibilitätsstörungen Sehr selten: familiär hemiplegische Migräne
Körpertemperatur	Fieber ist immer gefährlich (Meningitis/Enzephalitis)
Labor	
Blutbild	Leukozytose? Hinweis auf Systemerkrankung?
Blutkörperchensenkungsgeschwindigkeit	Kaum mehr genutztes Verfahren; bei der Riesenzellarteriitis jedoch diagnostisch hinweisend!
CRP/PCT	Infekt
Blutkultur	Obligat bei jedem V. a. zentrale Infektion; danach sofortige Antibiotikagabe; niemals Zeitverzögerung durch Bildgebung und Liquorpunktion zulassen
D-Dimer	Liquorstatus; Liquorkultur: Messung Liquordruck (bei Sinusvenenthrombose und Meningitis erhöht), PCR auf Bakterien/Pilz/Herpes simplex, HTLV, HIV auch nach Therapiebeginn noch verwertbar Nachweis von Blut bei SAB; Siderophagen nach Tagen erst positiv, dann Hinweis auf vorausgegangene „Warnblutungen"
Bildgebung	
cCT	Raumforderung? Blutung? Herniation?
CTA	Gefäßmalformation? Sinusvenenthrombose (späte Phase erforderlich)?
MRT	Sinusvenenthrombose, Tumor, Malformation; Enzephalitis (temporale Veränderungen) Deutlich aufwendiger als cCT
Duplexsonografie	Stellenwert der Duplexsonografie in der Akutdiagnostik des Kopfschmerzes ist sehr gering

ABCDE-Basisschema voranzustellen. Und da es insbesondere bei schweren sekundären Kopfschmerzen zu Beeinträchtigungen des Bewusstseins kommen kann, ist auf Bewusstseinsstörungen anamnestisch ein besonderes Augenmerk zu legen. Dazu gehört die Anwendung der **Glasgow Coma Scala (GCS)** in der Erstanamnese und in Verlaufskontrollen. Die Glasgow Coma Scale liefert allerdings nur einen klinischen Index für die „allgemeine" akute Beeinträchtigung der Gehirnfunktion oder des sog. Bewusstseinsstatus. Bei der Entwicklung der GCS wurden ursprünglich die Merkmale einer fokalen Dysfunktion wie Hirnstammzeichen nicht berücksichtigt und sollten daher separat bewertet werden (➤ Kap. 4.5.7).

Zum Ausschluss der deutlich häufigeren primären Kopfschmerzen ist die Frage von Bedeutung, ob ein Erstauftreten der Kopfschmerzen vorliegt. Zudem muss an die typischen Symptome der primären Kopfschmerzen – Migräne, Spannungs- und Clusterkopfschmerz – gedacht werden, um ggf. sekundäre Kopfschmerzen ausschließen zu können.

Weitergehende Untersuchung

Eine neurologische Basisuntersuchung sollte beim Vorliegen von Kopfschmerzen in der Notfallversorgung erfolgen.

Hierbei spielt die Pupillendiagnostik eine wichtige Rolle, da pathologische Befunde (v. a. eine Pupillendifferenz) ein Hinweis für eine schwere Erkrankung mit Bezug auf eine weitere klinische Diagnostik und eine entsprechende Behandlung sein können. Da es schnell zu einer Veränderung der Pupillen im Verlauf kommen kann, sind regelmäßige Kontrollen nötig. Eine Ersterhebung erfolgt vor Medikamentengabe, da es z. B. durch Opiate zu iatrogenen Veränderungen der Pupillen kommen kann. Bei pathologischen Befunden wird der Patient – wenn möglich –nach bekannten Anomalien oder Augenerkrankungen gefragt. Oft liegen vorbestehende Pupillenveränderungen vor, die möglicherweise zu einer falschen Verdachtsdiagnose führen.

Zudem kann ein Abtasten des Kopfes zur Feststellung von Schwellungen, Wunden oder Unregelmäßigkeiten erfolgen, die unter den Haaren sonst übersehen werden können. Die Beweglichkeit der HWS sollte möglichst überprüft werden (Nackensteifigkeit) und ggf. die Beweglichkeit des Kiefergelenks. Eine ausführliche neurologische Diagnostik setzt spezifische Kenntnisse voraus, die wünschenswert wären, da einige Tests schnell durchführbar sind und wichtige diagnostische Bedeutung haben können. In der Notfallversorgung kann man entsprechende Kenntnisse jedoch sicherlich nicht grundsätzlich voraussetzen.

Wichtige sekundäre Schmerzen

Anders als bei der insgesamt sehr übersichtlichen Gruppe der primären Kopfschmerzen handelt es sich bei den sekundären Kopfschmerzen um eine sehr große Gruppe mit unterschiedlichen Ursachen, Verläufen, Symptomen und sehr verschiedener Bedrohlichkeit. Entsprechend der Diagnose ist eine dringliche oder weniger dringliche Versorgung und weitere Abklärung in unterschiedlichen Fachbereichen der Medizin (Neurochirurgie, Neurologie, Innere Medizin, HNO, Augenheilkunde, Zahn-Mund-Kiefer-Heilkunde) notwendig. In der präklinischen Notfallversorgung ist eine qualitativ hochwertige Anamneseerhebung und Diagnosestellung wichtig, um eine entsprechende Zuweisung in eine geeignete Klinik zur weiteren fachgerechten Versorgung zu ermöglichen. Im Folgenden sollen die vermeintlich wichtigsten und häufigsten sekundären Kopfschmerzen näher beleuchtet werden, wobei eine vollständige Abhandlung aller Erkrankungen an dieser Stelle nicht möglich ist.

Hirntumor

Kopfschmerzen sind selten das erste und noch seltener (auch im Anfangsstadium) das einzige Symptom von **Hirntumoren.** Grundsätzlich sind Hirntumoren in weniger als 1 % der Fälle Ursache von neu aufgetretenen Kopfschmerzen, sodass die häufig vorhandene Angst vor einem Hirntumor bei neu auftretenden Kopfschmerzen oftmals unbegründet ist. Folgende Symptome sind allein und in Kombination verdächtig für einen Hirntumor und erfordern eine zügige Bildgebung:

- Hirndruckzeichen (Übelkeit/Erbrechen)
- Epileptische Anfälle
- Kognitive Störungen
- Zurückliegende Tumordiagnose (ggf. Hirnmetastase)
- Fokale Zeichen (Paresen, Sensibilitätsstörungen, Visusveränderungen)

Sinusvenenthrombose

Die **Sinusvenenthrombose** geht neben Visusstörungen, Paresen, konjunktivaler Injektion sowie epileptischen Anfällen auch mit zum Teil kräftigen, meist unspezifischen Kopfschmerzen einher. Kopfschmerzen sind das häufigste Frühsymptom und kommen insgesamt in 80–90 % der Fälle vor. Frauen sind häufiger betroffen als Männer, auch weil Schwangerschaften einen Risikofaktor darstellen. Auch hier ist die Bildgebung in der Diagnosestellung führend, wobei die MRT-Angiografie der CT-Angiografie überlegen und bei schwangeren Patientinnen aufgrund der fehlenden Strahlenbelastung bevorzugt ist.

Riesenzellarteriitis

Die **Riesenzellarteriitis** ist eine entzündliche Erkrankung der Arterien (Großgefäßvaskulitis), welche auch die Temporalarterien betreffen kann und im Zuge dessen als Leitsymptom pulsartige, bohrende Schmerzen im Bereich der Schläfe verursacht. Diese Art der Kopfschmerzen wird von den betroffenen Patienten häufig als neu oder in neuartiger Form beschrieben.

Typisch sind anfangs schwache Schmerzen, die sich im Verlauf steigern und verbunden sind mit einer Einschränkung der Kieferöffnung und Problemen beim Kauen. Zusätzlich kann es zu Attacken einer Amaurosis fugax kommen, im Verlauf ist Erblindung infolge einer ischämischen Optikusneuropathie möglich. Die Erkrankung tritt besonders bei älteren Menschen auf (mittleres Erkrankungsalter 70 Jahre, Frauen sind 3-mal häufiger betroffen als Männer), sodass jeder neu aufgetretene Kopfschmerz bei Patienten über 60 Jahre an das Vorliegen der Erkrankung denken lassen sollte.

Die Diagnose stellt sich primär durch die Anamnese. Bei körperlicher Untersuchung findet man zusätzlich meistens geschwollene und schmerzempfindliche Kopfhautarterien, klassischerweise im Schläfenbereich (A. temporalis). Laborchemisch ist eine erhöhte BSG wegweisend, i. d. R. sind weitere Entzündungsparameter erhöht. Röntgenverfahren spielen hier keine wesentliche Rolle, eine sonografische Untersuchung der Gefäße zeigt typische Befunde, beweisend ist am Ende eine Biopsie mit Nachweis von Riesenzellen.

Infektiöse Ursachen (Meningitis/Enzephalitis)

Es gibt verschiedene Infektionen im Bereich des Kopfes, die mit einer Schmerzsymptomatik einhergehen. Hierzu gehören auch Infektionen aus dem Bereich der Fachdisziplinen Augenheilkunde, HNO und Zahn-Mund-Kiefer-Heilkunde. Letztendlich können diverse virale und bakterielle Infektionen z. B. im Nasen-Rachen-Raum mit teilweise belastenden Kopfschmerzen einhergehen. Die wichtigsten gefährlichen, teils lebensbedrohlichen Infektionen dürften **Meningitis** und **Enzephalitis** sein.

Beim Vorliegen von zwei der nachstehend aufgeführten vier Red Flags muss mit einer **Meningitis** gerechnet werden:

- Kopfschmerz
- Meningismus
- Fieber
- Mentale Veränderung

Kopfschmerzen, teilweise sehr starke Kopfschmerzen treten dabei häufig auf, sind aber nicht immer vorhanden. Oftmals besteht ein nackenbetonter Kopfschmerz, teilweise auch holozephaler Kopfschmerz, der sich bei Bewegung verstärkt. Bei Verdacht auf Meningitis ist zügiges Handeln unbedingt erforderlich, da es schnell zur Entwicklung einer Sepsis kommen kann.

Bei der **Enzephalitis** handelt es sich um eine virale Entzündung, die am häufigsten durch Herpes-simplex-Viren ausgelöst wird. Andere verursachende Viren sind z. B. Varizella-Zoster- und Zytomegalieviren. Im Rahmen einer Enzephalitis kommt es sehr häufig zu Kopfschmerzen. Weitere Symptome sind Fieber sowie Wesensveränderungen und epileptische Anfälle. Diagnostisch erfolgt eine Lumbalpunktion mit Liquoruntersuchung auch zum PCR-Nachweis der entsprechenden auslösenden Viren, ggf. wird zusätzlich eine MRT-Untersuchung des Schädels durchgeführt.

Toxische und medikamentöse Ursachen

Diverse Stoffe und Medikamente können Kopfschmerzen auslösen oder verstärken. Hier ist oftmals nicht nur der Stoff (das Toxin), sondern auch die Dosis entscheidend. Neben Alkohol kommen auch Kokain, Cannabis und Glutamat sowie Koffeinentzug als Auslöser von Kopfschmerzen infrage.

Manche Medikamente können im Rahmen von Nebenwirkungen Kopfschmerzen unterschiedlichster Art und Ausprägung verursachen. Hier steht die genaue Medikamentenanamnese an erster Stelle und im Zweifelsfall das Absetzen der als Auslöser vermuteten Medikation. Ein Beispiel für Medikamente, die regelhaft Kopfschmerzen auslösen, sind Nitrate in der Akuttherapie von kardialen Erkrankungen. Verschiedene andere Medikamente können mehr oder weniger häufig als Auslöser von Kopfschmerzen verantwortlich sein, darunter auch Schmerzmedikamente, die eigentlich Kopfschmerzen lindern sollen.

Trigeminusneuralgie

Die **Trigeminusneuralgie** ist die mit Abstand häufigste kraniale Neuralgie, jedoch kommen auch Neuralgien im Bereich anderer Nerven vor:

- Glossopharyngeusneuralgie
- N.-intermedius-Neuralgie
- Neuralgie des N. laryngeus superior
- Neuralgie des N. occipitalis major

Die Trigeminusneuralgie ist, wie die anderen Neuralgien auch, charakterisiert durch attackenartig einschießende Schmerzen mit einer hohen Intensität und einer Attackendauer von Sekunden bis zu einigen Minuten. In der Regel herrscht zwischen den Attacken Beschwerdefreiheit, jedoch kann v. a. bei längeren Krankheitsverläufen ein dumpfer Dauerschmerz bestehen. Die Schmerzen können aufgrund der hohen Intensität ähnlich belastend sein wie beim Clusterkopfschmerz. Meist sind die Symptome einseitig und oftmals durch Stimuli (Kauen, kalte Getränke, Sprechen) auslösbar. Betroffen sind üblicherweise der 2. und der 3. Ast des N. trigeminus mit Schmerzen im Bereich der Wange und des Kinns, in weniger als 5 % der Fälle ist der 1. Ast beteiligt.

Post-Zoster-Neuralgie

Eine Post-Zoster-Neuralgie nach Herpes-zoster-Infektion, ausgelöst durch das Varizella-Zoster-Virus, kann grundsätzlich im Bereich des gesamten Körpers auftreten. Nach Abheilen des typischen, im Bereich einer Körperhälfte auftretenden, bläschenförmigen Hautausschlags kommt es zu teilweise ausgeprägten neuropathischen Schmerzen mit einschießender Symptomatik, Brennparästhesien und häufig zu einer ausgeprägten Hautempfindlichkeit (Hyperalgesie, Allodynie). Im Bereich des Kopfes sind zwei Sonderformen von Bedeutung. Der im Bereich des Ohres auftretende **Zoster oticus** und der mit dem Auge in Verbindung stehende **Zoster ophthalmicus.**

Beim **Zoster oticus** kommt es zu einem Herpesviren-Befall des 8. Hirnnervs (N. vestibulochochlearis) sowie des 7. Hirnnervs (N. facialis), der den äußeren Gehörgang versorgt. Zum Beschwerdebild gehören neben einseitigen heftigen Ohrenschmerzen oftmals auch ein Hörverlust und Schwindel, bei begleitender Fazialisparese auch eine Lähmung der mimischen Muskulatur. Im Rahmen der Post-Zoster-Neuralgie kann es zu lang anhaltenden neuropathischen Schmerzen sowie andauerndem Schwindel und weiteren Ohrenbeschwerden kommen.

Beim **Zoster opthalmicus** ist der N. ophthalmicus, der für die sensible Versorgung der Augengegend zuständig ist, betroffen. Typische Symptome sind einseitige starke Schmerzen im Bereich des Auges und um das Auge, häufig mit Brennparästhesien und Hautempfindlichkeit. Nach Abheilen des obligaten Hauterythems mit den üblichen Bläschen können langfristige Schmerzen bleiben, durch Vernarbungen an der Hornhaut kann es zu Sehstörungen bis zur Erblindung kommen. Bei einem zusätzlichen Befall des Gesichtsnervs kann es zusätzlich zu Gesichtslähmungen kommen.

Augenerkrankungen

Mehrere Erkrankungen im Bereich der Augen können im Verlauf mit Kopfschmerzen einhergehen. Teilweise können die Kopfschmerzen sogar ein führendes oder wegweisendes Symptom sein.

Beim **Glaukom** kann es zu starken Kopfschmerzen im Bereich um das betroffene Auge kommen, die in Verbindung mit einer Rötung des Auges sogar an einen Clusterkopfschmerz denken lassen. Bei augenärztlicher Untersuchung sind dann jedoch ein harter Bulbus und eine Visuseinschränkung wegweisend.

Das **Tolosa-Hunt-Syndrom** ist eine seltene Erkrankung im Bereich der Orbita. Schmerzen mit teilweise hoher Ausprägung im Bereich der Orbita sind regelhaft vorhanden, zusätzlich Paresen der äußeren Augenmuskeln.

Optikusneuritis, Uveitis, Iritis sind entzündliche Erkrankungen im Bereich des Auges und können auch zu Kopfschmerzen führen oder mit diesen einhergehen.

HNO-Erkrankungen

Verschiedene Erkrankungen aus allen drei Bereichen der HNO-Heilkunde können mit zum Teil starken Schmerzen einhergehen. Nicht selten kommt es bereits bei banalen viralen oder bakteriellen Infektionen (Erkältungen) zu oft unspezifischen Kopfschmerzen oder Schmerzen in Hals und Rachen. Traumatische Ereignisse im Bereich der Nase, auch in Verbindung mit Epistaxis (Nasenbluten) und/oder Fraktur des Nasenbeins können sehr schmerzhaft sein. Exemplarisch für Schmerzsyndrome aus diesem Gebiet seien die teilweise mit starken Schmerzen einhergehende **Otitis media** und **Sinusitiden** genannt:

Eine akute **Otitis media** (virale oder bakterielle Mittelohrentzündung) ist oft eine Begleiterscheinung von Infektionen der oberen Atemwege. Es kommt zu teilweise ausgeprägten stechenden Ohrenschmerzen, Ohrklopfen und einer Hörbeeinträchtigung, zudem oft zu begleitenden Allgemeinsymptomen wie Fieber, Übelkeit und Schwindel. Als Komplikation tritt eine Mastoiditis mit hohem Fieber und Bewusstseinsstörungen auf, die Therapie erfolgt mit oralen Antibiotika.

Bei **Sinusitiden** handelt es sich um Entzündungen der Nasennebenhöhlen. Sinusitiden führen neben einer erschwerten Nasenatmung und einem eingeschränkten Geruchssinn auch zu unterschiedlich starken und v. a. drückenden Schmerzen im Bereich des betroffenen Sinus. Nach einem akuten Beginn kann sich eine chronische Sinusitis entwickeln, die sich nicht mehr mit Antibiotika und Spülungen, den Therapien der Wahl, behandeln lässt. Im schlimmsten Fall nimmt eine Sinusitis einen septischen Verlauf und kann lebensbedrohlich sein.

Schlaganfall

Ischämische Schlaganfälle (Stroke) sind gewöhnlich nicht mit signifikanten Schmerzen verbunden, führend ist die zumeist typische neurologische Symptomatik. Eine schmerztherapeutische Behandlung ist daher i. d. R. nicht notwendig. Ist eine Dissektion der A. vertebralis für den Schlaganfall verantwortlich, kann es jedoch zu Nackenschmerzen kommen, auch hier steht eine schmerztherapeutische Behandlung im Hintergrund.

Intrazerebrale Blutung und Subarachnoidalblutung (SAB)

Intrazerebrale Blutungen (ICB) gehen oft mit leichten bis mittelschweren Kopfschmerzen einher, starke Kopfschmerzen wie bei einer Subarachnoidalblutung sind eher selten. Es gibt keinen typischen und somit wegweisenden Schmerzort und Schmerzcharakter, teilweise können Schmerzen auch fehlen oder völlig im Hintergrund stehen. Vor allem wenn andere Symptome wie Paresen, Visusminderung, Sensibilitätsstörung und Ataxien auffällig sind. Man unterscheidet die **primäre (spontane) ICB,** die statistisch am häufigsten durch einen arteriellen Hypertonus verursacht wird, von der **sekundären ICB.** Diese wird insbesondere durch Gefäßschäden, -zerreißungen in Verbindung mit Aneurysmen, AV-Fisteln, Gerinnungsstörungen und Einnahme von Antikoagulanzien verursacht. Die Behandlung der Schmerzen, wenn vorhanden, steht nicht im Vordergrund, sondern die notwendige Notfallbehandlung sowie die zügige Diagnostik, insbesondere die bildgebende Diagnostik mittels cCT.

Bei der **Subarachnoidalblutung (SAB;** ➤ Kap. 5.7**)** kommt es zur spontanen Blutung in den Subarachnoidalraum (Liquorraum). Ein häufiges und klassisches Symptom ist die Angabe eines bisher noch nie erlebten, okzipital betonten **Vernichtungskopfschmerzes** („Donnerschlagkopfschmerz"), der binnen weniger Sekunden sein Maximum erreicht.

Evidenz: Mythos oder Fakt

Kopfschmerzmedikamente machen Kopfschmerzen?

Tatsächlich kann ein Medikamentenübergebrauch zu Kopfschmerzen als Komplikation einer unzureichenden Behandlung bei Patienten, die bereits unter primären Kopfschmerzen (Migräne, Spannungskopfschmerz, Clusterkopfschmerz) leiden, führen. Auch kann grundsätzlich jedes Schmerz- oder Migränemittel zur Akutbehandlung von Kopfschmerzen, z. B. ASS, bei häufigem Gebrauch zu Kopfschmerzen führen. Entscheidend ist hierbei die Einnahmehäufigkeit. Das Überschreiten einer Einnahmegrenzschwelle von 15 Tagen im Monat bei Monoanalgetika bzw. 10 Tagen im

Monat bei Triptanen, Ergotaminen, Analgetikamischpräparaten und Opioiden gilt hierbei als problematisch. Die typischen Kopfschmerzcharakteristika sind beim Übergebrauch von Analgetika oder Ergotaminen ein Dauerkopfschmerz mit der Phänomenologie eines Kopfschmerzes vom Spannungstyp, eventuell überlagert durch zusätzliche Migräneattacken. Beim Übergebrauch von Triptanen sind es Häufungen von Migräneattacken ohne Entwicklung eines Dauerkopfschmerzes oder die Entwicklung einer chronischen Migräne oder selten einer Entwicklung eines dauerhaften Spannungskopfschmerzes.

Acetylsalicylsäure (ASS) bei Spannungskopfschmerz und Migräne? 500 mg oder lieber gleich 1000 mg?

Tatsächlich empfehlen die Deutsche Gesellschaft für Neurologie (DGN) und die European Federation of Neurological Societies (EFNS) bei Spannungskopfschmerz oder einer leichten Migräneattacke primär die Einnahme von 1000 mg ASS als Mittel der 1. Wahl – und das nach über 125 Jahren auf dem Arzneimittelmarkt.

LITERATUR

Bialas P, Sittig H-B. Leitfaden Schmerzmedizin. 2. A. München: Elsevier Urban & Fischer, 2022

Jahn M, Löwe F, Praetz M, Jähnichen G (Hrsg.). Untersuchung und Diagnostik für Rettungsdienst und Notfallmedizin. München: Elsevier Urban & Fischer, 2023

Kopfschmerzklassifikation der International Headache Society (IHS). Überarbeitung und Aktualisierung der IHS-Klassifikation in Form einer 3. Ausgabe 2018

Fleischmann T, Hohenstein C (Hrsg.). Klinische Notfallmedizin Band I Wissen. München: Elsevier Urban & FIscher, 2020

INTERNETQUELLEN

www.glasgowcomascale.org

www.efsm.online/ch_de/article-overview/103/2024/acetylsalicylic-acid-1-000-mg-strong-evidence-and-good-tolerability-in-acute-headache-management

5.4 Infarkt Cortex insularis (Advanced)

Matthias Jahn

5.4.1 Einsatzmeldung/Anfahrt

Der RTW 63-83-1, besetzt mit Notfallsanitäter und Rettungssanitäter, wird am Abend zu „unklarem Schwindel und Herzrasen" alarmiert. Der Einsatzort befindet sich ca. 10 Minuten entfernt. Die Anfahrt erfolgt ohne Sonder- und Wegerechte.

5.4.2 Situation am Notfallort und Erstbefund

Vor Ort finden die Rettungskräfte eine 76 Jahre alte Frau im Sessel vor. Die Wohnung macht einen gepflegten Eindruck. Die Patientin sitzt aufrecht, macht primär einen orientierten Eindruck und wirkt leicht kränklich. Die Situation wird vom leitenden Notfallsanitäter als primär **nicht kritisch** bewertet. Nach einer Vorstellung des Teams wird kurz der Grund des Notrufs erfragt. Die Patientin gibt an, als Hauptsymptom einen unklaren Schwindel zu haben. Herzrasen sei dazu gekommen. Sie fühle sich allgemein schlapp. Alles habe vor ca. 30 Minuten spontan angefangen. Der Notfallsanitäter kommuniziert der Patientin, dass er sich kurz einen Überblick verschaffen möchte, ob eine lebensbedrohliche Situation vorliegt und beginnt mit der ABCDE-Untersuchung. Den Rettungssanitäter bittet er, das Monitoring vorzubereiten und, falls vorhanden, alle medizinischen Unterlagen zu sammeln.

ABCDE-Untersuchung

A – Airway (Atemwege):
- Atemwege frei, keine Obstruktion
- Schleimhäute feucht und rosig
- Kein Zungenbiss

B – Breathing (Atmung):
- Atemfrequenz: 14/min
- Sauerstoffsättigung: 99 % unter Raumluft
- Lunge beidseits gut belüftet, vesikuläre Atemgeräusche (VAG)

C – Circulation (Kreislauf):
- Puls: 130/min, unregelmäßig, gut tastbar
- Normales Hautkolorit, normaler Hauttugor
- Rekapillarisierungszeit 2 Sekunden

D – Disability (neurologischer Status):
- Bewusstseinslage: zu allen Qualitäten orientiert.
- Pupillen sind rund, isokor lichtreagibel.
- GCS: 15 (A: 4, V: 5, M: 6).

E – Exposure (körperliche Untersuchung):
- Körpertemperatur: 36,8 °C
- Kein Ausschlag oder sichtbare Verletzungen
- Keine Unterschenkelödeme
- Kein weiterer Hinweis auf akute Erkrankung

Entscheidung kritisch ↔ nicht kritisch und Leitsymptom

Die Patientin wird primär als **nicht kritisch** eingestuft. Als einziger auffälliger Befund während der ABCDE-Untersuchung ist der beschleunigte und arrhythmische Puls aufgefallen. Die Patientin wird als nicht kritisch eingestuft mit unklarem Schwindel und Tachykardie als Leitsymptomen. Differenzialdiagnostisch könnten folgende Erkrankungen infrage kommen: HNO-Erkrankungen wie z. B. BPLS, Neuritis Vestibularis, Schlaganfall, Herzrhythmusstörung (z. B. TAA bei VHF), Hypotonie, Elektrolytentgleisung, ICB, Infekt.

5.4.3 Weiterführende Anamnese und Untersuchung

Da die Patientin als nicht kritisch beurteilt wurde, beginnt der Notfallsanitäter primär mit der Anamnese und bittet den Rettungssanitäter, die Vitalparameter zu erheben. Durch den Rettungssanitäter wurde mittlerweile ein Medikamentenplan der Patientin auf dem Küchentisch gefunden. Kopfschmerzen, Übelkeit und Erbrechen werden durch die Patientin verneint. Kein Brustschmerz. Laut Aussage der Patientin sei der Geschmackssinn irgendwie gestört.

OPQRST

Onset	Vor 30 min, plötzlich
Provocation	Dauerhaft vorhanden
Quality	Laut Patientin primär schwankendes Gefühl
Region	–
Severity	–
Time	Anhaltend

SAMPLER

Symptome	Schwindel, Schwächegefühl, gestörter Geschmackssinn
Allergien	Keine
Medikamente	Ramipril 2,5 mg 1-0-1, ASS 100 mg 1-0-1
Patientenvorgeschichte	Arterieller Hypertonus, VHF
Letzte Mahlzeit	Frühstück
Ereignisse vor dem Notfall	–
Risikofaktoren	–

Vitalwerte und Monitoring

HF	125/min, arrhythmisch
RR	155/90
SpO_2	99 % unter Raumluft
BZ	132 mg/dl
Temp.	36,6 °C
6-Kanal-EKG	Tachykardes VHF

Fokussierte Untersuchung

Im Rahmen der fokussierten Untersuchung entscheidet sich der Notfallsanitäter primär zum Ausschluss eines Schlaganfalls für eine neurologische Untersuchung. Im BEFAST-Test kann kein Nystagmus festgestellt werden. Eine Fazialisparese liegt nicht vor. Im Armvorhalteversuch mit Supinationsstellung ist kein Absinken der Extremitäten festzustellen. Die Patientin gibt im Stehen und Laufen einen moderaten Schwankschwindel an. Ein Intentionstremor kann mithilfe des Finger-Nase-Tests nicht festgestellt werden. Es liegt keine Sehfeldbeeinträchtigung vor. Bei der Mund-Rachen-Inspektion hebt sich das Gaumensegel nach Aufforderung der Patientin „Ah" zu sagen symmetrisch. Keine sensorischen Defizite, keine Aphasie (Sprachstörung) und Dysarthrie (Sprechstörung). Keine Agnosie (zentrale Sinnesverarbeitung). Das Dix-Hallpike-Manöver (Lagerungsprüfung benigner paroxysmaler Lagerungsschwindel, BPLS) und der HINTS-Test (**H**ead-**I**mpuls-**N**ystagmus-**T**e**s**t) fallen im Rahmen der Diagnostik bei peripherem Schwindel und Ausschluss von benignen HNO-Erkrankungen nicht pathologisch aus. Ein Tinnitus und eine Hörminderung werden verneint. Es gibt keinen Hinweis für einen bestehenden Infekt. Typische Symptome wie Halsschmerzen, Husten etc. werden verneint. Die Lunge ist im Rahmen der ausführlichen Auskultation unauffällig. Normale Herztöne. Eine Elektrolytentgleisung kann primär bei normalem altersentsprechendem Ernährungszustand und fehlender Polypharmazie ausgeschlossen werden, zumindest gibt es keinerlei Hinweise. Eine weitere Labordiagnostik ist allerdings zum sicheren Ausschluss erforderlich. Die Miktion sei laut Patientin unauffällig, der letzte Stuhlgang gestern Morgen.

5.4.4 Bewertung der Differenzialdiagnostik und Verdachtsdiagnose

Bei fehlendem Infektfokus kann durch den Notfallsanitäter ein Infekt ausgeschlossen werden. Es liegen keinerlei typische Krankheitssymptome vor. Eine COVID-Erkrankung in der Vergangenheit wird durch die Patientin verneint. Alle durchgeführten Tests zum Ausschluss einer benignen HNO-Erkrankung fallen nicht pathologisch aus. Im Rahmen der neurologischen Untersuchung ist „nur" der moderate Schwankschwindel auffällig. Die Geschmacksstörung kann durch den Notfallsanitäter noch nicht richtig zugeordnet werden. Das tachykarde VHF wird als Ursache für den Schwindel als nicht pathologisch gewertet. Das VHF ist bekannt. Die erhöhte Frequenz wird am ehesten der Aufregung zugeordnet. Aufgrund einer möglichen zentralen Ursache für den Schwindel entscheidet sich der Notfallsanitäter für die Verdachtsdiagnose Schlaganfall.

5.4.5 Maßnahmen und Therapie

Durch den Rettungssanitäter wird ein i. v. Zugang etabliert. Weitere Maßnahmen sind bei einer weiterhin stabilen Patientin nicht notwendig. Eine Anmeldung erfolgt durch den Notfallsanitäter für den nächsten Schwerpunktversorger mit Neurologie, Neurochirurgie und HNO-Abteilung.

5.4.6 Transport und Übergabe

Der Transport erfolgt unter Inanspruchnahme von Sonder- und Wegerechte nach erfolgter Anmeldung und telefonischer Rücksprache für den Schockraum. Während des Transports ist die Patientin stabil, äußert aber weiterhin den Schwindel. Die Herzfrequenz ist anhaltend moderat tachykard und arrhythmisch. Im Schockraum erfolgt nach ca. 35-minütiger Transportzeit eine strukturierte Übergabe an die diensthabende Neurologin und das Schockraumteam.

5.4.7 Klinischer Verlauf

Innerklinisch wird nach der Übernahme im Schockraum schnellstmöglich eine cCT-Bildgebung durchgeführt. Hier kann ein M2-Verschluss der Arteria cerebri media festgestellt werden. Nach erfolgreicher mechanischer Thrombektomie wird die Patientin nach 5 Tagen stationärer Behandlung ohne zurückbleibende neurologische Defizite in die ambulante Reha entlassen.

5.4.8 Kommentar

Dieser Fall zeigt, dass ein Schlaganfall ohne eine ausführliche Anamnese und Untersuchung leicht übersehen werden kann. Die Symptome der Patientin und das auffällige EKG mit VHF können „allein" als Ursache (neu aufgetretenes VHF) der geschilderten Symptome und Befunde gedeutet werden. Das BE-FAST-Schema oder auch andere strukturierte Untersuchungstechniken zur neurologischen Untersuchung können hierbei unterstützen, um einen Schlaganfall nicht zu übersehen, vor allem bei undifferenzierten Symptomen wie ausschließlich Schwindel. Unter-

Tab. 5.3 Rapid Arterial Occlusion Evaluation Scale (RACE-Scale)

Test	Befund	Punkte
Faziale Parese	• Nicht vorhanden • Mild • Moderat/Schwer	0 1 2
Armmotorik	• Normal • Moderat • Schwer	0 1 2
Beinmotorik	• Normal • Moderat • Schwer	0 1 2
Abweichung Kopf- und Augenbewegungen	• Nicht vorhanden • Vorhanden • N/A	0 1 2
Aphasie[1] (bei rechter Hemiparese)	• Führt **beide** Aufforderungen durch • Führt **eine** Aufforderung durch • Führt **keine** Aufforderungen durch	0 1 2
Agnosie[2] (bei linker Hemiparese)	• Patient registriert Arm und Einschränkung • Patient registriert den Arm oder die Einschränkung nicht • Patient registriert beides nicht	0 1 2

[1] Aphasie: Aufforderung an den Patienten: 1. „Schließen Sie Ihre Augen!" und 2. „Machen Sie eine Faust!"
[2] Agnosie: Beurteilung und Evaluation Defizite/Einschränkung:
1. Frage an den Patienten, während der Arm gezeigt wird: „Welcher Arm ist das?"
2. Aufforderung an den Patienten: „Können Sie beide Arme heben und klatschen?"

Tab. 5.4 Tab. 5.2 FA_2B_2S-Score

Anamnese	Punktzahl
Fehlende Faszialisparese	1
Alter < 50	1
Artrial Fibrilation (fehlendes Vorhofflimmern)	1
Blutdruck systolisch < 150 mmHg	1
Bekanntes Krampfleiden (Seizure)	1
Isolierte sensorische Defizite ohne **S**chwäche	1

schiedliche Scores und Scales als Unterstützung und Entscheidungshilfe in der Differenzialdiagnostik und **vor allem** der Auswahl der richtigen Zielkrankenhäuser sind hilfreiche Tools. Ein mögliches Tool ist die **Rapid Arterial Occlusion Evaluation Scale (RACE-Scale; ➤ Tab. 5.3).** Basierend auf der National Institutes of Health Stroke Scale (NIHSS) wurde die Rapid Arterial Occlusion Evaluation Scale (RACE-Scale) als einfaches Hilfsmittel entwickelt, um es auch medizinischem Notfallpersonal in der Präklinik zu ermöglichen, frühzeitig einen Großgefäßverschluss (LVO) zu erkennen. Bei einem Verdacht auf Großgefäßverschluss macht es Sinn, einen Schwerpunktversorger mit der Möglichkeit einer Thrombektomie anzufahren.

Folgende Parameter werden erhoben und jeweils mit 0–2 Punkten bewertet:

- Gesichtslähmung
- Arm- und Beinmotorik
- Aphasie und Agnosie
- Abweichungen der Kopf- und Augenbewegungen

Bei einem RACE-Wert ≥ 5 ist ein Großgefäßverschluss (LVO) sehr wahrscheinlich.

Stroke Mimics: Eine große Anzahl von Patienten präsentiert Symptome eines akuten Schlaganfalls. Die Ursache kann aber hierbei eine andere zugrunde liegende Erkrankung sein. Einige Krankheitsbilder wie z. B. ein Krampfanfall können mit ihren Symptomen einen Schlaganfall vortäuschen, sog. **Stroke Mimics (SM).** Ein möglicher Score, um diese Patienten herauszufiltern, ist der FA_2B_2S-Score (➤ Tab. 5.4). Die Rate von Fehldiagnosen kann dadurch reduziert werden. Bei mehr als 3 Punkten ist eine Stroke Mimic wahrscheinlich.

Cortex insularis (insularer Cortex)

Der **Cortex insularis (Inselrinde, Insellappen, Reil-Insel)** als Teil des Großhirns ist eine kleine Hirnstruktur, die in der sog. Sylvia-Struktur (Sulcus cerebri lateralis) verborgen hinter den frontalen, parietalen und temporalen Opercula (Gebiet des Großhirns) liegt.

Der insulare Cortex erfüllt beim Menschen eine Vielzahl von Funktionen, welche von der sensorischen und affektiven Verarbeitung bis hin zu kognitiven Funktionen reichen. Daher kann eine insulare Dysfunktion zu mehreren verschiedenen Symptomen führen. Ischämische Schlaganfälle, die auf das Inselgebiet beschränkt sind (fokale Ischämien), sind selten und erfordern auch aufgrund ungewohnter bzw. atypischer Symptome eine gute neurologische Untersuchung und Anamnese, um schnell erkannt zu werden. Der insulare Cortex wird aus dem M2-Segment (insuläres Segment) der Arteria cerebri media (ACM) versorgt (➤ Abb. 5.1; ➤ Abb. 5.2). Ein Verschluss des M2-Segments oder deren Abzweigungen ist die Hauptursache eines Schlaganfalls beschränkt auf den insularen Cortex.

Laut aktueller Studienlage ist die Prognose bei der Mehrzahl dieser Patientenklientel mit einem Schlaganfall beschränkt auf den insularen Cortex wohl gut. Mehr als 50 % sind innerhalb von 2 Tagen genesen.

Klinische Präsentation eines Schlaganfalls, beschränkt auf den insularen Cortex (Cortex insularis, Insellappen): Das klinische Erscheinungsbild von insularen Schlaganfällen ist sehr heterogen. Bei einer Kombination von vestibulären, somatosensorischen, Sprach- oder Sprechstörungen sollte ein insularer Schlaganfall vermutet werden. Laut Studienberichten

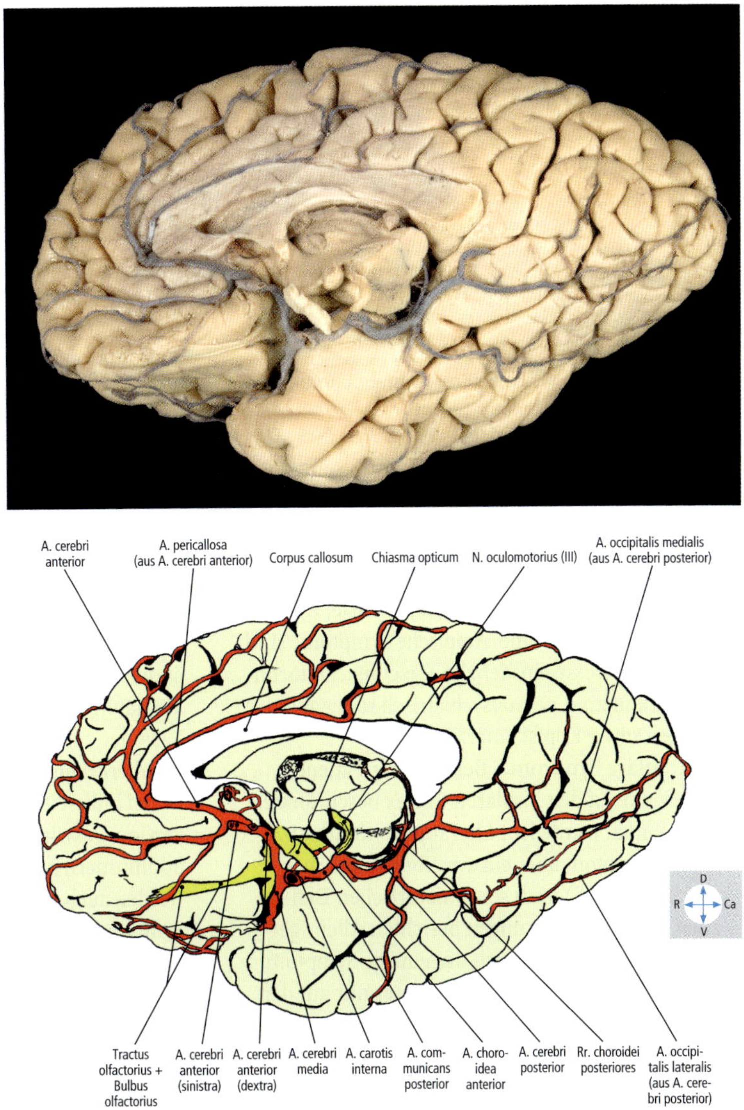

Abb. 5.1 Arterien des Gehirns, Ansicht von medial [M496]

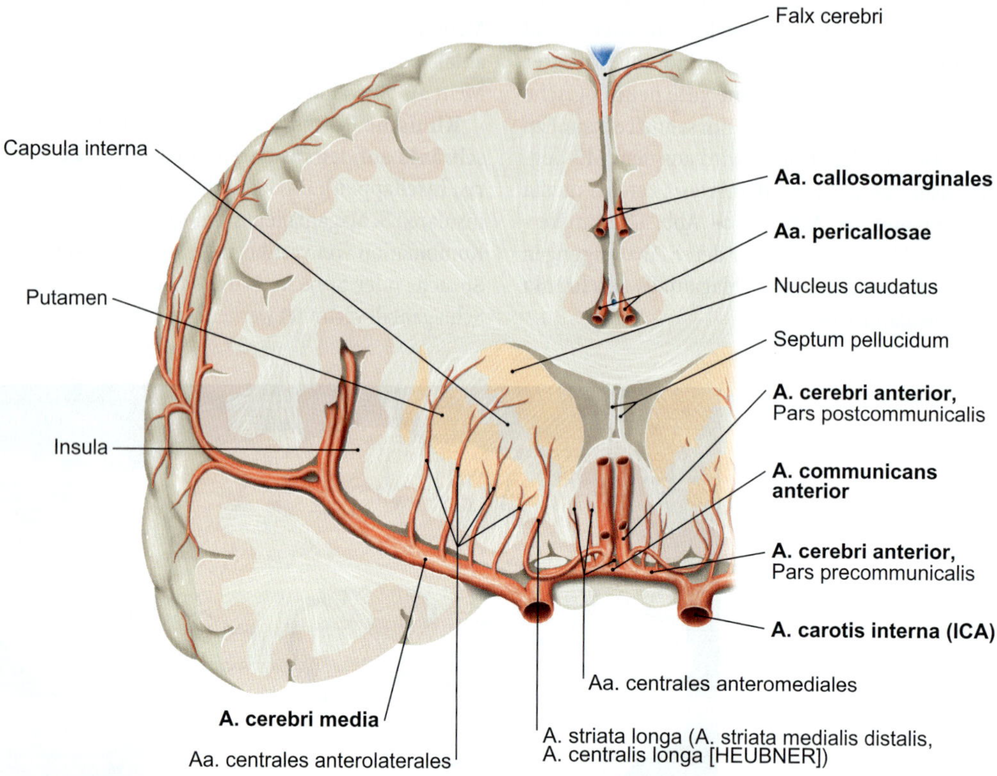

Abb. 5.2 Zentrale Arterien; Frontalschnitt in Höhe der Aufzweigung der A. carotis interna. Die sog. zentralen Arterien versorgen das Innere des Vorderhirns mit den subkortikalen Kernen, das Marklager einschließlich der Capsula interna und das Zwischenhirn. [S702-L127]/[G343]

sind die häufigsten klinischen Symptome motorische und somatosensorische Defizite, Dysarthrie, Aphasie und vestibuläre Syndrome. Atypische Symptome sind Dysphagie, Bewusstseinsdefizite, Geschmacksstörungen, Dysautonomie, neuropsychiatrische oder auditive Störungen sowie Kopfschmerzen.

- **Vestibuläre Syndrome:** Bei 33 % der Patienten mit einem auf den insularen Cortex beschränkten Schlaganfall wurde laut Literatur als fünfthäufigstes Symptom über ein „vestibularähnliches Syndrom" (VLS) nach sensomotorischen Defiziten und Sprachstörungen berichtet. Alleiniger Schwindel kann aber auch das einzige Symptom eines Schlaganfalls sein, wenn dieser nur auf den posterioren insularen Kortex beschränkt ist.
- **Herz-Kreislauf-Veränderungen:** Mehrere Herz-Kreislauf-Erkrankungen werden in Verbindung zu einem Schlaganfall mit Beteiligung des insularen Cortex gebracht. Hierbei sind Arrhythmien einschließlich einer paroxysmalen ventrikulären Tachykardie, Vorhofflattern, ST-Strecken-Veränderungen und ventrikuläre Extrasystolen am häufigsten vorzufinden. Besonders rechte Läsionen führen laut Literatur wohl zu einer vorübergehenden ventrikulären Tachykardie, wobei linksseitige Läsionen mit T-Wellen-Inversion, Faszikelblöcken, Vorhofflattern, Vorhofflimmern oder SVES einhergehen. Berichtet werden auch hypertensive Entgleisungen. Diese Symptome werden oft als gleichzeitig vorliegende Herzerkrankungen in Verbindung mit dem Schlaganfall gedeutet. Störungen des autonomen Nervensystems führen hierbei allerdings auch oft zu hypertensiven Entgleisungen.
- **Motorische Defizite und Schwäche:** Motorische Defizite sind bei Beteiligung des insularen Cortex

neben einer Schwäche der Gesichtsmuskulatur bis hin zur Hemiplegie die häufigsten Symptome. Bei 63 % der Patienten wurde über eine allgemeine „Schwäche" berichtet.

- **Dysarthrie:** Eine Dysarthrie ist ein weiteres häufiges Symptom bei Patienten mit größeren Läsionen des insularen Cortex.
- **Aphasie:** Sprachstörungen sind ebenfalls bei einem insularen Schlaganfall vorzufinden und sind ein typischer Befund bei ca. 73 % der Patienten mit Beteiligung vor allem der linken Hemisphäre. Die Sprachstörungen reichen von Wortfindungsstörungen bis hin zur schweren Aphasie. Eine Aphasie scheint eher bei einer Beteiligung des posterioren insularen Cortex aufzutreten.
- **Dysphagie:** Schluckstörungen, Husten oder Heiserkeit nach Einnahme von Flüssigkeiten sind häufige Beschwerden. 80 % der Patienten mit Dysphagie wiesen in einer Studie Läsionen im anterioren insularen Cortex auf. Die Symptome sind eher vorübergehend mit schneller Genese.
- **Geschmacksstörungen:** Laut Literatur traten bei 12 % der Patienten mit akuter Läsion des insularen Cortex Geschmacksstörungen auf. Geschmacksstörungen sind daher eher ungewöhnlich. Da die Frage nach Geschmacksstörungen in der neurologischen Untersuchung/Anamnese eher unüblich ist, können diese übersehen werden. Der dominante Anteil des anterioren insularen Cortex scheint wohl für die Geschmackswahrnehmung verantwortlich zu sein.
- **Neuropsychiatrische Symptome:** Auch neuropsychiatrische Symptome sind bei einem Schlaganfall mit Beteiligung des insularen Cortex beschrieben worden. Eine neuropsychiatrische Untersuchung ist im Rahmen der präklinischen Schlaganfalldiagnostik ungewöhnlich bzw. nicht üblich. Insulare Schlaganfälle können daher bei einer Inzidenz von ca. 10 % der Patienten mit Läsion des insularen Cortex übersehen werden. Zu den neuropsychiatrischen Symptomen gehören z. B. Stimmungsschwankungen, emotionaler Verlust, Apathie, Anergie, Angst oder Phobie.
- **Hörstörungen:** Bei einer kleinen Anzahl von Patienten mit insularer Läsion wurde auch über Hörstörungen berichtet.
- **Weitere Symptome:** Auch Symptome wie Kopfschmerzen, das Horner-Syndrom im Zusammenhang mit einer Karotisdissektion oder eine sexuelle Dysfunktion wurden beschrieben.

Evidenz: Mythos oder Fakt

Schlaganfallskalen zum Erkennen von Großgefäßverschlüssen? Genau oder ungenau?
Bei Schlaganfallpatienten mit einem intrakraniellen Gefäßverschluss in der vorderen Zirkulation (Großgefäßverschluss, Verschluss der distalen A. carotis interna, A. cerebri anterior, A. cerebri media) ist die mechanische Thrombektomie die wirksamste Therapie. Dieses Verfahren wird allerdings nur in größeren Schlaganfallzentren (Maximalversorger) angeboten. Laut der S2e-Leitlinie „Therapie des akuten Schlaganfalls" sollte bei Patienten mit klinisch relevantem neurologischem Defizit und Verschluss einer großen Arterie im vorderen Kreislauf wenn möglich innerhalb von 6 Stunden eine Thrombektomie erfolgen. Für Patienten im Alter von > 80 Jahren und Verschluss eines großen Gefäßes gibt es eine weitere Empfehlung. Hier sollte ebenfalls im 6-Stunden-Zeitfenster eine mechanische Thrombektomie **plus** eine bestmögliche medizinische Behandlung einschließlich intravenöser Thrombolyse erfolgen. Für den Rettungsdienst macht es daher Sinn, einen Großgefäßverschluss (Large-Vessel-Okklusion, LVO) präklinisch zu identifizieren, um das richtige Zielkrankenhaus anzufahren (Umgehung lokale Stroke-Unit). Es existieren unterschiedliche Schlaganfallskalen. In einer multizentrischen, prospektiven Kohortenstudie von Erwachsenen in den Niederlanden wurden bei einem Verdacht auf Schlaganfall (positiver FAST-Test) in einer Studie von Duvekot et al. (2021) unterschiedliche Schlaganfallskalen verglichen. Ziel war es dabei, Schlaganfallskalen zu identifizieren, die mit guter Genauigkeit einen intrakraniellen Gefäßverschluss in der vorderen Zirkulation erkennen können. Folgende Schlaganfallskalen wurden dabei verwendet: Rapid Arterial Occlusion Evaluation (RACE), Los Angeles Motor Scale (LAMS), Cincinnati Stroke Triage Assessment Tool (C-STAT), Gaze-Face-Arm-Speech-Time (G-FAST), Prehospital Acute Stroke Severity (PASS), Cincinnati Prehospital

5

Stroke Scale (CPSS), Conveniently-Grasped Field Assessment Stroke Triage (CG-FAST) und FAST-PLUS (Face-Arm-Speech-Time plus Severe Arm or Leg Motor Deficit). Unter den acht getesteten Schlaganfallskalen waren RACE, G-FAST und CG-FAST am besten und laut Studie fast so gut wie die National Institutes of Health Stroke Scale (NIHSS-Skala). Hier ist wohl vor allem die Kombination von Hemiparese und Neglect bzw. Aphasie mit einer höheren Sensitivität verbunden, was auch in der S2e-Leitlinie Therapie des akuten Schlaganfalls kommentiert wird. Insgesamt wurde festgestellt, dass prähospital genutzte Schlaganfallskalen Patienten mit Schlaganfall und Großgefäßverschluss mit einer relativ hohen Sensitivität erkennen. Allerdings belegt diese Studie aus den Niederlanden nicht, ob eine Strategie mit Umgehung der lokalen Stroke-Unit die Prognose verbessert (frühzeitige Lyse vs. mechanische Thrombektomie bei LVO). Einige Studien kommen auch zu dem Schluss, dass bisher keine der derzeit veröffentlichten Skalen zur Erkennung von Großgefäßverschlüssen genauer ist als die anderen (Keenan et al. 2022). In der Leitlinie Akuttherapie des ischämischen Schlaganfalls wird dies ebenfalls erwähnt: *„Keine derzeitige Skala weist sowohl eine hohe Sensitivität als auch Spezifität zur Bestimmung des Vorhandenseins vs. Nicht-Vorhandenseins eines LVO auf. Trotz negativem Test kann ein LVO vorliegen.“* Dass weitere Studien notwendig sind, um die Genauigkeit von prähospitalen Schlaganfallskalen zu verbessern, zeigt eine Studie von Krebs et al. (2022). Hier wurde die Austrian Prehospital Stroke Scale mit der des NIHSS verglichen. Ergebnis: signifikante Optimierung der präklinischen Arbeitsabläufe bei Patienten mit potenziellem Großgefäßverschluss.

Fakt: In der Leitlinie Akuttherapie des ischämischen Schlaganfalls wird die Verwendung einer validierten Skala zur Bestimmung der Schlaganfallschwere empfohlen!

5

LITERATUR

AWMF-S2e-Leitlinie Akuttherapie des ischämischen Hirninfarktes. Stand 10.05.2021. Version 5.1. AWMF-Reg.-Nr. 030-046. (2021). https://register.awmf.org/de/leitlinien/detail/030-046

Bandini F, Vestito L, Filippi L. Prehospital scales in acute ischaemic stroke management. Lancet Neurol. 2021 Jul; 20(7): 504. doi: 10.1016/S1474-4422(21)00167-8. PMID: 34146502

Di Stefano V, De Angelis MV, Montemitro C, et al. Clinical presentation of strokes confined to the insula: a systematic review of literature. Neurol Sci. 2021 May; 42(5): 1697-1704. doi: 10.1007/s10072-021-05109-1. Epub 2021 Feb 11. Erratum in: Neurol Sci. 2023 Feb;44(2):785. doi: 10.1007/s10072-022-06418-9. PMID: 33575921; PMCID: PMC8043872

Duvekot MHC, Venema E, Rozeman AD et al.; PRESTO investigators. Comparison of eight prehospital stroke scales to detect intracranial large-vessel occlusion in suspected stroke (PRESTO): a prospective observational study. Lancet Neurol. 2021 Mar; 20(3): 213 –221. doi: 10.1016/S1474-4422(20)30439-7. Epub 2021 Jan 7. PMID: 33422191

Fink JN, Selim MH, Kumar S, et al. Insular Cortex Infarction in Acute Middle Cerebral Artery Territory Stroke: Predictor of Stroke Severity and Vascular Lesion. Arch Neurol. 2005; 62(7): 1081–1085. doi:10.1001/archneur.62.7.1081

Jahn M, Löwe F, Praetz M, Jähnichen G. Untersuchung und Diagnostik für Rettungsdienst und Notfallmedizin. München: Urban & Fischer, 2023

Keenan KJ, Kircher C, McMullan JT. Prehospital Prediction of Large Vessel Occlusion in Suspected Stroke Patients. Curr Atheroscler Rep. 2018 May 21; 20(7): 34. doi: 10.1007/s11883-018-0734-x. PMID: 29781051

Keenan KJ, Smith WS, Cole SB, et al. Large vessel occlusion prediction scales provide high negative but low positive predictive values in prehospital suspected stroke patients. BMJ Neurol Open. 2022 Jul 11; 4(2): e000272. doi: 10.1136/bmjno-2022-000272. PMID: 35910334; PMCID: PMC9274523

Krebs S, Sykora M, Krammel M, et al. Prehospital triage optimization of patients with large vessel occlusion by Austrian Prehospital Stroke Scale. Acta Neurol Scand. 2022 Sep; 146(3): 246–251. doi: 10.1111/ane.13654. Epub 2022 May 20. PMID: 35596547

5.5 Schwindel (Advanced)

Matthias Jahn

5.5.1 Einsatzmeldung/Anfahrt

Um 10:27 Uhr steht die Besatzung des RTW 4-83-1 einsatzbereit am städtischen Krankenhaus. Über Funk werden die Notfallsanitäterin und der Rettungssanitäter von der Leitstelle zu einem neuen Einsatz alarmiert. Es gehe um einen 45-jährigen Mann, der wahrscheinlich einen Schlaganfall erlitten habe. Näheres sei nicht bekannt. Unter Nutzung der Sonder- und Wegerechte dauert die Anfahrt zum Einsatzort 6 Minuten und verläuft ohne Zwischenfälle.

5.5.2 Situation am Notfallort und Ersteindruck

Vor Ort empfängt die Ehefrau des Patienten das Team an der Haustür. Sie zeigt den beiden den Weg durch das Haus auf die Terrasse, wo ihr Mann in einem Liegestuhl liegt. Nachdem sich die Notfallsanitäterin und ihren Kollegen vorgestellt hat, bittet sie den Mann kurz zu schildern, was passiert sei. Der Mann berichtet, dass ihm schwindelig und sehr schlecht sei und er sich mehrmals übergeben habe.

ABCDE-Untersuchung

Da der Patient ungehindert seine Beschwerden äußern kann, werden die Atemwege als frei eingestuft. Die Schleimhäute sind rosig und feucht. Die Auskultation der Lungen ergibt beidseits vesikuläre Atemgeräusche. Die Atemfrequenz wird mit 16/min ausgezählt, das Atemzugvolumen als ausreichend befunden. An der A. radialis tastet die Notfallsanitäterin einen kräftigen, regelmäßigen und normfrequenten Puls. Der Hautbefund fällt unauffällig aus. Die Kontrolle via Leuchte zeigt isokore, auf Lichteinfall prompt reagierende Pupillen. Die GCS des orientierten Patienten wird mit 15 Punkten berechnet. Eine kurze Inspektion der oberen und unteren Extremitäten sowie des Rumpfes bringt keine weiteren Erkenntnisse.

Entscheidung kritisch ↔ nicht kritisch und Leitsymptom

In der ersten Einschätzung wird der Zustand des Patienten von der Notfallsanitäterin als **nicht kritisch** eingestuft. Führendes Symptom zu diesem Zeitpunkt ist der Schwindel.

5.5.3 Weiterführende Anamnese und Untersuchung

Anschließend beginnt die Ehefrau anstelle ihres Mannes auf die Fragen der Notfallsanitäterin zu antworten. Demnach sei ihr Mann heute um 8:45 Uhr von der Nachtschicht gekommen. Da es ihm nicht gut ging, habe er sich kurz auf der Terrasse an die frische Luft gelegt. Seitdem klage er über heftigen Schwindel und habe sich mehrmals übergeben. Die Frage nach Brustschmerzen verneint der Mann. Bis auf den einen oder anderen grippalen Infekt habe es in den vergangenen Jahren keine gesundheitlichen Probleme gegeben. Auf die Frage nach weiteren Beschwerden gibt der Patient an, er habe das Gefühl, auf dem linken Ohr ein wenig schlechter zu hören. Außerdem höre er seit dem Morgen auf dem Ohr ein permanentes leises Piepen.

OPQRST

Onset	Beginn vor etwa 1,5 Stunden
Provocation	Beim Kopfanheben verschlechtert sich die Symptomatik
Quality	Drehschwindel
Radiation	Keine
Severity	Schwer beurteilbar
Time	Seit Beginn gleichbleibend

5

SAMPLER

Symptome	Drehschwindel, Übelkeit und Erbrechen
Allergien	Heuschnupfen
Medikamente	Cetirizin b. B.
Patientenvorgeschichte	Keine Vorerkrankungen
Letzte Mahlzeit	Frühstück vor ca. 3 Stunden
Ereignisse vor dem Notfall	Nachtschicht
Risikofaktoren	Keine

Fokussierte Untersuchung

Da zu diesem Zeitpunkt bereits zwei Punkte des FAST-Tests für neurologische Einschränkungen bekannt sind, untersucht die Notfallsanitäterin den Patienten noch auf neurologische Ausfälle im Gesicht. Sie bittet ihn, zuerst die Zunge herauszustrecken, dann die Wangen aufzupusten und zuletzt eine Grimasse zu schneiden. Als Hilfestellung führt sie dem Patienten die Manöver vor. Anschließend hebt sie die gestreckten Arme des Patienten nach vorn und bittet ihn, die Handflächen nach oben zu drehen und ohne Hilfe die Arme selbstständig in der Luft zu halten. Die Notfallsanitäterin erweitert die Untersuchung um den **BEFAST**-Test. Die Buchstaben B und E stehen hierbei stellvertretend für **B**alance und **E**yes:

- **Balance:**
  - Liegen Anzeichen für Gleichgewichtsstörungen vor?
  - Zeigt der Patient eine Fußschwäche?
  - Gibt es Hinweise für eine Gangunsicherheit?
- **Eyes:**
  - Sieht der Patient Doppelbilder?
  - Sieht der Patient nur noch verschwommen?
  - Klagt der Patient über Gesichtsfeldausfälle

Vitalwerte und Monitoring

HF	86/min
RR	110/70 mmHg
SpO_2	97 %
BZ	95 mg/dl
Temp.	36,8 °C
EKG	Sinusrhythmus

5.5.4 Bewertung der Differenzialdiagnostik und Verdachtsdiagnose

Das Rettungsteam deutet die Übelkeit eindeutig als Folge des Drehschwindels, über den der 45-jährige Patient klagt. Darüber hinaus gibt es keine Symptome, die für eine gastroenterale oder kardiologische Genese sprechen. Da der Mann bis auf eine linksseitige Hörminderung keine weiteren neurologischen Auffälligkeiten zeigt, vermutet das Team des Rettungswagens die Ursache für die beschriebenen Symptome im linken Innenohr des Mannes und beschließt, ihn in der nächsten HNO-Klinik vorzustellen.

5.5.5 Maßnahmen

Da das Team weiß, dass es unter den gegebenen Umständen auch zu einer Beeinflussung des Blutdrucks kommen kann, beschließen sie, vor dem Transport einen intravenösen Zugang zu legen. Das Anlegen der Venenverweilkanüle auf dem linken Handrücken gelingt ohne Probleme. Zum Offenhalten werden 500 ml Ringer-Acetat angeschlossen.

5.5.6 Transport und Übergabe

Während die Notfallsanitäterin den intravenösen Zugang legt, bereitet der Rettungssanitäter den Transport vor. Der Patient gibt ferner an, dass der Schwindel am besten im Liegen auszuhalten sei; sobald er den Kopf jedoch anhebe, werde es schlimmer, bestätigt aber ebenso eine leicht verbesserte Symptomatik. Nach telefonischer Voranmeldung durch die Rettungswagenbesatzung erfolgt der komplikationslose Transport ohne Sonderrechte in die ca. 16 km entfernte HNO-

Klinik. Bei der Übergabe im Krankenhaus beträgt der Blutdruck 120/80 mmHg und der Puls 79/min.

5.5.7 Klinischer Verlauf

In der Klinik bekommt der Patient zunächst ein Antiemetikum verabreicht, unter dem die Übelkeit abnimmt. Weitere Tests bestätigen eine Hörminderung und deuten auf eine Ursache im Innenohr hin. Es wird ein Morbus Menière diagnostiziert. Der Patient bleibt eine Nacht zur Beobachtung in der Klinik und kann am folgenden Tag mit deutlich geminderter Symptomatik wieder entlassen werden. Der Schwindel ist zu diesem Zeitpunkt bereits wieder vollkommen verschwunden. Die Hörminderung ist allerdings noch leicht vorhanden.

5.5.8 Kommentar

Leitsymptom Schwindel

In der Notfallmedizin ist das Leitsymptom Schwindel (Vertigo) ein häufiges Notfallbild und das zweithäufigste Leitsymptom nach Kopfschmerzen. In der Notaufnahme stellt Schwindel 3,5 % aller Notfallaufnahmekontakte dar. Schwindel wird vom Patienten als unangenehm und bedrohlich empfunden. Als interdisziplinäres Leitsymptom umfasst der Schwindel ein breites Spektrum an Differenzialdiagnosen. Fast jedes Organ kann betroffen sein und Schwindel auslösen. Bei ungefähr 5 % aller Patienten sind gefährliche Erkrankungen wie z. B. der Schlaganfall mit dem Begleitsymptom Schwindel vergesellschaftet. Das Risiko für schwerwiegende neurologische Erkrankungen steigt ab dem 60. Lebensjahr deutlich an. Dies macht deutlich, dass die Ursache von Schwindel der Aufmerksamkeit bedarf und nicht bagatellisiert werden sollte. Im Folgenden soll deshalb auf die wichtigsten Differenzialdiagnosen (subakut und akut) eingegangen werden.

Definition

Schwindel ist eine Störung des Gleichgewichtssinns mit Verlust der Orientierung des Körpers im Raum (Unsicherheit im Raum) oder auch ganz einfach: „Schwindel ist das, was der Patient als Schwindel empfindet." Unter Schwindel werden als neurologisches Symptom alle subjektiven oder objektiven Scheinbewegungen verstanden. Typischerweise sind mit diesem Leitsymptom Nystagmus, Ataxie und Nausea verbunden.

Unterteilt wird der Schwindel in zwei große Hauptgruppen:
- **Peripherer Schwindel** (ausgelöst durch ein Problem im Innenohr)
- **Zentraler Schwindel** (ausgelöst durch ein Problem im zentralen Nervensystem)

Epidemiologie

Eine Vielzahl von Erkrankungen verursachen Schwindel. Frauen (36 %) sind hierbei häufiger betroffen als Männer (22 %). Die Häufigkeit steigt mit zunehmendem Alter. Eine Infektion, Migränekopfschmerz, länger anhaltende Drehbewegungen, Durchblutungsstörungen des Gehirns (z. B. Schlaganfall), psychogen ausgelöster Schwindel oder Exsikkose können mögliche Ursachen sein.

Das Zustandekommen von Schwindel kann in folgende Organsysteme unterteilt werden:
1. Vestibuläres System
2. ZNS (einschließlich unerwünschter Arzneimittelwirkungen, UAW)
3. Peripheres Nervensystem (einschließlich HWS-bedingter Irritationen)
4. Herz-Kreislauf-System
5. Ohren/Hören
6. Augen

Symptome

Schwindel äußert sich in der Begleitsymptomatik oft mit Übelkeit, Erbrechen, Gangunsicherheit, Fallneigung, Lichtempfindlichkeit, Nystagmus (horizontal, vertikal, rotatorisch) bis hin zu Tinnitus. Fast **alle** Erkrankungen, die ursächlich für Schwindel sein können, sind mit Begleitsymptomen assoziiert (➤ Tab. 5.5).

Initiale Beurteilung

In der initialen Beurteilung und Untersuchung (Primary Survey) des Patienten ist die Suche nach der zu-

Tab. 5.5 Einteilung nach Art des Schwindels

Systematischer Schwindel	Unsystematischer Schwindel
• **Drehschwindel:** Scheinbewegungen der Umwelt und des eigenen Körpers; mögliche Ursachen: zumeist Gleichgewichtsorgan oder ZNS • **Liftschwindel:** Gefühl, angehoben zu werden oder abzusinken • **Schwankschwindel:** Gefühl des schwankenden Bodens unter den Füßen	• **Sekundenschwindel:** Gefühl zu synkopieren; mögliche Ursachen: Herzrhythmusstörungen, Orthostase etc. • **Raumunsicherheit:** schwankendes Gefühl, nur durch Kopfbewegungen auslösbar; mögliche Ursachen: Medikamente, ZNS, psychische Erkrankungen etc.

Tab. 5.6 Schwindel – Anamnese

Schwindel plus ...	Ursachen
Kopfschmerz	Stroke, Dissektion, Migräne
Nackenschmerz	Vertebraldissektion
Brustschmerz	ACS, LAE
Dyspnoe	LAE, Anämie, Pneumonie
Volumenmangel	Anämie
Neue Medikation	Nebenwirkung
Palpitation	HRST
Fieber	Infektion
Bewusstseinsänderung bzw. GCS-Minderung	Stroke, Intoxikation
Synkope	Krampfanfall, ACS, LAE ...

grunde liegenden Ursache das Hauptziel und obligat. Im Rahmen der ABCDE-Untersuchung gilt es, primär z. B. nach Herzrhythmusstörungen und Blutdruckentgleisungen (Hypotonie, Hypertonie) als mögliche Ursachen für Schwindel als Begleitsymptom zu suchen. Eine leicht vertiefende neurologische Untersuchung sollte auf jeden Fall frühzeitig erfolgen. Das Hauptziel ist es, eine vitale Bedrohung (ABC-Probleme) zu erkennen und zu behandeln. Innerklinisch sollte möglichst schnell ein Blutbild bestimmt werden (POCT), um Differenzialdiagnosen auszuschließen. Zusammenfassend ist es also bei Schwindel zunächst wichtig, im ersten Schritt ein akutes ABC-Problem zu erfassen. Im zweiten Schritt ist ein schweres vordergründiges Co-Symptom wie z. B. Kopfschmerz oder eine Bewusstseinsänderung zu identifizieren und ob ein Leitorgansystem mit typischen Befunden/Symptomen zuzuordnen ist. Folgende Organsysteme gilt es im weiteren Verlauf der Untersuchung zuzuordnen:

- Visuelles System
- Vestibuläres System
- Zentrales Nervensystem (ZNS)
- Psyche
- Peripheres Nervensystem (PNS)
- Kardiovaskuläres System

Anamnese

Die Anamnese stellt bei Schwindel einen Eckfeiler der Diagnostik und der Ursachenforschung dar. Primäres Ziel in der ersten Beurteilung und Anamnese ist es, eine schwere Erkrankung zu identifizieren und festzustellen, ob der Schwindel nur ein „Co-Symptom" ist (➤ Tab. 5.6).

Eine primäre Einordnung der Schwindelart erfolgt in:

1. Drehschwindel
2. Gangunsicherheit (ohne bemerkte Sensationen „im Kopf")
3. Schwankschwindel
4. Benommenheit und Synkopengefühl (drohende Ohnmacht, „schwarz vor Augen")

Im Rahmen der Anamnese sind folgende Fragestellungen wichtig, um die Richtung der Diagnostik festzulegen:

- Art des Schwindels (z. B. Drehschwindel, Schwankschwindel)?
- Dauer (Sekunden, Minuten, Stunden, Wochen)?
- Auslösbarkeit (z. B. in Ruhe, beim Gehen, Kopfdrehung, Husten)?
- Begleitsymptome (z. B. Emesis, Hörminderung)?
- Noxen (z. B. Nikotin, Farben, Kraftstoffe)
- Kardiovaskuläre Risikofaktoren
- Vorhofflimmern
- Stattgehabte kardiovaskuläre Erkrankungen (z. B. Schlaganfall, Karotisstenose)
- Medikamente (z. B. Antihyper-/Anthypotonika): Hinweise auf Fehldosierung?

Wurde in der initialen Beurteilung und Untersuchung noch kein Anhalt für die Ursache des Schwindels gefunden, ist die Frage nach dem zeitlichen Auftreten von Schwindel und seinen Auslösern (**Trigger und Timing,** ➤ Tab. 5.7) zu suchen. Hier kann bereits die Einteilung in ein „Quadrat" zur Differenzierung bzw. der Einteilung von Schwindel erfolgen (➤ Abb. 5.3).

Tab. 5.7 Einteilung nach Timing und Trigger bei Schwindel

Timing	Trigger
S-EVS: spontanes **e**pisodisches **v**estibuläres **S**yndrom	TIA, Morbus Menière, Migräne
T-EVS: triggerbares **e**pisodisches **v**estibuläres **S**yndrom	BPLS, Orthostase
S-AVS: spontanes **a**kutanhaltendes **v**estibuläres **S**yndrom	Neuronitis vestibularis, Schlaganfall (Kleinhirninfarkt)
T-AVS: triggerbares **a**kutanhaltendes **v**estibuläres Syndrom	Knalltrauma, Toxin, (neue) Medikation?

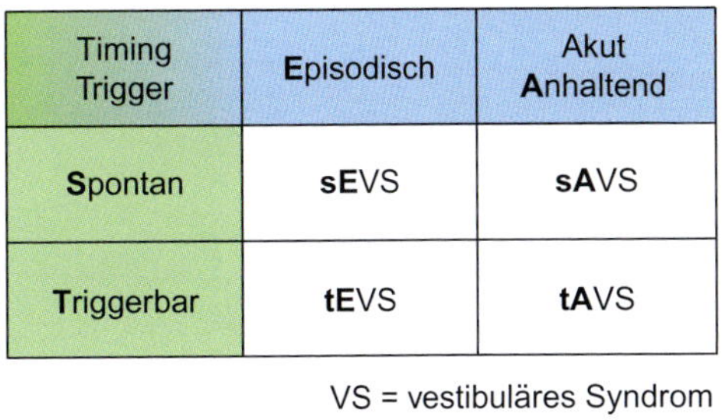

Abb. 5.3 Quadrat zur Schwindelzuordnung [L143]

Fokussierte Untersuchung

Verschiedene Untersuchungstechniken, die relativ unkompliziert auch in der Präklinik durchzuführen sind, können bei der Suche nach Differenzialdiagnosen hilfreich sein. Hierzu sollte systematisch vorgegangen werden. Im notfallmedizinischen Setting sollte das **ATTEST**-Konzept (**A**ssociated Symptoms, **T**iming & **T**riggers, Focused Bedside **E**xamination **S**igns, Additional **T**esting as needed) integriert werden. Zur Untersuchung gehören u. a. der allgemeine Status (z. B. blasse Konjunktiven, Angst/Beunruhigung, die Bewegung des Patienten), der Kreislaufstatus (z. B. Herzauskultation, Pulsstatus beim Armheben für die Differenzialdiagnose Subclavian-Steal-Syndrom) und die HWS (Myogelosen, zervikaler Schwindel). Der Schwerpunkt der fokussierten Untersuchung bei Schwindel liegt hierbei bei der neurologischen und der HNO-Untersuchung.

HINTS-Untersuchung (Halmagyi-Manöver): Um zwischen einem **akuten vestibulären Syndrom (AVS)** und **zentral-vestibulärer Störung** (z. B. ZNS-Läsion durch Ischämie, ICB, Inflammation usw.) unterscheiden zu können, kann der Drei-Stufen-Test mittels „HINTS" hilfreich sein (➤ Abb. 5.4, ➤ Abb. 5.5, ➤ Abb. 5.6).

HINTS-Untersuchung

www.youtube.com/watch?v=1q-VTKPweuk

Koordinationsprüfungen (Störungen des Vestibularapparats):

- Romberg-Stehversuch
- Unterberger-Tretversuch

Zu den weiteren neurologischen Untersuchungen gehören z. B.:

- Prüfung des Reflexstatus und der Sensibilität an den Beinen
- Armvorhalteversuch (integriert in BEFAST)
- Dysmetrie (Finger-Nase- und Knie-Hacken-Versuch)
- Ataxie (Gang-, Stand-, Rumpf- oder Zeigeataxie)

Begleitneuropathologien wie Hemiataxie, Verlust von Temperatur- und Schmerzempfinden in Gesicht (ipsilateral), Rumpf und Extremitäten (kontralateral) können bei bestimmten seltenen Erkrankungen (Wallenberg-Syndrom) ebenfalls auftreten. Auch daran sollte im Rahmen der fokussierten Untersuchung gedacht werden.

Differenzialdiagnosen

Das Spektrum der Differenzialdiagnosen ist breit gefächert. Zusammenfassend sind hier die wichtigsten Differenzialdiagnosen bei Schwindel vorgestellt.

Zentrale Ursachen

Eine der häufigsten gefährlichen Ursachen bei akut anhaltendem Schwindel sind Schlaganfall und Hirntumoren (im Bereich des Hirnstamms und des Kleinhirns). Diese Patienten weisen eher eine spontane und **ungetriggerte** milde Schwindelsymptomatik auf. Der Schwindel kann von Tinnitus begleitet sein und tritt in der Prodromalphase eher allein auf, danach kommt es zu neurologischen Ausfällen je nach Ort des Verschlusses, z. B. Drop Attacks, Sehstörungen, Ataxie,

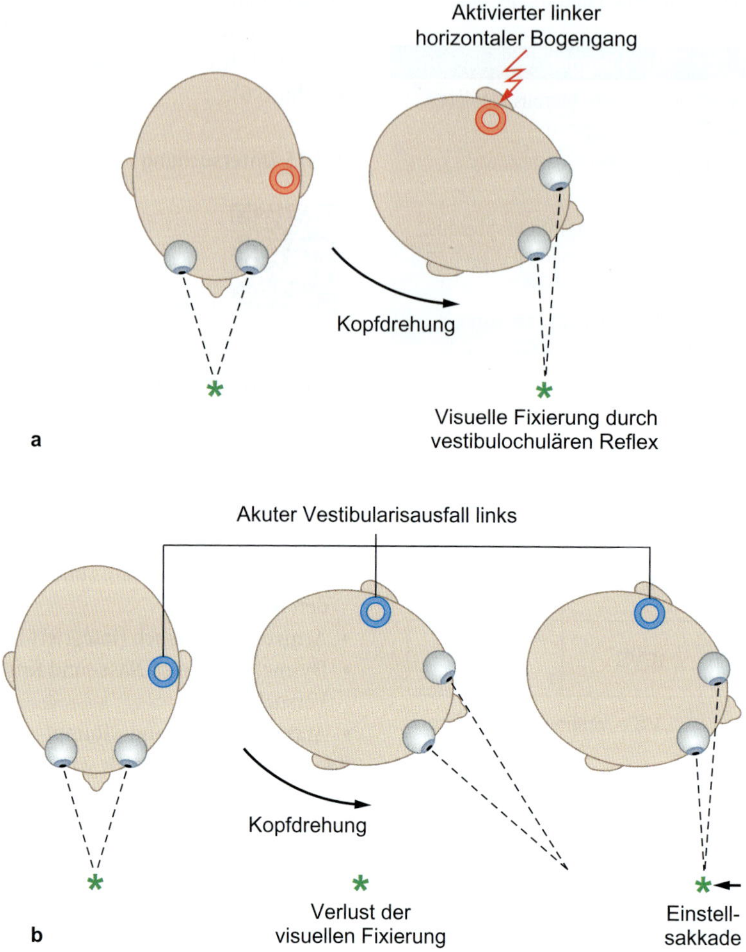

Abb. 5.4 Schematische Darstellung des HEAD-Impuls-Tests [P670, L231]
a Normalbefund
b Pathophysiologischer Befund bei Vestibularisausfall links, positiver Halmagyi

Dysmetrie bis hin zur Vigilanzminderung als Zeichen der Hirnstammschädigung.

Differenzialdiagnostisch ist bei episodischem Schwindel an die transitorisch ischämische Attacke (TIA) im Bereich des Hirnstamms und des Kleinhirns zu denken. Präklinisch ist diese schlecht vom akuten Schlaganfall zu unterscheiden und eher eine innerklinische Diagnose. Der Schwindel tritt typischerweise spontan **ohne** Trigger auf und kann in der Notaufnahme bereits sistiert sein.

Anhaltender Schwindel, der bis zu Monaten andauern kann, ist als häufiges Symptom nach einem **Schädel-Hirn-Trauma** zu beobachten. Eine seltene spontane Ursache für Schwindel in Verbindung mit okzipitalem Kopfschmerz, insbesondere nach Trauma, kann auch das sog. **Ehlers-Danlos-Syndrom,** das **Marfan-Syndrom** oder die **fibromuskuläre Dysplasie** sein. Ursächlich hierfür kann eine Dissektion der A. vertebralis sein.

Weitere mögliche zentrale Ursachen für Schwindel sind:

- Vertebrobasiläre Migräne
- Multiple Sklerose (ca. 10 % der Fälle, Symptom bei erstmaligem Schub)
- Entzündliche Erkrankungen des ZNS
- Wallenberg-Syndrom (selten, Verschluss der A. cerebelli inferior posterior)

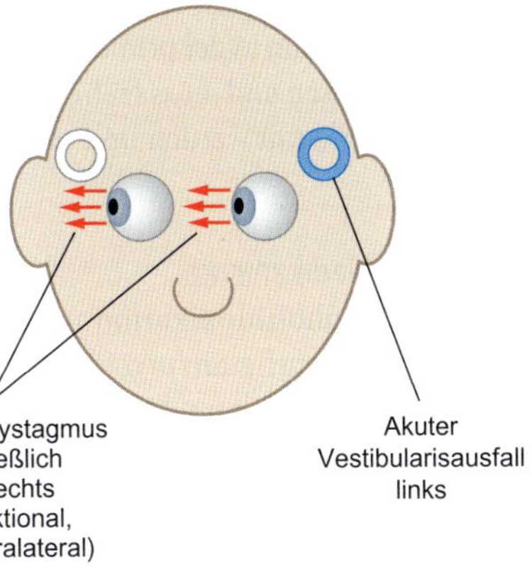

Abb. 5.5 Unidirektionaler Horizontalnystagmus nach kontralateral bei akutem Ausfall eines Vestibularorgans [P670, L231]

Periphere Ursachen

Die häufigste periphere Schwindelursache ist der **benigne paroxysmale Lagerungsschwindel (BPLS).** Der Lagerungsschwindel, getriggert z. B. durch Aufrichten im Bett aus liegender Position oder der Kopfdrehung, ist hier das typische Symptom. In der Regel halten diese episodisch auftretenden Schwindelattacken zwischen 15 und 60 Sekunden an und sind nicht selten mit Übelkeit und Erbrechen assoziiert. Ausgelöst wird der BPLS meist durch eine ideopathische Ablösung von Otolithenfragmenten. Diagnostisch und therapeutisch können hier verschiedene Lagerungsmanöver durchgeführt werden. Hierzu zählen z. B. das **Dix-Hallpike-Manöver** als Einschlussmanöver für BPLS oder das **Semont-Manöver** zur Diagnostik und Therapie.

Die zweithäufigste Ursache mit ausgeprägten Schwindelsymptomen ist die **Neuritis vestibularis.** Die Patienten äußern ein starkes Krankheitsgefühl mit Übelkeit und Erbrechen **ohne** Hörverlust. Aufgrund der typischerweise anhaltenden Symptomatik werden die Patienten zumeist stationär aufgenommen und therapiert. Ursache kann hier eine durch Viren verursachte Inflammation des N. vestibularis und der daraus resultierende Funktionsausfall des Gleichgewichtsorgans sein. Oft gehen hier Infekte der oberen Atemwege voran.

Morbus Menière ist eine weitere, aber eher selten anzutreffende Ursache für Schwindel und tritt mit einer klassischen Symptomtrias aus Hörverlust des betroffenen Ohrs, Schwindel und Tinnitus auf. Die Symptome können mehrere Stunden andauern und sind mit einem erheblichen Krankheitsgefühl inklusive Übelkeit und Erbrechen vergesellschaftet.

Die **Labyrinthitis** als Folge einer Otitis media ist eine weitere seltene und wichtige differenzialdiagnostische Ursache für Schwindel. Die akute bakterielle Labyrinthitis ist hierbei die gefährlichste. Geprägt ist dieses Krankheitsbild mit schwerem Krankheitsgefühl und anhaltendem Schwindel. Ein Hörverlust, Übelkeit und Erbrechen sind auch hier typische Begleiter. Das schwere Krankheitsgefühl ist durch den septischen Krankheitsverlauf begründet.

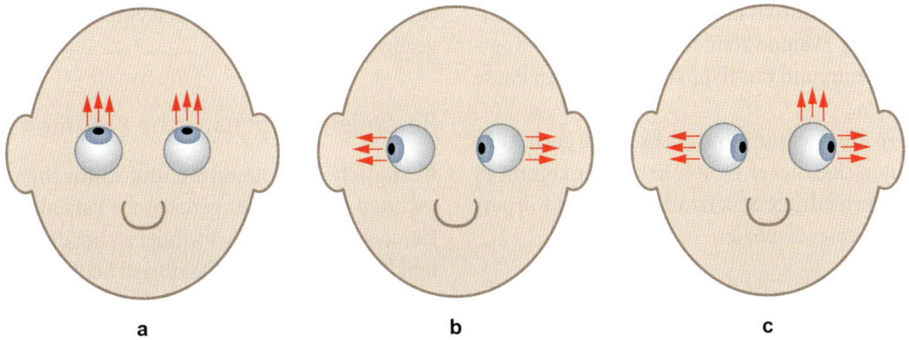

Abb. 5.6 Nystagmen bei zentralen Schwindelursachen [P670, L231]
a Vertikaler Nystagmus
b Bidirektionaler Nystagmus
c Alternierender Nystagmus

Internistische Ursachen

Internistische Ursachen sollten primär mit in die erste Untersuchung (Primary Survey) als Differenzialdiagnosen einbezogen werden und sind nicht selten der Auslöser für Schwindel. Im Rahmen einer strukturierten Untersuchung inklusive Vitalparameter sind diese meist schnell herauszufiltern. Einige Ursachen wie z. B. Stoffwechselstörungen lassen sich erst innerklinisch feststellen.

Kardiovaskuläre Ursachen

Herzrhythmusstörungen, Volumenmangel oder strukturelle Herzerkrankungen (niedrige Ejektionsfraktion) mit daraus resultierender Minderperfusion des ZNS sind wichtige kardiovaskuläre gefährliche Ursachen für möglichen intermittierenden Schwindel. Begleitend sind diese Patienten häufig präsynkopal. Der Schwindel wird durch die Patienten eher „ungenau" und meist mit der Äußerung von „schwarz vor den Augen" angegeben. Ein Patient mit intermittierend auftretendem präsynkopalem Schwindel, getriggert durch körperliche Belastung, ist als **Hochrisikopatient** einzuordnen. Hier können Herzrhythmusstörungen (Bradykardien, Tachykardien) die zugrunde liegende Ursache sein, die bereits während der initialen ABCDE-Untersuchung erkannt werden sollten.

Hypoxien

Schwindel begleitet mit Dyspnoe, Präsynkope oder Thoraxschmerz kann ein Hinweis auf eine gefährliche **respiratorische Hypoxie** sein. Ursachen können hierbei ein Pneumothorax, eine Lungenfibrose, eine LAE oder obstruktive Lungenerkrankungen sein. Bei **Inhalationsintoxikationen** z. B. durch Kohlenmonoxid oder Zyanide können Schwindel und Kopfschmerzen aufgrund von Hypoxie in der frühen Phase vorkommen.

Weitere Auslöser für Schwindel können auch **Anämien** unterschiedlicher Genese sein. Hier kommt es durch das erniedrigte Sauerstoffangebot im Körperkreislauf zu einer Hypoxie.

Stoffwechselstörungen

Periphere Neuropathien, verursacht durch **Vitaminmangelzustände,** insbesondere Vitamin B_6, Vitamin B_{12}, Eisen und Folsäure, können die Ursache für chronischen Schwindel sein.

Die Hypoglykämie als wohl bekannteste Stoffwechselstörung kann in der primären Phase ebenfalls Schwindel auslösen und muss frühzeitig differenzialdiagnostisch erkannt werden und wird nicht selten übersehen.

Drogen und Medikamente

Die akute Alkoholintoxikation oder der „Alkoholrausch" als häufig anzutreffendes passageres „Krankheitsbild" beeinträchtigt die ZNS-Funktion in unterschiedlicher Stärke. Schwindel ist hier eher ein Begleitsymptom. Bei der **chronischen Alkoholabhängigkeit** ist die daraus resultierende irreversible Kleinhirnatrophie und periphere Neuropathie ursächlich für einen häufigen persistierenden **multifaktoriellen** Schwindel.

Bei Drogen kann **Cannabiskonsum** für Schwindel verantwortlich sein. Bei anderen Drogen ist Schwindel eher seltener anzutreffen.

Unerwünschte Arzneimittelwirkungen sind bei einer Vielzahl von Medikamenten eine weitere Ursache für Schwindel. Hier ist in der Anamnese besonders nach einer neuen Medikation zu fragen. Analgetika, Sedativa, Antihypertensiva und Antikonvulsiva sind hierbei die häufigsten Auslöser.

Psychiatrische Ursachen

Eine somatoforme Erkrankung ist der **phobische Schwankschwindel.** Diese häufige Differenzialdiagnose wird typischerweise durch psychische Belastungsreaktionen getriggert und hat einen episodischen Verlauf. Auch **Depressionen** sollten bei der Differenzialdiagnostik der psychiatrischen Ursachen für unspezifische Schwindelsymptome in Betracht gezogen werden.

Besonderheit: geriatrische Patienten

Bezüglich der Anamnese und klinischen Untersuchung stellt uns der geriatrische Patient vor einige Herausforderungen. Schwindel ist bei dieser Patientenklientel häufig multifaktoriell bedingt und nicht selten benigner Natur. Häufige Ursachen für benignen Schwindel bei geriatrischen Patienten sind:

- BPLS
- Polyneuropathie
- Gangunsicherheit im höheren Alter
- Medikamente: Neben- und Wechselwirkungen

- Schlechter Visus mit schwächerer Fixierungskomponente
- Exsikkose begleitet von Orthostase
- Angstzustände

Die Herausforderung ist es, aufgrund nicht seltener Multimorbidität bei dieser Patientenklientel, die Ursache des Schwindels und hier besonders die High-risk-Ursachen herauszufinden.

Evidenz: Mythos oder Fakt

Medikamente als Ursache für Schwindel: Schleifendiuretika und Aminoglykoside können bei längerer Anwendung das Labyrinth schädigen und zu einer toxischen Labyrinthitis führen, die dann die Ursache für Schwindel sein kann.

Neurologische Untersuchung BEFAST-Test: Positive Ergebnisse im BEFAST-Test können auf eine intrazerebrale Genese bestehender Symptome hindeuten. Sowohl FAST als auch BEFAST zeigen eine hohe Treffsicherheit bei der Detektion von Schlaganfallpatienten. Eine präklinische Studie von Pickham et al. aus dem Jahr 2018 stellte allerdings fest, dass die Verwendung des BEFAST-Schemas zu keiner Verbesserung der Erkennung von Schlaganfallpatienten führt.

LEITLINIEN

AWMF-S3-Leitlinie. Akuter Schwindel in der Hausarztpraxis. AWMF-Reg-Nr. 053-018. https://register.awmf.org/de/leitlinien/detail/053-018#anmeldung (in Überarbeitung).

LITERATUR

Jahn M, Löwe F, Praetz M, Jähnichen G (Hrsg.). Untersuchung und Diagnostik für Rettungsdienst und Notfallmedizin. München: Elsevier Urban & Fischer, 2023

Pickham D, Valdez A, Demeestere J, et al. Prognostic Value of BEFAST vs. FAST to Identify Stroke in a Prehospital Setting. Prehosp Emerg Care. 2019 Mar–Apr; 23(2): 195-200. doi: 10.1080/10903127.2018.1490837. Epub 2018 Aug 23. PMID: 30118372

INTERNETQUELLEN

https://dasfoam.org/2018/09/29/foams-world-schwindel/

https://nerdfallmedizin.blog/2021/10/25/nerdfacts-folge-10-2021-schwindel/

5.6 Akute Kopfschmerzen (Basic)

Gunnar Jähnichen

5.6.1 Einsatzmeldung/Anfahrt

An einem Samstag sitzt das Personal der Rettungswache bei einer Tasse Kaffee zusammen, als das Team einer der beiden RTW um 16:53 Uhr per DME mit den Stichworten „Schlechter AZ, Kopfschmerzen" alarmiert wird.

Die Leitstelle informiert die beiden Notfallsanitäter über Funk, dass die Patientin eine 60 Jahre alte Frau sei, die über Kopfschmerzen klagen würde und sich mehrmals übergeben habe; Näheres sei nicht bekannt. Die 8-minütige Anfahrt zum Einfamilienhaus verläuft ohne besondere Vorkommnisse.

5.6.2 Situation am Notfallort und Erstbefund

Am Einsatzort entscheidet sich das RTW-Team, nur den Notfallrucksack und die Sauerstoffeinheit mit ins Haus zu nehmen. An der Eingangstür werden die zwei Notfallsanitäter vom Ehemann der Patientin empfangen, der sie zu seiner Frau ins Schlafzimmer führt. Auf dem Weg dorthin erklärt der Mann, dass er den ärztlichen Notdienst benachrichtigt habe, dieser aber nach einer Stunde immer noch nicht eingetroffen sei und er sich dann entschlossen habe, den Rettungsdienst zu alarmieren.

Die Notfallsanitäter finden die Patientin in dem abgedunkelten Schlafzimmer auf dem Bett liegend vor, lediglich die Nachttischlampe ist eingeschaltet. Neben dem Bett steht ein Eimer, in den sich die Patientin bereits übergeben hat.

ABCDE-Untersuchung

Auf kurzes Nachfragen nach den Hauptbeschwerden reagiert die Frau mit Stöhnen und erklärt in kurzen Sätzen, dass Sie Kopfschmerzen habe, ihr schlecht sei und sie nur verschwommen sehen könne. Der Atemweg ist frei, die Schleimhäute sind feucht und rosig. Es sind keine Anzeichen für eine Dyspnoe zu erkennen.

5

Die Atemfrequenz beträgt 16/min, das Atemzugvolumen erscheint ausreichend. Der Auskultationsbefund ergibt beidseits gut belüftete Lungen. Der Puls lässt sich kräftig, rhythmisch und leicht tachykard an der rechten A. radialis tasten. Der Hautturgor wird als normal eingestuft. Es sind primär keinerlei Verletzungen oder anderweitige körperlichen Besonderheiten zu erkennen, deutliche neurologische Auffälligkeiten sind so weit erst einmal nicht erkennbar.

Entscheidung kritisch ↔ nicht kritisch und Leitsymptom

Die Patientin reagiert initial auf Ansprache. Atemweg und Kreislaufparameter erscheinen nach einer raschen ersten Kontrolle unauffällig, sodass die Notfallsanitäter die Patientin zunächst und vor genauerer Untersuchung als **nicht kritisch** einschätzen.

5.6.3 Weiterführende Anamnese und Untersuchung

Während einer der beiden Notfallsanitäter das Monitoring zur weiteren Untersuchung und Überwachung der Patientin um Temperaturmessung, Blutzuckerwert und Blutdruckmessung ergänzt, erhebt der zweite Notfallsanitäter bei der Patientin eine erweiterte Anamnese.

OPQRST und SAMPLER

OPQRST

Onset	Um ca. 14:00 Uhr, vor ca. 3 Stunden
Provocation	Unbeeinflussbar, nicht eruierbar
Quality	Dauerschmerz, dumpf
Radiation	Kopf, linksseitig frontal und im linken Auge
Severity	Der Schmerz wird als stark, angegeben, fortgesetzte Übelkeit, Schwindel
Time	Seit 15:30 Uhr starke Zunahme der Kopfschmerzen

Im Gespräch erfahren die Notfallsanitäter, dass die Symptomatik um ca. 14:00 Uhr letztendlich akut mit Kopfschmerzen begonnen hätte und diese um 15:30 Uhr so stark geworden seien, dass der Ehemann den ärztlichen Notdienst angerufen habe. Auf die Frage nach Medikamenten und Vorerkrankungen erzählt der Ehemann, dass seine Frau vor etwa 3 Jahren einen leichten Schlaganfall gehabt habe und seitdem morgens 50 mg Metoprolol und 100 mg ASS einnehme; allerdings seien die damaligen Residuen (Restsymptome) des Apoplex vollkommen abgeklungen. Vor 6 Wochen sei der einzige Sohn an einer Krebserkrankung gestorben. Da dessen Tod seine Frau sehr stark belaste, habe der Hausarzt ihr vor 14 Tagen Doxepin verschrieben.

SAMPLER

Symptome	Kopfschmerzen, Schwindel, Übelkeit
Allergien	Keine bekannt
Medikamente	Metoprolol, ASS, Doxepin (seit 14 Tagen)
Patientenvorgeschichte	Schlaganfall vor etwa 3 Jahren, keine Residuen
Letzte Mahlzeit	Mittagessen gegen 13:00 Uhr
Ereignisse vor dem Notfall	Tod des Sohnes vor 6 Wochen
Risikofaktoren	Neue Medikation, Schlaganfall in der Vorgeschichte, psychische Belastung

Mittlerweile hat einer der Notfallsanitäter weitere Vitalparameter erhoben.

Vitalwerte und Monitoring

HF	92/min
RR	150/90 mmHg
SpO_2	97 %
BZ	92 mg/dl
Temp.	37,2 °C

Fokussierte Untersuchung

Bei der Untersuchung der Pupillen zeigt sich eine deutliche Pathologie. Die linke Pupille ist stark erweitert und reagiert kaum auf Lichteinfall, zusätzlich ist das linke Auge deutlich gerötet. Die Frau erklärt auf Nachfrage, dass sie auf diesem Auge etwa seit dem Beginn der Schmerzsymptomatik die Gegenstände eher nebelig und verschwommen sehe und sich um das Licht der Nachttischlampe eine Art Regenbogen bilde. Normalerweise trägt die Frau eine Brille, da sie sehr stark weitsichtig ist. Die Sprache ist grundsätzlich normal und ohne Anhalt für eine Aphasie und die Mimik der Patientin ist etwas verlangsamt, aber ebenso wie der Armvorhalteversuch und die Motorik in der unteren Extremität seitengleich. Auch sonst zeigen sich keine Anzeichen für einen erneuten Schlaganfall oder andere neurologische Symptome.

5.6.4 Bewertung der Differenzialdiagnostik und Verdachtsdiagnose

Da die Frau weder eine Halbseitensymptomatik noch eine Wortfindungs- bzw. Wortbildungsstörung zeigt, sehen die beiden Notfallsanitäter die Diagnose „Schlaganfall" im klassischen Sinne nicht bestätigt, können sich die Symptomatik jedoch auch nicht sicher anders erklären. Die beiden halten einen Migräneanfall für unwahrscheinlich, da die Patientin bisher keine derartigen Attacken hatte und außerdem über eine Beeinträchtigung der Sehfähigkeit klagt, die wahrscheinlich auf die stark erweiterte Pupille zurückzuführen ist. Insbesondere eine Pupillenerweiterung ist bei einer Migräneattacke und auch bei anderen primären Kopfschmerzen grundsätzlich nicht vorhanden. Die Notfallsanitäter werten die Pupillendifferenz allerdings auch nicht als Hirndruckzeichen, da die Patientin wach und orientiert sowie neurologisch unauffällig ist. Für das weitere Vorgehen gehen sie zunächst bei für sie nicht erkennbarer anderer Diagnose von einem Schlaganfall bzw. einer unklaren neurologischen Erkrankung aus.

In Rücksprache mit Patientin und Ehemann beschließen sie, die Frau in eine neurologische Fachklinik zu bringen, vor allem bei ausgeprägter und zunehmender Symptomatik und Beeinträchtigung und da man nicht wisse, wie lange der ärztliche Notdienst noch benötige und ob dieser die Patientin vor Ort ausreichend versorgen könne.

5.6.5 Maßnahmen und Therapie

Während ein Notfallsanitäter den Transport vorbereitet, legt der andere der Patientin noch einen intravenösen Zugang. An diesen wird eine langsam laufende balancierte Vollelektrolytlösung angeschlossen.

Kurz nachdem die Patientin auf der Trage liegt, muss sie sich erneut übergeben und klagt außerdem über weiter zunehmende und schwer zu ertragende Kopfschmerzen. In Anbetracht der langen Fahrtstrecke zum Krankenhaus und der zunehmend schlechter werdenden, unklaren Situation beschließen die Notfallsanitäter, noch aus dem Haus der Familie ein NEF mit dem Einsatzstichwort „Schwere Kopfschmerzen, ggf. intrakranielle Blutung" nachzufordern. Anschließend erfolgt die Umlagerung in den RTW, dort wird das Monitoring durch ein EKG ergänzt. Es zeigt sich ein Sinusrhythmus mit einer Frequenz von 100/min. Wenig später trifft das nachgeforderte NEF ein. Der leitende Notfallsanitäter, der die Patientin bislang untersucht hat, fasst die Ereignisse unter Einbeziehung der festgestellten Vitalparameter und der körperlichen Untersuchung, mit Fokus auf die Anisokorie und die Veränderungen im Bereich des linken Auges, für die Notärztin zusammen. Diese führt darauf eine erneute gründliche neurologische Untersuchung durch, welche letztendlich die bisherigen Ergebnisse bestätigt. Daraufhin untersucht sie die Augen der Patientin genauer und stellt ebenfalls ein deutlich gerötetes linkes Auge sowie eine hier erweiterte Pupille fest; sie bittet die Patientin, beide Augen zu schließen und tastet vorsichtig im Seitenvergleich die Augäpfel ab. Obwohl keine augenärztliche Routine vorliegt, meint die Notärztin einen verhärteten Augapfel links im Vergleich zur Gegenseite festzustellen und stellt daraufhin die neue Arbeitsdiagnose eines akuten Engwinkelglaukoms bei insgesamt auch sonst typischer Symptomatik hierfür und Ausschluss anderer Diagnosen.

Bevor sie die Patientin über die Diagnose aufklärt, bittet sie um eine Anmeldung in einer Klinik mit augenärztlicher Abteilung, sowie 10 mg Morphin verdünnt auf 10 ml und 4 mg Ondansetron vorzubereiten. Anschließend appliziert sie der Patientin das Ondansetron und verabreicht ihr zunächst 3 mg Morphin.

5.6.6 Transport und Übergabe

Für den Transport in die nächste Augenfachklinik rechnet das Team mit einer Fahrzeit von etwa 40 Minuten. Da Wochenende ist, beschließt die Notärztin, die Patientin telefonisch in der Klinik anzumelden. Während der Fahrt unter Nutzung der Sonderrechte verbessert sich der Zustand der Patientin unter der Analgesie leicht; die Übelkeit lässt nach und die Kopfschmerzen nehmen nach weiteren 2 mg Morphin ab.

In der Notaufnahme wirkt die Patientin müde, ist aber ansprechbar und voll zu Person, Zeit, Ort und Situation orientiert. Nach einer ausführlichen Übergabe an den weiterbehandelnden Augenarzt verabschiedet sich das Team von der Patientin.

5.6.7 Klinischer Verlauf

Nachdem der Augenarzt das Auge untersucht hat, betäubt er die Hornhaut mit einem Lokalanästhetikum und misst mittels Applanationstonometrie den Augeninnendruck; dieser beträgt 65 mmHg und ist damit deutlich erhöht.

Damit wird die Diagnose „akuter Glaukomanfall" bestätigt. Aufgrund des deutlich erhöhten Augeninnendrucks, der damit verbundenen Einschränkungen und der raschen Entstehung wird die Frau noch am selben Abend operiert. Mit einer sog. Iridektomie, einer Eröffnung der peripheren Regenbogenhaut, erreicht der Arzt einen verbesserten Abfluss des Kammerwassers von der hinteren in die vordere Kammer. Damit sinkt der Augeninnendruck und die Beschwerden der Patientin verschwinden vollständig.

Eine Kontrolle beider Sehnervenendigungen zeigt im Verlauf keine Auffälligkeiten, sodass die Patientin nach wenigen Tagen aus dem Krankenhaus entlassen werden kann. Die Patientin bleibt weiterhin in ambulanter augenärztlicher Behandlung, bei der in regelmäßigen Abständen der Innendruck beider Augen kontrolliert wird. Die Antidepressivabehandlung mit Doxepin wird eingestellt.

5.6.8 Kommentar

Bei einem Glaukom, auch grüner Star genannt, steigt der Augeninnendruck, verursacht durch eine Abflussbehinderung des Kammerwassers an: Im Ziliarkörper, der auch die Linse reguliert, wird normalerweise das Kammerwasser produziert und in die hintere Kammer abgegeben. Anschließend fließt das Kammerwasser an Iris (Regenbogenhaut) und Linse vorbei in die vordere Kammer, wo es über den Schlemm-Kanal im Kammerwinkel zwischen Iris und Hornhaut wieder abfließt. Physiologisch besteht ein Gleichgewicht zwischen Zu- und Abfluss, sodass in der Kammer ein kontinuierlicher Druck von 10–21 mmHg besteht. Eine Veränderung der Iris bzw. der Linse kann zu einer Fließbehinderung zwischen der hinteren und vorderen Kammer bzw. zu einer Abflussbehinderung am Schlemm-Kanal führen. Infolgedessen fließt das Kammerwasser nur noch vermindert bzw. gar nicht mehr ab, wird aber weiterhin produziert. Somit steigt der Druck in der Kammer an.

Ein langsamer Druckanstieg kann lange Zeit symptomlos bleiben. Steigt der Druck allerdings, wie in diesem Fall, plötzlich an (akutes Engwinkelglaukom), geht dies häufig mit einer Reihe von Symptomen einher. Typischerweise klagen die Patienten über verschwommenes Sehen, farbige Ringe um Lichtquellen, Übelkeit und starke, häufig dumpfe Schmerzen im betroffenen Auge. Jedoch werden häufig auch einseitige Kopfschmerzen, die in die Zähne und über den Hals bis in den Oberkörper ausstrahlen beschrieben, teils sogar abdominelle Schmerzen. Aufgrund des deutlich geringeren Vorkommens und der sich häufig ähnelnden Symptomatik kann der akute Glaukomanfall leicht mit einem Schlaganfall oder einer Migräneattacke sowie anderen Kopfschmerzen und Gesichtsschmerzen wie Clusterkopfschmerz oder einer Trigeminusneuralgie verwechselt werden. Zur genaueren Differenzierung des Krankheitsbildes ist die Inspektion des Auges sehr hilfreich. Das Auge erscheint häufig gerötet und die Pupille ist im Seitenvergleich in unterschiedlicher Ausprägung weiter und teils lichtstarr. Der Bulbus fühlt sich durch das Augenlid ebenfalls, vor allem im Seitenvergleich feststellbar, verhärtet an, da die allermeisten Anfälle einseitig auftreten.

Die **wichtigsten diagnostischen Hinweise** im Rahmen einer ophtalmologischen Anamnese zur Klärung eines akuten Glaukomanfalls sind demnach:

- Augendruck, starke und zunehmende dumpfe Schmerzen im betroffenen Auge
- Harter Augapfel bei Palpation im Seitenvergleich

- Plötzlicher Sehverlust
- Doppelbilder, Sehen von Farbringen
- Übelkeit, einseitiger starker Kopfschmerz, ggf. ausstrahlende Schmerzen
- Geweitete, entrundete und lichtstarre Pupille

Begünstigende Faktoren für den akuten Glaukomanfall sind:

- Höheres Alter
- Starke Weitsichtigkeit
- Genetische Veranlagung
- Psychische Belastung, Stress und akute Schreck- und Angstreaktion
- Dunkelheit
- Diabetes mellitus
- Medikamente

Frauen sind vom akuten Glaukomanfall doppelt so häufig betroffen wie Männer. Beim Engwinkelglaukom verursacht eine Verengung des Kammerwinkels den verminderten Abfluss des Kammerwassers über den Schlemm-Kanal. Vergrößert sich nun bei vermindertem Lichteinfall die Pupille, drückt diese die Iris weiter nach vorn und der Kammerwinkel wird noch kleiner. Im beschriebenen Fall hat das Abdunkeln des Schlafzimmers die Symptome evtl. noch gefördert. Vor allem bestimmte Medikamentengruppen können Glaukomanfälle auslösen, z. B. Antihistaminika und einige Antidepressiva (hier Doxepin). Zusätzlich können starke emotionale Belastungen (hier der Tod des Sohnes) durch die Erhöhung bestimmter Stresshormone sowie Durchblutungsveränderungen die Auslösung eines Glaukomanfalls begünstigen oder sogar alleiniger Auslöser eines Anfalls sein. In diesem Fall hat wahrscheinlich eine Kombination aus mehreren begünstigenden Faktoren die Auslösung des Glaukomanfalls bedingt und gefördert.

Außer einer Symptomkontrolle durch medikamentöse Schmerzlinderung, ggf. Sedierung und Reduktion der Übelkeit sowie einer Beruhigung und psychischen Abschirmung besitzt der Rettungsdienst keine kausale Möglichkeit zur Therapie von akuten Glaukomanfällen. Jedoch ist an eine Symptomverschlechterung durch Gabe bestimmter Medikamente zu denken.

CAVE

Keine Gabe von Atropin, Metoclopramid (MCP) oder anderen Parasympatholytika. Hierdurch kommt es zu einer zunehmenden Pupillenweitstellung und einer zusätzlichen Erhöhung des Augeninnendrucks.
Zusätzlich Kontraindikation für Kalzium-Antagonisten i. v. aufgrund der notwendigen lokalen Betablockergabe durch den Augenarzt.

Die adäquate Behandlung muss schnellstmöglich durch einen Augenarzt erfolgen. Daher sollte nach Diagnosestellung ein direkter Transport in eine geeignete Klinik mit augenärztlicher Abteilung erfolgen. Aufgrund des erhöhten Augeninnendrucks kann bei verspäteter Behandlung der Sehnerv geschädigt oder die Blutversorgung der Netzhaut gemindert werden, was Beeinträchtigungen des Gesichtsfelds bzw. die totale Erblindung des betroffenen Auges nach sich ziehen kann. Die akute medikamentöse Behandlung in der Augenklinik besteht aus einer Pupillenengstellung mit Pilocarpin-Augentropfen (z. B. Glauko Biciron®), der Hemmung des Augeninnendrucks durch Drosselung der Kammerwasserproduktion (Goldstandard) mit einem β-Blocker in Form von Augentropfen (z. B. Timolol®) und der Gabe von Carboanhydrasehemmern. Gegebenenfalls werden noch hyperosmolare Substanzen via Infusion verabreicht, um dem Auge zusätzlich Wasser zu entziehen. Anschließend folgt in der Regel eine OP oder Laser-Iridotomie.

Evidenz: Mythos oder Fakt

Nach der Erstdiagnostik ist oftmals bei einer Schmerzsymptomatik im Bereich des Kopfes auch in Verbindung mit neurologischen Symptomen, Schwindel und Übelkeit sowie Pupillenveränderungen zu Recht primär eine lebensbedrohliche Erkrankung wie Blutung, Ischämie (Stroke) oder Entzündung (Meningitis, Encephalitis) auszuschließen.

Bei unklaren Befunden und unauffälligen Vitalparametern lohnt sich jedoch in jedem Fall eine genauere und weiterführende Anamneseerhebung und Untersuchung, um zu versuchen eine spezifische Erkrankung zu erkennen, die dann, wie in dem hier geschilderten Fall bereits primär einer adäquaten und endgültigen Behandlung zugeführt werden kann. Hierdurch können (immer knappere) Ressourcen geschont, Zeit gewonnen und das Outcome verbessert werden.

Statistisch gesehen sind zwar oftmals bedrohlich wirkende und sehr belastende Schmerzen und andere Symptome im Bereich des Kopfs Ausdruck einer nicht lebensbedrohlichen Erkrankung. So machen primäre Kopfschmerzen bei Weitem den größten Anteil aller Kopfschmerzen aus und sind auch der häufigste Grund einer Vorstellung und Behandlung beim Hausarzt und in der Notfallambulanz. Eine Beschäftigung mit diesen Erkrankungen kann daher helfen, dass Outcome der eigenen Arbeit zu verbessern.

5

LEITLINIEN

AWMF-S2e-Leitlinie. Bewertung von Risikofaktoren für das Auftreten des Offenwinkelglaukoms. Version 2.0. Stand 03.03.2024. AWMF-Reg.-Nr. 045-015. https://register.awmf.org/de/leitlinien/detail/045-015

LITERATUR

Fleischmann T, Hohenstein C (Hrsg.). Klinische Notfallmedizin Band I Wissen. München: Elsevier Urban & Fischer, 2020

Headache Classification Committee of the International Headache Society (IHS). Internationale Klassifikation von Kopfschmerzerkrankungen. 3. A. 2018

Jahn M, Löwe F, Praetz M, Jähnichen G (Hrsg.). Untersuchung und Diagnostik für Rettungsdienst und Notfallmedizin. München: Elsevier Urban & Fischer, 2023

Sauer D, Herdtle S, Kiefl D (Hrsg.). Klinikleitfaden Klinische Akut- und Notfallmedizin. München: Elsevier Urban & Fischer, 2023

5.7 Subarachnoidalblutung (Advanced)

Sven Heiligers und Catharina Hammerschlag

5.7.1 Einsatzmeldung/Anfahrt

Es ist ein später Samstagnachmittag im Spätsommer, die Außentemperatur beträgt angenehme 25 °C. Das Rettungsteam des RTW 1-84-1 sitzt in einer ruhigen Phase vor der Wache, als der Melder mit dem Alarmstichwort „Kopfschmerzen, Notfall ohne Signal“ auslöst. Sofort macht sich das Team bereit, zieht die vorgeschriebene Schutzkleidung an und begibt sich zügig zum Rettungswagen. Der Einsatzort liegt im benachbarten Dorf, sodass die Anfahrt etwa 10 Minuten in Anspruch nimmt. Die Anfahrt verläuft ohne besondere Vorkommnisse.

5.7.2 Situation am Notfallort und Ersteindruck

An der Einsatzstelle angekommen, wird das Rettungsteam von einem etwa 50-jährigen Mann am Straßenrand in Empfang genommen. Aufgrund des Meldebildes nehmen der Notfallsanitäter und der Rettungssanitäter lediglich den Überwachungsmonitor sowie den Kreislaufrucksack mit. Der Mann führt das Team durch einen gepflegten und frisch angelegten Vorgarten in das Haus. Innen präsentiert sich das Haus geräumig, sauber und liebevoll eingerichtet. Der Mann, der sich als Ehemann der Patientin vorstellt, bringt das Team ins Wohnzimmer, wo seine Frau schlafend auf dem Sofa liegt.

Dem Notfallsanitäter fällt jedoch sofort auf, dass die Patientin nicht in einem normalen Schlafzustand ist. Ihr Gesicht ist gerötet, sie hat Schweißperlen auf der Stirn und zeigt ein pathologisches Atemmuster im Sinne einer Cheyne-Stokes-Atmung. Noch bevor der Primary Survey begonnen wird, weist der Notfallsanitäter seinen Kollegen an, das NEF nachzufordern und den Beatmungsrucksack sowie das Absauggerät zu holen.

ABCDE-Untersuchung

A – Airway (Atemwege):
- Atemwege frei, keine Obstruktion
- Schleimhäute feucht

B – Breathing (Atmung):
- Atemfrequenz ist unregelmäßig.
- Cheyne-Stokes-Atmung und schnarchendes Atemgeräusch.
- Sauerstoffsättigung: 92 % unter Raumluft.
- 15 l/min Sauerstoff werden über eine Sauerstoffmaske mit Reservoir angelegt, sobald der Beatmungsrucksack da ist.

C – Circulation (Kreislauf):
- Puls: 50/min, gut tastbar, rhythmisch
- Haut warm und feucht
- Rekapillarisierungszeit 2 Sekunden

D – Disability (neurologischer Status):
- Bewusstseinslage: somnolent, GCS 7 (A: 1, V: 2, M: 4)
- Pupillenreaktion: Mydriasis, Ptose, fehlende Lichtreaktion rechts (Okkulomotoriusparese); Miosis, mittelweit und intakte Lichtreaktion links
- Positive Meningismuszeichen

E – Exposure (Körperliche Untersuchung):
- Körpertemperatur: 36,8 °C
- Kein Ausschlag oder sichtbare Verletzungen

Entscheidung kritisch ↔ nicht kritisch und Leitsymptom

Die Patientin wurde bereits vor dem Primary Survey aufgrund ihres Erscheinungsbildes als **kritisch** eingestuft. Sie weist ein pathologisches Atemmuster in Form einer Cheyne-Stokes-Atmung auf, was auf eine erhebliche Störung des Atemzentrums hinweist. Zusätzlich zeigt sich eine bereits verminderte Sauerstoffsättigung von 92 %. Weiterhin liegt eine Bradykardie vor, begleitet von einer ausgeprägten Bewusstseinseintrübung mit einem GCS von 7.

Differenzialdiagnosen

Als Differenzialdiagnosen kommen in diesem Fall primär intrakranielle Pathologien infrage, wie ein ischämischer oder hämorrhagischer Schlaganfall. Auch eine Enzephalopathie könnte die neurologische Symptomatik erklären. Darüber hinaus sind kardiale Ursachen wie eine schwere Herzinsuffizienz ebenfalls möglich, da diese zu einer reduzierten Hirndurchblutung und Cheyne-Stokes-Atmung führen können. Schließlich sollten auch Intoxikationen, insbesondere durch Opiate, in Betracht gezogen werden.

5.7.3 Weiterführende Anamnese und Untersuchung

Während der Rettungssanitäter die fehlende Ausrüstung holt und das NEF nachalarmiert, welches mit Signalfahrt etwa 8 Minuten bis zum Einsatzort benötigt, beginnt der Notfallsanitäter mit einer orientierenden Untersuchung der Patientin und erhebt parallel dazu eine Fremdanamnese beim Ehemann.

Orientierende Untersuchung

Die Patientin liegt auf dem Sofa mit leicht erhöhtem Oberkörper. Das Gesicht ist stark gerötet und von Schweißperlen bedeckt. Ein schnarchendes Atemgeräusch ist hörbar, das durch die Anwendung des Esmarch-Handgriffs behoben wird, jedoch ohne eine Veränderung des pathologischen Atemmusters zu bewirken. Bei der Inspektion des Mundraums zeigen sich keine Auffälligkeiten. Der Mundraum ist frei, die Schleimhäute erscheinen rosig und feucht.

Zur Auskultation des Thorax wird das durchgeschwitzte Oberteil angehoben. Über allen acht Auskultationspunkten ist ein vesikuläres Atemgeräusch deutlich zu hören. Der Thorax hebt und senkt sich symmetrisch. Es sind keine Deformitäten oder äußeren Verletzungen erkennbar. Die Patientin weist einen leicht adipösen Ernährungszustand auf, was sich in einem leicht erhabenen Abdomen widerspiegelt. Auch hier sind weder pathologische Auskultationsbefunde noch sichtbare Verletzungen festzustellen. Aufgrund der kurzen Hose können die Beine problemlos untersucht werden. Es sind keine Ödeme feststellbar, jedoch leichte Abschürfungen an den Knien. Auch die Arme zeigen keine besonderen Auffälligkeiten.

Ein besonderes Augenmerk wird auf die neurologische Untersuchung gelegt. Aufgrund der bestehenden Somnolenz ist eine vollständige Durchführung des BEFAST-Algorithmus nicht möglich. Eine Gleichgewichtsstörung (B) kann bei der liegenden Patientin nicht getestet werden. Bei der Untersuchung der Augen (E) zeigt sich am rechten Auge eine Bulbusdeviation nach unten außen, die rechte Pupille ist weit und nicht lichtreagibel. Auf Schmerzreiz reagiert die Patientin mit einer Grimasse (F) und bewegt nur die rechte Hand mit einer ungezielten Abwehrbewegung, während die linke Hand paretisch liegen bleibt

(A). Eine verbale Kommunikation ist nicht möglich; die Patientin gibt nur ein Stöhnen als Reaktion auf Schmerzreize ab (S). Den zeitlichen Verlauf (T) erfragt der Notfallsanitäter beim Ehemann im Rahmen der Anamnese.

Zusätzlich wird die Nackensteifigkeit überprüft, indem der Kopf der Patientin vorsichtig in Richtung Sternum gebeugt wird. Dabei zieht die Patientin reflexartig die Knie leicht an, was ein positives Brudzinski-Zeichen darstellt und auf eine meningeale Reizung hinweist.

Fremdanamnese

Zeitgleich zur körperlichen Untersuchung erhebt der Notfallsanitäter eine Anamnese beim Ehemann. Dieser berichtet, dass er das heutige Ereignis mit den Kopfschmerzen als besonders besorgniserregend empfunden habe und ohne das Wissen seiner Frau den Rettungsdienst verständigt habe, da sie selbst nie den Notruf gewählt hätte. Seine Frau habe eine hohe Schmerztoleranz und neige dazu, Schmerzen zu ignorieren. Auf die Frage, was an den Kopfschmerzen ungewöhnlich gewesen sei, erklärt der Ehemann, dass seine Frau während der Gartenarbeit plötzlich aufgestöhnt habe und sich hinsetzen musste. Im weiteren Verlauf habe sie über Übelkeit und zunehmende, über den gesamten Kopf ausstrahlende Kopfschmerzen geklagt. So schlimm seien sie noch nie gewesen. Aufgrund der Intensität der Beschwerden habe sie sich dazu entschlossen, sich hinzulegen und zu schlafen. Dies sei vor etwa 20 Minuten geschehen. Da ein solches Verhalten für seine Frau untypisch sei, entschied er sich, den Rettungsdienst zu alarmieren.

In den Tagen zuvor habe sie ebenfalls gelegentlich über Kopfschmerzen geklagt, diesen jedoch keine größere Bedeutung beigemessen, da sie stark mit der Gartenarbeit beschäftigt gewesen sei.

Als Vorerkrankung gibt der Ehemann lediglich einen erhöhten Bluthochdruck an, den seine Frau jedoch nur unregelmäßig medikamentös behandele. Zudem rauche sie etwa fünf Zigaretten am Tag und trinke abends gerne ein bis zwei Gläser Rotwein. Allergien seien keine bekannt.

Vitalwerte und Monitoring

Der Rettungssanitäter ist mittlerweile wieder zurückgekehrt und hat nebenbei das Monitoring komplett angeschlossen und ein 12-Kanal-EKG geschrieben.

HF	50/min
RR	200/120 mmHg
SpO_2	Initial 92 %, unter 15 l/min O_2 auf 98 % gestiegen
BZ	142 mg/dl
Temp.	36,8 °C
EKG	Sinusrhythmus, Ischämiezeichen

OPQRST

Onset	Vor ca. 20 Minuten
Palliation/ Provocation	Kopfschmerzen bei körperlicher Arbeit
Quality	Stärkste Schmerzen
Region	Holozephal
Severity	10/10
Time	Zunehmende Vigilanzminderung

SAMPLER

Symptome	Somnolenz
Allergien	Keine
Medikamente	Ramipril
Patientenvorgeschichte	Kopfschmerzereignis in den Tagen zuvor
Letzte Mahlzeit	Ein Stück Kuchen vor ca. 1 Stunde
Ereignisse vor dem Notfall	Gartenarbeit

EKG

Das angefertigte 12-Kanal-EKG ist mit 25 mm/s geschrieben. Es zeigt eine Herzfrequenz von 50/min, einen Sinusrhythmus und schmale QRS-Komplexe. Jedoch auch deutlich sichtbare ST-Hebungen in II, III, aVF und gespiegelte ST-Senkungen in I und aVL.

5.7.4 Bewertung der Differenzialdiagnostik und Verdachtsdiagnose

Aufgrund der Anamnese und der neurologischen Untersuchung verdichtet sich der Verdacht auf eine intrakranielle Pathologie. Präklinisch lässt sich jedoch nicht eindeutig zwischen einer hämorrhagischen oder ischämischen Ursache differenzieren. Eine schwere Herzinsuffizienz erscheint weniger wahrscheinlich, da keine körperlichen Anzeichen einer kardialen Dekompensation vorliegen. Auffällig ist jedoch das EKG mit Ischämiezeichen, welches nicht nur auf einen Myokardinfarkt hindeuten könnte, sondern auch als Hinweis auf ein intrakranielles Ereignis interpretiert werden kann. Weder in der Anamnese noch in der klinischen Untersuchung gibt es Anhaltspunkte, die auf eine Überdosierung oder den Missbrauch von Medikamenten hindeuten würden.

Mit welchen Komplikationen müssen Sie rechnen?

Aufgrund der stark eingeschränkten Vigilanz besteht ein erhebliches Risiko für eine Aspiration oder den Verlust der Spontanatmung, was eine notfallmäßige Intubation und möglicherweise auch eine Reanimation erforderlich machen würde. Zusätzlich besteht die Gefahr einer fortschreitenden Ateminsuffizienz durch das pathologische Atemmuster, das in einen Atemstillstand übergehen könnte. Das EKG mit Ischämiezeichen könnte auf einen Myokardinfarkt hindeuten, der zu einer kardialen Dekompensation und im schlimmsten Fall zu einem Herzstillstand führen kann. Allerdings könnte dieses EKG-Bild auch Ausdruck der zugrunde liegenden intrakraniellen Pathologie sein, was die Diagnosestellung erschwert oder verzögert. Eine unkritische Gabe von Heparin oder Aspirin zur Behandlung eines vermuteten Myokardinfarkts könnte die Situation bei einer hämorrhagischen Ursache der intrakraniellen Problematik weiter verschlechtern. Zudem besteht das Risiko einer Hirndrucksteigerung, die in eine tödliche Hirnherniation münden könnte. Krampfanfälle, bedingt durch die intrakranielle Pathologie, stellen ebenfalls eine mögliche Komplikation dar, die die klinische Lage weiter destabilisieren könnte.

5.7.5 Maßnahmen und Therapie

Nachdem der Notfallsanitäter die Anamnese und körperliche Untersuchung abgeschlossen hat, trifft der Notarzt an der Einsatzstelle ein. Der Notfallsanitäter übergibt dem Notarzt die Patientin strukturiert und weist dabei besonders auf die neurologische Symptomatik sowie die pathologischen EKG-Befunde hin. In der Zusammenschau der klinischen Befunde kommt das Notfallteam zu dem Entschluss, dass die EKG-Veränderungen vermutlich im Zusammenhang mit der intrakraniellen Pathologie stehen und nicht als primäres kardiales Ereignis zu bewerten sind. Aus diesem Grund wird auf die Gabe von Heparin und ASS verzichtet.

Der Notarzt führt daraufhin eine orientierende Echokardiografie durch, bei der regionale Wandbewegungsstörungen und eine leicht reduzierte Ejektionsfraktion festgestellt werden. Angesichts der stark eingeschränkten Vigilanz und des pathologischen Atemmusters entscheidet sich der Notarzt, die Patientin zum Schutz vor Aspiration und weiterer respiratorischer Verschlechterung endotracheal zu intubieren.

Der periphervenöse Zugang, der vom Rettungssanitäter gelegt und durch eine Infusion offen gehalten wurde, wird für die Gabe der Medikamente zur Intubation genutzt. Der Notarzt plant eine Rapid Sequence Induction (RSI) mit Esketamin, Midazolam und Rocuronium und beabsichtigt, die Intubation mithilfe eines Videolaryngoskops durchzuführen. Er bespricht mit dem Team die Reihenfolge der Medikamentengabe und vergewissert sich, dass alle Teammitglieder bereit sind, bevor die Intubation eingeleitet wird.

Die Intubation gelingt im ersten Versuch ohne Komplikationen. Anschließend werden die Vitalparameter erneut erhoben. Die Herzfrequenz bleibt bei etwa 50 Schlägen pro Minute, die ischämietypischen EKG-Veränderungen persistieren. Der Blutdruck liegt bei 170/90 mmHg. Da eine weitere Blutdrucksenkung angesichts der intrakraniellen Problematik nicht angestrebt wird, entscheidet das Team, keine zusätzlichen Maßnahmen zu ergreifen und bereitet die Patientin für den Transport vor.

Der Fahrer des NEF meldet die beatmete Patientin über die Leitstelle in einem Krankenhaus mit Neurologie und Neurochirurgie an, das ein freies Intensivbett zur Verfügung hat. Während des Transports vom

Wohnzimmer zur Trage und in den Rettungswagen wird die Patientin manuell mittels Beatmungsbeutel beatmet, bevor sie im RTW an das Beatmungsgerät angeschlossen wird.

Im RTW werden die Beatmungsparameter auf eine lungenprotektive Beatmungsstrategie eingestellt. Während des gesamten Transports bleiben die Vitalparameter stabil und es kommt zu keiner weiteren Verschlechterung des Zustands der Patientin. Der Transport verläuft ohne Komplikationen.

5.7.6 Transport und Übergabe

Um die Narkose bis zur Ankunft im Krankenhaus aufrechtzuerhalten, werden wiederholte Dosen von Esketamin und Dormicum verabreicht. Unter dieser Medikation bleibt der Blutdruck stabil im Bereich von 160–170 mmHg, die Herzfrequenz verbleibt bei etwa 50 Schlägen pro Minute. Da sich die Sauerstoffsättigung unter der maschinellen Beatmung stabilisiert hat, konnte die FiO_2 auf 50 % reduziert werden. Vor der Abfahrt werden sämtliche Kabel sowie der Endotrachealtubus gründlich kontrolliert und gesichert, um mögliche Probleme während des Transports zu vermeiden.

Die Fahrt zum Krankenhaus dauert unter Inanspruchnahme von Sonder- und Wegerechten etwa 10 Minuten. Im Schockraum erwartet die Patientin bereits ein interdisziplinäres Team bestehend aus Neurologen, Neurochirurgen, Anästhesisten, Anästhesiepflegekräften und Notfallpflegekräften. Nach einer strukturierten Übergabe entscheidet das Team, unverzüglich eine kraniale CT (cCT) durchzuführen. Gemeinsam wird die Patientin schonend in den angrenzenden CT-Raum transportiert und umgelagert. Anschließend warten die Teams gemeinsam auf das Ergebnis der Bildgebung, um die weitere therapeutische Strategie zu bestimmen.

5.7.7 Klinischer Verlauf

In der nativen CT-Bildgebung zeigen sich hyperdense Blutansammlungen in den basalen Zisternen sowie entlang des Tentorium cerebelli, was im Sinne einer Subarachnoidalblutung zu werten ist. Zudem kann eine hyperdense Struktur nachgewiesen werden, die einem Aneurysma an der Bifurkation der Arteria cerebri media entspricht. Zusätzlich zeigt sich bereits ein reaktives Hirnödem mit Volumenzunahme des Parenchyms, verstrichener Gyrierung und Anzeichen einer beginnenden Hirnherniation. was in der klinischen Einteilung nach Hunt und Hess einem Grad 5 entspricht. Zur weiteren Bestätigung des Aneurysmas wird eine CT-Angiografie durchgeführt.

In Zusammenschau der Befunde entscheidet sich das Team der Notaufnahme, die Patientin für ein Aneurysma-Clipping in den OP zu verlegen. Während der Vorbereitung des OP-Teams wird die Patientin durch das Anästhesieteam zusätzlich mit einem zentralvenösen Katheter (ZVK) sowie einer arteriellen Kanüle versorgt. Während der Vorbereitungen kommt es zu einer deutlichen Verschlechterung der Kreislaufsituation. Die Herzfrequenz fällt auf 30 Schläge pro Minute, begleitet von ausgeprägten Arrhythmiephasen, die trotz wiederholter Gabe von Magnesium und Amiodaron nicht stabilisiert werden können. Die Neurochirurgie wird umgehend über die Verschlechterung des Zustands der Patientin informiert. Nach sorgfältiger Abwägung entscheidet man sich dennoch, die Operation durchzuführen, da dies die einzige verbleibende Möglichkeit darstellt, eine potenzielle Verbesserung zu erzielen. Daraufhin wird die Patientin unter kontinuierlicher Sedierung und fortlaufender Katecholamin-Therapie in den Operationssaal gebracht. Die Operation erweist sich als äußerst kompliziert, und es kommt zu schweren Blutungskomplikationen, da das Aneurysma nicht erfolgreich geclippt werden kann. Trotz aller Bemühungen verstirbt die Patientin während der Operation infolge der unkontrollierten Blutungen.

5.7.8 Kommentar

Subarachnoidalblutung (SAB)

Bei der Subarachnoidalblutung (SAB) kommt es zur spontanen Blutung in den Subarachnoidalraum (Liquorraum). In ca. 80 % der Fälle liegt die Ursache in einer Blutung aus einem angeborenen oder erworbenen Aneurysma der basalen Hirnarterien und tritt häufiger beim weiblichen Geschlecht auf. Die A. cerebri anterior als Blutungsquelle ist mit einem Anteil von 40 % dabei am häufigsten betroffen. Ihr folgen die A. carotis interna (30 %), A. cerebri media (20 %), A. basilaris und die Vertebralarterien (10 %). Bei vielen Patienten geht der SAB eine körperliche Anstrengung z. B. in Form von erschwertem Heben oder schwerem Stuhlgang (starkes Pressen) voraus. Die Inzidenz der SAB liegt bei ungefähr 7–8/100.000 pro Jahr. Die 30-Tage-Letalität bei ca. 25–35 % (1-Jahres-Letalität 50 %). Am häufigsten betroffen sind Patienten zwischen dem 50. und 60. Lebensjahr. Wesentliche prognostische Faktoren sind das Alter, der Grad der initialen Vigilanzstörung, die Menge des arachnoidalen Blutes sowie die Lokalisation des vorliegenden Aneurysmas. Bei etwa 20–50 % der Patienten ergeben sich in der Anamnese bereits vorausgegangene Kopfschmerzattacken (Sentinel Headaches). Der Kopfschmerz wird häufig als diffus und „im ganzen Kopf" empfunden. In seltenen Fällen fehlen Kopfschmerzen und lediglich Bewusstseinsstörungen, Paresen oder vegetative Zeichen liegen vor, was die Diagnosestellung natürlich erschwert.

Als ein typisches Symptom gilt die einseitige Okulomotoriusparese mit Mydriasis und Ptosis oder beidseitige Abduzensparese. Weitere Begleitsymptome sind Übelkeit und Erbrechen, Aphasie, Krampfanfälle und Vigilanzstörungen. Ein Meningismus entwickelt sich oft erst nach Stunden und ist bei einem Drittel der Betroffenen gar nicht nachweisbar. Die wichtigste Differenzialdiagnose ist der „benigne Donnerschlagkopfschmerz", dessen Schmerzcharakter dem der SAB sehr ähnlich ist und bei Untersuchung keinerlei Hinweise auf eine intrakranielle Gefäßerkrankung liefert. Ähnlich äußern sich ebenso der orgasmusassoziierte Thunderclap-Kopfschmerz sowie gelegentlich sog. gutartige Anstrengungskopfschmerzen. Beide können eine SAB imitieren.

Die SAB wird durch die World Federation of Neurological Surgeons (WFNS) und Hunt und Hess in unterschiedliche Schweregrade eingeteilt (➤ Tab. 5.8).

Innerhalb des ersten Monats liegt die Sterblichkeitsrate bei über 40 %, wobei laut Schätzungen ca. 15–20 % der Patienten bereits vor Erreichen der Zielklinik versterben. Diese Zahlen machen deutlich, dass es sich bei der Subarachnoidalblutung um ein schwerwiegendes, vital bedrohliches Notfallbild handelt. Das präklinische Behandlungskonzept der SAB sieht folgende Grundprinzipien vor: Bei soporösen bzw. komatösen Patienten mit eingeschränkten Schutzreflexen und/oder einer insuffizienten Atmung (GCS < 9) sollte eine Atemwegssicherung mit anschließender Normoventilation erfolgen. Die Sauerstoffsättigung sollte bei > 94 % liegen. Da eine Hypokapnie die Gehirndurchblutung durch nachfolgende zerebrale Vasokonstriktion erheblich vermindern und eine Hyperkapnie durch zerebrale Vasodilatation zu einer Steigerung des intrakraniellen Drucks führen kann, sollte eine Normokapnie angestrebt werden. Um eine ausreichende Gehirnperfusion zu gewährleisten, müssen hypotone Blutdruckwerte vermieden werden. Das Blutdruckmanagement zur ausreichenden zerebralen Perfusion sieht mittlere arterielle Blutdruckwerte von 60–90 mmHg vor.

Tab. 5.8 Schweregradeinteilung SAB nach Hunt und Hess und WFNS

Grad	Beschreibung	GCS
1	Symptomarm, leichte Kopfschmerzen und/oder Meningismus	15
2	Mäßig bis starke Kopfschmerzen, Meningismus, keine neurologischen Ausfälle, Hirnnervensymptome möglich, keine Bewusstseinsveränderungen	13–14
3	Benommenheit, Verwirrtheit, leichtes neurologisches Defizit	13–14
4	Patient ist soporös, neurologisches Defizit mit mäßiger bis schwerer Hemiparese, vegetative Störungen möglich	7–12
5	Koma, Dezerebrationszeichen, moribund	3–6

EKG-Veränderungen bei SAB

Schädelhirnverletzungen, Hirntumoren und Hirnblutungen können allesamt EKG-Veränderungen hervorrufen. Insbesondere bei **Subarachnoidalblutungen** (SAB) kommt es regelhaft zu EKG-Veränderungen sowie zu echokardiografisch nachweisbaren **Wandbewegungsstörungen des Herzens** und **Troponinerhöhungen** im Blut. Sogar STEMI-typische EKG-Veränderungen können vorliegen.

EKG-Veränderungen nach einer Subarachnoidalblutung sind auf einen Myokardschaden zurückzuführen. Es wird vermutet, dass es durch die Blutung zu einer exzessiven Ausschüttung von **Noradrenalin** kommt. Möglicherweise spielt hierbei eine Dysregulation des Hypothalamus eine Rolle, der im Zwischen-

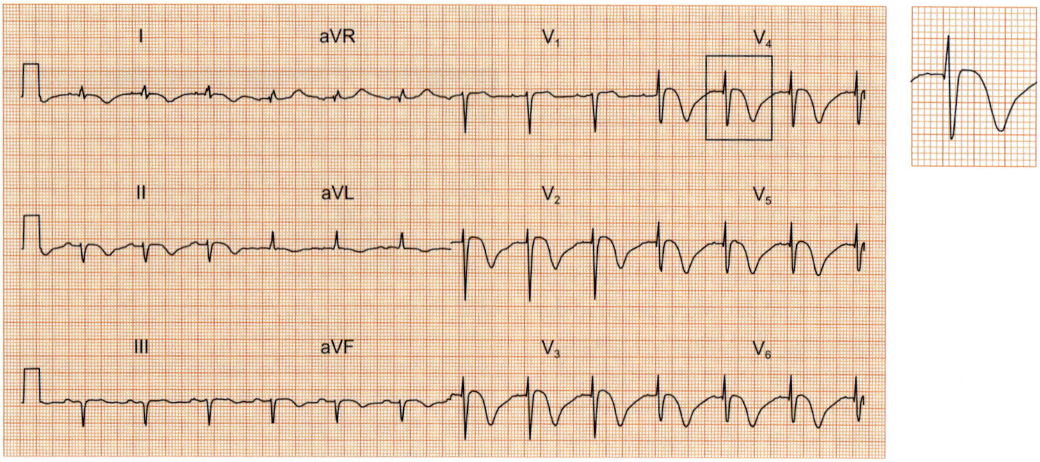

Abb. 5.7 EKG eines Patienten mit Subarachnoidalblutung [L231]

hirn einen Großteil physiologischer Prozesse – beispielsweise auch Fieber – reguliert. Letzteres ist bei Patienten mit einer Subarachnoidalblutung auch ein häufiger Befund im Verlauf der ersten Tage.

Das Myokard wird durch die hohen Noradrenalinmengen ähnlich geschädigt, wie es teilweise bei der Tako-Tsubo-Kardiomyopathie vermutet wird. Ein nichtischämischer Myokardschaden ist die Folge und bei bis zu zwei Drittel aller Patienten mit SAB durch ein erhöhtes Troponin nachweisbar.

ST-Streckenveränderungen sind die markantesten EKG-Veränderungen, die beobachtet werden können. Typischerweise kommt es zu ST-Hebungen in den lateralen Ableitungen und ST-Senkungen mit tiefen negativen T-Wellen in den inferioren Ableitungen. Es sind jedoch auch andere Verteilungsmuster möglich, die dann mit den echokardiografisch nachweisbaren Wandbewegungsstörungen korrelieren. Ein vermeintlich koronararterielles Verteilungsmuster der Erregungsrückbildungsstörungen kann vorliegen (➤ Abb. 5.7).

Viele Patienten mit einer SAB haben eine Sinustachykardie. Erst bei einer Einklemmung kommt es durch Schädigung des Hirnstamms zum **Cushing-Reflex** und in diesem Zusammenhang zu einer **Sinusbradykardie.** Auch Arrhythmien sind möglich. Ein **verlängertes QTc-Intervall** tritt regelhaft auf und prädestiniert zu ventrikulären Herzrhythmusstörungen.

Evidenz: Mythos oder Fakt

SAB und HWS-Schmerz? Bei der SAB kommt es typischerweise zu plötzlich auftretenden ausgeprägten Schmerzen in der oberen HWS mit schneller Verschlechterung innerhalb weniger Minuten und einem Schmerzmaximum innerhalb einer Stunde. Die Schmerzen strahlen teilweise in den Kopf aus (wie allerdings auch bei vielen anderen Schmerzen im Bereich von HWS/Nacken), nicht immer sind neurologische Ausfälle und eine begleitende Nackensteife vorhanden. Aufgrund dieser unterschiedlichen Symptome sollte die SAB bei HWS-Schmerz als Differenzialdiagnose im Zweifelsfall großzügig erwogen werden und einer entsprechenden weiteren Abklärung in einer neurochirurgischen Klinik zugeführt werden.

Langzeitkomplikationen:

- 30 % der Patienten mit SAB entwickeln im Verlauf eine Liquorzirkulationsstörung (Hydrozephalus) mit Notwendigkeit einer dauerhaften Liquorableitung.
- Die Prävalenz einer erneuten SAB innerhalb von 10 Jahren beträgt ca. 2–3 %.
- Bleibende Schäden sind nach SAB häufig (z. B. permanente Anosmie, Veränderung der Persönlichkeit, emotionale Instabilität, Epilepsie).

Tranexamsäure (TXA) bei SAB? Laut aktueller Studienlage verbessert die frühzeitige Gabe von Tranexamsäure bei ICB/SHT weder das Überleben noch das neurologische Outcome. Thrombembolische Nebenwirkungen sind laut Autoren nicht auszuschließen. Bei polytraumatisierten Patienten im Schock mit begleitendem SHT soll TXA gegeben werden. Bei isoliertem SHT wird die Gabe dagegen aktuell nicht empfohlen bzw. es wird davon abgeraten.

Hyperosmolare Lösungen bei ICP-Anstieg? Bei Mannitol ist laut Studienlage bisher nicht belegt, inwieweit es den zerebralen Blutfluss (CBF) bei der SAB steigert. Bei Überdosierung können eine systemische Hypotension, eine erhöhte Diurese oder eine Hypovolämie auftreten. Bei der Gabe von hypertonen NaCl-Lösungen liegen im Gegensatz zu Mannitol Daten vor. Hier konnten der CBF gesteigert und die Rheologie verbessert werden. Nur wenige Studien liegen bei beiden Medikamenten bzgl. ihres Effekts auf den ICP vor. Hypertone Lösungen haben wohl besseren Effekt zur Senkung des ICP.

LEITLINIEN

AWMF-S2k-Leitlinie Subarachnoidalblutung. Stand 07.02.2023. AWMF-Reg. -Nr. 030-073.

LITERATUR

Jahn M, Löwe F, Praetz M. EKG für Rettungsdienst- und Notfallmedizin. 2. A. München Elsevier Urban & Fischer, 2024

Jahn M, Löwe F, Praetz M, Jähnichen G (Hrsg.). Untersuchung und Diagnostik für Rettungsdienst und Notfallmedizin. München: Elsevier Urban & Fischer, 2023

Klausmeier M, Gollwitzer J, Grusnick H-M, Schwarz C. ELSEVIER Emergency. Neurologische Notfälle. 3/2023. München: Elsevier Urban & Fischer. 2023

Petridis AK, Kamp MA, Cornelius JF, et al. Aneurysmal subarachnoid hemorrhage – diagnosis and treatment. Dtsch Arztebl Int 2017; 114: 226–236. DOI: 10.3238/arztebl.2017.0226

Rieg AD, Coburn M, Schälte G, et al. Die aneurysmatisch bedingte Subarachnoidalblutung: Update – Teil I. Anästh Intensivmed 2017; 58: 481–494. DOI: 10.19224/ai2017.481

Yassi N, Zhao H, Churilov L et al.; STOP-MSU Trial Investigators. Tranexamic acid versus placebo in individuals with intracerebral haemorrhage treated within 2 h of symptom onset (STOP-MSU): an international, double-blind, randomised, phase 2 trial. Lancet Neurol 2024 Jun; 23(6): 577-587. doi: 10.1016/S1474-422(24)00128-5. Epub 2024 Apr 20. PMID: 38648814

INTERNETQUELLEN

https://next.amboss.com/de/article/2R0Tmf?q=subarachnoidalblutung

www.glasgowcomascale.org

6 Gynäkologische Notfälle, Geburtskomplikationen

6

KAPITEL

6 Gynäkologische Notfälle, Geburtskomplikationen

Tatjana Köwing-Reiß, Catharina Hammerschlag und Sven Heiligers

6.1 Beginnende Geburt (Advanced)

Tatjana Köwing-Reiß

6.1.1 Einsatzmeldung/Anfahrt

Auf der Wache erhält der RTW 60-83-1 am 6. Dezember gegen Vormittag einen Einsatz: „beginnende Geburt, Blasensprung." Nachdem der RTW den Einsatz übernommen hat, informiert die Leitstelle die Fahrzeugbesatzung: „Frau mit beginnender Wehentätigkeit und bereits stattgefundenem Blasensprung." In welchen Abständen die Wehen erfolgen, könne nicht gesagt werden. Während der Anfahrt wird entschieden, aufgrund des Einsatzstichworts die komplette persönliche Schutzausrüstung (auch mit Schutzbrille) anzulegen. Die Anfahrt erfolgt zum Einsatzort mit Sonder- und Wegerechten. Das Eintreffen erfolgt nach ca. 13 Minuten. Bei dem Einsatzort handelt es sich um ein Einfamilienhaus in einem Vorort.

Aufgrund des Einsatzstichworts „beginnende Geburt, Blasensprung" nehmen die beiden Notfallsanitäter neben dem Notfallrucksack, der Sauerstoffeinheit, dem EKG-Gerät und der Absaugung auch die Kindernotfalltasche mit. Der ältere und erfahrene Notfallsanitäter rät seinem jüngeren Kollegen, bei einer solchen Meldung grundsätzlich das gesamte Equipment mit zum Einsatzort zu führen, und erklärt ihm, dass Notfallbilder grundsätzlich jederzeit ihre Dynamik ändern können.

6.1.2 Situation am Notfallort und Ersteindruck

Ein aufgeregter ca. 30-jähriger Mann öffnet die Tür. Er empfängt die beiden Notfallsanitäter mit den Worten: „Kommen Sie schnell, meine Frau bekommt das Kind!" und geht in das angrenzende Wohnzimmer voraus, in dem sich eine Frau befindet. Die im Gegensatz zu dem Mann sehr ruhige Frau gibt an, dass der Blasensprung bereits stattgefunden und sie einiges an Fruchtwasser verloren habe. Die Wehen erfolgen im Abstand von weniger als 4 Minuten und werden zunehmend heftiger. Der geplante Geburtstermin ist in zwei Tagen, die Schwangerschaft ist bisher komplikationslos verlaufen. Auf Nachfrage ergibt sich, dass sich bei dem Blasensprung ca. eine halbe Stunde vor Eintreffen des RTWs schwallartig klares Fruchtwasser entleert hat.

ABCDE-Untersuchung

Die Notfallsanitäter vermuten aufgrund der derzeitigen Situation den physiologischen Beginn einer Geburt. Um sich vor der weiteren Versorgung und dem Transport einen orientierenden Überblick zur aktuellen Situation der Schwangeren zu verschaffen, beginnt einer der Kollegen mit der kurzen orientierenden Befunderhebung nach dem ABCDE-Schema. Die junge und offensichtlich gesunde Patientin spricht normal und es werden keine pathologischen Atemgeräusche wahrgenommen. Aufgrund der sich darstellenden Situation liegt kein Problem der Atemwege vor. Die Lunge ist beidseits vesikulär belüftet. Die Atemfrequenz ist bei 20/min leicht erhöht und wird unter diesen Umständen als völlig normal eingeschätzt. Der Puls ist gut an der A. radialis tastbar und moderat beschleunigt, was der voranschreitenden Geburt und der Anstrengung zuzuschreiben ist. Der Blutdruck ist mit 130/70 mmHg ohne Befund. Die Haut ist rosig. Die Patientin ist voll orientiert mit einer GCS von 15 Punkten. Der Fundus der Gebärmutter befindet sich unterhalb des Rippenbogens. Da die Patientin keine pathologischen Befunde aufweist, bedarf es zunächst keiner weiteren kompletten körperlichen Untersuchung. Während der ABCDE-Untersuchung wird die Frau zunehmend unruhiger und gibt an, einen Druck nach unten zu verspüren. Sie habe das Gefühl, „pressen“ zu müssen. Die Abstände der Wehen werden durch die beiden Notfallsanitäter mittlerweile auf < 2 Minuten eingestuft.

Entscheidung kritisch ↔ nicht kritisch

Die ABCDE-Untersuchung der Patientin hat keine Auffälligkeiten ergeben. Die Patientin findet sich in der fortgeschrittenen Phase einer physiologischen Geburt. Aus der Eigenanamnese wurde erhoben, dass die Schwangerschaft komplikationslos verlaufen ist und der Entbindungstermin naht. Es wird mit einem reifen, gesunden Kind gerechnet. Komplikationen sind derzeit nicht zu erwarten. Die Patientin wird als nicht kritisch eingeschätzt.

6.1.3 Verdachtsdiagnose

Die Zustandsveränderung der Patientin, der Abstand der Wehentätigkeit sowie stärkere Intensität und Dauer der einzelnen Wehe zeigen den Übergang von der Eröffnungsperiode in die aktive Austreibungsphase an. Die Patientin gibt Pressdrang an. Die Verdachtsdiagnose bzw. Arbeitsdiagnose lautet: **2. Phase der Geburt: Austreibungsphase. Unmittelbar bevorstehende Geburt des Kindes.**

Mit welchen Komplikationen müssen Sie rechnen?

Solange ein Transport in die Klinik möglich ist, ist dieser anzustreben. Der Übergang von der Eröffnungsperiode in die Austreibungsphase verlangt eine Geburt vor Ort. Kontraindikationen für eine normale Geburt, wie eine Placenta praevia oder die Querlage des Kindes, können durch die Einsicht in den Mutterpass ausgeschlossen werden. Auch die Gefahr des Nabelschnurvorfalls ist in diesem Fall nicht gegeben, da sich der Kopf bereits fest im Becken befindet. Allerdings ist darauf zu achten, dass die Wehentätigkeit anhält und dass ein Geburtsfortschritt wahrnehmbar ist. Wehenpausen, Dauerwehen oder auch ein Stillstand der Geburt machen einen Transport auch in dieser Phase unumgänglich.

Welche Informationen sollten neben (Fremd-)Anamnese und Auffindesituation noch gewonnen werden?

Dem Mutterpass entnehmen die beiden Notfallsanitäter weitere Informationen. Es handelt sich um das erste Kind der 35-jährigen Frau. Die Angabe der werdenden Eltern, dass es sich um eine regelhaft verlaufende Schwangerschaft handelt, bestätigen sich. Dem Mutterpass ist nichts Ungewöhnliches zu entnehmen. Die Frau ist sonst gesund und die SAMPLER-Anamnese unauffällig. Das SAMPLER-Schema muss zu diesem Zeitpunkt um die Frage nach dem letzten Entleeren der Harnblase der Patientin ergänzt werden, da eine volle Harnblase auch in der späten Austreibungsphase ein Geburtshindernis darstellen kann. Aus dem Ultraschallbefund im Mutterpass ergibt sich, dass mit einem ca. 3.500 g schweren Kind zu rechnen ist, dessen Kopf sich bereits fest im Becken befindet.

6.1.4 Maßnahmen

Zunächst wird durch die beiden Notfallsanitäter zur weiteren Unterstützung das NEF nachgefordert. Die Leitstelle gibt an, dass ein NEF aus der Nachbarstadt dazukommt. Zur Anforderung eines zweiten RTWs mit Inkubator besteht derzeit kein Anlass. Es ist ein reifes neugeborenes Kind zu erwarten und für den Transport nach der Geburt ist eine Babyschale vorhanden. Nach bisheriger Einschätzung wird die Entbindung in der Wohnung der Frau erfolgen. Umgehend wird durch die Notfallsanitäter die Geburt vorbereitet. Die Frau möchte ihr Kind im Wohnzimmer zur Welt bringen. Die Raumtemperatur ist angenehm warm. Durch den Ehemann werden noch Decken und Handtücher bereitgelegt. Währenddessen verstärken sich die Wehen der Frau zunehmend. Es wird noch ein venöser Zugang etabliert. Die angeschlossene kristalloide Infusion läuft zunächst nur zum Offenhalten. Das Basismonitoring mit SpO_2-Messung zusammen mit der automatischen Blutdruckmessung wird vervollständigt. Die Werte befinden sich alle im Normalbereich. Nach Inspektion des äußeren Genitales erkennen die Notfallsanitäter, dass bereits der Kopf des Neugeborenen sichtbar wird. Die Frau hat für die Geburt auf eigenen Wunsch eine halbsitzende Position mit Unterstützung ihres auf dem Sofa sitzenden Ehemannes eingenommen. Die Geburt verläuft vor Ort unerwartet zügig und komplikationslos. Durch den leitenden Notfallsanitäter wird lediglich ein Dammschutz durchgeführt und der Kopf nach Entwicklung gestützt. Die vordere und hintere Schulter durchgleitet den Geburtskanal nach leichter Absenkung des Kopfes, sodass sich der kindliche Körper ohne Probleme und weiterer Unterstützung entwickeln kann. Die Frau entbindet ein gesundes Mädchen. Es wird die Geburtszeit festgehalten, als der Körper des Kindes vollständig geboren ist.

Um einen möglichen Blutverlust zu vermeiden, wird das Kind bis zur Abnabelung auf Höhe der Plazenta gelagert. Das Neugeborene beginnt unmittelbar nach der Geburt spontan zu schreien. Rasch werden vom Team einzelne Parameter wie u. a. Atemfrequenz, Muskeltonus und Herzfrequenz für den APGAR-Score erhoben (➤ Tab. 6.1), die dabei hilfreich sein können, eine Reanimationspflichtigkeit oder den allgemeinen extrauterinen Anpassungsgrad von Neugeborenen zu erkennen. Die Hautfarbe ist zunächst blassbläulich, nimmt bereits innerhalb der ersten 2 Minuten einen rosigen Ton an. Bei der Erhebung des APGAR-Scores nach 1 Minute erhält das Neugeborene durch die beiden Notfallsanitäter letztendlich 9/10 Punkten. Nach ca. 1 Minute sistiert das Pulsieren der Nabelschnur und es werden durch die Notfallsanitäter zwei Nabelklemmen etwa im Abstand von 20 cm zum Kind an der Nabelschnur gesetzt und diese im Abstand von 3 cm mit einer sterilen Schere durch den Vater unter Anleitung durchtrennt.

Das Kind wird durch die beiden Notfallsanitäter nach der Entbindung abgetrocknet, mit einer Silberwindel versorgt und in ein warmes Handtuch gehüllt. Anschließend wird es auf den Bauch der Mutter gelegt. Die weiteren Erhebungen des APGAR 5 und 10 Minuten nach der Geburt ergeben jeweils 10 Punkte. Unmittelbar daran kündigt sich die Geburt der Plazenta durch die Lösungsblutung an und kann durch einmaliges Pressen der Frau vollständig entwickelt werden und wird zur Mitnahme in die Klinik in eine saubere Plastiktüte verpackt. Die erneute Inspektion des äußeren Genitales zeigt keine größeren Verletzungen. Es erfolgt die Gratulation zur Geburt des Kindes durch das RTW-Team.

6.1.5 Transport und Übergabe

Mutter und Kind werden für den Transport vorbereitet. Während die Mutter mit Unterstützung den kurzen Weg zur bereitgestellten Trage gehen kann, wird das Neugeborene unter Wärmeerhalt in der Babyschale zum RTW getragen. Im bereits vorgeheizten RTW werden von Mutter und Kind nochmals die Vitalparameter erhoben und der Notfallsanitäter kontrolliert den Fundusstand und die Konsistenz der Gebärmutter mit Blick auf den Wochenfluss. Alle Werte geben keinen Anlass zur Beanstandung. Während des Transports werden Mutter und Kind mit regelmäßigen Verlaufskontrollen im Auge behalten, ein Handlungsbedarf ergibt sich nicht.

6.1.6 Klinischer Verlauf

In der Klinik erfolgt eine stationäre Aufnahme. Mutter und Kind werden untersucht, nach 2 Tagen erfolgt die Entlassung der kleinen gesunden „Nikola“ nach Hause.

6

Tab. 6.1 APGAR-Schema

Merkmale/Punkte	0	1	2
Aussehen (Hautfarbe)	Blau, blass	Zentral rosa, peripher blau (Akrozyanose)	Vollständig rosa
Puls (Herzfrequenz)	Nicht wahrnehmbar	< 100/min	> 100/min
Grimassen (Reflexe)	Keine Reaktion	Schrei	Kräftiger Schrei, aktives Wegziehen
Aktivität (Muskeltonus)	Schlaff	Geringe Bewegung	Aktive Bewegung
Respiration (Atmung)	Keine	Flach, unregelmäßig	Gut, Schreien

6.1.7 Kommentar

Die normale Geburt ohne zu erwartende Geburtskomplikationen verläuft auch im Rettungsdienst meist problemlos. Das Rettungsfachpersonal sollte den normalen Geburtsablauf unterstützen. Die normale Geburt wird in 3 Abschnitte unterteilt:

- Eröffnungsperiode
- Austreibungsperiode
- Nachgeburtsperiode

Eröffnungsperiode

Die Geburt wird durch die Eröffnung des Muttermunds eingeleitet (Eröffnungsperiode), begleitet von einer regelmäßigen Wehentätigkeit. Auch ein Blasensprung ohne Wehentätigkeit kennzeichnet den Beginn einer Geburt. Es besteht kein Pressdrang. Für die Geburtshilfe im Rettungsdienst ist die Kenntnis über sog. stille Muttermunderöffnungen hilfreich. Hier findet eine schmerzlose Eröffnung des Muttermundes statt und die Geburt befindet sich dann bei Eintreffen des Rettungsdienstes häufig schon in der Austreibungsphase. Bei Mehrgebärenden geht die Eröffnung meist schneller voran.

6

Austreibungsperiode

Nach vollständiger Eröffnung des Muttermunds geht die Eröffnungsperiode in die Austreibungsperiode über. Die Wehenabstände verkürzen sich, wobei sie an Intensität und Dauer zunehmen. Der Anus klafft und das Köpfchen ist zu sehen. Meist hat bis hierhin ein Blasensprung stattgefunden, dies muss aber nicht immer der Fall sein. In seltenen Fällen werden Kinder mit intakter Fruchtblase geboren, was ein Öffnen der Fruchtblase nach der Geburt erforderlich macht. Zur Entwicklung des Kindes ist lediglich das Köpfchen zu stützen. Weitere Manipulationen am Kind sind zu unterlassen. Die Technik des Dammschutzes sollte trainiert werden, bevor sie beherrscht werden kann. Darüber hinaus werden präklinisch bis dato noch keine kindlichen Herztöne erfasst. Ein Dammschutz ohne Kenntnis über die fetale Herzfrequenz kann zu einer Verzögerung des Geburtsablaufs führen, was sich negativ auf das Outcome des Neugeborenen auswirken kann.

Nachgeburtsperiode

Mit dem Abnabeln des Neugeborenen beginnt die Nachgeburtsperiode, die mit der Abstoßung der Plazenta endet. Hier sollte man sich das Survival-Kit „Plazenta" in Erinnerung rufen und ein zu frühes Abnabeln vermeiden. Die Arbeit der Plazenta ermöglicht dem Kind die Momente der Anpassung an das Leben außerhalb der Gebärmutter. Es stellt hier eine natürliche Ressource da. Die im Mutterleib mit Fruchtwasser gefüllten Lungen des Kindes können sich hier mit Atemluft füllen und dem Kind einen sanfteren Start ins Leben ermöglichen.

Selbstverständlich können besondere Verhältnisse in der präklinischen Situation ein sofortiges Abnabeln notwendig machen. Dies können anatomische Gründe wie eine zu kurze Nabelschnur sein, aber auch widrige Umgebungsbedingungen, die ein Verlassen der Einsatzstelle so früh wie möglich erforderlich machen.

Die Geburt sollte möglichst in der Klinik erfolgen. Befindet sich der Geburtsvorgang bereits in der Austreibungsperiode, ist ein Transport der Gebärenden in die Klinik nicht mehr möglich, die Geburt wird zu Hause oder im Rettungsmittel erwartet und durchgeführt. Bei zu erwartenden und nicht zu beherrschenden Geburtskomplikationen wird ein rascher Transport angestrebt und wenn zielführend, eine präklinische Tokolyse durch den Notarzt durchgeführt.

Im Rahmen der Versorgung von Schwangeren mit bevorstehender Geburt gibt es zwei mögliche Versorgungspfade. Eine gute Übersicht zur Versorgung geben die Musteralgorithmen des DBRD. Hier wird unterteilt in:

- **Bevorstehende Geburt** (➤ Abb. 6.1)
  - **Wehentätigkeit > 2 Minuten**
  - Vorzeitiger Blasensprung und Wehen
- **Einsetzende Geburt** (➤ Abb. 6.2)
  - **Regelmäßige Wehen < 2 Minuten**
  - Pressdrang, Presswehen
  - Abdominelle Schmerzen
  - Kindskopf in der Vulva sichtbar
  - Klaffen des Anus
  - Ggf. Abgang von Blut oder Flüssigkeit

Ein besonderer und bei entsprechendem Training durch den Rettungsdienst durchaus beherrschbarer geburtshilflicher Notfall ist die sog. **Schulterdystokie** (➤ Tab. 6.2). Hierbei treten die Schultern entweder nicht ins Becken ein (hoher Schultergradstand) oder

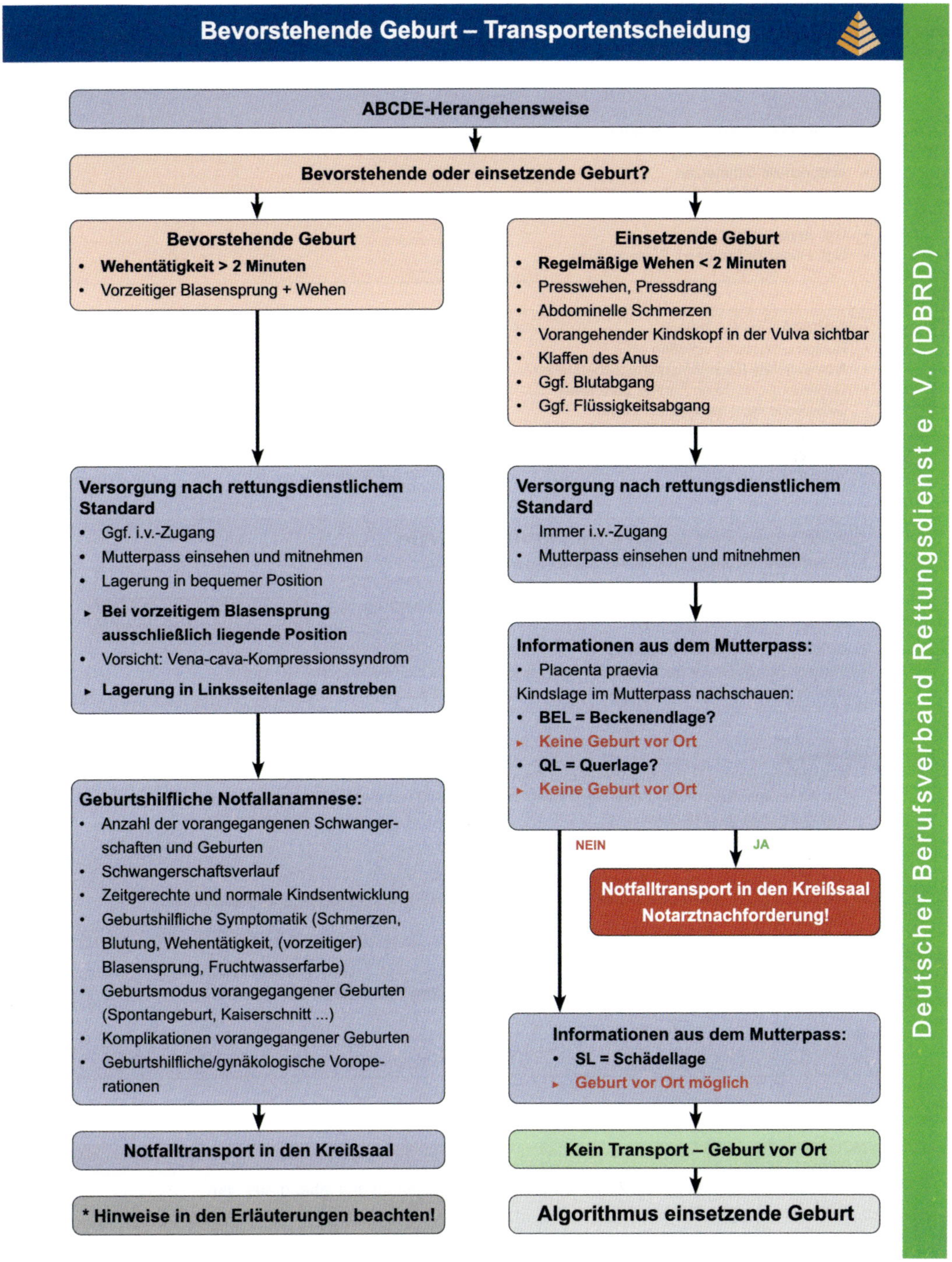

Abb. 6.1 Algorithmus „Bevorstehende Geburt, Transportentscheidung" [W924]

Einsetzende Geburt

Einsetzende Geburt

- **Regelmäßige Wehen < 2 Minuten**
- Presswehen, Pressdrang
- Abdominelle Schmerzen
- Vorangehender Kindskopf in der Vulva sichtbar
- Klaffen des Anus
- Ggf. Blutabgang
- Ggf. Flüssigkeitsabgang, Blasensprung

↓

- IMMER Anlage i.v.-Zugang
- Ruhige Umgebung schaffen
- Ausreichende Raumtemperatur sicherstellen
- Gebärende und deren Partner beruhigen
- Gebärende nicht mehr laufen lassen
- Lagerung ggf. in Rückenlage mit leicht erhöhtem Oberkörper und angewinkelten, gespreizten Beinen
- Vorsicht: Vena-cava-Kompressionssyndrom
- Lagerung in Linksseitenlage anstreben
- Sterile Unterlage vorlegen (z. B. Brandwundenverbandtuch)
- Abnabelung vorbereiten: 2 Nabelklemmen, 1 sterile Schere/Skalpell, sterile Kompressen

↓

GEBURT – Geburtsfortschritt beobachten – **NICHT EINGREIFEN!**

1. Geburt des führenden Kindsteils (meist Kopf!)
- Dammschutz und Führung bei Durchgleiten des Kopfes
- Nach Entwicklung des Kopfes sofortiger Ausschluss einer Umschlingung der Nabelschnur um den Kopf

Nicht am Kind ziehen!

2. Geburt des kindlichen Körpers
- Vordere Schulter unter Senkung des Kopfes entwickeln, bis die Oberarmmitte sichtbar ist
- Hintere Schulter unter Anheben des Kopfes **OHNE** Zug entwickeln

↓

Abnabelung
- Abnabelung erst nach 1 Minute (bei akuter Bedrohung sofort!)
- Ca. 20 cm vom Kind entfernt zwei Nabelklemmen im Abstand von 3 cm setzen und zwischen den Nabelklemmen durchtrennen
- Abtrocknen des Kindes und Wärmeerhalt mit Tüchern
- Uhrzeit notieren*
- APGAR nach 1 Minute, 5 Minuten und 10 Minuten erheben
- Nachgeburt nicht abwarten – Mutter + Kind (+ ggf. Plazenta) in die nächstgelegene Geburtsklinik transportieren

↓

Algorithmus Neugeborenenversorgung direkt nach der Geburt

↓

Transport

* **Geburtszeitpunkt:**
Als Geburtszeitpunkt gilt die Zeit, zu der das Kind vollständig und lebend aus dem Mutterleib ausgetreten ist.

Deutscher Berufsverband Rettungsdienst e. V. (DBRD)

Abb. 6.2 Algorithmus „Einsetzende Geburt" [W924]

Tab. 6.2 Risikofaktoren für die Schulterdystokie

Präpartale Risiken	Intrapartale Risiken
Z. n. Schulterdystokie	Prolongierte Eröffnungsperiode
Makrosomie > 4500 g	Protrahierte Austrittsphase
Diabetes mellitus	Oxytocin-Gabe für Wehentätigkeit
Maternale Adipositas (BMI > 30 kg/m^2)	Geburtsstillstand
Geburtseinleitung	Vaginal-operative Geburt
Übertragung > 42 + 0 SSW	PDA
Multiparität	
Fetaler Kopfumfang kleiner als Abdomenumfang	
Maternale Körpergröße < 1,60 m	

bleiben am Beckenausgang hängen (tiefer Schulterquerstand). Der Kopf ist nicht ganz vollständig geboren und wirkt wie aufgepresst. Dies nennt man „Turtle Sign". Die Schulterdystokie macht eine sofortige Intervention nötig. Durch das sog. **McRoberts-Manöver** kann diese Komplikation behoben werden: Hierbei werden die Beine in die Kniekehle gebeugt und bauchwärts geführt, wodurch es zu einer leichten Anhebung der Symphysenachse kommt. Durch einen zusätzlichen Druck oberhalb der Symphyse kann das Manöver unterstützt werden.

McRoberts-Manöver bei Schulterdystokie

www.msdmanuals.com/professional/multimedia/video/how-to-deliver-during-shoulder-dystocia

McRoberts-Manöver bei Schulterdystokie

www.youtube.com/watch?v=LvzyPlo8XEM

Evidenz: Mythos oder Fakt

Der **Mythos** besagt, dass die Geburt im Rettungsdienst entweder als einer der unbeliebtesten, weil oft gefürchteten Einsätze in der präklinischen Notfallmedizin gilt, oder mögliche Risiken verharmlost werden. Wer sich hier für den Mittelweg entscheidet, ist sicherlich auf dem richtigen Weg. Damit ist gemeint, dass Kinder, die im Rettungsdienst auf die Welt kommen in der Regel problemlos geboren werden. Hier steht die empathische Begleitung der werdenden Mutter im Vordergrund. Helfend kann beispielsweise die Unterstützung der Einnahme der aufrechten Gebärposition sein. Sehr gute Kenntnisse aus der Geburtshilfe machen es möglich, die seltenen Regelwidrigkeiten zu erkennen und zu handeln, und sei es nur der sofortige Transport ins Krankenhaus.

Fakt ist: Wehentätigkeit mit einer Dauer von 30–45 Sekunden pro Wehe sind am Ende der Austreibungsperiode normal, Dauerkontraktionen sollten aber nicht auftreten. Dann ist ein sofortiger Transport indiziert. Das Fruchtwasser sollte klar sein, grünes Fruchtwasser weist auf Stress beim Kind hin. Auch hier den sofortigen Transport in die Klinik anstreben.

Ist der Körper des Kindes bei der Geburt blutig, so handelt es sich vermutlich um mütterliche Verletzungen der Geburtswege, dies ist zu notieren und im Krankenhaus zu übergeben.

Ist bei der Geburt die Nabelschnur um den Hals des Kindes gelegt, so ist vorzeitiges Abnabeln notwendig. Nach der Geburt haben Kinder am Geburtstermin wenig „Käseschmiere". Ist das Kind über dem Geburtstermin, kann diese fehlen. Wird das Kind als Frühchen vor der 37. Schwangerschaftswoche geboren, so kann der ganze Körper des Kindes bedeckt sein. Fehlt dem Neugeborenen der Babyspeck, das es kräftig aussehen lässt, handelt es sich um ein Kind, das zu früh geboren oder im Uterus nicht ausreichend versorgt wurde. Gemeint ist braunes Fettgewebe, welches das Neugeborene für die zitterfreie Wärmebildung benötigt. Ohne dieses Fettgewebe ist der Wärmeerhalt gefährdet und es muss mit Anpassungsstörungen und Unterzuckerung gerechnet werden. Wenn möglich hier einen Inkubatortransport anstreben.

LITERATUR

AWMF-S3-Leitlinie: Die vaginale Geburt am Termin. Version 1.0. 2020. AWMF-Registernummer: 015-083. https://register.awmf.org/de/leitlinien/detail/015-083

AWMF-S2k-Leitlinie: Schulterdystokie. Version 1.0. 2024. AWMF-Registernummer: 015-098. https://register.awmf.org/de/leitlinien/detail/015-098

Hildebrandt S, Göbel E. Geburtshilfliche Notfälle. Vermeiden – erkennen – behandeln. 3. A. Stuttgart: Thieme, 2023

Mändle C, Opitz-Kreuter S. Das Hebammenbuch. Lehrbuch der praktischen Geburtshilfe. 6. A. Stuttgart: Schattauer, 2015

INTERNETQUELLEN

https://my.clevelandclinic.org/health/treatments/23155-mcroberts-maneuver

6.2 Vorzeitiger Blasensprung (Basic)

Tatjana Köwing-Reiß

6.2.1 Einsatzmeldung/Anfahrt

Auf der Rettungswache findet gerade die alljährliche Unterweisung im Bereich Hygiene statt. Der verantwortliche Desinfektor erklärt den Mitarbeitern auf der Rettungswache die Neuheiten bei den bereits bestehenden Betriebsanweisungen. Während der Unterweisung erhält der RTW 5-83-1 einen Einsatz über DME „gynäkologischer Notfall, vorzeitiger Blasensprung." Nachdem der RTW den Einsatz übernommen hat, informiert die Leitstelle die Fahrzeugbesatzung: Eine schwangere Frau hat einen vorzeitigen Blasensprung, Näheres ist nicht bekannt. Der RTW erreicht den Einsatzort im ländlichen Bereich nach ca. 12 Minuten Anfahrt. Bei dem Einsatzort handelt sich um ein Einfamilienhaus. Aufgrund des Einsatzstichworts nehmen die beiden Notfallsanitäter den Notfallrucksack, die Kindertasche, den Sauerstoffrucksack und den EKG-Monitor mit.

6.2.2 Situation am Notfallort und Ersteindruck

Ein Mann öffnet die Tür und stellt sich als werdender Vater vor. Er empfängt das Rettungsteam mit den Worten: „Meine Frau hat einen Blasensprung" und führt die Notfallsanitäter ins Schlafzimmer, wo eine offensichtlich schwangere Frau auf einer Unterlage auf dem Bett liegt. Die Frau gibt an, sie habe einen plötzlichen Blasensprung gehabt und sich anschließend auf das Bett gelegt. Wehen verspüre sie keine, der errechnete Geburtstermin sei in 41 Tagen. Auf Nachfrage berichtet sie von klarem Fruchtwasser, das sie verloren habe.

ABCDE-Untersuchung

Aufgrund des Ersteindrucks können A- und B-Probleme ausgeschlossen werden. Die Atemwege scheinen bei fehlenden Atemnebengeräuschen frei zu sein. Die Atemfrequenz liegt bei 16/min und die Lunge ist beidseits ohne Nebengeräusche gut belüftet. Die Haut sieht rosig aus, der periphere Puls ist gut tastbar, rhythmisch und nicht beschleunigt. Die Patientin wirkt ruhig und kann klare Angaben zu ihrer Situation machen. Ein D-Problem wird nicht festgestellt. Für eine komplette körperliche Untersuchung besteht kein Anlass, da es sich um eine gesunde Schwangere handelt. Sichtbare Hinweise für eine aktuelle Erkrankung im Rahmen der Schwangerschaft gibt es nicht. Auf Nachfrage gibt die Frau an, dass die frisch gewechselte Vorlage trocken sei und sie nicht das Gefühl von Flüssigkeitsabgang habe.

Entscheidung kritisch ↔ nicht kritisch

Derzeit handelt sich um einen vorzeitigen Blasensprung mit Abgang von klarem Fruchtwasser. Die Mutter ist als unkritisch anzusehen. Über den Zustand des Kindes kann zu diesem Zeitpunkt keine Aussage getroffen werden, sodass ein zügiger Transport in eine Klinik anzustreben ist.

6.2.3 Verdachtsdiagnose

Die Verdachtsdiagnose vorzeitiger Blasensprung ist offensichtlich mit einer nun drohenden Frühgeburt.

Mit welchen Komplikationen müssen Sie rechnen?

Initial ist zu beachten, dass ein Nabelschnurvorfall droht, da sich das Kind vermutlich nicht tief im Becken befindet. Darüber hinaus verändern sich bei einem Blasensprung die Verhältnisse für das Kind in der Gebärmutter, einige Kinder reagieren hier gestresst. Dies lässt sich präklinisch nur schwer feststellen.

6.2.4 Maßnahmen

Die Notfallsanitäter belassen die Frau zunächst auf dem Bett in Linksseitenlage, führen eine SAMPLER-Anamnese durch, entnehmen alle wichtigen Informationen zum Schwangerschaftsverlauf dem Mutterpass und notieren den Zeitpunkt des Blasensprungs sowie die Farbe des Fruchtwassers. Das Basismonitoring wird vervollständigt. Ermittelt werden Blutdruck, Herzfrequenz, periphere Sauerstoffsättigung und Temperatur. Ein venöser Zugang wird auf dem Handrücken etabliert und eine kristalloide Infusion zum Offenhalten angehängt. Das Becken wird mit einem Kissen erhöht gelagert. Die Schwangere darf keinesfalls laufen, das würde die Gefahr eines Nabelschnurvorfalls erhöhen. Deswegen wird die Frau mit einem Tragetuch auf die bereitgestellte Trage im Flur umgelagert mit weiterhin erhöhtem Becken. Nach Absprache mit den Eltern erfolgt der Transport in eine Klinik mit Neonatologie und Geburtshilfe.

SAMPLER

Symptome	Keine Wehentätigkeit, Fruchtwasserabgang
Allergien	Keine
Medikamente	Zurzeit Eisentabletten
Patientenvorgeschichte	Keine Vorerkrankungen, laut Mutterpass Gravida 1/Para 0
Letzte Mahlzeit	Frühstück
Ereignisse vor dem Notfall	Vorzeitiger Blasensprung mit Abgang von klarem Fruchtwasser
Risikofaktoren	Vorzeitiger Blasensprung

Vitalwerte und Monitoring

HF	120/min
RR	130/80 mmHg
SpO_2	98 %, gute Pulskurve
BZ	125 mg/dl
Temp.	36,7 °C

6.2.5 Transport und Übergabe

Der Transport verläuft komplikationslos, das Monitoring und die regelmäßigen Verlaufskontrollen werden kontinuierlich fortgesetzt. In der Klinik wird die Frau im Kreissaal aufgenommen und zunächst das Kind mit einem CTG und einem Ultraschall untersucht. Der Muttermund ist bereits leicht geöffnet, das Kind zeigt ein unauffälliges CTG, das Fruchtwasser ist stark vermindert.

6.2.6 Klinischer Verlauf

Das Blut der Mutter zeigt leicht gestiegene Entzündungsparameter, sodass aufgrund des unreifen Geburtsbefunds und der fehlenden Wehentätigkeit die Patientin in den frühen Morgenstunden per Sectio von einem 2.400 g schweren gesunden Jungen entbunden wird.

6.2.7 Kommentar

Ein vorzeitiger Blasensprung stellt in der frühen Phase der Schwangerschaft ein großes Problem dar. Ist das Kind noch nicht lebensfähig, kann unter bestimmten Bedingungen ein Verbleib des Kindes im Bauch der Mutter versucht werden. Häufig erhält die Mutter hier eine Wehenhemmung mit sog. Tokolytika wie z. B. Fenoterol (Partusisten®) und eine prophylaktische Antibiose. Das Kind wird engmaschig überwacht. Ebenso die Entzündungswerte der Mutter, da die schützende Barriere der Amnionhäute für aufsteigende Keime fehlt. In der präklinischen Versorgung ist unbedingt zu beachten, dass die Mutter keinesfalls mehr laufen darf und das Becken erhöht gelagert werden sollte, um einen Nabelschnurvorfall zu vermeiden. Tritt dieser dennoch ein, ist sofortiges Handeln obligat. Das Köpfchen muss aktiv hochgeschoben werden, bis die Entbindung durch eine Notsectio erfolgen kann.

Die Wahl des Zielkrankenhauses sollte bei einem vorzeitigen Blasensprung und einem zu erwartenden Frühchen, wenn möglich, auf ein Haus mit geburtshilflicher und neonatologischer Abteilung fallen. Ist eine sofortige Notentbindung anzustreben, wird das nächstgelegene Haus mit geburtshilflicher Abteilung angefahren und parallel ein Inkubatortransport bestellt.

Evidenz: Mythos oder Fakt

Mythos ist, dass der Geburtsbeginn in Zusammenhang mit Vollmondnächten und manch anderem Unerklärlichen in Verbindung gebracht wird. Dies ist die Reaktion darauf, dass sich eine Geburt und der Ablauf auch in der heutigen Medizin nicht in einen festen Ablauf zwingen lässt. Vieles ist bezüglich Geburtsbeginn und -ablauf immer noch nicht vorhersagbar.
Fakt ist, dass wir einen Geburtsbeginn vor dem errechneten Termin schnell als grundsätzlich pathologisch bezeichnen. Vernachlässigt wird dabei, dass das Kind eventuell an seine intrauterine Kompensationsfähigkeit gekommen ist und den „magischen endokrinen Knopf" aktiviert. Dies bringt den paradoxen Feedback-Mechanismus zwischen Corticotropin-Releasing-Hormon und dem Prostaglandin E2 in Gang und löst so die Geburt aus. Beide Hormone verstärken sich in ihrer Wirkung, führen zu einer Reifung des Muttermundes und dann in der Folge oft auch zum Blasensprung. Er bahnt in diesem Moment dem Kind den Weg auf die Welt, wo es dann in diesem Fall besser versorgt ist.

LITERATUR

Hildebrandt S, Göbel E. Geburtshilfliche Notfälle. Vermeiden – erkennen – behandeln. 3. A. Stuttgart: Thieme, 2023

6

6.3 Vaginale Blutung mit krampfartigen Bauchschmerzen (Advanced)

Tatjana Köwing-Reiß

6.3.1 Einsatzmeldung/Anfahrt

Auf der Wache erhält der RTW 20-83-1 einen Einsatz mit dem Alarmierungsstichwort „gynäkologischer Notfall". Ein NEF ist laut Alarmdepesche nicht mit alarmiert. Auf Nachfrage gibt der Disponent an, keine weiteren Informationen zu haben. Der RTW erreicht den Einsatzort im städtischen Bereich nach siebenminütiger Anfahrt. Es handelt sich um ein Mehrfamilienhaus. Da die Meldung noch relativ undifferenziert und unklar ist, nehmen die beiden Notfallsanitäter den Notfallrucksack, die Sauerstoffeinheit und den EKG-Monitor mit.

6.3.2 Situation am Notfallort und Ersteindruck

Die Wohnung befindet sich im zweiten Stock, das Treppenhaus ist recht eng. Eine 20-jährige auffällig blasse Frau öffnet den Notfallsanitätern die Tür. Sie steht in gekrümmter Haltung da und kann sich kaum auf den Beinen halten, sodass das Rettungsteam sie sogleich auf den Boden im Wohnungsflur legt. An der Kleidung sind im Beckenbereich frische Blutflecken zu erkennen. Die Frau gibt an, vaginal zu bluten. Auf Nachfrage erklärt sie, dass sie seit ca. 2 Stunden Blutungen habe, die an Intensität kaum zugenommen hätten und von krampfartigen zunehmenden Bauchschmerzen begleitet würden. Da vaginale Blutungen viele Ursachen haben können, klären die Notfallsanitäter zunächst, ob die Frau schwanger sein könnte. Eine Schwangerschaft ist der Frau allerdings nicht bekannt, wäre jedoch möglich, da die letzte Regelblutung ausgeblieben ist. In den nächsten Tagen habe sie einen Termin beim Gynäkologen.

ABCDE-Untersuchung

Der Teamleader beginnt mit der Untersuchung der Frau. Die Atemwege sind frei. Die Auskultation der

Lunge ergibt beidseits vesikuläre Atemgeräusche. Die Atmung ist bei einer AF von 25/min beschleunigt und es wird über eine Maske mit Reservoir 15 l/min Sauerstoff verabreicht. Der periphere Puls ist rhythmisch und beschleunigt. Die Haut ist blass, feucht und kühl. Durch den Teampartner wird parallel ein großlumiger i. v. Zugang etabliert und eine kristalloide Infusion zunächst zum Offenhalten angeschlossen. Die Patientin ist derzeit voll orientiert mit einer GCS von 15 Punkten. Die Pupillen reagieren prompt, sind seitengleich und mittelgroß. Der Notfallsanitäter bittet darum, die Blutung inspizieren zu dürfen, und fragt nach der Anzahl bereits gewechselter Vorlagen, um den Blutverlust abschätzen zu können. Die vaginale Blutung selbst scheint nicht ursächlich für die vegetative Begleitsymptomatik der Mutter zu sein.

Entscheidung kritisch ↔ nicht kritisch und Leitsymptom

Auch starke Schmerzen allein können eine vegetative Begleitsymptomatik auslösen. Allerdings ist ein drohender oder schon eingesetzter Blutverlust über den Bauchraum nicht auszuschließen. Aufgrund der auffälligen ABCDE-Untersuchung mit frühen Schockzeichen, Abdominalschmerzen und aktiver vaginaler Blutung wird die Patientin als **kritisch** eingestuft.

Sammeln der Differenzialdiagnosen

Das Leitsymptom vaginale Blutung mit krampfartigen Abdominalschmerzen führt zunächst zu folgenden Differenzialdiagnosen: extrauterine Gravidität (EUG) mit drohender Ruptur der Tuba uterina. Eine mögliche Verletzung oder ein vorangegangenes Trauma wird durch die Schwangere verneint. Handelt es sich nicht um eine ektope Schwangerschaft, könnte es sich um eine beginnende frühe Fehlgeburt (Abort) handeln.

Eine weitere Möglichkeit außerhalb der Schwangerschaft ist die Ovartorsion, bei der es sich um die spontane Stildrehung eines Eierstocks handelt und die vaginale Blutung nur ein zufälliges unabhängiges Symptom wäre. Auch eine Entzündung der inneren Geschlechtsorgane der Frau (Adnexitis) kann zu diesem klinischen Bild führen.

Mit welchen Komplikationen müssen Sie rechnen?

Bei Ruptur des Eileiters entwickelt die Patientin infolgedessen zeitnah einen Volumenmangelschock, der präklinisch möglicherweise nicht beherrschbar ist. Die Entscheidung für einen sofortigen Transport der Patientin wird im Team klar kommuniziert.

6.3.3 Weiterführende Anamnese und Untersuchung

Durch den Teamhelfer wird zunächst nur ein Basismonitoring mit automatischer Blutdruckmessung angeschlossen. Das komplette Monitoring wird aufgrund der Dringlichkeit einer definitiven klinischen Versorgung auf den Transport verschoben. Währenddessen beruhigt der leitende Notfallsanitäter die Frau und erklärt das weitere Vorgehen. Während der Transport durch den Teampartner vorbereitet wird, beginnt dieser zunächst mit der Anamnese und einer kurzen fokussierten Untersuchung.

OPQRST

Onset	Beginn der Blutung vor 2 Stunden, zunehmend
Provocation	Druckdolentes Abdomen bei Abtasten
Quality	Krampfartiger, später reißender Schmerz
Radiation	Ausstrahlung in den Unterbauch evtl. Schulterschmerz bei Irritationen diaphragmatischer Strukturen
Severity	7/10 NRS
Time	Seit ca. 2 Stunden

SAMPLER

Symptome	Krampfartiger Abdominalschmerz mit vaginaler Blutung
Allergien	Keine
Medikamente	Keine
Patientenvorgeschichte	Keine Vorerkrankungen
Letzte Mahlzeit	Mittag
Ereignisse vor dem Notfall	Vaginale Blutung seit 2 Stunden
Risikofaktoren	Keine

Vitalwerte und Monitoring

HF	120/min
RR	80/60 mmHg
SpO_2	97 %, flache Pulskurve
BZ	110 mg/dl
Temp.	36,7 °C
EKG	Sinustachykardie

Fokussierte Untersuchung

Die Untersuchung des Abdomens zeigt eine Druckdolenz v. a. ausgeprägt im Unterbauch mit Abwehrspannung. Bei der Inspektion des Vaginalbereichs fällt weiterhin eine frische Blutung auf. Die Patientin ist nun unruhig und kaum noch ansprechbar.

6.3.4 Maßnahmen und Therapie

Im Anschluss an die fokussierte Untersuchung wird ein Verbandtuch als sterile Vorlage vor die Vulva gelegt und die Patientin in die Fritsch-Lagerung gebracht, um die Blutungsstärke im Verlauf beurteilen zu können. Die Vorlage blutet nur langsam durch. Die erste Blutdruckmessung hat mittlerweile einen Wert von 75/50 mmHg ergeben, die Herzfrequenz beträgt nun 135/min, was die Notfallsanitäter veranlasst, zunächst 250 ml kristalloider Infusion im Bolus zu verabreichen. Es ist mittlerweile von einer Blutung aus dem geplatzten Eileiter in den Bauchraum auszugehen. Danach wird die Patientin mittels Tragetuch durch das enge Treppenhaus nach unten getragen und dort auf der Trage gelagert. Anschließend erfolgt der Transport in den RTW.

6.3.5 Transport und Übergabe

Der Transport erfolgt unter Inanspruchnahme von Sonder- und Wegerechten. Während der Fahrt in das Krankenhaus finden alle 5 Minuten regelmäßige Verlaufskontrollen nach dem ABCDE-Schema statt und das Monitoring wird vervollständigt. Die Infusionstherapie wird bei instabilen Kreislaufverhältnissen fortgeführt. Da eine Schwangerschaft offiziell nicht bekannt ist, wird ein Zielblutdruck im Rahmen der permissiven Hypotension von 80–90 mmHg syst. angestrebt. Die Patientin ist während des Transports weiterhin kaltschweißig und agitiert. Durch den Notfallsanitäter werden noch nach lokalem Protokoll bei unstillbarer Blutung 1 g Tranexamsäure als Kurzinfusion über 10 Minuten verabreicht. Nach ca. 15 Minuten Transportzeit erreicht der RTW das Krankenhaus und übergibt die Patientin an das Schockraumteam.

6.3.6 Klinischer Verlauf

In der Klinik erfolgt die Aufnahme durch das Team des Schockraums. Ein Gynäkologe ist bereits vor Ort. Es erfolgt ein Ultraschall, der freie Flüssigkeit im Bauchraum zeigt. Es wird Kreuzblut entnommen und die Patientin direkt in den OP verbracht, wo sich intraoperativ der Verdacht auf einen rupturierten Eileiter bestätigt. Da sich der Hämoglobinwert postoperativ bei 5,3 g/dl befindet, erhält die Patientin zwei Erythrozytenkonzentrate und wird im Anschluss auf die Intensivstation verlegt. Sie kann das Krankenhaus nach 2 Wochen gesund verlassen.

6.3.7 Kommentar

Die Ursachen für vaginale Blutungen können vielfältig sein: EUG, Abort, Manipulationen, Vergewaltigung, Fremdkörper oder Tumoren. Entscheidend ist hier eine ausführliche, einfühlsame gynäkologische Anamnese unter Berücksichtigung des Zeitfensters.

Zunächst sollte geklärt werden, ob eine Schwangerschaft vorliegen kann und hier bereits Komplikationen bekannt oder zu erwarten sind (Mutterpass). Vaginale Blutungen sind präklinisch kaum zu beherrschen, neben einer angepassten Volumensubstitution unter Beachtung der Zielblutdruckwerte erfolgt ein rascher Transport in eine Klinik mit gynäkologischer Abteilung.

Bei der gynäkologischen Patientin ohne Schwangerschaft kann es während der Regelblutung zu einem seltenen, aber lebensbedrohlichen Krankheitsbild, dem Toxic Shock Syndrome (TSS) kommen. Durch Exotoxine von Staphylokokken oder Streptokokken manifestiert sich innerhalb von Stunden hohes Fieber, evtl. Blutdruckabfall und diffuse erythematöse Hautausschläge. Häufig kommt es zu einem fulminanten Verlauf. Innerhalb von 48 Stunden kann es zu einem Multiorganversagen kommen. Da Störungen in der Mukosaschranke des Uterus während der Periode diesem Krankheitsbild zugrunde liegen und das gleichzeitige Verwenden von Tampons oder Menstruationstassen mit dem Auftreten des TSS regestiert wurden, ist bei Patientinnen, die während der Regelblutung innerhalb kürzester Zeit stark erkranken, an das TSS zu denken. Diese Patientinnen sind schnellstmöglich einem Haus der Maximalversorgung zuzuführen und dieser Verdacht bei der Voranmeldung zu übergeben. Die Therapie erfolgt auf einer intensivstationären Abteilung u. a. antibiotisch.

Zielblutdruckwerte:

- Bei vorliegender Schwangerschaft wird ein Zielblutdruck von 110–120 mmHg syst. angestrebt.
- Bei nicht vorliegender Schwangerschaft wird ein Zielblutdruck von 80–90 mmHg angestrebt (permissive Hypotension).
- Während in der Frühschwangerschaft bei dem Leitsymptom vaginale Blutung mit wehenartigen Schmerzen von einer Eileiterschwangerschaft oder einem Abort auszugehen ist, so ist bei vaginalen Blutungen im letzten Drittel der Schwangerschaft die vorzeitige Plazentaablösung oder die Plazenta praevia eher wahrscheinlich. Letztere kann durch einen Blick in den Ultraschallbefund im Mutterpass ersehen werden. Leitsymptomatik der vorzeitigen Plazentalösung ist der oft brettharte schmerzhafte Bauch einer Schwangeren im fortgeschrittenen Schwangerschaftsverlauf. Wohingegen eine vaginale Blutung, die rein aus einer Plazenta praevia resultiert, zunächst schmerzlos ist. In der präklinischen Notfallmedizin ist nochmals zu betonen, dass der Zeitfaktor des Transports in eine Klinik mit gynäkologischer Abteilung absolut entscheidend ist, da hier die gynäkologische Behandlung gewährleistet ist.

Eine Besonderheit stellt die Atonie dar. Eine Uterusatonie kann sehr schnell zum Verbluten führen. Hier muss unterschieden werden, zu welchem Zeitpunkt diese einsetzt. In der Nachgeburtsphase vor Lösung der Plazenta ist diese präklinisch nicht therapierbar. Nach Lösung und Entwicklung der vollständigen Plazenta ist eine medikamentöse Intervention möglich. In diesem Fall ist Oxytocin das erste Mittel der Wahl, um eine Kontraktion des Uterus zu erreichen. Dosierung: zunächst 3 IE titriert i. v., dann 10 IE in eine Infusion geben und langsam laufen lassen. Dieses Medikament ist allerdings in der Präklinik nicht immer vorhanden und darf in keinem Fall zu einer Transportverzögerung führen. Auch der Credé-Handgriff (Ausdrücken und Halten des Uterus, dabei wird der Fundus fest umfasst und komprimiert) als Ultima Ratio ist bei einem Ungeübten leider im Ergebnis häufig frustran.

Evidenz: Mythos oder Fakt

Beim Vorliegen einer vaginalen Blutung steigt die Anspannung aller Beteiligten. Kommen Schockanzeichen hinzu oder ist eine Schwangerschaft bekannt, wird aus einer in der Geburtshilfe eher zurückhaltenden Handlungsweise ein zielgerichtetes Notfallmanagement. Diese Notfälle sind selten. Allen geburtshilflichen starken Blutungen ist gemein, dass wir uns nicht im in unserem Tun verlieren dürfen und uns bewusst sein müssen, dass uns in der Präklinik die Mittel fehlen, diese Notfallbilder zu therapieren. Hier ist nur eine sofortige Zuführung einer gynäkologischen/chirurgischen Versorgung lebensrettend für die Patientin. Die postpartale Blutung (auch noch im Wochenbett möglich) zählt mit einer Prävalenz von 0,5 bis 1,9 % zu den Hauptursachen der Müttersterblichkeit auch in der westlichen Welt.

Bei infaustem Ausgang eines solchen Einsatzes ist Debriefing und PSNV eine besondere Bedeutung beizumessen.

LITERATUR

AWMF-S2k-Leitlinie: Peripartale Blutungen, Diagnostik und Therapie. Version 3.2. 2022. AWMF-Registernummer: 015-063

Bush L M, Vazquez-Pertejo M T. Toxisches Schocksyndrom (TSS). MSD Manual. Ausgabe für medizinische Fachkreise. 2023

Kirschbaum M. Münstedt K. Checkliste Gynäkologie und Geburtshilfe. 2. A. Stuttgart: Thieme, 2009

6.4 Bewusstlose Person (Basic)

Tatjana Köwing-Reiß

6.4.1 Einsatzmeldung/Anfahrt

Auf der Rettungswache eines Landkreises erhält der RTW 60-83-1 um 20:38 Uhr einen Einsatz: „Bewusstlose Person". Das Fahrzeug rückt aus und erhält weitere Informationen. Der Einsatzort ist der Seminarraum einer Volkshochschule, dort soll eine Frau kollabiert sein. Das NEF hat bereits einen anderen Einsatz und ist deswegen zurzeit nicht verfügbar. Es wurde durch die Leitstelle bereits ein weiter entfernt stationiertes NEF angefordert. Während der Anfahrt zur ca. 18 Kilometer entfernten Einsatzstelle muss der Rettungswagen an einer geschlossenen Bahnschranke ca. 6 Minuten warten, bis die Alarmfahrt fortgesetzt werden kann. Nach 17 Minuten erreicht der RTW als erstes Rettungsmittel die Einsatzstelle.

Welches Material wird in das Haus mitgeführt?

Beim Einsatzstichwort „Bewusstlose Person" nehmen die beiden Notfallsanitäter folgendes Material mit: den Notfallrucksack, die Sauerstoffeinheit, den EKG-Monitor und die Absaugung. Der Seminarraum liegt im ersten Stock des Gebäudes, ein Fahrstuhl existiert nicht, das Treppenhaus ist relativ eng.

6.4.2 Situation am Notfallort und Ersteindruck

An der Tür des Gebäudes wird das Rettungsteam von einem Seminarteilnehmer erwartet. Dieser führt sie zum Seminarraum. Auf dem Weg dorthin berichtet er, dass es sich um ein Yogaseminar handelt. In dem Raum befinden sich gut zehn Personen, es riecht nach Räucherkerzen. Auf dem Boden liegt eine blasse und offensichtlich hochschwangere Frau auf dem Rücken. Eine ca. 40-jährige Frau (Seminarleiterin) kniet daneben und hält die Hand. Die übrigen Personen umringen das Geschehen. Die Notfallsanitäter positionieren das Equipment neben der betroffenen Person und fordern, mit Ausnahme der erstbetreuenden Frau, alle weiteren Personen auf, den Raum zu verlassen.

ABCDE-Untersuchung

Auf Ansprache reagiert die Patientin somnolent, sie ist auffallend blass. Zeitgleich wird die Frau zunächst auf die linke Seite gedreht, woraufhin sich der Zustand eindrucksvoll verbessert. Die Atemwege sind frei. Die Patientin atmet regelmäßig bei einer AF von ca. 16/min. Es werden zunächst supportiv 6 l/min Sauerstoff über eine Nasenbrille verabreicht. Die Lunge ist beidseits vesikulär belüftet. Die Hautfarbe hat sich mittlerweile normalisiert und ist rosig bei normaler Rekapillarisierung. Die Patientin ist wach und ansprechbar und schon nach einigen Minuten zu allen Kriterien (Person, Zeit, Ort, Situation) voll orientiert. Vom Notfallsanitäter wird die GCS mit 15 Punkten bewertet. Die Seminarleiterin erklärt, dass eine Yoga-Entspannungsübung im Liegen durchgeführt wurde, als die Patientin eintrübte. Die Notfallsanitäter können aufgrund des geschilderten Ablaufs auf eine weitere Untersuchung verzichten. Es zeigen sich keine weiteren Auffälligkeiten. Ein mögliches Trauma kann fremdanamnestisch ausgeschlossen werden.

Entscheidung kritisch ↔ nicht kritisch und Leitsymptom

Da die ABCDE-Untersuchung zurzeit keine akuten lebensbedrohlichen Auffälligkeiten zeigt und die Patientin sich rasch nach Lagerung verbessert hat, wird sie durch das RTW-Team zunächst als **nicht kritisch** mit zuvor unklarer Vigilanzminderung bzw. Bewusstlosigkeit eingestuft. Allerdings ist der Zustand des Kindes für das RTW-Team vor Ort nicht einzuschätzen.

Sammeln der Differenzialdiagnosen

Vermutlich handelt es sich um ein Vena-cava-Kompressionssyndrom. Die Auffindesituation und der deutlich verbesserte Zustand der Frau, nachdem sie in eine Linksseitenlagerung gebracht wurde, sprechen für diese Arbeitsdiagnose. Differenzialdiagnostisch muss aber auch z. B. an eine Synkope anderer Genese oder auch an eine Herzrhythmusstörung gedacht werden.

6.4.3 Weiterführende Anamnese und Untersuchung

Nachdem sich die Lage entschärft hat, ist es erforderlich, weitere Informationen zu gewinnen. Die Frau ist nach ihren Angaben in der 40. SSW, der bisherige Verlauf der Schwangerschaft war komplikationslos. Es folgt eine Einsicht in den Mutterpass, der den regelrechten Verlauf der Schwangerschaft bestätigt. Die Informationen aus dem Mutterpass werden noch mit dem OPQRST-Schema und der SAMPLER-Anamnese ergänzt.

OPQRST

Onset	Plötzlich während des Seminars
Provocation	-
Quality	-
Radiation	-
Severity	-
Time	Über wenige Minuten

SAMPLER

Symptome	Bewusstlosigkeit, initiale Blässe, Kreislaufdysregulation
Allergien	Keine
Medikamente	Keine
Patientenvorgeschichte	40. SSW, Gravida 1/Para 0
Letzte Mahlzeit	Frühstück
Ereignisse vor dem Notfall	Entspannungsübung im Liegen
Risikofaktoren	Fortgeschrittene Schwangerschaft

Vitalwerte und Monitoring

HF	88/min
RR	135/75 mmHg
SpO_2	98 %, gute Pulskurve
BZ	115 mg/dl
Temp.	36,8 °C
EKG	Sinusrhythmus

6.4.4 Maßnahmen und Therapie

HF und Blutdruck werden zunächst kontinuierlich überwacht und stabilisieren sich zunehmend. Das SpO_2-Signal zeigt eine gute Pulskurve mit einem Wert von 98 % an. Nachdem die Frau noch einige Zeit gelegen hat, wird sie in eine sitzende Position gebracht. Ein Notfallsanitäter bereitet die Trage vor und positioniert sie vor der Eingangstür. Anschließend kehrt er in den Seminarraum zurück. Die schwangere Patientin steht mit Unterstützung auf. Der Zustand ist weiterhin stabil. Dennoch empfehlen die Notfallsanitäter der Patientin, zur Sicherheit und weiteren gynäkologischen Diagnostik mit in die Klinik zu kommen. Die Patientin stimmt dem zu. Sie wird mit dem Raupenstuhl die Treppe hinuntergebracht und legt sich an der Eingangstür auf die vorbereitete Trage. Auch hier wird auf die Linksseitenlage geachtet. Da keine Indikation für einen NA besteht, wird das NEF durch die Notfallsanitäter abbestellt.

6.4.5 Transport und Übergabe

Im RTW wird alle 5 Minuten eine Verlaufskontrolle nach dem ABCDE-Schema durchgeführt. Das mittlerweile vervollständigte Monitoring ist unauffällig. Die Lagerung der Patientin erfolgt zunächst in der Linksseitenlage. Da diese als unbequem empfunden wird, erklärt der Notfallsanitäter der Patientin die Bedeutung der Linksseitenlage und polstert die Trage mit einer weiteren Decke, sodass die Position für die Frau gut auszuhalten ist. Da die Patientin gut oxygeniert und im Rahmen des Re-Assessements unauffällig ist, wird der Sauerstoffflow auf 4 l/min als weitere supportive Gabe reguliert. Der Transport erfolgt unter Inanspruchnahme von Sonder- und

Wegerechten, da zu dieser Zeit der Zustand des Kindes noch unbekannt ist.

6.4.6 Klinischer Verlauf

In der Klinik erfolgt eine weitere Diagnostik, welche die Verdachtsdiagnose bestätigt. Das Kind hat das Ereignis gut verkraftet und es zeigt sich ein unauffälliges CTG. Die Ultraschalluntersuchung bestätigt eine regelrechte Entwicklung. Die Patientin wird am nächsten Morgen entlassen. Sie wird vier Tage später von einem 3.500 g schweren gesunden Jungen entbunden.

6.4.7 Kommentar

Das Vena-cava-Kompressionssyndrom als maternale Kreislaufstörung ist präklinisch primär gut zu beherrschen.

In der Rückenlage drückt die Gebärmutter auf die untere Hohlvene. Das kann zu Füllungsstörungen des Herzens und damit zum relativen Volumenmangel führen. Eine rasche Besserung tritt nach der Druckentlastung der großen Vene ein. Dennoch sollte grundsätzlich ein Transport in die Klinik erfolgen, um den Zustand des Kindes zu untersuchen oder andere Ursachen für die Symptomatik auszuschließen. Es ist obligat, Schwangere ab der 20. SSW grundsätzlich in Linksseitenlage zu transportieren, um eine Druckentlastung der Vena cava inferior zu gewährleisten. Eine medikamentöse Therapie und massive Volumengabe sind selten notwendig und der Kreislauf der Mutter erholt sich in der Regel rasch, sobald die Linksseitenlage die Perfusion der Vena cava inferior wieder zulässt.

Zur Einschätzung der SSW (besonders bei nicht auskunftsfähigen Schwangeren) ist die folgende Übersicht zur Überprüfung/Einschätzung des Fundusstandes mit dem 1. Leopold-Handgriff hilfreich (➢ Abb. 6.3).

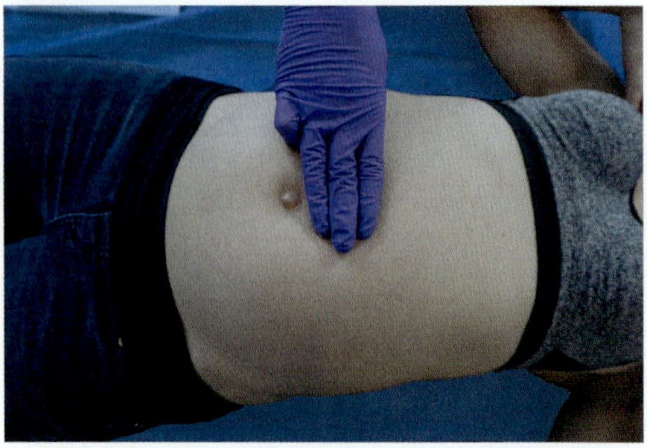

Abb. 6.3 Bestimmung Fundusstand anhand der Querfingerbreite bei einer Schwangeren [T1248]

Fundusstand in Querfingern und Dokumentation im Mutterpass:

- 12. SSW (S/O): Gebärmutter am Schambein
- 16. SSW (2/S): Gebärmutter 2 Querfinger über Schambein
- 20. SSW (N/3): Gebärmutter 3 Querfinger unter Nabel
- 24. SSW (N/O): Gebärmutter am Nabel
- 28. SSW (Rb/N): Gebärmutter zwischen Rippenbogen und Nabel
- 32. SSW (Rb/3): Gebärmutter 3 Querfinger unter Rippen
- 36. SSW (Rb/0): Gebärmutter am Rippenbogen
- 40. SSW (Rb/2): Gebärmutter 2 Querfinger unter Rippen

Diese Einschätzung dient präklinisch zunächst nur als Einschätzung, da es hier durchaus Unterschiede geben kann (große/kleine Schwangere, viel/wenig Fruchtwasser, großes/kleines Kind).

Eine Besonderheit stellt die Reanimation der Schwangeren dar. Wie bei jedem reanimationspflichtigen Patienten ist die Ursache des Kreislaufstillstandes neben der Behandlung maßgeblich für das Outcome von Mutter und Kind. Grob lassen sich die Ursachen in internistisch und traumatisch unterteilen, kausal ist, was reversibel ist und was nicht.

Bei einer kardiopulmonalen Reanimation der Mutter ist die Prognose für Mutter und Kind entscheidend – abhängig von einer rasch durchgeführten Notfallsectio. Die aktuellen ERC-Guidelines sprechen sogar von einer Crash-Sectio nach 4 Minuten Reanimationsdauer. Die zeitnahe Entbindung verbessert auch die Überlebenschancen der Mutter, da der mütterliche venöse Rückfluss steigt, der Sauerstoffverbrauch sinkt und die Lungenmechanik verbessert werden kann. Zudem ist die fetale Perfusion von der mütterlichen Hämodynamik unmittelbar abhängig.

Für die Präklinik gilt: Der Algorithmus der CPR nach geltenden ERC-Guidelines ist durchzuführen. Die Lagerung der Schwangeren erfolgt in einer linkslateralen Position mit einem Winkel von 15–30 Grad.

Hier muss bekannt sein, dass diese die manuelle Kompression des mütterlichen Herzens verschlechtert. Dennoch ist eine konsequente Entlastung der Vena cava inferior anzustreben. Dies kann bei einer fortgeschrittenen Schwangerschaft auch durch eine vorsichtig durchgeführte manuelle Uterusverlagerung versucht werden. Die Defbrillatorpads werden so standardisiert wie möglich aufgelegt und es werden die Standarddefibrillationseinstellungen verwendet.

Crash-Sectio

www.youtube.com/watch?v=HLmxDP20mvk

Evidenz: Mythos oder Fakt

Mythos ist, dass es schwangere Frauen gibt, die einen Großteil der Schwangerschaft in Rückenlage verbringen und zu keinem Zeitpunkt ein Vena-cava-Kompressionssyndrom erleiden. Warum dies so ist, lässt sich nicht erklären.
Fakt ist, dass der zügige Transport nach diesem sonst wenig kritischen Ereignis für die Abklärung des Zustands des Fetus unerlässlich ist.

LITERATUR

Annecke T. Notfallsituationen im Kreißsaal. Anästh Intensivmed 2022; 63: 111–122. doi: 1019224/ai2022.111

Deutscher Rat für Wiederbelebung – German Resuscitation Council e.V. (GRC). Reanimationsleitlinien 2021. https://cprguidelines.eu/assets/posters/Leitlinien-kompakt_08.11.2021.pdf

Kainer F, Becke K. Schroth M. Besonderheiten der Notfall- und Intensivtherapie bei Schwangeren. Intensivmedizin up2date 2015; 11(04): 341–352

Lopez CE et. al. Traumaversorgung der Schwangeren – klare Botschaft: kümmert euch um die Mütter! The management of pregnant trauma patients; a narrative review. Anesth Analg 2023;¸136: 830–840

6.5 Schwangere Patientin mit akutem Abdomen (Basic)

Catharina Hammerschlag und Sven Heiligers

6.5.1 Einsatzmeldung/Anfahrt

Es ist ein regnerischer Herbstnachmittag. Nach zwei anstrengenden Einsätzen gönnt sich das Rettungsfachpersonal eine wohlverdiente Kaffeepause. Da ertönt der Melder mit folgender Einsatzmeldung: „31-jährige Frau, starke Bauchschmerzen".

Das Rettungsteam, bestehend aus einem erfahrenen Notfallsanitäter und einem Rettungssanitäter, steigt sofort in den Rettungswagen und fährt mit Signal in ca. 7 Minuten zur Einsatzstelle.

6.5.2 Situation am Notfallort und Erstbefund

Vor Ort werden sie von einer besorgten Nachbarin eingewiesen, da die Adresse schwer zu finden ist. Das Team bereitet die Trage vor der Haustür vor und nimmt zusätzlich den Monitor, die Rucksäcke für Atemwegsmanagement und Kreislauf sowie die Absaugvorrichtung mit. Das Team folgt der Nachbarin ins Haus.

Im Schlafzimmer angekommen, finden sie eine ordentliche, saubere Wohnsituation vor. Die Patientin liegt auf dem Bett und zeigt deutliche Schmerzreaktionen. Sie erscheint blass, schwitzt stark und hat ein schmerzverzerrtes Gesicht. Die oberen Extremitäten kann sie frei bewegen, doch sie hält sich den Unterbauch mit beiden Händen.

ABCDE-Untersuchung

Die Atemwege sind frei, die Patientin atmet spontan. Tachypnoe: AF 26/min, SpO_2 94 % unter Raumluft. Die Blässe ist sichtbar, es gibt keine offensichtlichen Blutungen, Herzfrequenz 120/min, Radialispuls schwach tastbar, Rekapillarisierungszeit liegt bei 4 Sekunden. Die GCS wird mit 15 eingeschätzt. Patientin ist wach und orientiert, sie hat Schmerzen, NRS 10, besonders im Unterbauch. Der Bauch fühlt sich bei Palpation hart an, es gibt keine weiteren sichtbaren Verletzungen oder Anomalien.

Entscheidung kritisch ↔ nicht kritisch und Leitsymptom

Die 31-jährige Patientin präsentiert sich mit starken Bauchschmerzen (NRS 10) und zeigt Anzeichen eines hämorrhagischen Schocks (Tachypnoe, verlängerte Rekapillarisierungszeit, Tachykardie). Dies deutet auf ein akutes und potenziell lebensbedrohliches Problem hin. Somit wird der Zustand der Patientin als **kritisch** eingestuft.

Differenzialdiagnosen

Angesichts der präsentierten Symptome und der Anamnese sind folgende Differenzialdiagnosen in Betracht zu ziehen:

- Rupturiertes Aneurysma der Aorta abdominalis
- Akute Pankreatitis
- Perforiertes Magengeschwür
- Extrauterine Gravidität (Eileiterschwangerschaft)
- Akuter gastrointestinaler Blutverlust

6

6.5.3 Weiterführende Anamnese und Untersuchung

Während der Rettungssanitäter das Monitoring anlegt und einen i. v. Zugang vorbereitet, führt der Notfallsanitäter ein Anamnesegespräch mit der Patientin.

Die Patientin berichtet, dass sie seit dem frühen Morgen zunehmende Bauchschmerzen verspürt, die sich wie ein „Reißen" anfühlen. Sie gibt an, dass ihre Periode ausgeblieben sei, was jedoch schon öfter passiert sei und sie sich deshalb keine Sorgen gemacht habe. Sie hat kein Fieber, aber sie fühlt sich sehr schwach und schwindelig.

OPQRST

Onset	Früher Morgen
Provocation	Nichts lindert die Schmerzen
Quality	Reißender Schmerz
Region	Unterbauch, beidseitig
Severity	NRS 10
Time	Schmerzen seit Ereignis zunehmend

SAMPLER

Symptome	Starke Bauchschmerzen, Blässe, Schwitzen, Schwäche, Schwindel
Allergien	Keine
Medikamente	Keine
Patientenvorgeschichte	Keine relevanten Vorerkrankungen
Letzte Mahlzeit	Am Vorabend
Ergeignisse vor dem Notfall	Keine auffälligen Ereignisse
Risikofaktoren	Ausgebliebene Periode

Der Notfallsanitäter fragt weiter nach, da die Patientin keine Medikamente einnimmt. Er erkundigt sich nach Verhütungsmethoden und sexuellem Verhalten. Die Patientin gibt an, dass sie nicht die Pille nimmt, sondern eine Zyklus-App zur Kontrolle ihrer fruchtbaren Tage verwendet. Sie hat regelmäßigen Geschlechtsverkehr mit ihrem Freund, zuletzt vor etwa einer Woche.

Vitalwerte und Monitoring

HF	120/min
RR	90/60 mmHg
SpO_2	94 %
BZ	90 mg/dl
Temp.	36,2 °C

Fokussierte Untersuchung

Da die Patientin wach und kooperativ ist und die Problematik klar auf den Bauch lokalisiert werden kann, wird eine fokussierte abdominelle Untersuchung durchgeführt. Der Notfallsanitäter informiert die Patientin, dass er den Bauchbereich untersuchen wird. Bei der Palpation zeigt sich ein harter Bauch mit deutlicher Abwehrspannung. Es sind keine sichtbaren Blutungen oder Hämatome erkennbar.

6.5.4 Bewertung der Differenzialdiagnostik und Verdachtsdiagnose

Aufgrund der abdominellen Schmerzen, der ausgebliebenen Periode, der Verwendung einer Zyklus-App zur Verhütung und der Symptome eines hämorrhagischen Schocks (Tachypnoe, verlängerte kapilläre Rückfüllzeit, Tachykardie) wird die Verdachtsdiagnose einer extrauterinen Gravidität (Eileiterschwangerschaft) erhärtet.

6.5.5 Maßnahmen und Therapie

Die Patientin befindet sich bereits am Monitor, der weiterhin instabile Werte anzeigt. Der i. v. Zugang läuft suffizient. Um die Kreislaufsituation zu stabilisieren, wird eine permissive Hypotension angestrebt und eine Infusion mit 500 ml Ringer-Laktat wird langsam verabreicht. Gleichzeitig wird Sauerstoff über eine Maske mit Reservoir bei 15 l/min verabreicht, um eine mögliche Hypoxie zu vermeiden.

Da die Patientin unter starken Schmerzen leidet, wird eine Analgesie vorbereitet. In diesem Fall wird Fentanyl 0,2 mg i. v. verabreicht, um die Schmerzen zu lindern, ohne die Kreislaufsituation weiter zu destabilisieren. Prophylaktisch wird der Patientin noch 4 mg Ondansetron i. v. verabreicht (www.embryotox.de/arzneimittel).

Während der Infusion und Analgesie bereitet der Rettungssanitäter den Tragestuhl vor. Die Patientin wird vorsichtig auf ein Tragetuch umgelagert und aus dem Haus zum RTW transportiert.

6.5.6 Transport und Übergabe

Das Rettungsfachpersonal meldet den Transport einer kritisch kranken Patientin mit Verdacht auf eine Eileiterschwangerschaft und hämorrhagischem Schock an die Leitstelle und fordert einen Schockraum im nächstgelegenen Krankenhaus mit gynäkologischer Abteilung an.

Während der Fahrt wird die Patientin kontinuierlich überwacht. Die Infusion wird weitergeführt und der Sauerstoff beibehalten. Die Vitalzeichen werden regelmäßig überprüft und dokumentiert. Die Patientin bleibt wach, berichtet über eine leichte Schmerzlinderung, jedoch bleibt der Kreislauf instabil. Im Rahmen des Damage Control Resuscitation wird die permissive Hypotension jedoch toleriert.

6.5.7 Klinischer Verlauf

Im Krankenhaus wird die Patientin sofort in den Schockraum gebracht, wo ein interdisziplinäres Team aus Gynäkologen, Anästhesisten und Chirurgen sie übernimmt. Die Übergabe erfolgt strukturiert nach dem ABCDE-Schema, wobei die Anamnese, Symptome und bisherige Maßnahmen detailliert geschildert werden.

Die Gynäkologen führen eine sofortige Ultraschalluntersuchung durch, die den Verdacht auf eine Eileiterschwangerschaft bestätigt. Es wird eine Notoperation vorbereitet, um die Blutung zu stoppen und die Eileiterschwangerschaft zu entfernen.

6.5.8 Kommentar

Eine extrauterine Schwangerschaft (EUG), auch als ektope Schwangerschaft bezeichnet, stellt eine bedeutende Komplikation der frühen Schwangerschaft dar, bei der sich der Embryo außerhalb der Gebärmutter einnistet, häufig in den Eileitern (tubar). Diese abnormale Implantation stellt eine potenziell lebensbedrohliche Situation dar und erfordert dringende medizinische Interventionen.

Pathophysiologie und Ursachen

Die häufigste Form der extrauterinen Schwangerschaft ist die tubare Schwangerschaft, die etwa 95–97 % der Fälle ausmacht. Seltener sind ovarielle, zervikale oder abdominale Schwangerschaften. Die Pathogenese der EUG ist komplex und multifaktoriell. Faktoren wie vorangegangene Tubenerkrankungen (z. B. durch sexuell übertragbare Infektionen verursachte Salpingitis), Operationen an den Eileitern, Endometriose und die Anwendung von reproduktiven Techniken (z. B. In-vitro-Fertilisation) erhöhen das Risiko signifikant (Bouyer et al. 2003; Jurkovic et al. 2013).

Diagnostik

Die Diagnose einer EUG wird durch eine Kombination aus klinischer Präsentation, biochemischen Markern und bildgebenden Verfahren gestellt. Klassischerweise treten Symptome wie Bauchschmerzen, vaginale Blutungen und ein positiver Schwangerschaftstest auf. Die Messung des humanen Choriongonadotropins (hCG) und transvaginaler Ultraschall sind zentrale diagnostische Werkzeuge. Ein hCG-Anstieg, der unterhalb des erwarteten Anstiegs bei einer normalen intrauterinen Schwangerschaft liegt, kombiniert mit dem Fehlen einer intrauterinen Fruchtblase im Ultraschall, ist hochgradig verdächtig auf eine EUG (Barnhart et al. 2011).

Behandlung

Die Behandlung der EUG kann chirurgisch oder medikamentös erfolgen, abhängig von der klinischen Stabilität der Patientin, der Größe und Lage der ektopen Schwangerschaft sowie den hCG-Werten. Methotrexat, ein Folsäureantagonist, ist das bevorzugte Medikament bei hämodynamisch stabilen Patientinnen ohne Kontraindikationen und bei kleinen, nicht rupturierten EUG (Lipscomb et al. 2000). Chirurgische Interventionen, wie die Laparoskopie, sind erforderlich bei hämodynamischer Instabilität, Ruptur oder wenn eine medikamentöse Behandlung fehlschlägt.

Prognose und Nachsorge

Die Prognose nach einer EUG hängt von einer frühzeitigen Diagnose und adäquaten Therapie ab. Eine rechtzeitig erkannte und behandelte EUG hat in der Regel eine gute Prognose für zukünftige Schwangerschaften, obwohl das Risiko für wiederholte EUG bei 10–25 % liegt. Eine sorgfältige Nachsorge, einschließlich der Überwachung der hCG-Werte bis zum Nichtnachweis und ggf. eine Beratung über zukünftige Schwangerschaftsplanungen, ist essenziell.

Evidenz: Mythos oder Fakt

Schmierblutungen in der frühen Schwangerschaft

Mythos: Es ist möglich, während einer Schwangerschaft eine normale Menstruation zu haben.

Fakt: Während einer Schwangerschaft ist eine echte Menstruation nicht möglich. Schmierblutungen oder leichte Blutungen, die in der frühen Schwangerschaft auftreten, können jedoch leicht mit einer Menstruation verwechselt werden. Diese Blutungen können beispielsweise durch die Einnistung des Embryos oder zervikale Veränderungen verursacht werden.

In der Anamnese können solche Schmierblutungen dazu führen, dass eine Schwangerschaft übersehen wird. Dies ist besonders kritisch bei ektopen Schwangerschaften.

LITERATUR

Huch R, Jürgens KD. Mensch Körper Krankheit. 9. A. München: Elsevier Urban & Fischer, 2022

Mol BW, Ankum WM, Bossuyt PM, Van der Veen F. Contraception and the risk of ectopic pregnancy: a meta-analysis. Contraception. 1995 Dec; 52(6): 337–341. doi: 10.1016/0010-7824(95)00221-9. PMID: 8749596.

Barnhart KT, Sammel MD, Gracia CR et al. Risk factors for ectopic pregnancy in women with symptomatic first-trimester pregnancies. Fertil Steril 2011; 94(4): 1338–1341.

Bouyer J, Coste J, Fernandez H. Sites of ectopic pregnancy: a 10 year population-based study of 1800 cases. Hum Reprod 2002; 17(12): 3224–3230

Jurkovic D, Wilkinson H. Diagnosis and management of ectopic pregnancy. BMJ. 2011 Jun 10; 342: d3397. doi: 10.1136/bmj.d3397. PMID: 21665933.

INTERNETQUELLEN

www.springermedizin.de/emedpedia/detail/die-gynaekologie/extrauteringraviditaet?epediaDoi=10.1007%2F978-3-662-47329-0_51

6

7 Pädiatrische Notfälle

KAPITEL

7 Pädiatrische Notfälle

Maximilian Rhiem

7.1 Infekt beim Kind (Basic)

7.1.1 Einsatzmeldung/Anfahrt

Gegen 16:00 Uhr werden Sie mit der Einsatzmeldung „3-jähriges Kind mit V. a. Meningitis" in eine nahe gelegene Wohnsiedlung alarmiert. Auf Nachfrage bei der Leitstelle wird die Dringlichkeit des Einsatzes bestätigt, ein Kinderarzt sei vor Ort und habe die Rettungsmittel mit Sonderrechten angefordert. Das NEF ist parallel alarmiert und erreicht voraussichtlich zeitgleich mit Ihnen die Einsatzstelle. Nach sechsminütiger Anfahrt treffen Sie am Einsatzort ein.

Welche Überlegungen treffen Sie schon auf der Anfahrt?

Schon während der Anfahrt rekapitulieren Sie mithilfe Ihrer pädiatrischen Taschenkarte die wesentlichen Norm-Vitalparameter eines 3-jährigen Kindes und besprechen mit ihren Teamkollegen Ihre Gedanken zu den durchzuführenden Basismaßnahmen. Die wesentlichen Überlegungen sind:

- **Gewicht:** 15–18 kg
- **AF:** 20–30/min
- **HF:** 65–125/min
- **RR syst.:** 100 +/– 20 mmHg
- **Volumenbolus:** 20 ml/kg = 300–360 ml
- **Paracetamol zum Fiebersenken:** 250 mg rektal

Welches Material wird mitgeführt?

Aufgrund der Einsatzmeldung und der Lage des Einsatzortes in einem Mehrfamilienhaus in der ersten Etage wählen Sie das mitzuführende Material aus. Mitgenommen werden Erwachsenen- und Kindernotfallrucksack, der Atemwegsrucksack sowie die EKG-/Defibrillatoreinheit. Nach Anlegen der Schutzkleidung (Handschuhe, Kittel, FFP2-Maske) begeben Sie sich schnellstmöglich in die Wohnung.

7.1.2 Situation am Notfallort und Erstbefund

Eine Frau, die Mutter des Kindes, öffnet die Haustür und bittet Sie in die Wohnung. Der Kinderarzt ist noch vor Ort im Kinderzimmer, das die RTW-Besatzung zusammen mit dem mittlerweile auch eingetroffenen Notarzt betritt. Folgender Ersteindruck des Kindes stellt sich nach dem **pädiatrischen Beurteilungsdreieck (PBD;** > Abb. 1.4) dar:

- **Äußeres Erscheinungsbild:** Somnolentes Kind, das kaum auf das Hereintreten des Rettungsdienstes reagiert
- **Atmung/Atemarbeit:** Flache, schnelle Atemzüge
- **(Haut-)Durchblutung:** Blass-gräuliches Hautkolorit mit sichtbaren punktförmigen Einblutungen (Petechien) an den unbekleideten Extremitäten

Wie schätzen Sie den Zustand des Kindes ein?

Allen Anwesenden ist sofort klar, dass es sich hier um ein **kritisch krankes Kind** handelt.

Sie erheben folgende Erstbefunde:

- **A:** Der Atemweg ist frei.
- **B:** Auffällig sind die deutlich erschwerte Atemarbeit, flache schnelle Atemzüge, AGs auf beiden Seiten.
- **C:** Erkennbar ist ein flacher schneller Puls, die kapilläre Füllungszeit liegt deutlich über 2 Sekunden.
- **D:** Ein nur schwer erweckbares Kind mit peripher schlaffem Muskeltonus und Meningismus, die Pupillen beidseits mittelweit.

- **E:** Auffällige, wie oben beschriebene Hautveränderungen, sehr warme Haut.

Parallel wird durch den Notarzt ein erster i. v. Zugang (22 G, blau) in die linke Ellenbeuge des Kindes gelegt. Der Notfallsanitäter des NEFs verabreicht Sauerstoff über eine Maske mit Reservoir und einem Flow von 15 l/min.

7.1.3 Verdachtsdiagnose

Die fiebrige Erkrankung, verbunden mit Nackensteifigkeit, und die Haut- und Schleimhautblutungen sprechen für die Diagnose einer **Meningitis** (Hirnhautentzündung). Ursache für eine Meningitis sind häufig virale Infekte mit dem Epstein-Barr-Virus, dem FSME-Virus, dem Mumps- oder Masernvirus, jedoch treten auch bakterielle Infektionen, z. B. mit Meningokokken (Neisseria meningitidis), Haemophilus influenzae oder Pneumokokken, auf.

7.1.4 Maßnahmen

Während der Anamneseerhebung wird dem Kind ein erster Flüssigkeitsbolus von 360 ml kristalloider Vollelektrolytlösung verabreicht. Ebenfalls erfolgt die Vervollständigung des Monitorings, weitere Vitalparameter/Messwerte werden gewonnen.

Vitalwerte und Monitoring

AF	30/min
HF	150/min
RR	70/40 mmHg
SpO_2	92 % unter O_2-Gabe
BZ	85 mg/dl
Temp.	40,2 °C
EKG	Sinusrhythmus

SAMPLER

Ein kurzes Anamnesegespräch nach dem SAMPLER-Schema mit der Mutter des Kindes und dem Kinderarzt liefert weitere Informationen, welche die Verdachtsdiagnose Meningitis erhärten.

Symptome	Halsschmerzen und Fieber seit gestern
Allergien	Keine bekannt
Medikamente	Gestern und heute je ein Paracetamol-Zäpfchen 250 mg
Patientenvorgeschichte	Bis jetzt unauffällig
Letzte Mahlzeit	Gestern etwas gegessen, heute kaum Flüssigkeitsaufnahme
Ereignisse vor dem Notfall	Zunehmende Abgeschlagenheit
Risikofaktoren	-

Welche weiteren Maßnahmen sind indiziert?

Nach zügiger Verbringung in den RTW wird dem Kind bei weiter anhaltender Hypotonie ein zweiter Volumenbolus von 360 ml VEL sowie 250 mg Paracetamol i. v. zur Fiebersenkung verabreicht. Zusätzlich wird eine intravenöse Antibiotikatherapie mit 2 g Ceftriaxon begonnen. Hier haben Sie eine Initialdosis von 1,8 g errechnet (100 mg × 18 kg Kg = 1800 mg), verbreichen der Einfachheit halber aber die volle Dosis der Ihnen zur Verfügung stehenden Durchstechflasche.

7.1.5 Transport und Übergabe

Während des Transports wird das Kind mit der Verdachtsdiagnose „Meningokokkensepsis" vorangemeldet. Beim Eintreffen wird der RTW bereits von einem Kinderarzt und Pflegepersonal in Schutzkleidung erwartet. Das Kind wird direkt in ein vorbereitetes Isolationszimmer auf der Intensivstation gebracht.

7.1.6 Klinischer Verlauf

Das Kind entwickelt auf der Intensivstation trotz sofortiger Antibiotikagabe einen ausgeprägten septischen Schock und muss beatmet werden. Nach

7

zwei Tagen auf der Intensivstation verstirbt das Kind an Multiorganversagen, das durch einen septischen Schock aufgrund einer Meningokokkeninfektion, nachgewiesen durch eine Lumbalpunktion, verursacht wurde.

7.1.7 Kommentar

Eine Meningokokkenerkrankung stellt eine hochinfektiöse, seltene Erkrankung dar, die in mehr als zwei Drittel aller Fälle einen septischen Verlauf mit teils schwerwiegenden und bleibenden Komplikationen nehmen. Typische Zeichen sind neben den klassischen Meningismuszeichen wie Nackensteifigkeit ein positives Kernig- oder Brudzinski-Zeichen und die punktförmigen Einblutungen (Petechien) in der Haut.
An eine **Meningitis** bei pädiatrischen Patienten muss **bei folgenden Hinweisen** gedacht werden:

- Nackensteifigkeit
- Extreme Kopfschmerzen
- Extreme Lethargie bei > 4 Stunden nach Krampfanfall
- Starkes Erbrechen
- Alter < 12 Monate
- Lichtempfindlichkeit und starke Reizbarkeit
- Schüttelfrost und hohes Fieber
- Starkes Krankheitsgefühl
- Bei Säuglingen: vorgewölbte Fontanelle; Meningismus kann fehlen

In ca. 10–15 % der Fälle einer Menigokokkensepsis entwickeln die Patienten ein Waterhouse-Friderichsen-Syndrom. Dies stellt die schwerste, aber auch seltenste Form dar, die häufig, wie auch in diesem Fall, in einen schweren septischen Schock mit einer Verbrauchskoagulopathie (disseminierte intravasale Koagulopathie, DIC) und Hauteinblutungen (Petechien) mündet. Die Letalität liegt bei ca. 33 %.

Die Volumengabe beim Schock im Kindesalter ist mit (10–)20 ml/kg als Bolus empfohlen. Im septischen Schock kann die bis zu 60 ml/kg in der 1. Stunde betragen. Allerdings sollte man diese Mengen über einen längeren Zeitraum als den der präklinischen Versorgung applizieren. Ist nach dem 2. Volumenbolus von 20 ml/kg keine hämodynamische Stabilisierung zu erreichen, soll frühzeitig an die Unterstützung mit einem Vasopressor (z. B. Adrenalin oder Noradrenalin 0,01–0,1 µg/kg/min via Perfusor) gedacht werden.

Bei der Versorgung der Patienten ist auf ausreichenden Eigenschutz zu achten. Mindestens ein Mundschutz der Schutzklasse 2 (FFP2) und Handschuhe sollten getragen werden. Die Erweiterung um einen Infektionsschutzanzug ist jedoch empfohlen. Die Schutzkleidung muss vor Betreten der Wohnung des Patienten angelegt werden. Die Übertragung erfolgt über Tröpfchen, die Erreger sind relativ empfindlich, sodass zur Infektion ein engerer Kontakt zum Erkrankten notwendig ist (Familienangehörige, spielende Kinder). Bei ca. 10 % der Bevölkerung sind die Erreger nachweisbar, ohne dass klinische Symptome auftreten.

Die Erkrankung selbst ist nach dem Infektionsschutzgesetz **schon bei Verdacht meldepflichtig.** Kontaktpersonen sollten **prophylaktisch antibiotisch** behandelt werden.

Dies gilt auch für das nicht ausreichend geschützte Rettungsdienstteam.

Evidenz: Mythos oder Fakt

Im Gegensatz zu einer Impfung gegen Hepatitis A und B sowie einer Impfung gegen Mumps, Masern und Röteln (MMR) ist eine Meningokokkenimpfung nicht zwingend für Personal im Gesundheitssektor empfohlen (STIKO).

Sinnvoll ist sie aber durchaus, immer im Hinblick auf das eigene Kosten-Nutzen-Risiko.

Krankenhauspersonal hat nach Kontakt nur dann ein erhöhtes Risiko, wenn Kontakt mit respiratorischen Sekreten stattfindet, z. B. durch Mund-zu-Mund-Beatmung, oder wenn ohne Atemschutz intubiert oder tracheal abgesaugt wurde.

Dies gilt auch für weiteres medizinisches Personal, das nur dann eine Chemoprophylaxe erhalten sollte, wenn ein ungeschützter Kontakt mit oropharyngealen Sekreten (Anhusten, Niesen, Absaugung oder sonstiges Atemwegsmanagement) des Patienten stattgefunden hat. Zu beachten ist hierbei auch die Aerosolbildung bei Verneblermasken.

Enge Kontaktpersonen haben ein erhöhtes Risiko, an einer invasiven Meningokokkeninfektion zu erkranken, und sollten daher über Frühsymptome (Fieber, Schüttelfrost, Kopfschmerzen) informiert werden, bei denen unbedingt ein Arzt konsultiert werden muss. Insgesamt sind jedoch nur 1–2 % aller Fälle sekundäre Fälle. Das höchste Risiko haben enge Haushaltskontaktpersonen, deren Erkrankungsrisiko in verschiedenen Studien zwischen 400- bis 1.200-fach gegenüber der Allgemeinbevölkerung erhöht ist, wenn keine Chemoprophylaxe erfolgt.

Wie bei der antimikrobiellen Therapie einer an einer invasiven Meningokokkeninfektion erkrankten Person gilt eine Kontaktperson gleichermaßen 24 Stunden nach Beginn einer Chemoprophylaxe als nicht mehr ansteckend.

Bezüglich einer prähospitalen Antibiotikagabe gibt es zum aktuellen Zeitpunkt keine belastbare Evidenz. Oft werden Pro- und Kontra-Debatten geführt, allerdings ohne klares Ergebnis. Somit bleibt die präklinische Antibiotikagabe eine individuelle und auf den jeweiligen Rettungsdienstbereich bezogene Anwendung.

LITERATUR

AWMF-S1-Leitlinie. Nicht-eitrige ZNS-Infektionen von Gehirn und Rückenmark im Kindes- und Jugendalter. Version 5.0. 2024. AWMF-Registernummer: 022-004. https://register.awmf.org/de/leitlinien/detail/022-004

AWMF-S2k-Leitlinie. Bakterielle Infektionen bei Neugeborenen: Version 4.2. 2018. AWMF-Registernummer: 024-008 ((In Überarbeitung!))

Burgunder L, Heyrend C, Olson J, et al. Medication and Fluid Management of Pediatric Sepsis and Septic Shock Pediatric Drugs 2022; 24: 193–205. https://doi.org/10.1007/s40272-022-00497-z

Deutsche Gesellschaft für Krankenhaushygiene e.V. (DGKH). Postexpositionsprophylaxe im Rettungsdienst. www.krankenhaushygiene.de/pdfdata/2016_09_Empfehlung_Postexpositionsprophylaxe_DGKH.pdf

Kommission für Krankenhaushygiene und Infektionsprävention (KRINKO) beim Robert Koch-Institut (RKI). Impfungen von Personal in medizinischen Einrichtungen in Deutschland: Empfehlung zur Umsetzung der gesetzlichen Regelung in § 23a Infektionsschutzgesetz. 2021. www.rki.de/DE/Content/Infekt/Krankenhaushygiene/Kommission/Downloads/ImpfungenVonPersonalInMedizin_Article_2021.pdf?__blob=publicationFile

Miranda M, Nadel S. Pediatric Sepsis. A Summary of Current Definitions and Management Recommendations. Curr Pediatr Rep. 2023; 11(2): 29–39. doi: 10.1007/s40124-023-00286-3. Epub 2023 May 9. PMID:37252329; PMCID: PMC10169116

Obermaier M, Eigand MA, Popp E, Uhle F. Sepsis in der prähospitalen Notfallmedizin, Notfall Rettungsmed 2022; 25: 541–551 doi.org/10.1007/s10049-021-00949-y

Ochmann U, Wicker S. Impfschutz für medizinisches Personal*. InFo Hämatol Onkol 2020; 23: 38–47. doi.org/10.1007/s15004-020-8218-x

Robert Koch-Institut (RKI). RKI-Ratgeber Meningokokken, invasive Erkrankungen (Neisseria meningitidis) (Stand 4. Juni 2021). www.rki.de/DE/Content/Infekt/EpidBull/Merkblaetter/Ratgeber_Meningokokken.html

Robert Koch-Institut (RKI). Schutzimpfung gegen Meningokokken: Häufig gestellte Fragen und Antworten (Stand 18. Januar 2024). www.rki.de/SharedDocs/FAQ/Impfen/Meningokokken/faq_ges.html

Ständige Impfkommission (STIKO). Stellungnahme der Ständigen Impfkommission zu Impfungen von Personal in medizinischen Einrichtungen in Deutschland; Epidemiologisches Bulletin 04_2021 (Stand 28. Januar 2021). www.rki.de/DE/Content/Infekt/EpidBull/Archiv/2021/04/Art_03.html

7.2 Kind bekommt keine Luft (Basic)

7.2.1 Einsatzmeldung/Anfahrt

Während der Rückfahrt zur Rettungswache erhalten Sie um ca. 21:00 Uhr einen Folgeeinsatz über Funk: „Einsatz RTW. Kind mit Atemnot.“ Auf Rückfrage erklärt die Leitstelle, dass der Anrufer sehr aufgeregt war und das Alter des Kindes nicht zu klären sei. Nach zehnminütiger Anfahrt treffen Sie am Einsatzort ein.

Welche Überlegungen treffen Sie schon auf der Anfahrt?

Da das Alter des Kindes nicht bekannt ist, ist die Berechnung der Norm-Vitalparameter sowie einzelner Medikamente nicht möglich. Allerdings machen Sie sich im Team schon im Vorhinein Gedanken über das evtl. vorliegende Notfallbild und besprechen ein kurzes Vorgehen für die einzelnen Situationen. Bei Atemnot im Kindesalter denken Sie an Krupp-Syndrom/Pseudokrupp, Epiglottitis, Asthmaanfall, Aspiration und Bolusgeschehen, einen Abszess sowie ein (Inhalations-)Trauma.

7

Welches Material wird mitgeführt?

Bei zunächst unklarer Lage entscheiden Sie sich, den Erwachsenen- und Kindernotfallrucksack, die EKG-/Defibrillatoreinheit und die Atemwegstasche mit in die Wohnung zu nehmen.

7.2.2 Situation am Notfallort und Erstbefund

Eine aufgeregte ältere Dame öffnet die Tür zur Wohnung. Beim Eintreten hören Sie bereits aus dem Nebenraum eine deutlich angestrengte, pfeifende Atmung des Kindes. Die ältere Dame teilt Ihnen mit, dass es sich bei dem Patienten um ihren vierjährigen Enkel handelt. Seit etwa einer Stunde leide das Kind unter zunehmender Atemnot. Mit diesen Informationen betreten Sie das Zimmer, in dem sich das Kind aufhält, und erheben folgenden Ersteindruck:

- **Äußeres Erscheinungsbild:** auf dem Bett sitzendes, waches, aufgeregt erscheinendes Kind
- **Atmung/Atemarbeit:** schnelle, angestrengte Atemzüge unter Einsatz der Atemhilfsmuskulatur, deutlich wahrnehmbares Giemen
- **(Haut-)Durchblutung:** normales Hautkolorit mit allenfalls dezenter Lippenzyanose

Wie schätzen Sie den Zustand des Kindes ein?

Aufgrund der deutlich sichtbaren Beeinträchtigung der Atmung und Atemarbeit schätzen Sie das Kind als **kritisch krank** ein und begeben sich zusammen mit der Großmutter des Kindes zu ihm auf Augenhöhe ans Bett.

Während Ihr Kollege schon eine Sauerstoffgabe über Reservoir-Maske vorbereitet, untersuchen Sie das Kind.

- **A:** Die oberen Atemwege scheinen frei.
- **B:** Es imponiert ein deutliches Giemen, v. a. im Exspirium, aber auch ein inspiratorischer Stridor unterbrochen von Hustenattacken, die als bellend oder hallend imponieren, ist hörbar. Die SpO_2-Messung zeigt einen Wert von 92 % an.
- **C:** Die Haut ist leicht warm und schwitzig und die kapilläre Füllungszeit liegt bei < 2 Sekunden. Der Puls ist schnell und gut tastbar.
- **D:** Neurologisch wirkt das Kind nicht eingeschränkt, die Pupillen sind isokor.
- **E:** Es gibt keinen Hinweis auf Begleitverletzungen.

7.2.3 Verdachtsdiagnose

Sie stellen die Verdachtsdiagnose eines Pseudokrupp-Anfalls (Krupp-Syndrom, stenosierende Laryngotracheitis, Laryngitis subglottica). Der bellende Husten, das wache Erscheinungsbild und die scheinbar nicht erhöhte Körpertemperatur lassen die differenzialdiagnostisch wichtige Epiglottitis unwahrscheinlich erscheinen (➤ Tab. 7.1). Auch Informationen über den Impfstatus helfen möglicherweise bei der Abgrenzung zur Epiglottitis. Die Inspektion der oberen Atemwege und äußere Betrachtung/Untersuchung ergab keinen Hinweis für einen Abszess (tonsillär, [retro]pharyngeal), ebenso spricht der zeitliche Verlauf eher für einen Krupp-Husten als für eine Aspiration.

Mit welchen Komplikationen müssen Sie rechnen?

Der Krupp-Anfall ist in der Regel präklinisch gut zu beherrschen. In der Mehrzahl der Fälle handelt es sich um leichte Anfälle, Komplikationen sind selten zu erwarten. Möglich ist allerdings auch eine deutliche Verschlechterung mit Abnahme der Sauerstoffsättigung bis hin zu Bewusstseinsstörungen, sodass im äußersten Fall auch eine Intubation erforderlich sein

Tab. 7.1 Unterscheidung von Epiglottitis und Pseudokrupp

	Pseudokrupp	Epiglottitis
Beginn	Langsam	Schnell
Alter	0,5–4 Jahre	3–7 Jahre
Fieber	Keines oder gering	Hoch
Stimme	Heiser	Kloßig
Husten	Bellend	Kaum bis fehlend
Speichelfluss	Normal	Vermehrte Salivation
Schlucken	Normal	Behindert, schmerzhaft

könnte. Jede Art von Stress kann den Zustand des kleinen Patienten verschlechtern, deswegen gilt absolute Stressvermeidung, die Indikation an invasiven Maßnahmen sollte eng gestellt werden.

SAMPLER

Während der Vorbereitung der weiterführenden Maßnahmen erheben Sie eine kurze Fremdanamnese durch die Großmutter, da das Kind nun eine deutliche Sprechdyspnoe aufweist.

Symptome	In den letzten Tagen schon vermehrtes Krankheitsgefühl mit steigender Temperatur und Husten
Allergien	Keine bekannt
Medikamente	ACC®-Hustenlöser
Patientenvorgeschichte	Vor ca. 1 Woche schon einmal einen ähnlichen, allerdings weniger schlimmen Anfall gehabt
Letzte Mahlzeit	Frühstück am Morgen
Ereignisse vor dem Notfall	Im Verlauf stärkere Luftnot
Risikofaktoren	Keine

Auch der Hinweis, dass ein ähnlicher Anfall schon einmal beobachtet worden und das Kind seit Tagen kränklich sei, spricht gegen eine in den allermeisten Fällen akut verlaufende Epiglottitis oder ein akutes Aspirationsgeschehen.

7.2.4 Maßnahmen

Parallel zur Anamneseerhebung wurde bereits eine Verneblermaske mit 3 mg Adrenalin (+ 3 ml NaCl 0,9 %) gerichtet. Die Inhalationstherapie wird gestartet und die Großmutter gebeten, ein Rectodelt®-Zäpfchen (100 mg Prednison) zu verabreichen.

Auf dem Pulsoxymeter erscheint nun ein Wert von 98 % mit einer Pulsfrequenz von 120/min, die Temperatur wird im Ohr mit 37,9 °C bestimmt.

Auf Wunsch des Kindes wird die Inhalationsmaske abgenommen. Bei stabilem Patientenzustand verzichten Sie auf einen venösen Zugang. Nach Rücksprache mit der Großmutter wird das Kind zur weiteren Überwachung in die Kinderklinik transportiert. Die Eltern des Kindes sind von der Großmutter bereits informiert worden und wollen direkt in die Kinderklinik fahren.

7.2.5 Transport und Übergabe

Das Kind wird im RTW über ein Kinderrückhaltesystem gesichert. Die Fahrt in die Kinderklinik gestaltet sich komplikationslos in Begleitung der Großmutter. Während des Transports bleibt die Pulsoxymetrie angeschlossen.

7.2.6 Klinischer Verlauf

In der Klinik ist das Kind nahezu beschwerdefrei. Es bleibt zur Beobachtung über Nacht auf der Normalstation und kann am nächsten Tag beschwerdefrei entlassen werden. Zusätzlich werden die Eltern über mögliche Ersthelfermaßnahmen im Falle einer Wiederholung des Anfalls durch den Klinikarzt aufgeklärt. Noch am selben Tag suchen die Eltern die behandelnde Kinderärztin auf und sie verschreibt ihnen eine Bedarfsmedikation von Kortisonpräparat (InfectoCortiKrupp® rektal) und inhalativ zu verabreichendem Epinephrin (InfectoKrupp®inhal)

7.2.7 Kommentar

Bei der kindlichen Atemnot gilt es, wie bei anderen Notfallbildern auch, zügig das kritisch kranke Kind zu identifizieren, eine mögliche Arbeitsdiagnose zu stellen und schnellstmöglich eine geeignete Therapie einzuleiten.

Vor allem kleine Kinder scheinen eine Luftnot zunächst gut zu kompensieren, dekompensieren dann allerdings innerhalb kürzester Zeit. Der Rettungsdienst ist gut beraten, auch einen banal erscheinenden Krupp-Anfall nicht zu unterschätzen und zielgerichtet zu therapieren. Erschöpft sich das Kind, nachdem seine Energiereserven aufgebraucht sind, wird es schwer, die Abwärtsspirale aus Hypoxie und darauffolgender Kreislaufinsuffizienz zu durchbrechen. Eine Intubation kann angezeigt sein (➤ Tab. 7.2, Stadium

Tab. 7.2 Schweregrade des Krupp-Syndroms

I	Bellender Husten, Stridor bei Belastung, Heiserkeit
II	Inspiratorischer Ruhestridor, interkostale und juguläre Einziehungen, leichte Atemnot
III	In- und exspiratorisches Giemen/Stridor, verlängertes Exspirium, deutliche Einziehungen, starke Atemnot, Blässe, Tachykardie, Unruhe, Angst
IV	Leise AG, massive Dyspnoe, beginnende Ateminsuffizienz, Vigilanzminderung, Bauchpresse, Bradykardie, Zyanose, Kreislaufdekompensation

IV). Oberes Ziel ist es also, die Dekompensation zu vermeiden.

Augenmerk sollte dabei ebenfalls auf die Invasivität der Maßnahmen gelegt werden. So ist z. B. die Etablierung eines i. v. Zugangs stets zu hinterfragen, da dies weiteren Stress bedeutet und die Atemnot des Kindes verschlimmern kann. Häufig können einfache Maßnahmen wie die Inhalationstherapie einen schnellen Erfolg bringen.

Eine mögliche Einteilung des Krupp-Syndroms ist nachfolgend aufgeführt. Die Altersgipfel sind leicht unterschiedlich, in der Regel angegeben mit 3 Monaten bis 6 Jahren:

- **Viraler Krupp** (auch: akute Laryngitis, akute Laryngotracheitis, akute Laryngotracheobronchitis [LTB]): Auslöser sind klassischerweise Parainfluenzaviren (Typ I–III), aber auch RSV, Rhinoviren und Influenzaviren.
- **Spasmodischer Krupp** (auch: rezidivierender Krupp): gekennzeichnet durch fehlendes Fieber und vorausgehendes Krankheitsgefühl, meist nachts und kurz andauernd mit häufigen Luftnotattacken.
- **Bakterielle LTB** (auch pseudomembranöse LTB): selten, aber schwerer im Verlauf, bis hin zu lebensbedrohlichen Zuständen, oftmals als Superinfektion infolge von viralen Entzündungen.

Eine präklinische Unterscheidung v. a. der ersten zwei Entitäten ist schwierig bis unmöglich und für das Vorgehen am Einsatzort auch nicht notwendig. Anerkannte Therapiekonzepte sind die Verabreichung von Kortikosteroiden (im deutschen Sprachraum meist als Suppositorium) und Adrenalin p. i. (1–5 mg). Weitere unterstützende Maßnahmen wie NaCl-Verneblung, Verbringung in ein mit Dampf gefülltes Badezimmer oder in die kalte Nachtluft haben keine wissenschaftliche Grundlage, können allerdings supportiv zur Anwendung kommen.

Die Epiglottitis spielt im Zuge der Immunisierung nur noch eine sehr untergeordnete Rolle. Sie sollte differenzialdiagnostisch bedacht werden, ist aber extrem selten. Die Wahrscheinlichkeit ist über das Abfragen des Impfstatus rasch eingegrenzt.

Bei älteren Kindern und primärem Vorliegen einer Enge der unteren Atemwege (exspiratorisches Giemen) sollte differenzialdiagnostisch ein Asthmaanfall mit in die Arbeitsdiagnosen eingeschlossen werden. Hier bietet sich als Therapie eine Inhalation mit 1,25–2,5 mg Salbutamol ggf. zusammen mit 0,25 mg Ipratropiumbromid an.

Evidenz: Mythos oder Fakt

Neben der etablierten Therapie mit einem Kortisonpräparat und inhalativem Adrenalin gibt es immer wieder die Hinweise durch Elternratgeber oder Dozenten, dass es hilfreich ist, das Kind Wasserdampf auszusetzen (heiße Dusche aufdrehen und dann Fenster öffnen) oder aber ihm NaCl 0,9 % zu vernebeln. Dies ist wissenschaftlich nicht belegbar. Allerdings gibt es auch keinen Hinweis auf einen zusätzlichen Schaden.

Was aber zu helfen scheint, ist die Verbringung in kältere Temperaturen (> 10 °C)/kältere Umgebungsluft. Dies ist einfach durchzuführen und kann schon von den Eltern als supportive Maßnahme eingeleitet werden.

Während bei Kindern eine Epiglottitis aufgrund einer Impfung gegen den Hauptauslöser dieser Erkrankung im Kindesalter (Haemophilus influenzae Typ B) ein selten anzutreffendes Notfallbild geworden ist, kommt sie bei Erwachsenen und Senioren häufiger vor. Dies liegt zum einen daran, dass es immer eine gewisse Quote an Impfversagern gibt, zum anderen, dass die Erregergruppe im Erwachsenenalter eine andere ist. Hierbei handelt es sich v. a. um Pneumokokken, β-hämolysierende Streptokokken der Gruppe A, Staphylococcus aureus und Klebsiella pneumoniae. Glücklicherweise sind die Symptome bei Erwachsenen meist wesentlich weniger ausgeprägt als bei Kindern.

LITERATUR

Modl M. Akute virale Infektionen des unteren Respirationstrakts. Monatsschr Kinderheilkd 2006; 154: 185–200. doi.org/10.1007/s00112-005-1289-9

Moore M, Little P. Humidified air inhalation for treating croup. Cochrane Database Syst Rev 2006 Jul 19;(3): CD002870. doi: 10.1002/14651858.CD002870.pub2. Update in: Cochrane Database Syst Rev 2011 Jun 15;(6): CD002870. doi: 10.1002/14651858.CD002870.pub3. PMID: 16855994

Siebert JN, Salomon C, Taddeo I, et al. Outdoor Cold Air Versus Room Temperature Exposure for Croup Symptoms: A Randomized Controlled Trial. Pediatrics 2023 Sep 1; 152(3): e2023061365. doi: 10.1542/peds.2023-061365. Erratum in: Pediatrics 2024 Mar 1; 153(3): e2023065508. doi: 10.1542/peds.2023-065508. PMID: 37525974

7.3 Sturz vom Wickeltisch (Basic)

7.3.1 Einsatzmeldung/Anfahrt

Gegen 20 Uhr werden Sie mit der Einsatzmeldung „Sturz vom Wickeltisch" alarmiert. Da das eineinhalb Jahre alte Kind nach Aussage des Anrufers ansprechbar und nicht schwer verletzt sein soll, entsendet die Leitstelle zunächst nur den RTW.

Welche Überlegungen treffen Sie schon auf der Anfahrt?

Schon während der Anfahrt überlegen Sie mithilfe Ihrer pädiatrischen Taschenkarten die wesentlichen Norm-Vitalparameter und machen sich Gedanken zu den durchzuführenden Basismaßnahmen. Die wesentlichen Überlegungen sind:

- **Gewicht:** 11–13 kg
- **AF:** 20–30/min
- **HF:** 90–150/min
- **RR syst.:** 96 +/–30 mmHg
- **Volumenbolus:** 20 ml/kg = 220–260 ml
- **Analgesie:** Esketamin 10–20 mg i. n.
- **Sedierung:** Midazolam 2 mg i. n.

Welches Material wird mitgeführt?

Aufgrund der Einsatzmeldung und der Lage des Einsatzortes in einem Einfamilienhaus nehmen Sie Erwachsenen- und Kindernotfallrucksack, die EKG-/Defibrillatoreinheit und die Atemwegstasche sowie die Tasche mit den HWS-Immobilisationskragen mit.

7.3.2 Situation am Notfallort und Erstbefund

Eine junge Frau, die Mutter des Kindes, öffnet die Tür. Das Haus macht einen sauberen und gepflegten Eindruck. Die Mutter führt Sie in das Kinderzimmer. Im Bett liegt ein offensichtlich sehr ängstliches Kind. Sie erheben folgenden Ersteindruck:

- **Äußeres Erscheinungsbild:** waches, sehr ängstlich wirkendes Kind, das den Blickkontakt zu Ihnen aufnimmt
- **Atmung/Atemarbeit:** etwas erhöhte Atemfrequenz mit adäquaten Atemzügen ohne angestrengte Atemarbeit
- **(Haut-)Durchblutung:** rosiges Hautkolorit

Auf den ersten Blick ist ebenfalls ein Hämatom im Bereich der linken Schläfe zu erkennen.

Wie schätzen Sie das Kind ein?

Sie schätzen das Kind zunächst als **nicht kritisch** ein und kommunizieren dies mit Ihrer Kollegin. Im Anschluss begeben Sie sich zusammen mit der Mutter zu dem Kind und knien sich auf Augenhöhe mit Ihrem Patienten vor das Bett. Die Mutter beteuert immer wieder, dass sie nur kurz nicht aufgepasst habe und nun auch schon wieder alles in Ordnung sei, sodass weitere Maßnahmen sicher nicht notwendig seien. Das Kind sei beim Wickeln vom Wickeltisch gefallen, danach habe es heftig geweint. Mittlerweile habe sich die Lage beruhigt und eigentlich brauche man keine Hilfe mehr.

Nach kurzer Erklärung, dass Sie lediglich lebensbedrohliche Probleme erkunden möchten, willigen Mutter und daraufhin auch das Kind in die Untersuchung ein. Sie beschränken sich zunächst auf die wesentlichen Untersuchungsschritte. Das Kind scheint A-B-C unauffällig. Die orientierende neurologische Untersuchung ergibt kein Defizit, die Pupillen sind isokor lichtreagibel, das Kind ist weiterhin wach und ängstlich. Im Bereich der Schläfe imponiert das Hämatom und auch an **beiden Oberarmen** sind kleinere Hämatome sichtbar. Es bestehen keine groben Fehlstellungen.

SAMPLER

Die Fremdanamnese mit der Mutter ergibt Folgendes: Das Kind sei in einer unachtsamen Sekunde seitlich vom Wickeltisch gerollt und auf den Boden geschlagen, es habe sofort laut aufgeschrien und angefangen zu weinen.

Symptome	Hämatom am Kopf
Allergien	Keine bekannt
Medikamente	Keine
Patientenvorgeschichte	Öfter mal ein paar blaue Flecken vom Spielen, „aber nichts Wildes", SS-Verlauf unauffällig
Letzte Mahlzeit	Abendbrei
Ereignisse vor dem Notfall	Sturz vom Wickeltisch
Risikofaktoren	Keine

Auf Nachfrage gibt die Mutter an, dass die Hämatome an den Oberarmen vom Spielen kämen, da das Kind versuche laufen zu lernen und überall anstoße.

7.3.3 Verdachtsdiagnose

Hier hat sich eine schwierige Situation entwickelt. Aufgrund des Verhaltens der Mutter und des Kindes sowie der an für Stürze untypischen Stellen der Hämatome kann man den Anfangsverdacht einer Misshandlung stellen.

Wie würden Sie entscheiden?

Es handelt sich um eine sehr prekäre Lage. Der Verdacht auf eine **Kindesmisshandlung** kann gerechtfertigt sein, möglich ist aber auch, dass das Kind sich tatsächlich immer wieder beim Spielen verletzt hat.

7.3.4 Durchgeführte Maßnahmen

Weitere Maßnahmen am Kind sind aus medizinischer Sicht nicht notwendig. Ein Transport in eine Kinderklinik erscheint jedoch sinnvoll, um durch eine bildgebende Untersuchung des Schädels (Sonografie, Röntgen) einen möglichen Schädelbruch auszuschließen und auch um den Verdacht der Kindesmisshandlung klären zu können.

Aus diesem Grund schlagen Sie der Mutter einen Transport des Kindes in die nächstgelegene Kinderklinik vor. Die Mutter lehnt die Mitnahme zunächst ab. Mit dem Hinweis, dass möglicherweise doch eine schwerwiegende Schädelverletzung vorliegen könnte, kann sie aber doch überredet werden, das Kind zumindest ambulant in der Kinderklinik vorzustellen.

7.3.5 Transport und Übergabe

Das Kind wird im RTW über ein Kinderrückhaltesystem gesichert, die Mutter begleitet den Transport. Auf dem Einsatzprotokoll vermerken Sie dezidiert die Lokalisation der Hämatome und teils auch wortwörtliche Äußerungen der Mutter bezüglich des Unfallhergangs.

7.3.6 Klinischer Verlauf

Nach der Übergabe in Gegenwart von Mutter und Kind, die sich auf den Sturz vom Wickeltisch bezieht, bitten Sie den aufnehmenden Pädiater in den Nachbarraum. Hier beschreiben Sie die vollständige Situation vor Ort und äußern den Verdacht auf Kindesmisshandlung. In der Klinik ergibt die weitere Untersuchung des Schädels keine knöchernen Verletzungen. Das Kind bleibt zur weiteren Beobachtung jedoch in der Klinik. Am nächsten Tag versucht der Pädiater die Möglichkeit einer Kindesmisshandlung zu klären. Die Mutter bestreitet dies vehement und bricht das weitere Gespräch ab. Anschließend fährt sie mit dem Kind nach Hause.

7.3.7 Kommentar

Ein Verdacht auf das Vorliegen einer Kindesmisshandlung stellt für alle im Rettungsdienst als auch in der

Klinik Tätigen eine schwierige Situation dar. Untersuchungen der letzten Jahre zeigen eine weiterhin hohe Prävalenz für körperliche Misshandlung, aber auch für sexuellen Missbrauch und Vernachlässigung. Alle Formen der Kindeswohlgefährdung kommen in allen gesellschaftlichen Schichten vor. Vorschnelle Schlüsse sowie eine positive oder negative Voreingenommenheit beim Betrachten des Umfelds gilt es zu vermeiden.

Besonderes Augenmerk liegt auf einer guten Anamnese, häufig finden sich Wiedersprüche in den Angaben einzelner und mehrerer Beteiligter. Das Aufsuchen unterschiedlicher Ärzte und Kliniken kann ebenfalls ein Hinweis auf den Versuch der Vertuschung einer Misshandlung sein.

Grundsätzlich sollte der Untersucher sich in Bezug auf die Verletzungen fragen, ob der Unfallhergang plausibel für die Verletzung ist und welche Form und Lokalisation die Verletzungen aufweisen. Gibt es Hinweise auf Bissspuren (Größe?), ist eine Striemenbildung (Schlag mit Gürtel, Kabel oder Seil) sichtbar und wäre das Kind aufgrund seiner körperlichen Konstitution und motorischen Fähigkeiten in der Verfassung, sich die Verletzungen selbst (z. B. beim Spielen) beigebracht zu haben. Nach Mary Clyde Pierce et al. scheinen jegliche Hämatome im Alter unter 4 Monaten verdächtig. Im Alter von 4 Monaten bis 4 Jahren v. a. Verletzungen an Brust, Ohren und Hals („TEN4"-Regel: Thorax, Ear, Neck). Rippenfrakturen sind ebenfalls mit > 25 % auf nicht unfallbedingte Verletzungen zurückzuführen. Auch scharf umrandete Verbrühungen sprechen gegen ein versehentliches Verschütten und Umwerfen mit heißer Flüssigkeit gefüllter Behältnisse. Selbiges gilt für Verbrennungen.

Merke: Jedes spezifisch geformte Hämatom ist bis zum Beweis des Gegenteils eine körperliche Misshandlung!

- Bei einem Säugling, der sich nicht bewegt, ist **jedes Hämatom** auffällig.
- Bei jedem Kind ist ein Hämatom im **Genitalbereich** zunächst hochverdächtig.
- Bei jedem Kind ist ein Hämatom im Bereich des **Ohres,** des **Halses,** des **Nackens,** der **Waden** und des gesamten vorderen **Thorax** und **Abdomens** verdächtig, wenn keine plausible Anamnese erhoben werden kann.
- Bei jedem Kind ist ein Hämatom im Bereich des **Gesäßes** selten.
- Misshandelte Kinder haben durchschnittlich **drei und mehr Hämatome** (ggf. unterschiedlichen Alters) an mehr als einer Region.

Ein weiterer Hinweis kann sein, dass ein doch augenscheinlich schwer erkranktes/verletztes Kind erst zeitverzögert medizinischer Hilfe zugeführt wird.

Im Zweifel ist es für den Rettungsdienst ratsam, das Kind in die nächste geeignete Kinderklinik zu transportieren, um sich dort mit dem aufnehmenden Kinderarzt zu beraten (eine Liste der von der Deutschen Gesellschaft für Kinderschutz akkreditierten Kliniken kann unter www.dgkim.de eingesehen werden).

Ebenso besteht bei dringendem Verdacht auf eine Kindeswohlgefährdung die Entbindung von der Schweigepflicht gegenüber dem Jugendamt (vgl. §4 Gesetz zur Kooperation und Information im Kinderschutz). Eine weitere Hilfestellung bietet die Medizinische Kinderschutzhotline, erreichbar unter der Nummer **0800 19 210 00** (www.kinderschutzhotline.de**),** die deutschlandweit rund um die Uhr eine Beratung für medizinisches Fachpersonal bei Fragen zur Kindeswohlgefährdung bietet.

Weitere interessante Informationen, die aktuelle S3-Leitlinie und andere nützliche Infomaterialien sind unter www.kinderschutzleitlinie.de zu finden.

In jedem Fall ist eine saubere, lückenlose Dokumentation, ggf. mit dem Anfertigen von Skizzen und wortwörtlichen Äußerungen, notwendig. Diese kann ebenfalls zur Entlastung der betroffenen Personen beitragen.

Evidenz: Mythos oder Fakt

Unter den weit gefassten Begriff der „pädiatrischen Misshandlung" fallen mehrere Mechanismen der Misshandlung. Einige Formen der Misshandlung, wie z. B. körperliche Verletzungen, sind möglicherweise leichter zu erkennen. Andere Formen, wie Vernachlässigung oder medizinischer Kindesmissbrauch (z. B. Münchhausen-Stellvertretersyndrom) können schwieriger zu erkennen sein. Grundsätzlich kann man zwischen körperlicher, emotionaler und sexueller Misshandlung sowie Vernachlässigung unterscheiden. Oft sind die Übergänge aber fließend und es liegen mehrere Mechanismen gleichzeitig vor. Die häufigste Form der Kindesmisshandlung ist die Vernachlässigung.

Merke: „**Misshandlung** ist eine Handlung, die möglichen oder tatsächlichen Schaden verursacht oder das Kind der Gefahr eines Schadens aussetzt. Die Handlung ist willentlich, der Schaden muss nicht beabsichtigt sein. Die **Vernachlässigung** ist ein Akt der Unterlassung." (Defintion des Center for disease control and prevention/CDC).

Im Gegensatz zu anderen Ländern wie z. B. den USA gibt es in Deutschland keine Meldepflicht bei Kindeswohlgefährdung.

Im Jahr 2020 waren laut polizeilicher Kriminalstatistik **4465** Kinder von Gewalttaten betroffen, **145** Kinder verstarben aufgrund von Gewalttaten. Fälle von sexueller Gewalt werden deutlich häufiger auch angezeigt, daher wurden für 2020 **17.704** Kinder als Opfer sexueller Gewalt gemeldet, außerdem wurden **39.171** Fälle von Kinderpornografie angezeigt. Viele Fälle werden aber der Polizei gar nicht gemeldet, sodass die Dunkelziffern dieser Fälle um ein Vielfaches höher liegen werden. Auch die Zahlen des statistischen Bundesamtes zeigen eine erschreckende Entwicklung der Fälle mit Bezug zur Kindeswohlgefährdung. 2020 gab es insgesamt **197.759** Meldungen. Das Jugendamt ist verpflichtet, all diesen nachzugehen, und stellte bei **30.369** davon eine akute Kindeswohlgefährdung fest. **2021 wurde schon** bei über **59.900** Kindern eine Kindeswohlgefährdung festgestellt sowie bei weiteren 67.700 Kindern zwar noch keine Kindeswohlgefährdung, aber einen Hilfebedarf der Familien. **47.500** Kinder wurden 2021 zumindest vorübergehend in Obhut genommen, wobei 25 % unbegleitete Minderjährige bei der Einreise nach Deutschland waren.

Für alle medizinischen Berufe gilt die Schweigepflicht. Wer sie unbefugt bricht, muss mit Geldstrafen bis hin zu Freiheitsstrafen rechnen. Da aber gerade im Kinderschutz die Zusammenarbeit mit der Jugendhilfe wichtig ist, wurde 2012 erstmals das Bundeskinderschutzgesetz erlassen, das den Austausch von Informationen mit dem Jugendamt regelt. Wer danach handelt, hat die Befugnis Daten an das zuständige Jugendamt weiterzugeben und bricht damit nicht die Schweigepflicht. Für den Kontakt zur Polizei gilt dies allerdings nicht. Die Meldung einer Kindeswohlgefährdung bei der Polizei ist immer auch ein Bruch der Schweigepflicht (falls die Sorgeberechtigten nicht zugestimmt haben). Allerdings gibt es mit dem §34 StGB den rechtfertigenden Notstand. Darin wird der Konflikt zwischen zwei rechtlich geschützten Situationen geregelt und erlaubt die Verletzung des geringeren Gutes zum Schutz des anderen. Im Klartext, wenn Sie akute Gefahr für einen Patienten sehen und diese nicht anders beheben können, dürfen Sie zum Schutz des höheren Rechtsgutes (Gesundheit einer Person) das niedrigere Rechtsgut (Schweigepflicht) brechen.

Merke: Wenn eine akute Gefahr für das Kindeswohl besteht, ist der Rettungsdienst dazu befugt, den Fall an das Jugendamt weiterzugeben.

LITERATUR

AWMF-S3+-Leitlinie. Kindesmisshandlung, -missbrauch, -vernachlässigung unter Einbindung der Jugendhilfe und Pädagogik (Kinderschutzleitlinie) 2022 (AWMF-Reg. -Nr. 027-069 I). ((in Überarbeitung!))

Bundesärztekammer (BÄK). Vernachlässigung und Misshandlung von Kindern und Jugendlichen. www.bundesaerztekammer.de/themen/aerzte/public-health/kindesmisshandlung

Bundeskriminalamt (BKA). Aktuelle Informationen. www.bka.de/DE/AktuelleInformationen/StatistikenLagebilder/PolizeilicheKriminalstatistik/PKS2023/pks2023_node.html

Herrmann B, Dettmeyer RB, Banaschak S. Konsensus-Statement von 7 Fachgesellschaften* und der Medizinischen Kinderschutzhotline zur Diagnostizierbarkeit des Schütteltraumas. Rechtsmedizin 2021; 31: 405–407 (2021). doi.org/10.1007/s00194-021-00511-7

Robert Koch-Institut (RKI). Schutzimpfung gegen Meningokokken: Häufig gestellte Fragen und Antworten (Stand 18. Januar 2024). www.rki.de/SharedDocs/FAQ/Impfen/Meningokokken/faq_ges.html

Statistisches Bundesamt (Destatis). Kinderschutz und Kindeswohl. www.destatis.de/DE/Themen/Gesellschaft-Umwelt/Soziales/Kinderschutz/_inhalt.html

Statistisches Bundesamt. Mitteilung des Statistischen Bundesamts vom 2.8.2023 – Kindeswohlgefährdungen 2022: 4 % mehr Fälle als 2021. www.famrz.de/mitteilungen-statistischen-bundesamtes/kindeswohlgef%C3%A4hrdungen-2022-4-mehr-f%C3%A4lle-als-2021.html

www.kinderschutzhotline.de

7.4 Polytrauma beim Kind (Advanced)

7.4.1 Einsatzmeldung/Anfahrt

An einem sonnigen Samstagnachmittag werden Sie in einer etwas ländlich gelegenen Gegend mit der Einsatzmeldung „Überrolltrauma. Kind 5 Jahre" zu einem Landwirtschaftshof alarmiert. Das im Nachbarort stationierte NEF ist zeitgleich alarmiert und auf der Anfahrt teilt Ihnen die Leitstelle mit, dass der überregional verfügbare RTH sowie die ortsansässige freiwillige Feuerwehr ebenfalls in den Einsatz eingebunden wurde.

Welche Überlegungen treffen Sie schon auf der Anfahrt?

Schon während der ca. sechsminütigen Anfahrt verbalisieren Sie im Team Ihre Gedanken bezüglich der zur Verfügung stehenden Ressourcen. Das NEF wird ca. 5 Minuten nach Ihnen eintreffen, die Ankunftszeit des RTH wird ca. 25 Minuten betragen. Das nächstgelegene Zentrum zur Versorgung eines polytraumatisierten Kindes befindet sich in bodengebundener Fahrzeit von ca. 60 Minuten.

7

Zum Patienten sind Ihre wesentlichen Vorüberlegungen:

- **Gewicht:** ca. 20 kg
- **AF:** 20–30/min
- **HF:** 60–120/min
- **RR syst.:** 80–120 mmHg
- **Volumenbolus:** 20 ml/kg = 400 ml
- **LMA:** Gr. 2,5
- **Tubus:** ID 4,5 (mit Cuff), Tiefe oral: 14,5–16 cm, Spatel: Gr. 2 (Miller und Macintosh)
- **Esketamin** (Analgesie): 20–40 mg i. n.
- **Esketamin** (Narkose): 20–40 mg i. v.
- **Rocuronium:** 20 mg
- **Fentanyl:** Narkose: 40 µg i. v.
- **Midazolam:** 4 mg i. v.
- **Tranexamsäure:** 300 mg i. v.

7.4.2 Situation am Notfallort und Erstbefund

Sie werden bereits am Hoftor erwartet und von einer jungen Frau eingewiesen. Bei der Einfahrt auf das Gelände sehen Sie vor einer Scheune drei Erwachsene, wobei zwei neben einem augenscheinlich kleineren menschlichen Körper knien, der in ca. 3 Meter Abstand zu der Hinterachse eines Tranktoranhängers auf dem Kopfsteinpflasterboden liegt.

Der Traktor ist abgestellt. Die Einsatzstelle erscheint sicher und der Patient ist frei zugänglich.

Ein aufgeregter, verstört wirkender Mann winkt sie herbei. Beim Aussteigen hören Sie die anwesenden Personen weinen. Sie erheben beim Herantreten an das Kind folgenden Ersteindruck, während ihr Teampartner zusammen mit Ihrem NFS-Auszubildenden den Notfallrucksack, die EKG-/Defibrillatoreinheit sowie die O_2-Tasche und Absaugung aus dem RTW holen:

- **Äußeres Erscheinungsbild:** bewusstloser Junge ohne Tonus auf dem Boden liegend, Prellmarke am Kopf frontal sichtbar mit Monokelhämatom
- **Atmung/Atemarbeit:** Atembewegungen kaum sichtbar und unregelmäßig
- **(Haut-)Durchblutung:** blass-graues Hautkolorit

Wie schätzen Sie den Zustand des Kindes ein?

Die Notfallmeldung schein sich zu bestätigen. Sie stufen das Kind als **kritisch** ein, begeben sich sofort zum Patienten und weisen Ihren Kollegen an, direkt mit einer unterstützenden Beutel-Masken-Ventilation zu beginnen.

- **X: Keine sichtbaren massiven äußeren Blutungen.**
- **A:** Initial leicht röchelndes Atemgeräusch, nach modifiziertem Esmarch-Handgriff sowie Herstellung einer Neutralposition des Kopfes durch den Kollegen keine Atemnebengeräusche, Mundraum scheint frei.
- **B:** Unregelmäßige, flache, langsame Atemzüge bei bilateral instabilem Thorax mit Reifenabdruck vom linken Beckenkamm zur rechten Schulter hin. Bei der Auskultation vernehmen Sie beidseits ein abgeschwächtes Atemgeräusch, wobei es links noch lauter scheint als rechts. Die Halsvenen er-

scheinen nicht prominent, eine periphere SpO_2 ist nicht abzuleiten. Die Lippen des Patienten sind zyanotisch verfärbt.
C: Das gesamte Hautkolorit des Patienten ist blass-gräulich, der Patient ist schwitzig und eher kühl. Die zentrale Rekapillarisierungszeit ist mit 4 Sekunden deutlich verlängert, der Radialispuls nicht klar zu tasten, der Karotispuls flach, schnell und regelmäßig. Das Abdomen ist gespannt, das Becken erscheint schon bei der Inspektion im Bereich des linken Beckenkamms deformiert instabil, der linke Oberschenkel erscheint ebenfalls instabil, der rechte Oberschenkel stabil.
Sie stabilisieren zunächst zusammen mit Ihrem Auszubildenden das Becken mittels einer ca. 20 cm breit gefalteten Decke, die Sie über dem Patientenbecken fest verknoten, nachdem sie die Beine einwärts rotiert und fixiert haben.

- **D:** GCS 3, die Pupillen sind weit und isokor mit träger Lichtreaktion.
- **E:** Sie verzichten zunächst auf die Suche nach weiteren Begleitverletzungen.

Während Sie den Primary Survey durchführen, arbeitet Ihr Team parallel mit Ihnen mit. Ihr Kollege gibt Ihnen die Rückmeldung, dass die assistierte Beutel-Masken-Ventilation unter Inline-Stabilisierung mithilfe der Oberschenkel gut funktioniere und Sie sehen eine bessere Thoraxexkursion als initial. Der Auszubildende hat bereits eine passende RR-Manschette etabliert sowie eine Intraossärnadel und eine balancierte kristalloide Infusionslösung bereitgelegt.

7.4.3 Verdachtsdiagnose

Kurz und knapp: Polytraumatisiertes Kind mit B-, C- und D-Problem. Detaillierter: Überrolltrauma mit Thoraxtrauma, schwerem SHT und vermutlich hämorrhagischer (ggf. in Kombination mit einem sich entwickelnden obstruktiven) Schock.

7.4.4 Maßnahmen

Nun trifft auch das NEF an der Einsatzstelle ein. Nach kurzer Übergabe begibt sich die Notärztin an die Seite des Patienten und führt eine orientierende Sonografie nach E-FAST-Schema (Extended Focused Assessment with Sonography in Trauma) durch. Der Fahrer des NEF beginnt mit der Vorbereitung der Notfallnarkosemedikamente, die Sie zuvor mit der Ärztin abgesprochen haben. Unterstützt wird er hierbei vom Auszubildenden, der die Materialien für die Intubation bereitlegt. Parallel dazu legen Sie einen ersten Intraossärzugang in die proximale mediale Tibia des Patienten und schließen eine Druckinfusion an, die Sie im Schuss laufen lassen können. Die Ultraschalluntersuchung zeigt einen Anhalt für einen bilateralen Pneumothorax sowie freie Flüssigkeit im Abdomen.

Nach Abschluss der Vorbereitung findet im Team eine kurze Reevaluation der Situation statt, während Sie den Hubschrauber im Anflug hören. Unter der Ventilation mit Demandventil und Infusionstherapie zeigt sich nun eine peripher ableitbare Sauerstoffsättigung von 92 %. Die Rekapillarisierungszeit ist weiterhin deutlich verzögert, die GCS weiterhin bei 3 Punkten. Bei Ankunft des RTH wird mit den Kollegen folgendes Vorgehen besprochen. Zunächst Intubationsnarkose (Einleitung mit 30 mg Esketamin und 20 mg Rocuronium i. o.) durch Sie und die Notärztin sowie ihren Auszubildenden. Parallel dazu Einlage einer Thoraxdrainage beidseits durch den Notarzt des RTH in Unterstützung durch Ihren RTW-Kollegen (➤ Tab. 7.3). Währenddessen Vorbereitung eines Erythrozytenkonzentrats (ca. 200 ml 0^-) und Gabe von 300 mg Tranexamsäure durch den HEMS des RTH.

Während die Immobilisation mittels Vakuummatratze vorbereitet wird und die Trage zum Transport in den RTH geholt wird, legt der Notarzt des RTH einen i. v. Zugang ultraschallgesteuert in die rechte Ellenbeuge des Kindes.

Tab. 7.3 Thoraxdrainage (nach KLIFAIRS 2021)

Patientenalter und Gewicht	Thoraxdrainage in Charrière
< 2 kg	10
2–4 kg	10–12
4–6 kg	12–16
6–15 kg	16–24
15–30 kg	20–28
> 30 kg	28–36

7

Tab. 7.4 Nadelgröße und zu erwartende mittlere Einführtiefe bis zum Pleuraspalt (aus S2k-Leitlinie „Polytraumaversorgung" im Kindesalter)

Lebensalter	0–4 Jahre	5–9 Jahre	Ab 10 Jahre
Nadelgröße	18/20 G	16/18 G	14/16 G
Einführtiefe (Bülau-Position)	1,5 cm	1,5 cm	2,2 cm
Lebensalter	**0–4 Jahre**	**5–9 Jahre**	**Ab 10 Jahre**

7.4.5 Transport und Übergabe

Alle Manöver gelingen ohne weitere Verzögerung und Komplikation. Im Anschluss wird der Patient auf die Vakuummatratze gelagert und zum Transport in den RTH verbracht. Während des Flugs in den o. g. Maximalversorger wird die Beatmung nach SpO_2 (Ziel > 90 %) und Kapnografie (Ziel: $etCO_2$ 35–40 mmHg) eingestellt. Der Blutdruck des Patienten wird im engmaschigen Intervall gemessen und neben einem weiteren Flüssigkeitsbolus erhält er ein weiteres Erythrozytenkonzentrat sowie eine Therapie mittels 0,2 µg/kg/min Noradrenalin via Perfusor zur Anhebung des Blutdrucks auf normotone Werte.

7.4.6 Kommentar

Sicherlich gehört der hier beschriebene Fall zu den komplexesten und anspruchsvollsten Einsatzsituationen, denen man in der Präklinik begegnen kann. Nur wenn alle Zahnräder optimal ineinandergreifen, gibt es eine mögliche Überlebenschance für dieses höchstkritische Kind.

Allein das Vorliegen eines Thoraxtraumas, das in der Präklinik häufig unterdiagnostiziert wird, lässt auf ein Hochrasanztrauma schließen. Hierbei ist anzumerken, dass aufgrund der bei Kindern noch zum Teil vorliegenden knorpeligen Strukturen des Brustkorbs die Energie häufig ohne große äußere Verletzungsmale auf die inneren Organe übertragen wird. Liegen Rippenfrakturen vor, sollte man immer von einer schweren intrathorakalen Verletzung ausgehen. Allein das Vorliegen einer einzelnen Rippenfraktur steigert die Mortalität um das Dreifache. Bei einem schweren Thoraxtrauma steigt die Mortalität sogar zum Teil um den Faktor 20.

Die oben beschriebene Vorgehensweise ist ein möglicher Weg. Sicherlich gibt es auch andere, nicht weniger richtige oder falsche Wege zur Abfolge und Durchführung der genannten Maßnahmen.

Bei einem bodengebundenen Transport wäre z. B. eine mögliche Vorgehensweise gewesen, einen Spannungspneumothorax erst zu entlasten, wenn er sich im Verlauf entwickelt. Je nachdem wie sich die Situation darstellt, kann eine Entlastung auch schon innerhalb des Primary Survey notwendig sein, wenn man hier einen Spannungspneumothorax als Ursache für die instabilen Kreislaufverhältnisse und eingeschränkte Vigilanz vermutet. In beiden Fällen bietet sich hier eine Entlastung mittels Nadelthorakostomie im **4./5. ICR vordere Axillarlinie** an. ➤ Tab. 7.4 zeigt die Nadelgrößen und zu vermutenden Einführtiefen in Abhängigkeit vom Kindesalter.

Evidenz: Mythos oder Fakt

Innerklinisch wird das Thoraxtrauma beim Kind dreimal häufiger detektiert als in der Präklinik.

Hier kann in der Präklinik eine frühzeitige Sonografie helfen nichts zu übersehen.

Vergleichende Untersuchungen hinsichtlich der Effektivität oder Komplikationsrate von Nadeldekompression vs. Dilatationsthorakotomie oder Mini-Thorakotomie liegen nach Wissen des Autors zum Zeitpunkt der Publikation für den Bereich der pädiatrischen Traumatologie nicht vor.

Die Dekompression (Punktion als auch Mini-Thorakotomie) soll im 4. (oder 5.) ICR in der vorderen bis mittleren Axillarlinie erfolgen (Bülau-Position). Verlängert man die Verbindungslinie beider Brustwarzen nach lateral bis zur mittleren Axillarlinie, befindet man sich beim Kind < 10 Jahren in ca. 85 % der Fälle im 4. oder 5. ICR. Somit ist eine relativ gute Orientierung sehr einfach möglich. Alternativ kann man die MAPPAED-Technik (Mid-Arm

Point in Paediatrics) anwenden. Hierbei wird der Oberarm des Kindes neben dem Thorax gelagert. Punktiert man den Brustkorb auf Höhe der Humerusmitte, befindet man sich in ca. 90 % in der „sicheren" Punktionszone, wobei man bei Kindern > 4 Jahre im Interkostalraum nach kranial abweichen soll.

Praktische Merkhilfe zur Drainageauswahl: 4× Größe des Endotrachealtubus

Letztes seitliches Loch **4 cm** in den Thorax einführen. Die Markierung der Einführtiefe der Drainage beginnt an der letzten seitlichen Öffnung. Da die Brustwand beim Kind in der Regel dünner als 4 cm ist, liegt die letzte seitliche Öffnung damit sicher intrathorakal.

Auch bei der Detektion eines Abdominaltraumas kann eine frühzeitige fokussierte Sonografie helfen. Allerdings kann man nur bei etwa 40 % aller abdominellen Verletzungen freie Flüssigkeit in der Bauchhöhle darstellen. Somit gilt: **Eine einmalige negative E-FAST-Untersuchung schließt keinesfalls eine abdominelle Verletzung aus.**

Intraabdominelle Verletzungen sind die am häufigsten übersehene kritische Traumafolge im Kindesalter.

LITERATUR

Antunez S, et al. „Perimortem" total body CT-scan examination in severely injured children: an informative insight into the causes of death. International Journal of Legal Medicine 2020; 134: 625–635

AWMF-S2k-Leitlinie. Polytraumaversorgung im Kindesalter. Version 2.1. Stand 31.10.2020. AWMF-Reg. -Nr. 006-120. 2020. www.awmf.org/leitlinien/detail/ll/006-120.html

KLIFAIRS Anästhesie Luzern, 2021. https://sop.klifairs.ch/sop/sop/kinderanaesthesie/material-und-techniken/material/

Lynch et al. Pediatric abdominal trauma. Current Pediatric Reviews 2018; 14: 59–63

Quinn N, et al. Thoracostomy in children with severe trauma: An overview of the paediatric experience in Victoria, Australia. EMA - Emerg Med Australas. Blackwell Publishing 2020; 32: 117–126

Quinn N, Ward G, Ong C, et al. Mid-Arm Point in PAEDiatrics (MAPPAED): An effective procedural aid for safe pleural decompression in trauma. Emerg Med Australas. 2022 Nov 23 [Epub ahead of print]. doi: 10.1111/1742-6723.14141. PMID:36418011

Reyes J, Kelly J, Badaki-Makun O, Anders J. Practical Recommendations for Prehospital Selection of Pediatric Pelvic Circumferential Compression Devices. J Spec Oper Med 2023 Jun 23; 23(2): 40–43. doi: 10.55460/FAJK-XG81. PMID:37083895

Rosenberg G, et al. No breakpoint for mortality in pediatric rib fractures. J Trauma Acute Care Surg 2016; 80: 427–432

Terboven T, et al. Chest wall thickness and depth to vital structures in paediatric patients - Implications for prehospital needle decompression of tension pneumothorax. Scandinavian Journal of Trauma, Resuscitation and Emergency Medicine 2019; 27: 1–10

Terboven T, et al. The Nipple as a Landmark for Needle Decompression of Tension Pneumothorax in Children–A CT-Based Evaluation and Proposal of an Alternative Insertion Site. Prehospital Emerg Care 2021; 25: 747–752

Tovar JA. The lung and pediatric trauma. Seminars in Pediatric Surgery 2008; 17: 53–59.

7.5 Unklarer Sturz (Advanced)

7.5.1 Einsatzmeldung/Anfahrt

Sie werden mit der Einsatzmeldung „Sturz vom Wickeltisch" in eine gut situierte Einfamilienhausgegend am Rande der Stadt gerufen. Eine kurze Rücksprache mit der Leitstelle ergibt folgende weitere Informationen: Ein dreijähriger Junge sei beim Spielen vom Wickeltisch gefallen, das zuständige NEF sei nicht alarmiert, da das Kind ansprechbar sei. Der Disponent gibt an, es im Hintergrund schreien gehört zu haben.

Welche Überlegungen treffen Sie schon auf der Anfahrt?

Schon während der Anfahrt mithilfe Ihrer pädiatrischen Taschenkarte die wesentlichen Norm-Vitalparameter und machen sich Gedanken zu den durchzuführenden Basismaßnahmen. Die wesentlichen Überlegungen sind:

- **Gewicht:** 15–18 kg
- **AF:** 20–30/min
- **HF:** 65–130/min
- **RR syst.:** 75–110 mmHg
- **LMA:** Gr. 2, alternativ **LT** Gr. 2
- **Tubus** (mmID): 5,0

- **Tubustiefe:** 14–15 cm
- **Spatel:** Gr. 2
- **Volumenbolus:** 20 ml/kg = 300–360 ml
- **Fentanyl** (Analgesie): 50 µg i. v./25 µg i. n.
- **Esketamin** (Analgesie): 15–30 mg i. n.
- **Esketamin** (Narkoseeinleitung): 15 mg i. v.
- **Midazolam** (Narkoseeinleitung): 5 mg
- **Rocuronium** 18 mg i. v.
- **Atropin:** 0,3 mg

Welches Material wird in die Wohnung mitgeführt?

Aufgrund des Kindesalters und des vermuteten Traumas entscheiden Sie sich, beide Notfallrucksäcke, die Sauerstoffeinheit, eine Absaugpumpe sowie die EKG-/Defibrillatoreinheit mitzunehmen. Etwaiges Immobilisationsmaterial wollen Sie nach Notwendigkeit nachholen.

7.5.2 Situation am Notfallort und Erstbefund

7

An der Einsatzstelle wird der RTW bereits vom in der Haustür stehenden Vater des Kindes erwartet. Ihnen fällt auf, dass keine Schreie oder Weinen aus der Wohnung zu hören sind. Auf Nachfrage gibt der Vater an, dass sein Sohn vor ein paar Minuten aufgehört habe zu weinen und eingeschlafen sei.

Beim Hereintreten in das Kinderzimmer erheben Sie folgenden Erstbefunnach dem **pädiatrischen Beurteilungsdreieck (PBD; ➤ Abb. 1.4):**

- **Äußeres Erscheinungsbild:** scheinbar schlafendes, von der Mutter betreutes, im Kinderbett liegendes Kind, das nicht auf das Hereinkommen des Rettungsdienstes reagiert
- **Atmung/Atemarbeit:** unregelmäßige, leicht schnarchende Atmung
- **(Haut-)Durchblutung:** leichte Lippenzyanose, sonst normales Hautkolorit

Wie schätzen Sie das Kind ein?

Obwohl ein Einschlafen nach erschöpfendem Weinen und Schreien bei Kindern in Notfallsituationen relativ häufig geschieht und dies auch nicht zwingend als pathologisch einzuschätzen ist, ist Ihnen hier aufgrund der eingeschränkten Atemarbeit sofort klar, dass es sich um ein **kritisch krankes** Kind handelt. Sie begeben sich mit Ihrem Kollegen sofort zum Kind, während Ihr Auszubildender über Funk den Notarzt nachalarmiert.

Parallel zur Erstuntersuchung wird durch Ihren Kollegen bereits eine Sauerstoffmaske mit 15 l/min O_2-Fluss angelegt.

- **A:** Durch Herstellung der Neutralposition des Kopfes lässt sich das schnarchende Atemgeräusch beseitigen und der Atemweg scheint frei.
- **B:** Die Atemfrequenz scheint verlangsamt (ausgezählt bei ca. 10/min), sodass Ihr Kollege sich sofort an den Kopf des Kindes begibt und eine assistierte Beutel-Masken-Ventilation mit angeschlossenem Sauerstoff über Demandventil beginnt. Dies wird durch das Kind problemlos toleriert.
- **C:** Die Rekapillarisierungszeit beträgt < 2 Sekunden, die Pulsfrequenz ist im unteren Normbereich, die Haut warm und trocken.
- **D:** Das Kind zieht auf Schmerzreiz ungezielt das Bein an (AVPU: P ≈ GCS < 8), die Pupillen sind isokor, weit.
- **E:** Auf der rechten Schläfe des Jungens imponiert ein Hämatom, es gibt keine weiteren sichtbaren Verletzungen.

Gleichzeitig zur Erstuntersuchung richtet der Notfallsanitäter-Azubi die Absaugung, schließt das Monitoring an und bereitet einen i. v. Zugang vor.

Vitalwerte und Monitoring

Folgende Parameter werden erhoben:

AF	10/min
HF	65/min
RR	100/60 mmHg
SpO_2	95 % unter BMV
BZ	95 mg/dl
Temp.	36,5 °C
EKG	Sinusrhythmus

Ein kurzes Anamnesegespräch mit den Eltern ergibt, dass der Junge wohl beim Spielen über einen Stuhl auf den Wickeltisch geklettert und dann von diesem heruntergestürzt sei.

Die Eltern geben an, einen lauten Schlag gehört zu haben und daraufhin sofort ins Kinderzimmer geeilt zu sein. Dort hätten sie den Jungen zunächst benommen, dann aber wacher werdend und lautstark weinend vorgefunden. Er habe einmalig erbrochen. In den letzten Minuten nach Absetzen des Notrufs sei das Kind zunehmend schläfriger geworden.

Die weitere Anamnese gibt keine zusätzlichen Informationen.

SAMPLER

Symptome	Zunehmende Bewusstseinstrübung
Allergien	Keine bekannt
Medikamente	Keine
Patientenvorgeschichte	-
Letzte Mahlzeit	Frühstück am Morgen
Ereignisse vor dem Notfall	Sturz vom Wickeltisch
Risikofaktoren	Keine

7.5.3 Verdachtsdiagnose

Relativ eindeutig: **schweres Schädel-Hirn-Trauma** nach Sturz vom Wickeltisch.

Mit welchen Komplikationen müssen Sie rechnen?

Mehrere Probleme können sich in dieser Situation entwickeln: Zum einen kann es durch den Bewusstseinsverlust zu einer Verlegung der Atemwege mit konsekutiver Hypoxie kommen. Ebenfalls kann es durch eine aktive Blutung zu einem Anstieg des Hirndrucks mit Verdrängung des Hirngewebes kommen, sodass dieses z. B. im Foramen magnum des Hinterkopfes eingeklemmt wird. Hierdurch wird das Atem- und Herzkreislaufzentrum negativ beeinflusst. Zum anderen kann es durch Hypoxie, Hyperkapnie und/oder Kreislaufinstabilität zu einer sekundären Schädigung des Gehirns sowie der Entwicklung eines Hirnödems mit wiederum folgendem Anstieg des ICP kommen. Zu beobachtende Symptome wären z. B. eine Anisokorie, eine Bradykardie und Hypo-/Hypertonie, pathologische Atemmuster (z. B. Cheyne-Stokes-Atmung) sowie Krampfanfälle.

Ebenfalls sollte bei einem Sturz auf den Schädel an eine eventuelle Begleitverletzung der Halswirbelsäule gedacht werden.

7.5.4 Maßnahmen

Während der Notfallsanitäter-Azubi die Notfallnarkose wie oben vorbesprochen vorbereitet, legen Sie einen ersten i. v. Zugang (22 G, blau) in die linke Ellenbeuge des Kindes und schließen eine langsam tropfende Vollelektrolytlösung an. Die assistierte Beatmung funktioniert problemlos, sodass Sie auf weitere Manipulationen am Atemweg des Patienten verzichten. Nach Eintreffen des NEFs und kurzer Übergabe wird nach Abschluss aller notwendigen Vorbereitungen und Anlage eines zweiten i. v. Zugangs (ebenfalls 22 G) in die rechte Ellenbeuge die Notfallnarkose eingeleitet.

Das Kind erhält unter kontinuierlichem Monitoring, inklusive oszillometrischer Blutdruckmessung im 2-Minuten-Intervall, 5 mg Midazolam, 15 mg Esketamin und 20 mg Rocuronium. Währenddessen wird die BMV nicht unterbrochen. Die Intubation mit Videolaryngoskop gelingt im ersten Versuch problemlos ohne Anhalt für eine Aspiration. Die Vitalparameter des Kindes bleiben während der Einleitung stabil.

7.5.5 Transport und Übergabe

Bei nicht auszuschließender HWS-Beteiligung wird das Kind nach erfolgter Intubation auf die Vakuummatratze gelagert und in den RTW verbracht. Der Transport in die Kinderklinik mit neurochirurgischer Abteilung erfolgt ohne weitere Zwischenfälle. Die Beatmung wird im BiPAP-Modus mit einer Atemfrequenz von 25/min und einem AZV von 110 ml eingestellt. Hierunter kann ein $etCO_2$ von 34–36 mmHg aufrechterhalten werden. Die Narkose wird mit einer fraktionierten Midazolam- und Fentanylgabe aufrechterhalten.

7.5.6 Klinischer Verlauf

In der Klink zeigen sich in der bildgebenden Diagnostik eine Schädelfraktur und eine intrazerebrale Blutung. Die HWS ist nicht verletzt, weitere Verletzungen können ebenfalls ausgeschlossen werden. Das Kind wird neurochirurgisch versorgt und bleibt anschließend zehn Tage auf der Intensivstation, davon sieben Tage beatmet. Anschließend wird es mit geringen neurologischen Auffälligkeiten auf die Kinderstation verlegt und nach weiteren zwei Wochen Klinikaufenthalt in eine neurologische Kinder-Reha entlassen. Hier erfolgt die komplette Wiederherstellung in zunächst stationärer und dann ambulanter Therapie.

7.5.7 Kommentar

Stürze sind eine häufige Ursache kindlicher Traumata. Glücklicherweise führen sie selten zu einem schlimmeren Verlauf mit schweren Verletzungen. Allerdings sollte bei jedem Sturzereignis, v. a. mit neurologischer Symptomatik, an eine Beteiligung des Schädels gedacht werden. Da, anders als bei Erwachsenen, der Schädel bei Kindern im Vergleich zum Körper größer ist, kommt es bei Stürzen aufgrund des größeren Hebels und zusätzlich noch nicht immer vollständig ausgeprägter Koordination häufiger zu einer Kopfverletzung.

Das Management des (schweren) Schädel-Hirn-Traumas besteht, wie oben schon genannt, v. a. aus der Herstellung und Beibehaltung von Normzuständen. Augenmerk ist hier v. a. auf den Blutdruck des Patienten zu legen, da ein Abfall des zerebralen Perfusionsdrucks (CPP) bei Anstieg des intrakraniellen Drucks (ICP) nur durch einen adäquaten mittleren arteriellen Druck (MAP) kompensiert wird (Merke: CPP = MAP – ICP).

Präklinisch kann das SHT anhand der pädiatrischen Glasgow Coma Scale (➤ Tab. 7.5) in 3 Schweregrade (➤ Tab. 7.6) eingeteilt werden.

Bei steigendem intrakraniellem Druck (ICP) kann es zu einer Verdrängung der Hirnmasse durch Blut und/oder ein sich entwickelndes Hirnödem kommen.

Zeigt ein Kind Anzeichen einer Einklemmung – wie den Cushing-Reflex, die Cushing-Triade (auffälliges Atemmuster, Bradykardie, Hypertonus), Pupillendifferenz oder Krampfanfälle –, sollte präklinisch nach Sicherstellung der Basismaßnahmen, einschließlich Oxygenierung und Perfusion, eine $etCO_2$-gesteuerte Beatmungsanpassung vorgenommen werden. Der Zielbereich des $etCO_2$ sollte dabei zwischen 35 und 40 mmHg liegen. Eine milde Hyperventilation ist bei Kindern nicht zu empfehlen, da die daraus resultierende zerebrale Vasokonstriktion die Sauerstoffversorgung des Gehirns weiter einschränken und den zellulären Metabolismus zusätzlich negativ beeinflussen kann.

Absolute Aufmerksamkeit sollte der Atemwegssicherung gelten: Eine ausreichende Narkosetiefe und Muskelrelaxation sind essenziell, um Würge- oder Pressreflexe zu vermeiden, da diese zu einem weiteren

Tab. 7.6 Schweregrade SHT

Grad	GCS
I (leicht)	13–15 Pkt.
II (mittel)	9–12 Pkt.
III (schwer)	≤ 9 Pkt.

Tab. 7.5 Pädiatrische Glasgow Coma Scale für Kinder < 2 Jahren [H352-002]

Punkte	Augen öffnen	Verbale Antwort	Motorische Antwort
6			Spontanmotorik
5		Brabbelt, plappert	Abwehr bei Berührung
4	Spontan	Irritables Schreien	Abwehr bei Schmerzreiz
3	Auf Ansprache	Schreien auf Schmerzreiz	Abnorme Beugereaktion
2	Auf Schmerzreiz	Stöhnen, Jammern auf Schmerzreiz	Abnorme Streckreaktion
1	Kein Augenöffnen	Keine Antwort	Keine Antwort

kritischen Anstieg des intrakraniellen Drucks (ICP) führen könnten.

Das SHT ist ein komplexes Notfallbild, das eine schnelle und zielgerichtete, bereits präklinisch eingeleitete Therapie erfordert.

Evidenz: Mythos oder Fakt

In mehreren Studien konnte gezeigt werden, dass die Narkose bei SHT keine Kontraindikation für die Anwendung von Ketamin (Esketamin) darstellt. Die fehlende Möglichkeit zur Atemwegssicherung mit dem damit verbundenen CO_2-Anstieg und daraus folgender Vasodilatation mit konsekutivem Anstieg des ICP ist allerdings eine Kontraindikation für eine Notfallnarkose. Dann natürlich auch mit Ketamin.

Ebenso steigt die First-Pass-Success-Rate bei (präklinischer) Notfallintubation mit Verwendung eines Videolaryngoskops (VL) gegenüber der Anwendung eines konventionellen Laryngoskops (DL) an.

Hierbei gilt es zu bedenken, dass erstens auch diese Maßnahme geübt werden muss, da sich der Tubus nicht von allein durch die Stimmritze des Patienten zaubert. Zweitens sollte man die Möglichkeit zur direkten Laryngoskopie beherrschen, da man mit durch Sekret/Erbrochenem/Blut verlegter Optik keine Sicht mehr über den Monitor des VL hat. Daher sollte man nicht direkt auf einen hyperangulierten Spatel setzen, da es hier aufgrund der anderen Sichtachse mit Unmöglichkeit zur direkten Laryngoskopie ebenfalls zu kritischen Situationen kommen kann. Des Weiteren ist eine Sicht auf die Glottis (mit hyperanguliertem Spatel) nicht unbedingt gleichzusetzen mit der einwandfreien Möglichkeit, den Tubus ohne weiteren Schaden in der Trachea des Patienten platzieren zu können.

LITERATUR

AWMF-S1-Leitlinie. Management des erwartet schwierigen Atemwegs beim Kind. Version 1.0. Stand 17.03.2021. AWMF-Reg. -Nr. 001-036 I. 2021. www.awmf.org/service/awmf-aktuell/management-des-erwartet-schwierigen-atemwegs-beim-kind

AWMF-S3-Leitlinie. Polytrauma/Schwerverletzten-Behandlung (Überarbeitung). Version 4.1. Stand 31.12.2022. AWMF-Reg. -Nr. 187-023. 2023. www.awmf.org/service/awmf-aktuell/polytrauma-/-schwerverletzten-behandlung

Heinzel O, Daub J, Heimberg E. Ausrüstung für Kindernotfälle. Monatsschr Kinderheilkd 2012; 160: 1137–1146. doi 10.1007/s00112-012-2747-9

7.6 Atemnot beim Kind (Basic)

7.6.1 Einsatzmeldung/Anfahrt

Um 00:24 Uhr erhalten Sie einen Einsatz über Funk mit dem Einsatzstichwort „Kind mit Atemnot". Nach der Einsatzübernahme informiert die Leitstelle Sie, dass es sich um ein ca. einjähriges Kind handle, das laut Aussage der Eltern „plötzlich blau angelaufen sei". Sie erreichen den Einsatzort im ländlichen Bereich nach siebenminütiger Anfahrt. Bei dem Notfallort handelt sich um ein Einfamilienhaus.

Welche Überlegungen treffen Sie schon auf der Anfahrt?

Schon während der Anfahrt überlegen Sie im Team mithilfe Ihrer Pädiatrie-App über die wesentlichen Norm-Vitalparameter und machen sich Gedanken zu den durchzuführenden Basismaßnahmen. Die wesentlichen Überlegungen sind:

- **Gewicht:** ca. 10 kg
- **AF:** 20–30/min
- **HF:** 90–150/min
- **RR syst.:** 70–100 mmHg
- **LMA:** Gr. 2, alternativ **LT** Gr. 1
- **Tubus** (mmID): 4,0
- **Tubustiefe:** 11–12 cm
- **Spatel:** Gr. 1
- **Volumenbolus:** 20 ml/kg = 200 ml
- **Adrenalin:** 4 mg p. i.
- **Salbutamol:** 2,5 mg p. i.
- **Prednisolon supp:** 100 mg
- **Prednisolon:** 50 mg i. v.

Welches Material wird in das Haus mitgeführt?

Beim Einsatzstichwort „Kindernotfall“ nehmen Sie folgendes Material mit: Kinder- und Erwachsenennotfallrucksack, die Sauerstoffeinheit und die EKG-/Defibrillatoreinheit.

7.6.2 Situation am Notfallort und Erstbefund

Ein aufgeregter ca. 30-jähriger Mann öffnet die Tür. Er empfängt Sie mit den Worten: „Kommen Sie schnell, mein Sohn bekommt keine Luft mehr!“ und geht in das angrenzende Zimmer voraus. In dem Wohnzimmer befindet sich eine Frau mit einem Säugling auf dem Arm. Die Notfallsanitäter erheben folgenden Erstbefund gemäß **pädiatrischem Beurteilungsdreieck (PBD,** ➤ Abb. 1.4**):**

- **Äußeres Erscheinungsbild:** scheinbar schlafendes, von der Mutter betreutes, auf dem Arm befindliches Kind, das nicht auf das Hereinkommen des Rettungsdienstes reagiert
- **Atmung/Atemarbeit:** regelmäßige, etwas höhere Atemfrequenz ohne Anstrengung
- **(Haut-)Durchblutung:** leichte Lippenzyanose, sonst normales, allenfalls leicht rötliches Hautkolorit

Wie schätzen Sie das Kind ein?

Sie schätzen das Kind zunächst als **potenziell kritisch** ein, eine „Atemnot“, wie sie in der Einsatzmeldung beschrieben wurde, können sie allerdings zum jetzigen Zeitpunkt nicht wahrnehmen. Der Bewusstseinsstatus des Kindes scheint zunächst fraglich beeinträchtigt. Ein erschöpftes Einschlafen nach Phasen der Aufregung und körperlicher Anstrengung ist im Kindesalter häufiger zu beobachten.

Zur zielgerichteten Durchführung eines Primary Survey wird das Kind auf die Wohnzimmercouch gelegt.

- **A:** Die Atemwege scheinen frei.
- **B:** Atemgeräusche und Atemarbeit sind unauffällig, eine SpO_2 kann mit 96 % abgeleitet werden.
- **C:** Die Rekapillarisierungszeit beträgt < 2 Sekunden. Der Puls ist schnell, aber regelmäßig und kräftig an der A. brachialis tastbar, die Haut ist warm und schweißig.
- **D:** Das Kind scheint weiterhin schläfrig und reagiert auf manuelle Stimulation mit ungezielten Abwehrbewegungen. Die Pupillen sind isokor.
- **E:** Die Temperatur kann mit dem Ohrthermometer bei 39,6 °C gemessen werden. Begleitverletzungen liegen augenscheinlich nicht vor.

SAMPLER

Auf Nachfrage schildert die Mutter, dass sie aktuell mit dem Kind im gemeinsamen Ehebett schlafe, da es seit gestern krank sei. Vornehmlich haben eine erhöhte Temperatur sowie Husten und allgemeine Abgeschlagenheit vorgelegen. Jetzt sei sie durch ein „komisches Grunzen“ des Kindes wach geworden und habe es blau angelaufen und am gesamten Körper zuckend neben sich liegend vorgefunden.

Symptome	Zyanose, Krampfgeschehen
Allergien	Keine bekannt
Medikamente	Keine
Patientenvorgeschichte	Rezidivierende Infekte in den letzten Wochen
Letzte Mahlzeit	Fläschchen am Abend
Ereignisse vor dem Notfall	Siehe oben
Risikofaktoren	Keine

7.6.3 Verdachtsdiagnose

Aufgrund der Anamnese und im ersten Untersuchungsgang erhobenen Befunde gehen Sie von einem Fieberkrampf aus. Eine akute Atemnot scheint weiterhin nicht vorzuliegen.

Wie ist der Zustand des Kindes zu erklären?

Das Kind befindet sich aktuell in der postiktalen Nachschlafphase. Eine Zyanose kann während des akuten Krampfgeschehens vorliegen, normalisiert sich aber meist zügig im Verlauf. Neben den schon erhobenen Werten muss bei weiterhin bestehender Bewusstseinstrübung zwingend eine **Blutzuckermessung** durchgeführt werden. Eine Hypoglykämie könnte Auslöser des Krampfgeschehens gewesen sein oder aber durch den Energieverbrauch während der Muskelarbeit entstanden sein und zu erneuten Anfällen führen.

Mit welchen Komplikationen müssen Sie rechnen?

Im Verlauf kann es zu einem erneuten Krampfanfall (z. B. durch einen erneuten Fieberanstieg) kommen. Auch können äußere Stimuli wie z. B. grelles Licht o. Ä. den Anfall triggern.

7.6.4 Maßnahmen

Die Mutter des Patienten gibt an, heute schon mehrmals Wadenwickel gemacht und „Anti-Fieber-Globuli“ verabreicht zu haben. Sonstige fiebersenkende Maßnahmen seien heute nicht ergriffen worden. Sie willigt ein, dem Kind ein Paracetamol-Zäpfchen (250 mg) zu verabreichen.

Eine 5-mg-Diazepam-Rektiole wird lediglich für den Fall bereitgelegt, dass das Kind erneut krampft. Ebenso werden die Wadenwickel erneuert.

Nach kurzer Übergabe entscheidet die RTW-Besatzung, das Kind ins nächste Kinderkrankenhaus zu transportieren. Auf das Anlegen eines venösen Zugangs wird verzichtet, da das Kind stabil erscheint.

7.6.5 Transport und Übergabe

Der Transport zum RTW erfolgt auf dem Arm der Mutter. Im RTW wird das Kind über ein spezielles Kinderrückhaltesystem gesichert, die Mutter begleitet den Transport. Da das Kind in einem stabilen Zustand ist, wird während des Transports weiterhin nur die Pulsoxymetrie als Monitoring durchgeführt. Die Fahrt verläuft ohne Komplikationen.

7.6.6 Klinischer Verlauf

In der Klinik erfolgt eine stationäre Aufnahme des Kindes zur Abklärung der Krampfursache. Nach der weiteren Gabe fiebersenkender Medikamente und der Sicherung eines Infekts als Ursache für den hohen Temperaturanstieg wird das Kind am folgenden Tag entlassen.

7.6.7 Kommentar

Von Fieberkrämpfen sind insbesondere Kinder im Alter zwischen 1 und 2 Jahren betroffen, sie können jedoch bis zum 6. Lebensjahr auftreten. Dabei handelt es sich häufig um unkomplizierte Krampfanfälle. Selten ist eine längere Krampfdauer oder mehrere Krampfanfälle innerhalb eines Tages. Wie auch in diesem Fall stellt der Fieberkrampf oft keine großen Herausforderungen an das Rettungsfachpersonal. Das Kind wird beim Eintreffen an der Einsatzstelle häufig in der postiktalen Phase (Nachschlafphase) vorgefunden, sodass weitere Maßnahmen sich lediglich auf das Senken des Fiebers und Erhebung der Vitalparameter inklusive des Blutzuckers konzentrieren. Zur Fiebersenkung hat sich Paracetamol (ben-u-ron®) als Suppositorium, wie bereits oben erwähnt, bewährt. Die Dosierung beträgt 15–20 mg/kg KG rektal, bis zu viermal täglich. Zu beachten ist, dass eine Tageshöchstdosis von 60 mg/kg KG (oral) bzw. 75 mg/kg KG (rektal) nicht überschritten werden darf, da Paracetamol lebertoxisch ist und in hoher Dosierung zu schweren, irreversiblen Leberschäden führen kann. Vor der Gabe ist deshalb immer zu klären, ob Paracetamol bereits von den Eltern verabreicht wurde. In diesem Fall kann eine Senkung des Fiebers mit einem Ibuprofen-Zäpfchen unterstützt werden. Findet der Rettungsdienst ein noch krampfendes Kind vor, so handelt es sich vermutlich um einen Status epilepticus, der nur medikamentös durchbrochen werden kann. Eine rektale Gabe von Diazepam stellt bei kleineren Kindern einen schnellen Zugangsweg dar. Alternativ kann auch eine intranasale Gabe von Midazolam oder als Gel (Buccolam®) in die Wangentasche erwogen werden. Zwingend müssen differenzialdiagnostisch andere Ursachen ausgeschlossen werden wie z. B. Vergiftungen, Hypoglykämie, Hypoxie, SHT, Hirndruck und Hirnerkrankungen wie Meningitis oder

Enzephalitis. Vor allem bei einem Erstereignis sollte das Kind zur Diagnosesicherung in die Klinik gebracht und dort beobachtet werden.

Evidenz: Mythos oder Fakt

Mythos: Kinder sind keine kleinen Erwachsenen.
Fakt: Stimmt.

LITERATUR

AWMF-S1-Leitlinie. Fieberkrämpfe im Kindesalter. Version 3.0. Stand 31.05.2021. AWMF-Reg. -Nr. 022-005. 2021. www.awmf.org/service/awmf-aktuell/fieberkraempfe-im-kindesalter

8 Thermische Notfälle

KAPITEL

8 Thermische Notfälle

Matthias Jahn und Hendrik Sudowe

8.1 Person in den See gefallen (Basic)

Matthias Jahn

8.1.1 Einsatzmeldung/Anfahrt

Um 8:35 Uhr werden der RTW sowie der ganz in der Nähe befindliche Notfallkrankentransportwagen (NKTW) und das zuständige NEF von der örtlichen Leitstelle über Digitalmeldeempfänger alarmiert. Die Einsatzmeldung lautet: „bewusstlose Person, weiblich, Spontanatmung vorhanden". Die Witterungsverhältnisse sind bereits winterlich. Es herrscht eine Umgebungstemperatur von ca. –2 °C, außerdem liegt noch ein wenig Schnee. Der Einsatzort ist ein ca. 6 Minuten entfernter Baggersee, der gern von Spaziergängern und im Sommer von Badegästen genutzt wird. Eine Station der DLRG, die sich direkt am See befindet, ist um diese Jahreszeit nicht mehr besetzt.

8.1.2 Situation am Notfallort und Ersteindruck

Der NKTW trifft als erstes Fahrzeug um 8:44 Uhr am See ein. Die Polizei ist bereits vor Ort und teilt dem Team mit, dass die Frau bei der DLRG-Station liegt. Die direkte Zufahrt zum See ist mit einem Schlagbaum verschlossen und die restlichen 300 Meter zum Einsatzort müssen zu Fuß zurückgelegt werden. Das NKTW-Team entschließt sich, den Notfallrucksack, die O_2-Tasche, das EKG, die Fahrtrage und die Schaufeltrage mit zum Einsatzort zu nehmen.

Aufgrund der Einsatzmeldung und der kalten Jahreszeit wird noch zusätzlich zur Rettungsdecke und normalen Einmaldecken eine „Ready-Heat™-Wärmedecke" aus dem RTW mitgenommen.

Am Einsatzort angekommen finden die beiden Rettungssanitäter (RS und RS+) eine etwa 35 Jahre alte und offensichtlich bewusstlose Patientin am Seeufer im Schnee liegend vor. Die Patientin wurde von Spaziergängern bereits in der stabilen Seitenlage gelagert. Aus der Distanz kann das NKTW-Team flache und langsame Thoraxexkursionen wahrnehmen. Eine Lippenzyanose ist deutlich zu erkennen. Die Kleidung der Patientin sieht durchnässt aus. Der leitende Rettungssanitäter beginnt direkt mit der Ersteinschätzung an der Patientin.

ABCDE-Untersuchung

Die Patientin zeigt keine Reaktion auf periphere (Nagelbett-)Schmerzreize, bei zentralem Schmerzreiz (Trapezmuskel) stöhnt die Patientin. Bei der Inspektion des Atemwegs fällt ein deutlicher Alkoholgeruch auf und es kann etwas Flüssigkeit im Mund-Rachen-Raum entdeckt werden, die durch den Teampartner sofort via Yankauer-Katheter abgesaugt wird. Eine Sicherung des Atemwegs erfolgt direkt nach Entfernung der Flüssigkeit mithilfe eines Nasopharyngealtubus, der von der Patientin problemlos toleriert wird. Die Atmung ist flach und verlangsamt mit einer ausgezählten Atemfrequenz von 8/min. Die Patientin erhält zunächst Sauerstoff über eine High-Flow-O_2-Maske mit 15 l/min. Für das erweiterte Atemwegsmanagement wird ein Beatmungsbeutel mit passender Maske vorbereitet, falls die flachen Atemzüge der Patientin für eine adäquate Oxygenierung nicht mehr ausreichen. Eine plausible Messung mit dem Pulsoxymeter ist nicht möglich. Dieses zeigt keinen Wert an. Die Halsvenen sind flach. Peripher (A. radialis) sind keine Pulse zu tasten, zentral an den Karotiden wird ein schwacher und rhythmischer, aber bradykarder Puls mit einer Frequenz von 50/min festgestellt. Die Haut ist kühl, blass und zentral livide verfärbt. Das Etablieren eines Venenzugangs gestaltet sich bei schlechten Venenverhältnissen zunächst als schwierig und wird nach einer Fehlpunktion auf die weitere Versorgung im RTW verschoben, der jetzt bereits eingetroffen ist und das Team nach einer kurzen Übergabe unterstützt und die Patientin übernimmt. Offensichtliche Verletzungen können initial nicht festgestellt werden.

Erste Bewertung und Beurteilung kritisch ↔ nicht kritisch und Leitsymptom

Aufgrund der initial auffälligen ABCDE-Untersuchung mit Bewusstlosigkeit und fehlenden Schutzreflexen, Bradypnoe mit flachen Thoraxexkursionen, Bradykardie, kühler, blasser und zentral livider Haut ([A]BCDE-Problem) wird die Patientin vom Team als **kritisch** eingeschätzt. Die Leitsymptome sind hierbei Bewusstlosigkeit, Hypoperfusion und Hypothermie.

Sammeln der Differenzialdiagnosen

Anhand der Leitsymptome Bewusstlosigkeit, Hypoperfusion und Hypothermie und der Auffindesituation werden durch das RTW-Team zunächst folgende Ursachen in Betracht gezogen: Intoxikation, Z. n. Krampfanfall, Hypoglykämie, Schlaganfall, Hirnblutung, Trauma.

8.1.3 Weiterführende Anamnese und Untersuchung

Da die Patientin weiterhin nicht auskunftsfähig ist, wird durch den Teamleiter des RTW zunächst eine orientierende Untersuchung durchgeführt, gefolgt von einer Fremdanamnese mit den Spaziergängern.

Orientierende Untersuchung

Offensichtliche Verletzungen am Kopf können nicht festgestellt werden. Bei der erneuten Inspektion des Atemwegs kann kein Zungenbiss festgestellt werden. Ein deutlicher Foetor ex ore alcoholicus ist, wie schon initial festgestellt, zu riechen. Am Hals lassen sich keine Verletzungen feststellen. Da die Kleidung komplett durchnässt ist, wird zeitgleich zur Untersuchung entschieden, nur wichtige Körperstrukturen für eine Inspektion frei zu schneiden und die komplette Entfernung im vorgeheizten RTW vorzunehmen, um dann eine aktive Erwärmung bei instabilen Kreislaufverhältnissen zu beginnen. Ein Wärmeerhalt wird zunächst mit der Wärmedecke und weiteren Decken (Einmaldecke, Rettungsdecke) durchgeführt. Bei der weiteren orientierenden körperlichen Untersuchung können keine weiteren Verletzungen oder mögliche Blutungsquellen festgestellt werden. Alle knöchernen Strukturen sind stabil. An beiden Handgelenken fallen alte und frische Schnittverletzungen durch vermutlich selbstverletzendes Verhalten („Ritzen“) auf.

In der Fremdanamnese berichten die Spaziergänger, dass ihnen die Frau beim morgendlichen Spaziergang um den See bereits aufgefallen sei. Sie saß anfangs allein mit einer Flasche Wodka am Seeufer. Nach dem Rundgang um den See hätten sie die Frau plötzlich bewusstlos im flachen Uferbereich vorgefunden, mit den Füßen im bereits mit leichtem Eis bedeckten See eingebrochen. Daraufhin haben sie die Patientin sofort ans Seeufer gebracht, in die stabile Seitenlage gelegt und den Rettungsdienst alarmiert.

Während das RTW-Team die Schaufeltrage vorbereitet, um die Patientin schnellstmöglich zur weiteren Diagnostik in den vorgeheizten RTW zu verbringen, trifft das NEF ein. Es erfolgt durch den leitenden Notfallsanitäter eine Übergabe an den Notarzt. Die Patientin wird vorsichtig und schonend mithilfe der Schaufeltrage umgelagert. Danach wird die Patientin zügig für die weiteren Maßnahmen und zur aktiven Erwärmung in den RTW verbracht. Hier werden die noch nicht vollständig ermittelten Vitalwerte und das Monitoring vervollständigt und ein Re-Assessment durchgeführt.

Vitalwerte und EKG

HF	55/min
RR	80/55 mmHg
SpO_2	55 % bei schlechter Pulskurve und kalten Extremitäten
BZ	85 mg/dl
Temp.	28 °C, tympanal gemessen
EKG	Sinusbradykardie, Osborne-Wellen in den Brustwandableitungen

OPQRST

Onset	-
Provocation	-
Quality	-
Radiation	-
Severity	-
Time	-

SAMPLER

Symptome	Bewusstlosigkeit, Hypothermie, Foetor ex ore alcoholicus
Allergien	-
Medikamente	-
Patientenvorgeschichte	-
Letzte Mahlzeit	-
Ereignisse vor dem Notfall	Patientin saß, laut Spaziergängern, vor dem Ereignis mit einer Flasche Wodka am Seeufer und sei dann im Verlauf aus dem Uferbereich gerettet worden. Sie lag mit den Füßen im kalten Wasser.
Risikofaktoren	-

8.1.4 Bewertung der Differenzialdiagnostik und Verdachtsdiagnose

Anhand der Ersteinschätzung, der orientierenden Untersuchung, der festgestellten Messwerte und der Fremdanamnese wird durch das Team die Verdachtsdiagnose „schwere Hypothermie Grad III mit Alkoholintoxikation" getroffen. Ein Trauma kann aufgrund des Fehlens von Hinweisen zunächst ausgeschlossen werden. Der BZ-Wert ist im Normbereich und schließt eine Hypoglykämie somit aus. Bei fehlendem Zungenbiss wird auch ein Krampfgeschehen zunächst nicht in Betracht gezogen. Da eine ausführliche neurologische Untersuchung zurzeit nicht möglich ist, können der Schlaganfall bzw. die Hirnblutung nicht sicher ausgeschlossen werden, sind aber im Gesamtkontext dieser Auffindesituation eher unwahrscheinlich. Die vermutlich selbstzugefügten Verletzungen an den Unterarmen sprechen für eine vermutlich psychiatrische Erkrankung.

8.1.5 Maßnahmen und Therapie

In einem kurzen Team-Time-Out werden alle Teammitglieder auf einen Stand gebracht und die Versorgung der Patientin wird fortgeführt. Der Notarzt beginnt mit dem Re-Assessment und Beurteilung der durchgeführten Maßnahmen. Durch das RTW-Team wird die Patientin komplett entkleidet. Die erneute tympanale Temperaturmessung ergibt 28 °C. Das Monitoring wird vervollständigt und mittlerweile gelingt auch das Legen eines i. v. Zugangs. Hierüber werden zunächst 500 ml vorgewärmte Ringer-Acetat-Lösung als Bolus infundiert. Das angelegte EKG zeigt weiterhin eine Sinusbradykardie in den Extremitätenableitungen. Zur Vervollständigung wird ein 12-Kanal-EKG angelegt. Hier können in den Brustwandableitungen **Osborne-Wellen** identifiziert werden. Aufgrund des unveränderten Zustands entschließt sich das Team, die Patientin zu intubieren. Da genug Personal vorhanden ist, werden die einzelnen Arbeitsschritte für eine **Rapid Sequence Induction (RSI)** aufgeteilt. Die Narkose wird vorbereitet und bei schlechten Kreislaufverhältnissen bei einem geschätzten Gewicht von 70 kg mit 100 mg Ketamin-S und 5 mg Midazolam eingeleitet. Eine Relaxierung wird mit 100 mg Rocuronium durchgeführt. Danach gelingt durch den Notarzt problemlos die orale Intubation mit einem 7,5-mm-Tubus. Die Patientin wird mit einer Atemfrequenz von 8/min, einem AZV von 450 ml, einem FiO_2 von 1,0 und einem PEEP von 5 mbar beatmet. Zusätzlich wird noch eine Magensonde platziert, über die etwas Mageninhalt abläuft.

Nach Sicherung aller Geräte und Verbindungsschläuche wird die Patientin zügig bei zunächst stabilen Kreislaufverhältnissen unter Voranmeldung für den Schockraum zum nächstgelegenen Maximalversorger transportiert. Die Fahrtzeit beträgt ca. 20 Minuten.

Mit welchen Komplikationen müssen Sie rechnen?

Aufgrund der Schwere der Hypothermie mit zusätzlich instabilen Kreislaufverhältnissen ist bei dieser Patientin mit mehreren Komplikationen zu rechnen. Dazu gehören bei einer schweren Hypothermie unter anderem:

- Afterdrop: nach Beendigung der Kälteexposition Abgabe von zentraler Körperwärme in die Peripherie, sog. „Bergungstod" → deshalb hier die aktive Erwärmung bei vorliegender hämodynamischer Instabilität
- Gefahr von Herzrhythmusstörungen (ventrikuläre Arrhythmien)
- Aufgrund des herabgesetzten Metabolismus zunächst möglicherweise kein adäquates Ansprechen auf medikamentöse Therapie
- Kältekoagulopathie durch verminderte Blutgerinnung

8.1.6 Transport und Übergabe

Während des Transports ergeben sich keine Komplikationen. Die Fahrt wird unter großer Vorsicht und regelmäßigen Verlaufskontrollen in Abständen von 5 Minuten durchgeführt. Die Patientin wird mit stabilen Kreislaufverhältnissen in der Klinik an das Schockraumteam übergeben.

8.1.7 Klinischer Verlauf

Innerklinisch wird bei der Patientin eine KKT von 28 °C und eine Blutalkoholkonzentration von 2,8 ‰ festgestellt. Die Patientin wird mit konservativen Methoden wiedererwärmt. Sie erwacht am folgenden Tag aus der Narkose und wird extubiert. Zwei Tage später wird sie in gutem körperlichem Zustand auf die Normalstation verlegt. Von hier aus erfolgt die Verlegung in eine psychiatrische Klinik zur Weiterbehandlung einer durch einen Partnerschaftskonflikt ausgelösten reaktiven Depression.

8.1.8 Kommentar

Kälte bzw. Thermodynamik mit dadurch resultierender Abnahme der Körperkerntemperatur haben einen großen Einfluss auf den Patienten. Beeinflussende Faktoren sind eine niedrige Außentemperatur, hohe Windgeschwindigkeit, niedrige Luftfeuchtigkeit und die Dauer der Kälteeinwirkung. Individuelle Faktoren (Beeinflussung durch unterkühlte Person) sind Frostschäden, Ernährungszustand, Training oder Disziplin, Erfahrung, psychische Widerstandskraft und geografischer Ursprungsort. Weitere Faktoren sind eine nicht geeignete Kleidung, Drogen- oder Alkoholkonsum, Demenz und Verwahrlosung. Kinder sind anfälliger für eine Unterkühlung, da sie im Verhältnis zu ihrem Gewicht eine größere Körperoberfläche haben, die einen erhöhten Wärmeverlust ermöglicht. Die Wärmeabgabe erfolgt größtenteils über die Haut und die Lunge durch Evaporation (Wasserverdunstung), Konvektion (Wärmeabgabe an Zugluft), Konduktion (direkte Wärmeleitung) und Wärmeabstrahlung (55–65 %). Eine akzidentielle Hypothermie beginnt bei einem unbeabsichtigten Absinken der Körperkerntemperatur von < 35 °C (Paal et al. 2022). Eine Abnahme der Körperkerntemperatur führt zu einer zunehmenden Reduktion von Stoffwechselvorgängen und Organfunktionen sowie der Vigilanz. Der Glukose- und Sauerstoffbedarf sinkt. Bei einer milden Hypothermie (bis 35–32 °C) kommt es zunächst zu einer sympathikoadrenergen Gegenregulation mit Katecholaminanstieg und starkem Kältezittern (sog. Shivering). Die Folge ist eine starke Vasokonstriktion, Steigerung des Herzauswurfes, Tachykardie, Tachypnoe und ggf. Kältediurese. Bei der moderaten Hypothermie (32–28 °C) reduziert sich das Shivering und es entwickelt sich eine zunehmende Eintrübung des Patienten mit Abnahme von Herzauswurf, zunehmender Bradykardie und starker bronchialer Sekretion. Die Gefahr von malignen Herzrhythmusstörungen steigt deutlich an. Eine Hypothermie verlangsamt also alle physiologischen Funktionen kardiovaskulär, respiratorisch, neuromuskulär und metabolisch. Zu beachten ist, dass der Bewusstseinszustand nicht allein abhängig von der Temperatur ist. Vorerkrankungen sind begleitend zur Hypothermie zu beachten und haben zusätzlichen Einfluss auf den Patienten. Intoxikationen mit Alkohol oder anderen Sedativa begünstigen die Hypothermie zusätzlich.

Bei den Basismaßnahmen sind die Sicherung der Vitalfunktionen sowie der Wärmeerhalt besonders wichtig. Aus diesem Grund ist auch an Kleinigkeiten wie das Geschlossenhalten der Fahrzeugtüren sowie das Laufenlassen z. B. der Standheizung oder des Motors zu denken.

Bei stark hypothermen Patienten sollte bei allen Maßnahmen (Umlagern etc.) v. a. an den sog. **Afterdrop** gedacht werden. Hierbei gelangt bei Bewegung des Patienten kaltes Schalenblut von peripher nach zentral oder die Abgabe von zentraler Körperwärme nach peripher und kann z. B. Kammerflimmern auslösen. Dies macht die Anwendung einer Schaufeltrage bzw. CombiCarrier™ sowie die allgemeine vorsichtige Rettung erforderlich.

Bei der Anwendung der Pulsoxymetrie ist der Sensorort möglichst zentral zu wählen, da es durch den Kälteeinfluss peripher zur Vasokonstriktion kommt und dadurch eine valide Messung unmöglich ist.

Bei einer ausgeprägten Hypothermie können im EKG sog. **Osborne-Wellen** zu sehen sein (➤ Abb. 8.1). Dies sind Ausbauchungen, sog. „Kamelhöcker" des J-Punkts (ganz zu Beginn der ST-Strecke). Osborne-Wellen treten ab Körperkerntemperaturen von unter 33 °C auf und werden umso höher, je niedriger die Temperatur sinkt. Ein verändertes epikardiales Aktionspotenzial mit einer Veränderung des Summationspotenzials von Endokard und Epikard ist ein möglicher Mechanismus und die Erklärung für solch ein Vorkommen im EKG.

Liegt ein Kreislaufstillstand vor, so ist umgehend die kardiopulmonale Reanimation einzuleiten und bis zur Übergabe in einer Klinik weiterzuführen. Immer noch gilt der Merksatz: „No one is dead, until he is warm and dead!" Dies umso mehr, da Patienten mit einer Körperkerntemperatur < 30 °C möglicherweise nicht auf Katecholamine oder auf die Defibrillation aufgrund eines herabgesetzten Metabolismus ansprechen. Somit stellen hypotherme Patienten bei Reanimationsmaßnahmen einen Sonderfall dar, da eine Chance auf erfolgreiche Wiederbelebung nur nach zentraler Erwärmung in der Klinik besteht. Hier sind die aktuellen Leitlinien (AHA/ERC) bei Kreislaufstillständen unter besonderen Umständen zu beachten. Zur sicheren Identifizierung eines Kreislaufstillstandes bei hypothermen Patienten sollte die Kreislaufkontrolle für 60 Sekunden stattfinden. Auch Ultraschall (Point-of-Care Ultrasound, POCUS) kann helfen, eine organisierte elektrische Aktivität mit signifikantem Auswurf festzustellen.

Bei der Narkoseeinleitung und der anschließenden Beatmung sind die Atemfrequenz und das AZV niedriger zu wählen, da der Patient aufgrund der Kälteeinwirkung einen verminderten Sauerstoffverbrauch und eine verminderte Sauerstoffaufnahmekapazität hat. Beim Erwachsenen ist eine Atemfrequenz von 6–8/min und ein AZV von 6–8 ml/kg KG vollkommen ausreichend.

Der Transport sollte möglichst in eine Klinik mit einer dem Schweregrad entsprechenden Therapiemöglichkeit z. B. mit einer Herz-Lungen-Maschine (extrakorporaler Kreislauf oder extrakorporale Membranoxygenierung) erfolgen, da hier eine Wiedererwärmung optimal durchgeführt werden kann. Je nach Literatur ist man sich bei der Behandlung bis heute unsicher. Eine extrakorporale Membranoxygenierung (vv-ECMO) soll als invasive Erwärmung bei Kreislaufstillstand durchgeführt werden und ist der Herz-Lungen-Maschine vorzuziehen (va-ECMO). Auch bei einer hämodynamischen Kreislaufinstabilität (HRST, Blutdruck syst. < 90 mmHg, KKT < 28 °C) soll

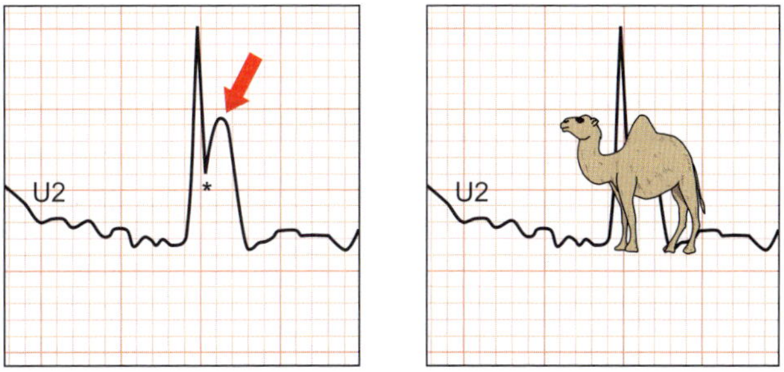

a b

Abb. 8.1 EKG mit Osborne-Welle [L143]

zunächst minimalinvasiv und aktiv wiedererwärmt werden (Schmidt et al. 2014).

Siehe hierzu auch das Projekt „SARRRAH“: Search and Rescue, Resuscitation and Rewarming in Accidental Hypothermia (www.sarrah.de).

Die Unterteilung der Hypothermie kann erfolgen in:
- Primäre Hypothermie: unvorbereitete Kälteeinwirkung bei sonst gesunden Personen
- Sekundäre Hypothermie:
  - Normale Konsequenz einer systemischen Erkrankung wie Hypothyreose, Trauma, Krebs und Sepsis
  - Operative Eingriffe
- Unfallbedingte Hypothermie:
  - Trauma
  - Verschüttung durch Lawine
  - Ein- oder Untertauchen in kaltes Wasser
- Immersionshypothermie: unvorbereitetes Eintauchen bis zum Hals in kaltes Wasser

Zur Einteilung und groben Abschätzung der Schwere der Hypothermie wurden bisher verschiedene Systeme für die Einschätzung der Hypothermie und präklinischen Therapie nebst Transportentscheidung genutzt. Die meisten Systeme nutzen hierbei die Körperkerntemperatur (KKT), die oft unpräzise ist. Ein häufig verwendetes Tool ist das Schweizer Klassifizierungsmodell (➤ Tab. 8.1). Die International Commission for Mountain Emergency Medicine (ICAR MedCom, Musi et al. 2021) empfiehlt aufgrund der Ungenauigkeit eine Revision der ursprünglichen Schweizer Stadien. Die von der ICAR überarbeitete Schweizer Stadieneinteilung vereinfacht die Anwendung mit einer einfachen Einschätzung anhand des Wachheitsgrades (AVPU/WSAB), Schmerzreaktion und Bewusstlosigkeit. Das klassische Muskelzittern wurde als Kriterium ausgeschlossen.

Tab. 8.1 Gradeinteilung der Hypothermie (Schweizer Klassifizierungsmodell)

Stadium	KKT in °C	Symptome
I (mild)	35–32	Wacher Patient, Kältezittern
II (moderat)	32–28	Bewusstseinsstörung, kein Kältezittern, kein Frieren
III (schwer)	28–24	Koma, Spontanatmung vorhanden (Bradypnoe)
IV (schwerste)	< 24	Koma, Atem- und Kreislaufstillstand

Reaktionsphasen des Körpers bei Immersion in kaltes Wasser:
- **Phase:**
  - Kardiovaskulärer Schock innerhalb von 2–4 min und rasches Auskühlen
  - Periphere Vasokonstriktion, „Keuchreflex“, Hyperventilation, Tachykardie
  - Eventuell schon Aspiration und Ertrinken oder Synkope, Krampfanfall, Erlöschen des Vagotonus, Kammerflimmern
- **2. Phase bei Überleben der 1. Phase:**
  - Starkes Abkühlen von peripherem Gewebe innerhalb von 30 min
  - Störung der Grob- und Feinmotorik der Extremitäten, schlechte Koordination, Kraftverlust
- **3. Phase bei Überleben der 1. und 2. Phase:** bei Müdigkeit oder Kraftverlust Submersion (Kopf unter Wasser) mit Aspiration und Ertrinken

Evidenz: Mythos oder Fakt

Die Ableitung einer validen und realen Körperkerntemperatur erfordert immer eine spezielle Messung mit Thermometern, die auch niedrige Werte anzeigen. Eine rektale Messung, wie bei Kindern üblich, ist die am wenigsten invasive Methode. Eine genauere Messung ist mit speziellen Blasen- oder Ösophaguskathetern möglich, die aber nur innerklinisch zur Anwendung kommen. Die tympanale Messung mit Ohrthermometer oder die Infrarotmessung via Stirn liefert oft ungenaue Werte.

Fallstricke Diagnostik:
- Tympanale Messung mit Infrarot oft falsch niedrig → Thermistor verlässlicher
- **Cave:** Schnee/Wasser im Gehörgang, große Kälte, Kreislaufstillstand → fehlerhafte tiefe Messwerte → ösophageale Messung am verlässlichsten

Laborparameter müssen aufgrund der erniedrigten KKT berichtigt werden, um keine falschen Ergebnisse zu erhalten.

Die Blutgerinnung ist stark abhängig von der Körpertemperatur. Die Kombination Polytrauma oder schwere kritische Blutung **und** Hypothermie hat einen signifikanten Einfluss auf die Überlebensrate.

8

Bei nicht behandelter, sekundärer schwerer Hypothermie, v. a. bei Patienten mit Vorerkrankungen, liegt die Sterblichkeit (Mortalität) bei ca. 50 %

Eine Todesfeststellung sollte nur bei nicht mit dem Leben vereinbaren Verletzungen bzw. sicheren Todeszeichen (Toten- und Kieferstarre) erfolgen.

Einteilung Schweregrad Hypothermie: Kältezittern (Shivering) ist kein sicheres Zeichen und kann aus verschiedenen Gründen unterdrückt werden und sollte daher nicht als diagnostisches Kriterium genutzt werden. Die Ermittlung des Bewusstseinsgrades (überarbeitete Schweizer Stadieneinteilung) ist die beste Möglichkeit, die Schwere der Hypothermie zu beurteilen, bis eine valide Temperaturmessung erfolgen kann. Beeinflussende Faktoren sind allerdings die Intoxikation und das Trauma, welche die Beurteilung beeinflussen können (Paan et al. 2022).

Warme Infusionen: Aufgewärmte Infusionen (38–42 °C) sind hilfreich zur Limitierung von sekundärer Unterkühlung und schützen vor Einfrieren der Infusionsleitung. Allerdings haben warme Infusionen nur einen kleinen direkten Einfluss und Effekt auf die Wiedererwärmung (Paan et al. 2022).

Monitoring: Aufgrund von Artefakten durch Muskelzittern sollten Defibrillationselektroden (Patches) zum Standardmonitoring angebracht werden, da sie Artefakte verringern. Auch die schnellere Defibrillation bei schockbaren Rhythmen ist dadurch gewährleistet (Paan et al. 2022).

Prognose: Die niedrigste aufgezeichnete KKT durch akzidentielle Unterkühlung und erfolgreiche Reanimation betrug 13,7 °C (Gilbert et al. 2000); die niedrigste Temperatur bei induzierter reversibler Hypothermie betrug 9 °C (Niazi und Lewis 1958). Viele Fallberichte von Langzeitüberlebenden nach schwerer Unterkühlung mit vollständiger neurologischer Genesung geben allen Grund dazu, hypotherme Patienten „aggressiv“ zu behandeln (Paal et al. 2018).

LITERATUR

Fleischmann T, Hohenstein C. Klinische Notfallmedizin, Band 1 Wissen. München: Elsevier Urban & Fischer, 2020

Gilbert M, Busund R, Skagseth A et al. Resuscitation from accidental hypothermia of 13.7 degrees C with circulatory arrest. Lancet. 2000 Jan 29; 355(9201): 375–376. doi: 10.1016/S0140-6736(00)01021-7. PMID: 10665559.

Löwe F, Jahn M. Checklisten Rettungsdienst. 2. A. München: Elsevier Urban & Fischer, 2022

Musi ME, Sheets A, Zafren K et al. Clinical staging of accidental hypothermia: The Revised Swiss System: Recommendation of the International Commission for Mountain Emergency Medicine (ICAR MedCom). Resuscitation 2021 May; 162: 182–187. doi: 10.1016/j.resuscitation.2021.02.038. Epub 2021 Mar 3. PMID: 33675869.

Niazi SA, Lewis FJ. Profound hypothermia in man; report of a case. Ann Surg. 1958 Feb; 147(2): 264–266. doi: 10.1097/00000658-195802000-00019. PMID: 13498651; PMCID: PMC1450560.

Paal P, Brugger H, Strapazzon G. Accidental hypothermia. Handb Clin Neurol 2018; 157: 547–563. doi: 10.1016/B978-0-444-64074-1.00033-1. PMID: 30459025.

Paal P, Pasquier M, Darocha T et al. Accidental Hypothermia: 2021 Update. Int J Environ Res Public Health 2022 Jan 3; 19(1): 501. doi: 10.3390/ijerph19010501. PMID: 35010760; PMCID: PMC8744717.

Schmidt A, Brugger H, Putzer G et al. Akzidentelle Hypothermie. Wien klin Mag 2014; 17: 4–13. doi.org/10.1007/s00740-014-0005-6

Van Aken H. et al. Intensivmedizin. Thermische und physikalische Schädigungen. 2014. 1017–1019. doi: 10.1055/b-0034-95045

8.2 Brandwache (Basic)

Hendrik Sudowe

8.2.1 Einsatzmeldung/Anfahrt

An einem warmen Sommerabend wird um 21:20 Uhr ein RTW zur Bereitstellung alarmiert. Es brennt ein Gartenhaus in einer Schrebergartensiedlung – Verletzte sind nicht gemeldet worden. Da die Rettungswache nur 1 Kilometer von der Schrebergartensiedlung entfernt liegt, trifft der RTW nur 2 Minuten nach der Alarmierung als erstes Fahrzeug noch vor der Feuerwehr und der Polizei an der Einsatzstelle ein. Am Zufahrtsweg zur Anlage, bei deren räumlichen Gestaltung wohl eher die Abmessungen von Schubkarren und Bollerwagen als die eines RTWs, geschweige denn eines TLFs, zugrunde gelegen haben, wird das Rettungsteam von mehreren aufgeregt gestikulierenden Schrebergärtnern erwartet. Mit den Worten „Macht schnell – die Frau brennt!" deutet ein Mann auf eine Rauchwolke hinter einer Hecke. Weitere Angaben kann er nicht machen, da er – angesichts der vor der brennenden Gartenhütte liegenden, qualmenden Frau, die bereits von einem Ersthelfer versorgt worden sei – sofort losgelaufen sei, um den Notruf abzusetzen und die Rettungskräfte einzuweisen.

Welche einsatztaktischen Maßnahmen sind nun erforderlich?

Der Notfallsanitäter ergreift nach kurzer Absprache mit dem Kollegen den Feuerlöscher und ein Handfunkgerät und lässt sich von einem der Umstehenden zum Einsatzort führen. Der Leitstelle wird mitgeteilt, dass aus einiger Entfernung eine Qualmwolke – nach Ersthelferangaben aus einem brennenden Gartenhaus – zu sehen ist. Es sei von mindestens einer schwer brandverletzten Person auszugehen, sodass bereits jetzt ein NEF und ein weiterer RTW zu alarmieren seien. Der RTW wird einige Meter von der Einfahrt zur Gartensiedlung entfernt abgestellt, um einerseits der nachrückenden Feuerwehr die erforderlichen Wege frei zu halten und um andererseits nicht zum Mittelpunkt eines „Parkplatzchaos" zu werden, was im Fall eines dringlichen Transports mehr als unangenehm wäre. Da das brennende Gartenhaus ca. 150 Meter entfernt liegt, werden Notfallkoffer, Absauggerät, EKG und – in Erwartung einer Patientin mit schweren Verbrennungen – Brandwundenverbandmaterial auf die Trage gelegt und so zur Einsatzstelle mitgeführt. Wie sein vorausgeeilter Kollege trägt auch das zweite Besatzungsmitglied trotz sommerlicher Temperaturen seine Einsatzjacke sowie einen Helm und ist mit einem Handfunkgerät ausgerüstet. Einer der Umstehenden wird beauftragt, die Feuerwehr in Empfang zu nehmen und zur Einsatzstelle zu führen.

8.2.2 Situation am Notfallort und Ersteindruck

Dem vorausgeeilten Notfallsanitäter bietet sich beim Eintreffen am Gartenhaus folgendes Bild: 5 Meter von einer stark verqualmten Gartenhütte entfernt liegt eine ca. 50-jährige stöhnende Frau mit verkohlter Kleidung in einer größeren Wasserpfütze. Während sie von einem Ersthelfer festgehalten wird, haben andere einen Gartenschlauch auf sie gerichtet, um sie mit Wasser zu kühlen. Aus den Fenstern der Hütte dringt Feuerschein nach außen.

Welche taktischen Entscheidungen müssen sofort getroffen werden?

Die Lage der Patientin und auch der Ersthelfer wird als nicht dauerhaft sicher bewertet, da der Brand aller Wahrscheinlichkeit nach innerhalb kürzester Zeit Dach und Wände der Holzhütte erfassen wird, sodass neben einer dynamischen Ausbreitung des Feuers auch mit herabstürzenden Teilen gerechnet werden muss. Darüber hinaus besteht potenziell Explosionsgefahr, da in Gartenlauben häufig Gasflaschen zur Anwendung kommen. Zur Abwehr der unmittelbar drohenden Gefahren weist der Notfallsanitäter die Ersthelfer an, ihn bei der Umlagerung der Frau an einen sicheren Ort in ausreichender Entfernung von der Hütte zu unterstützen und sich anschließend nicht zurück in den Gefahrenbereich zu begeben.

Welche weiteren Informationen sollten jetzt gewonnen werden?

Auf die Frage, ob weitere Personen verletzt worden seien oder sich möglicherweise noch in der Hütte aufhalten könnten, gibt sich einer der Ersthelfer als der Lebensgefährte der Frau zu erkennen und versichert, dass nur sie verletzt sei. Es habe nach reichlichem Konsum alkoholischer Getränke einen zunehmend eskalierenden Streit mit seiner Lebensgefährtin gegeben, in dessen Verlauf sie sich mit Brennspiritus übergossen und angezündet habe. Er habe die Flammen mit einer Decke erstickt und sie anschließend nach draußen geschafft. Zu diesem Zeitpunkt habe sie noch gehen können. Einen Sturz habe es nicht gegeben. Zusammen mit seinem mittlerweile in Begleitung zweier Polizeibeamter an der Einsatzstelle eingetroffenen Kollegen untersucht der Notfallsanitäter die Patientin. Sie ist wach, klagt über starke Schmerzen und

Atemnot. Die Kleidung ist größtenteils verbrannt, an einigen Stellen hängen noch Fetzen herab.

ABCDE-Untersuchung

Der gesamte Kopf weist Rötungen, Blasenbildungen und Verkohlungen auf. Die Haare sind versengt, im Mund-Rachen-Raum sind Verrußungen zu sehen. Ein Stridor fällt nicht auf, aber die Patientin hustet. Große Teile des Oberkörpers sind zweit- bis drittgradig verbrannt. Die Auskultation der Lungen ergibt beidseits spastische Atemgeräusche. Es besteht eine Tachypnoe mit einer Frequenz von 28/min. Über eine Verneblermaske wird bei einem Sauerstoffflow von 8 l/min ein Kombinationspräparat aus Salbutamol und Ipratropiumbromid verabreicht. An der rechten A. radialis kann ein gut tastbarer regelmäßiger und tachykarder Puls mit einer Frequenz von ca. 120/min getastet werden. Blutungen nach außen oder in die großen Blutungsräume Thorax, Abdomen, Becken und Oberschenkel können nicht erkannt werden – die Ausdehnung der zweit- bis drittgradigen Verbrennungswunden betrifft neben dem Kopf die gesamte Vorder- und Rückseite des Rumpfes, den kompletten linken Arm und den rechten Arm zu ca. zwei Dritteln. Über einen i. v. Zugang (14 G), der in einem unverletzten Areal über der V. saphena magna am rechten Innenknöchel angelegt werden kann, wird Ringer Acetat infundiert Derweil wird die neurologische Situation der Patientin als unbeeinträchtigt eingeschätzt: GCS 15, seitengleiche Kraft und Koordination, seitengleiche und prompt lichtreagible Pupillen. Die von den Ersthelfern initiierte Kühlung wird nicht wieder aufgenommen. Stattdessen wird die Patientin auf die eingetroffene Trage gelegt und zur Wundversorgung mit sterilen Brandwundenverbandtüchern abgedeckt. Zudem erfolgt der Wärmeerhalt mit einer Schutzfolie. Vor Abschluss dieser initialen Versorgungsphase wird nochmals der Lebensgefährte herbeigerufen und einer schnellen Untersuchung unterzogen. Zwar hatte er zuvor keinerlei Beschwerden angegeben, doch werden nun bei aktuell stabiler ABCD-Situation Rötungen an beiden Händen erkennbar, die mit mäßigen Schmerzen einhergehen und als erstgradige Verbrennungen identifiziert werden. Für ihn wird ein weiterer RTW angefordert, da zeitlich verzögert ernsthafte (Belüftungs-)Störungen auftreten können. Die überbrückende Überwachung des leicht verletzten Patienten wird von der inzwischen eingetroffenen Feuerwehr und der Polizei übernommen. Die Patientin wird unterdessen in den RTW gebracht.

Entscheidung kritisch ↔ nicht kritisch

Der Patientenzustand ist **kritisch!** Zur obersten Priorität in der Akutphase gehört die Stabilisierung des offenkundigen AB-Problems, das sich im weiteren zeitlichen Verlauf noch dramatisch verschlechtern kann.

8.2.3 Weiterführende Anamnese und Untersuchung

Die 50-jährige Patientin hat sich im Rahmen eines psychischen Erregungszustands und unter Alkoholeinfluss mit Brennspiritus übergossen und angezündet. Dabei hat sie zweit- bis drittgradige Verbrennungen erlitten. Es ergibt sich eine nach Neuner-Regel und Handflächenregel geschätzte Oberflächenausdehnung von ca. 60 %. Die Flammeneinwirkung in einem geschlossenen Raum, versengte Gesichtshaare, Verrußungen im Rachenraum, Husten und spastische Atemgeräusche weisen auf ein begleitendes und die Gesamtsituation erheblich komplizierendes Inhalationstrauma hin.

Vitalwerte und EKG

HF	120/min
RR	150 mmHg syst. (mit größerer Manschette palpatorisch [A. tibialis posterior] am Bein gemessen)
SpO_2	Initial 81 %, unter O_2 und Verneblung bei 93 %
BZ	142 mg/dl
Temp.	36,2 °C
EKG	Sinusrhythmus

8

SAMPLER

Symptome	s. o.
Allergien	Keine
Medikamente	Citalopram
Patientenvorgeschichte	Depressionen
Letzte Mahlzeit	Abendessen vor 2 Stunden; seither reichlich Alkohol
Ereignisse vor dem Notfall	Konflikt
Risikofaktoren	-

Wie wird sich der Patientenzustand entwickeln, welche Gefahren bestehen?

Neben solchen Gefahren, die in den nächsten Stunden bis Tagen oder Wochen in der Klinik zu akuten Verschlechterungen führen können (Verbrennungskrankheit mit Störungen der Immunabwehr bis hin zur Sepsis und zum Versagen lebenswichtiger Organe wie z. B. der Nieren), ist das rettungsdienstliche Augenmerk v. a. auf die **Akutkomplikationen** Volumenmangelschock, Ventilationsstörungen nach Inhalationstrauma und Unterkühlung zu richten.

8.2.4 Maßnahmen und Therapie

Da die 80 kg schwere Patientin über stärkste Schmerzen klagt, verabreicht der Notfallsanitäter über den i. v. Zugang 20 mg Esketamin und 2 mg Midazolam. Die AB-Situation konnte durch die bereits eingeleiteten Maßnahmen zunächst stabilisiert werden, sodass keine Notwendigkeit für eine sofortige Intubation festgelegt wird. Als nächste Priorität wird ein schneller Transport in die erstversorgende Klinik festgelegt. Ein direkter Hubschraubertransport von der Einsatzstelle zu einem mindestens 120 Kilometer entfernten Verbrennungszentrum wird nicht angestrebt.

8.2.5 Transport und Übergabe

Die Patientin wird für den Schockraum vorangemeldet. Mittels Oberschenkelmanschette kann am linken Bein der Blutdruck gemessen werden, der mit 150 mmHg syst. weiterhin im stabilen Bereich liegt. Die Sauerstoffsättigung sinkt während des Transports nicht unter 93 %. EKG und Pulsanzeige des Pulsoxymeters zeigen übereinstimmende Frequenzen von 120/min. Am linken Fußrücken kann ein zweiter i. v. Zugang angelegt werden, über den ebenfalls eine Vollelektrolytlösung infundiert wird. Bei Ankunft in der Klinik ist 1 Liter Flüssigkeit infundiert worden.

8.2.6 Klinischer Verlauf

Es erfolgen die Anlage eines Zentralvenenkatheters und eines transurethralen Blasenkatheters. Die Flüssigkeitssubstitution folgt der Baxter-Parkland-Formel (Infusionsvolumen/24 h = 4 ml Vollelektrolytlösung × % verbrannte KOF II°/III° × kg KG). Über den zentralen Bettennachweis in Hamburg wird ein Verbrennungsbett in einer 120 Kilometer entfernten Stadt vermittelt. Ein nachtflugtauglicher Hubschrauber übernimmt den Transport. 3 Tage nach dem Ereignis verstirbt die Patientin.

8.2.7 Kommentar

Neben der Bedeutung vorausschauenden taktischen Handelns (z. B. Halteplatz, Rückmeldung, Equipmentauswahl) und einem konsequenten Problemmanagement (i. v. Zugänge, Blutdruckmessung an den Beinen) hat das Team bei seinen therapeutischen Entscheidungen aktuelle Empfehlungen zur Behandlung von Verbrennungspatienten berücksichtigt. Eine Kühlung durch den Rettungsdienst ist bei großflächigen Verbrennungen nicht angezeigt, da eine Hypothermie provoziert werden könnte, die den weiteren Krankheitsverlauf dramatisch verschlechtern würde. Kolloidale Volumenersatzmittel können ödemverstärkend wirken und sollten bei Verbrennungen nicht eingesetzt werden. Prinzipiell kann das Volumenmanagement nach der Baxter-Parkland-Formel errechnet werden: Infusionsvolumen/24 h = 4 ml Vollelektrolytlösung × % verbrannte KOF II°/III° × kg KG. Auch die Brooke-Formel (2 ml/kg KG verbrannte KOF in 24 h) gilt als geeignet, obwohl sie einen deutlich niedrigeren Flüssigkeitsbedarf kalkuliert. Die erste Hälfte der jeweils errechneten Volumina wird in den ersten 8 Stunden verabreicht. Als Alternative wird in den Leitlinien zur Behandlung thermischer Verletzungen bei Erwachsenen die „Rule of Ten“ angeführt. Dabei wird die geschätzte verbrannte Körperoberfläche mit 10 multipliziert. Das Ergebnis entspricht der initialen Flüssigkeitsrate in Milliliter pro Stunde, wobei für je 10 kg über 80 kg KG 100 ml zu der Menge hinzugerechnet werden. Als pragmatischen Ansatz und zur Vermeidung einer Überinfusion schlägt die Leitlinie eine orientierende Volumengabe von 1000 ml für Erwachsene in den ersten beiden Stunden vor.

Eine Feinjustierung wird innerklinisch z. B. über eine Bilanzierung der Urinausscheidung und andere Parameter vorgenommen. Im Rettungsdienst, der den Patienten lediglich in der sehr frühen Phase des Geschehens und keinesfalls über mehrere Stunden hinweg betreuen wird, darf als Faustformel gelten, dass 500–1000 ml infundiert werden sollten. In speziellen Situationen, z. B. dann, wenn Zusatzverletzungen für weitere Blutverluste und schwere Blutdruckabfälle sorgen, müssen selbstverständlich Anpassungen vorgenommen werden.

Evidenz: Mythos oder Fakt

Begründet allein ein klinischer Verdacht auf ein Inhalationstrauma aufgrund z. B. versengter Gesichtshaare, einem Ereignis in geschlossenen Räumen, Rußspuren im Rachen eine Intubationsindikation? Die Leitlinie zur Behandlung thermischer Verletzungen des Erwachsenen verneint und empfiehlt: „Die Indikation zur invasiven Atemwegssicherung, maschinellen Beatmung und tiefen Analgosedierung soll kritisch bewertet werden und den allgemeinen Kriterien folgen. Eine endotracheale Intubation allein bei Verdacht auf ein Inhalationstrauma bei einem respiratorisch stabilen Patienten sollte auch aus Gründen der Hypothermieprophylaxe vermieden werden.“

LITERATUR

AWMF-S2k-Leitlinie, Deutsche Gesellschaft für Verbrennungsmedizin (Hrsg.). Behandlung thermischer Verletzungen des Erwachsenen. AWMF-Reg.-Nr. 044-001. 2021. https://register.awmf.org/assets/guidelines/044-001l_S2k_Behandlung-thermischer-Verletzungen-des-Erwachsenen_2021-07.pdf

8.3 Reduzierter Allgemeinzustand (Basic)

Matthias Jahn

8.3.1 Einsatzmeldung/Anfahrt

An einem Augustabend wird der RTW, besetzt mit einem Notfallsanitäter und einem Rettungssanitäter, um 18:07 Uhr zu einem ca. 4 Kilometer entfernten Einsatzort alarmiert. Die Einsatzmeldung lautet: „reduzierter Allgemeinzustand, Kind.“ Auf Nachfrage gibt der Disponent an, dass es sich um ein 14-jähriges Mädchen handelt. Was genau vorliegt, könne er nicht sagen. Er wisse aber, dass die Patientin sich erbricht und über stärkste Kopfschmerzen klagt. Die Tagestemperatur liegt an diesem Sommerabend immer noch bei +27 °C. Der RTW trifft nach ca. 5 Minuten am Notfallort ein.

8.3.2 Situation am Notfallort und Ersteindruck

Eine Frau öffnet die Haustür und gibt sich dem Team als Mutter der Patientin zu erkennen. Sie führt die RTW-Besatzung ins Wohnzimmer, wo sich die Patientin auf dem Sofa liegend befindet. Auffällig ist sofort, dass die Patientin unter einer Decke liegt und scheinbar friert. Beim Näherkommen fällt sofort der hochrote Kopf der Patientin auf. Die Patientin ist wach und orientiert. Sie gibt an, dass sie schon gegen 11:00 Uhr am Morgen mit Freundinnen an den Badesee gefahren sei, da sie ja Sommerferien hätten und das Wetter schön war. Zu der Zeit sei es ihr noch gut gegangen. Erst als sie vor 45 Minuten nach Hause gekommen sei, sei es ihr schlechter gegangen. Auf Nachfragen gibt sie an, den ganzen Tag in der Sonne gelegen zu haben, da sie ja noch so blass sei und sich ein wenig bräunen wollte. Jetzt habe sie starke Kopfschmerzen und ihr sei schwindelig. Sie hat bereits zweimal erbrochen.

ABCDE-Untersuchung

Durch den Teamleiter wird zur Einschätzung zunächst eine ABCDE-Untersuchung durchgeführt. Der Atemweg ist frei und zeigt keine Auffälligkeiten. Die Schleimhäute sind feucht. Die Halsvenen sind flach und die Lunge ist beidseits apikal sowie basal vesikulär belüftet. Die Atemfrequenz beträgt 18/min bei ausreichenden Thoraxexkursionen. Ein mittlerweile angelegtes Pulsoxymeter zeigt einen Wert von 99 % bei guter Pulskurve an. Die Haut ist rosig und normal temperiert. Die Rekapillarisierungszeit (Handballen) beträgt 2 Sekunden bei kräftigem Radialispuls mit einer HF von 105/min. Die Patientin ist 4-fach orientiert (Zeit, Ort, Person, Situation) bei einer GCS von 15 Punkten. Die Pupillen reagieren prompt auf Licht und sind beidseits mittel gestellt. Die Kraft in allen vier Extremitäten ist voll vorhanden und es fallen keine neurologischen Defizite auf. Weitere Auffälligkeiten können nicht festgestellt werden.

Entscheidung kritisch ↔ nicht kritisch und Leitsymptom

8

Aufgrund der zunächst unauffälligen ABCDE-Untersuchung (außer der moderat erhöhten HF) mit den Leitsymptomen Schwindel, Kopfschmerz, Übelkeit und Erbrechen wird die Patientin zunächst als **unkritisch** eingestuft und es erfolgt bei einer voll orientierten und wachen Patientin als Erstes die Anamnese.

Sammeln der Differenzialdiagnosen

Bei den vorliegenden Leitsymptomen Schwindel, Kopfschmerz und Übelkeit mit Erbrechen kommen folgende Differenzialdiagnosen in Betracht: hyperthermer Notfall (Verdacht auf Sonnenstich, Hitzschlag), Intoxikation, Infekt. Ebenfalls möglich wären eine SAB (Subarachnoidalblutung) oder ein Schlaganfall, der auch bei Kindern und Jugendlichen, wenn auch selten, vorkommen kann.

8.3.3 Weiterführende Anamnese und Untersuchung

Zur Eingrenzung der Differenzialdiagnosen sind weitere Überlegungen und Maßnahmen notwendig. Während der leitende Notfallsanitäter die Patientin anamnestisch befragt, ermittelt der Teampartner die Vitalparameter und führt ein Monitoring durch.

OPQRST

Onset	Vor ca. 45 Minuten
Provocation	Beschwerden sind dauerhaft vorhanden.
Quality	Pochende Kopfschmerzen
Radiation	Keine
Severity	7/10 NRS
Time	Seit 45 Minuten schlimmer werdend

SAMPLER

Symptome	Schwindel, Kopfschmerzen, Übelkeit (habe 2-mal erbrochen)
Allergien	Nicht bekannt
Medikamente	Keine
Patientenvorgeschichte	Keine
Letzte Mahlzeit	Mittagessen gegen 13:00 Uhr
Ereignisse vor dem Notfall	Langer, ungeschützter Aufenthalt in der Sonne über den ganzen Tag
Risikofaktoren	Keine

Vitalwerte und EKG

HF	105/min
RR	130/80 mmHg
SpO_2	99 % bei guter Pulskurve
BZ	118 mg/dl
Temp.	37,8 °C
EKG	Sinusrhythmus, normaler Lagetyp

Fokussierte Untersuchung

Nach der ausführlichen Anamnese führt der Teamleiter noch eine fokussierte Untersuchung durch. Der Kopf ist weiterhin hochrot und heiß. Die Kopfschmerzen haben langsam begonnen und nicht plötzlich eingesetzt. Eine Nackensteifigkeit liegt nicht vor. Kein Meningismus. Sehstörungen oder eine Lichtempfindlichkeit werden verneint. Die BEFAST-Untersuchung zeigt keine neurologischen Ausfallerscheinungen. Der Finger-Nase-Versuch zeigt keinen Intentionstremor. Der Rumpf und die Extremitäten sind normal temperiert. Die weitere körperliche Inspektion ergibt keine Auffälligkeiten.

8.3.4 Bewertung der Differenzialdiagnostik und Verdachtsdiagnose

Eine SAB kann ausgeschlossen werden, da eine typische progrediente Verschlechterung, Kennzeichen für die SAB, sowie Risikofaktoren wie arterieller Hypertonus, Hypercholesterinämie, Rauchen und klinische Zeichen für eine Einklemmung (Cushing-Reflex) wie Bewusstseinsstörungen bzw. Bewusstlosigkeit, bradykarder Druckpuls und ein Hypertonus fehlen. Auch der klassische Kopfschmerzcharakter (Vernichtungskopfschmerz) ist nicht vorhanden. Ein Schlaganfall kann nach unauffälligem BEFAST-Test und Finger-Nase-Versuch ebenfalls ausgeschlossen werden. Vielen Rauschmitteln ist es eigen, die oben beschriebene Symptomatik auszulösen. Eine Intoxikation kann aber nach ausführlicher Anamnese und Diagnostik ausgeschlossen werden. Ein Hitzschlag wird weiterhin differenzialdiagnostisch aufmerksam im Auge behalten, kann aber zurzeit aufgrund fehlender **Hyperpyrexie (Temp. > 40 °C)** und initial unauffälliger ABCDE-Untersuchung (keine Bewusstseinsstörungen, keine trockene und überwärmte Haut) nicht in Betracht gezogen werden.

Welche Leitsymptome erhärten die Verdachtsdiagnose?

Wegweisende Leitsymptome für die Verdachtsdiagnose **Sonnenstich** sind in diesem Fall die Kopfschmerzen, der Schwindel und die Übelkeit mit Erbrechen **ohne** akute ABCDE-Problematik. Die Diagnostik und Anamnese (zeitliche Verzögerung etc.) sowie die körperliche Untersuchung erhärten die Verdachts- bzw. Arbeitsdiagnose.

Mit welchen Komplikationen müssen Sie rechnen?

Bei einem Sonnenstich kann es je nach Ausprägung zu schweren Fällen mit Bewusstseinsstörungen bis hin zur Entwicklung eines Hirnödems und Krampfanfällen kommen. Klassische Zeichen eines Hirnödems mit Bewusstseinsstörungen, Bradykardie und Krampfanfall liegen bei dieser Patientin noch nicht vor, könnten sich im Verlauf unter Umständen aber noch entwickeln.

8.3.5 Maßnahmen und Therapie

Die Patientin wird behutsam zum Fahrzeug transportiert, da die Kopfschmerzen der Patientin bei jeder Bewegung deutlich zunehmen und auch der Schwindel verstärkt wird. Dazu wird innerhalb des Hauses der Tragestuhl und anschließend die Trage benutzt. Im Fahrzeug wird ein venöser Zugang platziert und eine Ringer-Acetat-Lösung angehangen, die langsam infundiert wird. Zur Schmerzlinderung erhält die Patientin noch 1 Gramm Metamizol über die angehängte Infusionslösung.

Die Klimaanlage im Fahrzeug wird auf kühlende +18 °C im Patientenraum gestellt. Da im RTW keine kühle Flüssigkeit vorhanden ist, wird ein mit kaltem Wasser durchtränktes Handtuch von den Eltern der Patientin erbeten. Dieses wird um den Kopf gewickelt, um die Kopfschmerzen zu lindern. Die Patientin erhält zusätzlich noch supportiv 4 l/min Sauerstoff über eine Nasenbrille. Die kontinuierliche Überwachung der Vitalparameter mit Monitoring erfolgt zusammen mit einem Re-Assessment alle 5 Minuten. Die Patientin wird in die nächste Klinik (Grund- und Regelversorger) mit internistischer Abteilung transportiert, die ca. 3,5 Kilometer von der Wohnung der Patientin entfernt ist, sodass mit einer kurzen Transportzeit gerechnet werden kann.

Was ist während des Transports besonders zu beachten?

Die Vitalparameter der Patientin sind besonders engmaschig zu kontrollieren und zu überwachen. Eine Lagerung sollte mit erhöhtem Oberkörper durchgeführt werden. Wenn dies nicht möglich ist, dann flach mit erhöhtem Kopf. Sollte sich der Zustand verschlechtern, kann umgehend reagiert werden. Besonders gefürchtet ist die Entwicklung von Hirndruckzeichen, bei denen umgehend aggressiv gegengesteuert werden sollte.

8.3.6 Transport und Übergabe

Der Transport verläuft unter supportiven Maßnahmen komplikationslos. In der Notfallaufnahme findet die strukturierte Übergabe an den aufnehmenden Internisten statt. Nach der Vervollständigung des Notfallprotokolls ist der RTW ca. 10 Minuten nach Übergabe wieder einsatzbereit.

8.3.7 Klinischer Verlauf

Nach Aufnahme und weiterer supportiver Versorgung in der Notaufnahme wird die Patientin zur Überwachung auf die Intensivstation gebracht. Hier erhält sie zur Schmerzlinderung noch weitere 1 g Metamizol als Kurzinfusion. Nach einer Nacht unter Beobachtung wird die Patientin am nächsten Tag in verbessertem Zustand auf die Normalstation verlegt. Nach einem weiteren Tag kann sie nach Hause entlassen werden. Eine weitere Therapie ist nicht erforderlich.

8.3.8 Kommentar

Beim Sonnenstich, auch **Insolation** oder **Ictus solis** genannt, handelt es sich um einen lokal begrenzten hyperthermischen Schaden durch direkte Sonneneinstrahlung. Meist sind Säuglinge, Kleinkinder, ältere Menschen oder Personen mit wenig Kopfhaar (Glatzenträger) betroffen. Durch unachtsames Sonnenbaden können aber auch andere Altersgruppen betroffen sein. Durch die direkte Bestrahlung des ungeschützten Kopfes kommt es zur Reizung der Hirn- und Rückenmarkshäute (Meningen) und zu entsprechenden Reizerscheinungen. In seltenen schweren Fällen kann es zur Ausbildung eines Hirnödems mit all seinen Symptomen und v. a. Folgen kommen. In diesen Fällen kann eine intensivmedizinische Therapie inklusive präklinischer Intubation und Beatmung notwendig sein. In den meisten Fällen reicht aber die sofortige lokale Kühlung als einfache und empfohlene Maßnahme mit klinischer Überwachung der Patienten völlig aus, wie im vorliegenden Fall geschehen. Und wenn man den logischen Menschenverstand einsetzt, dann besteht beim Sonnenstich die symptomatische Therapie aus sofortiger Beendigung der Sonnenexposition und das Aufsuchen von Schatten. Als supportive Medikation kann bei leichteren Krankheitsverläufen die Gabe von Antiemetika (z. B. Dimenhydrinat) und leichten Analgetika (z. B. Metamizol) erwogen werden.

Wichtigste Eckdaten zum Sonnenstich:

Ursachen: länger andauernde direkte, intensive Sonneneinstrahlung auf den ungeschützten Kopf.

Symptome:

- Körperkerntemperatur **nicht** erhöht
- **Einfacher Verlauf**
  - Hochroter, heißer Kopf
  - Schwindel, Übelkeit, Erbrechen
  - Sehstörungen, Lichtempfindlichkeit
  - Kopfschmerzen, evtl. Nackensteifigkeit (Meningismus)
  - Rumpf, Extremitäten kühl bzw. kaltschweißig
  - Unruhe
- **Schwerer Verlauf**
  - Ggf. tonisch-klonische Krämpfe
  - Cushing-Reflex (bradykarder Druckpuls, Hypertonie, Bewusstseinsstörungen bzw. Bewusstlosigkeit) bei Hirndruck
  - Unregelmäßige, flache Atmung (Cheyne-Stokes-Atmung)

Vor diesem Hintergrund erscheinen auch die Maßnahmen des Rettungsfachpersonals keineswegs überzogen. Auszuschließen sind immer differenzialdiagnostisch in Betracht kommende Krankheitsbilder, was in diesem Fall geschehen ist und aufgrund der Anamnese nicht ausgeschlossen, aber unwahrscheinlich war. Unbedingt miteinbezogen werden müssen in die Differenzialdiagnostik der Schlaganfall und die SAB.

Besonders gefährdete Personen sind hierbei:

- Säuglinge, Kleinkinder
- Hellhäutige Personen

- Ältere Menschen
- Personen mit wenig Kopfhaar (z. B. Glatzenträger)

Eine große Gefahr als nächste Stufe ist das Hyperthermiesyndrom oder der sog. Hitzschlag. Charakteristisch hierbei ist eine Körperkerntemperatur von > 40 °C (rektale Messung) mit Dysfunktion des zentralen Nervensystems. Der Hitzschlag kann klassisch auftreten bei z. B. Hitzewellen. Beeinflussende Faktoren sind z. B. Vormedikamente (Diuretika, Kalziumkanalblocker, Betablocker), soziale Faktoren (Isolation) oder trockene Haut. Auch anstrengungsassoziiert bei z. B. Feuerwehrleuten kann ein Hitzschlag auftreten. Zu beachten ist, dass nicht nur alte Menschen oder kleine Kinder gefährdet sind, einen tödlichen Hitzschlag zu erleiden. Auch junge Sportler im Rahmen einer normalen sportlichen Aktivität können betroffen sein.

Risikofaktoren für Hitzeerkrankungen:

- Alter > 65 Jahre (können Hitzestress möglicherweise nicht effizient kompensieren und weniger hohe Temperaturen spüren bzw. darauf reagieren)
- Soziale Isolierung
- Vorerkrankungen, z. B. Diabetes, Demenz, Herzerkrankungen, Atemwegserkrankungen
- Dauermedikation, z. B. Diuretika
- Menschen mit psychiatrischen Vorerkrankungen, körperliche oder geistige Behinderung, eingeschränkte Mobilität
- Drogen-, Alkoholkonsum
- Schwangere, Säuglinge und Kinder < 5 Jahre
- Intensive körperliche Aktivität in heißer Umgebung
- Erhöhter Body-Mass-Index (BMI)
- Schlechte körperliche Fitness

Symptome:

- Schwitzen oder auch fehlende Schweißsekretion
- Kopfschmerzen
- Übelkeit
- Bewusstseinsstörungen, Entwicklung eines Hirnödems
- Krämpfe
- Tachypnoe, Hyperventilation
- Tachykardie, Hypotonie
- Gastrointestinale Blutungen
- Lungenödem
- Störungen des Elektrolythaushalts
- Renale Dysfunktion
- Hepatische Dysfunktion
- High-Output-Herzversagen
- Schwerste Komplikationen:
  - Kardiozirkulatorische Dekompensation mit hypovolämischem Schock
  - Hirnödem

Die Diagnostik erfolgt hierbei durch die Kombination aus neurologischer Auffälligkeit zusammen mit Hyperthermie und Kontakt mit heißem Wetter oder (sportliche) Aktivität. In die Differenzialdiagnostik sollten auf alle Fälle die Meningitis, Enzephalitis, Epilepsie, Drogeneinnahme, schwere Dehydrierung, metabolische Syndrome einbezogen werden. Die präklinischen Therapiekonzepte sind die Sauerstoffgabe, Temperaturkontrolle (**cave:** keine Gabe von fiebersenkenden Mitteln wie z. B. Paracetamol), Gabe von 1–2 l/h kristalloide Infusionen, Benzodiazepine bei Krampfanfällen und der Transport in eine Notaufnahme zur weiteren Versorgung. Ventilatoren können die Körperkerntemperatur nicht wirksam senken oder hitzebedingte Erkrankungen verhindern. Zu beachten ist auch, dass zuckerhaltige oder alkoholische Getränke zu einer Dehydrierung führen. Die große Gefahr beim Hitzschlag, neben der Dekompensation der Thermoregulierung, ist die begleitende direkt zytotoxische Wirkung mit systemischer inflammatorischer Antwort und mit im Extremfall der Ausbildung einer Koagulopathie.

Evidenz: Mythos oder Fakt

Mythos:

Nur alte Menschen oder kleine Kinder sind gefährdet, einen tödlichen Hitzschlag zu erleiden. Zu beachten ist aber, dass z. B. auch junge Sportler im Rahmen einer normalen sportlichen Aktivität betroffen sein können. In einem Fallbericht von Herold et al. (2018) wurde von einem jungen Sportler mit schwerem Hitzschlag im Rahmen eines 3-km-Laufes bei sommerlichen Temperaturen von 28 °C berichtet, der innerklinisch auch nach aggressiver Behandlung an einem Hirnödem verstarb.

Fakten:

- Den Patienten nicht zu schnell abkühlen, da sonst die Gefahr des Kältezitterns mit Anstieg der Körperkerntemperatur besteht.

- Die Kühlung durch Entfernen der Kleidung und Verdunstung durch Wärme ist schnell, effektiv und sicher.
- Kinder vor der Pubertät sind aufgrund von nicht voll entwickelter Thermoregulation, ungünstigem Oberflächen-/Masse-Verhältnis und geringem Blutvolumen besonders gefährdet.
- Maßgebend für die Prognose sind:
  - Neurologische Funktionsstörungen, wie z. B. Verwirrtheit, Delir, Koma oder Krämpfe
  - Blutdruckabfall infolge von Hypovolämie
  - Rhabdomyolyse
  - Akutes Leber- oder Nierenversagen
  - Disseminierte intravasale Koagulopathie (DIC)
- Hohe Mortalität bei Hospitalisierung, besonders bei älteren Patienten: je nach Literatur zwischen 21 % und 63 %.
- Bei anstrengungsassoziiertem Hitzschlag häufig akutes Nierenversagen (20–30 %).
- Niedrige Mortalität (< 5 %).
- Risikostratifikation:
  - High Risk: Vigilanzminderung, neurologische Symptome, metabolische Entgleisung, ältere Patienten und Kinder
  - Low Risk: junge und gesunde Patienten, geringe Beschwerden

8

LITERATUR

Epstein Y, Yanovich R. Heatstroke. N Engl J Med. 2019 Jun 20; 380(25): 2449–2459. doi: 10.1056/NEJMra1810762. PMID: 31216400

Fleischmann T, Hohenstein C. Klinische Notfallmedizin, Band 1 Wissen. München: Elsevier Urban & Fischer, 2020

Herold J, Mitrasch A, Lorenz E et al. Erbrechen und Kollaps bei einem 28-jährigen Langstreckenläufer im mitteleuropäischen Sommer [Vomiting and collapse of a 28-year-old male long distance runner in middle European Summer]. Internist (Berl) 2018 Aug; 59(8): 850–856. doi: 10.1007/s00108-018-0415-4. PMID: 29651510

Löwe F, Jahn M. Checklisten Rettungsdienst. 2. A. München: Elsevier Urban & Fischer, 2022

INTERNETQUELLEN

https://news-papers.eu/?p=9795

www.amboss.com/de/wissen/hitzschlag-und-sonnenstich-amboss-sop/

https://foamio.org/leitlinie-extreme-heat-emergency-der-nasmed-der-aace/

8.4 Verdacht auf Lebensmittelintoxikation (Basic)

Hendrik Sudowe

8.4.1 Einsatzmeldung/Anfahrt

An einem heißen Hochsommernachmittag erfolgt mit dem Stichwort „V. a. Lebensmittelintoxikation – drei betroffene Patienten" der Einsatz für zwei RTW, einen KTW und ein NEF. Einsatzort ist ein alter Steinbruch, in dem eine Übung der örtlichen Jugendfeuerwehr stattfindet. Nach dem Mittagessen sei plötzlich mehreren Jugendlichen „schlecht geworden". Einige hätten das Bewusstsein verloren.

8.4.2 Situation am Notfallort und Ersteindruck

Der ersteintreffende RTW wird von dem Leiter der 22-köpfigen Jugendgruppe erwartet. Die mittlerweile 5 jugendlichen Patienten seien im Rahmen einer Übung an verschiedenen Orten des weiträumigen Geländes kurz nacheinander kollabiert, nachdem die gesamte Gruppe vor ca. 2 Stunden gemeinsam zu Mittag gegessen habe. Die Mahlzeit sei nicht sonderlich schmackhaft gewesen, man vermute eine Lebensmittelvergiftung. Der von weiteren Umstehenden mit bösen Blicken bedachte Koch beteuert seine Unschuld: an der Frische der verwendeten Produkte könne kein Zweifel bestehen, denn es habe sich um Erbsensuppenkonserven gehandelt, die erst in 3 Jahren ihr Verfallsdatum erreicht hätten.

Welche taktischen Entscheidungen müssen sofort getroffen werden?

Da die ersten Informationen hinsichtlich der Patientenanzahl von der Einsatzmeldung abweichen und auf eine dynamische Entwicklung zu schließen ist, wird eine erste Lagemeldung abgesetzt, in der neben weiteren Rettungswagen auch der LNA und der OrgL nachgefordert werden. Der Leitstelle wird weiter mitgeteilt, dass die nachrückenden Kräfte den bis auf weiteres als OrgL RD fungierenden Notfallsanitäter über das Handfunkgerät auf dem üblichen

Einsatzstellenkanal ansprechen sollen. Da mehrere Patienten mit vergleichbaren Symptomen auffällig geworden sind und somit eine Infektion tatsächlich zu diesem Zeitpunkt nicht ausgeschlossen werden kann, wird die persönliche Schutzausrüstung um einen Infektionsschutzkittel, eine Schutzbrille und eine FFP2-Maske erweitert. Es folgt eine Erkundung der Lage. Die Kollegen lassen sich – ohne medizinisches Equipment, aber mit einer MANV-Mappe, die u. a. Anhängekarten enthält – gemeinsam zu den diversen Einsatzorten führen.

Welche weiteren Informationen sollten jetzt gewonnen werden?

Die 15–17 Jahre alten Patienten weisen vergleichbare Symptome in variierender Ausprägung auf: Alle sind etwas blass, schweißig und waren laut Umstehenden kurzzeitig bewusstlos. Mittlerweile geht es 3 Patienten deutlich besser, 2 klagen noch über Schwindel. Gastrointestinale Symptome wie Erbrechen, Durchfall oder abdominelle Schmerzen liegen nicht vor. Einer der Patienten hat sich im Rahmen des Sturzes eine kleine Kopfplatzwunde zugezogen.

ABCDE unter MANV-Bedingungen

Alle Patienten werden auf den ersten Blick als nicht gravierend ABCDE-gefährdet eingeschätzt: Kein Patient ist bewusstlos oder hat einen verlegten Atemweg. Alle Patienten atmen ohne offenkundiges Nebengeräusch mit einer AF von 15–20/min. Der Puls ist jeweils schwach tastbar und entweder leicht bradykard (50–60/min) oder moderat tachykard (110–120/min). Alle sind adäquat rekapillarisiert und weisen keine Blutungen auf. Kein Patient bietet eine GCS-Minderung. Es bestehen keinerlei Schmerzen. Da 2 Patienten bei zwar erhaltenem Radialispuls, aber fortbestehender Schwindelsymptomatik nicht gehfähig erscheinen, werden sie gemäß des **PRIOR-Vorsichtungsalgorithmus** der Sichtungskategorie II (gelb) und die übrigen 3 der Kategorie III (grün) zugeordnet und mit den entsprechenden Anhängekarten gekennzeichnet. Angesichts der Anzahl fachkundiger und nicht betroffener Helfer, erscheint es gut möglich, alle Betroffenen in räumlicher Nähe an einem Schattenplatz nahe der Zuwegung zusammenzuführen und so eine provisorische Patientenablage, unterteilt in die Kategorien Gelb und Grün, einzurichten.

Entscheidung kritisch ↔ nicht kritisch

Aktuell sind alle Patienten **unkritisch.** Einzig die MANV-Konstellation bei einem RTW für 5 Betroffene kompliziert die Lage. Um die Einschätzung hinsichtlich ausbleibender Progredienz abzusichern, gilt es nun, schnellstmöglich den auslösenden Faktor zu identifizieren.

8.4.3 Verdachtsdiagnose

Mehrere Verletzte oder Erkrankte in einer Situation mit vergleichbaren Symptomen erfordern die Suche nach einem gemeinsamen Entstehungsmechanismus. Dieser „gemeinsame Nenner" könnte natürlich eine von allen Betroffenen eingenommene verdorbene Mahlzeit sein, das ist bei Fehlen einer gastrointestinalen Symptomatik allerdings weniger wahrscheinlich. Der Koch scheint also rehabilitiert! Auch eine nicht durch eine gemeinsame Nahrungsaufnahme, sondern beispielsweise durch eingeatmete Gase bedingte Intoxikation ist unwahrscheinlich. Der Ereignisort liegt im Freien – es gibt keine Silos, Güllegruben, Chemikalienbehälter oder Quellen unvollständiger Verbrennungen. Der mitgeführte CO-Warnmelder löst nicht aus. Gemeinsamkeiten liegen weiterhin in der Beschäftigung zum Zeitpunkt des Geschehens, die unter denselben klimatischen Bedingungen stattfand: Alle Patienten mussten zur Wahrnehmung ihrer Aufgabe im Rahmen der Übung über einen längeren Zeitraum in – eigentlich lobenswerter – kompletter Feuerwehrmontur bei extremer Hitze ausharren. Die Hitze wurde durch die geografischen Gegebenheiten im kesselartigen Steinbruch noch verstärkt, da mangels Wind kaum erfrischende Luftzirkulation stattfinden konnte. So konnte durch den Wärmeeinfluss eine Weitstellung peripherer Gefäße ausgelöst werden, die zu einem relativen Volumenmangel geführt hat. Die Herzfüllung und in der Folge der Blutdruck sanken ab, woraus kurzfristig eine unzureichende Sauerstoffversorgung des Gehirns resultierte. Hierdurch kam es zu einer Synkope, die glücklicherweise nur bei einem Patienten zu einer leichten Begleitverletzung geführt hat. Nach Herleitung dieses gemeinsamen Entstehungsmechanismus gehen die Rettungsdienstkollegen von **Hitzesynkopen** aus.

Wie wird sich der Patientenzustand entwickeln, welche Gefahren bestehen?

Wenn dem Geschehen der ursächliche Mechanismus entzogen wird, ist von einer weiteren Stabilisierung der Lage auszugehen. Natürlich müssen durch eingehendere Untersuchungen (z. B. Blutdruckmessung, Blutzuckermessung, Temperaturmessung) andere Ursachen definitiv ausgeschlossen werden.

8.4.4 Maßnahmen und Therapie

Die nachrückenden Kräfte werden eingewiesen. Dem Leiter der Feuerwehrgruppe wird dringend nahegelegt, die Übung abzubrechen und alle Beteiligten temperaturgerechte Kleidung anlegen zu lassen. An der Sammelstelle werden die Patienten flach, mit angehobenen Beinen gelagert. Es erfolgen Kontrollen von Puls, Blutdruck, Blutzucker und Körpertemperatur. Mit einer Ausnahme sind alle Werte im Normbereich – diese objektiven Werte stimmen mit dem subjektiven Befinden der Patienten überein: Sie fühlen sich zwar noch etwas geschwächt, verspüren jedoch keinen Schwindel mehr. Einzig der Patient mit der Kopfplatzwunde ist noch deutlich blass und kaltschweißig. Die Pulsfrequenz liegt bei 56/min und der Blutdruck beträgt 80/55 mmHg. Messungen der Körpertemperatur und des Blutzuckers führen zu unauffälligen Werten. Der Patient ist orientiert, kann zum Geschehen allerdings nur angeben, dass ihm schwindlig und „schwarz vor Augen" geworden war und er dann irgendwann wieder aufgewacht sei. Abgesehen von der Kopfplatzwunde verspüre er keine Schmerzen. Auch ein eingehender Body-Check fördert keine weiteren Erkenntnisse zutage. Ein Feuerwehrkamerad berichtet, dass er ca. 1 Minute lang bewusstlos gewesen sei. Krampfartige oder zuckende Bewegungen habe er während dieser Zeit nicht ausmachen können. Der Patient erhält einen i. v. Zugang und 500 ml einer kristalloiden Infusionslösung. Die Kopfplatzwunde wird verbunden. Alle anderen Patienten werden mit Getränken versorgt. Zusammen mit den jeweils behandelnden Teams und dem Leiter der Feuerwehr entscheidet der LNA nach Stabilisierung der Lage, dass nur der Patient mit der Kopfplatzwunde in ein Krankenhaus gebracht werden muss. Die übrigen 4 Jugendlichen werden von ihren Eltern abgeholt und sollen sich zu Hause ausruhen. Es wird beschlossen, die Übung zu beenden und unter anderen klimatischen Verhältnissen neu anzusetzen.

8.4.5 Transport und Übergabe

Der Transport wird ohne Notarztbegleitung von einem RTW durchgeführt. Unter sich zusehends stabilisierenden Blutdruckwerten verbessert sich auch das subjektive Befinden des Patienten. Bei der Übergabe wird neben der Verdachtsdiagnose „Hitzesynkope" ebenfalls auf das Sturzgeschehen hingewiesen, das neben der Platzwunde auch ein leichtes SHT nicht ausschließen lässt. Dem übernehmenden Pflegepersonal wird eine sorgfältige Dokumentation des Hergangs und des Verlaufs überreicht.

8.4.6 Klinischer Verlauf

Nach Versorgung der Platzwunde und einer internistischen Untersuchung wird der Patient noch am gleichen Tag in stabilem Zustand entlassen.

8.4.7 Kommentar

Nicht selten entwickeln sich rettungsdienstliche Situationen so dynamisch, wie im vorliegenden Fall geschildert. Hier glücklicherweise in eine positive Richtung! Wer hätte angesichts 5 plötzlich bewusstlos kollabierender Jugendlicher im ersten Augenblick ruhig und entspannt an diesen völlig harmlosen Verlauf gedacht? Es geht auch anders: In frühen Phasen können auch schwer verletzte Patienten durchaus noch vital und gesund wirken, bevor ihr Kreislauf kurz darauf dekompensiert oder das SHT nach freiem Intervall eine tiefe Bewusstlosigkeit auslöst. Dynamik und Intransparenz sind Kernprobleme rettungsdienstlicher Situationen, man weiß nie genau, wie sich die

Lage entwickelt. Trotzdem gilt es, diesbezügliche Prognosen zu formulieren, Gefahrenpotenziale zu analysieren und auf dieser Basis Entscheidungen zu treffen.

Prävention und Behandlung von Hitzeerkrankungen

Definitionen

- **Hyperthermie:** aufgrund Beeinträchtigung wärmeableitender Mechanismen (durch Kleidung, Isolierung, Medikamente, Vorerkrankungen, externe oder interne Wärmeproduktion) Körpertemperaturanstieg über den physiologischen Sollwert des Hypothalamus
- **Hitzeödem:** Schwellung der Extremitäten aufgrund Flüssigkeitsansammlung durch hydrostatischen Druck, Gefäßleckagen und kutane Vasodilatation
- **Hitzekrämpfe:** schmerzhafte Muskelkontraktionen (unwillkürlich, diffus) während oder unmittelbar nach Anstrengung in heißer Umgebung
- **Hitzesynkope:** transienter Bewusstseinsverlust nach Hitzeexposition mit spontaner Rückkehr zum normalen Bewusstsein
- **Hitzeerschöpfung:** gestörte Wärmeregulierung und Folge (Dehydratation des Extrazelluarraums) von starkem Wasser- und Salzverlust im Rahmen starker körperlicher Anstrengung oder großer Umgebungshitze
- **Hitzschlag:** Hyperthermiesyndrom mit Störung der körpereigenen Wärmeregulation und Körperkerntemperatur (KKT) von > 40 °C, gekennzeichnet durch ZNS-Störungen

Pathophysiologie

Durch eine gestörte Wärmeabgabe aufgrund körperlicher Belastung steigt die Hauttemperatur an; daraus resultiert eine Erwärmung des Körpers. Bei einem Hitzschlag bzw. Hyperthermiesyndrom kommt es dann zu einer metabolischen Hitzereaktion mit Anstieg der KKT über den kritischen Wert. Es folgt eine Kaskade von zelluären und systemischen Reaktionen: Störung der Thermoregulation, sepsisähnliche Entzündungsreaktion, Hitzeschockproteinreaktion. Durch die Beeinflussung der Skelettmuskulatur kommt es zudem zur Freisetzung von Myokinen und anderen Entzündungsmediatoren, die letztendlich Endothel- und Gefäßschäden verursachen.

Behandlung von hyperthermen Patienten

Jede Minute einer andauernden Überhitzung des Patienten erhöht das potenzielle Risiko von Folgeerscheinungen oder Tod.

Hypertherme Patienten mit Hinweisen auf einen Hitzschlag benötigen eine akute Kühlung. Eine schnelle Kühlung ohne „Unterkühlung" zeigt die besten langfristigen Ergebnisse. Dabei ist zu beachten, dass eine aktive Kühlung niemals ein Kältezittern (Shivering) verursachen darf. Dies führt zu einem Anstieg der Körperkerntemperatur und des Sauerstoffverbrauchs. Benzodiazepine, muskelrelaxierende Medikamente oder Neuroleptika wie Chlorpromazin können vor Kältezittern während der aktiven Kühlung schützen.

Eine Methode der „akuten" Kühlung ist die Immersion in Eiswasser oder kaltem Wasser als **First-Line-Therapie.** Zur Kühlung wird die Kleidung entfernt. Rumpf und Extremitäten werden dann z. B. in Eiswasser getaucht. Alternativ kann der Patient z. B. auch auf eine Plastikfolie gelegt und mit Eis bedeckt werden. Zusätzlich wird Wasser aufgefüllt. Eine weitere gute Möglichkeit zur aktiven Kühlung bietet auch ein Leichensack. In den USA, hier besonders der Bundesstaat Arizona mit seinen berüchtigten Hitzewellen, werden zur aktiven Kühlung spezielle Ice Immersion Bags benutzt. Auch natürliche Gewässer können zum Eintauchen benutzt werden. Die Eis-Wasser-Kühlung senkt die Körperkerntemperatur doppelt so schnell wie z. B. das Abdecken mit kalten Tüchern. Bei der Verwendung chemischer Coolpacks die gesamte Körperfläche ausnutzen (wenn nur wenige Coolpacks verfügbar sind, auf Wangen, Handflächen und Fußsohlen legen). Als **Second-Line-Therapie,** falls Immersion nicht möglich ist, kann die Verdunstungskühlung bzw. Konvektionskühlung verwendet werden. Hierbei wird die Kleidung entfernt oder gelockert und der Patient mit kaltem Wasser übergossen. Zusätzlich kann eine Konvektion durch „Fächern" mit z. B. Handtüchern erfolgen. Die durchschnittliche Kühlzeit beträgt hierbei 40–68 Minuten. Die Zieltemperatur der aktiven Kühlung beträgt 38,3–38,8 °C.

Ice Immersion Bags

www.youtube.com/watch?v=9J4mjRmg2BE

Evidenz: Mythos oder Fakt

Mythos: Das ein Eintauchen in kaltes Wasser eine periphere Vasokonstriktion verursacht und zu Zittern führt und dadurch die Abkühlung verlangsamt oder die KKT sogar erhöht wird ist immer noch ein weitverbreiteter Irrglaube.

Fakt: Bei der aktiven Kühlung wird ein Eisbad für 9 Minuten empfohlen, mit dem Ziel einer rektal gemessenen Temperatur von 38,6 °C. Besonders gefährdet für tödliche Herz-Kreislauf-Erkrankungen durch Hitzeerkrankungen nach extremer Hitzeexposition sind Personen > 65 Jahre. Die Gesamtsterblichkeitsrate durch Hitzschlag liegt bei rund 5 %. Medikamente begünstigen Hitzeerkrankungen, da sie die Wärmeproduktion erhöhen. Hierzu zählen z. B. Antipsychotika, Diuretika, Abführmittel oder Betablocker. Auch Drogen wie z. B. Kokain oder Amphetamine sind ein Risikofaktor.

LITERATUR

Bouchama A, Dehbi M, Chaves-Carballo E. Cooling and hemodynamic management in heatstroke: practical recommendations. Crit Care 2007; 11: R54

Casa DJ, McDermott BP, Lee EC et al. Cold Water Immersion: The Gold Standard for Exertional Heatstroke Treatment. Exercise and Sport Sciences Reviews July 2007; 35(3): 141–149. DOI: 10.1097/jes.0b013e3180a02bec

Epstein Y, Yanovich R. Heatstroke. N Engl J Med. 2019 Jun 20; 380(25): 2449–2459. doi: 10.1056/NEJMra1810762. PMID: 31216400

Curtis K, Fry M, Lord B et al. Emergency and Trauma Care for Nurses and Paramedics. 4th Ed. Elsevier, 2023

Lott C, Truhla A, Alfonzo A et al. European Resuscitation Council Guidelines 2021: Cardiac arrest in special circumstances. Resuscitation 2021; 161: 152–219

INTERNETQUELLEN

https://foamio.org/leitlinie-prevention-and-treatment-of-heat-illness-der-wms-update-2024/

https://emcentric.org/education-training/ice-immersion-bags-arizona-ems-lifesaving-approach-to-heatstroke/

9 Toxikologische Notfälle

KAPITEL

9 Toxikologische Notfälle

Matthias Jahn, Sven Heiligers und Catharina Hammerschlag

9.1 Suizidversuch (Advanced)

Matthias Jahn

9.1.1 Einsatzmeldung/Anfahrt

An einem frühen Samstagnachmittag wird der RTW 7-83-3 über DME mit dem Einsatzstichwort „Suizidversuch" alarmiert. Das dreiköpfige Team, eine Notfallsanitäterin, ein Rettungssanitäter und ein Praktikant, erfährt während der Anfahrt über Funk, dass eine Frau den Verdacht habe, ihr Mann versuche sich in der Garage mit Autoabgasen umzubringen. Parallel zum RTW sind ein NEF der Nachbargemeinde und ein Hilfeleistungslöschfahrzeug (HLF) der freiwilligen Ortsfeuerwehr alarmiert. Die vierminütige Anfahrt erfolgt ohne weitere Komplikationen.

Mit welcher Gefährdung für den Rettungsdienst ist zu rechnen?

Noch während der Anfahrt bittet die Notfallsanitäterin den Praktikanten, sich bei diesem Einsatz im Hintergrund zu halten, da aufgrund der Einsatzmeldung mit einer Gefährdung des Rettungsdienstes in Form einer Intoxikation zu rechnen sei.

9.1.2 Situation am Notfallort und Ersteindruck

Der RTW ist an der Einsatzstelle das ersteintreffende Fahrzeug. Der Fahrer des RTW parkt mit etwas Abstand zum Haus, sodass noch Platz für die weiteren Fahrzeuge bleibt. Das Team wird von der Anruferin auf der Auffahrt des Hauses empfangen. Sie sagt, dass sie ihren Mann nicht finden könne und diesen in der Garage vermute. Diese sei nicht zu öffnen und man könne Motorengeräusche hören.

Die Notfallsanitäterin folgt der Frau und hört aus der Garage ebenfalls Motorengeräusche. Die Garage, die einzeln neben dem Haus steht, hat als Zugänge einen Nebeneingang und das Garagentor, beide sind von innen verriegelt. Aufgrund der relativ eindeutigen Situation beschließt die Notfallsanitäterin, mit den beiden anderen alles nötige Equipment in sicherem Abstand neben der Garage vorzubereiten. Dazu gehören Trage, EKG, Sauerstoffeinheit mit Beatmungsgerät und der Notfallkoffer.

Während der Vorbereitungen trifft das HLF ein. Nach einer kurzen Übergabe versucht die Feuerwehr, die Seitentür der Garage zu öffnen. Der Praktikant wird gebeten, sich währenddessen um die Ehefrau zu kümmern, damit diese die Arbeiten an der Tür nicht behindert. Während er sich um die Frau kümmert, erkundigt er sich nach Allergien, Medikation und Patientenvorgeschichte des Ehemanns. Die Garagentür kann schnell geöffnet werden und die Feuerwehr kann die Garage betreten.

In der Garage finden die Feuerwehrleute den Ehemann in seinem Auto auf dem Fahrersitz zusammengesunken vor. Die Scheiben des Autos sind heruntergelassen, der Motor läuft. Der Motor wird durch die Feuerwehr abgestellt, der Patient aus dem Pkw befreit und an den Rettungsdienst übergeben.

Was ist in dieser Situation zu beachten?

Personen dürfen den mit Kohlenmonoxid angereicherten Raum nicht ohne Atemschutzgerät betreten. Eine weitere Versorgung des Patienten durch den Rettungsdienst hat dann im Freien in ausreichendem Abstand zur Gefahrenquelle oder im Rettungswagen zu erfolgen. Ebenfalls sollten Angehörige davon abgehalten werden, diese Räume zu betreten.

ABCDE-Untersuchung

Auf der Fahrtrage wird der Patient durch die Notfallsanitäterin untersucht. In Rückenlage zeigt dieser ein pathologisches Atemmuster, die Atemwege sind verlegt. Unter Durchführung des Esmarch-Handgriffs durch den am Kopf befindlichen Rettungssanitäter atmet der Patient wieder frei. Zum Freihalten der Atemwege legt der Rettungssanitäter einen Guedel-Tubus in den Mund des Patienten ein. Hierbei zeigt der Mann keine Abwehrbewegungen. Anschließend zeigt sich die Atmung normfrequent und ausreichend tief. Trotz fehlender Zyanosezeichen und primär unauffälligem Atemmuster erhält der Patient aufgrund der Auffindesituation über eine Sauerstoffmaske mit Reservoir 15 l/min Sauerstoff.

Der Radialispuls des Patienten ist tachykard und schwach tastbar, die Haut kühl und rosig. Das Pulsoxymeter zeigt eine Pulsfrequenz von 110/min und einen Sättigungswert von 100 %.

Auf einen starken zentralen Schmerzreiz öffnet der Mann die Augen nicht, stöhnt schwach und zeigt eine schwache, unspezifische Abwehrbewegung mit dem rechten Arm, in Summe ergibt sich daraus ein GCS-Wert von 7 Punkten. Die Pupillenkontrolle ergibt beidseits seitengleiche, jedoch lichtträge Pupillenreaktionen. Der Patient scheint nach einer kurzen körperlichen Inspektion ansonsten unverletzt zu sein.

Entscheidung kritisch ↔ nicht kritisch und Leitsymptom

9

Leitsymptom in diesem Fall ist die Bewusstlosigkeit. Aufgrund der Auffindesituation ist diese auf eine Kohlenmonoxidvergiftung zurückzuführen. Da von einem suizidalen Hintergrund ausgegangen wird, muss in diesem Fall eine zusätzliche Mischintoxikation durch andere Substanzen in Betracht gezogen werden.

Aufgrund der tiefen Bewusstlosigkeit (GCS 7), der Tachykardie und des nur schwach tastbaren Pulses wird der Zustand des Patienten als **kritisch** eingestuft. Die Besatzung des Rettungswagens entschließt sich auf Basis dieser Einschätzung, den Mann zur weiteren Versorgung und Stabilisierung in den Rettungswagen zu bringen. Parallel dazu trifft auch das NEF an der Einsatzstelle ein.

Mit welchen Komplikationen müssen Sie rechnen?

Zum einen besteht durch die Bewusstlosigkeit die Gefahr der Verlegung der Atemwege, dies konnte primär durch die Anlage des Guedel-Tubus gemindert werden, zum anderen droht durch Kohlenmonoxid und evtl. weitere Noxen selbst die Lähmung der Atemtätigkeit bzw. die Einschränkung der Herztätigkeit.

9.1.3 Weiterführende Anamnese und Untersuchung

Während das RTW-Team den Patienten in den Rettungswagen bringt, fasst die Notfallsanitäterin die bisherigen Befunde und Maßnahmen für den Notarzt zusammen. Der Praktikant ergänzt anschließend die Angaben der Notfallsanitäterin um die Informationen, die er von der Ehefrau zu Allergien, Medikation, Vorgeschichte und letzter Mahlzeit erhalten hat. Eine durch die Notfallsanitäterin durchgeführte orientierende Untersuchung des Patienten im RTW bringt keinerlei neuen Erkenntnisse. Außer den Erkenntnissen aus der ABCDE-Untersuchung existieren keine weiteren Hinweise auf Pathologien oder Verletzungen. Parallel hierzu wird durch den Rettungssanitäter ein umfangreiches Monitoring eingeleitet.

Vitalwerte und Monitoring

HF	110/min
RR	80/50 mmHg
SpO_2	100 %
BZ	130 mg/dl
Temp.	36,7 °C
EKG	Sinustachykardie

SAMPLER

Symptome	Bewusstlosigkeit, Schock
Allergien	Penicillin
Medikamente	ASS, Metoprolol, „was pflanzliches"
Patientenvorgeschichte	Arterieller Hypertonus, intermittierendes Vorhofflimmern, Schlaganfall, beginnende Demenz
Letzte Mahlzeit	Mittagessen vor etwa 1,5 Stunden
Ereignisse vor dem Notfall	Streit während des Mittagessens
Risikofaktoren	Patient nicht nüchtern, erhöhte Aspirationsgefahr

9.1.4 Maßnahmen und Therapie

Der Notarzt fasst die Übergabe in kurzen Worten zusammen, stuft den Zustand des Patienten ebenfalls als kritisch ein und geht ebenfalls von einer Kohlenmonoxidvergiftung aus. Die Sauerstoffsättigung bewertet er mit der Annahme einer CO-Vergiftung als falsch erhöht. Er schlägt vor, den Patienten mittels RSI zu intubieren und, wenn möglich, zeitnah in eine Überdruckkammer zu verbringen (➤ Tab. 9.2). Er bittet die Notfallsanitäterin und den Praktikanten, die notwendigen Vorbereitungen für eine RSI zu treffen und eine Narkose mit 1 Ampulle Propofol (200 mg), 2 Ampullen Rocuronium (100 mg) und 1 Ampulle Fentanyl (0,5 mg) vorzubereiten. Den Rettungssanitäter bittet er, dem Patienten, wenn möglich, zwei intravenöse Zugänge zu legen. Der Fahrer des NEF wird gebeten, über die Leitstelle einen Platz in einer Überdruckkammer zu organisieren und die Möglichkeit eines Hubschraubertransports abzuklären. Während diese Maßnahmen erfolgen, kontrolliert der Notarzt, ob er beim Patienten einen auffälligen Foetor ex ore wahrnehmen kann, um den Verdacht auf weitere Mischintoxikationen mildern oder erhärten zu können. Ein deutlicher Foetor ex ore fällt nicht auf, bis auf eine rosige Hautfarbe zeigen sich keine Auffälligkeiten bei der Inspektion der Haut. Über der Lunge zeigt sich ein beidseits vesikuläres Atemgeräusch, die Pupillen sind mittelweit und reagieren etwas verzögert auf Lichteinfall.

Nachdem die Intubationsvorbereitungen kontrolliert wurden, bespricht das Team die nächsten Schritte für Narkoseeinleitung und Intubation. Der Notarzt stellt das Beatmungsgerät mit den gewünschten Parametern ein, die Absaugbereitschaft wird hergestellt, der Oberkörper des Patienten ist leicht erhöht gelagert.

Bei einem geschätzten Körpergewicht von 80 kg erhält der Patient zur Narkoseeinleitung 0,3 mg Fentanyl, 160 mg Propofol und 100 mg Rocuronium. Nach entsprechender Anschlagszeit von etwa 60 Sekunden kann der Patient mit einem 8,0 mm-ID-Tubus problemlos intubiert werden. Es gibt keine Anzeichen für eine Aspiration, die Lunge ist bei einer Tubustiefe von 23 cm ab Zahnreihe seitengleich ventiliert, die Kapnometriekurve zeigt einen atemsynchronen Verlauf. Der Patient wird mit einem Tidalvolumen von 500 ml, einer Atemfrequenz von 14/min und 100 % Sauerstoff beatmet.

Nach erfolgreicher Narkose und invasiver Atemwegssicherung meldet der Fahrer des NEF, dass es einen Platz in einer Überdruckkammer gäbe und der für den Transport notwendige Hubschrauber in etwa 15 Minuten am nahe gelegenen Sportplatz landen wird.

9.1.5 Transport und Übergabe

Der Patient wird nun mit dem RTW zum nahe gelegenen Sportplatz gefahren. Kurz nach der Ankunft am Sportplatz landet dort auch der Rettungshubschrauber. Der Patient wird umgelagert und der Notarzt des NEF übergibt den Patienten an die Besatzung des RTH. Dieser fliegt den Patienten in das 25 Flugminuten entfernte Krankenhaus mit einer Überdruckkammer.

9.1.6 Klinischer Verlauf

Nach der Übergabe in der Klinik wird der Patient direkt in die Überdruckkammer zur weiteren Therapie gefahren. Während der Behandlung in der Kammer bleibt er weiterhin narkotisiert und beatmet.

Er kann noch am gleichen Abend extubiert werden. Eine primäre Untersuchung am Abend lässt auf keine Folgeschäden durch die Intoxikation schließen. Eine ausführliche Untersuchung am folgenden Tag bestätigt dieses erste Ergebnis. Auf Anraten der behandelnden Ärztin wird der Mann aufgrund des Suizidversuchs freiwillig in eine psychiatrische Klinik überwiesen. Diese kann er nach drei Wochen verlassen und wird anschließend noch weiter ambulant in einer Psychotherapie und mit Antidepressiva behandelt.

9.1.7 Kommentar

Im Falle einer Kohlenmonoxidvergiftung sollten die Gefahren niemals unterschätzt werden, die für die Ersthelfer und das Rettungsdienstpersonal bestehen. Ist mit dem Austritt giftiger Gase zu rechnen, sollte die Rettung aus geschlossenen Räumen nur mit Atemschutzgeräten durchgeführt werden. Mittlerweile sind große Teile des Rettungsdienstes mit CO-Warnern ausgerüstet, die eine erhöhte Kohlenmonoxidkonzentration am Einsatzort melden (➤ Tab. 9.1).

Typische Expositionsquellen für Kohlenmonoxid sind z. B. Brände, defekte Heizungsanlagen, unvollständige Verbrennungen in schlecht gewarteten Öfen oder Warmwasserthermen, unzureichend belüftete Garagen, Lager für Holzpellets, Holzkohlegrills innerhäuslich in suizidaler Absicht benutzt und der Konsum von Wasserpfeifen (vor allem Shisha-Bars mit ungenügender Lüftung). Kohlenmonoxidvergiftungen vor suizidalem Hintergrund wie in diesem Fall kommen allerdings auch immer wieder vor und sind aufgrund der Situation meist leichter zu erkennen.

Das klinische Bild einer akuten Kohlenmonoxidvergiftung variiert erheblich. Bei einer schleichenden Kohlenmonoxidvergiftung, z. B. durch einen falsch eingestellten Durchlauferhitzer, können die ersten Symptome langsam eintreten und sich über Tage verschlechtern. Anzeichen einer gering erhöhten Kohlenmonoxidkonzentration in der Luft können z. B. welke Pflanzen oder tote Haustiere sein. Erste leichte und teilweise unspezifische Anzeichen beim Menschen sind Schwindel, Erbrechen, Unruhe und Kopfschmerzen im Stirn- und Schläfenbereich, leichte Sehstörungen, Atemnot, Konzentrationsschwierigkeiten, Verwirrtheit oder Abdominalschmerzen. Bei höheren CO-Hb-Konzentrationen kommt es zu Muskelschwäche, Koordinationsstörungen bis hin zu Krampfanfällen, Lungenödem, Bewusstlosigkeit oder Kreislaufstillstand. Bei einer schweren CO-Intoxikation sind auch EKG-Veränderungen oder pathologische kardiale Biomarker möglich. Die durch intrazelluläres CO verursachte Gewebehypoxie manifestiert sich besonders im hypoxieempfindlichen zentralen Nervensystem oder im Herzmuskel. Zusätzlich zur Gewebehypoxie führt CO auf zellulärer Ebene zu einem direkten immunologischen und/oder inflammatorischen Schaden. Weitere Schädigungsmechanismen sind z. B. die Bildung von Sauerstoffradikalen, oxidativer Stress oder Inflammation. Zu beachten ist, dass es bei einer Kohlenmonoxidvergiftung selten zur Ausprägung einer Zyanose kommt. Ein eindeutiges Symptom für eine Kohlenmonoxidvergiftung gibt es also nicht, vielmehr sind die Symptome in Bezug auf das Notfallbild zu sehen.

Tab. 9.1 Vorgehen beim Auslösen von CO-Warngeräten

Messung in ppm (parts per million)	Vorgehen
≤ 60	• Keine akute Gefährdung bei Aufenthalt bis zu 1 Stunde, lüften • Bei konstant > 30 ppm: Alarmierung Feuerwehr und Patient aus Gefahrenzone retten
> 60 ≤ 200	Maximal 20 Minuten gefahrloser Aufenthalt möglich, Rettung des Patienten aus Gefahrenzone hat Priorität.
> 200	Sofortiger Rückzug, sofern möglich Notrettung, Sicherung durch Feuerwehr, weitere Rettung nur unter Atemschutz!

Existiert Kohlenmonoxid in der Umgebungsluft diffundiert es schnell durch die Alveolarmembran und bindet leichter an das Hämoglobin als Sauerstoff, denn CO hat eine 200- bis 300-fach größere Affinität zum Hämoglobin. Geringe atmosphärische Konzentrationen schon von 10 ppm führen zu messbaren CO-HB-Werten von ungefähr 2 %. Die ersten toxischen Wirkungen können bei einer Konzentration von 0,1–0,2 Vol.-% nach 0,5–1 Stunde eintreten. 0,3–0,5 Vol.-% Kohlenmonoxid können bereits nach wenigen Minuten letal sein, da bei einer solchen Konzentration bereits 90 % des Hämoglobins besetzt werden.

CO-Hämoglobin hat eine ähnliche Farbwirkung wie O_2-Hämoglobin, daher bildet sich in der frühen Vergiftungsphase meistens keine Zyanose aus. Eine auffällige Rosafärbung der Haut, wie sie häufig beschrieben wird, bleibt bei einer Kohlenmonoxidvergiftung bei Bränden oft aus. Aufgrund der Ähnlichkeit von CO-

Hämoglobin und O_2-Hämoglobin kann die Messtechnik der Pulsoxymetrie zwischen diesen beiden Verbindungen nicht unterscheiden und es werden falsch hohe Werte angegeben, die keine Rückschlüsse auf die tatsächliche Sauerstoffsättigung im Blut zulassen.

Bei einer Kohlenmonoxidintoxikation – auch nur bei dem Verdacht – sollte die Therapie mit 4-DMAP, welches sich bei einer Zyanid- oder Rauchgasvergiftung bei Kunststoff- oder Schwelbränden anbietet, auf jeden Fall unterlassen werden. Durch eine weitere Abnahme des Hämoglobingehalts würde die Sauerstofftransportfunktion des Blutes noch weiter eingeschränkt werden, mit fatalen Folgen für den Patienten.

Mittlerweile gibt es auch Pulsoxymeter (SpCO-Messung mittels 8-Wellen-Pulsoxymetern), die den Carboxyhämoglobinwert angeben können. Aufgrund der erhöhten Anschaffungskosten sind diese in den meisten Rettungsdienstbereichen allerdings noch die Ausnahme.

Präklinische Versorgung

Die präklinische Versorgung einer Kohlenmonoxidvergiftung erfolgt primär mit 100 % Sauerstoff, unabhängig von der SpO_2-Sättigung mittels Masken-CPAP (NIV), Demandventil, High-flow-Masken oder invasiver Beatmung. Eine Spontanatmung via NIV (5–12 mbar) stellt eine effektive Primärversorgung zur Elimination dar und reduziert die Halbwertszeit des CO-Hb deutlich. Im Gegensatz zur Zyanidvergiftung (Gabe von Hydroxycobalamin) existiert bei der CO-Intoxikation kein etabliertes pharmakologisches Konzept.

Hyperbare Sauerstofftherapie (HBOT): Die hyperbare Sauerstofftherapie sollte bei Anzeichen einer schweren CO-Vergiftung in speziellen Zentren durchgeführt werden (➤ Tab. 9.2). Der Beginn der HBOT sollte hierbei in den ersten 6 Stunden erfolgen. Nach mehr als 24 Stunden wird keine Therapie mittels HBOT empfohlen. Die Evidenz hinsichtlich des Nutzens ist jedoch laut Leitlinie aufgrund der heterogenen Studienlage niedrig.

HBO Druckkammerzentrum BG-Unfallklinik Murnau

www.youtube.com/watch?v=Ggb5_k5F0OM

Behandlung CO-Intoxikation (Medmastery)

www.youtube.com/watch?v=LD7sRiRw-ysw

Tab. 9.2 Druckkammern in Deutschland

Aachen	HBO-Zentrum Euregio Aachen GmbH & Co. KG Notruf: (0241) 84044
Berlin	Vivantes Klinikum am Friedrichshain Notruf: (030) 130 23 1502 (030) 130 23 1707
Freiburg	Druckkammerzentrum Freiburg GmbH Notruf: (0761) 38 20 18
Gelsenkirchen	Zentrum der hyperbaren Sauerstofftherapie Bergmannsheil Buer Notruf: (0209) 5902 575
Halle (Saale)	Universitätsklinikum Halle (Saale) Notruf: (0345) 557 4350
Hamburg	Zentrum für Hyperbarmedizin Hamburg ZHH GmbH Notruf: (040) 63 27 34 34
Leipzig	Hyperbarmedizinisches Zentrum für Notfall- und Intensivmedizin Notruf: (0341) 97 19 702
München	Hyperbares Sauerstoffzentrum München Notruf: (089) 54 82 310
Münster	Praxis für Hyperbarmedizin Notruf: 0172 26 07 119
Regensburg	Druckkammerzentrum Regensburg Notruf: (0941) 782 36 66
Soltau	HBO – Druckkammerzentrum Soltau Notruf: (05191) 98 600
Stuttgart/ Ludwigsburg	Druckkammer-Centrum Stuttgart im Klinikum Ludwigsburg GmbH & Co. KG Notruf: (0711) 192 22
Wiesbaden	Druckkammerzentren Rhein Main Taunus GmbH Notruf: (0611) 192 22
Traunstein	Druckkammerzentrum Traunstein Notruf: (0861) 70 50

Evidenz: Mythos oder Fakt

Fakt ist, dass laut der S2k-Leitlinie Diagnostik und Therapie der Kohlenmonoxidvergiftung bei einer Kohlenmonoxidvergiftung die häufigsten Symptome Kopfschmerzen, Erbrechen, Dyspnoe, Schwindel und Synkopen sind.

Die CO-Expositionszeit und -Konzentration sowie weitere eingeatmete toxische Gase sind ausschlaggebend für die Letalität. Ein signifikanter Prädiktor für die Sterblichkeit nach CO-Intoxikation sind das Alter oder ein kardiovaskuläres Ereignis mit Myokardschaden.

Laut Todesursachenstatistik des Statistischen Bundesamtes hat sich die Anzahl der Sterbefälle durch CO-Vergiftungen seit 2007 mehr als verdoppelt.

Mythos: Messung SpCO mit speziellen Pulsoxymetern

Die Messung von Kohlenmonoxid mit speziellen Pulsoxymetern weist laut unterschiedlichen Studien eine hohe Fehlerrate auf, verbunden mit der Gefahr, das Rettungsdienstpersonal in falscher Sicherheit zu wiegen. In 17 % der untersuchten Fälle wurde ein CO-Hb > 15 % nicht detektiert (Nuria Villalba et al. 2019). In einem EUSEM Report von 2022 wurden sogar falsch negative Werte von 23 % aufgezeigt. Dies macht deutlich, dass diese Art der Messung nicht zum Ausschluss einer Kohlenmonoxidvergiftung herangezogen werden sollte, sondern, wie in der S2 K-Leitlinie erwähnt, der Verdacht mit klinischer Symptomatik ausreicht. Die innerklinische Bestimmung des CO-Hb mittels Labor ist hier ausschlaggebend und valide. Gefordert ist auch eine bereits präklinische Bestimmung des CO-Hb mittels BGA oder kapillärer Blutentnahme. CO-Hb-Werte von mind. 3–4 % sind bei valider Messung erhöht und nicht normal. Bei Rauchern können Werte von bis zu 10 % ohne Symptome vorhanden sein.

Sauerstofftherapie: In einer Studie von Akan und Uyanik (2024) wurde kein signifikanter Unterschied bzw. Vorteil bei einer Therapie mittels High-flow-Nasal-Oxygen-Therapie (HFNO) und normaler High-flow-Sauerstoffgabe via Maske zur Elimination von CO innerhalb der ersten 60 Minuten festgestellt.

LITERATUR

Akkan S, Uyanik Ö. Comparing high-flow nasal oxygen therapy and normobaric oxygen therapy on the treatment of carbon monoxide poisoning. Med Klin Intensivmed Notfmed 2024 Apr; 119(3): 214–219. doi: 10.1007/s00063-023-01044-5. Epub 2023 Aug 2. PMID:37530814.

AWMF-S2k-Leitlinie. Diagnostik und Therapie der Kohlenmonoxidvergiftung. Version 1.0. Stand 04.11.2021. AWMF-Reg. -Nr. 040-012. 2021. https://register.awmf.org/de/leitlinien/detail/040-012

Nuria Villalba N, Osborn ZT, Derickson PR, et al. Diagnostic Performance of Carbon Monoxide Testing by Pulse Oximetry in the Emergency Department. Respiratory Care Nov 2019; 64(11): 1351–1357. DOI: 10.4187/respcare.06365

INTERNETQUELLEN

www.eurekalert.org/news-releases/967823

9.2 Tablettenintoxikation (Advanced)

Sven Heiligers und Catharina Hammerschlag

9.2.1 Einsatzmeldung/Anfahrt

Es ist ein verregneter Novemberabend. Sie und Ihr Team haben es sich gerade bei einer Tasse Tee auf der Wache gemütlich gemacht, als der Melder geht. Die Einsatzmeldung lautet: „Herzrasen und Vigilanzminderung, 85 Jahre, männlich, Altenheim Sonnenwiese". Als Notfallsanitäter machen Sie sich zusammen mit Ihrem Team, bestehend aus einem Rettungssanitäter und einem Rettungssanitäter-Praktikanten, sofort auf den Weg zum Rettungswagen. Aufgrund der schlechten Sicht und der regennassen Straße dauert die Fahrt etwa 10 Minuten bis zur Einsatzstelle.

Über Funk erhalten Sie die Information, dass das NEF aus dem Nachbarlandkreis ca. 15 Minuten Anfahrtszeit hat.

9.2.2 Situation am Notfallort und Erstbefund

Am Altenheim angekommen, nehmen Sie bereits die Trage, den Monitor, den Airway- und Kreislauf-Rucksack sowie die Absaugvorrichtung mit. Im Altenheim selbst dauert es einige Minuten, bis Sie zur richtigen

9

Station und schließlich ins richtige Zimmer gelangen. Sie betreten eine geräumige Wohnung, die für die Bewohner des betreuten Wohnens bereitsteht. Alles ist sehr sauber und aufgeräumt und Sie sehen viele Bilder von einem Ehepaar sowie zahlreiche Kinderbilder an den Wänden hängen und auf den Regalen stehen. Eine Pflegekraft bringt Sie ins Schlafzimmer, wo der Patient in einem Ehebett liegt. Neben dem Bett liegt nur eine Brille. Hörgeräte, ein Rollator oder andere Gehhilfen sind hingegen nicht vorhanden. Sie sehen keine Flecken auf dem Boden oder auf den bereitliegenden Kleidungsstücken. Der Gesamteindruck ist sehr positiv. Sie können keinen unangenehmen Geruch wahrnehmen und der Raum ist auch nicht übertemperiert.

Der Patient erscheint unruhig, hat unwillkürliche Muskelkontraktionen an den Extremitäten, die an Kloni erinnern. Beim Herantreten und Ansprechen öffnet er die Augen, antwortet jedoch nur verwirrt auf Ihre Fragen. Die betreuende Pflegekraft berichtet, dass sich dieser Zustand seit dem Nachmittag verschlimmert hat. Selbst als der Mann die schweren Depressionen nach dem Tod seiner Frau vor etwa drei Monaten hatte, war er nicht so apathisch. Der Patient ist eigentlich ein selbstständiger Bewohner, gibt sie weiterhin an, da er sich komplett allein versorgen kann. Er war jedoch mit seiner Frau, die an Demenz erkrankt war, ins Altenheim gezogen. Er versorgt sich selbst und stellt auch seine Medikamente selbst bereit.

Primärer GEMS-Diamant

G	85 Jahre, lebt allein im betreuten Wohnen
E	Sauberes, ordentliches Zimmer, saubere Kleidung
M	Vigilanzminderung seit dem Nachmittag
S	Tod der Ehefrau vor 3 Monaten, scheint guten Kontakt zur Familie zu haben

ABCDE-Untersuchung

A – Airway (Atemwege): Atemwege frei, keine Obstruktion, Schleimhäute feucht.
B – Breathing (Atmung): Atemfrequenz: erscheint erhöht, Sauerstoffsättigung: 92 % unter Raumluft. Gabe von 15 l/min Sauerstoff über Sauerstoffmaske wird vorbereitet.
C – Circulation (Kreislauf): Puls: 110/min, unregelmäßig, schwach, Haut heiß, feucht/schwitzig, Rekapillarisierungszeit 1 Sekunde.
D – Disability (neurologischer Status): Bewusstseinslage: verwirrt, nicht orientiert. Pupillenreaktion: Mydriasis., GCS: 12 (A: 4, V: 3, M: 5). Deutlich sichtbarer Tremor, Kloni, vor allem der unteren Extremitäten, psychomotorische Unruhe.
E – Exposure (körperliche Untersuchung): Körpertemperatur: 39,2 °C. Kein Ausschlag oder sichtbare Verletzungen.

Entscheidung kritisch ↔ nicht kritisch und Leitsymptom

Vor allem aufgrund der neurologischen Symptomatik mit der Vigilanzminderung, der Verwirrtheit, den auffälligen Muskelkontraktionen sowie der außerdem erhöhten Temperatur wird der Patient als **kritisch** eingestuft.

9.2.3 Differenzialdiagnosen

Als mögliche Differenzialdiagnosen kommen für diesen Patienten unter anderem Infektionen wie Meningitis oder Sepsis in Betracht. Weiterhin muss man an ein Delir, ein anticholinerges Syndrom, ein serotonerges Syndrom oder ein malignes neuroleptisches Syndrom denken.

9.2.4 Weiterführende Anamnese und Untersuchung

Während Ihr Rettungssanitäter zusammen mit dem Praktikanten die Vitalparameter erhebt, sprechen Sie mit der Pflegekraft. Sie betont nochmals, dass der Patient seit dem Tod seiner Ehefrau vor drei Monaten in eine schwere Depression gefallen sei. Zur Therapie habe er vom Hausarzt Sertralin verschrieben bekommen. Als weitere Vordiagnose sei eine Herzinsuffizienz bekannt, die jedoch gut eingestellt sei und keine Beschwerden verursache. Der Patient versorge sich weitgehend selbst und benötige keine Hilfe bei den alltäglichen Dingen des Lebens, einschließlich der eigenständigen Medikamenteneinnahme. Während der

Unterhaltung zeigt Ihnen die Pflegekraft die Diagnosen- und Medikamentenliste. Hierauf sind zu finden: Sertralin, Ramipril, Bisoprolol, Spironolacton. Im Bad finden Sie die Medikamentenbox des Patienten, in der Sie zwei leere Schachteln Sertralin finden.

In dem Moment kommt die Notärztin hinzu und Sie machen eine Übergabe mit den bisherigen Informationen.

Orientierende Untersuchung

Zusammen mit der Notärztin führen Sie eine orientierende Untersuchung des Patienten durch, da er nicht adäquat auf Ihre Ansprache reagiert. Am Kopf sehen Sie keine Verletzungen. Der Patient macht allgemein einen sehr gepflegten Eindruck. Es lassen sich im Mundraum keine Verkrustungen oder Borken erkennen, die Zähne sind gepflegt. Bei den Pupillen zeigt sich weiterhin eine Mydriasis. Der Patient erscheint immer noch verwirrt. Während der Untersuchung hat er weiterhin Myoklonien und einen Tremor. Meningismuszeichen können Sie nicht auslösen. Zum Auskultieren der Lungen knöpfen Sie das Hemd des Patienten auf und sehen einen normalen Ernährungszustand, keine Verletzungen oder Auffälligkeiten an Thorax und Abdomen. Die Auskultation der Lunge ergibt ein vesikuläres Atemgeräusch beidseits. Über dem Abdomen hören Sie sehr rege Darmgeräusche. Bei der Palpation zeigt sich keine Abwehrspannung. Auch an den unteren Extremitäten zeigen sich keinerlei Auffälligkeiten. Generell ist die Haut des Patienten sehr warm und schwitzig und durch eine Hyperperfusion gerötet.

OPQRST

Onset	Seit heute Mittag
Provocation	Sertralin-Einnahme
Quality	–
Region	–
Severity	–
Time	Verschlechterung der Symptome

SAMPLER

Symptome	Verwirrtheit, Muskelkontraktionen, Kloni, Mydriasis, Hyperthermie, Hyperhydrosis
Allergien	–
Medikamente	Sertralin, Ramipril, Bisoprolol, Spironolacton
Patientenvorgeschichte	Herzinsuffizienz NYHA II, Depressionen
Letzte Mahlzeit	12:00 Uhr
Ereignisse vor dem Notfall	Selbstständige Versorgung zum Mittagessen
Risikofaktoren	Tod der Ehefrau vor 3 Monaten

Vitalwerte und Monitoring

HF	110/min
RR	152/73 mmHg
SpO_2	92 %
BZ	131 mg/dl
Temp.	39,2 °C

9.2.5 Bewertung der Differenzialdiagnostik und Verdachtsdiagnose

Da kein Meningismus nachweisbar ist, erscheint eine Meningitis eher unwahrscheinlich. Aktuell kann kein eindeutiger Hinweis auf eine Sepsis festgestellt werden, weshalb diese Differenzialdiagnose, insbesondere angesichts des bestehenden Fiebers, nicht vollständig ausgeschlossen werden kann. Die Unterscheidung zwischen einem anticholinergen und einem serotonergen Syndrom ist komplex; jedoch weist die vorhandene Hyperhidrose in Kombination mit den Symptomen der Verwirrtheit, Myoklonien und Hypertonie eher auf ein serotonerges Syndrom hin. Daher scheint ein serotonerges Syndrom am wahrscheinlichsten.

9.2.6 Maßnahmen und Therapie

Zusammen im Team wird nochmals auf die Dringlichkeit des Transports hingewiesen, da ein eindeutiges

D-Problem nach Sertralin-Intoxikation besteht. Es wird entschieden, den Patienten im Schockraum der nächsten Klinik mit Neurologie und Innerer Medizin anzumelden. Während die Notärztin einen intravenösen Zugang legt, bereitet der Rettungssanitäter eine Infusion vor, um eine ausreichende Volumentherapie durchzuführen. Zeitgleich ziehen Sie als Notfallsanitäter eine Ampulle Diazepam auf und reichen der Notärztin nach dem Überprüfen des Medikaments die Spritze. Aufgrund der Agitation und Verwirrtheit des Patienten werden 5 mg Diazepam intravenös injiziert. Zusätzlich wird noch die Giftnotrufzentrale kontaktiert, um weitere Therapiemöglichkeiten zu erfahren. Hier wird empfohlen, 4 mg Cyproheptadin per os zu verabreichen. Da dieses Medikament jedoch weder im RTW noch im NEF vorhanden ist, wird auf einen zügigen Transport hingearbeitet.

Nach dem Umlagern auf die Patiententrage wird der Patient in den RTW gebracht. Da trotz Diazepam noch keine Besserung der Myoklonien eingetreten ist, verabreicht die Notärztin nochmals 5 mg Diazepam intravenös. Da nach der Infusion die Herzfrequenz auf ca. 100/min gefallen ist und sie weiterhin einen guten Radialispuls tasten kann, entscheidet sich die Notärztin, eine BGA durchzuführen, um eine Gewebehypoxie oder Elektrolytentgleisungen durch die anhaltenden Myoklonien auszuschließen. Sie erhalten die folgende BGA:

Parameter	Wert
pH	7,30
pCO_2	32 mmHg
pO_2	85 mmHg
HCO^{3-}	18 mmol/l
BE (Base Excess)	–6 mmol/l
Laktat	4,5 mmol/l
Na^+	138 mmol/l
K^+	4,2 mmol/l
Cl^-	104 mmol/l
Glukose	150 mg/dl

Es wird ein erhöhtes Laktat festgestellt, das auf eine Gewebehypoxie hindeutet, aber sonst sehen Sie keine weiteren wegweisenden Werte. Der Patient hat sich nach den weiteren 5 mg Diazepam intravenös stabilisiert und zeigt keine Myoklonien mehr. Unter dieser Sedierung ist es gut, dass er bereits die Sauerstoffmaske mit 15 l/min Sauerstoff aufhat und stabil bei 98 % SpO_2 bleibt.

Nach erneutem Check, ob der Patient gesichert ist, geben Sie dem Rettungssanitäter das Zeichen, dass Sie losfahren können.

Finaler GEMS-Diamant

G	85 Jahre, lebt allein im betreuten Wohnen
E	Sauberes, ordentliches Zimmer, saubere Kleidung
M	Vigilanzminderung seit dem Nachmittag, Myoklonien, Hyperthermie, Hyperhidrose, Mydriasis, Herzinsuffizienz, Depressionen
S	Tod der Ehefrau vor 3 Monaten, scheint guten Kontakt zur Familie zu haben

9.2.7 Transport und Übergabe

Der Transport verläuft ohne Komplikationen und nach etwa 7 Minuten Fahrtzeit erreichen Sie das Krankenhaus. In der Einfahrt der Wagenhalle werden Sie von einer Pflegekraft der Notaufnahme empfangen und in den Schockraum geleitet, wo die primäre Aufnahme stattfinden soll. Nach einer strukturierten Übergabe nach dem ABCDE-Schema entscheidet die aufnehmende Internistin, noch ein cCT ohne Kontrastmittel durchzuführen, um eventuelle neurologische Schäden auszuschließen. Sie helfen den Kollegen in der Klinik, den Patienten ins CT zu fahren und dort umzulagern. Sie warten die Bildgebung noch mit ab. Es werden keine Blutungen oder Anzeichen einer Hypoxie festgestellt, sodass der Patient anschließend auf ein Stationsbett umgelagert und zur weiteren Behandlung auf die Intensivstation gebracht werden kann.

9.2.8 Klinischer Verlauf

Auf der Intensivstation angekommen, werden dem Patienten venöse und arterielle Zugänge gelegt, um eine sichere Infusionstherapie zu gewährleisten und wiederholte Blutabnahmen durchführen zu können. Nach der Verabreichung von 1,5 l kristalliner Lösung stabilisiert sich der Laktatwert bei 2,1 mmol/l und die Herzfrequenz sinkt auf etwa 90/min. Die systolische Hypertonie schwankt zwischen 140 und 160 mmHg, ist aber tolerabel. Da die Intensivstation bereits über den Patienten informiert wurde, konnte Cyproheptadin bereitgestellt und nach Anlage einer Magensonde verabreicht werden. Die Körpertemperatur wird mittels externer Kühlung gesenkt, sodass keine zusätzlichen medikamentösen Maßnahmen erforderlich sind.

In den wiederholten Laboruntersuchungen zeigt sich zunächst ein Anstieg des Myoglobins, was auf eine drohende Rhabdomyolyse hinweist. Nach der Gabe von Cyproheptadin kommt es jedoch erst zu einer Stagnation und schließlich zu einem Abfall des Myoglobins. Während der Initialtherapie bleibt der Patient verwirrt, hat aber durchgehend erhaltene Schutzreflexe, sodass keine invasive Atemwegssicherung notwendig ist.

Nach weiteren zwei Tagen und Stabilisierung der Vital- und Laborparameter klärt der Patient zunehmend auf und kann schließlich dem hauseigenen Psychiater vorgestellt werden. Dieser stellt fest, dass der Patient die Tabletten in suizidaler Absicht eingenommen hat, distanziert sich aber mittlerweile von diesen Gedanken. Nach der Verlegung auf die Normalstation wird der Patient dort weiterhin engmaschig vom Psychiater betreut. Bei der Entlassung wird ein Psychiater organisiert, der Hausbesuche durchführt und den Patienten regelmäßig betreuen wird.

9.2.9 Kommentar

Das Serotonin-Syndrom ist ein potenziell lebensbedrohlicher Zustand, der durch eine Überstimulation des serotonergen Systems im zentralen Nervensystem hervorgerufen wird. Es tritt häufig infolge der Einnahme oder der Überdosierung von serotonergen Medikamenten wie selektiven Serotonin-Wiederaufnahmehemmern (SSRI), Monoaminoxidase-Hemmern (MAO-Hemmern), trizyklischen Antidepressiva und bestimmten anderen Arzneimitteln auf.

Klinische Präsentation und Diagnose: Die Symptome des Serotonin-Syndroms umfassen eine Triade von

1. **neuromuskulären Abnormalitäten:** Myoklonien, Hyperreflexie, Tremor und in schweren Fällen Muskelrigidität;
2. **autonomen Dysfunktionen:** Hyperthermie, Tachykardie, Hypertonie, Diaphorese und Hyperhidrose;
3. **Veränderungen des mentalen Status:** Agitation, Verwirrtheit, Hypomanie und im Extremfall Delirium oder Koma.

Die Diagnose basiert primär auf der klinischen Präsentation und der Anamnese der Medikamenteneinnahme. Es existieren keine spezifischen Labortests zur Diagnose des Serotonin-Syndroms, jedoch können unterstützende Untersuchungen, wie erhöhte Laktat- oder Kreatinkinasewerte, Hinweise auf den Schweregrad und mögliche Komplikationen geben.

Therapie und Management: Das Management des Serotonin-Syndroms umfasst sowohl allgemeine als auch spezifische Maßnahmen:

1. **Absetzen der auslösenden Medikamente:** Dies ist der erste und wichtigste Schritt.
2. **Unterstützende Pflege:** Sicherstellung der Vitalfunktionen, einschließlich Atemwegsmanagement, intravenöse Flüssigkeitszufuhr und Kontrolle der Körpertemperatur.
3. **Pharmakologische Behandlung:**
   a). Benzodiazepine (z. B. Diazepam oder Lorazepam) zur Sedierung und Kontrolle von neuromuskulären Symptomen.
   b). Serotonin-Antagonisten wie Cyproheptadin können in schweren Fällen erwogen werden.
4. **Überwachung und Komplikationsmanagement:** kontinuierliches Monitoring und Behandlung von Komplikationen wie Hyperthermie, Rhabdomyolyse oder autonomen Instabilitäten.

Prognose und Nachsorge: Die Prognose des Serotonin-Syndroms ist bei frühzeitiger Erkennung und adäquater Behandlung in der Regel gut. Patienten sollten nach der Stabilisierung engmaschig überwacht und beraten werden, um ein Wiederauftreten zu verhindern. Eine sorgfältige Überprüfung und Anpassung der Medikation durch einen Facharzt für Psychiatrie ist essenziell.

Evidenz: Mythos oder Fakt

Die genaue Anzahl von Sertralin-Tabletten, die notwendig ist, um ein Serotonin-Syndrom zu entwickeln, kann variieren und hängt von mehreren Faktoren ab, darunter die individuelle Empfindlichkeit des Patienten, die Dosis jeder Tablette und die gleichzeitige Einnahme anderer serotonerger Medikamente oder Substanzen.

In der Regel wird das Serotonin-Syndrom durch eine Überdosierung von Sertralin oder durch eine Kombination von Medikamenten, die den Serotonin-Spiegel erhöhen, ausgelöst. Die therapeutische Dosis von Sertralin liegt normalerweise zwischen 50 und 200 mg pro Tag. Das Risiko eines Serotonin-Syndroms steigt bei Dosen, die deutlich über diesem Bereich liegen.

LITERATUR

Hiller G, Voderholzer U. Nebenwirkungen von Antidepressiva. www.thieme-connect.com/products/ejournals/pdf/10.1055/s-0031-1298962.pdf

Zieschang M. Behandlung der Hyperkaliämie bei Erwachsenen. www.akdae.de/fileadmin/user_upload/akdae/Arzneimitteltherapie/AVP/Artikel/2023-1/014.pdf

INTERNETQUELLEN

https://next.amboss.com/de/article/_N05dg#IkU2YWJkYWU5NDQ2YzNlN2UzYzE5NGU2ZjYzMjBjYzY2Mil=

9.3 Verdacht auf Heroinintoxikation (Basic)

Matthias Jahn

9.3.1 Einsatzmeldung/Anfahrt

Es ist ca. 19:35 Uhr und nach einer erfolgreichen Reanimation stehen sowohl NEF als auch RTW noch am Krankenhaus und werden von den Teams wieder hergerichtet. Nachdem beide Fahrzeuge wieder einsatzfähig sind, erhalten sie folgenden Notfalleinsatz: „Verdacht auf Heroinintoxikation/23-jähriger Patient." Bereits nach sechsminütiger Anfahrt unter Sonder- und Wegerechten erreichen beide Fahrzeuge die Wohnung des Patienten, die sich in einem sozialen Brennpunkt der Stadt befindet.

Welche Einsatzmaterialien werden mit zum Patienten genommen?

Notfallsanitäter und Notarzt des NEF nehmen den Notfallrucksack und das EKG mit, Notfallsanitäter und Rettungssanitäter des RTW bringen eine Sauerstoffinhalations- und Beatmungseinheit und einen weiteren Notfallrucksack mit zum Patienten.

9.3.2 Situation am Notfallort und Ersteindruck

An der Tür werden die Einsatzkräfte von der aufgelösten, alkoholisiert wirkenden Freundin des Patienten empfangen. Während sie den Männern den Weg ins Wohnzimmer zu ihrem Freund zeigt, erzählt sie, dass sie vor etwa 10 Minuten durch ein lautes Geräusch wach geworden sei und ihren Freund daraufhin im Wohnzimmer liegend vorgefunden habe. Da er nicht kontaktierbar sei, habe sie den Rettungsdienst verständigt.

Die Wohnung wirkt auf den ersten Blick sehr verwahrlost. Auf und um den Wohnzimmertisch stehen mehrere leere Bierdosen und übervolle Aschenbecher. Um besser an den Patienten zu gelangen, schieben die beiden Notfallsanitäter den Wohnzimmertisch vom Sofa weg. Dabei entdecken sie zwischen Bierdosen und Aschenbecher ein typisches Fixerbesteck und Utensilien für den Heroinkonsum: Eine 2 ml-Spritze mit Kanüle, ein kleines Plastiktütchen mit Heroinresten, einen rußigen Löffel, eine Kerze und eine Aromazitrone, wie sie zum Backen verwendet wird. Da eine potenzielle Gefährdung der Teammitglieder durch mögliche Verletzungen durch das kontaminierte Fixerbesteck besteht, werden Rettungssanitäter und Notarzt auf die Gegenstände hingewiesen. Der Praktikant bietet sich an, dass Fixerbesteck zu entsorgen.

Nachdem nun der Zugang zum Patienten möglich ist, beginnt der Notarzt mit der Untersuchung des bewusstlos auf dem Sofa liegenden Mannes.

ABCDE-Untersuchung

Der obere Atemweg ist weitestgehend frei. Der Mann schnarcht leicht, allerdings mit einer deutlich eingeschränkten Atemfrequenz von weniger als 6 Atemzügen in der Minute. Nachdem der Atemweg mittels Oropharyngealtubus gesichert ist, beginnt der Notfallsanitäter umgehend mit einer assistierten Beatmung des Patienten. Hierzu verwendet er ein Demandventil. Über beiden Lungenflügeln ist ein vesikuläres Atemgeräusch auskultierbar. Der Puls an der A. radialis ist schwach tastbar, rhythmisch, bradykard. Zur besseren Quantifizierung wird ein Pulsoxymeter angeschlossen, das zusätzlich eine Kontrolle der Beatmungsqualität ermöglicht. Initial ergibt sich ein Puls von 48/min und eine Sauerstoffsättigung von 82 % bei Beatmungsbeginn. Während der Anlage eines intravenösen Zugangs durch den zweiten Notfallsanitäter zeigt der Patient keine Schmerzreaktion, die Augen bleiben verschlossen, keine verbale Reaktion. Es ergibt sich somit ein GCS-Wert von 3. Die Pupillen sind seitengleich sehr eng (Miosis) und reagieren minimal auf Lichteinfall. Eine kurze körperliche Inspektion der oberen und unteren Extremitäten sowie des Bauches und des Rumpfes ergeben keine weiteren Besonderheiten.

Entscheidung kritisch ↔ nicht kritisch und Leitsymptom

Die erste Untersuchung des Patienten zeigt ein pathologisches Atemmuster mit schlechtem Sättigungswert, einen eingeschränkten Kreislauf und einen maximal schlechten Neurostatus. Die Situation des Patienten wird in diesem Moment als **kritisch** eingestuft. Leitsymptom in diesem Fall sind die Bewusstlosigkeit, Bradypnoe und Miosis.

Sammeln der Differenzialdiagnosen

Auffindesituation des Patienten und die Symptomtrias aus Bradypnoe, Miosis und Bewusstlosigkeit lassen in erster Linie an eine Opiatintoxikation als Ursache der Bewusstlosigkeit denken. In solchen Fällen sollte man allerdings auch immer eine Mischintoxikation in Betracht ziehen, oft mit Alkohol, aber auch mit Medikamenten, häufig Benzodiazepinen.

Zusätzlich zur Intoxikation sollte man andere Faktoren ausschließen oder in Betracht ziehen, die eine Bewusstlosigkeit bzw. ein neurologisches Defizit zur Folge haben oder zuvor genannte Ursachen weiter begünstigen können. Hierzu zählen: Verletzungen, die auf ein Schädel-Hirn-Trauma hinweisen, Hypoglykämie, Elektrolytverschiebungen, Exsikkose, Hypotonie, die eine zerebrale Minderperfusion zur Folge haben.

9.3.3 Weiterführende Anamnese und Untersuchung

Da der Patient zum gegenwärtigen Zeitpunkt nicht auskunftsfähig ist, entscheidet man sich gemeinsam im Team zu einer orientierenden Untersuchung des Patienten. Im Rahmen der strukturierten Suche nach etwaigen Hinweisen auf Begleitverletzungen (Hämatome, Wunden, Blutungen, Fehlstellungen usw.) wird die Aufmerksamkeit zudem auf weitere Anzeichen einer ursächlichen Erkrankung (Meningismus, Foetor ex ore, Einnässen usw.) gerichtet. Zusätzlich wird bei dem Patienten nun ein EKG geschrieben, der Blutdruck sowie der Blutzucker gemessen. Parallel dazu erhebt der Rettungssanitäter eine genauere Fremdanamnese mithilfe der Freundin des Patienten.

Vitalwerte und Monitoring

HF	48/min
RR	80/40 mmHg
SpO_2	Initial 82 %
BZ	90 mg/dl
Temp.	37,2 °C
EKG	Sinusbradykardie

SAMPLER

Symptome	Bewusstlosigkeit, Miosis, Bradypnoe
Allergien	Keine
Medikamente	Sporadisch Benzodiazepine
Patientenvorgeschichte	Jahrelanger Heroin-, Medikamenten und Alkoholabusus (Polytoxikomanie)
Letzte Mahlzeit	Mittagessen gegen 14:00 Uhr, Bier über den Nachmittag
Ereignisse vor dem Notfall	Fernsehen und Biertrinken am Nachmittag
Risikofaktoren	Patient nicht nüchtern, erhöhte Aspirationsgefahr

Mit welchen Komplikationen müssen Sie rechnen?

Bei einer Heroinintoxikation droht aufgrund einer Lähmung des Atemzentrums der Atemstillstand. Das ist auch die Todesursache bei einer massiven Überdosierung, dem sog. goldenen Schuss. Geringe Überdosierungen führen eher zu einer Tachykardie, hohe

9

Überdosierungen zu einer Bradykardie. Der Herzstillstand wird üblicherweise erst aufgrund einer Hypoxie am Myokard nach Atemstillstand hervorgerufen. Außerdem kann als Folge einer Überdosierung ein toxisches Lungenödem entstehen.

9.3.4 Maßnahmen und Therapie

Zur weiteren Therapie will der Notarzt die Wirkung des Heroins mit Naloxon (Narcanti®) so weit antagonisieren, dass es zu einer ausreichenden Eigenatmung kommt, der Patient aber nicht vollkommen aufklart.

Welche Maßnahmen müssen durch das Rettungsfachpersonal ergriffen werden?

Die angeschlossene balancierte Vollelektrolytlösung wird zunächst schnell infundiert. Ein Notfallsanitäter wird vom Notarzt gebeten, 1 Ampulle Naloxon (Narcanti®, 0,4 mg/1 ml) auf 10 ml NaCl 0,9 % verdünnt und zusätzlich 1 Ampulle Diazepam 10 mg/2 ml aufzuziehen. Der andere Notfallsanitäter beatmet assistiert den Patienten weiterhin ohne Probleme mit dem Beatmungsbeutel inklusiv Demandventil. Der Notarzt verabreicht nun 5 ml verdünntes Naloxon (Narcanti® 0,2 mg). Dies geschieht langsam, etwa über 30 Sekunden, um ein mögliches Erbrechen zu vermeiden. Das Diazepam hat er für den Fall aufziehen lassen, dass das Naloxon das Heroin vollkommen antagonisiert und es zu einem akuten Opiatentzugssyndrom kommt. Bei einem solchen Syndrom könnte es aufgrund von Aggressivitätsschüben zu einer Selbst- bzw. Fremdgefährdung durch den Patienten kommen. Die fraktionierte Gabe soll ebenfalls das Risiko mindern, das Opiat vollständig zu antagonisieren.

Zwei Minuten nach Applikation hat sich die Eigenatmung bereits auf etwa 8 Atemzüge/min gesteigert. Der Patient erhält vom Notarzt weitere 2 ml des verdünnten Narcanti® (0,08 mg). Nach kurzer Zeit steigert sich die Atemfrequenz weiter auf etwa 10/min. Dem Patienten wird nun eine Sauerstoffmaske mit Reservoir angelegt, über die er 15 l/min Sauerstoff erhält. Da er immer noch bewusstlos ist, wird er in die stabile Seitenlage gebracht. Die peripher gemessene Sauerstoffsättigung zeigt mittlerweile wieder einen Wert von > 90 % an. Der Mann wird nun auf die inzwischen geholte Fahrtrage umgelagert und in der stabilen Seitenlage fixiert in den Rettungswagen gebracht.

9.3.5 Transport und Übergabe

Im Rettungswagen zeigt das EKG einen Sinusrhythmus von 65/min, der Blutdruck beträgt 90/50 mmHg, die Sauerstoffsättigung ist weiterhin stabil. Über die Leitstelle erfährt das Team, dass das nächstgelegene Krankenhaus den Patienten nicht aufnehmen kann, da derzeit keine intensivmedizinischen Plätze frei sind. Nach telefonischer Rücksprache mit einem anderen Krankenhaus, in dem der Patient aufgenommen werden kann, beginnt die 35-minütige Fahrt unter Sonder- und Wegerechten. Herz-, und Atemfrequenz, Blutdruck und Sauerstoffsättigung werden während des Transports permanent engmaschig im Rahmen eines Re-Assessments kontrolliert. Erst kurz vor Erreichen des Krankenhauses sinkt die Atemfrequenz des Mannes wieder leicht, der Notarzt injiziert ihm daraufhin erneut 2 ml des verdünnten Naloxon.

9.3.6 Klinischer Verlauf

Im Krankenhaus angelangt hat der Mann eine Eigenatmung mit einer Frequenz von etwa 10/min, die Herzfrequenz liegt bei 70/min und die Sauerstoffsättigung ist auf > 95 % gestiegen. Der Patient wird nun intensivmedizinisch betreut. Nach einem Drogenscreening bestätigt sich der Verdacht einer Heroinintoxikation. Während der kommenden 4 Stunden macht eine immer wieder abfallende Atemfrequenz und Sauerstoffsättigung das dreimalige Nachdosieren von Naloxon nötig. Der Mann verbleibt bis zum kommenden Morgen in der Klinik und wird dann auf eigenen Wunsch entlassen.

9.3.7 Kommentar

Für alle Vergiftungen bzw. Überdosierungen mit opiumhaltigen Drogen oder Medikamenten (➤ Tab. 9.3), bei denen es zu einer Atemdepression gekommen ist, gilt Naloxon als Mittel der Wahl. Naloxon selbst

Tab. 9.3 Häufige Toxidrome

	Symptome	Mögliche Wirkstoffe
Sympathomimetisch	• Tachykardie • Hypertonie • Mydriasis • Schwitzen • Agitiertheit • Tremor • Delirium	• Kokain • Amphetamin/Metamphetamin • Ephedrin • Monoaminooxidase-Hemmer (MAOH) • Entzug (z. B. Ethylalkohol, Benzodiazepine)
Anticholinerg	• Tachykardie • Mydriasis • Agitiertheit • Delirium • Vigilanzminderung • Harnverhalt • Trockene Haut/Schleimhäute • Hyperthermie	• Antihistaminika • Trizyklische Antidepressiva • Gastrointestinale Antispasmolytika • Rezeptfreie Schlafmittel • Muskelrelaxanzien
Cholinerg	**DUMBELS:** • **D**iarrhö • **U**rin • **M**iosis • **B**ronchialsekret • **E**mesis • **L**akrimation (Tränenfluss) • **S**alivation/Krampfanfälle	• Organophosphate • Carbamate • Nikotin • Pilocarpin • Mestinon • (Pyridostigmin)
Opioid	**CPR:** • **C**oma • **P**inpoint Pupils (stecknadelkopfgroße Pupillen) • **R**espiratory Depression (Atemdepression)	• Heroin • Hydromorphon • Fentanyl • Oxycodon • Hydrocodon • Diphenoxylat/Atropin • Tramadol
Sedativ/hypnotisch	• Bewusstseinseintrübung • Normale Vitalzeichen	• Benzodiazepine • Barbiturate • Alkohole • Muskelrelaxanzien • Gamma-Hydroxybutyrat (GHB)

hat keine morphinähnlichen Nebenwirkungen und kann daher auch gegeben werden, wenn nur der Verdacht auf eine Intoxikation mit synthetischen oder natürlichen Opiaten besteht. Naloxon wirkt als kompetitiver Opioid-Antagonist an den zentralen Opioid-Rezeptoren mit Verdrängung anderer Moleküle vom Rezeptor mit Blockierung deren Wirkung. Da Naloxon keine wesentliche pharmakologische Eigenwirkung hat, kann es auch bei einem reinen Verdacht auf eine Opiatintoxikation appliziert werden. Naloxon besetzt folgende Opioid-Rezeptoren: μ-Rezeptor, δ-Rezeptoren und κ-Rezeptoren, wobei die höchste Affinität zum μ-Rezeptor besteht. Es ist zunächst vorsichtig zu dosieren (titrieren bis Effekt), denn bei einer vollständigen Antagonisierung des Heroins können als Folge Entzugssymptome wie Tachykardie, Tremor, Erbrechen, Krampfanfälle oder arterieller Hypertonus auftreten. Eine Agitiertheit des Patienten, ebenfalls Folge des Entzugs, kann dabei unter Umständen gefährlich für das Rettungsdienstpersonal sein. Wenn möglich, sollte eine ausreichende Eigenatmung erzielt werden. Bleibt nach einer zwei- bis dreimaligen Gabe die Wirkung des Naloxons aus, kann davon ausgegangen werden, dass die vorliegende Symptomatik nicht in Zusammenhang mit einem Opiat, mit Ausnahme von Buprenorphin (Temgesic®, Subutex®) oder anderen agonistisch-antagonistisch wirkenden Opiaten steht, sondern andere Ursachen hat. Nach einer erfolgreichen Gabe von Naloxon sollte immer bedacht werden, dass die Halbwertszeit von Naloxon häufig kürzer ist als die des Opiats. Dies kann einen Wiedereintritt der Opiatwirkung (Rebound-Effekt) zur Folge haben. Die Dosierung bei Erwachsenen ist 0,4 mg i. v. (fraktioniert bei Opiatintoxikation, üblicherweise 0,1–0,2 mg i. v. als Initialdosis), 0,8 mg i. m. oder 2 mg i. n. Bei kindlichen Opiatintoxikationen muss die Naloxon-Dosierung wesentlich höher sein da hier ein anderes Behandlungsregime vorliegt (akzidentielle Vergiftung) als bei einer Heroinintoxikation. Ziel ist die schnellstmögliche Beendigung der Atemdepression. Die empfohlene Dosis von Naloxon ist bei Kindern 0,01 mg/kg KG (i. v./i. m.) oder 2 mg i. n.

Evidenz: Mythos oder Fakt

Naloxon nur bei Opiatintoxikation?

Bereits in einer Studie von 1981 stellten Badawy et al. fest, dass Naloxon auch die Ethanolkonzentration im Blut senkt und gleichzeitig eine Umkehrung der Störungen in den Redoxzuständen der hepatischen Nicotinamid-Adenin-Dinukleotid (Phosphat)- Paare bei akut ethanolintoxikierten Ratten verursacht. Die unterdrückende Wirkung von Opioid-Antagonisten auf die Ethanolaufnahme und die Verwendung bei der Behandlung von Alkoholmissbrauch und -abhängigkeit wurde auch von Davidson und Amit 1997 beschrieben. Auch im Zusammenhang mit einer Intoxikation durch Benzodiazepine wurde eine erfolgreiche Behandlung durch Naloxon beschrieben (Malizia et al. 1982; Solhi et al. 2011).

Haben alle Patienten mit Opiat- bzw. Heroinintoxikation eine Miosis?

Nein! Eine Mydriasis oder normale Pupillengröße kann in folgenden Fällen vorkommen:

- Intoxikation mit spezifischen synthetischen Opioiden wie z. B. Meperidine (Demerol), Propoxyphene oder Pentazocine
- Diphenoxylate-atropine (Lomotil)-Verwendung
- Nach bereits erfolgter Naloxon-Applikation
- Hypoxie
- Verwendung von Augentropfen zur Pupillenweitstellung
- Mischintoxikation mit anderen mydriasisverursachenden Medikamenten wie z. B. Anticholinergika

Zusatzinformationen:

In der Drogenszene ist Heroin auch unter den Synonymen H, Harry, Skag, Dope, Smack, Shit, Horse, Junk, White Stuff, Lady Jane und diversen anderen Namen bekannt.

Ursächlich für tödliche Intoxikationen durch Substanzen bei Erwachsenen waren laut Jahresbericht der amerikanischen Giftnotrufzentralen 2019 zu 81 % ein Medikament oder Drogen. Häufig typisch waren hierbei für Amerika Opioide (v. a. Fentanyl [8 %] und Heroin [7 %]).

Tod durch Tonic-Wasser

www.youtube.com/watch?v=7SbaP7BrmME

LITERATUR

Badawy AA, Evans M. The mechanism of the antagonism by naloxone of acute alcohol intoxication. Br J Pharmacol 1981 Nov; 74(3): 514-516. doi: 10.1111/j.1476–5381.1981.tb10458.x. PMID:7197567; PMCID: PMC2071755

Barton ED, et al. Efficacy of intranasal naloxone as a needleless alternative for treatment of opioid overdose in the prehospital setting. J Emerg Med 2005; 29(3): 265–271. https://doi.org/10.1016/j.jemermed.2005.03.007

Davidson D, Amit Z. Effect of ethanol drinking and naltrexone on subsequent drinking in rats. Alcohol 1997 Nov–Dec; 14(6): 581–584. doi: 10.1016/s0741-8329(97)00052-9. PMID:9401674

Fandler M, Gotthardt P. Intranasale Medikamentenapplikation im Notfall. Notf. Rettungsmedizin 2018; 21: 320–322

Malizia E, Cerbo R, Ambrosini M. Naloxone treatment of acute alcoholic or benzodiazepine intoxication. 1982. doi.org/10.1002/jat.2550020109

Nizhnikov ME, Pautassi RM, Truxell E, Spear NE. Opioid antagonists block the acquisition of ethanol-mediated conditioned tactile preference in infant rats. Alcohol 2009 Aug; 43(5): 347–358. doi: 10.1016/j.alcohol.2009.06.001. PMID:19671461; PMCID: PMC2726826

Solhi H, Mostafazadeh B, Vishteh HR, et al. Benefit effect of naloxone in benzodiazepines intoxication: findings of a preliminary study. Hum Exp Toxicol 2011 Jul; 30(7): 535–540. doi: 10.1177/0960327110374972. Epub 2010 Jun 23. PMID:20573655

INTERNETQUELLEN
http://toxdocs.de/2021/gefaehrliche_vergiftungen/
www.rote-liste.de/suche/praep/21425-0/Naloxon-hameln%200,4%C2%A0mg%2Fml%20Injektions-%2FInfusionslösung

9.4 Verdacht auf Alkoholintoxikation (Basic)

Sven Heiligers und Catharina Hammerschlag

9.4.1 Einsatzmeldung/Anfahrt

An einem Samstagmorgen um 1:25 Uhr wird der RTW 1-83-1 aus der Stadt in einen zum Einsatzgebiet gehörenden Nachbarort gerufen. Von der Leitstelle erfahren die beiden Notfallsanitäter, dass die Einsatzstelle die im Ort befindliche Schule ist. Dort findet eine große Abschlussparty statt, auf der jemand wohl den Alkohol nicht so gut vertragen habe. Der Patient werde bereits vom Sanitätsdienst vor Ort betreut. Die Anfahrt erfolgt unter Sonder- und Wegerechten und dauert 12 Minuten.

9.4.2 Situation am Notfallort und Ersteindruck

Vor Ort wird der RTW von einem Sanitätshelfer eingewiesen. Er kann direkt neben dem Sanitätszelt vor dem Schulgebäude halten. Anschließend wird die Besatzung ins Sanitätszelt geführt, in dem mehrere Personen versorgt und betreut werden. Die beiden Notfallsanitäter nehmen neben Notfallrucksack und Sauerstofftasche auch das EKG mit, da sie nicht wissen, wie es dem Patienten geht und mit welchem Material der Sanitätsdienst ausgestattet ist. Ein anwesender Rettungssanitäter zeigt dem Team des RTW den Patienten, der der Auslöser für den Notruf war.

Die beiden Notfallsanitäter treffen auf den Patienten, einen etwa 17-jährigen jungen Mann, der sich in stabiler Seitenlage auf einer Trage befindet. In seinem Haar hängen einige Blätter, sein Gesicht ist leicht mit Erde verschmutzt. Auf seinem T-Shirt befindet sich ein feuchter Fleck, der unangenehm nach Erbrochenem riecht. Sowohl das T-Shirt als auch die Hose weisen Gras- und Erdflecken auf, wirken jedoch eher hochwertig als abgenutzt. Weitere sichtbare Verletzungen sind nicht erkennbar.

ABCDE-Untersuchung

A – Airway (Atemwege):
- Atemwege frei, keine Obstruktion
- Schleimhäute feucht
- Foetor alcoholicus

B – Breathing (Atmung):
- Atemfrequenz: erscheint verlangsamt und vertieft
- Sauerstoffsättigung: 96 % unter Raumluft

C – Circulation (Kreislauf):
- Puls: 85/min, schwach tastbar, rhythmisch
- Haut kühl und trocken
- Rekapillarisierungszeit 2 Sekunden

D – Disability (neurologischer Status):
- Auf starken Schmerzreiz öffnet der Patient kurz die Augen (A: 2), zeigt eine ungezielte Abwehrbewegung (M: 4) und stöhnt kurz ablehnend auf (V: 2), GCS 8.
- Bewusstseinslage: somnolent.
- Pupillenreaktion: Mydriasis, langsam, aber seitengleich, auf Lichteinfall.

E – Exposure (körperliche Untersuchung):
- Körpertemperatur: 39,2 °C
- Kein Ausschlag oder sichtbare Verletzungen

Entscheidung kritisch ↔ nicht kritisch und Leitsymptom

Da der Patient nur auf Schmerzreiz bedingt erweckbar ist und somit eine deutliche Vigilanzminderung mit potenziellem Verlust der Schutzreflexe vorliegt, auch wenn er noch eine stabile Atmung zeigt, stuft der Notfallsanitäter den Patienten zunächst als **kritisch** ein. Es wird beschlossen, den Patienten zur weiteren Diagnostik in den RTW zu verbringen, um ihn bei besseren Bedingungen untersuchen zu können.

Differenzialdiagnose

Wie bei jeder Bewusstlosigkeit sollten in diesem Fall weitere Ursachen für die Bewusstlosigkeit ausgeschlossen werden, auch wenn die Sachlage relativ eindeutig erscheint. Die durch Alkohol bedingte Bewusstseinsstörung wird zu den sekundären Hirnfunktionsstörungen gezählt. Zu dieser Gruppe zählen sowohl exogene und endogene Intoxikationen als auch metabolische und endokrine Störungen. Zu den primären Hirnfunktionsstörungen zählen Gefäßerkrankungen, entzündliche Erkrankungen, Hirntumoren, Traumata, epileptische Anfälle und degenerative Erkrankungen. Des Weiteren können respiratorische und kardiale Ursachen einen Sauerstoffmangel begünstigen und eine Bewusstlosigkeit begründen.

Verdachtsdiagnose

Die beiden Notfallsanitäter schließen vom ersten Eindruck und von der Örtlichkeit des Auffindens auf eine Alkoholintoxikation.

9.4.3 Weiterführende Anamnese und Untersuchung

Orientierende Untersuchung

Im Rettungswagen angekommen kann der erste Notfallsanitäter den Patienten unter besseren Bedingungen untersuchen, während der zweite Notfallsanitäter das Monitoring erweitert. Gleichzeitig ist der Rettungswagen ein guter Ort, um die Umgebungstemperatur zu erhöhen und eine weitere Auskühlung zu verhindern. Äußere Verletzungen sind im Rahmen der orientierenden Untersuchung nicht zu erkennen. Alle knöchernen Strukturen sind stabil und es fallen keine Hämatome oder sonstige Besonderheiten wie z. B. Urtikaria oder Einstichstellen auf. Das Abdomen ist in allen Quadranten weich, zeigt keinerlei Resistenzen. Die Inspektion des Rückens bleibt ohne Befund. Neben Spuren von Erbrochenem auf der Kleidung des Patienten fällt auf, dass dieser zusätzlich eingenässt hat. Ein erneuter Schmerzreiz zeigt eine ähnliche Reaktion wie zuvor im Sanitätszelt.

Fremdanamnese

Der Rettungssanitäter, der die Notfallsanitäter bis zum Rettungswagen begleitet hat, schildert den Zustand des Patienten von dessen Auffinden bis zum aktuellen Zeitpunkt. Gegen 1:00 Uhr seien sie von einer Gruppe offensichtlich alkoholisierter Jugendlicher alarmiert worden. Diese hätten ihn und einen Kollegen zu einem somnolenten Patienten geführt, der etwas abseits des Festgeländes unter einer Überdachung auf dem Boden lag. Der Patient sei nur mit großer Mühe erweckbar gewesen und habe auf äußere Reize mit unspezifischen Abwehrbewegungen reagiert. Aufgrund der Symptomatik, die auf eine erhebliche Alkoholisierung hinwies, sowie der Tatsache, dass der Patient bereits erbrochen hatte, entschieden die Sanitäter, ihn ins Sanitätszelt zu transportieren. Da der Jugendliche nicht mehr in der Lage war, selbstständig zu gehen, wurde er mithilfe zweier weiterer Kollegen auf einer Trage ins Zelt gebracht und dort in stabiler Seitenlage positioniert.

Bei der initialen Blutdruckmessung lag der Wert bei 80/50 mmHg und auch nach wiederholten Messungen zeigte sich keine Verbesserung. Angesichts der persistierenden Hypotonie und der weiterhin bestehenden Bewusstseinsstörung entschloss man sich, den Rettungswagen zu alarmieren. Bis zum jetzigen Zeitpunkt ist der junge Mann bewusstlos gewesen.

Vitalwerte und Monitoring

HF	85/min
RR	80/50 mmHg
SpO_2	Initial 96 %
BZ	38 mg/dl
Temp.	35,2 °C
EKG	Sinusrhythmus

OPQRST

Onset	Um ca. 1:00 Uhr somnolent aufgefunden
Palliation/Provocation	–
Quality	–
Region	–
Severity	–
Time	Weiterhin somnolent

SAMPLER

Symptome	Bewusstlosigkeit
Allergien	Keine
Medikamente	Nichts bekannt
Patientenvorgeschichte	Nicht anamnesefähig
Letzte Mahlzeit	Wahrscheinlich ausgiebiger Alkoholkonsum den Abend über
Ereignisse vor dem Notfall	Bereits erbrochen vor Auffinden
Risikofaktoren	Bewusstseinseintrübung, erneutes Erbrechen

In den Unterlagen des Patienten finden sich ein Personalausweis und die Krankenversichertenkarte. Hinweise auf Allergien oder chronische Medikamenteneinnahmen finden sich nicht.

9.4.4 Bewertung der Differenzialdiagnostik und Verdachtsdiagnose

Die Vigilanzminderung, der Foetor alcoholicus, die Inkontinenz, das Erbrechen und die Hypoglykämie verstärken den Verdacht auf eine Alkoholintoxikation. Es ist jedoch wichtig zu wissen, dass diese Symptome nicht pathognomonisch für eine Alkoholeinwirkung sind, sondern auch im Rahmen anderer toxischer oder metabolischer Ursachen auftreten können.

Mit welchen Komplikationen müssen Sie rechnen?

Aufgrund der Bewusstseinsstörung besteht ein erhebliches Risiko für die Aspiration von Mageninhalt, insbesondere von Erbrochenem, was zu einer lebensbedrohlichen Aspirationspneumonie führen kann. Ebenso droht eine Atemwegsobstruktion durch das Zurückfallen der Zunge gegen die Rachenhinterwand infolge eines fehlenden Schutzreflexes, wie dem Schluck- oder Hustenreflex, was die Gefahr einer Hypoxie weiter erhöht.

Zusätzlich ist die Leberfunktion bei einer massiven Alkoholintoxikation erheblich beeinträchtigt. Der gesteigerte Sauerstoffbedarf der Leber während des Alkoholabbaus führt zu einer Einschränkung anderer wesentlicher Funktionen, insbesondere der Regulation des Glukosestoffwechsels. Dies kann eine Hypoglykämie zur Folge haben, welche das Risiko für schwerwiegende Komplikationen wie Bewusstlosigkeit oder Krampfanfälle erheblich erhöht. Hypoglykämien können unbehandelt zu irreversiblen neurologischen Schäden oder sogar zum Tod führen.

Darüber hinaus bewirkt Alkohol eine periphere Vasodilatation, was zu einer verstärkten Wärmeabgabe führt. Dies erhöht das Risiko einer Hypothermie, insbesondere wenn der Patient ungeschützt im Freien liegt. Eine ausgeprägte Hypothermie kann die Blutgerinnung stören, den Stoffwechsel verlangsamen und letztlich zu einer Verschlechterung des Allgemeinzustands führen.

9.4.5 Maßnahmen und Therapie

Nachdem der zweite Notfallsanitäter das Monitoring erweitert hat, legt er einen peripheren venösen Zugang am rechten Handrücken des Patienten. Angesichts der verifizierten Hypoglykämie beschließen die Notfallsanitäter, dem Patienten langsam 8 g Glukose (entsprechend 20 ml einer 40%-igen Glukoselösung) über den venösen Zugang zu infundieren, in der Hoffnung, dass der Patient unter dieser Maßnahme im weiteren Verlauf eine Verbesserung seines Bewusstseins zeigt. Da hochkonzentrierte Glukoselösungen eine Reizung der Venen hervorrufen können, erfolgt die Gabe bewusst langsam. Parallel wird zügig eine balancierte Vollelektrolytlösung verabreicht, um die Glukoselösung zu verdünnen und den venenreizenden Effekt zu minimieren.

Um eine weitere Hypothermie zu verhindern, werden dem Patienten die feuchten Kleidungsstücke entfernt. Er wird mit einer Decke zugedeckt und der Rettungswagen beheizt. Auch die Infusionslösung wird vorgewärmt verabreicht. Bereits während des Entkleidens zeigt der Patient eine leichte Bewusstseinsbesserung und reagiert mit ungezielten Abwehrbewegungen, schläft jedoch nach dem Vorgang erneut ein. Da der Patient vermehrt spontane Abwehrmechanismen zeigt und weiterhin selbstständig atmet, entscheidet sich das Team, ihn in stabiler Seitenlage liegend zur nächsten Klinik zu transportieren, die bereits vorab informiert wurde.

Auf eine Atemwegssicherung mittels Guedel- oder Wendl-Tubus wird bewusst verzichtet, um eine Reizung der Rachenhinterwand und damit möglicherweise induziertes Erbrechen zu vermeiden. Der Patient atmet in der stabilen Seitenlage frei, die Atemfrequenz ist unauffällig und normfrequent. Der Blutdruck hat sich unter der fortlaufenden Vollelektrolytinfusion auf 95/60 mmHg stabilisiert. Die Sauerstoffsättigung bleibt konstant bei 97 % und die Herzfrequenz beträgt 77 Schläge pro Minute. Eine erneute kapilläre Blutzuckermessung ergibt nun einen Wert von 114 mg/dl.

9.4.6 Transport und Übergabe

Vor dem Transport klären die Notfallsanitäter über die Leitstelle ab, ob die nächstgelegene Klinik in der Lage ist, einen überwachungspflichtigen Patienten mit schwerer Alkoholintoxikation und einer Tendenz zur Hypoglykämie aufzunehmen. Nachdem die Aufnahme bestätigt wurde, erfolgt der 20-minütige Transport. Während der gesamten Fahrt bleibt der Patient bewusstlos. Der Blutdruck steigt bis zum Eintreffen im Krankenhaus auf 110/60 mmHg an, während die EKG- und Pulsoxymetriewerte weitgehend stabil bleiben. Eine erneute Blutzuckermessung zeigt einen Abfall auf 95 mg/dl, weshalb 4 g Glukose (entsprechend 10 ml einer 40%-igen Glukoselösung) nachdosiert werden.

Bis zur Ankunft im Krankenhaus werden die ersten 500 ml vorgewärmte Vollelektrolytlösung (VEL) infundiert und eine neue Infusion vorbereitet. In der Notaufnahme wird das Team der Notfallsanitäter bereits erwartet und der Patient wird nahtlos an das Aufnahmeteam übergeben.

9.4.7 Klinischer Verlauf

Die Übergabe in der Klinik erfolgt ohne besondere Ereignisse. Eine Messung des Blutzuckers ergibt jetzt einen Wert von 103 mg/dl, die Körpertemperatur ist mittlerweile auf 35,8 °C gestiegen. Außerdem wird der Ethanolgehalt im Blut gemessen, dieser beträgt 2,7 ‰. Die folgende Nacht über wird der Patient intensivmedizinisch überwacht. Die Nacht verläuft ohne Komplikationen und so kann der junge Mann am folgenden Tag von seinem Vater aus dem Krankenhaus abgeholt werden.

9.4.8 Kommentar

Laut der S3-Leitlinie „Screening, Diagnose und Behandlung alkoholbezogener Störungen" werden folgende Begriffe und Definitionen unterschieden:

Risikoarmer Alkoholkonsum: Der Begriff „risikoarm" deutet darauf hin, dass kein Alkoholkonsum vollkommen risikofrei ist. Die in Deutschland geltenden Grenzwerte, basierend auf den Empfehlungen der WHO, betragen bis zu 24 g Reinalkohol pro Tag für Männer (entspricht etwa zwei Bier à 0,3 l) und bis zu 12 g für Frauen (entspricht etwa einem Bier à 0,3 l). Zudem werden mindestens zwei alkoholfreie Tage pro Woche empfohlen. Das Erkrankungsrisiko variiert individuell und hängt von genetischen, sozialen und weiteren Risikofaktoren wie Rauchen, Übergewicht und Bluthochdruck ab.

Riskanter Alkoholkonsum: Mit zunehmender Alkoholmenge steigt das Risiko für alkoholbedingte Schäden. Als riskanter Konsum gelten mehr als 24 g Reinalkohol täglich bei Männern und mehr als 12 g bei Frauen, in Anlehnung an die WHO-Empfehlungen. Diese Grenzwerte gelten nur für gesunde Erwachsene und nicht für Kinder, Jugendliche, Schwangere, ältere Menschen oder Personen mit Vorerkrankungen.

Rauschtrinken (Binge Drinking): Rauschtrinken beschreibt den Konsum großer Alkoholmengen in kurzer Zeit. Bei Männern bedeutet dies den Konsum von fünf oder mehr alkoholischen Getränken bei einer Gelegenheit, bei Frauen sind es vier oder mehr. Studien zeigen, dass Rauschtrinken bei Männern (42,8 %) häufiger auftritt als bei Frauen (24,6 %).

Akute Intoxikation (ICD-10, F10.0): Eine akute Alkoholintoxikation beschreibt einen vorübergehenden Zustand nach Alkoholkonsum, der mit Beeinträchtigungen des Bewusstseins, der kognitiven Fähigkeiten, der Wahrnehmung und des Verhaltens einhergeht. Die Diagnose wird gestellt, wenn keine chronischen Alkoholprobleme vorliegen.

Schädlicher Alkoholgebrauch (ICD-10, F10.1): Schädlicher Gebrauch liegt vor, wenn Alkoholkonsum nachweislich zu körperlichen oder psychischen Gesundheitsschäden geführt hat. Das Konsummuster muss entweder seit mindestens einem Monat bestehen oder im letzten Jahr wiederholt aufgetreten sein. Eine akute Intoxikation allein ist nicht ausreichend für diese Diagnose.

Alkoholabhängigkeitssyndrom (ICD-10, F10.2): Für die Diagnose einer Alkoholabhängigkeit müssen innerhalb eines Jahres mindestens drei der folgenden Kriterien erfüllt sein: starkes Verlangen nach Alkohol, Kontrollverlust über Konsum, Entzugssymptome, Toleranzentwicklung, Vernachlässigung anderer Interessen und fortgesetzter Konsum trotz negativer Folgen. Ein eingeengtes Verhalten im Umgang mit Alkohol ist ebenfalls typisch.

Bei einer akuten Alkoholintoxikation lassen sich dosisabhängige, biphasische Wirkungen feststellen. Zunächst dominieren die stimulierenden und enthemmenden Effekte des Alkohols, bevor bei höheren Dosen zunehmend sedierende und zentrale dämpfende Effekte auftreten.

Klassifikation nach Blutalkoholkonzentration (BAK):

- **Leichtgradige Intoxikation (ca. 0,5–1,5 ‰):** In diesem Stadium stehen primär die stimulierenden Effekte im Vordergrund:
  - Gesteigerte psychomotorische Aktivität, Euphorie (Enthemmung, gesteigerte Gesprächigkeit), reduzierte Kritikfähigkeit
  - Gesichtsrötung (periphere Vasodilatation)
  - Tachykardie
  - Ataxie, Gang- und Standunsicherheit
- **Mittelgradige Intoxikation (ca. 1,5–2,5 ‰):** Mit zunehmender Dosis kommt es zu einem Übergang von stimulierenden zu sedierenden Effekten:
  - Benommenheit, mögliche amnestische Episoden (anterograde Amnesie)
  - Übelkeit und Erbrechen (stimulierte Area postrema)
  - Zunehmende Gangataxie und Dysarthrie
  - Visuelle und auditive Wahrnehmungsstörungen
  - Deutlich verminderte Vigilanz und Reaktionsfähigkeit
  - Deutliche Enthemmung, teilweise inadäquates Verhalten
- **Schwergradige Intoxikation (ab ca. 2,5 ‰):** Die sedierende Wirkung des Alkohols führt zu tiefen Bewusstseinsstörungen:
  - Illusionäre Verkennungen
  - Schwere Dysarthrie, Schwindel, ausgeprägte Ataxie
  - Vegetative Dysregulation mit Tachykardie und Hypothermie (aufgrund der peripheren Vasodilatation)
  - Übergang ins **alkoholische Koma** mit stark eingeschränkter Bewusstseinslage
  - Ausfall von Schutzreflexen (Gefahr der Aspiration)
  - Atemdepression
  - Potenziell letale Komplikationen durch Atemdepression und kardiovaskulären Kollaps im „asphyktischen Stadium"

Alkoholintoxikation bzw. Alkoholabusus ist ein relativ häufiges Notfallbild bzw. der Missbrauch von Alkohol ist mit verhältnismäßig vielen Notfallbildern verknüpft. Der häufige Umgang mit alkoholisierten Patienten schafft auf der einen Seite eine gewisse Routine, auf der anderen Seite besteht aber auch die Gefahr, evtl. andere Symptomatiken zu übersehen.

Aus der reinen Alkoholintoxikation sind in den allerwenigsten Fällen lebenslange Folgeschäden zu erwarten. Hohe Alkoholspiegel können aber gravierende Sekundärschäden zur Folge haben. So sollten niemals die Gefahren unterschätzt werden, die aus einer Bewusstlosigkeit resultieren, wie z. B. Aspiration oder Verlegung der Atemwege durch die Zunge.

Auch die Gefahr der Unterkühlung wird vielfach unterschätzt. Aufgrund der Weitstellung der peripheren Gefäße kühlen alkoholisierte Patienten deutlich schneller aus. Bereits kurze Zeiten im Freien können zu einem deutlichen Abfall der Körperkerntemperatur führen. Nachdem die betroffene Person in eine warme Umgebung gebracht worden ist, sollten ihr auf jeden Fall alle durchnässten Kleidungsstücke ausgezogen werden, bevor sie dann wieder mit trockenen Decken zugedeckt wird. Es muss bei jedem stark alkoholisierten Patienten, egal ob bewusstlos oder noch vigilanzgemindert, immer eine Blutzuckerkontrolle durchgeführt werden. Aufgrund des Alkoholabbaus in der Leber kann der Blutzuckerwert auch bei einem zuvor gesunden Patienten rapide abfallen. Es kann immer auch eine Hypoglykämie die Bewusstlosigkeit des Patienten begründen.

Da der Atemweg bei den meisten Betrunkenen allein durch die stabile Seitenlage ausreichend frei gehalten und gesichert werden kann, wird die invasive Atemwegssicherung stark diskutiert. Zum einen gilt das „Dogma", dass jeder Bewusstlose mit einem GCS < 8 intubiert werden sollte. Auf der anderen Seite ist das Erwachen/Aufklaren des Patienten zu erwarten und die Ursache der Bewusstlosigkeit in den meisten Fällen geklärt. Auch darf man die möglichen

Komplikationen einer Narkose nicht unterschätzen: Gerade bei Betrunkenen besteht bei zu flacher Narkose die Gefahr des Erbrechens mit Aspiration, eine ausreichend tiefe Narkose verzögert den Aufwachprozess und benötigt für die weitere Versorgung nicht nur einen Überwachungsplatz, sondern auch eine Beatmungsoption in der nächsten Klinik. Außerdem würde der Einsatz von Muskelrelaxanzien den Prozess des Auskühlens noch weiter fördern.

Bei einer schweren Intoxikation ist auf alle Fälle eine intensivmedizinische Überwachung notwendig.

Innerklinische Vorgehensweise:

- ≤ 1 ‰ meist Entlassung mit Begleitung in häusliche Umgebung
- ≥ 2 ‰: Monitoring erforderlich, z. B. IMC
- Ab potenziell letaler Dosis (meist > 4 ‰): intensivmedizinische Überwachung notwendig
- Entlassung orientiert an Klinik (stabile Vitalparameter, orientiert, mobil)

Interessante Fakten zum Thema Alkoholkonsum:

- Weitere Wirkweisen von Alkohol sind: Agonist am GABA-Rezeptor, Antagonist am NMDA-Glutamat-Rezeptor, reduzierte Noradrenalin-Ausschüttung, erhöhte Dopamin-Ausschüttung
- Oft Mischintoxikationen → Toxidrome anwenden
- Bei Alkoholikern an Thiaminmangel (Vitamin B_1) denken → Wernicke-Enzephalopathie oder Korsakow-Syndrom
- (Langjähriger) Alkoholabusus und mögliche Wirkung auf das Herz-Kreislauf-System:
  - Alkoholbedingte Kardiomyopathie durch Schädigung von Kardiomyozyten (langjähriger Alkoholkonsum) möglich
  - Linksventrikuläre Vergrößerung und Hypertrophie der dortigen Herzwand
  - Intraventrikuläre Leitungsstörungen
  - Myokardfibrose → kleinste ventrikuläre Narben im EKG: Knotung oder fragmentierter QRS-Komplex (zusätzliche Zacken im R oder S des QRS-Komplexes)
  - Verlängerung QTc-Zeit
  - Trigger für Brugada-Muster im EKG
  - Holiday-Heart-Syndrom → tachykarde oder tachyarrhythmische Episoden
- Häufig Elektrolytverschiebungen bei Alkoholikern:
  - Hypokaliämie
  - Hypomagnesiämie

Evidenz: Mythos oder Fakt

„Bier auf Wein, das lass sein; Wein auf Bier, das rat' ich dir."

Die 2019 im American Journal of Clinical Nutrition veröffentlichte Studie untersuchte den weitverbreiteten Glauben, dass die Reihenfolge des Alkoholkonsums – ob Bier vor Wein oder umgekehrt – die Schwere eines Katers beeinflusst. Die Forscher der Universitäten Witten/Herdecke und Cambridge testeten 90 Teilnehmer, die Bier und Wein in verschiedenen Reihenfolgen tranken.

Das Ergebnis zeigte, dass die Reihenfolge, in der Alkohol konsumiert wird, keinen signifikanten Einfluss auf die Schwere des Katers hat. Ob die Teilnehmer Bier vor Wein oder Wein vor Bier tranken, machte keinen Unterschied. Die Schwere des Katers hing vielmehr von der Gesamtmenge des konsumierten Alkohols, dem subjektiven Gefühl der Betrunkenheit und dem Auftreten von Erbrechen ab. Das bedeutet, dass das Trinken in einer bestimmten Reihenfolge keinen milderen Kater zur Folge hat – entscheidend ist die Menge des konsumierten Alkohols.

Die Studie widerlegte damit den Mythos, dass „Bier vor Wein" den Kater abmildern kann, und bestätigte, dass individuelle Faktoren und die Alkoholmenge entscheidend für die Intensität des Katers sind.

LITERATUR

Deutsche Gesellschaft für Psychiatrie und Psychotherapie, Psychosomatik und Nervenheilkunde (DGPPN), Deutsche Gesellschaft für Suchtforschung und Suchttherapie e.V. (DG-SUCHT). **Screening, Diagnose und Behandlung alkoholbezogener Störungen.** Version 3.1. AWMF-Reg. -Nr. 076-001. 2021. www.awmf.org/leitlinien/detail/ll/076-001.html. In Überarbeitung

Köchling J, Geis B, Wirth S, Hensel KO. Grape or grain but never the twain? A randomized controlled multiarm matched-triplet crossover trial of beer and wine. The American Journal of Clinical Nutrition 2019; 109(2): 345–352. https://doi.org/10.1093/ajcn/nqy309

INTERNETQUELLEN

https://next.amboss.com/de/article/KP0UfT?q=alkoholintoxikation

9.5 Zustand nach Krampfanfall (Advanced)

Matthias Jahn

9.5.1 Einsatzmeldung/Anfahrt

An einem warmen Sommerabend im Juli wird der RTW einer Landrettungswache um 21:26 Uhr mit dem Einsatzstichwort „Krampfanfall, männlich, 19 Jahre“ alarmiert. Der Besatzung, bestehend aus einem Notfallsanitäter und einer Rettungssanitäterin, ist der Einsatzort bekannt. Dieser liegt in einem Neubaugebiet. Die Anfahrt mit Sondersignalen dauert ca. 8 Minuten.

9.5.2 Situation am Notfallort und Ersteindruck

Am Einsatzort eingetroffen wird die Besatzung von einer aufgeregten Frau in Empfang genommen, die sich als Mutter des Patienten herausstellt. Sie führt das Team in ein Jugendzimmer des gepflegt wirkenden und stilvoll eingerichteten Hauses. Auf dem Weg zum Zimmer berichtet die Mutter, dass ihr Sohn verfrüht von Freunden von einer Abitur-Party im Ort nach Hause gebracht worden sei. Er hätte schlecht ausgesehen, stark betrunken gewirkt und gesagt, dass es ihm nicht gut gehe. Sie hätte ihm geholfen, sich ins Bett zu legen. Kurze Zeit später hätte ihr Sohn am ganzen Körper gezuckt. Daraufhin hätte sie umgehend einen Notruf abgesetzt. Das Team findet den Patienten im Bett liegend vor. Neben dem Bett steht ein Eimer, in den der Patient bereits erbrochen hat.

9

ABCDE-Untersuchung

Der Notfallsanitäter versucht, den in Linksseitenlage im Bett liegenden Patienten durch einen peripheren Schmerzreiz (Druck auf Fingerspitzen) zum Augenöffnen zu bewegen, was ihm nicht gelingt. Auch ein gesetzter zentraler Schmerzreiz (Trapezius) bringt außer einem Stöhnen keine weitere Reaktion hervor. Die Ausatemluft des Patienten riecht stark nach Alkohol. Die Atemwege scheinen teilweise verlegt zu sein, ein schnarchendes Atemgeräusch ist zu hören. Die Inspektion der Mundhöhle mittels Leuchte lässt keinen Fremdkörper erkennen. Die Schleimhäute sind rosig und feucht. Es ist ein lateraler Zungenbiss zu erkennen. Vom Notfallsanitäter wird ein Nasopharyngealtubus eingelegt, woraufhin das Atemgeräusch sistiert. Von der Rettungssanitäterin wird über eine Sauerstoffmaske mit Reservoir eine High-flow-Gabe mit 15 l/min eingeleitet. Währenddessen auskultiert der Notfallsanitäter die Lunge: beidseits vesikuläre Atemgeräusche. Das Atemzugvolumen erscheint ausreichend, die Atemfrequenz wird von der Rettungssanitäterin nach Auszählung mit 22/min angegeben. Der Puls am rechten Handgelenk ist gut tastbar, rhythmisch, wirkt aber eher verlangsamt. Die Haut ist kühl und feucht. Die Kontrolle der Pupillen ergibt gleiche Größe beidseits mit verzögerter Lichtreaktion. Der GCS-Wert wird vom Team mit 4 Punkten berechnet. Die grobe Inspektion aller Extremitäten sowie des Rumpfes ergibt keine Verletzungs- oder Erkrankungszeichen. Der Patient hat allerdings eingenässt.

Entscheidung kritisch ↔ nicht kritisch

Die tiefe Bewusstlosigkeit und die damit einhergehende Gefahr einer Regurgitation und anschließenden Aspiration von Mageninhalt ist für das Team der entscheidende Faktor, diesen Patienten als **kritisch** einzustufen. Ebenso ist die Gefahr eines erneuten Krampfgeschehens mit begleitenden Apnoephasen gegeben.

9.5.3 Weiterführende Anamnese und Untersuchung

Verdachtsdiagnose

Anhand des Berichts der Mutter und der momentan vorherrschenden Symptomatik könnte es sich im vorliegenden Fall um die postiktalen Folgen eines Krampfanfalls handeln, dessen Ursache im weiteren Verlauf noch zu klären ist. Die Provokationsfaktoren eines Krampfanfalls können vielfältig sein: Hypoglykämien, Intoxikationen, Schädel-Hirn-Trauma, intrakranielle Blutungen oder Infektionen. Hinweise hierauf kann eine gründliche körperliche Untersuchung sowie eine erweiterte Anamnese liefern.

Orientierende Untersuchung

Da der Patient selbst keine Informationen zu Beschwerdebild und Hergang geben kann, entscheidet sich der Notfallsanitäter, im Rahmen einer orientierenden körperlichen Untersuchung nach Hinweisen zu suchen, die auf eine mögliche Verdachtsdiagnose und die Ursache des Krampfgeschehens schließen lassen.

Nachdem das Team hierfür den Patienten gemeinsam in Rückenlage verbringt, bleibt die Rettungssanitäterin weiterhin am Kopf des Patienten, um aufmerksam die Atemwege zu beobachten und bei Anzeichen für Erbrechen sofort reagieren zu können. Der Notfallsanitäter beginnt seine strukturierte und orientierende Untersuchung am Kopf. Der Schädel ist bei Palpation stabil. Im Bereich der Halswirbelsäule sind keine Deformitäten oder ein Muskelhartspann zu ertasten. Meningismuszeichen als mögliches Symptom einer Infektion oder intrakraniellen Blutung zeigen sich bei entsprechender Untersuchungstechnik nicht. Die Halsvenen sind nicht gestaut. Der Notfallsanitäter muss seine Untersuchung an diesem Punkt abbrechen, da ihn die Kollegin auf Würgereflexe des Patienten hinweist. Das Team reagiert schnell und dreht ihn zurück in Linksseitenlage. Der Patient erbricht ohne entstehende Komplikationen. Das Team dreht den Patienten danach erneut auf den Rücken und der Notfallsanitäter setzt seine Untersuchung fort. Die Inspektion des Brustkorbs ergibt keine Verletzungsanzeichen, auch dieser ist in beiden Ebenen stabil. Eine ausgiebige Auskultation ergibt keinen neuen Befund, beidseits sind weiterhin vesikuläre Atemgeräusche zu hören. Auch das Abdomen ist vom äußeren Erscheinungsbild unauffällig. Es liegen keine Resistenzen vor, Darmgeräusche können per Stethoskop wahrgenommen werden. Die Untersuchung von Becken sowie unteren Extremitäten verläuft unauffällig. Zu guter Letzt wird der Patient vom Team auf die linke Körperseite gedreht, um eine Inspektion des Rückens vornehmen zu können. Die moderate Palpation der Wirbelsäule sowie beider Nierenlager verläuft ohne Auffälligkeiten. Die Suche nach weiteren Hinweisen auf eine Erkrankung wie warme Haut, Einstichstellen, petechiale Einblutungen ergibt keine wegweisenden Hinweise.

Vitalwerte und EKG

HF	55/min
RR	110/60 mmHg
SpO_2	96 %
BZ	97 mg/dl
Temp.	36,4 °C
EKG	Sinusbradykardie

OPQRST

Onset	Heimgekehrt vor ca. 45 Minuten, Krampfanfall ca. 10 Minuten danach, Krampfdauer ca. 1 Minute, tonisch-klonisch, generalisiert
Provocation	–
Quality	Krampfanfall generalisiert
Region	Generalisiert
Severity	–
Time	Zustand zunehmend verschlechtert

SAMPLER

Symptome	–
Allergien	Keine
Medikamente	Cetirizin b. B.
Patientenvorgeschichte	Heuschnupfen
Letzte Mahlzeit	Mittagessen gegen 13:00 Uhr
Ereignisse vor dem Notfall	Alkoholkonsum auf Party, danach akut verschlechterter Zustand
Risikofaktoren	–

Laut Angaben der Mutter hätten auch die Freunde keine nähere Erklärung für den akut einsetzenden „Absturz" ihres Sohnes. Man sei bis auf kurze Ausnahmen den gesamten Abend zusammen gewesen, hätte zwar Alkohol getrunken, jedoch nicht solche Mengen, die in Einklang mit dem Zustand ihres Freundes zu bringen seien. Auch in den Tagen zuvor hätte es dem Bericht der Mutter zufolge bei ihrem Sohn keinerlei Erkrankungssymptome gegeben.

9.5.4 Bewertung der Differenzialdiagnosen

Die Ergebnisse der Untersuchungen lassen das Team folgende Rückschlüsse ziehen: Da es keinerlei Hinweise auf ein traumatisches Ereignis im Vorfeld gibt und auch die detaillierte Untersuchung des Patienten keine Symptome wie Verletzungen des Schädels, Anisokorie, Meningismus oder ein pathologisches Atemmuster zum Vorschein gebracht hat, ist ein hämorrhagisches Geschehen im Schädel als Ursache des Patientenzustands eher unwahrscheinlich. Die Hypoglykämie als häufigste Ursache einer Vigilanzstörung und möglicher Trigger eines Krampfgeschehens kann anhand der erfolgten Blutzuckerkontrolle ausgeschlossen werden. Der akut einsetzende Symptombeginn, ausbleibendes Fieber und die normale Hauttemperatur machen auch eine Infektion zunächst eher unwahrscheinlich. Aufgrund der Beschreibungen der Mutter geht die Besatzung von einem erstmanifestierten Krampfanfall aus. Die Ursache konnte mit den rettungsdienstlichen Mitteln bisher noch nicht abschließend geklärt werden, ebenso wie die Frage, ob die Vigilanzstörung als postiktale Folge des Krampfanfalls zu bewerten oder auf einen übermäßigen Alkoholkonsum oder anderweitige Ursachen zurückzuführen ist. Aufgrund der unklaren Ursache wird der Patient vom Team weiterhin als kritisch eingestuft.

9.5.5 Maßnahmen und Therapie

Wegen der Wahrscheinlichkeit weiteren Erbrechens und der damit verbundenen Gefahr einer Aspiration wird der Patient zur Sicherheit weiterhin in Linksseitenlage gelagert. Die Sauerstoffsättigung zeigt unter bisheriger High-flow-Gabe optimale Werte. Das Team befürchtet jedoch, dass die Atemmaske den Abfluss von Erbrochenem behindert, daher erfolgt die weitere Sauerstoffgabe supportiv mit 4 l/min bei guter Sauerstoffsättigung über eine Nasenbrille. Auch hierunter bleiben die Sättigungswerte im weiteren Verlauf stabil. Für das Einleiten einer Infusionstherapie und die Herstellung normotensiver Blutdruckwerte wird vom Notfallsanitäter ein intravenöser Zugang am rechten Handrücken etabliert. Es werden 500 ml einer balancierten Vollelektrolytlösung schnell infundiert. Mithilfe der Mutter wird der Patient via Tragetuch auf die Trage umgelagert und in den Rettungswagen verbracht.

9.5.6 Transport und Übergabe

Der Patient wird zur weiteren Überwachung auf der Intensivstation eines in der Nähe befindlichen Krankenhauses angemeldet, welches zudem über eine Neurologie verfügt. Der Transport nimmt ca. 15 Minuten in Anspruch. Während des Transports bleibt der Patient weiterhin in Seitenlage auf der Fahrtrage. Es wird eine akkubetriebene Absaugpumpe vorbereitet und in ständiger Bereitschaft gehalten. Die Sauerstoffversorgung verläuft weiterhin supportiv mit 4 l/min über eine Nasenbrille. Die Sättigung zeigt hierunter Werte von 98 %. Per nichtinvasiver Blutdruckmessung und kontinuierlichem Monitoring werden die Vitalparameter engmaschig ermittelt und überwacht. Nach Infusion von insgesamt 750 ml einer balancierten Vollelektrolytlösung stellt sich ein Blutdruck von 120/70 mmHg ein. Während des gesamten Transports wird auf einen ausreichenden Wärmeerhalt geachtet. Nach unauffälligem Transport kann der Patient mit stabilen Vitalparametern in der Notaufnahme unter Angabe der Geschehnisse, Untersuchungsergebnisse und Verdachtsdiagnose an den diensthabenden Neurologen übergeben werden.

9.5.7 Klinischer Verlauf

In der Klinik werden ein EEG sowie eine Kernspintomografie des Kopfes durchgeführt, die keine nennenswerten Ergebnisse liefern und einen unauffälligen Befund zeigen. Weiterhin erfolgen Laboruntersuchungen und aufgrund des unklaren Hergangs wird ein Drogenscreening durchgeführt. Hier zeigen sich nachweisliche Bestandteile von Gamma-Hydroxybuttersäure (GHB) im Blut, die als Ursache des Patientenzustands verantwortlich gemacht werden. Nur wenige Stunden nach Einweisung des Patienten klart dieser relativ rasch mit subjektiv gutem Empfinden auf der Intensivstation auf. Eine nachträgliche

Befragung des Patienten durch den behandelnden Arzt liefert keine neuen Erkenntnisse. Der Konsum von Drogen wird vom Patienten authentisch verneint. Somit bleibt die Ursache des GHB-Einflusses leider weiterhin unklar, macht ein vorsätzliches Fremdverschulden aber durchaus möglich. Nach 24 Stunden Überwachung kann der junge Patient aus der Klinik entlassen werden.

9.5.8 Kommentar

Die Abkürzung GHB steht für Gamma-Hydroxybuttersäure, besser bekannt unter dem Szenenamen „Liquid Ecstasy". GHB ist weder chemisch noch pharmakologisch mit den Ecstasy-Substanzen Methylendioxyamphetamin oder Methylendioxymetamphetamin (MDA oder MDMA) verwandt.

Der Konsum von GHB sowie der legalen Vorstufen Gamma-Butyrolacton und 1,4-Butandiol gewinnt in Deutschland immer mehr an Bedeutung. Aufgrund der mittlerweile weiten Verbreitung werden Rettungsdienste und Kliniken immer häufiger mit GHB-Intoxikationen konfrontiert.

Gamma-Hydroxybuttersäure ist ein Derivat des endogenen Botenstoffs Gamma-Aminobuttersäure (GABA). GHB wurde im Jahr 1960 erstmals synthetisiert und in Europa als intravenöses Narkotikum zugelassen. Obwohl noch im Handel erhältlich, wird es aufgrund schlechter Steuerbarkeit und unerwünschten Nebenwirkungen nur noch selten eingesetzt.

Der Wirkmechanismus von GHB konnte trotz umfangreicher Studien bisher nicht endgültig geklärt werden. Nach aktuellem Stand der Fachliteratur geht man davon aus, das GHB den Neurotransmitterhaushalt beeinflusst. Kurz nach Markteinführung wurde festgestellt, dass GHB als endogene Substanz im Gehirn vorhanden ist. Dort tritt die Substanz sowohl als Abbauprodukt als auch höchst wahrscheinlich als Vorstufe von GABA auf. Als möglicher Wirkmechanismus wird diskutiert, dass GHB im Rahmen des GABA-Metabolismus als Neuromodulator im GABA-System fungiert. Zudem soll GHB dosisabhängig zu einem Anstieg oder Abfall des Dopamin-Spiegels im Gehirn führen und das cholinerge, serotoninerge System sowie Neurosteroide und Opioide beeinflussen.

Klinische Präsentation: Die Symptome einer Vergiftung mit Gamma-Hydroxybuttersäure sind denen einer Alkoholvergiftung sehr ähnlich und hiervon zum Teil nur schwer zu differenzieren. Häufig liegt ein Mischintox vor (Alkohol, Ecstasy, Methamphetamine, Kokain). Dosisabhängig können Kopfschmerzen, Übelkeit, Erbrechen, Schwindel und Sprachstörungen auftreten. Bei höheren Konzentrationen können zu Bradykardie, Krämpfen und Atemstörungen (Bradypnoe mit hohem Atemzugvolumen, Cheyne-Stokes-Atmung bis hin zum Atemstillstand) Bewusstseinsstörungen bis hin zum Koma kommen. Übelkeit und Erbrechen sind bei ca. 30–50 % der Fälle vorhanden. Inkontinenz kann vorhanden sein. Ein Delir und Agitation sind häufig anzutreffen, wohingegen Krampfanfälle bei akuten GHB-Intoxikation selten sind. Im Gegensatz zu Opioid-Intoxikationen zeigen die Patienten in der Regel keine Miosis. Die frustrane Gabe der Antidota Naloxon oder Flumazenil kann als diagnostischer Hinweis dienen. Typisch für eine GHB-Intoxikation ist eine rasche und plötzlich einsetzende Klinik, die dann dosisabhängig verläuft. Unter symptomorientierter Therapie erholen sich die Patienten in 6–8 Stunden. Der maximale Plasmaspiegel tritt bereits nach 25–45 Minuten auf. Die Halbwertszeit beträgt ca. 20–60 Minuten. GHB hat eine geringe therapeutische Breite. Die Wirkung reicht vom leichten Rauschzustand, ähnlich dem eines Alkoholrausches, bis hin zu Koma, Herz-Kreislauf- und Atemstillstand. Aufgrund des extrem schnellen Metabolismus der GHB hält die Wirkung dosisabhängig nur ca. 1–4 Stunden an. Typisch für den symptomatischen Verlauf sind stark vigilanzgeminderte Patienten, die nach kurzer Zeit plötzlich erwachen. Länger andauernde Nachwirkungen sind in der Regel nicht zu erwarten, sodass sich die Patienten bereits kurze Zeit später wieder fit fühlen und zurück zur vermeintlichen „Party" wollen (Fast-in-fast-out-Effekt). Die Diagnose einer GHB-Intoxikation ergibt sich größtenteils aus der Anamnese. Bei genauer Befragung geben die Patienten häufig einen akuten Bewusstseinsverlust und plötzliches Erwachen mit Amnesie an. Aufgrund der kurzen Halbwertszeit ist der toxikologische Nachweis schwer. Laut Literatur ist der Nachweis im Urin bereits 6 Stunden nach Aufnahme kaum noch möglich.

Die Therapie sieht vor allem eine symptomorientierte Behandlung und anschließende intensivmedizinische Überwachung vor. In Abhängigkeit von Klinik, Schutzreflexen, Atemfrequenz und blutgasanalytischen Kontrollen sollte aufgrund der Neigung zur Emesis auch bei schwerer Vigilanzstörung die Indikation zur endotrachealen Intubation und Beatmung geprüft werden, um das Aspirationsrisiko zu minimieren. Eine symptomatische bradykarde Herzrhythmusstörung sollte zunächst mit Atropin behandelt werden. Beim Nichtansprechen dieser Maßnahme ist die Indikation für eine vorübergehende Schrittmachertherapie zu prüfen. Krampfanfälle können mit Benzodiazepinen behandelt werden. Zu beachten ist hier die eventuelle Gefahr einer zunehmenden Bewusstseinseintrübung. Die Gabe von Aktivkohle erscheint aufgrund der raschen Resorption und Metabolisierung nicht nützlich, kann jedoch bei Mischintoxikationen durchaus diskutiert werden.

Evidenz: Mythos oder Fakt

GHB und Flumazenil als Antidot?
Obwohl GHB einen benzodiazepinähnlichen Wirkmechanismus hat, ist Flumazenil als Antidot wenig wirksam. Dies gilt auch für den Opiat-Antagonisten Naloxon. Physostigmin soll allerdings laut Studienlage Symptome wohl antagonisieren, ist aber z. B. bei bradykarden HRST als bedenklich eingestuft.

Unklare Bewusstlosigkeit besonders bei Frauen nach Diskothekenbesuch?
Immer an die Möglichkeit einer GHB-Intoxikation (K.-o.-Tropfen") denken! Die Anzahl einer mutmaßlich beigebrachten Gabe von GHB (Gewaltverbrechen) wird deutlich unterschätzt. Innerklinisch sollte die Indikation zur gynäkologischen Untersuchung bei Frauen eng gestellt werden.

Magenspülung bei Intoxikation?
Die klassische Magenspülung (erstmals beschrieben 1822 in London) ist generell überholt und es gibt für diese Maßnahme keine Evidenz, allerdings ein hohes Risikopotenzial. Die Menge der Toxinentfernung durch eine Magenspülung ist unzuverlässig, insbesondere nach der ersten Stunde der Gifteinnahme.

LITERATUR

Andresen H, Stimpfl T, Sprys N et al Liquid ecstasy – a significant drug problem. Dtsch Arztebl Int 2008 Sep; 105(36): 599-603. doi: 10.3238/arztebl.2008.0599. Epub 2008 Sep 5. PMID:19471624; PMCID: PMC2680564

Braun J, Preuss R, et al. Klinikleitfaden Intensivmedizin. 11. A. München: Elsevier Urban & Fischer, 2021

Fleischmann T, Hohenstein C, Sauer D, et al. FAQ Klinische Akut- und Notfallmedizin. 2. A. München: Elsevier Urban & Fischer, 2024

Olson KR, Smollin CG, Anderson IB, et al. (eds.), Poisoning & Drug Overdose, 8th ed. McGraw Hill; 2022. https://accessmedicine.mhmedical.com/content.aspx?bookid=-3195&sectionid=266309799

INTERNETQUELLEN

http://toxdocs.de
https://litfl.com/gastric-lavage/

9.6 Renitenter Patient – sympatomimetisches Syndrom (Advanced)

Sven Heiligers und Catharina Hammerschlag

9.6.1 Einsatzmeldung/Anfahrt

Es ist kurz vor Mitternacht an einem verschneiten Samstagabend in der Vorweihnachtszeit und draußen beginnt es zu frieren. Die Weihnachtsmärkte der letzten Tage haben für zahlreiche Einsätze gesorgt und auch heute ist es nicht anders. Die Leitstelle alarmiert den RTW 4-84-1 und das NEF 2-82-1 aus einer größeren Stadt mit dem Stichwort „erstmaliger Krampfanfall". Auf der Anfahrt wird dem Team mitgeteilt, dass es sich um eine 22-jährige Frau handelt. Die Einsatzstelle liegt in einem wohlhabenden Stadtteil und trotz der Witterungsbedingungen erreichen die Rettungskräfte nach etwa 8 Minuten den Ort des Geschehens.

9.6.2 Situation am Notfallort und Ersteindruck

Der RTW erreicht den Einsatzort etwas vor dem NEF und hält vor einem imposanten Einfamilienhaus. Aufgrund parkender Autos bleibt er in zweiter Reihe stehen, die Signalleuchten bleiben aus Sicherheits-

9

gründen an. Der Notfall- und der Rettungssanitäter laden bereits die Trage, den Monitor sowie den Rucksack mit Kreislauf- und Beatmungsausrüstung aus, als das NEF eintrifft. Der Notarzt und die NEF-Fahrerin nehmen ihren Rucksack inkl. BTM, Ultraschallgerät und Videolaryngoskop mit. Gemeinsam betreten sie das Haus, wo sie von einem fahrigen und dennoch euphorisierten jungen Mann empfangen werden, der sich als Freund der Patientin vorstellt.

Im Haus herrscht eine ausgelassene Party, begleitet von lauter Musik und einem süßlichen Geruch. Der Mann führt das Team schnell an einem Wohnzimmer voller feiernder, unbeteiligter junger Menschen vorbei. Im Schlafzimmer der Patientin angekommen, liegt diese weiterhin krampfend auf dem Bett. Das Zimmer ist hochwertig eingerichtet und aufgeräumt. Neben dem Bett befinden sich eine geöffnete Champagnerflasche und zwei Gläser, eine feine weiße Staubschicht ist auf dem Nachttisch zu sehen.

ABCDE-Untersuchung

A – Airway (Atemwege):
- Atemwege frei
- Schleimhäute feucht
- MAD mit 5 mg Midazolam wird vorbereitet

B – Breathing (Atmung):
- Atemfrequenz: erscheint erhöht
- SpO_2 95 %

C – Circulation (Kreislauf):
- Puls: 140/min, regelmäßig, gut tastbar.
- Haut blass, heiß und feucht.
- Rekapillarisierungszeit 3 Sekunden.
- Die Anlage eines peripheren Venenzugangs wird vorbereitet, ebenso die kristalloide Vollelektrolytlösung.

D – Disability (neurologischer Status):
- Bewusstseinslage: komatös, reagiert weder auf Ansprache noch auf Schmerzreiz (V: 1, A: 1, M: 1), GCS 3 Punkte
- Tonisch-klonisch krampfend
- Pupillen weit und isokor lichtreagibel

E – Exposure (körperliche Untersuchung):
- Kein Ausschlag oder sichtbare Verletzungen
- Temperatur 40,1 °C
- BZ 80 mg/dl

Entscheidung kritisch ↔ nicht kritisch und Leitsymptom

Angesichts des fortdauernden Krampfanfalls seit dem Notruf und der deutlich verminderten Vigilanz ist die Patientin bereits als **kritisch** einzustufen. Hinzu kommt eine bedenklich hohe Körpertemperatur von 40,1 °C ohne erkennbare Ursache und eine bestehende Tachykardie.

Differenzialdiagnosen

Als mögliche Differenzialdiagnosen kommen in diesem Fall infrage: ein erstmaliger Krampfanfall mit Status epilepticus, eine infektiöse Ursache, eine metabolische Entgleisung (z. B. Elektrolytstörungen), eine anaphylaktische Reaktion sowie eine Intoxikation durch Alkohol oder stimulierende Substanzen (wie Amphetamine oder Kokain).

9.6.3 Weiterführende Anamnese und Untersuchung

Aufgrund der kritischen Situation durch den fortdauernden Krampfanfall wird zunächst die rasche Verabreichung von 5 mg Midazolam über ein MAD (Mucosal Atomization Device) vorbereitet und durchgeführt, um den Krampf pharmakologisch zu durchbrechen. Parallel dazu erfolgt die vollständige Überwachung der Vitalparameter. Anschließend wird eine Fremdanamnese mit dem anwesenden Freund der Patientin durchgeführt, um mögliche Hinweise auf Vorerkrankungen, Drogenkonsum oder andere relevante Faktoren zu erhalten, die die Ursache des Krampfanfalls erklären könnten.

Fremdanamnese

Durch das verabreichte Midazolam kann der Krampfanfall erfolgreich gestoppt werden. Anschließend vervollständigt das RTW-Team die Überwachung der Patientin und etabliert einen intravenösen Zugang. Währenddessen führt die NEF-Fahrerin eine orientierende Untersuchung durch, während der Notarzt eine Fremdanamnese mit dem Freund der Patientin beginnt.

Der Freund wirkt weiterhin fahrig, unruhig und überdreht. Er kann keine strukturierten Sätze formulieren. Der Notarzt stellt einfache Fragen, beginnend mit dem Namen der Patientin und ihrem Alter. Der Freund gibt an, dass die Patientin Anna heißt und 22 Jahre alt sei. Auf die Frage, was vor dem Krampfanfall geschehen sei, antwortet er knapp, dass sie gemeinsam Champagner getrunken hätten, um Annas neuen Model-Vertrag zu feiern und dass dies der Anlass für die Party sei. Den Beginn des Krampfanfalls kann er nur grob auf die Zeit vor dem Absetzen des Notrufs eingrenzen.

Frühere Krampfanfälle sowie Vorerkrankungen oder Allergien seien ihm nicht bekannt, was er damit begründet, dass er Anna noch nicht lange kenne. Auf die Frage, warum die Feier trotz des Notfalls weitergeht, zuckt er nur mit den Schultern und sagt, er habe die gute Stimmung nicht verderben wollen.

Das Verhalten des Freundes erscheint dem Notarzt in Anbetracht der ernsten Situation als verdächtig. Daher fragt er gezielt nach dem möglichen Konsum anderer Substanzen. Der Notarzt weist auf den Zustand der Patientin hin, die zwar nicht mehr krampfe, jedoch postiktal noch nicht wieder zu Bewusstsein gekommen sei. Nach längerem Zögern gesteht der Freund schließlich, dass sie zusätzlich Kokain konsumiert hätten, und vermutet, dass Ecstasy ebenfalls im Spiel gewesen sein könnte, da einige der Gäste dies konsumiert hatten. Er zeige sich überrascht von Annas starker Reaktion, da sie in der Vergangenheit nie Probleme mit Kokain gehabt habe. Sie habe zuvor sehr ausgelassen und fast manisch gewirkt, zu jedem Lied getanzt und abgesehen vom Alkohol nichts anderes getrunken.

Der Notarzt teilt seinem Team die gewonnenen Informationen mit, dass die Patientin Kokain und eventuell Ecstasy eingenommen habe und dass eine unbekannte Menge an Alkohol konsumiert wurde.

Fokussierte Untersuchung

Die NEF-Fahrerin, eine erfahrene Notfallsanitäterin, übernimmt die körperliche Untersuchung der Patientin. Nach der Gabe von Midazolam ist die Patientin nicht mehr krampfend, jedoch im postiktalen Zustand ohne Bewusstsein. Die Schutzreflexe, wie Husten und Schlucken, sind vorhanden, sodass trotz eines GCS von 3 keine Intubation notwendig ist. Die Pupillen sind rund, weit, isokor und lichtreagibel. Der Mundraum ist frei, mit leicht blutigem Speichel, vermutlich durch einen lateralen Zungenbiss. Die Schleimhäute sind feucht und unauffällig.

Die Patientin schwitzt stark, ihre Haare kleben am Kopf und das auffällige Make-up ist verlaufen. Da sie nur noch Unterwäsche trägt, kann die Auskultation des Thorax problemlos erfolgen. Über alle acht Auskultationspunkte ist ein vesikuläres Atemgeräusch zu hören. Die Notfallsanitäterin sieht keine Deformitäten oder Verletzungen des Thorax. Das Abdomen ist weich, kein Peritonismus vorhanden, jedoch fehlen über alle Quadranten Darmgeräusche.

Die Patientin zeigt einen sehr schlanken, fast kachektischen Ernährungszustand. An den Extremitäten sind weder Verletzungen, Exantheme noch Ödeme erkennbar. Trotz Verdacht auf Drogenkonsum lassen sich keine Einstichstellen finden. Auffällig ist die blasse, heiße und stark schwitzende Haut. Der Puls ist an allen Extremitäten gut tastbar, schnell und rhythmisch. Nachdem der Verdacht auf Drogenkonsum geäußert wurde, wird nochmals auf Einstichstellen untersucht, es werden jedoch keine gefunden.

OPQRST

Onset	Vor ca. 20 min
Provocation	–
Quality	–
Radiation	–
Severity	–
Time	–

SAMPLER

Symptome	Krampfanfall, Tachykardie, Hyperthermie
Allergien	Keine
Medikamente	–
Patientenvorgeschichte	Wiederholter Kokain-, Exctasy- und Alkoholkonsum
Letzte Mahlzeit	–
Ereignisse vor dem Notfall	Ausgelassenes Feiern, Alkoholkonsum
Risikofaktoren	Wiederholter Drogenkonsum, unbekannte Zusammensetzung der Drogen

Vitalwerte und Monitoring

HF	140/min
RR	180/90 mmHg
SpO_2	95 %
BZ	80 mg/dl
Temp.	40,1 °C

EKG

Das EKG zeigt einen tachykarden Sinusrhythmus mit einer Frequenz von 140/min ohne signifikante Ischämiezeichen.

9.6.4 Bewertung der Differenzialdiagnostik und Verdachtsdiagnose

Da der Freund der Patientin den Konsum von Kokain und möglicherweise Ecstasy bestätigt hat und die klinischen Befunde in ihrer Gesamtheit betrachtet wurden, legt sich das Team auf die Diagnose eines sympathomimetischen Toxidroms fest. Dieses Krankheitsbild erklärt die beobachteten Symptome wie den Krampfanfall, die Tachykardie, die Hypertonie und die Hyperthermie. Jedoch sollte nicht außer Acht gelassen werden, dass dieser Substanzmissbrauch auch zu einer intrazerebralen Blutung führen könnte, die sich in den vorliegenden Symptomen äußern kann.

9.6.5 Maßnahmen und Therapie

Die initiale Gabe von Midazolam über das MAD hat unerwartet schnell zum Sistieren des Krampfanfalls geführt. Da üblicherweise höhere Dosen eines Benzodiazepins erforderlich sind, wird eine weitere Dosis vorbereitet. Nachdem das RTW-Team die Überwachung der Patientin komplettiert und einen periphervenösen Zugang in der rechten Ellenbeuge gelegt hat, wird eine kristalloide Vollelektrolytlösung infundiert.

Aufgrund der erhöhten Körpertemperatur von 40,1 °C entscheidet sich das Team, die Temperatur bereits vor Ort zu senken. Die Patientin, die nur leicht bekleidet im Bett unter einem Fenster liegt, wird durch das Öffnen des Fensters einer Kühlung durch Konvektion ausgesetzt. Der Freund wird angewiesen, Eiswürfel in Plastiktüten zu verpacken, welche dann in die Achselhöhlen und Leisten der Patientin gelegt werden, um eine effektive Kühlung zu erzielen. Auf die Gabe antipyretischer Medikamente wird verzichtet, da das Fieber zentralnervöser Genese ist.

Die Tachykardie und die Hypertonie bestehen weiter, weshalb das Team entscheidet, diese mit intravenös verabreichtem Metoprolol und Urapidil zu senken, anstatt eine weitere Benzodiazepin-Gabe vorzunehmen. Dies soll ermöglichen, die Patientin bei einem möglichen Aufklaren neurologisch besser zu beurteilen. Es werden zunächst 2 mg Metoprolol und 10 mg Urapidil verabreicht. Nach drei Minuten liegt die Herzfrequenz bei 120/min und der Blutdruck bei 150/80 mmHg, woraufhin nochmals 2 mg Metoprolol verabreicht werden. Eine weitere Gabe von Urapidil wird zunächst zurückgestellt. Nach erneuter Kontrolle sind der Blutdruck auf 138/76 mmHg und die Herzfrequenz auf 100/min gesunken.

Da vor Ort keine weiteren therapeutischen Maßnahmen erforderlich sind, bereitet das Team den Transport vor. Da die Trage nicht ins Haus gebracht werden kann, holt der Rettungssanitäter das Tragetuch. In der Zwischenzeit wird die Temperatur erneut gemessen, welche weiterhin bei 40 °C liegt, weshalb die Kühlmaßnahmen mit den Eisbeuteln fortgesetzt werden.

Nachdem der Rettungssanitäter mit dem Tragetuch zurückkehrt, wird die Patientin vorsichtig darauf gelagert. Das Team muss die Patientin an den weiterhin feiernden jungen Leuten vorbeitragen, die keinerlei Notiz von dem Notfall nehmen, und lagert sie schließlich auf die vorbereitete Trage.

9.6.6 Transport und Übergabe

Nachdem die Patientin auf die Trage gelagert wurde, erfolgt der Transport in den RTW, welcher aufgrund der fortlaufenden Kühlmaßnahmen nicht beheizt wird. Die laufende Infusion wird durch eine gekühlte Lösung ersetzt. Die Vitalparameter bleiben mit einer Herzfrequenz von ca. 95/min und einem Blutdruck von 145/80 mmHg stabil. Die Körpertemperatur sinkt nur leicht auf 39,9 °C, weshalb weitere physikalische

Kühlmaßnahmen notwendig sind. Der Notarzt meldet die Patientin im Schockraum des nächstgelegenen Maximalversorgers an, mit dem Hinweis auf den Bedarf eines Intensivbetts, welches bestätigt wird. Vor der Abfahrt wird die Patientin angeschnallt, das Monitoring überprüft und die Vigilanz kontrolliert, welche unverändert bleibt – keine Reaktion auf Ansprache oder Schmerzreiz.

Der Transport zum Krankenhaus erfolgt unter Einsatz von Sonder- und Wegerechten und dauert etwa 15 Minuten. Im Schockraum angekommen, wird das Team von Notfallpflegekräften, einem Internisten, einer Anästhesistin und einer Anästhesiepflegekraft empfangen. Da keine akuten lebensrettenden Maßnahmen erforderlich sind, führt der Notarzt zunächst eine vollständige Übergabe durch. Da die Vitalparameter weiterhin stabil bleiben und die Vigilanz der Patientin sich nicht verbessert hat, entscheidet sich das Notaufnahmeteam, ein cCT durchzuführen, um mögliche intrazerebrale Pathologien auszuschließen. Während der Internist das cCT anmeldet, legt die Pflegekraft einen weiteren 14 G-Zugang in die andere Ellenbeuge und nimmt darüber Blut ab. Gemeinsam transportieren beide Teams die Patientin in den benachbarten CT-Raum, wo sie umgelagert wird.

9.6.7 Klinischer Verlauf

Die cCT zeigt keinen pathologischen Befund, jedoch bleibt die Patientin weiterhin komatös mit einem GCS von 3. Auch die Körpertemperatur steigt trotz der Anwendung von Eispacks erneut auf über 40 °C an. Um ein effektiveres Temperaturmanagement zu gewährleisten, wird die Entscheidung getroffen, die Patientin endotracheal zu intubieren. Da Benzodiazepine auch eine gewisse Kontrolle über die Hyperthermie ermöglichen, entscheidet sich der Anästhesist, die Narkose mit Esketamin und Midazolam durchzuführen. Zur Muskelrelaxation wird Rocuronium, ein nicht depolarisierendes Muskelrelaxans, verwendet, um eine eventuell bestehende Rhabdomyolyse und Hyperkaliämie nicht zu verstärken.

Um den Erfolg der Intubation im ersten Versuch sicherzustellen, wird ein Videolaryngoskop für die Rapid Sequence Induction (RSI) vorbereitet. Nach der Verabreichung der Medikamente in RSI-Dosierung wird die Patientin erfolgreich endotracheal intubiert und anschließend mit einem kontinuierlichen Perfusor mit Propofol und Sufentanil stabilisiert. Der Fokus des Behandlungsteams liegt nun darauf, die Körpertemperatur weiter zu senken. Ein Blasenkatheter wird gelegt, um die Patientin mit kalter Spüllösung zu kühlen. Zusätzlich wird eine Kühldecke eingesetzt.

Zur weiteren Überwachung wird die Patientin auf die Intensivstation verlegt. Dort werden ein arterieller Zugang und ein zentraler Venenkatheter (ZVK) gelegt, um eine kontinuierliche Blutdruckmessung und eine adäquate Infusionstherapie zu ermöglichen. Trotz der medikamentösen und physikalischen Maßnahmen zeigt sich auch nach einigen Stunden keine ausreichende Senkung der Körpertemperatur, weshalb die Entscheidung getroffen wird, einen intravaskulären Kühlkatheter in die Vena femoralis einzuführen. Erst nach dieser Maßnahme sinkt die Temperatur.

Blutgasanalysen ergeben keine Elektrolytentgleisungen, sodass keine Substitutionstherapie notwendig ist. Nachdem die Patientin eine normale Körpertemperatur erreicht hat, wird die Sedierung beendet und ein Wachfenster durchgeführt, um ihre Vigilanz zu beurteilen. Nach einigen Stunden zeigt sie erste Reaktionen, indem sie die Augen öffnet und die Hände bewegt. Auf Aufforderungen hin kann sie nun auch die Extremitäten bewegen. Da keine respiratorischen Probleme oder Lungenkomplikationen bestehen, wird die Patientin zügig extubiert, nachdem die Körpertemperatur im Normbereich stabil bleibt.

Auch nach der Extubation zeigt die Patientin einen stabilen Gasaustausch. Das toxikologische Screening, das bei der Aufnahme durchgeführt wurde, bestätigt den Konsum von Kokain und Amphetaminen, während andere Substanzen nicht nachgewiesen wurden.

Da die Patientin wieder zurechnungsfähig ist, wird ein Drogenentzugsprogramm mit ihr besprochen, welches sie in einer stationären Einrichtung durchlaufen wird. Da keine neurologischen Schäden vorliegen, kann die Patientin nach einigen Tagen auf die Normalstation verlegt und anschließend zur stationären Entzugsbehandlung entlassen werden.

9.6.8 Kommentar

Amphetamin

Definition und Wirkungsweise: Amphetamin ist ein synthetisches Stimulans, das die Freisetzung von Dopamin und Noradrenalin im zentralen Nervensystem durch die Umkehr des Transportmechanismus in den präsynaptischen Vesikeln fördert. Diese Neurotransmitterüberschwemmung verursacht die typischen psychostimulierenden Effekte wie Euphorie, gesteigerte Aufmerksamkeit und erhöhte physische Aktivität. Diese verstärkte Aktivierung des sympathischen Nervensystems führt zu einem ausgeprägten sympathomimetischen Syndrom.

Symptome einer Intoxikation:

- Tachykardie und Hypertonie
- Agitation, Paranoia und Halluzinationen
- Hyperthermie
- Schwere Fälle: Krampfanfälle, Rhabdomyolyse, akutes Nierenversagen

Therapieempfehlungen: Die Therapie einer Amphetamin-Intoxikation fokussiert die Sedierung mit Benzodiazepinen wie Midazolam, um die übermäßige sympathische Stimulation zu kontrollieren und Krampfanfälle zu verhindern. Eine aggressive Kühlung bei Hyperthermie ist essenziell. Zur Kontrolle der Hypertonie und Tachykardie können Antihypertensiva wie Urapidil oder Kalziumkanalblocker eingesetzt werden.

Kokain

Definition und Wirkungsweise: Kokain ist ein starkes Stimulans, das durch die Blockade der Wiederaufnahme von Dopamin, Noradrenalin und Serotonin an den synaptischen Endknöpfchen die Konzentration dieser Neurotransmitter im synaptischen Spalt erhöht. Dies resultiert in einem intensiven sympathomimetischen Effekt mit ausgeprägter Euphorie, gesteigerter Herzfrequenz und erhöhtem Blutdruck.

Symptome einer Intoxikation:

- Tachykardie, Hypertonie, Brustschmerzen (Risiko für Myokardinfarkt)
- Psychomotorische Unruhe, Paranoia, Halluzinationen
- Schwere Fälle: Krampfanfälle, kardiale Arrhythmien, akutes Nierenversagen

Therapieempfehlungen: Ähnlich wie bei der Amphetamin-Intoxikation bilden Benzodiazepine den Grundstein der Behandlung. Kokain kann auch zu schweren kardiovaskulären Komplikationen führen, weshalb eine engmaschige Überwachung und gezielte Behandlung mit Antihypertensiva erforderlich ist. Die Anwendung von Betablockern bei Kokain-Intoxikationen wird zwar aufgrund der theoretischen Gefahr einer unkontrollierten Alphastimulation kontrovers diskutiert, allerdings legen neuere Studien nahe, dass Betablocker, insbesondere in Kombination mit Vasodilatatoren, durchaus sicher angewandt werden können.

Muskelrelaxanzien und ihre Anwendung bei Intoxikationen

Bei Intoxikationen mit sympathomimetischen Substanzen wie Amphetamin und Kokain können Krampfanfälle und eine ausgeprägte Agitation eine invasive Atemwegssicherung erforderlich machen. Zur Narkoseeinleitung wird in solchen Fällen häufig ein nicht depolarisierendes Muskelrelaxans wie Rocuronium verwendet. Rocuronium blockiert die nikotinergen Acetylcholin-Rezeptoren an der motorischen Endplatte, indem es die Bindung von Acetylcholin kompetitiv hemmt, was zu einer muskulären Entspannung führt, ohne den charakteristischen Kaliumausstrom von depolarisierenden Relaxanzien wie Succinylcholin zu verursachen.

Depolarisierende Muskelrelaxanzien wie Succinylcholin hingegen wirken, indem sie ebenfalls an die nikotinergen Acetylcholin-Rezeptoren binden und einen andauernden Depolarisationszustand auslösen. Dies führt zunächst zu Muskelzuckungen und anschließend zur Erschlaffung der Muskulatur. Allerdings kann Succinylcholin durch die Öffnung von Kaliumkanälen eine massive Kaliumfreisetzung induzieren, was bei bereits bestehender Rhabdomyolyse oder bei geschädigten Muskelzellen zu einer lebensbedrohlichen Hyperkaliämie führen kann.

Therapieempfehlung bei invasiver Atemwegssicherung:

- Esketamin und Midazolam werden zur Narkoseinduktion bei Patienten mit sympathomimetischen Intoxikationen empfohlen. Esketamin wirkt als NMDA-Rezeptorantagonist und hat zusätzlich bronchodilatatorische Eigenschaften, während Midazolam sedierend und antikonvulsiv wirkt.
- Rocuronium ist die Wahl für die Muskelrelaxation, da es nicht-depolarisierend wirkt und somit das Risiko einer Hyperkaliämie vermeidet.

Evidenz: Mythos oder Fakt

Fakt: Erhöhtes Risiko für Herzinfarkte bei Kokainkonsum.

Das Risiko, einen Myokardinfarkt nach Kokainkonsum zu erleiden, ist deutlich erhöht. Dies lässt sich auf mehrere pathophysiologische Mechanismen zurückführen:

1. Vasokonstriktion der Koronararterien: Kokain verursacht eine starke Freisetzung von Noradrenalin und Dopamin, was zu einer Vasokonstriktion der Koronararterien führt. Diese Verengung reduziert den Blutfluss zum Herzmuskel, was eine Ischämie und letztlich einen Herzinfarkt auslösen kann.
2. Erhöhter Sauerstoffbedarf des Herzens: Kokain führt zu einer Tachykardie und Hypertonie, was den Sauerstoffbedarf des Herzmuskels erheblich erhöht. Gleichzeitig wird die Sauerstoffversorgung durch die Vasokonstriktion reduziert, was eine gefährliche Diskrepanz zwischen Sauerstoffangebot und -bedarf erzeugt
3. Thrombogenese: Kokain fördert die Plättchenaggregation und die Thrombusbildung.
4. Beschleunigte Atherosklerose: Langfristiger Kokainkonsum fördert die Entstehung von Atherosklerose.

Diese Mechanismen machen Kokain zu einer der gefährlichsten Substanzen im Hinblick auf kardiovaskuläre Komplikationen. Selbst gesunde junge Menschen können nach dem Konsum von Kokain einen Herzinfarkt erleiden.

LITERATUR

Bellmann R, Joannidis M. Vergiftungen mit psychotropen Substanzen. Med Klin Intensivmed Notfmed. 2017

Bodmer M, et al. Intoxikationen mit Amphetaminen. Schweiz Med Forum. 2008

Fleckenstein AE, et al. New Insights into the Mechanism of Action of Amphetamines. Annu Rev Pharmacol Toxicol. 2007

INTERNETLINKS

http://toxdocs.de/2018/amphetamin-und-seine-derivate/

http://toxdocs.de/2019/kokain/

https://next.amboss.com/de/article/mG0V-h?q=sympatomimetisches+syndrom#RnWIGN0

10 Sonstige Notfälle

KAPITEL

10 Sonstige Notfälle

Matthias Jahn, Catharina Hammerschlag, Matthias Klausmeier, Torsten Moeser, Sven Heiligers, Gunnar Jähnichen und Hendrik Sudowe

10.1 Knopfzellenbatterie verschluckt (Basic)

Catharina Hammerschlag und Sven Heiligers

10.1.1 Einsatzmeldung/Anfahrt

An einem sonnigen Sonntagnachmittag genießen Sie zusammen mit Ihrem Kollegen vom Rettungsdienst ein Eis in der Sonne vor Ihrer Wache, als Ihr Funkmeldeempfänger aktiv wird. Die Einsatzmeldung lautet: „Kind, 2 Jahre, Fremdkörper verschluckt". Laut der auf dem Melder angegebenen Adresse befindet sich der Einsatzort in einer wohlhabenden Wohngegend, nur etwa 5 Minuten von Ihrer aktuellen Position entfernt.

Welches Material wird mitgeführt?

Sie, als Notfallsanitäter, werden von Ihrem Teamkollegen, einem Rettungssanitäter, begleitet. Gemeinsam bringen Sie den Monitor, den speziell für Kinder ausgelegten Notfallkoffer, Sauerstoff sowie die Absaugeinheit zur Einsatzstelle mit.

Welche Überlegungen treffen Sie schon auf der Anfahrt?

Bereits während der Anfahrt schreiben Sie mithilfe Ihrer pädiatrischen Taschenkarte die wesentlichen Norm-Vitalparameter eines 2-jährigen Kindes auf und erörtern mit Ihrem Teamkollegen die geplanten Basismaßnahmen. Die zentralen Überlegungen umfassen:

- **Gewicht:** 12 kg
- **AF:** 24–40/min
- **HF:** 90–130/min
- **RR syst.:** 74–110 mmHg
- **Volumenbolus:** 20 ml/kg = 240 ml
- **Tubus mit Cuff:** 4,0
- **Spatel:** Miller #2
- **Larynxmaske:** #2

10.1.2 Situation am Notfallort und Erstbefund

Als Sie an der Tür klingeln, öffnet der Vater mit seiner Tochter auf dem Arm. Sie nehmen ein scheinbar altersgerechtes, 2-jähriges Mädchen auf dem Arm ihres Vaters wahr. Sie hat die Arme um den Hals des Vaters gelegt und versucht sich weiter aktiv an ihm festzuhalten. Die 2-Jährige blickt Sie mit großen Augen an und sieht verängstigt aus, aufgrund der unbekannten Personen vor ihr. Bevor sie es schafft den Kopf wieder wegzudrehen, um sich scheinbar vor Ihnen zu verstecken, sehen Sie einen Speichelfaden aus dem Mund hängen und das T-Shirt des Mädchens ist am Kragen sowie auf der Brust bereits durchfeuchtet. Sie hustet immer wieder. Das Mädchen wirkt unruhig und ängstlich, aber nicht schmerzgeplagt. Durch das Streicheln des Vaters über ihren Rücken lässt sie sich beruhigen. Eine angestrengte Atemarbeit lässt sich nicht erkennen, juguläre Einziehungen konnten Sie nicht wahrnehmen und Sie nehmen auch kein Atemgeräusch aus der Ferne wahr. Die Gesichtsfarbe erscheint etwas blass, die Händchen sind aber rosig.

Pädiatrisches Beurteilungsdreieck (PBD; ➤ Abb. 1.4):

- **Aussehen:** Tonus: hält sich am Vater fest, dreht Kopf aktiv weg
  Interaktion: nimmt Notfallteam wahr, dreht sich weg
  Consolability: scheint durch das Streicheln des Vaters etwas getröstet zu werden
  Look: hat das Notfallteam gesehen
  Speech: redet, schreit und weint nicht, erscheint aber unruhig
- **Atmung:** Keine angestrengte Atmung, kein Atemgeräusch, keine jugulären Einziehungen
- **(Haut)-Durchblutung:** Periorale Blässe, rosige Hände

Entscheidung kritisch ↔ nicht kritisch

Das 2-jährige Mädchen erscheint aufgrund des Ersteindrucks **potenziell kritisch.** Sie hat eine periorale Blässe, erscheint unruhig und speichelt sehr viel.

ABCDE-Untersuchung

A – Airway (Atemwege): frei, aber das Kind zeigt Anzeichen von Irritation, wie häufiges Husten und starkes Speichel.
B – Breathing (Atmung): keine angestrengte Atmung, keine jugulären Einziehungen, keine pathologischen Atemgeräusche auskultierbar, Atemfrequenz 35/min, SpO_2 99 % unter Raumluft.
C – Circulation (Kreislauf): Herzfrequenz 140/min, periorale Blässe, keine Marmorierung, Rekapillarisierungszeit 2 Sekunden.
D – Disability (neurologischer Status): Das Mädchen ist wach und ansprechbar, zeigt jedoch Zeichen von Unbehagen, Irritation und Unruhe, Pupillen rund, isokor mittelweit, beidseits lichtreagibel, bewegt alle Extremitäten.
E – Exposure (körperliche Untersuchung): von Speichel durchtränktes T-Shirt.

Sammeln der Differenzialdiagnosen

Differenzialdiagnosen für die Symptome wie verstärktes Speicheln, Husten und allgemeine Unruhe können eine Reihe anderer Zustände umfassen, die hier in Betracht gezogen werden sollten: Fremdkörperaspiration (jeglicher Art), Ösophagitis oder gastroösophageale Refluxkrankheit, Infektionen, allergische Reaktionen, Verätzungen der Speiseröhre, angeborene Anomalien der Speiseröhre und psychogene Dysphagie.

10

10.1.3 Weiterführende Anamnese und Untersuchung

Aufgrund der Vielfältigkeit der Differenzialdiagnosen und dem weiterhin potenziell kritischen Zustand des Kindes führen Sie eine Anamnese mit dem Vater durch. Der Vater berichtet Ihnen, dass heute der Geburtstag seiner Tochter gefeiert wurde und die Großeltern zu Besuch waren. Diese hätten nicht nur Spielzeug, sondern auch eine musikalische Geburtstagskarte geschenkt. Seine Frau bringt in der Zwischenzeit die Großeltern zum Bahnhof zurück, während er sich um das Aufräumen der Wohnung kümmern wollte und seine Tochter kurz allein und unbeaufsichtigt ließ. Nach etwa 2 Minuten kehrte er ins Wohnzimmer zurück und fand seine Tochter mit der Musikgeburtstagskarte im Mund vor. Seit diesem Vorfall, der sich nun vor etwa 30 Minuten ereignete, habe seine Tochter vermehrt zu speicheln begonnen. Sie verweigere sogar ihr Lieblingsgetränk und beginne zu husten. Zudem sei sie zunehmend unruhiger geworden. Nach Rücksprache mit seiner Frau, die beruflich als Krankenschwester tätig ist, entschied er sich, aufgrund des Verdachts, dass seine Tochter eine Batterie verschluckt haben könnte, den Rettungsdienst zu rufen.

OPQRST

Onset	Musikalische Geburtstagskarte im Mund gehabt
Palliation/ Provocation	–
Quality	Speicheln, Husten, Unruhe
Region	Mund, Hals
Severity	Beginnend
Time	Vor 30 Minuten

SAMPLER

Symptome	Speicheln, Husten, Unruhe
Allergien	Keine
Medikamente	Keine
Patientenvorgeschichte	Altersentsprechende Entwicklung, alle Impfungen regelhaft erhalten, Erkältung vor > 2 Wochen
Letzte Mahlzeit	Marmorkuchen vor ca. 1 Stunde
Ereignisse vor dem Notfall	Unbeaufsichtigtes In-den-Mund-Nehmen der elektronischen Geburtstagskarte
Risikofaktoren	Knopfzellenbatterie in der Geburtstagskarte

Vitalzeichen und EKG

HF	130/min
RR	-
SpO_2	99 %
BZ	-
Temp.	37,1 °C
EKG	-

Orientierende Untersuchung

Sie bitten den Vater, das Mädchen auf dem Schoß zu halten, während Sie es untersuchen. Bei der Untersuchung des Kopfes finden Sie keine Verletzungen oder Hämatome, die Fontanellen sind vollständig geschlossen. Mit einer Lampe untersuchen Sie die Augen des Mädchens und stellen fest, dass die Pupillen beidseitig mittelweit und gleich groß sind. Anschließend inspizieren Sie die Mundhöhle und stellen eine rosige, feuchte Schleimhaut sowie eine erhebliche Speichelproduktion fest. Das Mädchen hustet wiederholt und schluckt vermehrt. An der Schleimhaut sind weder Verätzungen noch andere Verletzungen erkennbar. Nachdem Sie die Lampe ausgeschaltet haben, versucht das Mädchen nach der Lampe zu greifen und Sie überlassen sie ihr zum Spielen. Beim Abtasten des Halses spüren Sie keine Verhärtungen, der Kehlkopf bewegt sich beim Schlucken normal. Sie bitten den Vater, das T-Shirt des Kindes hochzuheben. Dabei sehen Sie keine Verletzungen; der Thorax hebt und senkt sich gleichmäßig ohne interkostale Einziehungen. Auch am Rücken sind keine Auffälligkeiten zu erkennen. Das Abdomen ist weich und Sie können in allen Quadranten Darmgeräusche auskultieren. An den Beinen bemerken Sie verheilte Schürfwunden, aber sonst keine Auffälligkeiten.

10.1.4 Verdachtsdiagnose

Wenn man die Verdachtsdiagnose mit den Differenzialdiagnosen vergleicht, zeigt sich, dass die unspezifischen Symptome bei einer Vielzahl von möglichen Diagnosen auftreten können. Da der Vater jedoch die Geburtstagskarte aus dem Mund seiner Tochter entfernte, ist das Verschlucken einer Batterie die wahrscheinlichste Erklärung für die beobachteten Symptome.

Entscheidung kritisch ↔ nicht kritisch und Leitsymptom

Obwohl das Mädchen momentan keine unmittelbaren Anzeichen einer akuten Lebensgefahr zeigt, muss der Zustand dennoch als **kritisch** eingestuft werden. Der Grund für die Einstufung ist der Verdacht, dass sie eine Knopfzellenbatterie verschluckt haben könnte. Dies führt zu einem starken Stromfluss und intensiveren Verätzungen, die bereits nach wenigen Stunden erhebliche Nekrosen hervorrufen können.

Mit welchen Komplikationen müssen Sie rechnen?

Besonders bei Knopfzellbatterien mit einem Durchmesser von 2 cm oder mehr besteht das Risiko, dass diese in den Engstellen des Ösophagus bei Kleinkindern und Schulkindern stecken bleiben können. Die drei kritischen Engen sind dabei die Krikoidenge, die Aortenenge und die Zwerchfellenge. An diesen Stellen können die Batterien zu starken Verätzungen führen, die bereits nach wenigen Stunden erhebliche Nekrosen verursachen können. Sollten diese Verätzungen fortschreiten, kann es im schlimmsten Fall, meist nach mehr als einem Tag, zu Perforationen des Ösophagus kommen. Weiterhin besteht das Risiko der Entwicklung von mediastinoösophagealen, tracheoösophagealen oder, besonders gefährlich bei einem Verbleib der Batterie an der Aortenenge, aortoösophagealen Fisteln. Diese ernsten Komplikationen können zu einer Mediastinitis mit Sepsis oder zu schweren Blutungen führen, die in einigen Fällen tödlich enden können.

In einem solchen Fall kann es zum Stromfluss innerhalb der Batterie kommen, wobei am negativen Pol, der Anode, Hydroxid-Ionen (OH^-) gebildet werden. Diese verursachen alkalische Verätzungen. Besonders kritisch ist dies bei den häufig verwendeten CR 2032-Batterien, die als Lithium-Batterien mit einer Spannung von 3 V anstatt der üblichen 1,5 V verkauft werden.

10.1.5 Maßnahmen und Therapie

Auf Grundlage der durch den Vater erhobenen Fremdanamnese und der beobachteten Symptome des Mädchens vermuten Sie, dass eine Knopfzellenbatterie verschluckt wurde. Sie erkundigen sich beim Vater, ob sich flüssiger Honig im Haus befindet, und bitten ihn, diesen zusammen mit einem Teelöffel zu holen. Nachdem der Vater die gewünschten Utensilien gebracht hat, instruieren Sie ihn, seiner Tochter alle 10 Minuten 2 Teelöffel Honig zu verabreichen. Das Mädchen schluckt die beiden Teelöffel Honig problemlos und freut sich, etwas Süßes zu erhalten.

Diese positive Stimmung nutzen Sie, um ohne Eile das Monitoring mit Extremitäten-EKG, Sauerstoffsättigung und Blutdruckmessung durchzuführen. Der Vater hilft, das Mädchen so weit zu beruhigen, dass Sie einen intravenösen 22 G-Zugang am Handrücken legen können, jedoch ohne eine Infusion anzuschließen. Der intravenöse Zugang dient dazu, im Falle einer akuten respiratorischen oder kardiozirkulatorischen Komplikation adäquat reagieren zu können. Diese Maßnahmen nehmen insgesamt etwa 10 Minuten in Anspruch, sodass der Vater erneut 2 Teelöffel Honig verabreicht.

Sie sortieren Ihre Ausrüstung und begeben sich anschließend mit dem Vater und dem Mädchen zum Rettungswagen. Dort legen Sie das Mädchen auf die Trage mit dem Kinderrückhaltesystem, während der Vater daneben Platz nimmt, um jederzeit Kontakt zu seiner Tochter halten zu können. Die Vitalparameter bleiben stabil; die Herzfrequenz hat sich aufgrund der guten Betreuung durch den Vater und der zweimaligen Gabe von Honig auf 110/min gesenkt. Während Ihr Teampartner in der Kinderklinik anruft und das Mädchen als Schockraum anmeldet, legen Sie sich alles für eine notfallmäßige Beatmung und Intubation bereit. Dazu zählt der Kinderbeatmungsbeutel, eine Beatmungsmaske #2, die Larynxmaske #2. Die benötigten Medikamente legen Sie bereit und schreiben die benötigten Dosierungen auf einem Zettel daneben auf. Dies wären 24 mg S-Ketamin, 1,2 mg Midazolam und 12 mg Rocuronium.

Das Verschlucken von Knopfzellenbatterien stellt einen dringenden Notfall dar, der sofortige Maßnahmen erfordert, um schwere Komplikationen oder Todesfälle zu vermeiden.

Eine Entlassung ohne medizinische Intervention ist nur bei Kindern > 12 Jahren möglich, die seit der Einnahme keinerlei Symptome zeigen, keine vorherigen Erkrankungen der Speiseröhre haben und keine Magneten zusammen mit der Batterie verschluckt haben.

Für alle anderen Fälle, also bei Kindern < 12 Jahren oder wenn die Batterie einen Durchmesser von 12 mm oder mehr hat – selbst wenn die genaue Größe der Batterie unbekannt ist oder nur der Verdacht besteht, dass eine Batterie verschluckt wurde – sollte umgehend eine Röntgenaufnahme von Hals, Thorax und Abdomen angefertigt werden. Diese Aufnahme dient dazu zu überprüfen, ob die Batterie im Ösophagus stecken geblieben ist.

Sollte sich die Batterie tatsächlich im Ösophagus befinden, muss sie unverzüglich – und das bedeutet in diesem Kontext innerhalb von maximal 2 Stunden nach der Einnahme und unabhängig davon, ob der Patient nüchtern ist – endoskopisch entfernt werden.

Bis zur möglichen Entfernung der Batterie kann Kindern, die älter als 1 Jahr sind und bei denen die Ingestion weniger als 12 Stunden zurückliegt, alle 10 Minuten 2 Teelöffel Honig (ca. 10 ml) gegeben werden. Honig hat sich als effektiv erwiesen, die ätzende Wirkung der Batterie zu neutralisieren und Verätzungen während der Passage zum Magen zu verhindern. Honig ist zudem für Kinder angenehm zu konsumieren und leicht verfügbar.

Falls alternativ nötig, kann auch Sucralfat verabreicht werden, allerdings ist dieses Medikament aufgrund seiner Verfügbarkeit und der zu erwartenden geringen Compliance bei Kindern meist nur eine sekundäre Option.

Sollte die Batterie den Ösophagus passiert haben und sich im Röntgenbild noch im Magen befinden, wird sie meist natürlich ausgeschieden. Ist dies nach 4 Tagen nicht der Fall, empfehlen Fachleute aus den USA eine erneute Röntgenuntersuchung und ggf. die endoskopische Entfernung der Batterie aus dem Magen.

Bei gleichzeitigem Verschlucken von Magneten, insbesondere von Neodym-Magneten, besteht ein erhöhtes Risiko für mechanische Komplikationen wie Darmperforationen, Darmverschlüsse und Volvuli, da sich Batterie und Magnet durch die Darmwände anziehen können. In solchen Fällen muss oft eine endoskopische oder chirurgische Entfernung der

Fremdkörper erfolgen, insbesondere wenn das Kind Symptome zeigt.

10.1.6 Transport und Übergabe

Während des Transports erhält das Mädchen erneut 2 Teelöffel Honig. Sie zeigt jedoch zunehmende Unruhe und beginnt leicht zu weinen. Die Vitalparameter bleiben stabil, allerdings steigt die Herzfrequenz wieder auf 130/min. Während der Fahrt erhalten Sie eine telefonische Rückfrage vom aufnehmenden Krankenhaus, ob möglicherweise auch Magneten verschluckt wurden und nach dem aktuellen Zustand des Kindes. Sie erkundigen sich beim Vater, der dies verneint, und übermitteln die Information an das Krankenhaus. Sie teilen ebenfalls mit, dass das Mädchen weiterhin stabil ist, jedoch zunehmend unruhiger wird. Nach etwa 15 Minuten Fahrt mit Sonder- und Wegerechten erreichen Sie die Kinderklinik. Im Schockraum der Kinderklinik werden Sie von einem interdisziplinären Team empfangen, bestehend aus einem Pädiater, einem Anästhesisten mit Anästhesiepflege, einem Kinderchirurgen und Notfallpflegepersonal. Das Endoskopie-Team beendet in dieser Zeit ihren letzten Eingriff und bereitet alles für eine mögliche Notfall-Endoskopie vor, weshalb es nicht anwesend ist. Nach einer problemorientierten Übergabe an das Schockraumteam werden umgehend Vorbereitungen für eine sofortige Thorax-Röntgenaufnahme getroffen.

10.1.7 Klinischer Verlauf

Das sofort durchgeführte Röntgenbild zeigt, dass die verschluckte Batterie auf Höhe des Aortenbogens lokalisiert ist, eine zusätzliche Ingestition eines Magneten kann hierbei ausgeschlossen werden. Da die Vorbereitungen für die Endoskopie noch nicht vollständig abgeschlossen sind und eine Wartezeit von etwa 15 Minuten überbrückt werden muss, erhält das Mädchen nochmals 2 Teelöffel Honig oral verabreicht. Da das Mädchen nicht nüchtern ist und die Endoskopie unter Narkose stattfinden muss, bereitet der Anästhesist mit der Anästhesiepflege bereits alles für eine Rapid Sequence Induction vor. Nachdem die Endoskopie-Abteilung die Freigabe ihres Arbeitsplatzes erteilt hat, fährt das Team aus dem Schockraum mit dem Mädchen in die Endoskopie. Dort verläuft die Intubation des Mädchens problemlos, und nach anfänglich mühsamen Bemühungen gelingt es dem Endoskopie-Team, die Batterie sicher zu bergen. Während des Eingriffs stellt sich heraus, dass bereits Verätzungen an der Schleimhaut des Ösophagus vorliegen. Aufgrund dieser Entdeckung und der damit verbundenen Risiken entscheidet man sich, das Mädchen zur weiteren Überwachung und Behandlung auf die Intensivstation zu verlegen.

Nach drei Tagen auf der Intensivstation wird eine Kontroll-Ösophago-Gastroskopie durchgeführt, bei der eine beginnende Heilung der Schleimhaut festgestellt werden kann. Aufgrund dieser positiven Entwicklung und der stabilen Gesundheit des Mädchens wird beschlossen, sie auf die Normalstation zu verlegen, wo sie weiterhin sorgfältig überwacht und bis zur vollständigen Genesung behandelt wird.

10.1.8 Kommentar

Die Ingestion von Knopfzellenbatterien stellt ein erhebliches Gesundheitsrisiko dar, insbesondere bei Kindern, und erfordert ein rasches und koordiniertes Vorgehen zur Vermeidung schwerwiegender Komplikationen.

Verschlucken einer Knopfzellbatterie (Simulation mit Hühnchenfleisch)

www.youtube.com/watch?v=-H9aOBvGyGKg&t=8s

Aspiration und Lokalisation

Knopfzellenbatterien können nach der Ingestion verschiedene Bereiche des Gastrointestinaltrakts erreichen, wobei der Ösophagus eine besonders kritische Stelle darstellt. Im Ösophagus gibt es drei physiologische Engstellen, die besonders anfällig für das Festsetzen von Fremdkörpern wie Knopfzellenbatterien sind:

1. **Ösophagusmund:** Diese Engstelle befindet sich am Übergang vom Pharynx zum Ösophagus. Hier

können Batterien leicht hängen bleiben und rasch Gewebeschäden verursachen.
2. **Aortenenge:** Diese Engstelle liegt auf der Höhe des Aortenbogens. Ein Festsetzen der Batterie an dieser Stelle kann zu schweren Verletzungen führen, da die Batterie in direktem Kontakt mit der Aorta und anderen wichtigen Strukturen steht.
3. **Zwerchfellenge:** Diese Engstelle befindet sich am Durchtritt des Ösophagus durch das Zwerchfell. Batterien, die hier stecken bleiben, können erhebliche Schäden an der Schleimhaut verursachen und in umliegende Strukturen eindringen.

Laut einer Studie des American College of Surgeons Committee on Trauma kommt es durch den Kontakt der Batterie mit der Schleimhaut zu einem elektrolytischen Prozess, der rasch zu schweren Gewebeschäden führen kann (Palmieri et al. 2018). Der Hauptmechanismus der Verletzung umfasst die Hydrolyse von Wasser und die Freisetzung von Alkalien, die zu Verätzungen und nekrotischen Veränderungen führen (Mechanism of Battery-Induced Injury 2022).

Mögliche Fisteln

Bei längerem Verbleib der Batterie in einer der Engstellen des Ösophagus können sich Fisteln bilden, die schwerwiegende Komplikationen darstellen:

- **Ösophagotrachealfisteln:** Diese Fisteln können sich an der Aortenenge oder im Bereich des Zwerchfells entwickeln und eine Verbindung zwischen dem Ösophagus und der Trachea schaffen, was zu schweren Atemproblemen und Infektionen führen kann.
- **Ösophagobronchialfisteln:** Diese treten häufig im Bereich der Aortenenge auf und verbinden den Ösophagus mit den Bronchien, was zu chronischem Husten und schweren pulmonalen Infektionen führen kann.
- **Ösophagoaortale Fisteln:** Diese extrem gefährlichen Fisteln können sich an der Aortenenge entwickeln und zu massiven, lebensbedrohlichen Blutungen führen.

Komplikationen bei gleichzeitiger Magnetingestion

Eine zusätzliche Gefährdung besteht, wenn neben der Knopfzellenbatterie auch Magneten verschluckt wurden. Die gleichzeitige Ingestion von Magneten kann zu erheblichen Komplikationen führen, da Magneten durch verschiedene Gewebeschichten hindurch starke Anziehungskräfte ausüben können. Dies kann zu Darmperforationen, nekrotischen Gewebeveränderungen und zur Bildung von Fisteln zwischen verschiedenen Segmenten des Gastrointestinaltrakts führen. Besonders problematisch ist die Kombination von Magneten und Knopfzellenbatterien, da die magnetische Anziehung die Batterie in engem Kontakt mit der Schleimhaut hält, wodurch die elektrolytischen Schäden verstärkt und beschleunigt werden.

Therapieansätze

Die Therapie von Knopfzellenbatterie-Ingestionen hängt von der Lokalisation der Batterie und dem Zustand des Patienten ab. Im Falle einer Ösophaguslokalisation ist die **sofortige endoskopische Entfernung** indiziert, um das Risiko schwerer Verletzungen zu minimieren (Nonfatal Button Battery Ingestions with Severe Esophageal or Airway Injury 2022). Das Endoskopie-Team sollte schnellstmöglich aktiviert werden, um die Batterie zu extrahieren und die Schleimhaut auf Schäden zu untersuchen.

Ein innovativer Therapieansatz zur Mitigation von Gewebeschäden umfasst die **Gabe von Honig.** Untersuchungen haben gezeigt, dass Honig die Gewebeschäden durch Knopfzellenbatterien signifikant reduzieren kann, indem er als viskoses Medium die Batterie umhüllt und den direkten Kontakt mit der Schleimhaut vermindert. Honig kann zudem die durch die Batterie ausgelöste Hydrolyse und Alkalifreisetzung neutralisieren und somit die Schwere der Verätzungen mindern (Anfang et al. 2019). Dies macht Honig zu einer wichtigen Sofortmaßnahme, die bis zur endoskopischen Entfernung der Batterie durchgeführt werden kann.

Ein weiterer vielversprechender Therapieansatz ist die **pH-neutralisierende Ösophagusspülung.** Diese Methode zielt darauf ab, die durch die Knopfzellenbatterie verursachte Alkaliverätzung zu mildern, indem ein pH-neutralisierendes Mittel in den Ösophagus eingebracht wird. In einer Studie von Anfang et al. (2019) wurde die Verwendung einer pH-neutralisierenden Lösung wie Essig (5%-iger Haushaltsessig) oder Zitronensäure vorgeschlagen. Die Spülung sollte innerhalb von 30 Minuten nach der Ingestion begonnen werden und erfolgt durch wiederholtes Einbringen der Lösung in den Ösophagus, um den pH-Wert zu neutralisieren und die Gewebeschäden zu reduzieren. Diese Methode hat gezeigt, dass sie die Verätzungsschwere signifikant mindern kann, wodurch das Risiko schwerer Komplikationen verringert wird.

Prävention und Aufklärung

Die Prävention von Batterieingestionen ist von entscheidender Bedeutung. Eltern und Betreuer sollten über die Risiken aufgeklärt und dazu angehalten werden, Knopfzellenbatterien außerhalb der Reichweite von Kindern aufzubewahren. Statistiken zeigen eine besorgniserregende Zunahme solcher Fälle, was auf die breite Verfügbarkeit und Nutzung dieser Batterien zurückzuführen ist (Button Battery Ingestion Statistics 2022).

Evidenz: Mythos oder Fakt

Mythos: Man kann abwarten, bis die Batterie auf natürlichem Weg ausgeschieden wird.
Fakt: Sofortige medizinische Intervention erforderlich!
Der Mythos, dass man nach der Ingestion einer Knopfzellenbatterie einfach abwarten kann, bis sie auf natürlichem Weg ausgeschieden wird, ist besonders gefährlich. Während viele kleine, runde Gegenstände ohne größere Probleme durch das Verdauungssystem gelangen können, stellt die Ingestion von Knopfzellenbatterien eine Ausnahme dar, die eine sofortige medizinische Intervention erforderlich macht.
Gründe für die Dringlichkeit:

1. **Elektrolytische Reaktion und Gewebeschäden:**
   - Knopfzellbatterien können, sobald sie in Kontakt mit Körperflüssigkeiten wie Speichel oder Schleimhaut kommen, eine elektrolytische Reaktion auslösen. Diese Reaktion führt zur Freisetzung von Hydroxidionen, die den pH-Wert lokal erhöhen und zu Verätzungen der Schleimhaut führen können.
   - Bereits nach wenigen Stunden können signifikante Gewebeschäden auftreten, die zu Nekrosen und Perforationen führen können. Diese Gewebeschäden sind besonders häufig in engen anatomischen Bereichen wie dem Ösophagus.
2. **Symptomfreie Intervalle sind trügerisch:**
   - Ein weiteres Problem ist, dass Kinder nach der Ingestion einer Knopfzellenbatterie oft asymptomatisch bleiben, bis schwerwiegende Schäden bereits eingetreten sind. Dies kann zu einer gefährlichen Verzögerung der notwendigen medizinischen Maßnahmen führen.
   - Auch wenn keine sofortigen Symptome vorliegen, ist die Gefahr von versteckten Schäden und Komplikationen hoch. Eine sofortige medizinische Untersuchung, einschließlich Röntgenaufnahmen zur Lokalisierung der Batterie, ist daher unerlässlich.

LITERATUR

Anfang RR, Jatana KR, Linn RL, et al. pH-neutralizing esophageal irrigations as a novel mitigation strategy for button battery injury. Laryngoscope 2019; 129(1): 49-57. doi:10.1002/lary.27312

Palmieri TL, Yelon J, Shapiro D et al.; for the American College of Surgeons Committee on Trauma C. Lithium batteries: A technological advance with unintended injury consequences. Journal of Trauma and Acute Care Surgery 2018; 85(2): 406-409. doi:10.1097/TA.0000000000001946

INTERNETQUELLEN

http://toxdocs.de/2022/knopfzellbatterien/

Button Battery Ingestion Statistics. Accessed October 8, 2022. www.poison.org/battery/stats

Mechanism of Battery-Induced Injury. Accessed October 8, 2022. www.poison.org/battery/mechanism-of-injury

Nonfatal Button Battery Ingestions with Severe Esophageal or Airway Injury: 271 Cases. Accessed October 8, 2022. www.poison.org/battery/severecases

10.2 Ertrinkungsunfall (Basic)

Matthias Klausmeier

10.2.1 Einsatzmeldung/Anfahrt

Am 17. August findet auf der Rettungswache einer kleinen Hafenstadt an der Nordsee eine Fortbildung zum Thema Händehygiene statt. Um 15:30 Uhr wird der RTW über Digitalmeldeempfänger mit dem Stichwort „Person ertrunken" alarmiert. Der Einsatzort liegt an einem ca. 3 Kilometer langen Strandabschnitt, der von der DLRG betreut wird. Auf Nachfrage bei der Leitstelle erfährt die Besatzung, dass die DLRG eine ertrunkene Person aus dem Wasser gezogen habe. Außerdem sei der zuständige RTH als Notarztzubringer alarmiert worden, da das NEF des Kreises durch einen anderen Einsatz gebunden ist. Es ist ein schöner und heißer Sommertag mit 28 °C Umgebungstemperatur.

10.2.2 Situation am Notfallort und Ersteindruck

Nach 5 Minuten Anfahrt trifft der RTW an der Station der DLRG ein. Dort wird das Rettungsteam bereits von einem DLRG-Helfer erwartet. Dieser teilt den beiden Notfallsanitätern mit, dass alles „halb so schlimm" sei und es dem Patienten schon wieder besser gehe.

Da sich der eigentliche Einsatzort ca. 200 Meter entfernt am Wasser des dicht besetzten Strandabschnitts am Flutsaum befindet, laden die Notfallsanitäter den Notfallrucksack, das EKG, die Sauerstoffeinheit, die Absaugpumpe sowie das Spineboard auf die Fahrtrage und rollen damit bis zum Ende der Holzplatten. Von dort aus begeben sie sich mit ihrem Equipment zum Patienten.

Aufgrund der zahllosen Schaulustigen fällt es den Notfallsanitätern schwer, direkt zum Patienten zu gelangen. Der mitgeeilte DLRG-Helfer leistet aber gute Dienste und sorgt für eine ausreichende Gassenbildung. Auf dem Boden im feuchten Sand liegt ein nur mit einer Badehose bekleideter, ca. 60-jähriger, etwa 75 kg schwerer, männlicher Patient, der von zwei weiteren DLRG-Helfern betreut wird. Die Witterungsbedingungen sind angenehm, seitens des angrenzenden Gewässers droht keine Gefahr für die Einsatzkräfte. Das Publikum ist interessiert, aber nicht aufdringlich und lässt sich durch deutliche Ansagen seitens des teamleitenden Notfallsanitäters suffizient auf Abstand halten.

Einer der beiden DLRG-Helfer berichtet, der Mann sei schwimmen gewesen und ein Strandbesucher habe gesehen, dass er mit den Armen um Hilfe winke, ehe er untergegangen sei. Ein sich in der Nähe befindender Schwimmer habe das mitbekommen und den Mann ins stehtiefe Wasser gezogen. Dort hätten die DLRG-Helfer ihn dann mithilfe eines Schwimmbretts an den Strand gezogen. Initial sei der Mann bewusstlos gewesen, aber nachdem er eine große Menge Wasser ausgespuckt und erbrochen habe, sei er wieder zu Bewusstsein gekommen. Der Ersteindruck zeigt den Notfallsanitätern einen wachen, unruhigen Patienten, der auf ihr Herantreten reagiert. Er atmet schnell und hat eine sichtbare Zyanose der Lippen. Aufgrund der Schilderungen des DLRG-Helfers und der Tachypnoe mit Zyanose wird der Patient als **potenziell kritisch** eingeschätzt.

ABCDE-Untersuchung

Die Atemwege des Patienten sind beeinträchtigt, blutiger Schaum läuft aus Mund und Nase. Mit der Absaugpumpe werden nach Vorankündigung die Nasengänge sowie der vordere Mundraum des Patienten vorsichtig abgesaugt. Zudem wird der ansprechbare Patient aufgefordert, das blutige Sekret abzuhusten bzw. auszuspucken. Es zeigen sich deutliche Anzeichen einer Zyanose bei einer Atemfrequenz von 20/min und auskultatorisch ausgeprägten Rasselgeräuschen. Durch den Notfallsanitäter wird die Verabreichung von 15 l/min Sauerstoff über eine Nichtrückatemmaske delegiert. Der periphere Puls ist kräftig, schnell, regelmäßig und gut tastbar. Die Rekapillarisierungszeit beträgt 3 Sekunden, die Haut ist blass, etwas kühl und trocken. Der Patient ist orientiert jedoch unruhig und leicht verwirrt, die Pupillen sind mittelweit bis weit, seitengleich und lichtreagibel. Die GCS beträgt 15 Punkte. Weitere Hinweise auf Verletzungen oder Erkrankungen ergeben sich initial nicht. Zum Wärmeerhalt wird der Patient mit einer Decke zugedeckt.

Entscheidung kritisch ↔ nicht kritisch

Die ABCDE-Untersuchung zeigt einen Patienten, der aufgrund der weiterhin bestehenden Zyanose unter Sauerstoffgabe, den pulmonalen Rasselgeräuschen und der Tachypnoe durch die Notfallsanitäter als **kritisch** mit B-Problem eingestuft wird.

10

Sammeln der Differenzialdiagnosen

Ausgehend vom Leitsymptom Atemnot kommen für die Notfallsanitäter folgende Differenzialdiagnosen infrage: Ertrinkungsunfall in Salzwasser, obstruktive Atemnot infolge allergischer Reaktion oder, bei noch unbekannter chronischer Grunderkrankung wie einer COPD, eine Synkope, ein Schlaganfall, eine Unterkühlung, eine Hypoglykämie oder eine Herz-Kreislauf-Erkrankung wie etwa ein akutes Koronarsyndrom.

10.2.3 Weiterführende Anamnese und Untersuchung

Zur Bewertung der Differenzialdiagnosen und Festlegung der Verdachtsdiagnose werden weitere Informationen gesammelt.

OPQRST

Onset	Seit ca. 20 Minuten Atemnot nach Rettung aus dem Wasser
Provocation	–
Quality	Ausgeprägte Atemnot
Radiation	–
Severity	10/10 NRS
Time	Seit Rettung aus Wasser gleichbleibend

SAMPLER

Symptome	Blutig-schaumiges Erbrechen nach Salzwasserkontakt
Allergien	Keine bekannt
Medikamente	Keine
Patientenvorgeschichte	Keine bekannten Vorerkrankungen, kein Trauma
Letzte Mahlzeit und Flüssigkeitsaufnahme	Vor 2 Stunden
Ereignisse vor dem Notfall	Patient hat vor seinem Versinken um Hilfe gewunken
Risikofaktoren	Keine bekannt

Der teamleitende Notfallsanitäter versucht, weitere anamnestische Daten vom Patienten zu erheben. Der Patient berichtet unter großer Anstrengung, er sei ein guter Schwimmer und gehe im Sommer fast jeden Tag hier ins Wasser, um seinen Kreislauf in Schwung zu bringen und um fit zu bleiben. Heute sei er nicht gut drauf gewesen und habe irgendwie plötzlich Wasser schlucken müssen und keine Luft mehr bekommen. Dann könne er sich an nichts mehr erinnern, nur, dass plötzlich viele Leute um ihn herumgestanden seien.

Fokussierte Untersuchung

Der Patient ist inzwischen glaubwürdig auskunftsfähig und zeigt sich während der weiteren Untersuchung kooperativ. Die oberen Atemwege erscheinen nach Inspektion mittels einer Pupillenleuchte nach wie vor frei. Die unteren Atemwege sind weiterhin durch Sekret beeinträchtigt, der Notfallsanitäter auskultiert über beiden Lungenflügeln ausgeprägte feuchte Rasselgeräusche. Der Patient muss ständig husten und erbricht ein weiteres Mal rosafarbenen Schleim. Unter der bereits eingeleiteten Sauerstoffgabe verbessert sich die Oxygenierung leicht auf 85 %, die Zyanose bleibt aber ausgeprägt an den Lippen und Akren und der Patient atmet mit deutlich erhöhter Frequenz von 20/min.

Vitalzeichen und Messwerte

Der Puls ist tachykard, regelmäßig und kräftig bei 120/min, die Rekapillarisierungszeit beträgt jetzt < 2 Sekunden, der Blutdruck wird durch den zuarbeitenden Notfallsanitäter mit 160/110 mmHg ermittelt. Im 12-Kanal-EKG finden sich neben dem tachykarden Sinusrhythmus keine Hinweise auf Erregungsrückbildungsstörungen oder STEMI-Äquivalente. Neurologisch zeigt sich der Patient inzwischen deutlich ruhiger und kann Angaben zur Person und den Geschehnissen vor dem Ereignis machen, sein Blutzucker wird mit 136 mg/dl bestimmt. Die Pupillen sind weiterhin mittelweit bis weit, seitengleich und lichtreagibel. Verletzungen, auch durch die Rettungsbemühungen aus dem Wasser, sind weiterhin nicht ersichtlich. Der Patient klagt nicht über Schmerzen.

Im Rahmen einer körperlichen Überprüfung sind keine neurologischen Defizite erkennbar.

HF	120/min
RR	160/110 mmHg
SpO_2	65 % intial; 85 % unter Sauerstoffgabe
BZ	136 mg/dl
Temp.	36,2 °C
EKG	Sinustachykardie

10.2.4 Bewertung der Differenzialdiagnostik und Verdachtsdiagnose

Chronische oder bekannte Vorerkrankungen als Schwerpunkt der gesundheitlichen Probleme können ausgeschlossen werden, da der Patient glaubhaft versichert, dass ihm keine solchen bekannt sind. Eine Hypoglykämie ist aufgrund des gemessenen BZ-Werts unwahrscheinlich. Die aufgefallenen neurologischen Defizite in Form der initialen Verwirrtheit lassen sich mit der kurzeitig ausgeprägten und trotz Sauerstoffbehandlung immer noch fortbestehenden Hypoxie erklären. Für eine Kreislaufinsuffizienz im Rahmen eines akuten Koronarsyndroms gibt es keine Hinweise. Weder äußerte der Patient pektanginöse Beschwerden, noch sind im EKG dafür Hinweise zu finden. Eine Synkope infolge einer körperlichen Überbelastung wäre als Ursache für den Schwimmnotfall denkbar, steht in der aktuellen Behandlung bei stabilen Kreislaufverhältnissen aber nicht im Vordergrund der Therapie. Letztlich ist die ausgeprägte Atemnot mit feuchten Rasselgeräuschen und dem schaumigen Sputum Kennzeichen einer pulmonalen Aspiration von Salzwasser. Als Verdachtsdiagnose legen sich die Notfallsanitäter daher auf einen **Ertrinkungsunfall in Salzwasser unklarer Genese fest.**

10

Mit welchen Komplikationen müssen Sie rechnen?

Ertrinkungsunfälle sind plötzliche, unerwartete und dramatische Ereignisse, die – auch bei vermeintlich subakutem Verlauf – große psychologische Wirkungen bei den Patienten, aber auch deren Angehörigen haben. Versterben die Patienten, spricht man von **einem tödlichen Ertrinkungsunfall.** Ist die Primärrettung erfolgreich, handelt es sich um einen **nicht tödlichen Ertrinkungsunfall.**

Als lebensbedrohliche Komplikationen können auch im Nachgang Atemwegsverlegungen infolge weiteren Erbrechens z. B. von verschlucktem Salzwasser oder unerwartete Kreislaufdekompensationen oder Herzrhythmusstörungen als Folge von Hypoxie und Katecholaminausschüttung auftreten.

Bei jedem Ertrinkungsunfall können sich Minuten bis Stunden nach dem Ereignis kardiopulmonale Komplikationen entwickeln. Deshalb soll jeder Patient nach einem Ertrinkungsunfall zur klinischen Überwachung in ein Krankenhaus transportiert werden.

10.2.5 Maßnahmen und Therapie

Noch während der laufenden Untersuchung legen die Notfallsanitäter umgehend einen periphervenösen Zugang und infundieren im Vorgriff auf die weitere Therapie langsam laufend eine balancierte kristalloide Vollelektrolytlösung. Als wichtigste Maßnahme stehen die Beruhigung des Patienten und die Sicherung der Atemwege im Vordergrund, deshalb wird der Patient mit leicht erhöhtem Oberkörper bequem gelagert. Er erhält weiterhin 15 l/min Sauerstoff über eine Nichtrückatemmaske mit Reservoir. Ein Notfallsanitäter bittet die DLRG-Helfer, die Einsatzstelle großräumig abzusperren, die Schaulustigen umgehend wegzuschicken und dazu aufzufordern, im Interesse des Patienten und seiner Persönlichkeitsrechte keine Videos oder Fotoaufnahmen des Geschehens zu machen.

Dem Rettungsteam ist bewusst, dass einem Auskühlen des Patienten auch bei vermeintlich hohen Umgebungstemperaturen unbedingt vorzubeugen ist. Gerade wenn der Patient, wie in diesem Fall, längere Zeit dem kalten Meerwasser ausgesetzt war, spielt die Wärmeerhaltung bzw. das drohende Auskühlen eine große Bedeutung. Dem Patienten wird daher unter Abschirmung vor den Blicken umstehender Personen umgehend die nasse Badebekleidung entfernt, er wird vorsichtig auf die Trage umgelagert und erneut mit einer Decke gut zugedeckt. Zur Vorbeugung möglicher und im weiteren Verlauf entstehender Atemwegsprobleme wird durch das Team eine Absaug- und Intubationsbereitschaft hergestellt. Zudem wird der Patient durch ein regelmäßiges, engmaschiges Monitoring überwacht, sodass Komplikationen wie rezidivierende Vigilanzstörungen, Atemwegs- oder Belüftungsprobleme schnellstmöglich erfasst und behandelt werden können. Da der Notarzt noch nicht eingetroffen ist, wird der Patient unter Beibehaltung des Monitorings und der Betreuung durch einen Notfallsanitäter zu der Trage und anschließend zum RTW gebracht. Dem Patienten geht es schon wieder etwas besser und er möchte am liebsten aus dem RTW aussteigen und nach Hause gehen. Diesem Wunsch wird seitens der Notfallsanitäter aber nicht entsprochen und der Patient im Rahmen einer professionellen, aber allgemeinverständlichen Aufklärung über die vorliegende Schwere der Beeinträchtigung und mögliche Komplikationen innerhalb der nächsten Stunden von der Notwendigkeit einer klinischen Überwachung und einer weiteren Therapie überzeugt.

Zwischenzeitlich ist der RTH gelandet und der Notarzt im RTW eingetroffen. Ein Notfallsanitäter übergibt die Behandlung des Patienten gegliedert nach dem **ISOBAR-Schema:** Der männliche Patient ist infolge eines unklaren Ereignisses beim Schwimmen versunken und konnte durch Rettungskräfte an Land gebracht werden. Bei initialer Bewusstlosigkeit war der Patient beim Eintreffen des Rettungsdienstes wieder wach und bedingt ansprechbar. Auf beiden Lungenflügeln zeigen sich auskultatorisch ausgeprägte feuchte Rasselgeräusche, der Patient hustet bei einer moderat erhöhten Atemfrequenz von 20/min regelmäßig blutig-schaumiges Sputum ab. Die initiale Sättigung von 65 % konnte unter Sauerstoffgabe mit 15 l/min Flow auf inzwischen 85 % gesteigert werden. Der Blutdruck liegt derzeit bei 160/100 mmHg, die HF bei 120/min. Das EKG zeigt einen tachykarden Sinusrhythmus ohne ERBS. Der Patient ist nach anfänglicher Verwirrtheit auskunftsfähig und orientiert, der Blutzucker ist unauffällig. Hinweise auf weitere Vorerkrankungen, Verletzungen, einen Schlaganfall oder ein akutes Koronarsyndrom gibt es nicht. Subjektiv empfindet der Patient inzwischen eine deutliche Besserung. Schwerpunkt der aktuellen Behandlung ist demnach die Atemnot nach Eindringen von Salzwasser in die Atemwege.

Aufgrund der von den Notfallsanitätern mitgeteilten Informationen und derzeitigem Zustand des Patienten entscheidet der Notarzt, keine weiteren Schritte durchzuführen und den Patienten unter Fortführung des kontinuierlichen Monitorings (engmaschige Messung von RR, P, SpO_2, EKG, Temperatur) und unter Begleitung mit dem RTW in das Hafenkrankenhaus mit internistischer Intensivstation zu transportieren. Einem zügigen Transport in die Zielklinik, die wesentlich bessere Behandlungsbedingungen bietet, wird hier nach Entscheidung des Notarztes zusammen mit dem Rettungsteam weiterer Diagnostik an der Einsatzstelle der Vorzug gegeben. Die Notfallsanitäter widmen sich auf dem Transport der kontinuierlichen Betreuung und Neubeurteilung des Patienten und stellen eine angemessene Dokumentation der Patientendaten und der Untersuchungsergebnisse sicher.

10.2.6 Transport und Übergabe

Nach dem schonenden 15-minütigen Transport mit Notarztbegleitung wird der Patient um 16:20 Uhr auf der Intensivstation des Hafenkrankenhauses übergeben.

10.2.7 Klinischer Verlauf

Auf der Intensivstation kommt es 8 Stunden nach der Einlieferung zu einer Verschlechterung der Sauerstoffsättigung und zu einer deutlichen respiratorischen Insuffizienz. Der Patient wird intubiert und mit 10 mbar PEEP beatmet. Es kommt zu einem massiven Lungenödem mit der weiteren Folge eines Kammerflimmerns. Der Patient wird mehrfach erfolgreich reanimiert, verstirbt aber schließlich ca. 28 Stunden nach dem tragischen Unfallereignis.

10.2.8 Kommentar

Ertrinken ist die Folge einer **Submersion** oder **Immersion.** Die **Submersion** beschreibt das Untertauchen in Wasser. Im Vordergrund steht die Unmöglichkeit zu Atmen mit drohender Asphyxie. Hypoxie, Hyperkapnie, respiratorisch-metabolische Azidose, Aspiration von Wasser und ein möglicher Kreislaufstillstand stehen bei dieser Form des Ertrinkens im Vordergrund. Bei der **Immersion** bleibt der Kopf über Wasser, der restliche Körper befindet sich unter

Wasser. Schiffbrüchige mit Schwimmweste sind dafür ein gutes Beispiel. Im Vordergrund der Immersion steht das Aspirieren von schwappendem Wasser sowie die häufig begleitende Hypothermie.

Eine Unterteilung in Süß-, Salz- oder Brackwasserertrinken spielt präklinisch keine Rolle mehr.

Süßwasser schädigt und inaktiviert bei einem Beinaheertrinken direkt den alveolären Surfactant sowie die Alveolar- und Gefäßendothelzellen. Als Folge treten ein interstitielles und alveoläres Lungenödem sowie Atelektasen im Lungenparenchym auf. Wie im vorliegenden Fall führt Salzwasser aufgrund seiner hohen Osmolarität zum Einstrom von Plasmaflüssigkeit aus Lungenkapillaren in die Alveolen mit Ausbildung eines alveolären Lungenödems. Folge ist eine ausgeprägte Ventilations- (die Bronchiolen und Alveolen betreffend) und Diffusionsstörung (den Gasaustausch betreffend).

Beim Eindringen von Flüssigkeit in die Lunge entwickeln die Patienten aufgrund einer zunehmenden Störung des Ventilations-Perfusions-Verhältnisses eine schwere Hypoxämie. Der vermehrte Flüssigkeitsgehalt der Lungen und der Verlust an oberflächenaktiver Substanz vermindern die Volumendehnbarkeit (Compliance) der Lungen. Das kann zu einer beträchtlichen Erhöhung der Atemarbeit führen, die vom Patienten nicht mehr toleriert wird, mit der Notwendigkeit für eine invasive Atemwegssicherung und maschinelle Beatmung. Hierfür wird eine Narkose durch den Notarzt eingeleitet und der Patient endotracheal intubiert. Die nachfolgende Beatmungstherapie mit 100 % Sauerstoff und einem PEEP von 5–10 mbar soll bewirken, die durch das entwickelte Lungenödem entstandene Störung über Erhöhung der funktionellen Residualkapazität und damit mehr Gasaustauschfläche zu kompensieren.

Der vorliegende Fall zeigt eindrücklich die gesamte Problematik des Ertrinkungsunfalles auf. Zunächst geht es um eine lebensbedrohliche Situation für den Patienten. Die Besserung des Patienten unter Therapie lässt einen subakuten Verlauf vermuten, der durch den Wunsch auf Transportverzicht des Patienten zusätzlich vermutet wird. Die Notfallsanitäter und der Notarzt handeln dennoch professionell und vorbildlich, indem sie auf die Einlieferung des Patienten in ein Krankenhaus bestehen, und leisten aufgrund der Symptome und Diagnose eine adäquate Versorgung. In letzter Konsequenz kann der Patient aber trotzdem nicht gerettet werden, weil das Salzwasser die Lungenalveolen offensichtlich zu stark geschädigt hat und in der folgenden intensivmedizinischen Akuttherapie die Beherrschung der Folgen aus respiratorischer Insuffizienz und des ARDS nicht gelingt.

Ertrinkungsunfälle sind in entwickelten Industrienationen wie der Bundesrepublik Deutschland Ereignisse mit zunehmender Inzidenz. Die zunehmende Zahl v. a. junger Menschen, die nicht schwimmen können, und die zunehmende Schließung von Schwimmbädern mit Ausfall von Schwimmunterricht führen zu einer Forcierung der Situation.

Zum Verhalten von Unfallzeugen oder anderweitigen Zuschauern an einer Einsatzstelle, die möglicherweise die Rettungsmaßnahmen stören, wie es im geschilderten Fall eingangs zu befürchten war, sollte ergänzt werden, dass die Behinderung von Einsatzkräften oder anderen hilfeleistenden Personen nach einer Änderung des Strafgesetzbuchs seit 2017 ausdrücklich unter Strafe steht und gem. § 323c Abs. 2 StGB mit Freiheitsstrafe oder Geldstrafe bestraft wird. Zudem ist als Spezialgesetz nach § 115 Abs. 3 StGB ein tätlicher Angriff inzwischen auch gegenüber Rettungskräften vom eigentlich auf Vollzugsbeamte bezogenen Schutzbereich des § 113 StGB umfasst und stellt ein entsprechendes Handeln bei noch deutlich verschärfter Strafandrohung ausdrücklich unter Strafe.

Evidenz: Mythos oder Fakt

Mythos 1: Für die präklinische Therapie ist eine Differenzierung in Süßwasser- und Salzwasserertrinken von Relevanz.
Da Süßwasser und Salzwasser unterschiedliche pathophysiologische Störungen in den Alveolen verursachen, entsteht der Eindruck, dass durch Kenntnis der entsprechenden Störungen eine differenzierte und kausalere Therapie durchgeführt werden könnte.

Fakt 1: Relevanz von Süßwasser und Salzwasser für die Notfalltherapie.
Bei der Aspiration von Süßwasser resultiert eine Auswaschung des Surfactants mit Atelektasenbildung und nachfolgendem Rechts-links-Shunt in den betroffenen Gebieten. Beim Salzwasserertrinken wird der Surfactant inaktiviert, was neben einer Ödembildung in den betroffenen

Alveolen ebenfalls eine Atelektasenbildung nach sich zieht. Da unter Experten die klinische Bedeutung der Differenzierung in Süßwasser- und Salzwasserertrinken uneinheitlich bewertet wird und eine gezielte Therapie sowohl der einen als auch der anderen Form nicht im Vordergrund steht, wird heute aufgrund fehlender Relevanz für die rettungsdienstliche Behandlung auf eine Differenzierung verzichtet. Im Vordergrund für die Behandlung stehen die Hypoxie, Hyperkapnie und respiratorische Azidose, die eine standarisierte Therapie und ggf. Eskalation im Atemwegsmanagement erforderlich machen.

Mythos 2: Bei vielen Patienten nach Ertrinkungsunfall finden aufgrund der aspirierten Wassermenge Verschiebungen im Wasser-Elektrolyt-Haushalt statt.

Die Vorstellung, dass Ertrinkende umso mehr Wasser aspirieren, je länger sie sich unter Wasser befinden, hat dazu geführt, der Art und Menge des aspirierten Wassers unter den daraus möglicherweise entstehenden Verschiebungen im Wasser-Elektrolyt-Haushalt eine relevante Bedeutung zuzuschreiben.

Fakt 2: Ertrinkungsunfall und Ausmaß der Wasseraspiration.

Die Flüssigkeitsmengen, die bei Ertrinkungsunfall tatsächlich aspiriert werden, sind weitaus geringer als lange Zeit behauptet. Ertrinkende, die unter Wasser durch den Atemreflex große Mengen Wasser anatmen, erleiden einen reflektorischen Laryngospasmus. Bei 10–15 % bleibt dieser auch nach Eintritt der Bewusstlosigkeit erhalten. Bei den restlichen löst sich der Laryngospasmus als Folge von Hypoxie und Hyperkapnie. Das erklärt die Tatsache, dass ein Großteil der Patienten nachweisbar < 10 ml/kg KG Flüssigkeit aspirieren. Die bei Süßwasserertrinken beschriebene hypotone Hyperhydratation ebenso wie die hypertone Hyperhydratation entsteht bei Salzwasserertrinken großer Flüssigkeitsmengen, die bei > 40 ml/kg KG liegen. Die Zeit unter Wasser ist in diesen Fällen extrem lang, ein Laryngospasmus nicht mehr vorhanden. Eine gezielte Behandlung möglicher Verschiebungen im Wasser-Elektrolyt-Haushalt wird für den Rettungsdienst nicht empfohlen und ist an dieser Stelle auch nicht das zentrale Problem. Der Fokus der Behandlung im Rettungsdienst zielt auf die Hypoxie, Hyperkapnie ab, die als Folge der Asphyxie bei Ertrinken entsteht. Auch unter intensivmedizinischen Bedingungen sind gezielte Korrekturen im Wasser-Elektrolyt-Haushalt äußerst selten und keine Strategie der primären Stabilisierung.

Mythos 3: Patienten, die nach Ertrinkungsunfall einen Kreislaufstillstand erleiden, haben durch die häufig begleitende Hypothermie generell eine bessere Prognose.

Erleiden Patienten durch Ertrinken einen Kreislaufstillstand, wirkt sich die häufig begleitende Hypothermie grundsätzlich positiv für die Patienten und ihre Prognose aus.

Fakt 3: Hypothermie bei Ertrinkungsunfall.

Die Hypothermie ist eine häufige Begleiterscheinung bei Ertrinkungsunfällen, die es zu berücksichtigen und zu behandeln gilt. Entscheidend für die Gesamtprognose des Patienten sind allerdings mehrere Faktoren, bei der die Hypothermie ebenfalls von Bedeutung ist. Die Tatsache, dass der Sauerstoffverbrauch der Zellen pro Grad-Celsius-Abfall der Körpertemperatur um 6 % fällt, spielt eine große Rolle. Vor allem die Hirnzellen, die gegenüber Sauerstoffmangel sehr sensibel sind und unter normothermen Bedingungen innerhalb von 3–5 min irreversibel absterben, profitieren durch eine prolongierte Hypoxietoleranz. Zu bedenken ist allerdings, dass neben der Wassertemperatur und der Verweildauer unter Wasser auch bedeutsam ist, ob der Patient vor Eintritt des Ertrinkens bereits hypoxisch war. Je rascher die Körperkerntemperatur unter Wasser sinkt, umso mehr profitieren die Zellen. Entscheidend für die Prognose sind frühe und effektive Ersthelfermaßnahmen, die durch eine professionelle Therapie des Rettungsdienstes ergänzt werden. Aktuelle Zahlen zeigen, dass Submersionszeiten < 10 min mit einer guten Prognose assoziiert sind, wohin gegen Submersionszeiten > 25 min leider mit einem sehr schlechten Outcome der Patienten vergesellschaftet sind. Für das Behandlungsergebnis hat die Dauer der Submersion den stärksten Vorhersagewert.

LITERATUR

Davis CA, Schmidt AC, Sempsrott JR, et al. Wilderness Medical Society Clinical Practice Guidelines for the Treatment and Prevention of Drowning: 2024 Update. Wilderness Environ Med 2024 Mar; 35(1_suppl): 94S–111S. doi: 10.1177/10806032241227460. Epub 2024 Jan 31. PMID:38379489

Dreesen S. Tauch- und Ertrinkungsunfälle. In: Luxem J, et al. (Hrsg.). Notfallsanitäter heute. 8. A. München: Elsevier Urban & Fischer, 2024

Lott C, Truhlář A, Alfonzo A, et al. Kreislaufstillstand unter besonderen Umständen. Notfall Rettungsmed 2021; 24: 447-523. doi.org/10.1007/s10049-021-00891-z

10.3 Tauchunfall (Advanced)

Matthias Jahn

10.3.1 Einsatzmeldung/Anfahrt

Am 10. September um 14:20 Uhr werden RTW und NEF über DME alarmiert. Die Einsatzmeldung lautet „Tauchunfall". Beim Einsatzort handelt es sich um einen von verschiedenen Tauchvereinen gemieteten, nahe gelegenen See, in dem ausschließlich getaucht wird. Aufgrund dieser Tatsache und des häufigen Vorkommens von Tauchunfällen wird dort eine vereinseigene Erstversorgungsmöglichkeit bereitgehalten.

Die Anfahrtszeit für RTW und NEF beträgt etwa 8 Minuten. So treffen beide Fahrzeuge fast zeitgleich um 14:28 Uhr am Notfallort ein. Aus dem Fahrzeug ist der Einsatzort nahe des Seeeinstiegs zu erkennen. In ca. 100 Meter Entfernung steht eine Menschentraube um einen am Boden liegenden Taucher. Am Parkplatz werden sie von einem Sporttaucher erwartet und eingewiesen. Ein direktes Anfahren an den Patienten ist nicht möglich.

Welches Material wird mit an den Einsatzort geführt?

Da zwischen Parkposition des Rettungswagens und Einsatzstelle eine weite Distanz zurückgelegt werden muss, entscheidet sich das Team des RTW, ein Notfallsanitäter und ein Rettungssanitäter, dafür, sämtliches Material mitzuführen. Hierzu gehört neben Notfallrucksack, EKG/Defibrillator auch die Trage nebst Combi-Carrier, um den Patienten bei Bedarf nach Erstversorgung ohne großen Zeitverlust umgehend in das Fahrzeug umlagern zu können. Wichtigstes Equipment ist hier die Sauerstoffeinheit, da die Sauerstoffgabe bei der Versorgung von Tauchunfällen die Maßnahme der ersten Wahl ist.

10.3.2 Situation am Notfallort und Erstbefund

Die RTW-Besatzung legt ihr Material auf die Trage und folgt gemeinsam mit dem NEF-Team, Notarzt und Notfallsanitäter, dem Einweiser, der diese zum Patienten führt. Beim Patienten angekommen wird das Team durch einen Ersthelfer über den Zustand des Patienten informiert. Er ist wach, macht jedoch einen desorientierten Ersteindruck. Eine Sauerstofftherapie wurde bereits eingeleitet. Der Patient erhält 15 l/min Sauerstoff über eine Maske mit Reservoirbeutel. Nach vorheriger Absprache teilt sich das Team auf. Während sich die RTW-Besatzung dem Patienten widmet, versucht das NEF-Team unter den umherstehenden Personen einen Zeugen der Geschehnisse ausfindig zu machen. Die Situation am Patienten gestaltet sich wie folgt: Nach kurzer Vorstellung erkundigt sich der Notfallsanitäter nach den Hauptbeschwerden. Der Patient gibt ein Taubheitsgefühl in der rechten Körperhälfte, Ohrensausen und Schwindel sowie starke Schmerzen in den Knochen an.

ABCDE-Untersuchung

Da der leicht agitierte Patient ungehindert spricht, werden die Atemwege als frei eingestuft, pathologische Atemgeräusche sind nicht wahrnehmbar. Die Schleimhäute der Mundhöhle sind nach Inspektion mittels Pupillenleuchte rosig und feucht. Mit dem Stethoskop ermittelt der Notfallsanitäter beidseits vesikuläre Atemgeräusche über beiden Lungen. Der Patient ist tachypnoisch, die Atemfrequenz beträgt 24/min bei ausreichendem Atemzugvolumen. An der A. radialis ist ein gut tastbarer, rhythmischer und leicht beschleunigter Puls zu tasten. Die Rekapillarisierungszeit entspricht der Norm. Die Haut des Patienten ist kühl. Der Patient ist zeitlich und situativ desorientiert sowie agitiert. Die Einschätzung der

Vigilanz ergibt einen GCS-Wert von 14. Die Pupillen sind isokor und reagieren prompt auf Lichteinfall. An einigen Körperstellen des bis auf die Badehose entkleideten Tauchers sind fleckenförmige Einblutungen zu sehen. Ansonsten ergibt eine kurze körperliche Inspektion durch den Notfallsanitäter bis zu diesem Zeitpunkt keine weiteren Befunde.

Entscheidung kritisch ↔ nicht kritisch und Leitsymptom

Das B-Problem in Form einer Tachypnoe, die vorherrschende Desorientiertheit (D-Problem) und die vom Patienten angegebene starke Schmerzsymptomatik (E-Problem) führen im Team zur Einschätzung **kritisch.**

Verdachtsdiagnose

Laut einem Zeugen habe der Patient während eines Tauchgangs plötzlich angezeigt, dass er Schwierigkeiten habe. Er habe etwas verwirrt gewirkt und sei unkontrolliert nach oben gestiegen. Aufgrund dieser Aussage und der bestehenden Symptomatik denkt das Team in erster Linie an das klassische Erscheinungsbild einer Dekompressionskrankheit.

In zweiter Instanz ist abzuklären, ob der Patient unter Wasser ein medizinisches Problem hatte, das es ebenfalls zu therapieren gilt. Für den Schwindel, das Ohrensausen und die geschilderten Taubheitsgefühle könnte auch eine akute Hypertonie verantwortlich sein. Ähnliche Symptome können ebenso bei einem ischämischen oder hämorrhagischen Insult in Form eines Schlaganfalls auftreten. Aufgrund der starken und bisher nicht näher lokalisierten Schmerzen muss zudem die Verletzung einer bestimmten Körperregion, ausgelöst durch ein traumatisches Geschehen, in Betracht gezogen werden.

10.3.3 Weiterführende Anamnese und Untersuchung

Während der Untersuchung durch den Notfallsanitäter hat die Besatzung des NEF den Tauchpartner des Patienten ausfindig gemacht und diesen befragt. Er hat die Ersthelfer alarmiert und berichtet, was sich unter Wasser anscheinend zugetragen hat: Die beiden Sporttaucher seien gemeinsam auf ca. 45 Meter abgestiegen. Nach ca. 15 Minuten in dieser Tiefe habe sein Partner ein Problem angezeigt und wollte aufsteigen. Er soll auch ein wenig verwirrt gewirkt haben. Praktisch im gleichen Moment habe er sein Tarierjacket komplett aufgeblasen und sei unkontrolliert nach oben gestiegen. Er sei dann hinterhergetaucht, habe aber die nötigen Sicherheitsstopps eingehalten, um sich nicht auch noch einer entsprechenden Gefahr auszusetzen. Nachdem er oben aufgetaucht sei, habe er gesehen, dass andere Taucher seinen Partner bereits an Land gebracht hätten. Er sei dann umgehend dazugekommen, um sich über seinen Zustand zu informieren. Nachdem der Taucher an Land gebracht worden war, sei umgehend mit der Sauerstoffgabe begonnen worden. Ein traumatisches Ereignis unter der Wasseroberfläche wird auf Nachfrage verneint.

OPQRST

Onset	Vor ca. 30 Minuten, plötzlich unkontrolliert aufgetaucht
Provocation	–
Quality	Persistierende Schmerzen
Region	Schmerzen in allen Knochen
Severity	8/10 NRS
Time	Seit ca. 30 Minuten

SAMPLER

Symptome	Ohrensausen, Schwindel, Taubheitsgefühl/Parästhesien in der rechten Körperseite, Schmerzen in den Knochen
Allergien	Heuschnupfen
Medikamente	Cetirizin b. B.
Patientenvorgeschichte	Keine
Letzte Mahlzeit	Vor ca. 2 Stunden, Mittagessen
Ereignisse vor dem Notfall	Patient kann sich nicht erinnern
Risikofaktoren	Keine

Orientierende Untersuchung

Da die Symptomatik des Patienten komplex ist und mehrere Organsysteme bzw. Körperregionen betroffen sind, entscheidet sich der Notfallsanitäter des Rettungswagens für eine orientierende Kopf-bis-Fuß-Untersuchung. Der Schädel erscheint palpatorisch stabil. Die wiederholte Pupillenkontrolle ergibt keine Veränderungen zum Erstbefund. Es zeigen sich seitengleiche, prompt lichtreagible Pupillen. Ein Nystagmus kann nicht erkannt werden. Seh-, Hör- und Sprachstörungen werden nicht registriert. Der Patient wirkt weiterhin verwirrt und desorientiert. An die genauen Geschehnisse unter Wasser kann er sich nicht erinnern. Während der Befragung durch den Notfallsanitäter spricht der Patient klar und deutlich. Die auf Bitten des Notfallsanitäters herausgestreckte Zunge bietet keine Seitentendenz. Ein Arm-Halteversuch fällt negativ aus.

Die Halswirbelsäule zeigt keinerlei Fehlstellungen oder Stufenbildungen. Ein muskulärer Hartspann ist nicht zu ertasten, jedoch verzieht der Patient bei diesem Manöver schmerzverzerrt das Gesicht. Die Halsvenen sind nicht prominent. Der Brustkorb zeigt äußerlich keinerlei Verletzungen. Die Palpation des stabilen Thorax wird vom Patienten als schmerzhaft beschrieben. Ein ausgiebiger Auskultationsbefund ergibt keine neuen Erkenntnisse. Beidseits vesikuläre Atemgeräusche. Das Abdomen zeigt keine äußeren Verletzungsanzeichen. Keine Resistenzen in den vier Quadranten. Am Becken sind keine äußeren Verletzungen zu erkennen. Der Patient verneint auf Nachfragen Schmerzen in dieser Region. Die Beine erscheinen äußerlich unverletzt. Keinerlei Hinweise auf ein mögliches Trauma. Auch die Palpation der Ober- und Unterschenkel wird vom Patienten als schmerzhaft beschrieben und an dieser Stelle ein genereller Muskelschmerz geäußert. „Hautjucken“ wird verneint. Es zeigen sich keine subkutanen Schwellungen. Abermalig werden vom Notfallsanitäter an vereinzelten Körperstellen fleckenförmige Einblutungen registriert. Es liegen keine neurologischen Symptome wie Paresen oder Plegien vor. Auch gibt es keine Blasenentleerungsstörung.

Vitalzeichen und EKG

HF	92/min
RR	110/70 mmHg
SpO_2	98 % unter High-flow-Gabe 12–15 l/min
BZ	97 mg/dl
Temp.	36,2 °C
EKG	Sinusrhythmus

10.3.4 Bewertung der Differenzialdiagnostik und Verdachtsdiagnose

Nach der umfänglichen körperlichen Untersuchung sowie der erweiterten Anamnese stellt das Team folgende Schlussfolgerungen: Die Ergebnisse der strukturierten körperlichen Untersuchung und die Angaben des Tauchpartners machen ein signifikantes traumatisches Ereignis unter Wasser und damit schwerwiegende Verletzungen von Organsystemen eher unwahrscheinlich. Der im Rahmen des Monitorings ermittelte und im normotensiven Bereich liegende Blutdruck des Patienten spricht gegen den Verdacht einer hypertensiven Blutdruckentgleisung als Ursache der vorliegenden Beschwerden. Um weitere nicht tauchbedingte Erkrankungen als Ursache des Hergangs und der vorherrschenden Symptomatik mit in Betracht zu ziehen, wird ein 12-Kanal-EKG abgeleitet. Die anschließende Auswertung zeigt keine Anzeichen eines akuten Myokardinfarkts und scheidet als eine wahrscheinliche Verdachtsdiagnose somit aus. Ein Schlaganfall kann zwar mit den vorliegenden Symptomen des Patienten wie Parästhesien, Ohrensausen und Schwindel vergesellschaftet sein, die unauffällige neurologische Untersuchung sowie der nur leicht erniedrigte Blutdruck lassen diese Differenzialdiagnose eher in den Hintergrund treten. Letztendlich sprechen vorherrschende Symptome sowie die Schilderungen des Zeugen in erster Linie für die Dekompressionskrankheit.

Weitere Differenzialdiagnostische Gedanken zu tauchbedingten Gesundheitsstörungen neben der Dekompressionskrankheit und arterieller Gasembolie (S2k-Leitlinie Tauchunfall):

- (Spannungs-)Pneumothorax
- Barotrauma der Nasennebenhöhlen oder des Mittel-, Außen- oder Innenohrs

- Mediastinalemphysem
- Immersionsbedingtes Lungenödem
- Druckdifferenzschwindel
- Ertrinkungsunfall
- Unterkühlung

Mit welchen Komplikationen müssen Sie rechnen?

Die Symptomatik kann sich weiterhin verschlechtern. Es kann neben Parästhesien auch zu Bewusstseinsstörungen und Krampfanfällen kommen.

10.3.5 Maßnahmen und Therapie

Während der Notfallsanitäter des Rettungswagens einen venösen Zugang am linken Handrücken etabliert, bereitet sein Kollege die Umlagerung auf die Trage vor, welche auch umgehend nach Fixierung des Zugangs in Flachlagerung mit leicht erhöhtem Kopf durchgeführt wird. Während der Versorgung wird auf einen ausreichenden Wärmeerhalt des Patienten geachtet und dieser ständig mit einer Decke des Rettungsdienstes bedeckt. Der Notarzt entschließt sich, den Patienten zunächst unter Beibehaltung der High-flow-Sauerstofftherapie mit 15 l/min via Nichtrückatemmaske mit Reservoirbeutel in den RTW zu bringen und weist den NEF-Kollegen an, einen RTH zu alarmieren, um den Patienten schnellstmöglich in eine Klinik mit „benachbarter" Druckkammer zu transportieren. Während die Leitstelle den RTH alarmiert, wird auch die nächste Druckkammer angefragt. Im RTW wird ein zweiter Zugang gelegt und insgesamt werden zunächst 500 ml einer balancierten Vollelektrolytlösung bis zum Eintreffen des RTH infundiert. Die tragbare Sauerstoffeinheit der Ersthelfer wird vom Patienten genommen und durch ein Demandventil mit dicht abschließender Maske ersetzt. Hierüber wird nun 100 % Sauerstoff appliziert. Zusätzlich erhält der Patient 0,1 mg Fentanyl zur Analgesie. Unter dieser Therapie bessert sich der Zustand des Tauchers bis zum Eintreffen des Hubschraubers erheblich. Er wird zunehmend orientierter und auch die Schmerzen haben abgenommen. Er kann sich nun auch wieder an das Geschehen unter Wasser erinnern. Er habe nach Blick auf seinen Tauchcomputer plötzlich Angst bekommen, da er bis dato nie tiefer als 30 Meter getaucht sei, und wollte eigentlich langsam aufsteigen. Nachdem er zu viel Luft in seine Jacke geblasen habe, sei ihm die Kontrolle völlig verloren gegangen und er sei so nach oben „geschossen". Während der Notarzt den Patienten über die weiteren Schritte aufklärt, landet der Hubschrauber auf dem mittlerweile geräumten Parkplatz. Nach der Übergabe und dem Arzt-zu-Arzt-Gespräch wird der Patient unter Beibehaltung der Therapie in den RTH umgelagert. Es wird darauf geachtet, dass der Tauchcomputer zum Auslesen der Daten am Patienten bleibt. Mittlerweile ist auch bekannt, welche Klinik mit nahe gelegener Druckkammer den Patienten aufnehmen wird, sodass der Patient in dieses ca. 20 Flugminuten entfernte Klinikum geflogen werden kann.

10.3.6 Transport und Übergabe

Während des Fluges wird die engmaschige Kontrolle der Vitalparameter fortgeführt. Der Patient wird nach ca. 20 Minuten Transportzeit in verbessertem Zustand dem Arzt der Druckkammer übergeben.

10.3.7 Klinischer Verlauf

In der Druckkammer wird umgehend die Kompression mit 2,8 bar eingeleitet. Hierunter bilden sich alle Symptome vollständig zurück. Nach einem weiteren Tag zur Beobachtung in der Klinik kann der Patient völlig wiederhergestellt nach Hause entlassen werden.

10.3.8 Kommentar

Derzeit ereignen sich pro Jahr ca. 50–200 schwere Tauchunfälle in Deutschland. Damit gehört der Tauchunfall zu den vergleichsweise seltenen Krankheitsbildern in der Notfallmedizin. Eine bundesweite statistische Erfassung zur Häufigkeit von Tauchunfällen in Deutschland liegt nicht vor.

Laut AWMF-Leitlinie Tauchunfall ist die Verdachtsdiagnose „Tauchunfall" beim Vorliegen der folgenden Voraussetzungen wahrscheinlich:

- Atmen aus Tauchgerät unter Wasser unabhängig von verwendetem Atemgas/verwendeter Atemgas-Mischung
- Atmen aus Luftansammlung unter Wasser (z. B. Wrack oder Höhle)
- Durchgeführte Apnoetauchgänge (in der Regel mehrere tiefe Tauchgänge)
- Vorliegen von milden oder schweren Symptomen

Der am meisten gefürchtete Notfall ist die Dekompressionskrankheit. Der Umgebungsdruck auf Meereshöhe beträgt ungefähr 1,0 bar. Beim Abtauchvorgang steigt der Wasserdruck um jeweils 1 bar pro 10 Meter Wassertiefe. Beim Abtauchen wird eine Gasblase komprimiert, beim Auftauchen dehnt sie sich wieder aus. Bei zu schnellem Auftauchen kommt es zum Ausperlen des Gases, besonders von Stickstoff (N_2), in Geweben mit hohem Lipidanteil, wie z. B. Gehirn und Rückenmark, und mit einer sehr geringen Durchblutung, wie z. B. Knochen, Sehnen und Bänder.

Das Auftreten von Symptomen wie Schmerzen im Bereich der Knochen, Gelenke etc. kann zeitverzögert sein (bis zu 24 Stunden nach Auftauchen), sodass beim Eintreffen des Rettungsdienstes nicht immer alle Symptome vorliegen. Zu den Hautsymptomen (fleckförmige, juckende Hautrötungen – „Taucherflöhe") kommt es infolge kleiner subkutaner Gasblasen, die durch Ruptur und Mikrotraumatisierung zu einer Einblutung in das Gewebe führen. In schweren Fällen kann es zur Schädigung des zentralen Nervensystems und der Lungen kommen. Häufig ist die Rückenmarkbeteiligung mit dem klinischen Bild einer inkompletten Querschnittssymptomatik. Der Patient hat neurologische Ausfälle wie Muskelschwäche, Gangunsicherheit, Taubheitsgefühl, Parästhesien, Harn- und Stuhlinkontinenz, Paraparesen oder -plegien bis hin zur Tetraplegie. Bei zerebraler Beteiligung kann es zu Übelkeit, Erbrechen, Sehstörungen, Ohrgeräuschen, Schwindel, Sprachstörungen, Bewusstseinsstörungen und typischen schlaganfallähnlichen Symptomen kommen.

Die Erstversorgung derartiger Patienten erfolgt symptomorientiert und richtet sich nach grundsätzlichen notfallmedizinischen Standards. Therapie der Wahl ist die sofortige hyperbare Sauerstofftherapie in einer Druckkammer. Der Patient soll im Anschluss an die Erstversorgung am Unfallort in Koordination mit der zuständigen Leitstelle in eine Notaufnahme in „Druckkammernähe" transportiert werden. Eine direkte Alarmierung von Druckkammern durch den Rettungsdienst vor Ort wird laut aktueller Leitlinie nicht empfohlen. Im Falle eines notwendigen Lufttransports (z. B. RTH) des Patienten nach einem Dekompressionsunfall ist die Einhaltung einer möglichst niedrigen Flughöhe wichtig. Hier sollten 300 Meter nicht überschritten werden, um eine weitere Vergrößerung der Druckdifferenz vorzubeugen.

Auf keinen Fall darf ein Tauchverunfallter mit dem Bild einer Dekompressionskrankheit im Wasser unter Begleitung eines Tauchers rekompressiert werden. Der Zustand des Patienten kann jederzeit von bewusstseinsklar zu komatös umschlagen, ein Beinaheertrinken könnte die Folge sein.

Essenziell bei der Erstbehandlung am Unfallort ist die schnellstmögliche Applikation von Sauerstoff in höchstmöglicher Konzentration. Diese Maßnahme führt zu einer vier- bis fünfmal schnelleren Elimination des Stickstoffgases aus dem Blut als bei normalen Umgebungssauerstoffanteilen. Bei einem bewusstseinsklaren Patienten bietet sich technisch die spontane Atmung mit dicht abschließender Beatmungsmaske und Demandventil, die nichtinvasive Ventilation (NIV) bzw. die kontinuierliche Überdruckbeatmung (CPAP) an. Auf die Verwendung von Raumluftzumischung oder Flussraten unter 15 l/min sollte aus Gründen der unzureichenden Konzentrationsfähigkeit unbedingt verzichtet werden. Nasensonden und Sauerstoffbrillen sind nicht ausreichend, da der maximale FiO_2 nur bei etwa 30–40 % liegt. Eine Alternative ist die Sauerstoffapplikation mit einer Maske und angeschlossenem Reservoirbeutel. Sollte die Indikation einer invasiven Atemwegssicherung gestellt werden, ist vor der eigentlichen Intubation unbedingt das Vorliegen eines Pneumo- oder Spannungspneumothorax auszuschließen. Gegebenenfalls ist eine Entlastungspunktion durchzuführen.

Stickstoffperlen können in den Gefäßen zu einem Verschluss und zu einer Aktivierung der Blutgerinnung führen. Ein moderates Flüssigkeitsmanagement von 0,5–1 l/h oral bzw. intravenös mit balancierter Vollelektrolytlösung kann zur Erhöhung der Strömungsgeschwindigkeit und damit zur Verbesserung der Stickstoffelimination führen.

Der bewusstseinsklare Patient mit starken Schmerzen sollte hochpotent analgetisch behandelt werden. Es bieten sich hierzu 5–10 mg Morphin i. v. oder 0,05–0,1 mg Fentanyl an. Charakteristisch ist jedoch das geringe Ansprechen der Schmerzen auf Analgetika.

Aufgrund der erhöhten Hypothermiegefahr (nasse Kleidung, langer Aufenthalt im Wasser) ist es wichtig, während der Versorgung effektive Vorkehrungen zur Vermeidung eines weiteren Wärmeverlusts zu treffen.

Bei jeder Form des Taucherunfalls ist es von eminenter Bedeutung, eine genaue Tauchanamnese durchzuführen, dabei sollten die maximale Tauchtiefe, die Einhaltung der Dekompressionszeiten, die Anzahl der Tauchgänge hintereinander, technische Defekte am Tauchgerät, äußere Umstände bei Symptombeginn, akute oder chronische Erkrankungen, z. B. Erkältung, Asthma bronchiale, ermittelt werden. Mittlerweile besitzen viele Taucher einen Tauchcomputer, der mit in die Klinik genommen werden muss.

In den Druckkammerzentren können diese Tauchcomputer mittels einer speziellen Software ausgelesen werden, um den aufnehmenden Ärzten einen genauen Aufschluss über den absolvierten Tauchgang und die damit evtl. verbundenen pathologischen Auswirkungen zu geben.

Divers Alert Network (DAN) Europe

- DAN Europe ist Ansprechpartner bei Notfällen und Rückfragen. **Erster Kontaktpartner** ist immer die **Leitstelle!**
- DAN-Hotline Deutschland: 00800–326 668 783 (www.dan.org)
- Internationale DAN-Hotline: (0039) 06 4211–8685 oder–5685

Tauchärztliche Telefonberatung und Übersicht der Druckkammern: www.gtuem.org.

Evidenz: Mythos oder Fakt

Mythos Sauerstoffgabe

Sauerstoff zur Therapie wird in der medizinischen Versorgung oft aufgrund der Nebenwirkungen und Gefahren titriert angewandt und SpO_2 gesteuert appliziert. In der Erste-Hilfe-Ausbildung wird Tauchern oft immer noch kommuniziert, dass Sauerstoff ein Medikament sei und vom Laien nicht eingesetzt werden dürfe. Instruktoren der DAN sind oft damit beschäftigt diesen Mythos aufzuklären und die Wichtigkeit der frühzeitigen Gabe von 100 % Sauerstoff bei Tauchunfällen zu vermitteln. Für eine medikamentöse Behandlung von Tauchunfällen gibt es außer Sauerstoff bisher keine wissenschaftlich eindeutig nachgewiesene Wirksamkeit. Hier sind im Rahmen des Advanced Life Supports alle Medikamente indikationsgemäß einzusetzen.

Weder national noch international gibt es eine einheitliche Definition für den Begriff „Tauchunfall". In der Literatur werden unter dem Begriff „Tauchunfall" alle medizinischen Zwischenfälle und Ereignisse im Zusammenhang mit Tauchen bezeichnet. Laut Leitlinie ist der Tauchunfall definitionsgemäß gekennzeichnet durch eine Einschleppung von Gasblasen in Blut und Gewebe (Dekompressionskrankheit). International findet man dazu die übliche Bezeichnung Decompression Illness (DCI). Unterschieden werden Tauchunfälle abhängig vom Unfallmechanismus in:
- Dekompressionskrankheit
- Arterielle Gasembolie

Verhinderung von Tauchunfällen:
- Konservative Tauchgangsplanung z. B. nach den Regeln des Low Bubble Divings
- Überprüfung des eigenen Gesundheitszustands durch den Taucher selbst
- Risikominderung von Tauchunfällen nach Tauchgang (z. B. erhöhte körperliche Anstrengung, tragen schwerer Ausrüstungsgegenstände, kurze Abstände zu nachfolgenden Flügen mit erhöhtem Risiko der Blasenfreisetzung und -zirkulation)

LITERATUR

AWMF-S2k-Leitlinie. Tauchunfall. Version 6.0. Stand 01.12.2022. AWMF-Reg. -Nr. 072-001. https://register.awmf.org/de/leitlinien/detail/072-001

10

10.4 Unklare Bauchschmerzen (Basic)

Hendrik Sudowe

10.4.1 Einsatzmeldung/Anfahrt

Um 10:05 Uhr wird der RTW über Meldeempfänger mit dem Stichwort „Patient mit starken Bauchschmerzen“ alarmiert. Der Einsatzort liegt in einer ca. 3 Kilometer entfernten Straße. Es ist 2 °C kalt und die Sonne scheint.

10.4.2 Situation am Notfallort und Ersteindruck

Fünf Minuten nach der Alarmierung trifft der RTW am Einsatzort ein, einem frei stehenden Einfamilienhaus.

Die Haustür ist bereits geöffnet und die beiden Notfallsanitäter werden von einer ca. 35-jährigen Frau begrüßt und aufgefordert, mit ins Schlafzimmer zu kommen. Dort finden sie einen 38 Jahre alten Mann vor, der in gekrümmter Haltung auf der Seite im Bett liegt. Der Patient ist wach und berichtet, dass er seit dem Vorabend „fürchterliche“ Bauchschmerzen habe.

ABCDE-Untersuchung

Der Patient spricht, es ist kein Stridor zu hören und der Mund-Rachen-Raum ist frei. Subjektiv wird keine Dyspnoe verspürt. Die Atemfrequenz ist bei normalem Zugvolumen leicht erhöht und beträgt ca. 20/min. Auskultatorisch sind seitengleiche Atemgeräusche ohne pathologische Nebengeräusche zu vernehmen. Der Radialispuls ist gut, regelmäßig und mit einer Frequenz von 100/min zu tasten. Die Haut ist warm, trocken und rosig. Auch in liegender Position besteht kein Halsvenenstau. Es gibt keine sichtbaren Blutungen. Der Patient ist orientiert, verfügt über seitengleiche Kraft und Koordination und zeigt beidseits mittelweite und prompt lichtreagible Pupillen. Bei offensichtlich stabiler ABCD-Situation imponiert ein führendes E-Problem in Form starker abdomineller Schmerzen. Am Unterarm kann ein i. v. Zugang angelegt werden. Der Patient gibt an, die am ehesten erträgliche Lagerung bereits eingenommen zu haben.

Entscheidung kritisch ↔ nicht kritisch und Leitsymptom

Eine akute Lebensgefahr hat sich noch nicht manifestiert – im Moment präsentiert sich der Patient **nicht kritisch.** Abhängig von der Ursache der Schmerzen können jedoch Auswirkungen auf vitale Funktionen bei voranschreitender Problematik nicht ausgeschlossen werden.

Sammeln der Differenzialdiagnosen

Der Patient leidet an starken Bauchschmerzen. Bis zur diagnostischen Klärung der Ursache geht das Rettungsteam von einem akuten Abdomen aus, aktuell ohne Zeichen einer Kreislaufinstabilität. Prinzipiell ist nun an akut entzündliche Prozesse (z. B. Pankreatitis, Appendizitis, Divertikulitis), Hohlorganperforationen (z. B. Ulkusperforation), Ileus (mechanisch oder paralytisch), Ischämie (z. B. Mesenterialinfarkt), Blutungen (z. B. Bauchaortenaneurysma) und urologische Ursachen (z. B. Urolithiasis, Nephrolithiasis) zu denken. Gynäkologische Erkrankungen (z. B. extrauterine Gravidität) dürfen in diesem Fall ausgeschlossen werden. Es sollten aber sehr wohl extraabdominelle Ursachen wie akutes Koronarsyndrom, Pleuritis und Hyperglykämie mit Pseudoperitonitis erwogen werden.

10.4.3 Weiterführende Anamnese und Untersuchung

Zur diagnostischen Festlegung werden weitere Informationen gesammelt.

OPQRST

Onset	Langsam einschleichender Schmerzbeginn mit kontinuierlicher Steigerung
Provocation	Die Schmerzen bestehen permanent, sind durch Druck aber weiter verstärkbar.
Quality	Initial diffuser, dumpfer, teils krampfartiger Schmerz, später gut lokalisierbar, eher hell und scharf mit Punctum maximum im rechten unteren Quadranten

Region/Radiation	Zunächst in der Bauchnabelregion, später in den rechten Unterbauch wandernd
Severity	8/10 NRS
Time	Insgesamt besteht die Symptomatik nun seit ca. 16 Stunden.

SAMPLER

Symptome	s. o.
Allergien	Hühnerei, Tierhaare, Pollen
Medikamente	Keine
Patientenvorgeschichte	Keine
Letzte Mahlzeit, letzter Stuhlgang, letzte Miktion	Letzte Mahlzeit: Mittagessen am Vortag, seither kein Appetit; letzter Stuhlgang gestern Abend, normal gefärbt und geformt; Miktion unauffällig, zuletzt vor 2 Stunden
Ereignisse vor dem Notfall	Normaler Arbeitstag
Risikofaktoren	Keine

Fokussierte Untersuchung

Die Untersuchung des Abdomens gestaltet sich schwierig, da sie zu einer erheblichen Schmerzzunahme führt. Deshalb wird sie auf den notwendigsten Erkenntnisgewinn beschränkt. Darmgeräusche sind vorhanden, wenn auch eher spärlich auskultierbar. Es scheint eine lokale Abwehrspannung im rechten unteren Quadranten zu geben. Nach Palpation und rascher Entlastung des linken unteren Quadranten kommt es zur Schmerzzunahme auf der Gegenseite. Das Blumberg-Zeichen – auch als kontralateraler Loslassschmerz bezeichnet – ist damit positiv. Eine Flexion des rechten Beins im Hüftgelenk gegen Widerstand der Hand des Untersuchers führt zu starken Schmerzen im rechten Unterbauch. Also ist auch das Psoas-Zeichen positiv. Auf eine gesonderte Palpation von McBurney- und Lanz-Punkt wird in Ermangelung therapeutischer Konsequenzen nunmehr verzichtet. Auch das Rovsing-Zeichen für eine Appendizitis, das eine Schmerzauslösung durch ein rückwärts gerichtetes Ausstreichen des Dickdarms beschreibt, wird nicht mehr getestet. Ein Test auf das Murphy-Zeichen, bei dem am sitzenden Patienten rechtsseitig unterhalb des Rippenbogens mit mehreren Fingern der Oberbauch eingedrückt wird, während der Patient zur tiefen Inspiration aufgefordert wird, fällt negativ aus. Eine Schmerzprovokation an dieser Stelle würde für eine entzündete Gallenblase sprechen. Ein Beklopfen der Nierenlager löst keine Schmerzen aus. Die Leisten- und Fußpulse, die im Falle eines Bauchaortenaneurysmas ggf. seitenungleich oder gar nicht mehr tastbar wären, können gut palpiert werden.

Vitalwerte und EKG

HF	100/min
RR	160/80 mmHg
SpO_2	98 %
BZ	78 mg/dl
Temp.	38,2 °C
EKG	Sinusrhythmus

Differenzialdiagnostik

Abdominelle Schmerzen sind präklinisch schwer zurückzuverfolgen, da es zahlreiche mögliche Ursachen gibt und die verfügbaren Informationen begrenzt sensitiv und spezifisch sind. Trotzdem sprechen im vorliegenden Fall einige Aspekte für eine Appendizitis: Der zunächst viszerale und periumbilikal verortete Schmerz wandert in den rechten unteren Quadranten und verändert seinen Charakter zu einem somatischen Schmerz. Die Erklärung dafür besteht in der zunächst lokal begrenzten Entzündung eines Bauchorgans, die erst mit der Zunahme des Krankheitsprozesses auch das parietale Peritoneum einbezieht. Zudem besteht Fieber. Möglicherweise weist die Peristaltikverminderung auf einen sich entwickelnden komplizierenden paralytischen Ileus hin.

Mit welchen Komplikationen müssen Sie rechnen?

Die Hauptgefahr besteht in einer Perforation des entzündeten Wurmfortsatzes, die zu einer Ausbreitung der Infektion auf das Bauchfell führen würde. Diese Peritonitis wäre lebensbedrohlich und würde ein septisches Schockgeschehen einleiten.

10.4.4 Maßnahmen und Therapie

Über den bereits angelegten i. v. Zugang wird nach einer Blutentnahme eine kristalloide Infusionslösung verabreicht. Zur Analgesie wird der Infusion 1 g Metamizol beigefügt. Die Tropfgeschwindigkeit wird so eingestellt, dass die 500 ml inkl. des Schmerzmittels innerhalb von 20 Minuten einlaufen.

10.4.5 Transport und Übergabe

Der Patient wird schonend mit dem Tragetuch auf die im Schlafzimmer bereitgestellte Fahrtrage umgelagert. Anschließend erfolgt eine Lagerung mit angezogenen Knien, unter die eine zusammengerollte Decke geschoben wird, um durch die Entspannung der Bauchdecke eine größtmögliche Schmerzlinderung zu erreichen. Das Monitoring wird beibehalten, u. a. auch um etwaige kreislaufdestabilisierende Effekte des Metamizols frühzeitig zu erkennen.

10.4.6 Klinischer Verlauf

In der Klinik erfolgen noch in der Notaufnahme eine Fortführung der Erstmaßnahmen und eine systematische weiterführende Diagnostik, u. a. mit Sonografie, 12-Kanal-EKG, Laborblutanalyse. Der Appendizitisverdacht bestätigt sich. Noch am selben Nachmittag wird der Patient erfolgreich operiert.

10.4.7 Kommentar

Als Ursache für ein akutes Abdomen ist eine Vielzahl von Baucherkrankungen denkbar, sodass der diagnostischen Informationsgewinnung große Bedeutung zukommt. Insbesondere das Leitsymptom „akute Bauchschmerzen" ist ein Symptom für eine Vielzahl möglicher Probleme. In Anlehnung an den Begriff des akuten Abdomens kann man **Hochrisikodiagnosen** definieren, die entsprechend dem akuten Abdomen einer raschen intensiven Diagnostik und ggf. chirurgischen Behandlung bedürfen.

Die folgende Liste stellt wichtige **Hochrisikodiagnosen** unterschiedlicher Organe und Symptomatik dar, erhebt dabei aber keinen Anspruch auf Vollständigkeit:

Primär abdominal:

- Ileus (obstruktiv, paralytisch)
- Hohlorganperforation (Magen, unterschiedliche Darmabschnitte, Gallenblase)
- Abszess, Peritonitis, abdominelle Sepsis
- Mesenterialischämie
- Appendizitis
- Akute Cholezystitis
- Akute Pankreatitis
- Inkarzerierte Hernie
- Divertikulitis
- Invagination (z. B. Meckel-Divertikel)
- Rupturiertes Bauchaortenaneurysma
- Milzruptur
- Extrauteringravidität
- Ovarialtorsion
- Rupturierte Ovarialzyste
- Hodentorsion
- Infektion, beginnende Sepsis im Urogenitaltrakt

Extraabdominal:

- Akutes Koronarsyndrom (ACS), Herzinfarkt
- Lungenembolie
- Diverse Intoxikationen (z. B. Medikamente, Drogen, Schwermetalle)
- Ketoazidose
- Urämie
- Porphyrien

Hervorgerufen werden Abdominalschmerzen häufig durch eine Reizung des Bauchfells (Peritoneum). Alle Bauchorgane sind vom Bauchfell überzogen und bei Störungen wie z. B. Entzündung oder Perforation ist i. d. R. zunächst das bedeckende viszerale Blatt betroffen, was zu diffusen schwer lokalisierbaren Schmerzen führt. Wird auch das parietale Blatt, das die Bauch- und Beckenhöhle auskleidet, einbezogen, werden die Schmerzen exakter lokalisierbar (z. B. Appendizitis) und es kommt zu Abwehrspannung, Klopfschmerz, Loslassschmerz sowie Erschütterungsschmerz. Zur Konkretisierung der Diagnose sind insbesondere die Begleitsymptome des Leitsymptoms „akute Bauchschmerzen" zu beachten (➤ Tab. 10.1).

Tab. 10.1 Leitsymptom akute Bauchschmerzen

Begleitsymptom	Patient	Verdachtsdiagnose
Todesangst	• Kaltschweißigkeit, Übelkeit, Erbrechen • Schmerzlokalisation eher im Oberbauch	Myokardinfarkt
Krampfartige Schmerzen mit Intensitätsschwankungen auf Grundlage eines Dauerschmerzes	Bekannte Gallen- oder Nierensteine	Nierenkolik, Gallenkolik
BZ > 400 mg/dl	Kaltschweißigkeit, vermehrte Exsikkose, Azidosegeruch	Diabetische Ketoazidose (Pseudoperitonitis)
Nervosität, Stress in der Anamnese, Behandlung mit nichtsteroidalen Antiphlogistika	Magenschmerzen, evtl. Teerstuhl	Ulkus
Gewanderter Schmerz → Loslassschmerz im rechten Unterbauch nach linksseitiger Palpation (Blumberg-Zeichen), McBurney-, Lanz-, Psoas-, Rovsing-Zeichen positiv	Fieber, Inappetenz	Appendizitis
Rückenschmerzen		Aortenaneurysma, Pankreatitis
Vaginale Blutungen	Nach längerem Ausbleiben der Regel, kaltschweißig, Blutdruckabfall, Anstieg der Pulsfrequenz	Schwangerschaftskomplikationen, spontaner Fruchtabgang, evtl. extrauterine Gravidität
Fehlende Darmgeräusche	Obstipation, aufgetriebenes Abdomen, häufig Schluckauf oder Aufstoßen	Paralytischer Ileus

Ein akutes Abdomen erfordert ein sofortiges Handeln. Da eine genaue Diagnose am Notfallort in vielen Fällen kaum möglich ist und die Ursache präklinisch ohnehin nicht bekämpft werden kann, sollten sich die Maßnahmen des Rettungsteams immer an den Leitsymptomen des Patienten orientieren, eine schnelle Herstellung der Transportfähigkeit zum Ziel haben und einen zügigen, aber schonenden Transport in eine chirurgische Zielklinik beinhalten.

Evidenz: Mythos oder Fakt

Bauchschmerzen – nicht so schlimm? Haben wir alle mal? Sind Bauchschmerzen prinzipiell harmloser als z. B. Brustschmerzen?

Mockel et al. untersuchten in einer Studie mit über 34.000 Patienten den Zusammenhang zwischen der Hauptbeschwerde und der Mortalität. So präsentierten sich z. B. 11,5 % der Patienten mit Brustschmerzen, 11,1 % mit Bauchschmerzen, 7,4 % mit Atemnot und 66 % mit anderen Symptomen. Von den stationär aufgenommenen Patienten (39,4 %) starben während des Klinikaufenthalts insgesamt 4,7 %.

Und jetzt die Überraschung: nach Leitsymptomen gestaffelt betraf die höchste Mortalität nicht etwa die Patienten mit Brustschmerzen (0,9 %), sondern diejenigen, die über Atemnot (9,4 %) oder Bauchschmerzen (5,1 %) geklagt hatten. Abdominelle Schmerzen können vielfältige Ursachen haben, die viel häufiger als möglicherweise angenommen, tödliche Verläufe nehmen. Erforderlich sind also zum einen eine sorgfältige Untersuchung, zum anderen aber auch ein Bewusstsein für die Limitationen derselben. Insbesondere septische Schockgeschehen müssen frühzeitig erkannt werden.

LITERATUR

Jahn M, Löwe F, Praetz M, Jähnichen G. Untersuchung und Diagnostik für Rettungsdienst und Notfallmedizin. München: Elsevier Urban & Fischer, 2023

Mockel M, Searle J, Muller R, et al. Chief complaints in medical emergencies: do they relate to underlying disease and outcome? The Charité Emergency Medicine Study (CHARITEM). Eur J Emerg Med 2013 Apr; 20(2): 103-108. doi: 10.1097/MEJ.0b013e328351e609. PMID:22387754

10.5 Kreislaufdysregulation (Basic)

Sven Heiligers und Catharina Hammerschlag

10.5.1 Einsatzmeldung/Anfahrt

Am 16. Juli wird um 21:15 Uhr der Rettungswagen zu einem ca. 4 Kilometer entfernten Notfallort in eine gutbürgerliche Wohnsiedlung gerufen. Die Einsatzmeldung lautet „Männliche Person mit Kreislaufproblemen". Nähere Angaben zum Einsatz können vom Leitstellendisponenten nicht gemacht werden. Der RTW trifft nach ca. 5 Minuten Fahrzeit um 21:20 Uhr am Notfallort ein.

Welches Material wird mitgeführt?

Aufgrund der vagen Einsatzmeldung und damit möglichen Bandbreite an Patientenzuständen und Ursachen führt das Rettungsdienstpersonal den Notfallrucksack, einen Sauerstoffrucksack, das EKG-Gerät und eine akkubetriebene Absaugeinheit mit in die Wohnung.

10.5.2 Situation am Notfallort und Erstbefund

Das Einsatzteam, bestehend aus Notfallsanitäter und Rettungssanitäter, wird an der Eingangstür von einer Dame, offensichtlich die Ehefrau, in Empfang genommen. Sie erzählt, dass ihr Ehemann, seit etwa 30 Minuten Blut erbricht. Die RTW-Besatzung findet daraufhin einen ca. 60 Jahre alten männlichen Patienten im Bett des Schlafzimmers auf dem Rücken liegend vor. Beim Näherkommen fällt dem Notfallsanitäter ein neben dem Bett stehender Plastikeimer auf, der bei näherer Betrachtung offensichtlich frisch erbrochenes, hellrotes Blut enthält.

ABCDE-Untersuchung

Der Patient ist wach, bei gegenseitiger Vorstellung wird deutlich, dass die oberen Atemwege frei sind, jedoch sind bereits Rasselgeräusche bei der Atmung hörbar. Die anschließende Inspektion der Mundhöhle mittels Pupillenleuchte zeigt feuchte, rosige Schleimhäute sowie vereinzelte, koagulierte Blutreste an der unteren Zahnreihe. Der Auskultationsbefund bestätigt den initialen Befund ohne Stethoskop: grobblasige Rasselgeräusche über beiden Lungenflügeln, die offensichtlich von einer Aspiration des erbrochenen Blutes herrühren. Die Atemfrequenz ist mit 22/min erhöht und auch das Atemzugvolumen scheint gesteigert. Der periphere Puls kann am linken Handgelenk des Patienten vom Notfallsanitäter nur mit Mühe getastet werden und wird als rhythmisch und beschleunigt eingestuft. Die Rekapillarisierungszeit ist mit 3 Sekunden verlängert. Insgesamt wirkt der Patient blass und kaltschweißig. Die Pupillenkontrolle ergibt eine Seitengleichheit mit prompter Lichtreaktion. Der Patient wird als zeitlich und örtlich orientiert eingestuft, die GCS mit 15 Punkten bewertet. Eine kurze Inspektion der oberen und unteren Extremitäten sowie des Rumpfes zeigen einen eher kachektisch wirkenden Allgemeinzustand, das Abdomen wirkt aufgetrieben. Im Eimer befinden sich geschätzt etwa 1,5 l hellrotes Blut. Auf dem Boden zeigt sich eine kleine Lache, bei der es sich um bräunliches, wässriges Erbrochenes handelt.

Entscheidung kritisch ↔ nicht kritisch und Leitsymptom

Aufgrund des führenden C-Problems sowie des nachweislich hohen Blutverlustes wird der Patient vom Team als **kritisch** eingestuft. Wegen der drohenden Zustandsverschlechterung und der Möglichkeit weiterer Therapieoptionen wird zudem ein Notarzt nachgefordert.

Sammeln der Differenzialdiagnosen

Als zentrale Komplikation stellt sich dem Rettungsteam ein akut eintretender und hoher oraler Blutverlust (Hämatemesis) dar. Da die genaue Lokalisation der Blutungsquelle auf den oberen Gastrointestinaltrakt beschränkt werden kann, stellt das Team folgende Überlegungen zu möglichen Differenzialdiagnosen an: In erster Linie lässt die Hämatemesis in Kombination mit einem geschilderten langjährigen Alkoholabusus an eine Ösophagusvarizenblutung denken. Jedoch kommen als weitere mögliche Ursachen das Mallory-

Weiss-Syndrom oder Boerhaave-Syndrom, ein Ulcus ventriculi, ein Ulcus duodeni, blutende Magen- bzw. Ösophaguskarzinome oder Epistaxis in Betracht.

10.5.3 Weiterführende Anamnese und Untersuchung

Parallel zu den ersten therapeutischen Maßnahmen beider Teammitglieder erfolgt durch den Notfallsanitäter die erweiterte Anamnese, die folgendes Ergebnis liefert: Das Erbrechen gehe nach Auskunft des Patienten seit mehr als 30 Minuten, habe plötzlich begonnen und seitdem nicht an Stärke abgenommen. Langjähriger Alkoholkonsum wird bejaht. Der Patient trinke viel Alkohol, bis zu 2 l Rotwein, eine halbe Flasche Schnaps oder mehrere Biere an einem Tag. Ihr Gespräch wird durch abermaliges, schwallartiges Erbrechen von Blut unterbrochen.

OPQRST

Onset	Blutung seit ca. 30 Minuten
Palliation/ Provocation	Stärke der Blutung nicht beeinflussbar
Quality	–
Region	Lediglich Bluterbrechen, kein Teerstuhl
Severity	Starke Blutung
Time	Plötzlicher Beginn der Blutung, Blutung zeitlich unverändert, noch immer stark

SAMPLER

Symptome	Hämatemesis (Bluterbrechen)
Allergien	Keine
Medikamente	Opipramol, Oxazepam, Metformin, Novalgin b. B.
Patientenvorgeschichte	Depressionen, Schlafstörungen, Diabetes mellitus Typ II, LWS-Syndrom, Alkoholabusus (z.T. 2 l Rotwein, eine halbe Flasche Schnaps oder mehrere Biere pro Tag)
Letzte Mahlzeit	Vor ca. 6 Stunden gegen 15:00 Uhr, halbe Scheibe Brot mit Wurst, schon länger Inappetenz
Ereignisse vor dem Notfall	Keine
Risikofaktoren	Alkoholabusus, Nikotinabusus (ca. 10/d), siehe Patientenvorgeschichte

Orientierende Untersuchung

Aufgrund der Überlegungen zur Differenzialdiagnostik entscheidet sich der Notfallsanitäter für eine orientierende körperliche Untersuchung: Im Gesichtsbereich zeigen sich Spider naevi als Zeichen einer bestehenden Leberzirrhose, womöglich durch den langjährig gesteigerten Alkoholkonsum. Die Nasengänge sind frei und ohne Blutrückstände. Eine gründliche Inspektion der Mundhöhle zeigt keine mögliche Blutungsquelle im sichtbaren Rachenraum, die Halsvenen sind flach. Bei der erneuten Inspektion des Abdomens fällt dem Notfallsanitäter eine Venenzeichnung um den Bauchnabel auf. Die Auskultation des Abdomens ergibt vorhandene Darmgeräusche, die anschließende Palpation des aufgetriebenen Abdomens (Aszites) verläuft in allen Quadranten schmerzfrei. Die Frage nach möglichen Krebserkrankungen im Magen-Darm-Bereich wird vom Patienten und von der Ehefrau verneint. Ebenso werden in diesem Zusammenhang etwaige Geschwüre des Magen-Darm-Trakts von beiden Personen ausgeschlossen. Auf Nachfrage nach Miktion und Stuhlgang gibt es laut dem Patienten keinerlei Besonderheiten, der Stuhl sei fest und formbar und enthalte bis zuletzt keinerlei Blutbeimengungen.

Vitalwerte und EKG

HF	140/min
RR	Systolisch 65 mmHg, diastolisch nicht messbar
SpO_2	95 % unter Raumluft
BZ	175 mg/dl
Temp.	36,7 °C
EKG	Sinustachykardie

10

10.5.4 Bewertung der Differenzialdiagnostik und Verdachtsdiagnose

Anhand der gesammelten Befunde vermutet das Team als wahrscheinlichste Ursache für das akut einsetzende Bluterbrechen eine Ösophagusvarizenblutung. Der Patient ist bekennender Alkoholiker. Anzeichen für eine Leberfunktionsstörung mit portaler Hypertension in Form eines Aszites sind bereits vorhanden und machen eine Varizenbildung im Ösophagus wahrscheinlich. Es gibt keine Hinweise auf Teerstuhl als mögliches Symptom eines Ulcus ventriculi bzw. Ulcus duodeni. Entsprechende Vorerkrankungen wurden vom Patienten sowie seiner Ehefrau verneint. Ebenso fehlt im Rahmen der Anamnese die Bestätigung für etwaige kanzerogene Vorerkrankungen des Magen-Darm-Trakts, sodass diese als mögliche Ursachen der Blutung eher unwahrscheinlich sind. Weiterhin könnten spontane Einrisse der Mukosa bzw. Submukosa des Ösophagus (Mallory-Weiss-Syndrom) oder eine Ösophagusperforation (Boerhaave-Syndrom) eine mögliche Ursache für das Bluterbrechen sein. Eine sichere präklinische Differenzierung ist jedoch schwierig.

Mit welchen Komplikationen müssen Sie rechnen?

Zum einen besteht durch den hohen Blutverlust die Gefahr der Entwicklung eines hämorrhagischen Schocks. Dieser kann zu einer massiven Kreislaufinstabilität sowie malignen Herzrhythmusstörungen führen und letztendlich in ein Multiorganversagen münden. Die Schocksituation kann zudem durch Verminderung der zerebralen Perfusion zu einer Abnahme der Vigilanz führen und somit bei bestehender Hämatemesis das Aspirationsrisiko steigern.

10.5.5 Maßnahmen und Therapie

Der Rettungssanitäter stellt eine Oberkörperhochlagerung für den wachen Patienten her, um ein weiteres Aspirationsrisiko so gering wie möglich zu halten, und positioniert die Absaugeinheit einsatzbereit neben dem Patienten. Parallel dazu erfolgt durch den Notfallsanitäter die Etablierung eines i. v. Zugangs am linken Handrücken des Patienten. Da sich die Venenverhältnisse zum Glück optimal gestalten, gelingt die Anlage einer 14 G-Kanüle prompt. Der langjährig erfahrene Rettungssanitäter etabliert einen weiteren i. v. Zugang der Größe 14 G in der Ellenbeuge des rechten Arms, an dem er zuvor den Blutdruck manuell gemessen hat. Es wird eine Infusionstherapie eingeleitet, indem über beide Zugänge jeweils ein Bolus von 250 ml einer balancierten Vollelektrolytlösung verabreicht wird. Das Ziel des Teams besteht in einem systolischen Blutdruck von 80–90 mmHg. Zu diesem Zeitpunkt trifft der Notarzt ein und erhält vom Notfallsanitäter eine Übergabe nach dem ABCDE-Schema sowie die Ergebnisse der erweiterten Anamnese samt Verdachtsdiagnose einer Ösophagusvarizenblutung. Mittlerweile trübt der Patient zunehmend ein. Der Notarzt bestätigt den Auskultationsbefund über der Lunge und den Verdacht auf eine Aspiration von Blut. Auf seine Anweisung wird daraufhin die endotracheale Intubation vorbereitet. Um das Regurgitationsrisiko während des Intubationsvorgangs zu minimieren, wird dem Patienten nach i. v. Applikation von 2 mg Midazolam durch den Notarzt eine Magensonde gelegt. Diese fördert reichlich Blut. Zur Narkoseeinleitung wird der Patient auf den Boden des Zimmers gelegt. Dieser gibt auf Nachfrage an, dass er ca. 80 kg wiegt. Dementsprechend werden 80 mg Esketamin, weitere 6 mg Midazolam und 100 mg Rocuronium appliziert. Der Patient wird unter Absaugen des Hypopharynx mittels Yankauer (sog. SALAD-Technik) problemlos intubiert. Um den größtmöglichen Erfolg beim ersten Versuch zu erhalten, wird ein Videolaryngoskop eingesetzt, um zunächst einen Bougie in der Trachea zu platzieren und darüber dann den Tubus sicher einzuführen. Die am Beatmungsgerät eingestellten Parameter sind: AZV 500 ml, AF 10/min, PEEP 5 mbar. Der ermittelte $etCO_2$ liegt bei 37 mmHg.

10.5.6 Transport und Übergabe

Der Patient wird auf die bereitgestellte Trage gelagert und aus dem ebenerdigen Haus zum RTW transportiert. Während der Narkosevorbereitung und Durchführung der Atemwegssicherung wurden mittlerweile 1,5 l der balancierten Vollelektrolytlösung infundiert. Der Blutdruck steigt unter dieser Therapie auf systolisch 80 mmHg an. Der weitere Transport unter kontinuierlichem Monitoring verläuft problemlos. Die Magensonde fördert insgesamt 850 ml hellrotes Blut. Während der

Transportphase wird der Patient engmaschig im Rahmen regelmäßiger Verlaufskontrollen überwacht. Um 23:14 Uhr wird der Patient in der internistischen Notaufnahme an den diensthabenden Internisten übergeben.

10.5.7 Klinischer Verlauf

In der Klinik bestätigt sich der Verdacht auf eine Ösophagusvarizenblutung. Während der Endoskopie wird versucht, die blutenden Varizen zu veröden, was jedoch nur schwer gelingt. Die Anästhesie übernimmt während des Eingriffs die Beatmung und das Transfusionsmanagement und führt eine Massivtransfusion mit einem Hochdrucksystem (Ranger Level 1) durch. Dabei werden 10 Erythrozytenkonzentrate, 10 Einheiten Fresh Frozen Plasma und 4 Thrombozytenkonzentrate verabreicht. Zudem werden umfangreiche Gerinnungsprodukte wie Fibrinogen, PPSB, Faktor XIII und Kalzium substituiert.

Trotz eines angepassten Wärmemanagements fällt die Körpertemperatur des Patienten während der Intervention auf 34,5 °C ab. Nach der Endoskopie wird der Patient auf die Intensivstation verlegt. Hier zeigt sich weiterhin ein desolater Gerinnungsstatus und aus der liegenden Magensonde tritt erneut hellrotes Blut aus. In Rücksprache mit der Endoskopie sind derzeit alle Therapieoptionen ausgeschöpft, da ohne funktionierende Gerinnung jeder neu angesetzte Clip oder eine Verödung weitere Verletzungen mit sich führen würde, die wieder bluten könnten. Basierend auf Laborwerten (ROTEM, BGA) werden weitere Gerinnungs- und Blutprodukte substituiert.

Aufgrund des massiven Blutverlustes und der gestörten Lebersyntheseleistung entwickelt der Patient eine disseminierte intravasale Koagulopathie (DIC), die nicht mehr beherrschbar ist. Im Konsens mit dem Team der Intensivstation und der Ehefrau wird die Therapie auf ein palliatives Konzept umgestellt. Der Patient verstirbt im Beisein seiner Ehefrau.

10.5.8 Kommentar

Die häufigste Art der gastrointestinalen Blutung ist mit 80–90 % die obere, mit 10–20 % folgt die untere. 50 % aller oberen GIT-Blutungen entfallen auf Ulzerationen (25 % im Duodenum, 21 % im Magen, 2 % im unteren Ösophagus), 35 % auf Erosionen und 10 % auf Varizen im Magenfundus und im Ösophagus.

Alle Blutungen oberhalb des Treitz-Bandes, der Grenze zwischen Duodenum und Jejunum, werden als obere gastrointestinale Blutung bezeichnet. Mögliche Blutungsquellen sind also demnach Ösophagus, Magen und das Duodenum. Es sollte aber immer auch an extraintestinale Blutungsquellen, wie z. B. starkes Nasenbluten oder Bluthusten, gedacht werden. Eine untere Blutungsquelle umfasst den restlichen Teil des Gastrointestinaltrakts: Dünndarm, bestehend aus Jejunum und Ileum, Kolon und Rektum.

Beim beschriebenen Fall handelt es sich um den klassischen Fall einer oberen gastrointestinalen Blutung. Unterschieden werden das Erbrechen von Blut und das typische kaffeesatzartige Erbrechen. Die kaffeesatzartige Ausflockung (Hämatin) des Hämoglobins entsteht durch Einwirkung der Salzsäure. Aber Vorsicht: Wenn Hämatin auftritt, braucht das Blut nicht zwangsläufig nur aus dem Magen zu stammen, das Blut hatte lediglich Kontakt mit der Magensäure. Es kann ebenso aus dem Nasen-Rachen-Raum, der Speiseröhre oder dem oberen Duodenum (Zwölffingerdarm) in den Magen gelangt sein. Hämatemesis ist aber kein obligates Symptom einer oberen gastrointestinalen Blutung, im Gegensatz zum Teerstuhl (Meläna) bei der unteren gastrointestinalen Blutung. Bei massiver Blutung kann es zu einer so starken Verdünnung des Magensafts kommen, dass es nicht mehr zu einer Andauung und Ausflockung des Hämoglobins mit Salzsäure zum Hämatin kommt.

Bei der weiteren Untersuchung des Patienten fällt ein Venengeflecht im Bereich des Bauchnabels auf. Das beschriebene Bild entspricht einem sog. Medusenhaupt (Caput medusae), wie es bei einem Hochdruck im Pfortaderkreislauf entstehen kann. Mit 75 % sind intrahepatische Blöcke die häufigste Ursache einer portalen Hypertension. Der absolute Spitzenreiter bei diesen Ursachen ist der bindegewebige Umbau von Lebergewebe, die Leberzirrhose. Andere Ursachen können Leber- oder Milzvenenthrombose, Tumoren, Tropenerkrankungen oder Herzerkrankungen sein. Der Druck in der Pfortader des Gesunden beträgt 5–12 mmHg. Bei Widerstandserhöhung im portalen Stromgebiet, z. B. durch eine Zirrhose, kommt es zu einem Backward Flow und erhöhter Durchblutung im arteriellen Stromgebiet (Forward Flow). Steigt die Druckdifferenz zwischen Pfortaderdruck und unterer

Hohlvene (Vena cava inferior) über 10 mmHg, ist die Ausbildung von Umgehungskreisläufen wahrscheinlich. Ein sichtbarer Vertreter ist das Medusenhaupt, bei dem es zwischen Nabel- und epigastrischen Venen zu einem Umgehungskreislauf kommt.

Es kann präklinisch keine kausale Therapie einer akuten Ösophagusvarizenblutung vorgenommen werden. Die früher oft genutzten Sengstaken-Blakemore-Sonden oder die Linton-Nachlasssonde sind aufgrund ihrer schwierigen Anwendung für den Ungeübten aus der Präklinik verschwunden. Man geht bei einer Ösophagusvarizenblutung also symptomorientiert vor. Im Vordergrund stehen die Aspirationsgefahr und der hämorrhaghische Schock. Es sollten also beim geringsten Verdacht auf eine Blutung aus dem oberen oder unteren Gastrointestinaltrakt mehrere großlumige Zugänge gelegt werden. Das Infusionsmanagement richtet sich hier nach dem Prinzip der permissiven Hypotension. Der Zielblutdruck bei unstillbaren Blutungen liegt bei 80–90 mmHg.

Trübt der Patient zunehmend ein, so sollte er notfallmäßig endotracheal intubiert und beatmet werden. Im Anschluss sollte die Einlage einer Magensonde zur Entlastung des Magen-Darm-Trakts und als weiterer Aspirationsschutz erfolgen.

Neben dem üblichen Monitoring, wie kontinuierliche Blutdruck- und Pulsmessung, EKG und Kontrolle der Sauerstoffsättigung, sollte schon frühzeitig vor einer Massivinfusion Kreuzblut in einem oder zwei Serumröhrchen abgenommen werden. Gegebenenfalls kann das NEF mit dem Kreuzblut vorweggeschickt werden.

Eine Klinik sollte nur unter vorheriger Voranmeldung mit Angabe wichtiger Einzelheiten, z. B. kreislaufinstabil, intubiert, beatmet, angefahren werden. Eine internistische Abteilung mit Endoskopieabteilung wäre von Vorteil.

10

Evidenz: Mythos oder Fakt

Mythos: Bei Patienten mit akuten Abdominalschmerzen ist eine Analgesie tunlichst zu unterlassen! Eine Analgesie kann sonst Symptome maskieren und eine Diagnostik erschweren!
Fakt: Dieser jahrzehntealte Mythos, aus Angst eine Diagnostik zu erschweren, ist völlig veraltet und lässt sich auch widerlegen! Manterola C. et al. (2011) haben dies in einer randomisiert kontrollierten Studie anhand von Recherchen (Cochrane Controlled Trials Register [CENTRAL] The Cochrane Library, Ausgabe 2, 2009, MEDLINE 1966 bis 2009 und EMBASE 1980 bis 2009) untersucht. Ergebnis: Eine adäquate Analgesie mit Opioiden bei akuten Abdominalschmerzen maskiert bzw. erschwert weder die klinischen Untersuchungsbefunde noch wird die Diagnose verzögert. Eine signifikante Schmerzreduktion bei Abdominalschmerzen führt nicht zu einer diagnostischen Ungenauigkeit.

LITERATUR

Fandler M, Kleophas A. Gastrointestinale Blutung. Notaufnahme up2date 2020; 2(01): 6-8

Fleischmann Th, Hohenstein Ch. Klinische Notfallmedizin Band 1 Wissen. München: Elsevier Urban & Fischer, 2020

Löwe F, Jahn M. Checklisten Rettungsdienst. 2. A. München: Elsevier Urban & Fischer, 2022

Manterola C, Vial M, Moraga J, Astudillo P. Analgesia in patients with acute abdominal pain. Cochrane Database of Systematic Reviews 2011, Issue 1. Art. No.: CD005660. DOI: 10.1002/14651858.CD005660.pub3.

10.6 Krankentransport (Basic)

Hendrik Sudowe

10.6.1 Einsatzmeldung/Anfahrt

Der RTW 60-83-1 und das NEF 1-82-1 werden zu einem Patienten gerufen, der massiv Blut erbrochen habe. Da das Team nach einer vorangegangenen Fahrt noch im RTW sitzt, kann der Einsatz sofort übernommen werden. Die Besatzungsmitglieder rüsten sich mit FFP2-Masken, Schutzbrillen und Einmalkitteln aus, um sich vor Blutkontaminationen zu schützen.

10.6.2 Situation am Notfallort und Ersteindruck

Vor der Tür eines dreigeschossigen Wohnhauses wird das Rettungsteam von einer ca. 70-jährigen Frau in Empfang genommen. Es gehe um ihren Sohn, der seine Wohnung im Dachgeschoss des Hauses habe. Er könne nicht mehr laufen und somit sei ein eigenorganisierter Transport in das nur einige 100 Meter entfernte Krankenhaus nicht möglich. Seit heute Morgen müsse sich der junge Mann immer wieder übergeben und sei insgesamt „überhaupt nicht gut zufrieden". Das Rettungsteam rüstet sich mit Notfallrucksack, Sauerstofftasche, Absaugeinheit und EKG/Defibrillator aus und wird von der Mutter des Patienten zu dessen Wohnung geführt. Glücklicherweise existiert ein Fahrstuhl, dessen Raum- und Traglastangebot sogar die Mitnahme einer Trage ermöglichen würde. Als die Kollegen das Schlafzimmer betreten und den auf dem Bett liegenden Patienten sehen, wird ihnen sofort klar, dass sich dieser Einsatz fernab jeder Versorgungsroutine abspielen wird. Der ca. 40-jährige Mann wiegt bei einer geschätzten Körpergröße von 165 cm sicher mehr als 200 kg. Das ganze Bett und teilweise auch der Fußboden sind mit kaffeesatzartigem Erbrochenem bedeckt. Auf laute Ansprache öffnet der extrem blasse Patient kurz die Augen, wirkt aber nicht orientiert und konversationsfähig.

Welche Entscheidungen können bereits jetzt getroffen werden?

Unabhängig davon, welche Ergebnisse die weitere Untersuchung bringen wird, steht bereits jetzt fest, dass der Patient kritisch krank ist und eine schnelle klinische Versorgung braucht. Daher wird der Rettungssanitäter-Praktikant aufgefordert, umgehend die Fahrtrage in die Patientenwohnung zu bringen. Da das Wohnhaus erfreulicherweise barrierefrei ist, kann diese Aufgabe allein bewältigt werden.

ABCDE-Untersuchung

Im Rachenraum befinden sich Anhaftungen von schwarz gefärbtem Erbrochenem. Da die Schutzreflexe als nicht verlässlich eingeschätzt werden, wird oral/nasal abgesaugt, was vom Patienten gut toleriert wird. Ein Teammitglied übernimmt die Aufgabe der permanenten Atemwegsüberwachung und verabreicht zeitgleich Sauerstoff mit hohem Flow über eine Maske. Die Atmung ist auf 24 Atemzüge/min beschleunigt, aber ausreichend tief. Auskultatorisch sind v. a. an der Lungenbasis brodelnde Atemgeräusche hörbar. Der Puls an der A. radialis ist nur sehr schwach tastbar, er wirkt regelmäßig, aber beschleunigt. Die am Nagelbett des Daumens überprüfte Rekapillarisierungszeit ist stark verzögert. Unter der zurückgeschlagenen Bettdecke offenbart sich eine weitere Blutaustrittsquelle. Der Patient hat massiv Teerstuhl abgesetzt. Einer der Kollegen beginnt nun mit der Suche nach geeigneten Venen für möglichst großlumige Verweilkanülen, was sich erwartungsgemäß schwierig gestaltet. Letztlich gelingt immerhin die Anlage einer 18 G-Verweilkanüle. Bei noch nicht bekanntem – aber aufgrund unzureichender Manschettengrößen wohl auch nicht messbarem – Blutdruck, der allerdings mit deutlichen Zeichen einer zerebralen Hypoperfusion einhergeht, wird eine kristalloide Infusionslösung zügig infundiert. Der Patient ist bei einer GCS von 11 (3-3-5) bewusstseinsgetrübt. Die gezielte Schmerzabwehr ist seitengleich, die Pupillen sind isokor und träge lichtreagibel.

Entscheidung kritisch ↔ nicht kritisch

Der Patientenzustand ist **kritisch!** Aus einem vermutlich führenden C-Problem hat sich konsekutiv ein D-Problem und aus der damit assoziierten Schwächung der Schutzreflexe ein AB-Problem ergeben.

10.6.3 Weiterführende Anamnese und Untersuchung

Kaffeesatzartiges Erbrechen und Teerstuhl weisen auf eine **Blutung im oberen Gastrointestinaltrakt** hin. Kommt das Hämoglobin des Blutes mit der Salzsäure des Magensafts in Kontakt, entsteht Hämatin, wodurch sich das bräunlich gefärbte, kaffeesatzartige Erbrochene und der schwarze, teerartige Stuhl erklären. Als typische Blutungsquelle kommt z. B. ein Magengeschwür infrage.

Blässe, Tachykardie, verlängerte Rekapillarisierungszeit und eingeschränktes Bewusstsein zeigen die aus der Blutung resultierende Kreislaufinsuffizienz und den eingeschränkten Sauerstofftransport an. Die brodelnden Atemgeräusche an der Lungenbasis können bei eingeschränktem Bewusstseinszustand als Zeichen einer Aspiration von Erbrochenem gewertet werden.

Orientierende Untersuchung

Da keine äußerlichen Verletzungszeichen gefunden werden, sieht das Team keinen Grund, an einer internistischen Ursache der Blutung zu zweifeln.

Vitalwerte und EKG

HF	130/min
RR	Nicht messbar
SpO_2	Nicht messbar
BZ	200 mg/dl
Temp.	36,4 °C
EKG	Sinustachykardie

SAMPLER

Eine OPQRST-Anamnese über den Patienten ist nicht möglich. Die Mutter kann keine weiteren Angaben machen. Zu den SAMPLER-Fragen hingegen lassen sich fremdanamnestische Informationen sammeln.

Symptome	s. o.
Allergien	Nickel-Kontaktallergie
Medikamente	Phenprocoumon, Bisoprolol, Insulin, NSAR wie Ibuprofen als Eigenmedikation über einen langen Zeitraum bei Rückenschmerzen
Patientenvorgeschichte	Diabetes, Hypertonie, Bandscheibenvorfälle, Lungenembolien
Letzte Mahlzeit	Unklar
Ereignisse vor dem Notfall	Unklar
Risikofaktoren	Adipositas permagna

10.6.4 Maßnahmen und Therapie

Aufgrund der Aspirationsgefahr wird der Patient in seinem Bett so gut wie möglich auf der Seite gelagert. Über eine Gesichtsmaske mit Reservoir wird Sauerstoff mit einem Flow von 15 l/min verabreicht. Ein Kollege positioniert sich mit dem Absauggerät am Kopf des Patienten, um die Sauerstoffmaske bei Anzeichen einer Blutansammlung im Rachenbereich sofort entfernen und die Atemwege frei machen zu können. Es kann eine zweite Venenverweilkanüle angelegt werden, über die eine Blutentnahme erfolgt.

Zeitgleich treffen das NEF und der Praktikant mit der Fahrtrage ein; der Notarzt wird von einem der Notfallsanitäter über die Lage in Kenntnis gesetzt. Inzwischen wurde eine Blutdruckmanschette mit besonders großem Umfang organisiert, mit der ein systolischer Blutdruck von 80 mmHg gemessen wird.

Da die GCS immer weiter sinkt und der Patient erneut erbricht, ergibt sich eine zunehmende Aspirationsgefahr, der in diesem Fall durch Lagerungsmaßnahmen nur unvollständig begegnet werden kann. Daher soll vor dem Transport eine Narkose eingeleitet werden, um den Patienten endotracheal intubieren zu können. Nach der Narkoseeinleitung mit Esketamin und Midazolam wird die Intubation erfolgreich durchgeführt. Über den Tubus erfolgt eine endobronchiale Absaugung. Die Beatmungsparameter werden nicht nach der üblichen Berechnung (12 × 6–8 ml/kg KG) eingestellt, da bei einem Körpergewicht von 210 kg ein Tidalvolumen von fast 15 Litern erreicht werden würde. Das Atemminutenvolumen wird bei einer Beatmungsfrequenz von 12/min auf zunächst 7,5 Liter eingestellt (Berechnung nach idealem Körpergewicht). Zur Beatmungskontrolle wird das Monitoring um die Kapnografie erweitert. Der $etCO_2$ wird mit 46 mmHg gemessen. Das Pulsoxymetersignal bleibt schwach. Zwischenzeitlich kann ein fraglich reliabler Wert von 95 % gemessen werden.

10.6.5 Transport und Übergabe

Die Fahrtrage kann direkt neben dem Bett positioniert werden, sodass die Umlagerung über ein Rollboard realisiert werden kann. Der Transport in die nahe liegende Klinik mit Einsatz der Sondersignale dauert nur 2 Minuten. Als Übergabepunkt wurde vorab der internistische Schockraum vereinbart.

10.6.6 Klinischer Verlauf

Eine sofortige Gabe von Vitamin K (Konakion®) soll die gerinnungshemmende Wirkung des Vitamin-K-Antagonisten Phenprocoumon (Marcumar®) stoppen. Die Blutung wird endoskopisch lokalisiert und kann erfolgreich gestillt werden. Zusätzlich zu den bereits laufenden Infusionen erhält der Patient mehrere Erythrozytenkonzentrate. Der Heilungsprozess macht aufgrund der Adipositas Probleme und verläuft nur zögerlich. Letztendlich kann der Patient jedoch mit einem positiven Ergebnis entlassen werden. Abschließend erfolgt eine ausführliche Beratung über die verschiedenen Optionen zur Gewichtsreduktion.

10.6.7 Kommentar

Ein diskussionswürdiger Aspekt dieses Einsatzes ist die Beatmung. Da sich die Lungenkapazität nicht im Einklang mit einer zunehmenden Adipositas vergrößert, verbleiben die eigentlich gewichtsadaptierten Einstellungen der Beatmungsparameter (z. B. 6–8 ml/kg KG) immer im Bereich des Idealgewichts. Da bei extremer Adipositas mit eingeschränkter Lungen-Compliance, sinkender funktioneller Residualkapazität und insgesamt einer alveolären Hypoventilation zu rechnen ist, könnten betroffene Patienten an einer chronischen Hyperkapnie leiden. Damit würden sich die Zielsauerstoffsättigungsbereiche verschieben, die im Normalfall bei 92–96 % liegen. Das Hyperkapnierisiko, das z. B. bei COPD-erkrankten Menschen eine Ziel-SpO_2 von 88–92 % anstreben lässt, könnte auch bei adipösen Patienten im Sinne eines Pickwick-Syndroms Geltung haben. Eine Einschränkung für die reduzierten SpO_2-Ziele ergeben sich im vorliegenden Fall durch die Unkenntnis der Hämoglobinwerte bei einem aktiv blutenden Patienten. Schließlich ist die Sauerstoffsättigung ein Verhältniswert, der nicht den Sauerstoffgehalt des Blutes, sondern die Sättigung des Hämoglobins anzeigt. Außerdem ist die Sauerstoffsättigung nicht durchgehend verlässlich zu messen. Somit überwiegt die Sorge vor einer unerkannten Hypoxie, den Wunsch, eine Hyperkapnie zu vermeiden.

Evidenz: Mythos oder Fakt

Mythos: Tranexamsäure bei gastrointestinaler Blutung – warum nicht? Beim traumatisch bedingten hämorrhagischen Schock funktioniert das doch auch!

Fakt: Leider besagt die vorliegende Evidenz etwas anderes: Die Gabe von Tranexamsäure wird nicht empfohlen. Eine Studie, die in den Jahren 2013–2019 an über 164 Krankenhäusern in 15 verschiedenen Ländern durchgeführt wurde, zeigte, dass Tranexamsäure bei gastrointestinalen Blutungen (GIB) keinen nachweisbaren Nutzen erbringt. Insbesondere konnte keine verringerte Mortalität festgestellt werden. Noch gravierender ist, dass die Gabe von Tranexamsäure mit einer erhöhten Anzahl an thrombembolischen Ereignissen und dem Auftreten von Krampfanfällen verbunden war. Auch die S2k-Leitlinie „Gastrointestinale Blutungen“ fordert es so: „*Tranexamsäure sollte bei der akuten gastrointestinalen Blutung nicht eingesetzt werden.*“ Signifikante Effekte auf reduzierte Blutverluste ließen sich in den der Leitlinienempfehlung zugrunde liegenden Studien nicht nachweisen, dafür stieg das Risiko für thrombembolische Ereignisse.

LITERATUR

AWMF-S2k-Leitlinie Gastrointestinale Blutungen (Addendum). Version 1.1. Stand 12/2021. AWMF-Reg.-Nr. 021-028. 2021. https://register.awmf.org/assets/guidelines/021_D_Ges_fuer_Verdauungs-_und_Stoffwechselkrankheiten/021-028add_S2k_Gastrointestinale_Blutung_2022-02-abgelaufen.pdf (in Überarbeitung)

HALT-IT Trial Collaborators. Effects of a high-dose 24-h infusion of tranexamic acid on death and thromboembolic events in patients with acute gastrointestinal bleeding (HALT-IT): an international randomised, double-blind, placebo-controlled trial. Lancet 2020 Jun 20; 395(10241): 1927–1936. doi: 10.1016/S0140-6736(20)30848-5

10.7 Bewusstlose Patientin (Advanced)

Torsten Moeser und Matthias Jahn

10.7.1 Einsatzmeldung/Anfahrt

An einem frühen Nachmittag wird der RTW in den Nachbarrettungsdienstbereich alarmiert. Das Einsatzstichwort ist „bewusstlose Person". Der Einsatzort ist etwa 16 km von der Rettungswache entfernt.

10.7.2 Situation am Notfallort und Erstbefund

Der RTW trifft nach 14 Minuten an der Einsatzstelle ein. Dabei handelt es sich um Wohnblöcke, die nicht direkt angefahren werden können. Nach etwa 700 Metern wird die Wohnanschrift zu Fuß erreicht. Auf dem Sofa sitzend wird eine 26-jährige Frau aufgefunden, die somnolent erscheint, auf Schmerzreiz aber erweckbar ist.

ABCDE-Untersuchung

Eine erstorientierende Einschätzung durch das RTW-Team ergibt A: freie, rosige/feuchte Schleimhäute, B: vesikuläres Atemgeräusch beidseits, C: peripher gut tastbare Pulse, regelmäßig und beschleunigt. Die Haut ist trocken und warm, es fallen mehrere Narben an beiden Armen auf. Die Rekapillarisierungszeit liegt unter 2 Sekunden. D: somnolent, teilweise auch soporös, auf Schmerzreiz jedoch erweckbar; die Pupillen sind weit, seitengleich und reagieren auf Licht. E: Körpertemperatur 37,6 °C, im häuslichen Umfeld fällt lediglich auf, dass es sich um eine Raucherwohnung handelt.

Entscheidung kritisch ↔ nicht kritisch

Aufgrund der Vigilanzstörung wird die Patientin von der RTW-Besatzung zunächst als **kritisch** eingestuft.

Sammeln von Differenzialdiagnosen

Bei Störungen der Bewusstseinslage muss unzweifelhaft stets an metabolische Ursachen wie z. B. Hypo- oder Hyperglykämie gedacht werden. Die auffallend mit Narben versehenen Arme lassen an eine psychiatrische Grunderkrankung, wie z. B. eine Borderline-Störung denken. Die Tachykardie könnte auf einen Volumenmangel, eine Elektrolytstörung oder eine Herzerkrankung denken lassen. Vom Lebensgefährten erfährt die RTW-Besatzung, dass er die Patientin im Bad auf dem WC sitzend vorgefunden habe. Sie habe angegeben 25 Tabletten Quetiapin 300 mg eingenommen zu haben, sie wolle einfach nicht mehr.

10.7.3 Weiterführende Anamnese und Untersuchung

Orientierende Untersuchung

Die Patientin ist nach wie vor wechselnd somnolent bis soporös. Die Pupillen sind immer noch mittelweit und träge auf Licht reagierend. Der Notfallsanitäter lässt sich vom Lebensgefährten die Dauermedikation zeigen, die aus Quetiapin, Venlafaxin und Opipramol besteht.

Vitalwerte und EKG

HF	130/min
RR	100/60 mmHg
SpO_2	99 %
BZ	96 mg/dl
Temp.	37,0 °C
EKG	Sinustachykardie, teilweise arrhythmisch

OPQRST

Onset	Vor etwa ½ Stunde
Provocation	–
Quality	Wechselnde Vigilanz
Radiation	–
Severity	Starke Verwirrtheit
Time	Seit Stunden

SAMPLER

Symptome	Bewusstseinsstörung
Allergien	Keine bekannt
Medikamente	Opipramil, Venlafaxin, Quetiapin
Patientenvorgeschichte	Bisher körperlich gesund Fremdanamnestisch depressive Erkrankung mit manischen Episoden
Letzte Mahlzeit	Mittagessen
Ereignisse vor dem Notfall	Vermutlich depressive Episode mit Suizidgedanken
Risikofaktoren	Nikotin

Welche weiteren Informationen sollten gesammelt werden?

Der Notfallsanitäter entschließt sich dazu, die Giftnotrufzentrale zu kontaktieren. Hierzu gibt er das Körpergewicht der Patientin, den Ingestionszeitpunkt, die Symptome der Patientin und die Dauermedikation durch, insgesamt hat er die eingenommene Menge auf 7,5 g unretardiertes Quetiapin bestimmt. Die Giftnotrufzentrale weist auf die Gefahr von Krampfanfällen, einem Long-QT-Syndrom und Herzrhythmusstörungen – insbesondere Tachykardien – hin. Kohle sei wegen der bereits vorhandenen Symptome nicht mehr sinnvoll und der Ingestionszeitraum müsste schon länger zurückliegen. Weiter wird empfohlen, bei Tachykardien Magnesiumsulfat i. v. zu verabreichen, ggf. mit Natriumbicarbonat blind zu puffern, ansonsten nach erfolgter BGA in der Klinik. Die aufnehmende Klinik könne sonst auch gerne nochmals anrufen.

10.7.4 Verdachtsdiagnose

Aufgrund der gewonnenen Informationen geht die RTW-Besatzung davon aus, dass es sich um eine Quetiapin-Monointoxikation handelt. Sicherheitshalber werden aber alle Mülleimer der Wohnung auf Blister anderer Medikamente hin untersucht. Hier konnte aber nichts Weiteres gefunden werden.

Die Patientin wird weiter als kritisch eingeschätzt, da der Ingestionszeitpunkt unklar ist, und bereits eine Tachykardie ohne Instabilität vorliegt.

10.7.5 Maßnahmen und Therapie

Die RTW-Besatzung hat in der Zwischenzeit einen sicheren i. v. Zugang etabliert. Ein lückenloses Monitoring, bestehend aus EKG, Pulsoxymetrie und nichtinvasiver Blutdruckmessung im 2-Minuten-Intervall wird etabliert. Auf die Gabe von Sauerstoff wird bei adäquater Raumluftsättigung verzichtet, allerdings entscheidet sich der Notfallsanitäter dazu, der Patientin bei anhaltender Somnolenz und schnarchenden Atemgeräuschen zur niederschwelligen Atemwegssicherung einen Nasopharyngealtubus CH 26 zu legen. Der Notfallsanitäter meldet die Patientin direkt auf der internistischen Intensivstation eines Maximalversorgers an. Die bereits kontaktierte Giftnotrufzentrale hat auf mögliche Komplikationen wie z. B. eine erhöhte Krampfneigung hingewiesen. Zur Sicherheit werden daher für den Transport 5 mg Midazolam i. v. aufgezogen und bereitgelegt falls die Patientin krampfen sollte.

10.7.6 Transport und Übergabe

Bei stabilen Kreislaufverhältnissen erfolgt der Transport in das Krankenhaus und die Patientin kann an den diensthabenden Internisten und das Pflegepersonal der Intensivstation übergeben werden.

10.7.7 Klinischer Verlauf

Der klinische Verlauf gestaltet sich unproblematisch. Die Patientin wird rein symptomatisch behandelt. Eine Gastroskopie ist nicht erforderlich, da es sich um unretardiertes Quetiapin handelte. Nur retardierende Medikamente verklumpen gerne im Magen und müssen dann gastroskopisch entfernt werden. Insgesamt erhält die Patientin zur Normalisierung der Herzfrequenz einen Betablocker, der Säure-Basen-Haushalt muss korrigiert werden. Ein Long-QT-Syndrom oder bedrohliche Tachykardien treten ebenso wenig auf wie Krampfanfälle. Nach drei Tagen auf der Intensivstation wird die Patientin bei weiter bestehenden Suizidgedanken in die psychiatrische Abteilung des Krankenhauses verlegt.

10.7.8 Kommentar

Unklare Bewusstseinsveränderung – kann es eine Intoxikation sein?

Viele Patienten im Rettungsdienst oder in der Notaufnahme haben eine Bewusstseinsstörung oder unklare Vigilanzminderung. Intoxikationen gehören bei unklaren Bewusstseinsstörungen oder Koma zu den häufigsten Differenzialdiagnosen und sind gar nicht so selten! In einer Studie von Schmidt et al. (2019) mit 1027 Patienten mit Koma unklarer Genese konnte bei 19 % (165 von 854) der Patienten eine Intoxikation nachgewiesen werden. Somit waren die Intoxikationen nach Epilepsie und intrakraniellen Blutungen die dritthäufigste Ursache.

Hintergrundinformationen SSRI und trizyklische Antidepressiva

Bei Quetiapin handelt es sich um ein Medikament aus der Gruppe der atypischen Neuroleptika. Weiter hatte die Patientin in der häuslichen Medikation Venlafaxin, dass aus der Gruppe der selektiven Serotonin-Wiederaufnahmehemmer (SSRI) stammt, und Opipramol, ein schwach wirksames trizyklisches Antidepressivum.

Quetiapin wirkt antipsychotisch durch die Bindung an den Dopamin-D2-Rezeptor und ist damit dopaminantagonistisch. Weiterhin hat es eine anticholinerge Wirkung. Nach der Einnahme wird Quetiapin gut resorbiert, die Plasmaproteinbindung liegt bei etwa 83 %, diese setzt nach 1–2 Stunden bei nicht retardierten Präparaten ein, die Eliminationshalbwertszeit liegt bei 7–12 Stunden.

10

Symptome der Überdosierung bzw. der Intoxikation mit Quetiapin ähneln der Intoxikation mit trizyklischen Antidepressiva und entstehen durch ihre anticholinerge, zentralvenöse und kardiovaskuläre Wirkung. Typische anticholinerge Symptome sind verschwommenes Sehen mit Mydriasis und vermindertes Schwitzen. Weitere klinische Symptome können eine Hyperthermie, Harnverhalt, aber auch ein Ileus sein. Als zentralvenöse Störungen kann es aufgrund der Histamin-Rezeptoren-Hemmung, anticholinerger Wirkung an GABA-Rezeptoren und teilweise auch Natriumkanälen zu Verwirrtheit, Halluzinationen, Bewusstseinsstörungen bis hin zum Koma, Krampfanfällen und Atemdepression kommen. Als kardiovaskuläre Symptome sind am häufigsten eine Sinustachykardie bis hin zu lebensbedrohlichen Herzrhythmusstörungen (Long-QT-Syndrom, Torsaden, VT) und eine Hypotonie durch eine periphere Vasodilatation (Alpha1-Blockade) festzustellen. Skelett- und Muskelschädigungen können letztendlich zum Nierenversagen führen. Des Weiteren sind Übelkeit, Erbrechen, erhöhte Blutzuckerwerte und Elektrolytstörungen wie z. B. eine Hypokaliämie typische Symptome bei einer Intoxikation mit trizyklischen Antidepressiva. Letztere begünstigen unter Umständen die Entstehung von Herzrhythmusstörungen.

Long-QT-Syndrom

Eine Verlängerung des QT-Intervalls ist oftmals erworben und wird häufig durch die Einnahme von Medikamenten verursacht. ➤ Tab. 10.2 zeigt eine Auswahl von Arzneimitteln, die die QT-Zeit verlängern und v. a. in Kombination miteinander maligne ventrikuläre Arrhythmien mit Herzkreislaufstillständen hervorrufen können. Eine gute Übersicht über QT-Zeit-verlängernde Medikamente bietet die Internetseite www.crediblemeds.org.

Das angeborene Long-QT-Syndrom ist mit einer Prävalenz von 1 : 5000 nicht selten. Hierbei handelt es sich um Mutationen in Kalium- oder Natriumkanälen. Die Kaliumkanäle öffnen sich, wenn ein Schwellenpotenzial überschritten ist. Der Kaliumausstrom aus der Zelle bewirkt eine Repolarisation. Im EKG ist dies als T-Welle zu erkennen. Wenn an Kaliumkanälen genetisch bedingte Funktionseinschränkungen vorliegen, verlängert sich die Zeit, bis die Zellen vollständig repolarisiert sind. Im EKG wird die QT-Zeit länger, ebenso wie die frequenzkorrigierte QT-Zeit (QTc-Zeit). Gefährlich wird es, wenn bei langer QT-Zeit in der Phase der relativen Refraktärzeit ein elektrischer Reiz die Zelle trifft und sie in dieser Phase depolarisiert wird. Dann läuft die Erregung nicht geordnet im Zellverband ab und es kann durch ventriku-

Tab. 10.2 Auslöser eines erworbenen Long-QT-Syndroms

Auswahl QT-Zeit verlängernder Medikamente	
Medikamente	Beispiel/e
Antiemetika	Ondansetron, Dimenhydrinat
Antipsychotika	Haloperidol, Melperon
Antidepressiva	Amitriptylin, Citalopram
Antibiotika	Ciprofloxacin, Cotrimoxazol
Antihistaminika	Clemastin
Antiarrhythmika	Amiodaron, Ajmalin
Drogen	Besonders THC bei Jugendlichen

läre Tachykardien (Torsade-de-pointes-Tachykardien) tödliche Verläufe geben.

Bei Mutationen des Natriumkanals kommt es gegen Ende des QRS-Komplexes zu einem langsamen zusätzlichen Natriumeinstrom in die Zelle. Die Repolarisationszeit verlängert sich dadurch ebenfalls und die oben beschriebenen Folgen können auftreten.

EKG-Diagnostik

Im EKG sind bei Patienten mit Long-QT-Syndrom bis auf eine lange QT- bzw. QTc-Zeit keine Auffälligkeiten zu sehen. Zu beachten ist, dass die QT-Zeit nur im Verhältnis zur Herzfrequenz ausgemessen werden kann. Durch die EKG-Software wird daher die Frequenzkorrigierte QT-Zeit berechnet. Wichtig ist es, zu beachten, dass diese nur im 12-Kanal-EKG angezeigt wird. Eine QTc-Zeit > 440 ms gilt als ein Long-QT-Syndrom. Eine einfache Möglichkeit zur Abschätzung der QT-Zeit ist die Markierung der Mitte zwischen zwei R-Zacken (halber RR-Abstand; ➤ Abb. 10.1). Je dichter die T-Welle an die markierte Mitte rückt, desto wahrscheinlicher ist ein Long-QT-Syndrom. Bei einer Überschreitung liegt ziemlich sicher ein Long-QT-Syndrom vor (➤ Abb. 10.2).

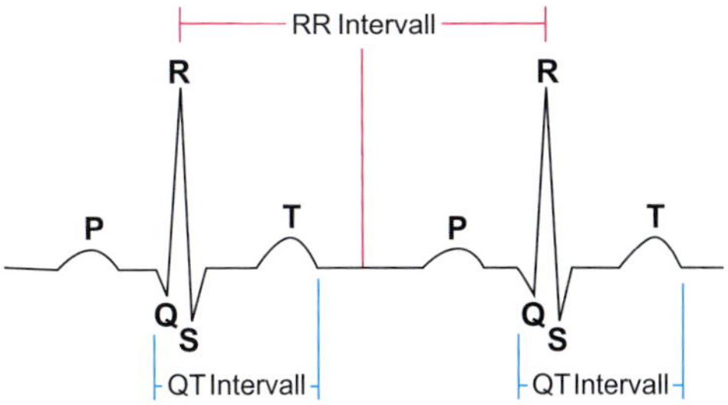

Abb. 10.1 Abschätzung QT-Zeit-Verlängerung mit Markierung halber RR-Abstand. Eine wesentliche Verlängerung der QT-Zeit liegt vor, wenn die T-Welle den halben RR-Abstand überschreitet. [L311]

Therapie bei Intoxikation mit trizyklischen Antidepressiva oder SSRI

Primär besteht die notfallmedizinische Versorgung aus einer rein symptomatischen Therapie.

- Kardiovaskuläre Störungen: bei Hypotonie i. v. Volumengabe und Katecholamine.
- Rhythmusstörungen: ggf. Physiostigmin bei schnellen kreislaufrelevanten Tachykardien und stark deliranten Patienten. Sinustachykardien bis 140/min sollten nicht behandelt werden. Betablocker sollten aufgrund der Verstärkung einer Hypotonie mit Vorsicht eingesetzt werden. Ajmalin oder Flecainid sollten aufgrund ihrer Kardiotoxizität nicht eingesetzt werden, bei Breitkomplextachykardie kann Natriumhydrogenkarbonat 8,4 % in einer Dosis von 1 ml/kg KG oder Magnesium 50 mg/kg KG (Torsade-de-pointes-Tachykardien) erwogen werden.
- Bewusstseinsstörungen: frühzeitige Schutzintubation. Bei Krampfanfällen sind Benzodiazepine das Mittel der Wahl.

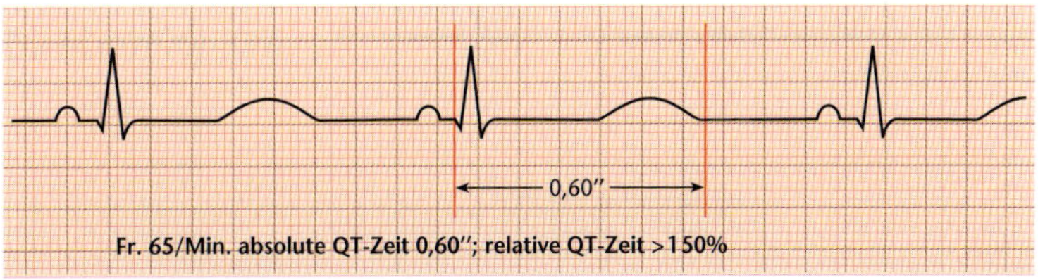

Abb. 10.2 QT-Zeit-Verlängerung bei Hypokalziämie mit abnormem QT-Intervall von 0,44 Sek. [L106]

Evidenz: Mythos oder Fakt

Das klassische Leitsymptom bei einem relevanten Long-QT-Syndrom mit malignen Herzrhythmusstörungen ist, wie bei vielen Herzerkrankungen, die **Synkope** infolge einer ventrikulären Arrhythmie.

Bei Intoxikationen mit Psychopharmaka ist immer daran zu denken, dass nicht nur das überdosierte Medikament, sondern auch die Medikamente in der Dauermedikation eine Rolle bei der Beurteilung der Situation spielen. Arzneimittelinteraktionen sind sehr häufig. Auch diverse Notfallmedikamente haben Interaktionspotenziale mit der Dauermedikation des Patienten. Ab einer Einnahme von 5 Medikamenten steigt die Gefahr von Wechsel- und Nebenwirkungen. Nützliche Informationen und Behandlungsstrategien zu Intoxikationen bietet die Internetseite www.toxdocs.de.

EKG-Veränderungen: Die häufigste EKG-Veränderung bei Vergiftungen mit trizyklischen Antidepressiva, aber auch SSRI ist die Sinustachykardie. Die verlängerte QTc-Zeit als diagnostisches Kriterium reicht nicht aus, da eine große Anzahl an Medikamenten und Intoxikationen die QTc-Zeit-Verlängerung auslösen.

Ist Amiodaron immer das richtige Medikament bei ventrikulären Tachykardien?

Amiodaron verlängert die QT-Zeit und ist bei Patienten mit Torsade-de-pointes-Tachykardien infolge eines Long-QT-Syndroms nicht zielführend. Vor der Gabe von Amiodaron bei einer ventrikulären Tachykardie sollte daher die Möglichkeit eines angeborenen oder erworbenen Long-QT-Syndroms anamnestisch abgeklärt werden.

Aktivkohle zur Giftelimination?

Hierzu gibt es keine Evidenz wird aber weiterhin empfohlen, wenn keine Aspirationsgefahr besteht. Im deutschen Raum wird die Gabe noch bis zu 3 Stunden nach Einnahme großer Mengen Psychopharmaka-Tabletten empfohlen.

LITERATUR

Aktories K, Flockerzi V, Förstermann U, et al. (Hrsg.). Allgemeine und spezielle Pharmakologie und Toxikologie. 13. A. München: Elsevier Urban & Fischer, 2022

Jahn M, Löwe F, Praetz M. EKG für Rettungsdienst und Notfallmedizin. 2. A. München: Elsevier Urban & Fischer, 2024

Schmidt WU, Ploner CJ, Lutz M, et al. Causes of brain dysfunction in acute coma: a cohort study of 1027 patients in the emergency department. Scand J Trauma Resusc Emerg Med 2019; 27: 101

INTERNETQUELLEN

www.gelbe-liste.de

www.rote-liste.de

http://toxdocs.de/2018/intoxikationen-mit-trizyklischen-antidepressiva/

10.8 Notfall bei Palliativpatient (Advanced)

Gunnar Jähnichen

An einem warmen und sonnigen Sonntagnachmittag im Spätsommer wird das NEF, das sich gerade auf der Rückfahrt von einem Einsatz befindet, zu einem weiteren Notfall alarmiert. Neben dem Auslösen der Funkmeldeempfänger spricht ein Disponent der Leitstelle den Notfallsanitäter im NEF direkt über Funk an und gibt einige Informationen zu dem neuen Einsatz: Es handelt sich um eine Nachforderung eines RTW aus derselben Wache, dieser hätte einen Patienten, der kreislaufinstabil und vigilanzgemindert sei sowie Blut erbrechen würde. Der Einsatzort befindet sich noch etwa 10 Fahrminuten entfernt an einem Feldweg auf dem Land, sodass sich das Team des NEF bestehend aus Notfallsanitäter und Notarzt noch Gedanken macht, was bei dem Einsatz potenziell zu bedenken ist und welche geeigneten Kliniken für die weitere Behandlung infrage kommen. Am Ziel angekommen steht der RTW auf der Auffahrt eines allein stehenden, von Wiesen und Feldern umgebenden Hauses. Ein Mann steht bereits an der Straße und winkt, um dem NEF den Weg zu weisen.

10.8.1 Welches Material wird mitgeführt?

Da der RTW aus der eigenen Wache ja bereits vor Ort ist und weder über Funk oder telefonisch Informationen über besondere Probleme oder über spezifische Wünsche kamen, beschließt das Team vom NEF nach kurzer Absprache primär keine weiteren medizinischen Materialien zum Einsatzort mitzunehmen.

10.8.2 Situation am Notfallort und Erstbefund

Im großen Garten des Einfamilienhauses auf dem Weg zur Haustür passiert das NEF-Team ein paar erwachsene Männer und Frauen, die auf Gartenstühlen an einem mit Kaffee und Kuchen gedeckten Gartentisch in der Sonne sitzen. An der Haustür steht eine aufgeregte Frau, die sich als Ehefrau des Patienten vorstellt. Primär berichtet die Frau hektisch, dass eigentlich ein gemütliches Kaffeetrinken mit Bekannten geplant gewesen sei, dieses jetzt aber durch die gesundheitlichen Probleme des Mannes nicht wie vorgesehen stattfinden könne. Das NEF-Team wird dann über eine schmale Treppe in das Obergeschoss des älteren Hauses geführt. Hier treffen Notfallsanitäter und Notarzt auf den neben dem Doppelbett am Boden des Schlafzimmers liegenden Patienten sowie das Team des RTW, bestehend aus Notfallsanitäterin und Rettungssanitäterin. Bei einem ersten Blick auf den Patienten zeigt sich ein in Seitenlage liegender, nur mit Unterhose bekleideter, deutlich kachektischer und blasser älterer Mann, vor dem Mund ein mit Blut gefüllter Spuckbeutel sowie weitere Blutspuren auf dem Boden. Ein intravenöser Zugang ist bereits etabliert und eine schnell laufende Infusion wird von der Rettungssanitäterin gehalten. Über eine High-Flow Maske wird Sauerstoff appliziert, der Patient ist vollständig mit Blutdruck, Basis-EKG und Sauerstoffsättigung gemonitort. Die aufgelöste Ehefrau fleht, dass ihrem Mann geholfen werden müsse. Sie wird vom Notarzt so einfühlsam wie möglich gebeten, gerne anwesend, jedoch ruhig zu bleiben, da eine Übergabe des Patienten erfolgen müsse, um das weitere Handeln abzustimmen.

Übergabe nach ABCDE-Untersuchung und Erstversorgung

Der offensichtlich lebensbedrohlichen Situation des Patienten angemessen, macht die Notfallsanitäterin eine strukturierte und zügige Übergabe über die Situation und die bisherigen Maßnahmen und Erkenntnisse. Das RTW-Team hätte den Patienten an der jetzigen Position vor dem Bett liegend vorgefunden, die Ehefrau hätte geschildert, dass der Mann bei beginnendem Bluterbrechen versuchen wollte, zur Toilette zu gelangen. Hierfür fehlten jedoch die Kräfte, sodass er zusammengebrochen sei. Sie hätte dann ein Handtuch geholt. Dieses liegt jetzt mit größeren Mengen Blut versehen hinter dem Patienten. Der Patient sei noch wach gewesen und hätte über Schmerzen im Bereich des Abdomens geklagt, eine genaue Schmerzanamnese und eine weitere Befragung seien jedoch aufgrund der Schwäche des Patienten nicht möglich gewesen. Im Verlauf sei der Patient weiter eingetrübt und ein weiterer adäquater verbaler Kontakt sei nicht möglich gewesen. Zunächst sei die Überlegung gewesen, den Patienten im Tragestuhl die enge Treppe hinunterzutragen, schnell wurde aber deutlich, dass dies bei sich verschlechternder Situation des Patienten nicht möglich sei. Nach Erheben der Vitalparameter inklusive BZ und Ableiten eines EKG (s. u.) sowie Anlage eines intravenösen Zugangs und Beginn einer Infusionstherapie wurde entschieden, das NEF zur Unterstützung nachzufordern. Dies umso mehr, als die Ehefrau des Patienten auf die Frage nach Vorerkrankungen ihres Mannes berichtete, dass er Krebs im Bereich der Bauchspeicheldrüse habe und eine Operation nicht möglich sei. Daher sei eine Chemotherapie durchgeführt worden, diese sei aber aufgrund der gesundheitlichen Verschlechterung in den letzten Wochen abgebrochen worden. Der Hausarzt sei zuletzt zu Hausbesuchen gekommen, da der Patient wegen zunehmender Schwäche nur schwer in die Arztpraxis kommen konnte. Trotzdem sei die Ehefrau über die jetzige dramatische Verschlechterung überrascht. Die Frage nach einer palliativen Situation konnte sie nicht deutlich beantworten. Für eine weitere Exploration sei bisher, bei notwendiger Versorgung des Patienten und zügigem Eintreffen des NEF, keine Zeit gewesen.

Vitalwerte und EKG

HF	120/min
RR	80/40 mmHg
SpO_2	Initial ohne Sauerstoff 83 %, unter 10l O_2 Anstieg auf 89 %
BZ	74 mg/dl
Temp.	Nicht gemessen
EKG	Sinustachykardie mit schmalen QRS-Komplexen, keine sonstigen Auffälligkeiten

Entscheidung kritisch ↔ nicht kritisch und Leitsymptom

Bei dem Patienten besteht zweifelsfrei eine kritische, akut lebensbedrohliche Situation. Als Grunderkrankung scheint ein Pankreaskarzinom vorzuliegen. Auch wenn die Ehefrau des Patienten es nicht benennen kann, scheint ihren Äußerungen nach zu urteilen, eine palliative Situation bei Inoperabilität und abgebrochener Chemotherapie vorzuliegen. Bei bereits deutlich reduziertem AZ, mutmaßlich aufgrund der Tumorerkrankung, ist es vermutlich im Rahmen einer oberen GI-Blutung jetzt zu einer deutlich nachvollziehbaren Verschlechterung mit Schocksituation gekommen. Grundsätzlich wäre, bei fehlendem Vorliegen einer palliativen Situation, jetzt natürlich eine maximale Behandlung mit intravenöser Flüssigkeitsgabe und medikamentöser Unterstützung sowie gegebenenfalls Intubation und dem Versuch einer Behandlung der Blutung sowie dann zügigem Transport in eine Klinik notwendig. Bei Anhalt für eine fortgeschrittene palliative Tumorerkrankung beschließt der Notarzt jedoch primär im Gespräch mit der Ehefrau, weitere Informationen zur Erkrankung des Patienten und zum aktuellen Verlauf einzuholen.

10

Sammeln der Differenzialdiagnosen

Bei den Differenzialdiagnosen der hier wahrscheinlich in Bezug auf die akute Verschlechterung im Vordergrund stehenden oralen Blutung muss primär zwischen einer oberen GI-Blutung und einer Blutung aus dem Bereich der Lunge unterschieden werden. Zusätzlich können Blutungen im Bereich des Mundes und des Rachens vorliegen, z. B. eine Nachblutung nach Tonsillektomie. Bei einer oberen GI-Blutung kommen am ehesten Blutungen im Bereich des Magens, insbesondere ein blutendes Magengeschwür, sowie Ösophagusvarizen im Bereich der Speiseröhre in Betracht. Da in dem hier geschilderten Fall der Umgang mit einer mutmaßlich palliativen Situation im Vordergrund steht, wird in Bezug auf die Differenzialdiagnostik oraler Blutungen auf die entsprechende Literatur verwiesen.

10.8.3 Weiterführende Anamnese und Untersuchung

Zur Komplettierung einer adäquaten Basisanamnese sollten, wenn möglich und sinnvoll, die OPQRST- und SAMPLER-Schemata zur Anwendung kommen und abgearbeitet werden. In der hier vorliegenden Situation mit einem nur noch sehr bedingt ansprechbaren Patienten und fehlenden validen Informationen durch die Ehefrau, ist ein adäquater Einsatz des OPQRST-Schemas nicht möglich. Daher ist es hier nicht dargestellt. Soweit eruierbar, ergeben sich im SAMPLER Schema nachstehende Befunde.

SAMPLER

Symptome	Bluterbrechen bei abdominellen Schmerzen sowie Kachexie und offensichtlich deutlich reduzierter AZ
Allergien	Laut Ehefrau keine bekannt
Medikamente	Z. n. Chemotherapie, aktuell Medikation mit Antihypertonika, Pantoprazol, Metamizol sowie einem Fentanyl TTS 75 µg/h. Die Tabletten wurden bereits seit gestern aufgrund von Schwäche und Übelkeit nicht mehr eingenommen.
Patientenvorgeschichte	COPD und Hypertonus in der Vorgeschichte, bekanntes Pankreaskarzinom mit Erstdiagnose vor 10 Monaten in onkologischer Behandlung und mit Z. n. Chemotherapie
Letzte Mahlzeit	Gestern, seitdem nur schluckweise Wasser und Kaffee getrunken

Ereignisse vor dem Notfall	Deutlich zunehmende Schwäche und Inappetenz in den letzten Tagen, zunehmende abdominelle Schmerzen seit gestern, letzter Hausarztbesuch vor 5 Tagen, es wurde eine Einweisung auf eine Palliativstation empfohlen, was vom Patienten abgelehnt wurde.
Risikofaktoren	Tumorerkrankung in offensichtlich palliativer Situation, akutes Bluterbrechen und Kreislaufinstabilität

Fokussierte Anamnese und Untersuchung

Um mehr über die Vorgeschichte des Patienten bei bisher nur mündlichen und ungenauen Angaben der Ehefrau zu erfahren, fragt der Notarzt, ob es Befunde in Bezug auf die Erkrankung sowie die durchgeführten und eventuell laufenden Behandlungen gäbe. Die Ehefrau bejaht dies und verschwindet über die Treppe nach unten, da im Wohnzimmer entsprechende Unterlagen liegen würden. Dies ermöglicht es dem Team, sich kurz ohne Beisein der Ehefrau auszutauschen und abzustimmen. Der Notarzt äußert den Verdacht einer weit fortgeschrittenen palliativen Situation und stellt die Frage in den Raum, ob eine maximale Versorgung des Patienten und ein Transport in ein Krankenhaus der Lage gerecht werden würde, dass aber natürlich eine Sichtung der Patientenunterlagen abgewartet werden müsse. Dann wird mit einem Blick auf die weiter kritischen Vitalparameter über die ansonsten notwendigen weiteren Maßnahmen gesprochen. Eine invasive Atemwegssicherung wäre unvermeidlich, zusätzlich eine Katecholamingabe sowie die weiter forcierte Gabe von Infusionen. Ein Transport über die schmale und steile Treppe wäre schwierig, eventuell müsste über eine Unterstützung durch die Feuerwehr und einen Abtransport über ein vorhandenes großes Fenster mit der Drehleiter nachgedacht werden. Es wird vereinbart mit dem Vorbereiten weiterer Maßnahmen auf die Sichtung der Papiere zu warten, da die Ehefrau gerade am oberen Ende der Treppe erscheint. Sie übergibt dem Notarzt einen ungeordneten Stapel mit Papieren, die sie, wie sie sagt, selbst nie gelesen hätte. Bei zügiger Sichtung zeigen sich insbesondere Entlassungsbriefe aus stationärer onkologischer sowie Korrespondenz nach ambulanter onkologischer Behandlung. Ein fortgeschrittenes, metastasiertes und daher inoperables Pankreaskarzinom wird beschrieben, in mehreren Briefen werden eine palliative Situation und und die Durchführung einer palliativen Chemotherapie explizit benannt. Im letzten, erst ein paar Tage alten Brief des ambulant behandelnden Onkologen wird ein Abbruch der Chemotherapie wegen drastisch reduziertem AZ und einer vermutlich nur noch kurzen Lebenserwartung in Absprache mit dem Patienten beschrieben. Eine Empfehlung zur Behandlung auf einer Palliativstation und zu einer möglichen Hospizunterbringung wird gemacht, mit dem Hinweis, dass dies jedoch vom Patienten abgelehnt wird. Der Notarzt fragt die Ehefrau des Patienten nach dem Vorliegen einer Patientenverfügung, was von ihr mit einem fragenden Blick verneint wird. Ein erneuter Blick auf die Vitalparameter des Patienten zeigt eine wenig veränderte Situation, bei jedoch weiterem leichtem Abfall des Blutdrucks auf jetzt 70/40 mmHg und einem Anstieg der Herzfrequenz auf 130/min. Bei einem nochmaligen Versuch, den Patienten anzusprechen, stöhnt dieser nur mit Anhalt für vorliegende Schmerzen, ist jedoch ansonsten nicht kontaktierbar.

10.8.4 Bewertung der Differenzialdiagnostik und Verdachtsdiagnose

Nach Sichtung der vorhandenen und offensichtlich aktuellen Patientenunterlagen ist zweifelslos klar, dass bei dem Patienten eine Tumorerkrankung in palliativer und weit fortgeschrittener Situation vorliegt. Potenziell lebensverlängernde Maßnahmen (Chemotherapie) wurden bei schlechtem AZ beendet, eine Versorgung auf einer Palliativstation oder in einem Hospiz wurden nahegelegt. Wie die wohl von der Ehefrau geplante heutige Kaffeerunde mit Bekannten zeigt, ist diese Situation zumindest von der Ehefrau verdrängt worden oder ihr nicht in voller Gänze bewusst. Aktuell wird die sowieso gesundheitlich kritische und präterminale Situation des Patienten von einer akuten und massiven Blutung, mutmaßlich aus dem oberen GI-Bereich, zusätzlich lebensbedrohlich belastet (wie oben bereits angegeben, soll in diesem Fallbericht mit Fokus auf die Versorgung von Palliativpatienten nicht auf die Differenzialdiagnostik von oralen Blutungen eingegangen werden).

In Bezug auf die palliative und weit fortgeschrittene Situation stellt sich die Frage, ob eine maximale Versorgung des Patienten mit Transport in ein Krankenhaus ethisch vertretbar ist und insbesondere vom Patienten gewollt wäre. Da der Patient nicht mehr ansprechbar ist und laut Aussage der Ehefrau eine Patientenverfügung nicht vorliegt, muss der mutmaßliche Wille des Patienten daher über die Ehefrau ermittelt werden. Je nach ihrer Einschätzung müsste im Zweifelsfall dann doch eine maximale Therapie begonnen oder aber akut eine palliative Versorgung des Patienten in einer entsprechenden Einrichtung oder vor Ort mit adäquater Symptomkontrolle und Betreuung eingeleitet werden.

10.8.5 Weitere Behandlung und Therapie

Entsprechend der Bewertung des Teams am Notfallort erklärt der Notarzt der Ehefrau ruhig, aber in deutlichen und kurzen Worten die vorliegende Situation. Hierbei wird noch einmal deutlich, dass die weit fortgeschrittene Tumorerkrankung des Patienten mit präterminaler Situation der Ehefrau nicht bewusst war und sie auch die akute Verschlechterung nicht adäquat einordnen kann. Aufgrund der sachlichen und ruhigen Schilderung kann sie jedoch die Situation annehmen und verstehen. Auf die Frage nach dem mutmaßlichen Willen des Ehemanns berichtet sie, dass er eine Behandlung im Krankenhaus in Gesprächen immer abgelehnt habe, daher ja auch die Weigerung, sich in stationäre palliativmedizinische Behandlung zu begeben. Sein sehnlichster Wunsch sei es, in der Häuslichkeit, aber ohne Leiden, zu versterben. Entsprechendes sei auch einvernehmlich mit dem Hausarzt kommuniziert worden, dessen Einverständnis liege vor. Nach diesen erfreulicherweise eindeutigen Aussagen macht der Notarzt der Ehefrau dann nochmals die lebensbedrohliche Situation mit der Wahrscheinlichkeit eines sehr zeitnahen Versterbens und die Möglichkeiten deutlich, eventuelles Leiden, insbesondere Schmerzen, medikamentös zu lindern. Die Ehefrau fängt nach Übermittlung dieser Aussichten an zu weinen, stimmt aber dem Vorgehen zu und bittet um Unterstützung, um Leid zu lindern. Dann bittet sie, zu den Bekannten im Garten gehen zu dürfen, da sie die Situation hier beim leidenden Ehemann nicht aushalten würde. Eine Rettungssanitäterin begleitet die Ehefrau die Treppe hinunter und nach kurzer Absprache beschließt das Team, weitere lebenserhaltende Maßnahmen einzustellen und primär fraktioniert 10 mg Morphin intravenös zu verabreichen. Nach Gabe von zunächst 5 mg Morphin wird der Patient merkbar ruhiger, beginnt dann jedoch plötzlich massiv Blut zu erbrechen. Weitere 5 mg Morphin werden verabreicht, bei im Verlauf kurze Zeit später steigender Herzfrequenz und einem letzten gemessenen Blutdruck von 50/20 mmHg. Kurz darauf stellt der Patient die Atmung ein, ohne dass Schmerzen oder anderes Leiden bei anscheinend weitgehender Bewusstlosigkeit ersichtlich sind. Der Notfallsanitäter sucht darauf sofort die Ehefrau im Garten auf, um zu fragen, ob sie bei ihrem sterbenden Mann sein wolle. Dies wird eindeutig verneint, sie wolle lieber im Kreise der betroffenen, aber adäquat mitfühlenden Bekannten bleiben. Kurze Zeit später erscheint bei fehlenden peripheren und zentralen Pulsen im EKG eine Asystolie und der Tod des Patienten wird festgestellt. Nach Absprache und auf Wunsch der Ehefrau wird der Verstorbene nach Entfernung des Monitorings in sein Bett verbracht, Blutspuren werden, soweit möglich, beseitigt. Explizit wird unter Beisein der verbliebenen Bekannten angeboten ein Kriseninterventionsteam zu aktivieren. Dies wird, ebenso wie der Besuch eines Geistlichen, nach kurzer Überlegung mit Dank abgelehnt. Der Trost und die Unterstützung der Bekannten sei aktuell ausreichend. Über den weiteren Ablauf in Hinblick auf die Aktivierung des Bestattungsunternehmens und den Umgang mit dem Totenschein wird aufgeklärt und vereinbart, dass der Notarzt den ihm bekannten Hausarzt vom Tod seines Patienten unterrichten wird. Es wird weiterhin vereinbart, bei Fragen oder Problemen über die Nummer der Leitstelle gegebenenfalls Rat und Hilfe anzufordern. Mit abschließendem herzlichem Beileid verabschiedet sich dann das Rettungsteam von der traurigen, aber dankbar wirkenden Ehefrau und den Bekannten des Verstorbenen.

10.8.6 Kommentar

Der Umgang mit palliativen Patienten, wie in diesem Fallbericht dargestellt, stellt eine besondere und sehr vielschichtige Herausforderung im Bereich der Notfallmedizin dar. Dies gilt sowohl im präklinischen Bereich als auch im Bereich einer Notaufnahme oder ähnlichen Einrichtung. Und es gilt umso mehr bei palliativen oder mutmaßlich palliativen Patienten im Terminalstadium, also sterbenden Patienten, da hier weichenstellende und für das Leben (oder Sterben) existenzielle Entscheidungen unter Zeitdruck und teilweise unter schwierigen begleitenden Umständen getroffen werden müssen.

Hierzu trägt unter anderem bei, dass in der Behandlung von Palliativpatienten in fortgeschrittenem Stadium Angehörige eine bedeutsame Rolle spielen, insbesondere wenn der Patient nicht mehr in der Lage ist, seinen Willen zu äußern. Vor allem im Rettungsdienst in der häuslichen Umgebung treten hier Situationen ein, die durch Ängste und Überforderung der emotional aufgeladenen Angehörigen geprägt sind. Zudem kann der Umgang mit Patientenverfügungen oder – wenn nicht vorhanden – dem mutmaßlichen Patientenwillen eine teilweise große Herausforderung darstellen. Dies sowohl aus formalrechtlicher Sicht als auch insbesondere aufgrund der konkreten Situation beim Patienten mit nicht eindeutigen Angaben in der Patientenverfügung oder abweichenden Wünschen von Angehörigen.

Die Häufigkeit von Notarzteinsätzen bei Palliativpatienten wird in der Literatur mit 3–10 % angegeben. Es darf angenommen werden, dass diese Zahl bei Einsätzen im gesamten Rettungsdienstbereich eher höher ist. Mit einer Zunahme entsprechender Einsätze im Rahmen des demografischen Wandels und vermehrter ambulanter Behandlungen ist zu rechnen.

Rechtliche Grundlagen

Der Bereich der Palliativmedizin und der Umgang mit sterbenden Patienten insgesamt stehen wahrscheinlich bei Behandlern im Bereich der Notfallversorgung in Bezug auf rechtliche Grundlagen und Sorgen („etwas falsch zu machen") im Vergleich zu anderen Bereichen der Medizin mehr im Fokus. Dies dürfte auch darauf zurückzuführen sein, dass das Thema sehr emotional ist und nicht nur bei Patienten und deren Angehörigen, sondern auch bei Behandlern unterschiedliche Gefühle und manchmal Ängste auslöst. Zudem sind wichtige Fragen in Bezug auf das Sterben und die Sterbewünsche in unserer schnelllebigen Zeit in ständigem Wandel. In Bezug auf das „Recht auf selbstbestimmtes Sterben" urteilte das Bundesverfassungsgericht am 26.2.2020, dass das allgemeine Persönlichkeitsrecht auch das Recht auf selbstbestimmtes Sterben umfasst. Dies hat neue gesellschaftliche Debatten ausgelöst und auch viele Fragen in Bezug auf das konkrete ärztliche und medizinische Handeln aufgeworfen.

Entgegen diesen Debatten jedoch, ist der medizinische Umgang mit Palliativpatienten auch im Bereich der Notfallversorgung grundsätzlich rechtlich gut geregelt. Vielleicht hilft es, sich noch einmal klarzumachen, dass jede medizinische Maßnahme, ob diagnostische Untersuchung oder Therapie, einer Rechtfertigung und einer Zustimmung durch den Patienten bedarf, um nicht als Körperverletzung einen Straftatbestand darzustellen. Theoretisch ist es im Alltag der Notfallversorgung juristisch durchaus problematischer, eine Maßnahme zu beginnen, als sie nicht durchzuführen.

Merke

Sowohl medizinisches Personal als auch Angehörige und gesetzliche Vertreter haben den Willen des Patienten grundsätzlich immer zu respektieren.

Probleme entstehen v. a. dann, insbesondere in der Notfallsituation, wenn der Patientenwille nicht akut und sicher feststellbar ist. Auch hierzu gibt es jedoch Regelungen, mit deren Hilfe eine Entscheidung über die Patientenversorgung in einem konkreten Fall möglich sein sollte.

Patientenwille

Unzweifelhaft muss der Wille eines einwilligungsfähigen Patienten respektiert werden und er muss vor medizinischen Maßnahmen über Nutzen, Risiken, Alternativen etc. aufgeklärt werden. Nicht selten ist jedoch eine Einwilligungsfähigkeit in der Notfallsituation, z. B. aufgrund einer Vigilanzminderung, Sedierung oder Intoxikation nicht gegeben. In diesem Fall ist der erklärte oder mutmaßliche Wille des Patienten entscheidend.

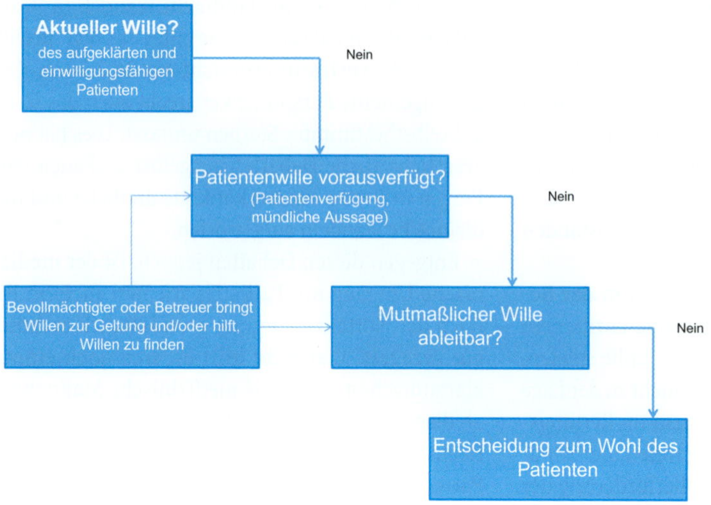

Abb. 10.3 Ermittlung des Patientenwillens, modifiziert nach Gruß und Salomon 2016 [P819/P824/P825]

Ermittlung des Patientenwillens (➤ Abb. 10.3)**:**
- Erklärter Wille:
  - Aktuell bei einwilligungsfähigen Patienten
  - Vorausverfügt (schriftlich oder mündlich) = Patientenverfügung
- Behandlungswünsche
- Mutmaßlicher Wille

Wenn ein Patient nicht einwilligungsfähig ist und eine Patientenverfügung nicht vorliegt, muss versucht werden, Behandlungswünsche des Patienten zu eruieren. Dies sind mündliche Äußerungen des Patienten in Bezug auf die medizinische Situation, wobei eine Situationsanpassung zu berücksichtigen ist. Bei nicht vorhandenen Behandlungswünschen muss der mutmaßliche Behandlungswille ermittelt werden. Hierzu ist ein Bevollmächtigter oder Betreuer notwendig (siehe Patientenverfügung/Vorsorgevollmacht). Wenn nicht vorhanden, muss ein Antrag an das zuständige Betreuungsgericht gestellt werden. In der Notfallsituation gilt der Grundsatz: Im Zweifel für das Leben.

Patientenverfügung

Per juristischer Definition ist eine Patientenverfügung eine *„schriftliche Willenserklärung eines einwilligungsfähigen Volljährigen mit Entscheidungen über die Einwilligung oder Nichteinwilligung in bestimmte, noch nicht unmittelbar bevorstehende ärztliche Maßnahmen“* (§ 1910a BGB). Eine bestimmte Form oder eine Beglaubigung ist nicht notwendig, sodass auch im Zweifelsfall unterschriebene Notizen auf einem Handzettel Gültigkeit haben. Problematisch kann sein, dass viele Patientenverfügungen eher allgemein gehalten sind und dann auf die vorliegende medizinische Situation nicht zutreffen. Zudem sind Minderjährige von der Regelung ausgenommen. Grundsätzlich geben Patientenverfügungen trotz ihrer Unterschiedlichkeit und der verbleibenden Unsicherheit wertvolle Hinweise auf die Haltung und Einstellungen des Patienten und erleichtern die Ermittlung des mutmaßlichen Patientenwillens oftmals sehr.

Grundlagen der medizinischen Behandlung

Eine palliative Behandlungssituation ist im Bereich des Rettungsdienstes oder in der Notaufnahme häufig initial nicht oder nur schwer erkennbar. Insbesondere auch, da eine bestehende palliative Situation oftmals vom Patienten selbst oder seinen Angehörigen verdrängt wird oder nicht klar von behandelnder ärztlicher Seite kommuniziert wurde. Nicht selten erschließt sich eine palliative Situation erst nach genauer Anamnese oder Durchsicht vorhandener Unterlagen, deren Vorhandensein im deutschen Gesundheitssystem im häuslichen Bereich nur rudimentär gewährleistet ist und im klinischen Bereich oftmals zeitaufwendiges Nachforschen durch Telefonate mit

Arztpraxen oder anderen Gesundheitseinrichtungen erfordert.

Trotz der unterschiedlichsten Ursachen für eine palliative Behandlungssituation sind die vorhandenen medizinischen Probleme auch aus eigener langjähriger Erfahrung erstaunlich ähnlich und die sinnvollen Behandlungsmöglichkeiten ebenfalls überschaubar, sodass relativ einfach eine adäquate Basisversorgung im Bereich der Notfallversorgung durchgeführt werden kann. Eine sehr umfangreiche und umfassende Übersicht über die Aspekte der palliativmedizinischen Behandlung kann ansonsten der **S3-Leitlinie Palliativmedizin** (https://register.awmf.org/de/leitlinien/detail/128-001OL) entnommen werden.

Bei Palliativpatienten bestehen zu etwa 90 % onkologische Grunderkrankungen, die nicht kurativ behandelt werden können. Zusätzlich handelt es sich vor allem um kardiologische, neurologische, pulmologische und renale Krankheiten im terminalen Stadium. Neben Schmerzen zeigen sich typischerweise zusätzliche Symptome, die in Verbindung mit dem zunehmenden körperlichen Verfall oder der Grunderkrankung sowie Nebenwirkungen laufender Therapien stehen (➤ Tab. 10.3). Ziel der Behandlung ist daher eine Symptom- sowie eine Schmerzkontrolle, um die Lebensqualität zu erhalten oder wieder zu verbessern, soweit möglich.

Neben den Herausforderungen in der medizinischen Behandlung von palliativen Patienten ist das Wissen um ambulante und stationäre Versorgungsstrukturen in diesem Bereich nicht nur hilfreich, sondern letztendlich existenziell wichtig, um eine adäquate Versorgung der Patienten zu steuern und durchzuführen. Dies gilt v. a., da es in diesem Bereich Versorgungsstrukturen gibt, die in dieser Art und in diesem Umfang in anderen medizinischen Bereichen nicht vorhanden sind. Zusätzlich gibt es in Bezug auf die Behandlung palliativer Patienten – anders als bei anderen Notfallpatienten – wichtige Gründe, einen Transport in eine stationäre Einrichtung eben nicht durchzuführen, sondern den Patienten bewusst in der Häuslichkeit zu belassen und ggf. hier zusätzliche Unterstützung zu organisieren.

Tab. 10.3 Von Palliativpatienten angegebene Beschwerden mit möglichen Mehrfachnennungen (nach Radbruch et al. 2002)

Symptome	Häufigkeit [%]
Schwäche	76,5
Schmerz	64,6
Appetitlosigkeit	49,6
Übelkeit	36,8
Kachexie	32,9
Dyspnoe	29,4
Obstipation	24,2

Versorgungsstrukturen

Grundsätzlich spielen die Hausärzte von Palliativpatienten die zentrale Rolle in der Versorgung, jedoch kann deren Engagement deutlich variieren. Ein palliativ ausgebildeter Hausarzt, der ggf. sogar selbst an der ambulanten Palliativversorgung teilnimmt, wird sich anders einbringen als ein mit palliativen Situationen wenig vertrauter Kollege. Dies ist zu akzeptieren! Zusätzlich können Fachärzte, primär natürlich Onkologen, aber auch z. B. Urologen, Gynäkologen, Internisten, Schmerztherapeuten, in die ambulante Behandlung eingebunden sein oder diese sogar primär durchführen (➤ Abb. 10.4). Zusätzlich gibt es im Bereich der palliativen Versorgung spezielle Versorgungsstrukturen, die im Folgenden kurz dargestellt werden sollen. Hierbei kann es in unterschiedlichen Regionen oder Bundesländern durchaus Unterschiede geben. Die S3-Leitlinie Palliativmedizin hat bei Patienten mit einer nicht heilbaren Krebserkrankung einen Behandlungspfad entwickelt, welcher die einzelnen Angebote an die Betroffenen ab dem Zeitpunkt der Diagnosestellung widerspiegelt.

Allgemeine ambulante Palliativversorgung (AAPV): ambulante Versorgung durch Pflegedienste in Zusammenarbeit mit niedergelassenen Hausärzten und Fachärzten.

Ambulante Hospizdienste: von Ehrenamtlichen getragene Einrichtungen, die sich um palliative Patienten und deren Angehörige in der Häuslichkeit kümmern. Insbesondere gibt es oft auch Angebote für Angehörige nach dem Tod des Patienten. Sie sind für die Betroffenen kostenfrei und werden teilweise von den Krankenkassen unterstützt.

Spezialisierte ambulante Palliativversorgung (SAPV): bei den Krankenkassen zu beantragende, spezialisierte und durch ein Team aus Fallkoordinator,

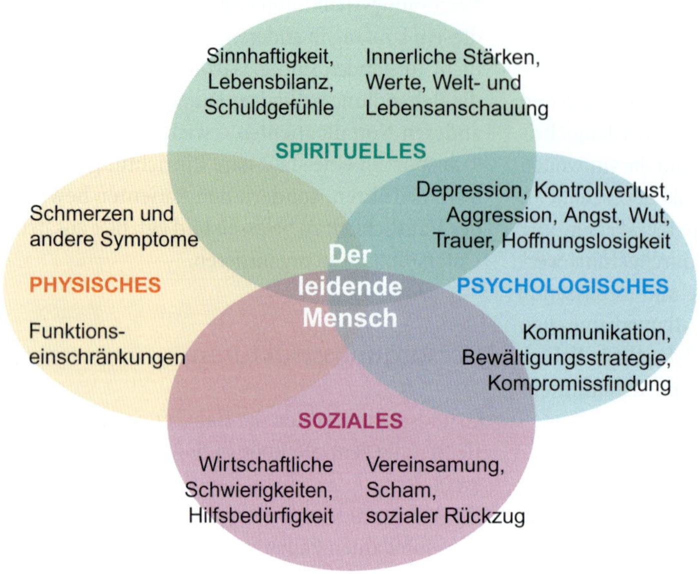

Abb. 10.4 Das vierdimensionale Modell der Palliativen Betreuung [T1101/L311]

Arzt und Pflegedienst durchgeführte Versorgung von Palliativpatienten in der Häuslichkeit. Hierdurch ist eine umfassende Versorgung des Patienten und der Angehörigen im häuslichen Umfeld bis zum Tod des Patienten möglich. Aufgrund der geforderten entsprechenden Ausbildung der ärztlichen und nicht ärztlichen Behandler ist eine adäquate Versorgung insbesondere im Bereich Schmerztherapie und Symptomkontrolle gewährleistet.

Stationäre Hospize: stationäre Einrichtungen zur Versorgung sterbender und palliativer Patienten, die baulich und organisatorisch eigenständig und nicht an eine Pflegeeinrichtung oder ein Krankenhaus angeschlossen sind. Die Anzahl der Betten ist auf maximal 16 begrenzt, die Kosten werden nach Beantragung und strenger Prüfung zu 95 % durch die Krankenkassen übernommen, die restlichen 5 % müssen von den Einrichtungen über Spenden finanziert werden.

Palliativstationen: zur Versorgung und Behandlung von palliativen Patienten spezialisierte Stationen in Krankenhäusern. Zum Betreiben einer Palliativstation müssen diverse Voraussetzungen insbesondere in Bezug auf das Vorhalten und die Ausbildung des Personals, die Organisation sowie bauliche Maßgaben erfüllt werden. Es erfolgt grundsätzlich eine ganzheitliche und multiprofessionelle Behandlung der Patienten, die spezielle Voraussetzungen für die Aufnahme, ähnlich wie im stationären Hospiz, erfüllen müssen. Zuweisungen aus anderen Abteilungen des Krankenhauses, aber auch von außerhalb über den Rettungsdienst, i. d. R. über die Notaufnahme, sind möglich. Für die Aufnahme auf eine Palliativstation gelten folgende Voraussetzungen:

- Begrenzte Lebenserwartung bei nicht kurativer Situation.
- Ganzheitliche, multiprofessionelle Behandlung erforderlich.
- Symptomkontrolle und/oder psychosoziale Stabilisierung notwendig.
- Betreuung von Angehörigen erforderlich.
- Behandlung erfordert besonders geschultes pflegerisches und ärztliches Personal.

Schmerztherapie

Die schmerztherapeutische und insbesondere schmerzmedikamentöse Behandlung von palliativen und Patienten in der Sterbephase ist grundsätzlich nicht so komplex, wie die Behandlung chronischer Schmerzpatienten. Trotzdem sind differenzierte Behandlungsmaßnahmen und umfangreiche Medikamente notwendig, die hier nur ansatzweise dargestellt und in der entsprechenden Literatur nachgelesen werden können. Unbedingt beachtet werden muss, ähnlich wie bei chronischen Schmerzen, dass in der palliativen Situation Schmerzen nicht nur einen somatischen Grund haben müssen (Total-Pain-Konzept). Daher sollte, soweit am Behandlungsort möglich, ein umfassender Ansatz verfolgt werden, der die diversen Ebenen in die Schmerzanamnese und Schmerzbehandlung mit einbezieht.

Im Bereich der Notfallversorgung kommt es primär auf eine Basisversorgung zur Linderung schwerer Schmerzzustände an. Hier haben insbesondere potente Opioide wie Morphin, Fentanyl oder Hydromorphon eine vorrangige Bedeutung. Zunächst sollte wie immer eine strukturierte Schmerzanamnese erhoben werden, um Schmerzauslöser einzugrenzen und den Schmerzcharakter und Schmerzorte zu eruieren. Eine Abfrage der aktuellen und bisher eingenommenen Medikation hilft sehr, um das weitere Vorgehen zu planen und den möglichen weiteren Bedarf an Analgetika abzuschätzen.

Grundsätzlich sollte v. a. in der Sterbephase eine ausreichende und großzügige Analgesie erfolgen, um Schmerzen adäquat und zügig zu lindern und so das Leiden des Patienten zu vermindern. Die Opioide sollten titriert werden, eine Startdosis von Morphin 5–10 mg i. v. (oder Äquivalenzdosen anderer Opiode) ist beim durchschnittlichen Patienten sinnvoll. Vorrangig sollte in Bezug auf den Applikationsweg an die subkutane Gabe von Morphin oder anderen Opioiden (sowie weiteren Medikamenten) gedacht werden. Hierdurch kann man bei relativ schnellem Wirkeintritt eine längere Wirkung als bei einer intravenösen Applikation erzielen, die Gabe ist deutlich einfacher und nicht so schmerzhaft sowie weniger invasiv.

Den größten Einfluss auf die letzten Stunden des Sterbenden hat die Betreuung davor. Eine dramatische Verschlimmerung der Beschwerden ist bei ausreichend durchgeführter Symptomkontrolle nicht mehr zu erwarten.

Umgang mit Angehörigen

Dem Umgang und der Einbeziehung von Angehörigen, wie auch im hier dargestellten Fall, kommt eine bedeutsame Rolle in der Behandlung von Palliativpatienten zu. Angehörige sind i. d. R. die unmittelbaren Ansprechpartner, wenn der Patientenwille in der Akutsituation nicht zu erfragen ist, insbesondere auch zur Erhebung des mutmaßlichen Willens. Durchaus auch im klinischen Bereich, aber insbesondere am (häuslichen) Einsatzort im Rettungsdienst kann man mit emotional aufgeladenen Situationen durch Ängste und Überforderung von Angehörigen konfrontiert werden. Grundsätzlich kann man davon ausgehen, dass Angehörige, die einen Palliativpatienten betreuen, pflegen und versorgen psychosozial stark belastet sind und sich hilflos fühlen oder Angst haben, zu versagen oder Fehler zu machen. Neben dem Patienten sind auch sie häufig hilfebedürftig.

In dieser Situation ist am Behandlungsort besondere interaktive Kompetenz und häufig Fingerspitzengefühl erforderlich. Wo immer möglich und wenn nicht vom Patienten explizit unerwünscht, sollten Angehörige ebenso informiert und in Entscheidungen eingebunden werden. Angehörige brauchen fachliche Aufklärung über das Krankheits- und Sterbegeschehen. Zusätzlich sollte immer hinterfragt werden, ob zusätzliche professionelle Unterstützung für die Angehörigen selbst (eigener Hausarzt, Seelsorger) notwendig ist und wie diese angebahnt oder organisiert werden kann. Bei optimaler Umsetzung dieser Grundsätze kann dem Behandler teilweise auch langfristige ausgeprägte Dankbarkeit von Angehörigen Verstorbener zukommen!

Umgang mit Sterbenden und Verstorbenen

Ein respektvoller Umgang mit Sterbenden oder Verstorbenen sollte grundsätzlich selbstverständlich sein. Im mitunter hektischen Berufsalltag z. B. am präklinischen Einsatzort oder in der Krankenhausambulanz kann ein Moment des Innehaltens beim/nach dem Versterben eines (palliativen) Patienten auch für den Behandler selbst und das Behandlungsteam hilfreich sein und kurzfristig sowie langfristig psychisch entlasten. Die wichtigsten Grundsätze im Umgang mit Sterbenden und Verstorbenen sollen kurz dargestellt werden (➤ Abb. 10.5).

Umgang mit Sterbenden

Soweit möglich sollten Sterbende in einer angemessenen Umgebung untergebracht und von anderen Patienten sowie Störfaktoren und unruhigen Umgebungsbedingungen abgeschirmt werden. Für eine ruhige und entspannte Atmosphäre sollte gesorgt

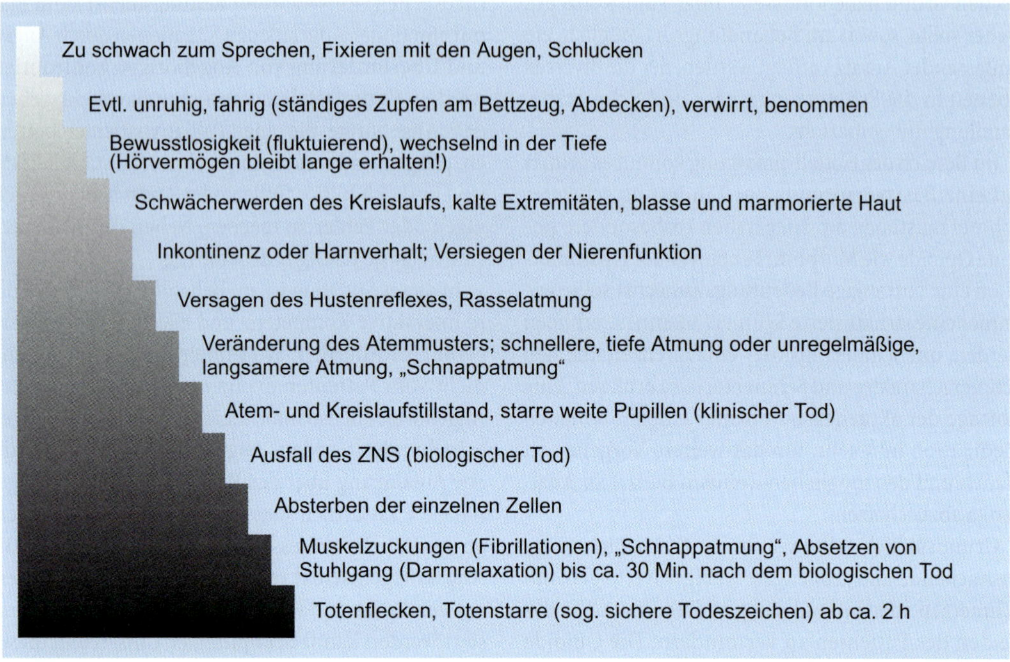

Abb. 10.5 Häufig zu beobachtender Ablauf des Sterbevorgangs [L157]

werden. Anwesende Angehörige sollten die Möglichkeit bekommen, direkt beim Sterbenden zu verweilen. In Hinblick auf kulturelle oder religiöse Hintergründe sollte rechtzeitig hinterfragt werden, ob Zusätzliches bedacht oder organisiert werden kann, um den Sterbenden und die Angehörigen zu unterstützen (Geistlicher, spezielle Rituale etc.).

Umgang mit Verstorbenen

Ein würdevoller Umgang mit dem Leichnam des Verstorbenen ist selbstverständlich und insbesondere auch für die Angehörigen wichtig. Es kann davon ausgegangen werden, dass die Angehörigen das Geschehen und die Bilder im Zusammenhang mit dem Sterben und dem Tod für immer bei sich tragen werden. Von daher ist der Umgang mit dem Leichnam und die Interaktion mit den Angehörigen für deren Trauerarbeit von größter Wichtigkeit. Viel psychisches Leid und Unruhe im Kreise der Angehörigen kann durch professionelle Arbeit der Behandler verhindert bzw. abgemildert werden.

Grundsätzlich gilt: Der Umgang mit Sterbenden endet nicht mit dem Tod und umfasst auch den Umgang mit dem Leichnam und den Angehörigen des Verstorbenen.

Evidenz: Mythos oder Fakt

Der Umgang mit Sterbenden im Bereich der Notfallmedizin hat sich im Verlauf der letzten Jahre bereits deutlich verändert. Die frühere Maßgabe, nahezu jeden Patienten auch in palliativer Situation noch in ein Krankenhaus zu bringen, ist schon lange ein Mythos. Fakt ist jedoch, dass der Umgang mit palliativen Patienten im Rettungsdienst aufgrund vielfältiger Besonderheiten eine spezielle Herausforderung sein kann. Dies betrifft sowohl den Umgang mit dem Patienten als auch insbesondere den mit Angehörigen und teilweise auch die Reflexion des eigenen Lebens.

Grundsätzlich sollte nach der sicheren Ermittlung der vorliegenden Erkrankung mit dem Vorliegen einer palliativen Situation und entsprechendem Patientenwillen eine häusliche Versorgung und gegebenenfalls, wenn die Umstände es erlauben, ein Versterben in der Häuslichkeit angestrebt und ermöglicht werden. Dies ist, wenn in adäquater Weise durchgeführt, nicht nur rechtlich unproblematisch, vielmehr würde im Umkehrschluss ein Transport in ein Krankenhaus möglicherweise eine Verletzung von Patientenrechten bedeuten, mit entsprechenden potenziellen rechtlichen Konsequenzen.

LITERATUR

AWMF-S3-Leitlinie. Palliativmedizin für Patienten mit einer nicht heilbaren Krebserkrankung. Version 2.1. Stand 27.08.2019. AWMF-Reg. -Nr. 128-001OL. https://register.awmf.org/de/leitlinien/detail/128-001OL

Bialas P, Sittig H-B (Hrsg.). Leitfaden Schmerzmedizin. 2. A. München: Elsevier Urban & Fischer, 2022

Fleischmann T, Hohenstein C (Hrsg.). Klinische Notfallmedizin Band I Wissen. München: Elsevier Urban & Fischer, 2020

Gottschling S, Gronwald B, Welsch K (Hrsg.). Fälle Palliativmedizin – Patientenzentrierte, multiprofessionelle Empfehlungen aus der Praxis. München: Elsevier Urban & Fischer, 2021

Jahn M, Löwe F, Praetz M, Jähnichen G. Untersuchung und Diagnostik für Rettungsdienst und Notfallmedizin. München: Urban & Fischer, 2023

Wedding U, Fuxius S (Hrsg.) Palliativmedizin – Das wichtigste für Ärztinnen und Ärzte aller Fachrichtungen. München: Elsevier Urban & Fischer 2023

10.9 Verlegungstransport (Advanced)

Matthias Jahn

10.9.1 Einsatzmeldung/Anfahrt

Während einer Wochenendschicht wird die Besatzung des RTW 8-83-5 zur dritten Tour an diesem Tag alarmiert. Per Funkmeldeempfänger erfährt die Besatzung, dass eine Einweisung vom städtischen Krankhaus zum nahe gelegenen psychiatrischen Landeskrankenhaus erfolgen soll. Die Anfahrt zum Krankenhaus dauert ca. 8 Minuten und erfolgt ohne besondere Vorkommnisse.

10.9.2 Situation vor Ort/Ersteindruck

Da es ein normaler Krankentransport ist und die Leitstelle keine besonderen Angaben durchgegeben hat, nehmen die beiden Notfallsanitäter nur die Trage in die Notaufnahme des Krankenhauses mit.

Sie wenden sich an den diensthabenden Pfleger in der Anmeldung, der ihnen die Einweisungspapiere, den Arztbrief für den weiterbehandelnden Arzt und einen Transportschein übergibt. Er bittet die Notfallsanitäter kurz zu warten, da die diensthabende Chirurgin vor dem Transport des Patienten noch mit ihnen sprechen möchte. Kurze Zeit später kommt die Chirurgin in die Notaufnahme und klärt die Notfallsanitäter über den vorliegenden Sachverhalt auf. Demnach sei der Patient vor etwa 1 Stunde in die Klinik gekommen. Er klage über Würmer im Bauch, vor denen er Angst habe, da diese mit ihm sprechen. Sie habe den Mann etwas beruhigen können und habe ihn dann körperlich untersucht; pathologische Befunde gebe es keine. Der Patient sei kreislaufstabil. Nach ersten Untersuchungsergebnissen gebe es keinen Hinweis auf einen aktuellen Alkohol- oder sonstigen Drogenmissbrauch, allerdings sei der Mann in den letzten 5 Jahren bereits zweimal wegen einer Alkoholintoxikation in der Klinik gewesen.

10.9.3 Verdachtsdiagnose

Aufgrund der Angaben des 38-jährigen Mannes hat die Ärztin eine Psychose diagnostiziert und möchte ihn in die nächstgelegene Psychiatrie einweisen. Als sie dem Mann dieses mitteilt, kündigt er an: „Wenn man mir hier nicht weiterhelfen kann, werde ich das Krankenhaus verlassen und die Würmer zu Hause selbst entfernen." Sie habe den Patienten jedoch überzeugen können, zu bleiben, und dann den Transport bestellt. Sie bittet die beiden Notfallsanitäter, eine kleine Notlüge mitzutragen und dem Mann zu erzählen, dass er in eine „Spezialklinik für Würmer" gebracht werde. Dies sei sicherlich der einfachste Weg.

10.9.4 Maßnahmen

Der erfahrene Notfallsanitäter äußert Bedenken, da diese Handlungsweise den Wahn fördern könnte und man nicht wisse, wie der Mann reagiert, wenn er erfährt, dass man ihn nun doch ins Landeskrankenhaus bringt. Er erklärt der Ärztin, dass er sich vorher mit dem Mann unterhalten wolle, um dann zu entscheiden, wie man weiter vorgehen werde.

Im Behandlungszimmer angekommen stellt sich der Notfallsanitäter dem Patienten vor. Dieser liegt ruhig auf der Trage, er schaut abwechselnd von seinem rechten Arm zu seinem Bauch und spricht dabei leise vor sich hin. Der Notfallsanitäter bittet den Mann zu schildern, was passiert ist. Der Mann erklärt, dass zwei Würmer in seinem Körper seien, einer im Bauch und einer im rechten Arm. Da ihn die Gespräche zwischen den beiden Würmern seit gestern Abend stören, sei er ins Krankenhaus gekommen, um sie entfernen zu lassen. Er wisse selbst, dass die Geschichte für andere seltsam klingt, aber er könne die Würmer ganz deutlich hören und habe Angst vor ihnen, da er nicht wisse, was diese als Nächstes tun würden.

Der Notfallsanitäter entgegnet, er halte es für unwahrscheinlich, dass sich im Körper des Patienten Würmer befinden; er könne sich jedoch vorstellen, dass dies ein befremdliches Gefühl sei. Für die Würmer gebe es wohl eher eine psychische Ursache. Und um diese vernünftig behandeln zu können, werde man ihn in eine psychiatrische Fachklinik begleiten. Dieser Vorschlag wird von dem 38-Jährigen vehement abgelehnt. Nach mehrmaligen Überzeugungsversuchen erklärt der Notfallsanitäter, dass man notfalls die Polizei hinzuziehen müsse, was für alle Beteiligten die unbequemste Möglichkeit sei. Daraufhin droht die Situation zu eskalieren. Der Notfallsanitäter kann den Mann zwar wieder beruhigen, doch die beiden Notfallsanitäter beschließen in Absprache mit der Ärztin, eine sog. Zwangseinweisung einzuleiten.

Der Notfallsanitäter erklärt der Ärztin, dass er die Verantwortung für einen Transport gegen den Willen des Patienten nicht übernehmen wird und man nicht einschätzen kann, wie der Patient während des Transports reagiert. Aufgrund der diagnostizierten Psychose mit drohender Eigengefährdung ist es sicherlich notwendig, den Patienten in die psychiatrische Klinik einzuweisen, allerdings nur mithilfe des sozialpsychiatrischen Dienstes und der Polizei, da weder er noch sein Kollege Hilfsvollzugsbeamte sind und den Patienten nicht gegen seinen Willen festhalten dürfen.

Die Notfallsanitäter gehen zurück zu dem Patienten und wirken beruhigend auf ihn ein, während die Ärztin Schritte für eine vorläufige Einweisung nach § 18 NPsychKG (Niedersächsisches Gesetz über Hilfen und Schutzmaßnahmen für psychisch Kranke) einleitet.

10.9.5 Transport und Übergabe

Nach 20 Minuten treffen Polizei und ein Ordnungsbeamter des sozialpsychiatrischen Dienstes in der Klinik ein. Nachdem die Ärztin die Diagnose „Psychose mit erheblicher Selbstgefährdung" bestätigt hat, macht sich der Ordnungsbeamte noch selbst ein Bild von dem Patienten. Während der Befragung wird der Patient immer nervöser und betont erneut, dass er das Krankenhaus verlassen und die Würmer zu Hause selbst herausoperieren werde.

Unter Anwesenheit der Polizisten kann der Ordnungsbeamte den Mann letztendlich überzeugen, sich mit dem Rettungswagen in die nahe gelegene psychiatrische Klinik fahren zu lassen. Da der Mann Einsicht zeigt, entscheiden sich die Polizisten in Absprache mit den Notfallsanitätern, den Mann nicht zu fixieren. Der Transport wird von einem Polizisten begleitet.

Die Fahrt verläuft ohne besondere Vorkommnisse. Der Patient erklärt zwar erneut seine Vorbehalte gegenüber einer Behandlung in der psychiatrischen Klinik, versucht aber wegen der Polizeipräsenz, sich nicht dem Transport zu widersetzen. Im Landeskrankenhaus wird der Mann von der diensthabenden Psychiaterin in Empfang genommen; die Notfallsanitäter und Polizisten begleiten ihn noch auf die Station.

10.9.6 Klinischer Verlauf

In der klinischen Behandlung stellt sich heraus, dass sich die Psychose auf dem Boden eines chronischen Alkoholmissbrauchs entwickelt hatte, wobei der Mann zum Zeitpunkt der Einweisung keinen Alkohol konsumiert hatte.

Nachdem die Psychose medikamentös behandelt wurde, erklärt sich der Patient sogar bereit, eine Alkoholentzugstherapie zu machen, und nach 5 Wochen kann er aus der psychiatrischen Klinik entlassen werden.

10.9.7 Kommentar

Dieser zugegeben spezielle Fall einer Psychose stellt das Rettungsdienstpersonal nicht selten vor eine große Herausforderung. Psychiatrische Notfälle treten häufig nicht vorhersehbar und plötzlich auf und werden in der Häufigkeit eher unterschätzt. Mögliche Ursachen für die Zunahme der akuten psychiatrischen Notfälle sind (Pajonk et al. 2019):

- Unzureichende ambulante Versorgungssituation in manchen Regionen und unzureichende Verfügbarkeit von Haus- und Fachärzten
- Verkürzung der stationären Behandlungsdauer
- Anstieg der Lebenserwartung und Zunahme der gerontopsychiatrischen Notfälle
- Erweiterte Interventionsmöglichkeiten der somatischen Medizin mit konsekutiv erhöhter Rate lebensbedrohlicher neuropsychiatrischer Störungen
- Zunahme von exzessivem Alkohol-, Drogen- oder Medikamentenkonsum
- Psychosoziale Faktoren wie z. B. vermehrte Stressbelastung, Armut, Arbeitslosigkeit oder Isolation
- Erweitertes Verständnis von Notfallmedizin und damit verbundener größerer Inanspruchnahme notfallmedizinischer Versorgungseinrichtungen und -dienste

Der Umgang mit solchen Patienten erfordert viel Geduld und Geschick in der Kommunikation, vor allem bei aggressiven oder agitierten Patienten. Ein effektives Management bei der Versorgung von akut psychiatrisch Erkrankten ist eine wichtige Schlüsselkompetenz. Im akuten Ereignis sollte zunächst eine klassische ABCDE-Untersuchung durchgeführt werden, um eine akute vitale Gefährdung zu erkennen, welche primär zügig behandelt werden muss. Abhängig von der Schwere der psychischen Störung ist eine volle körperliche Untersuchung nicht immer möglich. Wichtig ist es im „Primary Assessment", akute organische Ursachen (z. B. schwere Erregungszustände bei Hypoglykämie) herauszufinden. Hierzu gehören auch eine vollständige körperliche und neurologische Untersuchung. Im Rahmen des Eigenschutzes ist es wichtig zu beachten, bei der Versorgung von psychiatrischen Notfällen niemals allein zu arbeiten. Bei aggressiven oder agitierten Patienten sind folgende Vorgehensmethoden empfehlenswert:

- Persönlichen Freiraum respektieren
- Provakantes Verhalten vermeiden
- Aufmerksam zuhören
- Empathie zeigen
- Ruhige, knappe und klare Kommunikation
- Identifikation von Bedürfnissen des Patienten, Wünsche und Gefühle
- Respekt und Würde
- Setzen von nicht konfrontativen Grenzen
- Gemeinsame Ziele setzen
- Auswahlmöglichkeiten anbieten
- Optimistisch bleiben

Hintergrundinformationen psychiatrische Notfälle

Laut der S2k-Leitlinie Notfallpsychiatrie werden jährlich etwa 500.000 Patienten in der Präklinik und 1,5 Millionen Patienten in Notaufnahmen versorgt. Als häufigste Ursachen werden Intoxikationen, Erregungszustände und Suizidalität mit bestehender Eigen- oder Fremdgefährdung genannt. Allgemein nimmt die Häufigkeit von psychiatrischen Notfällen zu. Dies macht klar, dass Mitarbeiter im Rettungsdienst über Kenntnisse und Fähigkeiten bei der Versorgung von akuten psychiatrischen Notfällen verfügen sollten. Dazu gehören laut Leitlinie:

- Sicherheit in psychodiagnostischen Standards und psychopathologischer Diagnostik
- Kenntnisse in verbaler Krisenintervention
- Sicherheit im Umgang mit Notfallmedikamenten
- Kenntnisse der wichtigsten juristischen Rahmenbedingungen
- Eingespielte und geübte Strategien im Team zur Bewältigung von Notfällen und Krisen
- Sicherheitstraining zum Eigenschutz

Definition des psychiatrischen Notfalls

Ein psychiatrischer Notfall ist laut Leitlinie definiert als *„medizinische Situation, in der das akute Auftreten oder die Exazerbation einer bestehenden psychiatrischen Störung zu einer unmittelbaren Gefährdung von Leben und Gesundheit führt und/oder Therapie bedarf"* (Pajonk et al. 2019).

Typische notfallpsychiatrische Störungen und Syndrome sind (Pajonk et al. 2019):

- Suizidalität
- Erregungszustände
- Delir, Bewusstseinsstörungen und Verwirrtheit
- Intoxikationen und andere substanzbedingte Störungen
- Paranoid-halluzinatorisches Syndrom

- Manisches Syndrom
- Stupor (Starrezustand des ganzen Körpers bei vollem Bewusstsein) und Katonie (stark verkrampte Haltung)
- Angststörungen
- Psychosoziale Krise und Traumatisierung
- Anorexie
- Entzug von psychotropen Stoffen
- Indizierte medikamentöse Therapie in adäquater Dosierung
- Störungen als Folge von Belastungen und Traumatisierung
- Dissoziative Störungen

Notfallpsychiatrisch relevante Syndrome und Störungen

Bewusstseinsstörungen, Verwirrtheitszustände

Unter dem Sammelbegriff Bewusstseinsstörungen (Einschränkung des Bewusstseins) werden Funktionsstörungen zusammengefasst, welche durch zahlreiche Mechanismen und Ursachen ausgelöst werden. Dazu gehören z. B. Funktionsstörungen mit Einschränkung von Wachheit, Klarheit, Aktivität, Wahrnehmung oder Orientierung.

Zu den Bewusstseins- und Verwirrtheitszuständen gehören als Untergruppierungen:

- Quantitative Bewusstseinsstörungen (Abstufungen von leichter Benommenheit bis zur vollen Bewusstlosigkeit)
- Qualitative Bewusstseinsstörungen wie Bewusstseinseintrübung, Bewusstseinseinengung, Bewusstseinsverschiebung und Bewusstseinserweiterung
- Einfache Verwirrtheitszustände, definiert als assoziativ gelockertes, z. T. auch verwirrtes Denken und Sprechen
- Orientierungsstörungen

Ursachen:

- Störungen der Hirndurchblutung
- Hirndruckerhöhung, Schädel-Hirn-Trauma
- Zerebrale Krampfanfälle
- Degenerative Krampfanfälle
- Tumorbedingte Hirnschädigung durch Verdrängung oder Infiltration
- Kardiale Funktionsstörungen
- Entzündungen, lokal und systemisch
- Störungen des Flüssigkeits- und Elektrolythaushalts
- Metabolische Störungen
- Operationen und diagnostische Eingriffe
- Intoxikationen durch Drogen und Medikamente

Delir

Das Delir ist laut Definition eine schwere, unspezifische, meist akute, organische psychische Reaktionsform. Typische Symptome sind hierbei fluktuierende Aufmerksamkeitsstörungen, Wahrnehmungsstörungen, kognitive Defizite und Orientierungsstörungen. Die Ursachen sind vielfältig. Häufig sind chronische Erkrankungen wie eine Demenz oder Sucht vorzufinden. Auslösende Faktoren eines Delirs sind z. B. Fieber oder Polypharmazie.

Unterschieden wird hierbei das **hyperaktive** und das **hypoaktive** Delir.

Zur **Differenzialdiagnostik** bei einem Delir kann folgende Merkhilfe nützlich sein: „I watch death“:

- **I**nfektionen: Meningitis, Pneumonie, Sepsis
- **W**ithdrawal (Entzug): Ethanol, Sedativa
- **A**kutes metabolisches Problem: Azidose
- **T**rauma: Commotio cerebri
- **C**NS (ZNS)-Pathologie: Schlaganfall, Krampfanfall, ICB
- **H**ypoxie: Anämie, Lungen-/Herzversagen
- **D**efizite/Mangelerscheinungen: Vitamin B_1/B_{12}
- **E**ndokrinopathien: Hypo-/Hyperthyreose, Hypo-/Hyperglykämie
- **A**kutes vaskuläres Problem: Schockformen, hypertensive Enzephalopathie
- **T**oxine: Opiate, Drogen, Digitoxin, Anticholinergika, Methanol, Ethylenglykol
- **H**eavy Metals (Schwermetalle): Arsen, Blei, Quecksilber

Der **Delirium Detection Score (DDS)** ist eine Möglichkeit, eine objektive Erfassung und Diagnosestellung eines Delirs anhand von fünf unterschiedlichen physiologischen Kriterien im Rahmen der Diagnostik (ABCDE-Untersuchung) und Anamnese (SAMPLER/OPQRST) sicherzustellen. In der Diagnostik werden folgende Fragestellungen erfasst:

1. Orientierung?
2. Halluzination?
3. Agitation?

4. Angst?
5. Schweißausbrüche?

Weitere Screening-Instrumente zur Beurteilung der Delirschwere sind die Confusion Assessment Method for the Intensive Care Unit (CAM-ICU) oder die Delirium Rating Scale (DRS).

Psychische und Verhaltensstörungen durch psychotrope Substanzen

Zu dieser Kategorie gehören akute Intoxikationen oder Räusche (häufig Mischintoxikationen mit unklaren Toxidromen), Entzug, Missbrauch und Abhängigkeit.

Angstsyndrome

Angststörungen sind keine lebensbedrohlichen Störungen und gehören zu den häufigsten psychischen Störungen. Angst kann allerdings auch ein Leitsymptom einer schweren Erkrankung sein. Angststörungen werden unterschieden in: Phobie, frei flottierende Angst und Panik.

Erregungszustände

Erregungszustände können einen psychiatrischen Notfall darstellen und sind häufig vorzufinden. Eine unkontrollierte Aggression mit Eigen- und Fremdgefährdung kann sich schnell entwickeln. Unter Erregungszuständen werden auch die Begrifflichkeiten Agitation, Agitiertheit oder Unruhezustände zusammengefasst. Die klinische Symptomatik besteht zumeist aus innerer Gespanntheit und innerer Unruhe, einer ängstlich-misstrauischen Grundstimmung und einer Steigerung des Antriebs und der Psychomotorik. Vegetative Symptome sind häufig begleitend vorhanden. Ursachen für Erregungszustände sind z. B. Persönlichkeitsstörungen, Entzug, neuropsychiatrische oder neurologische Erkrankungen.

Suizidalität

Für den Begriff Suizidalität gibt es keine einheitliche Definition. Der Begriff wird vielmehr als die Summe aller Denk- und Verhaltensweisen eines Menschen oder auch von Gruppen von Menschen verwendet, die in Gedanken, durch aktives Handeln, durch Handelnlassen oder passives Unterlassen den eigenen Tod anstreben oder in Kauf nehmen. Der Begriff Suizid beschreibt die Suizidalität mit letalem Ausgang. Die Dunkelziffer der Suizide ist sehr hoch. Es gibt keine Meldepflicht. Männer im höherem Lebensalter suizidieren sich laut Statistik am häufigsten.

Entscheidungshilfen und Screening-Instrumente zur Abschätzung der Suizidalität

Eine große Herausforderung in der täglichen Arbeit im Rettungsdienst oder der Notaufnahme sind sicherlich psychiatrisch erkrankte Patienten. Auch hier gibt es gute Entscheidungshilfen, Fragenkataloge und Screening-Instrumente für die Versorgung dieser speziellen Patientengruppe. Besonders unerfahrene Mitarbeiter profitieren von einfachen und konkreten Entscheidungshilfen wie z. B. dem **Modified SAD PERSONS Scale** (➤ Tab. 10.4) oder Fragenkataloge wie z. B. dem **Fragenkatalog nach Pöldinger** (➤ Tab. 10.5) zur Abschätzung der Suizidalität.

Modified SAD PERSONS Scale (➤ Tab. 10.4**):** 1983 wurde durch Patterson et al.1983 eine Merkhilfe mit Hochrisikofaktoren für Patienten mit Suizidgedanken entworfen. Die Merkhilfe **SAD PERSONS** soll dem Rettungsdienstpersonal ohne psychiatrische Ausbildung als Entscheidungshilfe dienen, welche Patienten von einer Hospitalisierung profitieren. Für die Anwendung in der Notaufnahme wurde die Scale durch Hockberger und Rothstein modifiziert. Ein Score ≤ 5 zeigt an, dass der Patient „sicher" nach Hause entlassen werden kann. Score-Werte > 6 erfordern eine psychiatrische Abklärung. Score-Werte > 9 machen eine stationäre Aufnahme in der Psychiatrie notwendig.

Fragenkatalog zur Abschätzung der Suizidalität nach Pöldinger: Konkrete Fragen zur Abschätzung der Suizidalität machen es Unerfahrenen einfacher High-risk-Patienten zu identifizieren. Der Erstkontakt mit gezielten Fragen ist hierbei entscheidend. Ein weiteres Rating-Instrument zur Beurteilung der Suizidalität ist die **Suicide Assessment Scale (➤ Tab. 10.5).**

Paranoid-halluzinatorische Syndrome

Wahnhafte bzw. paranoide Symptome sowie halluzinatorisches Erleben werden unter dem Begriff paranoid-halluzinatorische Syndrome zusammengefasst. Bei beiden Formen dieser Wahrnehmungsstörung liegt ein fehlender Realitätsbezug vor. Ursachen für diese

Tab. 10.4 Modified SAD PERSONS Scale (mod. nach Hockberger et al. 1988)

Mnemonic	Charakteristika/klinisches Merkmal	Score
Sex	Männliches Geschlecht	1
Age	Alter < 19 oder > 45	1
Depression or Hopelessness	Neigt zu Depressionen, Konzentrationsschwäche, Appetitlosigkeit, Schlaflosigkeit, Libidoverlust	2
Previous Attempts or Psychiatric Care	Zurückliegende stationäre oder ambulante Versorgung	1
Excessive Alcohol or Drug Use	Chronischer Alkohol- oder Drogenabusus	1
Rational Thinking Loss	Organisches Hirnsyndrom oder Psychose	2
Separated, widowed or divorced	Isoliert, verwitwet oder geschieden	1
Organized or Serious Attempt	Suizidgedanken oder bereits feste Pläne für Suizid	2
No Social Supports	Fehlende familiäre Bindung, fehlender Freundeskreis, Arbeitslosigkeit, fehlende aktive religiöse Zugehörigkeit	1
Stated Future Intent	Ambivalentes Verhalten, Entschlossenheit für zukünftige Suizidversuche	2

Scoring: Treffen die entsprechenden genannten Charakteristika jeweils zu, wird die jeweilige zugehörige Punktezahl vergeben und addiert.

Score:
- < 6: niedriges Risiko für Suizidgefährdung
- 6–8: mittleres Risiko für Suizidgefährdung
- > 8: hohes Risiko für Suizidgefährdung

Störung sind z. B. neuropsychiatrische Erkrankungen wie schizophrene Psychosen, Drogenintoxikationen oder Alkoholfolgeerkrankungen.

Ursachen für Psychosen können z. B. sein:
- Organische Psychosen:
  - Vorbestehende Hirnerkrankungen, z. B. Morbus Parkinson, Demenz
  - Z. n. Hirnverletzungen, z. B. Schädel-Hirn-Trauma, frühkindlicher Hirnschaden
  - Psychotrope Substanzen, z. B. Drogen, Medikamente

Tab. 10.5 Fragenkatalog zur Abschätzung der Suizidalität (Pajonk et al. 2019)

Fragen	Antwort
Haben Sie in der letzten Zeit daran denken müssen, sich das Leben zu nehmen?	Ja
Häufig?	Ja
Haben Sie auch daran denken müssen, ohne es zu wollen? Haben sich Selbstmordgedanken aufgedrängt?	Ja
Haben Sie konkrete Ideen, wie Sie es machen würden?	Ja
Haben Sie Vorbereitungen getroffen?	Ja
Haben Sie schon zu jemanden über Ihre Selbstmordabsichten gesprochen?	Ja
Haben Sie schon einmal einen Selbstmordversuch unternommen?	Ja
Hat sich in Ihrer Familie oder in Ihrem Freundes- und Bekanntenkreis schon jemand das Leben genommen?	Ja
Halten Sie Ihre Situation für aussichts- oder hoffnungslos?	Ja
Fällt es Ihnen schwer, an etwas anderes als an Ihre Probleme zu denken?	Ja
Haben Sie in letzter Zeit weniger Kontakte zu Ihren Verwandten, Bekannten und Freunden?	Ja
Haben Sie noch Interesse daran, was in Ihrem Beruf und in Ihrer Umgebung vorgeht? Interessieren Sie noch Ihre Hobbys?	Nein
Haben Sie jemanden, mit dem Sie offen und vertraulich über Ihre Probleme sprechen können?	Nein
Wohnen Sie zusammen mit Familienmitgliedern oder Bekannten?	Nein
Fühlen Sie sich unter starken familiären oder beruflichen Verpflichtungen stehend?	Nein
Fühlen Sie sich in einer religiösen bzw. weltanschaulichen Gemeinschaft verwurzelt?	Nein
Anzahl entsprechend beantworteter Fragen (Gesamtzahl = max. 16)	
Je mehr Fragen im Sinne der angegebenen Antwort beantwortet werden, umso höher muss das Suizidrisiko eingeschätzt werden.	

- Nichtorganische Psychosen
  - Nicht abschließend geklärt
  - Genetische Disposition (hypothetisch)
  - Traumatische (nichtorganische) Ereignisse in der frühen Kindheit

Potenzielle reversible Ursachen für Psychosen können mit der Merkhilfe **DEMENTIA** erfasst werden:

- **D**rogenintoxikation
- **E**motionale Störungen
- **M**etabolische Störungen
- **E**ndokrine Störungen
- Mal**N**utrition (Esstörungen)
- **T**umoren oder **T**raumata
- **I**nfektion
- **A**rteriosklerotische Komplikationen

Maniforme Syndrome

Zu den maniformen Syndromen gehören bipolar-affektive (manisch-depressive) Störungen mit vielfältigem klinischem Krankheitsbild. Hierzu gehört z. B. das manische Syndrom mit einer Konstellation von typischen Symptomen auf der Kognitions-, Emotions-, Wahrnehmungs- und Verhaltensebene mit Symptomen wie z. B. gehobene oder gereizte Stimmung, Rededrang oder gesteigerter Betriebsamkeit.

Stupor und Katatonie

Bei Patienten mit **Stupor** liegt meist keine Bewusstseinsstörung, sondern eine Expressions- und Kommunikationsstörung vor. Patienten mit Stupor befinden sich in einem Zustand mit vollständigem Aktivitätsverlust bei ansonsten wachem Bewusstseinszustand, was sich z. B. in mimischer Ausdruckslosigkeit oder fehlender Reaktion auf Außenreize äußert. Ursachen dafür sind Depressionen, Schizophrenien, aber auch internistische oder hirnorganische Erkrankungen.

Eine **Katatonie** ist dagegen charakterisiert durch motorische, affektive Verhaltensstörungen mit klinischer Symptomatik von Hyper- oder Hypophänomenen. Als dominantes motorisches Symptom der Katatonie ist das bei Patienten unbewusste Haltungsverharren. Als Symptom können auch hier Erkrankungen wie z. B. Schizophrenien, Drogenintoxikation oder Elektrolytstörungen infrage kommen.

Anorexia nervosa

Essstörungen können auch zu psychiatrischen Notfallsituationen führen. Die Anorexie (bei Erwachsenen BMI $\leq$ 17,5) ist verbunden mit der höchsten Mortalitätsrate bei jungen Erwachsenen. Kardiale Störungen (z. B. plötzlicher Herztod) sind zu 50 % verantwortlich.

Psychosoziale Krise und Traumatisierungen

Bei einer **psychosozialen Krise** wird das psychologische Gleichgewicht zerstört. Übliche Bewältigungsstrategien versagen hierbei und es liegen funktionelle Beeinträchtigungen vor. Störungen infolge von Krisen sind akute Belastungsreaktionen, Anpassungsstörungen und eine akute vorübergehende psychotische Störung.

Bei einer **traumatischen Krise** kommt es zu schweren Verletzungen, tatsächlichem oder möglichem Tod oder zur Bedrohung der physischen Integrität z. B. aufgrund des Erlebens von körperlicher und sexualisierter Gewalt, Vergewaltigung oder Stalking. Angststörungen, depressive Störungen und eine posttraumatische Belastungsreaktion sind u. a. typische Folgen einer Traumatisierung.

Psychische Störungen als Folge von Katastrophen und Großschadensereignissen

Individuelle Traumatisierungen, aber auch kollektive Verhaltensweisen (Massenpanik, Massenhysterie) können Folgen von Katastrophen oder Großschadensereignissen sein. Typisch bei einzelnen Personen sind hierbei dissoziativ-demonstrative Verhaltensmuster in Verbindung z. B. mit Schreien oder Sichanklammern. Andere Beteiligte übernehmen diese Verhaltensweise, was sich dann zur kollektiven Angst und Überaktivität mit ziellosen Fluchtbewegungen entwickelt.

Amok

Amok ist heute definiert als *„Amoktat mit plötzlicher, unverständlicher und aggressiver Handlung, welche zur Verletzung oder Tötung von Menschen führt“* (Pajonk et al. 2019). Ursächlich sind hierbei dissoziative Störungen und Störungen der Impulskontrolle. Eine Amoktat wird im ICD-10 als Persönlichkeits- und Verhaltensstörung aufgeführt.

Präklinische Versorgung von akut psychiatrisch erkrankten Patienten

Wie schon am Anfang beschrieben ist im Primary Assessment mithilfe der ABCDE-Untersuchung primär festzustellen ob akute organische Ursachen vorliegen. Hierzu gehören auch eine vollständige körperliche und neurologische Untersuchung. Auch sollte eine primäre Risikobeurteilung erfolgen. Hierzu gehören: Agitation/Erregung, Umgebung des Patienten, Absichten des Patienten, mögliche Objekte im Besitz des Patienten, welche gefährlich sein könnten (Fremd- und Eigengefährdung).

Patienten mit akuten psychiatrischen Erkrankungen – Umgang und Herangehensweise

Im Umgang mit und in der Herangehensweise bei Patienten mit psychiatrischen Erkrankungen sind zunächst folgende wichtige Punkte zu beachten:

- Verständnis für das Krankheitsbild zeigen
- Geduld für die krankheitsbedingten Einschränkungen zeigen
- Ruhig und sachlich kommunizieren, Deeskalation
- Auf Mimik, Gestik oder Körperhaltung achten
- Stress und Überforderungssituationen vermeiden
- Aktiv Zuhören:
  - Nicken
  - Ein-Wort-Rückmeldungen („Mmh", „Aha" etc.)
  - Blickkontakt während des Gesprächs suchen
- Keine Werturteile oder offene Kritik über Äußerungen und Erzählungen
- Kompromissbereitschaft zeigen, wo möglich, jedoch klare Absprachen treffen, wo es wichtig erscheint

Es ist wichtig, eine klare Struktur bei der Versorgung von psychiatrisch Erkrankten beizubehalten. Primär ist immer Zeit, erste Informationen über den Patienten z. B. bei Angehörigen, der Polizei oder anderen Personen einzuholen. Gegebenenfalls gibt es auch alte Arztbriefe oder weitere Informationen über den Patienten (Krankheitsgeschichte bzw. bekannte psych. Erkrankungen, zurückliegende stationäre Aufenthalte, Eigen- und Fremdgefährdung, Alkohol- oder Drogenabusus.) Wichtige erste Kernfragen im Rahmen der Fremdanamnese und der ersten Beurteilung/Einschätzung sind die Fragen nach dem aktuellen Verhalten des Patienten auf einer Skala von 0 (unauffälliges Verhalten) bis 10 (extreme Agitiertheit/extrem gewalttätig/extrem erregt) und insbesondere, was vom Verhalten her beobachtet bzw. wahrgenommen wurde. Die weitere Anamneseerhebung besteht aus der Ermittlung von persönlichen Daten, den konkreten Problemen, der aktuellen Vorgeschichte mit dem Beginn der Symptomatik, kurz zurückliegenden psychiatrischen Vorbehandlungen, einer speziellen psychiatrischen, allgemeinmedizinischen und Medikamentenanamnese sowie der aktuellen Lebenssituation. Relevante Informationen sind auch zurückliegende Selbstverletzungen oder Alkohol- und Drogenmissbrauch.

Da sich akut psychiatrisch erkrankte Patienten häufig in einer angstvoll erlebten Situation befinden, ist der Erstkontakt mit dem Herstellen einer vertrauensvollen Atmosphäre zur Gesprächsführung der wichtigste Schlüsselfaktor. Der Eigenschutz ist hierbei zu beachten. In akuten Krisen kann das **BELLA-Konzept** als Merkhilfe hilfreich sein:

- **B**eziehung aufbauen
- **E**rfassen der Situation
- **L**indern von Symptomen
- **L**eute einbeziehen, die unterstützen
- **A**nsatz zur Problembewältigung erarbeiten

Prävention aggressiven Verhaltens

Zur Prävention aggressiven Verhaltens sind in der S3-Leitlinie zur Verhinderung von Zwang folgende wichtige Aspekte bei der Notfallversorgung von Erwachsenen aufgeführt:

- Freundliche und empathische Haltung einnehmen
- Potenziell gefährliche Gegenstände sichern
- Aggressive Impulse erfragen
- Grenzen setzen
- Räumliche Enge vermeiden
- Rückzug und Ausgang ermöglichen
- Körperliche Bewegung ermöglichen
- Psychopathologie behandeln
- Personalschutz

Freiheitsentziehende Maßnahmen sind gewissenhaft abzuwägen (Freiheitsrechte, Würde des Menschen, Selbstbestimmung) und sollten nur als Ultima Ratio erwogen werden. Die Behandlung z. B. von agitierten Patienten sollte zunächst primär mit verbaler Deeskalation, Modifikation der Umgebung und anderen Strategien erfolgen. Art und Dauer der Freiheitsentziehung sind auf das unbedingt nötige Maß zu beschränken, mit Berücksichtigung aller ethischen und gesetzlichen Vorgaben. Eine Fixierung als letztes Mittel darf nur erfolgen, wenn alle anderen Mittel zur Deeskalation frustran waren. Folgende Gründe können eine Fixierung notwendig machen:

- Fremd- oder Eigengefährdung
- Bewegungs- und Haltungsstörungen mit Sturzgefahr
- Übermäßige motorische Unruhe mit Gefährdung des Gesundheitszustands
- Dringende notwendige medikamentöse Behandlung

Pharmakotherapie

Die Pharmakotherapie in der Notfallmedizin ist zunächst syndromgerichtet beschränkt und sollte nur beim Versagen von Talk Down erwogen werden. Geeignete Psychopharmaka für die Notfallmedizin sollten eine erwünschte Wirkung auf mindestens eines der Zielsymptome haben, sicher in der Anwendung sein, möglichst rasch wirken und gut zu steuern sein. Das Hauptziel der pharmakologischen Behandlung z. B. von agitierten Patienten ist die schnelle Beruhigung ohne übermäßige Sedierung.

Zur medikamentösen Akutbehandlung sind **Antipsychotika** wie z. B. Haloperidol zur Behandlung von psychotischen und deliranten Zustandsbildern oder psychomotorischer Erregung und **Benzodiazepine** wie z. B. Lorazepam, Midazolam, Diazepam bei akuten Erregungs- und Angstzuständen geeignet. Die Indikation zur i. v. Gabe von Haloperidol ist hierbei streng zu stellen. Es wird sogar davon abgeraten. Ein EKG-Monitoring ist bei einer i. v. Gabe verpflichtend (erhöhtes Risiko für QT-Zeit-Verlängerungen). Eine mögliche Alternative wäre das Medikament Droperidol mit vergleichbarer Wirkung wie Haloperidol. Im Gegensatz zu Haloperidol ist der Wirkeintritt schneller mit höherer Wirksamkeit bei Patienten mit akuter Psychose oder extremer Agitation. In der DORM-Studie (Droperidol OR Midazolam) konnte gezeigt werden, dass 10 mg Droperidol i. m. ebenso effektiv zur Beendigung eines gewalttätigen Verhaltens ist, wie 10 mg Midazolam. Auch benötigten die Patienten in der Studie weniger zusätzliche Sedierung und es traten weniger Atemdepressionen bei intoxikierten agitierten Patienten auf. Sinnvoll kann bei agitierten Patienten eine Kombination z. B. von 5 mg Droperidol + 2–5 mg Midazolam i. m. sein. Droperidol ist allerdings für die Behandlung von Patienten mit psychiatrischer Indikation nicht zugelassen.

Zur Anxiolyse wird unter den Benzodiazepinen Lorazepam aufgrund der guten Steuerbarkeit empfohlen. Midazolam als übliches Notfallmedikament wirkt aufgrund seiner hypnotischen Eigenschaften zuverlässig und schnell bei Erregungszuständen bzw. Agitation, besitzt aber keine Zulassung für eine psychiatrische Indikation. In der AWMF-Leitlinie „Analgesie, Sedierung und Delirmanagement in der Intensivmedizin" werden für das Delirmanagement Benzodiazepine mit kurzer Halbwertszeit und additiv Alpha-2-Agonisten (z. B. Clonidin) vorgeschlagen. Bei begleitender psychotischer Symptomatik empfiehlt die Leitlinie typische und atypische Neuroleptika. Eine mögliche Vorgehensweise bei starken Erregungszuständen (Erwachsene) bietet der DBRD-Musteralgorithmus für Notfallsanitäter (➤ Abb. 10.6).

Evidenz: Mythos oder Fakt

Fakten:

Selbstverletzung: Viele Patienten, die sich selbst verletzen, haben in der Kindheit Missbrauch und Vernachlässigung erlebt oder haben ein schwieriges herausforderndes Leben. Diese Patienten sind eine ganz extrem gefährdete Patientenklientel, welche mit Widrigkeiten äußerst schwer umgehen können. Über 80 % der Patienten haben mindestens ein oder mehrere psychiatrische Erkrankungen (z. B. Depressionen, Angststörungen). Ungefähr 15–30 % verletzen sich innerhalb von 12 Monaten erneut mit erhöhtem Risiko für einen Suizid. Ungefähr 40 % der Patienten mit erfolgreichem Suizid wurden in dem Jahr vor dem Suizid in einer Notaufnahme vorstellig.

Beziehung zwischen Familienstand und Suizidrisiko: Das höchste Risiko für einen erfolgreichen Suizid besteht bei Patienten, die niemals verheiratet waren. Ein niedrigeres Risiko besteht in abnehmender Größe bei verwitweten, vereinsamten, geschiedenen und verheirateten Patienten.

Suizidrisiko durch klinische Bewertungsskalen immer sicher vorhersagbar? Cochrane-Brink et al. (2000) verglichen 6 unterschiedliche

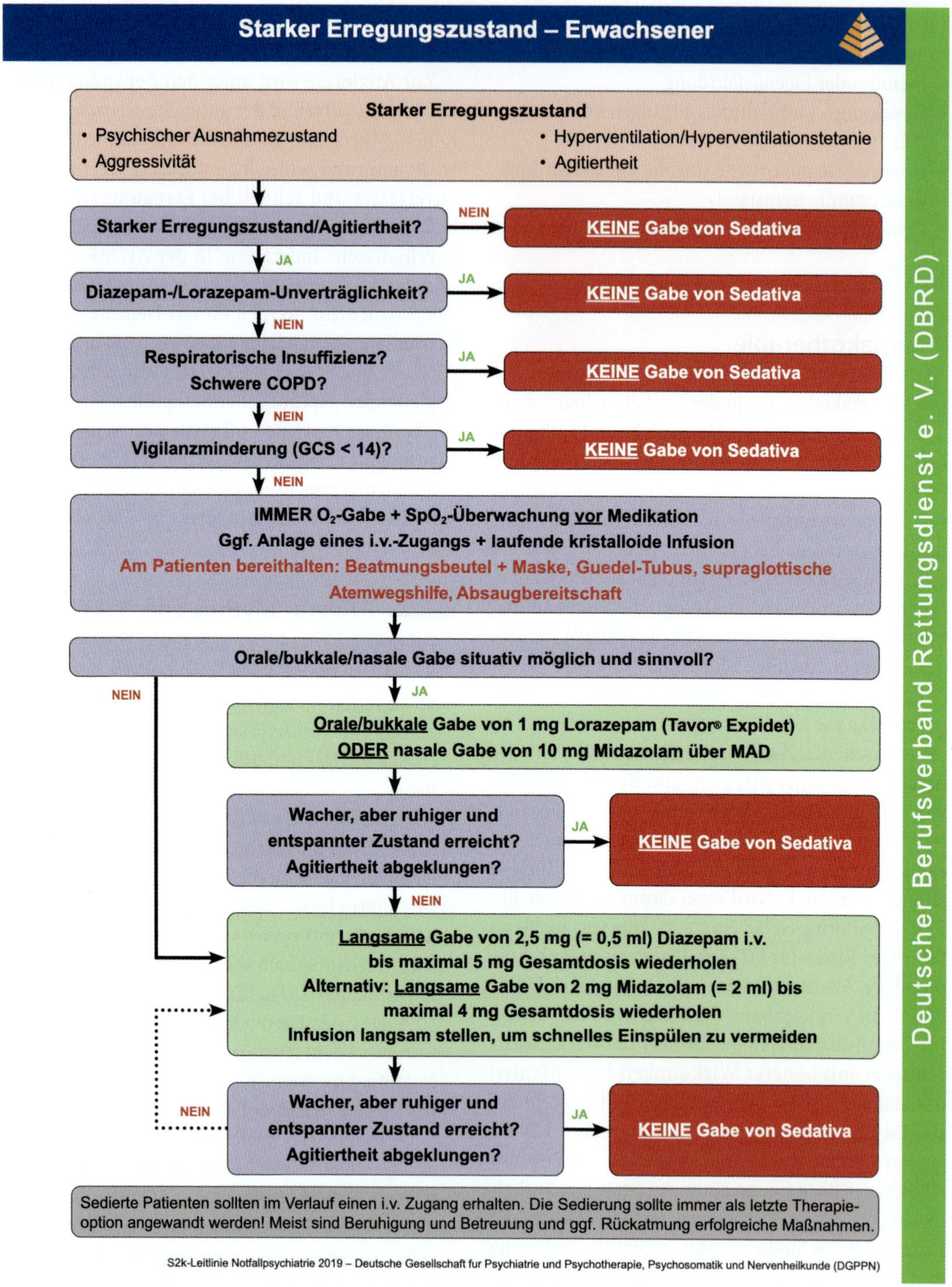

Abb. 10.6 DBRD-Algorithmus „Starker Erregungszustand – Erwachsener" [W924]

Scales zur Einschätzung des Suizidrisikos. Die modifizierte SAD-PERSON Scale wies dabei eine Sensivität von 100 % und eine Spezifität von 60 % auf.

LITERATUR

AWMF-S3-Leitlinie. Analgesie, Sedierung und Delirmanagement in der Intensivmedizin. Stand 31.03.2021. Version 5.0. AWMF-Reg. -Nr. 001-012. https://register.awmf.org/assets/guidelines/001-012l_S3_Analgesie-Sedierung-Delirmanagement-in-der-Intensivmedizin-DAS_2021-08.pdf

AWMF-S3-Leitlinie. Verhinderung von Zwang: Prävention und Therapie aggressiven Verhaltens bei Erwachsenen. Stand 10.09.2018. Version 2.0 AWMF-Reg. -Nr. 038-022. https://register.awmf.org/de/leitlinien/detail/038-022

Curtis K, Ramsden C, Shaban RZ, et al. Emergency and Trauma Care for Nurses and Paramedics. München: Elsevier Urban & Fischer, 4. A., 2023

Cochrane-Brink KA, Lofchy JS, Sakinofsky I. Clinical rating scales in suicide risk assessment. Gen Hosp Psychiatry. 2000 Nov-Dec; 22(6): 445–451. doi: 10.1016/s0163-8343(00)00106-7. PMID:11072061

Fleischmann T, Hohenstein C, Schittek W. Klinische Notfallmedizin – Band 1 Wissen. München: Elsevier Urban & Fischer, 2020

Hockberger RS, Rothstein RJ. Assessment of suicide potential by nonpsychiatrists using the SAD PERSONS score. J Emerg Med. 1988 Mar–Apr; 6(2): 99–107. doi: 10.1016/0736-4679(88)90147-3. PMID: 3290325

Isbister GK, Calver LA, Page CB, et al. Randomized controlled trial of intramuscular droperidol versus midazolam for violence and acute behavioral disturbance: the DORM study. Ann Emerg Med. 2010; Oct; 56(4): 392–401.e1. doi: 10.1016/j.annemergmed.2010.05.037. PMID: 20868907

Jahn M, Löwe F, Praetz M, Jähnichen G (Hrsg.). Untersuchung und Diagnostik für Rettungsdienst und Notfallmedizin. München: Elsevier Urban & Fischer, 2023

Löwe F, Jahn M. Checklisten Rettungsdienst. München: Elsevier Urban & Fischer, 2. A., 2022

Mackway-Jones K. Acute Psychiatric Emergencies – A practical Approach. Wiley Blackwell, 2020

Markovchick VJ. Emergency Medicine Secrets. München: Elsevier Urban & Fischer, 6. A., 2015

Oxford Handbook of Emergency Medicine. Fourth Edition. p. 614

Patterson WM, Dohn HH, Bird J, Patterson GA. Evaluation of suicidal patients: the SAD PERSONS scale. Psychosomatics. 1983 Apr; 24(4): 343–345, 348-349. doi: 10.1016/S0033-3182(83)73213-5. PMID: 6867245

Pajonk FG, et al. AWMF-S2k-Leitlinie. Notfallpsychiatrie. Stand 13.04.2019. AWMF-Reg. -Nr. 038–023. https://register.awmf.org/assets/guidelines/038-023l_S2k_Notfallpsychiatrie_2019-05_1-abgelaufen.pdf (in Überarbeitung)

INTERNETQUELLEN

https://nerdfallmedizin.blog/2019/03/30/der-psychiatrische-notfall/

https://dasfoam.org/2019/11/09/droperidol-es-ist-wieder-da-teil-1/

https://dasfoam.org/2019/12/07/droperidol-es-ist-wieder-da-teil-2/

www.ppt-online.de/heftarchiv/2017/04/expertenkonsens-zum-assessment-und-management-der-psychomotorischen-agitation.html#

10.10 Neuralgischer Kopfschmerz (Advanced)

Gunnar Jähnichen

Auf der Rückfahrt von einem Einsatz zur Rettungswache an einem Samstagnachmittag bekommt das Team des im ländlichen Bereich stationierten RTW, bestehend aus Notfallsanitäterin und Rettungssanitäter, einen neuen Einsatz. Die Meldung auf dem Melder lautet „Patientin, 71 Jahre, starker Kopfschmerz, kein Trauma, nicht bewusstlos, atmet". Weitere Informationen werden von der Großleitstelle über Funk nicht zur Verfügung gestellt. Der Einsatzort liegt am Rande einer kleineren Ortschaft direkt an einer Bahnstrecke in einem gemischten Wohn- und Gewerbegebiet. An der in der Meldung angegebenen Hausnummer befindet sich ein größeres allein stehendes Wohnhaus mit Garten, der RTW kann auf der Auffahrt des Grundstücks geparkt werden.

Welches Material wird mitgeführt?

Aufgrund der unklaren Angaben in der Leitstellenmeldung und einem nach Besprechung im Team nicht sicheren Ausschluss einer schweren neurologischen Erkrankung bis hin zu einer intrakraniellen Blutung (ICB), entschließt sich das RTW-Team zur Mitnahme der Notfallrucksäcke Kreislauf und Atmung sowie der EKG/Defibrillatoreinheit.

10.10.1 Situation am Notfallort und Erstbefund

An der geöffneten Haustür wird das RTW-Team von einer etwa 40-jährigen Frau empfangen, die sich als Tochter der Patientin vorstellt, im Hintergrund ist ein ähnlich alter Mann zu sehen, der sich im Verlauf als der Schwiegersohn der Patientin entpuppt. Die Frau wirkt verzweifelt und leicht genervt und erklärt ohne weitere Fragen, dass ihre alleinlebende 71-jährige Mutter unter langjährigen Kopf- und Gesichtsschmerzen leiden würde, eine sog. Trigeminusneuralgie diagnostiziert sei und nach einer langen Zeit mit wenig Problemen im Verlauf der letzten Wochen wieder deutlich zunehmend Schmerzen, insbesondere Schmerzattacken aufgetreten seien. Aufgrund einer weiteren akuten Schmerzverstärkung mit Dauerschmerzen sei man gestern (an einem Freitag) in einem Krankenhaus mit einer neurologischen Abteilung gewesen, wo die Patientin auch bekannt sei. Dort hätte man mehrere Stunden in der Ambulanz verbracht und sei nach einer Untersuchung durch eine Neurologin mit einer Anpassung der Dauermedikation wieder entlassen worden, mit der Möglichkeit, sich bei fortgesetzten Beschwerden nochmals in der Klinik zu melden. Eine stationäre Aufnahme sei trotz der ausgeprägten Schmerzen auch mit Verweis auf keine vorhandenen stationären Kapazitäten abgelehnt worden. Letztendlich hätte die nahezu ganztägige Prozedur zu einer Verschlechterung der Symptomatik und einer ausgeprägten psychischen Belastung geführt. Die Tochter führt das RTW-Team durch die Wohnung in das Schlafzimmer der Patientin, die im abgedunkelten Raum im Bett liegt. Bereits vor der offenen Zimmertür sind laute, stöhnende und spitze Schmerzlaute vernehmbar.

ABCDE-Untersuchung

Die Patientin ist offensichtlich wach und antwortet, wenn auch gequält und offensichtlich schmerzbelastet, adäquat auf Ansprache. Es werden isolierte attackenartige Schmerzen im Bereich des Gesichts rechts angegeben, Fragen nach neurologischen Ausfällen oder Schmerzen in anderen Bereichen werden verneint, bei initialem Blick erscheinen die Pupillen mittelweit und seitengleich. Bei parallel zum Gespräch gefühltem Radialispuls zeigt sich eine normale Pulsfrequenz (etwa 60/min) bei gleichmäßigem Pulsschlag. Die Atmung wirkt normal bei einer Atemfrequenz von etwa 15/Minute, die Lippen sind rosig, auf Nachfrage wird keine Atemnot angegeben. Allergien seien keine bekannt, außer der Erkrankung, die für die Schmerzsymptomatik verantwortlich sein soll, auch keine wesentlichen Begleiterkrankungen. Medikamente werden ausschließlich in Bezug auf die Schmerzerkrankung eingenommen, neue Medikamente seien in den letzten Wochen nicht dazugekommen.

Entscheidung kritisch ↔ nicht kritisch und Leitsymptom

Bei der Patientin ist keinerlei ABC-Problematik vorhanden. In Bezug auf DE-Probleme liegt offensichtlich eine langjährig bekannte neurologische Erkrankung im Sinne einer Trigeminusneuralgie vor, die erst gestern von neurologischer Seite erneut bestätigt wurde. Entsprechend wird dies bei nicht umfangreichem Wissen, um diese seltene Erkrankung, vom RTW-Team als Grundproblematik und Leitsymptom angesehen. Bei fehlendem Anhalt für eine Veränderung der grundsätzlich bekannten Schmerzen erscheint die Symptomatik nicht kritisch und akut lebensbedrohlich zu sein. Jedoch besteht ganz offensichtlich eine ausgeprägte Schmerzstärke insbesondere der Schmerzattacken. Zudem besteht ein hoher Leidensdruck der Patientin und eine zunehmend ausgeprägte Verzweiflung auch der anwesenden Angehörigen hinsichtlich der belastenden Situation und der ausbleibenden Besserung auch nach der gestrigen neurologischen Vorstellung mit Intensivierung der schmerzbezogenen Medikation. Sowohl die Angehörigen als auch die Patientin machen deutlich, dass die Situation so nicht aushaltbar und zusätzliche Hilfe/Schmerzlinderung zwingend notwendig sei.

Sammeln der Differenzialdiagnosen

Aufgrund der bei der Patientin und den Angehörigen bekannten Erkrankung Trigeminusneuralgie, einer unveränderten Symptomatik und einer offensichtlich deutlichen Symptomverschlechterung erscheint die Diagnose klar. Als Differenzialdiagnose kommen ansonsten primäre (Migräne, Clusterkopfschmerz) und sekundäre Kopfschmerzen (ICB, Meningitis) in Betracht. Bei grundsätzlich unbeeinträchtigter Vigilanz (außer in der Schmerzattacke) und sonst unauffälliger Neurologie kann ein Schlaganfall oder ein Krampfanfall ausgeschlossen werden. Bei Hauptschmerzen im Bereich des rechten Auges sollte eine Pathologie in diesem Bereich, insbesondere ein akuter Glaukomanfall, ansonsten nicht außer Acht gelassen werden.

10.10.2 Weiterführende Anamnese und Untersuchung

Zur Vervollständigung einer adäquaten Basisanamnese werden von der Notfallsanitäterin die OPQRST- und SAMPLER-Schemata abgearbeitet, wobei aufgrund der ausgeprägten Schmerzbelastung der Patientin vor allem auch die Tochter und weniger der Schwiegersohn einbezogen werden. Zusätzlich erfolgt ein Basismonitoring mit Blutdruckmessung, Basis-EKG-Ableitung und SpO_2 sowie Temperaturmessung. Es wird kein Grund für eine zusätzliche Anamnese und Untersuchung gesehen und primär auch kein Anlass für die Anlage eines intravenösen Zugangs.

OPQRST

Onset	Schmerzverstärkung seit einigen Tagen
Palliation/ Provocation	Gesichtsschmerz rechts, durch Bewegung, Sprechen, Essen/Trinken, Luftzug verstärkt
Quality	Scharf, einschießend, attackenförmig
Radiation	In den Oberkiefer und die Schläfe
Severity	Maximal stark und vernichtend während der Schmerzattacken
Time	Latenter Dauerschmerz, Attacken für Sekunden bis Minuten anhaltend

SAMPLER

Symptome	s. o.
Allergien	Keine bekannt
Medikamente	Schmerzbezogene Medikation (s. o.), ansonsten Metoprolol bei Hypertonus
Patientenvorgeschichte	Diagnostizierte langjährige Trigeminusneuralgie rechts
Letzte Mahlzeit	Kaum Appetit, heute nur schluckweise Wasser getrunken
Ereignisse vor dem Notfall	Keine wesentlichen Dinge ersichtlich, Anhalt für psychische Belastung
Risikofaktoren	Keine organischen ersichtlich, psychische Belastung

Vitalwerte und EKG

HF	60/min
RR	140/70
SpO_2	97 %
BZ	Nicht gemessen
Temp.	36,3 °C
EKG	Sinusrhythmus, keine Auffälligkeiten

Fokussierte Anamnese und Untersuchung

In Bezug auf die besondere Symptomatik bei mutmaßlicher Trigeminusneuralgie erfolgt anschließend eine zusätzliche fokussierte Anamnese und Untersuchung. Auf Ansprache mit der Frage, was denn aktuell wehtun würde, antwortet die Patientin leise und gequält, dass primär Sprechen die Schmerzen im rechten Gesicht verstärken würde und sie daher vorsichtig und langsam reden müsse. Sie benennt Schmerzen im Bereich des Gesichts rechts, insbesondere im Bereich von Stirn und Schläfe sowie um das Auge. Die Schmerzen seien scharf und einschießend und würden in Attacken auftreten, die Sekunden bis Minuten anhalten würden. Die Patientin wirkt dabei adäquat und orientiert, ist jedoch deutlich erschöpft aufgrund der ausgeprägten und bereits seit Tagen anhaltenden Symptomatik. Sie bestätigt die Angaben der Tochter, dass die jetzt deutlich verstärkten Schmerzen seit Jahren bekannt sind und sie sich in neurologischer und schmerztherapeutischer Behandlung befindet. Auf explizite Nachfrage werden Schmerzart und Schmerzorte als unverändert angegeben. Nach Aufklärung der Patientin, dass eine strukturierte Anamneseerhebung und Untersuchung notwendig seien, ergibt die primäre neurologische Untersuchung eine GCS von 15 und es zeigen sich mittelweite, seitengleiche, reagible Pupillen. Die Extremitäten sind bei normaler Kraft gut beweglich, ebenfalls der Nacken, Kopfschmerzen im Hinterkopfbereich sind nicht vorhanden, auch sonst zeigt sich kein Anhalt für eine schwerere neurologische Erkrankung. Leider löst jedoch die Pupillenleuchte eine Schmerzattacke aus, sodass die Patientin für einige Minuten spitz schreiend und stöhnend nicht ansprechbar ist. In dieser Zeit berichtet die im Zimmer anwesende Tochter, dass im Verlauf der letzten Tage keine wesentlichen Besonderheiten vorgefallen seien, jedoch ausgeprägter Stress aufgrund des notwendigen Verkaufs des Hauses der Mutter bestehen würde. Die Tochter präsentiert in einer Akte gesammelte Befunde der umfangreichen Behandlungen der letzten Jahre sowie einen aktuellen Medikationsplan und den Brief der gestrigen Vorstellung in der Ambulanz eines Krankenhauses mit neurologischer Abklärung. Von der behandelnden Neurologin wird hier die Diagnose einer Trigeminusneuralgie rechts bestätigt, neben Weiterführung einer schmerzbezogenen Medikation mit Oxcarbazepin 3 × 600 mg wird eine Steigerung der Medikation mit Pregabalin von bisher 2 × 50 mg auf 2 × 75 mg und eine zusätzliche Medikation mit Amitriptylin 25 mg zur Nacht empfohlen. Bei fortgesetzten Beschwerden im Verlauf wird eine Wiedervorstellung angeboten, die Weiterführung einer ambulanten schmerztherapeutischen oder neurologischen Behandlung wird angeraten.

10

10.10.3 Bewertung der Differenzialdiagnostik und Verdachtsdiagnose

Aufgrund der langjährigen Symptomatik bei der Patientin mit Bestätigung der Diagnose einer Trigeminusneuralgie rechts durch eine neurologische Vorstellung in einer Krankenhausambulanz erst einen Tag vor dem Einsatz sowie einer seitdem unveränderten Symptomatik, ist die Diagnose in diesem Fall mit hoher Wahrscheinlichkeit eindeutig zu treffen. Wäre dieselbe Symptomatik bei der Patientin erstmalig aufgetreten, wäre die Diagnosestellung sicherlich deutlich schwieriger und eine sofortige Abklärung und Behandlung notwendig, allein aufgrund der ausgeprägten Schmerzsymptomatik und Beeinträchtigung der Patientin. In jedem Fall besteht aktuell in der vorliegenden Konstellation kein Hinweis auf das Vorliegen anderer Kopfschmerzen, die eine akute Lebensgefahr für die Patientin darstellen. Differenzialdiagnostisch können andere primäre Kopfschmerzen, insbesondere ein Clusterkopfschmerz oder aber ein deutlich seltener auftretendes SUNCT-Syndrom (**S**hort-lasting **U**nilateral **N**euralgiform Headache with **C**onjunctival Injection and **T**earing), das eine ähnliche Symptomatik wie der Clusterkopfschmerz hat, nicht ausgeschlossen werden. Auch hier würde jedoch keine akute Lebensgefahr oder die Notwendigkeit einer sofortigen weiteren (apparativen) Diagnostik bestehen.

Mit welchen Komplikationen müssen Sie rechnen?

Im Vordergrund steht bei nicht vorhandener Lebensgefahr für die Patientin durch die Trigeminusneuralgie die ausgeprägte Schmerzsymptomatik mit deutlicher psychischer Belastung und eingeschränkter Möglichkeit der Nahrungsaufnahme. Hierdurch ergeben sich wiederum die Risiken einer Komplikation durch Exsikkose und metabolische Entgleisung. In Bezug auf die psychische Situation sind die Patientin sowie das familiäre Umfeld deutlich überlastet und überfordert, mit Potenzial für eine Dekompensation bis hin zu einer möglichen Suizidalität der Patientin bei fortgesetzten Beschwerden.

10.10.4 Maßnahmen und Therapie

Mit der eingeschränkt kontaktfähigen Patientin und den bemühten Angehörigen sucht die Notfallsanitäterin nach einem Weg einer geeigneten Behandlung. Ein Verbleiben am Einsatzort kommt sowohl für die Patientin als auch die Angehörigen nicht in Betracht, zusätzliche analgetische Maßnahmen sind bei der vorliegenden Erkrankung primär nicht erforderlich. Dies erscheint bei ausgeprägten Schmerzen sowie dadurch bedingten Einschränkungen der Nahrungsaufnahme, aber auch aufgrund der ausgeprägten psychischen Belastung grundsätzlich adäquat und verständlich. An einem Samstag scheidet eine ambulante hausärztliche oder fachärztliche (Neurologie, Schmerztherapie) Vorstellung aus, die Aktivierung des kassenärztlichen Notdienstes erscheint aufgrund der akut ausgeprägten Symptomatik mit anhaltenden stärksten Schmerzen nicht sinnvoll. Die Patientin weigert sich auf der anderen Seite aufgrund der jüngsten Erfahrungen im Rahmen der Vorstellung in der Krankenhausambulanz mit neurologischer Abklärung und Entlassung nach Hause erneut in das betreffende Krankenhaus transportiert zu werden. Bei Abklärung der Aufnahmekapazitäten durch den Rettungssanitäter sind die beiden in der Umgebung vorhandenen Krankenhäuser mit neurologischen Abteilungen zudem für stationäre Aufnahmen abgemeldet. Der Transport in ein Krankenhaus ohne neurologische Abteilung erscheint auch dem RTW-Team bei dieser speziellen neurologischen Erkrankung wenig Erfolg versprechend und davon abgesehen als für die Patientin sehr belastend, insbesondere nach den Erfahrungen vom Vortag. Die Notfallsanitäterin entschließt sich letztendlich zur Nachforderung eines NEF, in der Hoffnung auf die Möglichkeit einer spezifischen Schmerztherapie für die vorliegende spezielle Erkrankung und für zusätzliche Unterstützung in der Frage der weiteren Versorgung der Patientin.

Nach Eintreffen des Notarztes erfolgt primär eine umfangreiche Übergabe durch die Notfallsanitäterin. Bei erneuter Befragung der Patientin und der Angehörigen nach Sichtung der Unterlagen in Bezug auf die bisherige Diagnostik und Behandlung der Trigeminusneuralgie ergeben sich insbesondere deutlich erhöhte Stressoren in den letzten Wochen und eine dadurch verstärkte psychische Belastung. Ein Zusammenhang von psychischer Belastung und akuter Schmerzverstärkung kann als wahrscheinlich angesehen werden. Zur akuten Linderung der ausgeprägten Schmerzen entschließt sich der schmerztherapeutisch erfahrene Notarzt zur Durchführung einer intravenösen Infusion mit Lidocain (3 mg/kg KG in 250 ml NaCl) über einen zügig etablierten i. v. Zugang unter EKG-Überwachung und regelmäßiger Blutdruckkontrolle über etwa 30 Minuten. Nach Beginn der Infusion erfolgt zunächst ein Telefongespräch mit einer Neurologin in der von der Patientin am Vortag aufgesuchten Klinik. Weitere Empfehlungen zusätzlich zu den Empfehlungen im Arztbrief nach der Vorstellung können nicht gegeben werden, eine stationäre Aufnahme sei aufgrund fehlender Kapazitäten nicht möglich. Ein Anruf in dem zweiten in der Umgebung befindlichen Krankenhaus mit direktem Kontakt zu einem Neurologen ergibt dasselbe Resultat. Daher wird nach fortgesetztem beruhigendem Einwirken auf die Patientin und die Angehörigen über die Möglichkeit des Verbleibens zu Hause gesprochen, mit der Möglichkeit einer garantierten schmerztherapeutischen Vorstellung am folgenden Montag, also in zwei Tagen. Erfreulicherweise gibt die Patientin nach Beendigung der Lidocain-Infusion eine deutliche Verbesserung der Schmerzsymptomatik an und wirkt dadurch psychisch akut deutlich entlastet und entspannter. Dies wird vom gesamten Team mit Unterstützung der Angehörigen genutzt, um weiter Zuversicht zu verbreiten und die Patientin dazu zu motivieren, die von neurologischer Seite am Vortag empfohlene Steigerung der Medikation mit Pregabalin und Amitriptylin am Abend umzusetzen.

10.10.5 Transport und Übergabe

Aufgrund der akuten Schmerzlinderung nach Durchführung der Infusion mit Lidocain und der Aussicht auf eine garantierte ambulante schmerztherapeutische Vorstellung in zwei Tagen, fassen sowohl die Patientin als auch die anwesenden Familienangehörigen den Mut eines Verbleibens in der Häuslichkeit. Dies auch vor dem Hintergrund einer derzeit nicht möglichen geordneten adäquaten stationären Aufnahme in einem geeigneten Krankenhaus und den Erfahrungen bei der gestrigen ambulanten Vorstellung. Nach weiteren motivierenden und beruhigenden Gesprächen des gut zusammenarbeitenden Behandlungsteams mit der Patientin und den Angehörigen kann die Patientin mit weiterhin vorhandenen, aber deutlich gelinderten Schmerzen und insbesondere psychisch stabilisiert zu Hause belassen werden. Die Kontaktdaten für die geplante schmerztherapeutische Behandlung werden den Angehörigen ausgehändigt, es wird noch einmal sichergestellt, dass die notwendigen Medikamente für die geplante Dosissteigerung der Medikation vorhanden sind.

10.10.6 Klinischer Verlauf

Die Patientin begibt sich, wie vereinbart, am Montag nach dem Einsatz in ambulante schmerztherapeutische Behandlung. Sie berichtet hier von nach Stunden der Linderung im Verlauf wieder stärker werdenden Schmerzen. Diese würden weiter anhalten, hätten jedoch nicht mehr die Stärke, wie vor der Lidocain-Infusion erreicht. Insbesondere sei Nahrungsaufnahme möglich und sie hätte zumindest eingeschränkt Nachtschlaf gefunden. Die Erhöhung der Medikation hätte sie durchgeführt, hierdurch seien keine Nebenwirkungen aufgetreten. Aufgrund der signifikanten Linderung wünscht die Patientin, nachvollziehbarer Weise, eine weitere Lidocain-Infusion. Die Patientin verbleibt in regelmäßiger, zunächst engmaschiger, schmerztherapeutischer Behandlung, es werden zwei weitere Lidocain-Infusionen sowie insbesondere eine weitere Anpassung der schmerzbezogenen Medikation durchgeführt. Bei zwar abgemilderten, aber weiterhin vorhandenen und belastenden Schmerzen sowie weiterer psychischer Belastung, auch bei fortgesetztem privatem Stress, erfolgt die Empfehlung zu ambulanter psychologischer Behandlung und die Anmeldung zu einer zügigen Behandlung in einer Kopfschmerzklinik. Hier wird neben der Bestätigung der Diagnose einer Trigeminusneuralgie rechts und einer chronischen Schmerzstörung zusätzlich ein chronischer Clusterkopfschmerz rechts diagnostiziert und eine weitere Anpassung der Medikation vorgenommen. Die Patientin ist nach der stationären Behandlung weiter psychisch stabilisiert und schmerzgelindert. Unter fortgesetzter schmerztherapeutischer Betreuung und nach Beginn einer ambulanten Psychotherapie ist die Patientin etwa 3 Monate nach dem Rettungsdiensteinsatz unter fortgesetzter Medikation und laufender Psychotherapie wieder schmerzfrei und psychisch deutlich stabilisiert, sodass sie die privaten Stressoren angehen und schließlich lösen kann. Eine weitere langfristige Schmerzfreiheit bleibt zu erhoffen.

10.10.7 Kommentar

Bei der Einsatzmeldung „starker Kopfschmerz“ stellt sich im Bereich der Notfallmedizin primär natürlich immer die Frage, ob eine akut lebensbedrohliche Situation besteht und entsprechend zügig und konsequent gehandelt werden muss. Statistisch gesehen gehören über 90 % der Kopfschmerzen mit zum Teil auch ausgeprägten und akut auftretenden Schmerzen zur Gruppe der primären Kopfschmerzen und sind nicht akut lebensbedrohlich. Kopfschmerzen stellen etwa 4,5 % aller Vorstellungen in zentralen Notaufnahmen dar, wobei nur 1 % eine gefährliche Diagnose hat. Grundsätzlich unterscheidet man primäre von sekundären Kopfschmerzen, wobei primäre Kopfschmerzen (Migräne, Spannungskopfschmerz, Clusterkopfschmerz und andere seltenere Kopfschmerzen) eine Erkrankung in sich darstellen und nie lebensbedrohlich sind. Sekundäre Kopfschmerzen dagegen sind Symptome einer anderen Erkrankung des ZNS oder des Viszerokraniums mit Potenzial für eine akute vitale Bedrohung oder langfristige Schäden. Zu den sekundären Kopfschmerzen gehören unter anderem die Subarachnoidalblutung, intrazerebrale Blutungen sowie infektiöse Ursachen wie eine Meningitis und Enzephalitis sowie natürlich Schädel-Hirn Traumata. Nachstehende Faktoren **(Red Flags)** sollten zum Ausschluss **sekundärer (symptomatischer) Kopfschmerzen** abgeklärt werden:

- Akute heftige, erstmals auftretende Kopfschmerzen
- Progredienz von Kopfschmerzen
- Zusätzliche fokal-neurologische Zeichen
- Hirndruckzeichen
- Meningismus
- Fieber
- Zerebrale Krampfanfälle

Obwohl die **Trigeminusneuralgie** ein gleiches oder ähnliches Schmerzgebiet wie die Migräne oder der Clusterkopfschmerz haben kann, wird sie nicht zu den primären oder sekundären Kopfschmerzen gezählt, sondern als Gesichtsschmerz eingeordnet. Nach der Klassifikation der International Headache Society (IHS) werden folgende Formen unterschieden:

- **Klassische Trigeminusneuralgie**
  - Rein anfallartig (paroxysmal) auftretend
  - Klassische Symptomatik, teils begleitender Dauerschmerz
- **Sekundäre Trigeminusneuralgie**
  - Verursacht durch Raumforderungen
  - Verursacht durch Multiple Sklerose
  - Verursacht durch andere, seltenere Erkrankungen

- **Idiopathische Trigeminusneuralgie**
  - Rein anfallartig (paroxysmal) auftretend
  - Ursache nicht feststellbar, typische Symptomatik

Gemeinsam ist allen Formen der Trigeminusneuralgie ein blitzartig einschießender, oft nur Sekunden anhaltender Schmerz, der einseitig und auf das Versorgungsgebiet des betroffenen Nerven beschränkt ist. Der Trigeminusnerv versorgt mit drei Ästen den Gesichtsbereich. Hierbei versorgt der 1. Ast (Nervus opthalmicus) den Stirnbereich, der 2. Ast (Nervus maxillaris) den Oberkieferbereich und der 3. Ast (Nervus mandibularis) den Unterkieferbereich. Je nachdem, welcher Ast betroffen ist, treten die Schmerzen im jeweiligen Areal auf. Schmerzattacken werden vor allem ausgelöst durch mechanische Reize, gewöhnlich z. B. durch Essen und Trinken, Zähneputzen, Rauchen und Sprechen. Teilweise reicht ein Luftzug, um Schmerzen auszulösen oder die Schmerzen treten sogar spontan auf. Unterschiede zwischen den einzelnen Formen der Trigeminusneuralgie sind ansonsten für die Erstdiagnose im Rettungsdienst nicht relevant und können in der entsprechenden Fachliteratur nachgelesen werden. Aktuell ist 2023 eine AWMF-Leitlinie „Diagnostik und Therapie der Trigeminusneuralgie“ (https://register.awmf.org/de/leitlinien/detail/030-016) veröffentlicht worden, mit dem Ziel einer Optimierung der Diagnostik sowie der medikamentösen und operativen Behandlung der Erkrankung.

Die Behandlung der Trigeminusneuralgie richtet sich nach der vorliegenden Form. Für die Diagnostik ist initial insbesondere eine Bildgebung des Schädels, in der Regel eine MRT-Untersuchung mit einer spezifischen Einstellung (kein cCT), wichtig. Bei der klassischen Trigeminusneuralgie kann eine Kompression des Nervs, häufig an typischer Stelle durch einen Gefäß-Nerven-Kontakt, festgestellt werden. Entsprechend kann bei schwerer Symptomatik und ausbleibender Linderung durch konservative Therapieversuche an eine operative Maßnahme (mikrovaskuläre Dekompression) gedacht werden. Hierbei ist jedoch an die Risiken eines Eingriffs im Bereich des Schädels zu denken. Allerdings liegt nach aktueller Studienlage bei guter Diagnostik und optimaler Operation die Erfolgsrate in Bezug auf initiale postoperative Schmerzfreiheit > 90 %. Andere invasive (selektiv-destruierende) Verfahren mit deutlich geringeren Operationsrisiken sind die perkutane Thermokoagulation des Ganglion Gasseri oder die perkutane Mikrokompression des Ganglion Gasseri. Alle genannten Verfahren kommen in speziellen Zentren mit entsprechender Expertise insbesondere in den Fachgebieten Neurologie und Neurochirurgie zur Anwendung.

Bei der sekundären Trigeminusneuralgie ist an die Behandlung der verursachenden Erkrankung zu denken. Ansonsten erfolgt die Behandlung, wie bei der idiopathischen Trigeminusneuralgie, vor allem medikamentös. Hierbei versucht man insbesondere durch eine prophylaktische Dauertherapie mit regelmäßiger Medikamenteneinnahme die Auslösung von Schmerzattacken vollständig zu unterbinden oder zumindest die Attackenfrequenz deutlich zu reduzieren und die Attacken abzumildern, wie auch bei der Patientin im oben geschilderten Fall.

Medizinische Prophylaxe der Trigeminusneuralgie

Erste Wahl:

- Carbamazepin
- Oxcarbazepin (in Deutschland Off-Label-Use)

Zweite Wahl:

- Gabapentin
- Pregabalin
- Lamotrigin
- Onabotulinumtoxin A
- Baclofen (in Kombination mit einem oben genannten Medikament)
- Lidocain-Spray intranasal/intraoral
- Topiramat

Therapie von akuten Exazerbationen:

- Phenytoin i. v. (neben Carbamazepin einziges offiziell zugelassenes Medikament)
- Lidocain (als Spray intranasal oder oral; intravenös als Kurzinfusion)
- Sumatriptan subkutan oder intranasal

Neben den Möglichkeiten invasiver und medikamentöser Behandlungen sollte man auch in Bezug auf die Trigeminusneuralgie, vor allem natürlich die idiopathische Form, den Einfluss psychischer und sozialer Faktoren nicht unterschätzen und außer Acht lassen. Der Beginn der Symptomatik und insbesondere zwischenzeitliche Symptomverschlechterungen korrelieren

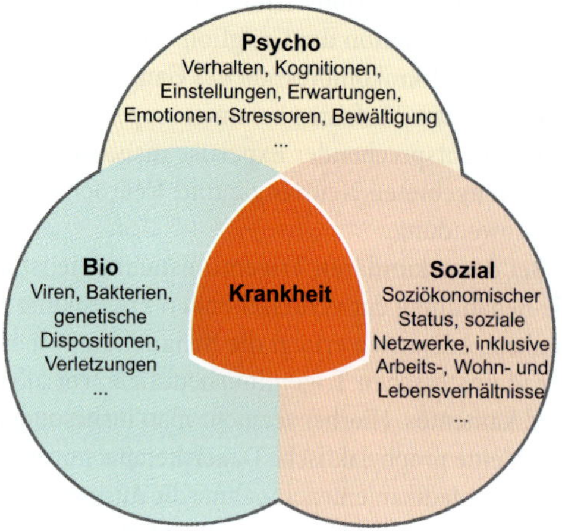

Abb. 10.7 Biopsychosoziales Modell [M1165]

nicht selten mit erhöhten psychischen Stressoren oder sozialer Belastung. Entsprechend einer Behandlung im biopsychosozialen Modell (➤ Abb. 10.7) sollten diese Faktoren bereits in der Diagnostik und dann in der Behandlung entsprechende Berücksichtigung finden. Im oben geschilderten Fall konnte insbesondere auch durch eine Beruhigung der Patientin am Einsatzort zusammen mit einer medikamentösen Therapie eine signifikante Linderung der ausgeprägten Symptomatik erzielt werden. Dadurch war ein Verbleib der Patientin in der häuslichen Umgebung und eine geordnete ambulante Weiterbehandlung möglich. Im weiteren Verlauf der Behandlung führten insbesondere auch eine Bearbeitung der akuten psychischen und sozialen Stressoren, auch durch ambulante Psychotherapie, zu einer Stabilisierung der Symptomatik, bis hin zu einer mittlerweile lange anhaltenden Schmerzfreiheit unter Weiterführung der Dauermedikation.

Grundsätzlich bleibt festzuhalten, dass Schmerzen im Bereich des Kopfes vielschichtig sind und diverse Ursachen in Bezug auf unterschiedliche Organsysteme haben können. Hierbei ist die Ursache der allermeisten Kopfschmerzen trotz teilweise ausgeprägter Schmerzsymptomatik und Beeinträchtigung der Patienten nicht lebensbedrohlich und im Bereich der Notfallmedizin nicht zeitkritisch. Jedoch sollte bei noch nicht bekannter Vordiagnose und insbesondere einer neu aufgetretenen Symptomatik an das Vorliegen einer ernsten Erkrankung gedacht werden. In diesen Fällen ist eine umgehende Behandlung in einem Krankenhaus mit entsprechender Versorgungsmöglichkeit, insbesondere einer neurologischen und neurochirurgischen Abteilung, angezeigt. Wissen in Bezug auf die unterschiedlichen Erkrankungen mit einer Verursachung von Schmerzen und begleitenden Symptomen im Bereich des Kopfes kann hilfreich für eine bessere Einordnung des Geschehens und eine entsprechend optimierte Versorgung sein.

10

Evidenz: Mythos oder Fakt

Neben dem Wissen um die Pathophysiologie, Diagnostik und Behandlung organischer und traumatischer Erkrankungen in der Notfallmedizin sollte man psychische Faktoren in der Anamnese und der Therapie nicht außer Acht lassen. Im Rahmen des **biopsychosozialen Modells** haben insbesondere psychische sowie soziale Faktoren einen akuten, aber auch langfristigen Einfluss auf die Entstehung und Entwicklung von Erkrankungen. In dem hier geschilderten Fall hatten private Stressoren der Patientin einen vorrangigen Einfluss auf die Verschlechterung der Symptomatik der vorhandenen, aber lange Zeit wenig belastenden Trigeminusneuralgie. Entsprechend hat auch eine psychische Betreuung und Beruhigung der Patientin am Einsatzort zu einer akuten Schmerzlinderung beigetragen. Im weiteren Verlauf waren eine Bearbeitung und Reduktion der Stressoren auch durch ambulante Psychotherapie maßgeblich an einer erneuten Linderung der Beschwerden, bis zur nahezu vollständigen Schmerzfreiheit unter fortgesetzter aber letztendlich kaum veränderter Medikation verantwortlich.

LITERATUR

AWMF-S1-Leitlinie. Diagnostik und Therapie der Trigeminusneuralgie. Version 7.0. Stand 06.10.2023. AWMF-Reg.-Nr. 030-016. https://register.awmf.org/de/suche#keywords=030-016&sorting=relevance

Headache Classification Committee of the International Headache Society (IHS). Internationale Klassifikation von Kopfschmerzerkrankungen. 3. A. 2018

Jahn M, Löwe F, Praetz M, Jähnichen G (Hrsg.). Untersuchung und Diagnostik für Rettungsdienst und Notfallmedizin. München: Elsevier Urban & Fischer, 2023

Bialas P, Sittig H-B (Hrsg.). Leitfaden Schmerzmedizin. 2. A. München: Elsevier Urban & Fischer, 2022

Fleischmann T, Hohenstein C (Hrsg.). Klinische Notfallmedizin Band I Wissen. München: Elsevier Urban & Fischer, 2020

11 Geriatrische Notfälle

11

KAPITEL

11 Geriatrische Notfälle

Sven Heiligers und Catharina Hammerschlag

11.1 Hyponatriämie (Basic)

11.1.1 Einsatzmeldung/Anfahrt

Die Leitstelle alarmiert den RTW 5-84-3 zu einem 78-jährigen männlichen Patienten im Seniorenwohnheim Sonnenblick. Die Einsatzmeldung lautet „Schlaganfall". Besonderheiten bei der Anfahrt gibt es keine.

11.1.2 Situation am Notfallort und Erstbefund

Das Team betritt das Gebäude und wird nach längerer Suche von einer Pflegekraft empfangen, die sie schließlich zum Zimmer des Patienten führt. Die Ausrüstung, bestehend aus Rettungstrage, Monitor, Sauerstoff und Absaugung, wird bis vor das Zimmer geschoben, um Platz in dem engen Raum zu haben. Die Pflegekraft berichtet, dass der Patient zunehmend verwirrt und lethargisch wirkt. Sie kennt ihn jedoch nicht gut, da sie nur auf dieser Station aushilft und ihn heute zum ersten Mal betreut.

Als Sie das Zimmer betreten, nehmen Sie als Erstes die stickige Luft und die hohe Raumtemperatur wahr. Die Fenster sind zu und die Vorhänge geschlossen. Das Mobiliar ist dunkel, außer einem alten vergilbten Hochzeitsfoto entdecken Sie keine persönlichen Gegenstände. Der Patient liegt mit erhöhtem Kopfteil im Bett. Es erscheint, dass er kaum Muskeltonus hat, da die Schultern herabgesunken sind und er schief im Bett liegt. Der Patient wirkt desorientiert, hat Schwierigkeiten beim Sprechen und gibt nur unverständliche Laute von sich. Auf Ansprache öffnet er verzögert die Augen und versucht Sie und Ihr Team zu fixieren, scheint aber immer wieder einzuschlafen und sackt in sich zusammen. Außer einem muffigen Geruch nehmen Sie keine anderen unangenehmen Gerüche wie Urin oder Erbrochenes wahr. Sie sehen einen Rollator in der Nähe des Bettes stehen und frische Kleidung, eine Brille und eine Aufbewahrungsbox für Hörgeräte auf dem Nachttisch. Er macht keinen verwahrlosten oder ungepflegten Eindruck.

Primärer GEMS-Diamant

G	78 Jahre, Rollator als Gehhilfe
E	Wohnt im Pflegeheim, dunkel eingerichtet, wenige persönliche Gegenstände
M	Desorientiertheit, Somnolenz
S	Verwitwet?

ABCDE-Untersuchung

A – Airway (Atemwege):
- Atemwege sind frei
- Kein Stridor oder Giemen

B – Breathing (Atmung):
- Atemfrequenz: leicht erhöht
- Atemmuster: regelmäßig, keine Anzeichen von erhöhter Atemarbeit
- SpO_2 95 % unter Raumluft

C – Circulation (Kreislauf):
- Puls regelmäßig, kräftig
- Periphere Perfusion: Haut warm und gut durchblutet, kapilläre Füllung < 2 Sekunden

D – Disability (neurologischer Status):
- Bewusstseinslage: GCS 10 (Augen öffnen: 3, verbale Reaktion: 2, motorische Reaktion: 5)
- Pupillen: isokor und beidseits gleich lichtreagierend
- Somnolenz, Verwirrtheit

E – Exposure (Umgebung, Ganzkörperuntersuchung):
- Temperatur: 37,2 °C
- BZ: 98 mg/dl
- Haut: keine sichtbaren Verletzungen oder Hautveränderungen

Entscheidung kritisch ↔ nicht kritisch und Leitsymptom

Aufgrund der ausgeprägten neurologischen Symptomatik mit Somnolenz, Verwirrtheit und Lethargie schätzen Sie den Patienten als **kritisch** ein.

11.1.3 Differenzialdiagnosen

Aufgrund der akuten Zustandsveränderung des Patienten mit den oben genannten Symptomen kommen folgende Differenzialdiagnosen in Betracht: Demenz/Delir/Depression, Infektionen, intrakranielle Ereignisse (Schlaganfall, SAB, ICB), Elektrolytstörungen, Medikamentenüberdosierung oder -wechselwirkungen oder Nierenversagen.

11.1.4 Weiterführende Anamnese und Untersuchung

Nachdem der Patient als kritisch eingestuft wurde, beginnen Sie mit einer ausführlicheren Untersuchung und Anamnese. Ihr Teampartner übernimmt die detaillierte Befragung der Pflegekraft und durchsucht die vorhandenen Unterlagen nach weiteren Informationen zur Krankengeschichte des Patienten.

Die Pflegekraft kann mitteilen, dass der Patient seit einigen Monaten im Seniorenwohnheim lebt, aus den Unterlagen kann entnommen werden, dass eine Tochter und ein Sohn als Angehörige und Vorsorgebevollmächtigte eingetragen sind. Beide wohnen in derselben Stadt, in der sich auch das Seniorenheim befindet. Es scheinen regelmäßig Besuche von beiden stattzufinden. Aus der Diagnoseliste geht hervor, dass der Patient einen Bluthochdruck, eine periphere arterielle Verschlusskrankheit, eine Herzinsuffizienz NYHA II, einen diätetisch eingestellten Diabetes mellitus Typ 2, eine Hyperlipidämie und eine Niereninsuffizienz hat. Aufgrund dessen nimmt er folgende Medikamente ein: Hydrochlorthiazid, ASS, Ramipril, Bisoprolol, Simvastatin, Torasemid. Bei genauem Hinschauen wird außerdem festgestellt, dass handschriftlich zusätzlich ein Antidepressivum eingefügt wurde. Auf Nachfrage bestätigt die Pflegekraft, dass dies nach kurzfristiger Anordnung vom Hausarzt so eingetragen wurde. Dieser sei gestern da gewesen und habe das Sertralin aufgeschrieben. Der Pflegekraft zufolge hat der Patient heute Morgen seine Medikamente wie gewohnt eingenommen, zeigte jedoch im Laufe des Vormittags zunehmende Verwirrtheit und Lethargie.

Während der Fremdanamnese durch den Teampartner führen Sie eine gründliche körperliche Untersuchung durch. Der Patient ist erweckbar, scheint aber immer wieder einzuschlafen. Im wachen Zustand ist er stark desorientiert und reagiert nur verzögert auf Ja/Nein-Fragen. Die neurologische Untersuchung zeigt keine fokalen Ausfälle, aber eine deutliche allgemeine Verlangsamung und Schwäche. Die Pupillen sind rund, isokor und seitengleich lichtreagibel, der Patient versucht die Arme und Beine zu bewegen, schafft es aus fehlender Kraft aber nicht. Ein Blick in den Mund- und Rachenraum zeigt keine Auffälligkeiten, die Atemwege sind frei.

Zur Auskultation der Lunge wird das T-Shirt des Patienten hochgehoben und es zeigt sich ein normaler Ernährungszustand, keine Verletzungen oder sonstige Auffälligkeiten. Die Auskultation ergibt beidseits vesikuläre Atemgeräusche ohne Nebengeräusche. Das Herz wird regelmäßig mit einer Frequenz von 85 Schlägen pro Minute auskultiert, ohne auffällige Herzgeräusche. Die Abdomenuntersuchung ist unauffällig. Auch die Untersuchung des Rückens zeigt keine Auffälligkeiten. An den Beinen können leichte Ödeme ausgemacht werden.

OPQRST

Onset	Seit heute Mittag
Provocation	Thiaziddiuretika, SSRI
Quality	Neurologische Beeinträchtigung
Region	–
Severity	–
Time	Akute Verschlechterung des Allgemeinzustands

SAMPLER

Symptome	Vigilanzminderung, Muskelschwäche
Allergien	–
Medikamente	Hydrochlorothiazide, ASS, Ramipril, Bisoprolol, Simvastatin, Torasemid
Patientenvorgeschichte	Art. Hypertonus, pAVK I, depressive Episode
Letzte Mahlzeit	Frühstück, ca. 8 Uhr
Ereignisse vor dem Notfall	Zunehmende Vigilanzminderung
Risikofaktoren	Alter, Medikamenteneinnahme

Vitalwerte und Monitoring

HF	85/min
RR	110/70 mmHg
SpO_2	95 %
BZ	98 mg/dl
Temp.	36,5 °C

11.1.5 Bewertung der Differenzialdiagnostik und Verdachtsdiagnose

Die bisherigen Untersuchungen haben keine Hinweise auf eine Hypoglykämie, eine Infektion, einen Schlaganfall oder intrakranielle Veränderungen ergeben, vor allem durch das Fehlen einer Hemiparese. Gegen eine Demenz spricht, dass sie bisher nicht diagnostiziert wurde und auch nicht in einem derart akuten Verlauf auftritt. Jedoch wäre eine akute Exazerbation seiner Depression mit Lethargie denkbar, ebenso ein Delir.

Verdachtsdiagnose: Hyponatriämie

Der Patient weist mit hoher Wahrscheinlichkeit eine Hyponatriämie auf. Es ist bekannt, dass Thiaziddiuretika, die der Patient einnimmt, das Risiko für eine Hyponatriämie signifikant erhöhen. Die Symptomatik des Patienten – einschließlich Verwirrtheit, Lethargie, Desorientierung und verzögerter Reaktionen – korreliert stark mit den typischen klinischen Manifestationen einer Hyponatriämie, insbesondere bei älteren Patienten. Darüber hinaus sind das fortgeschrittene Alter, die Niereninsuffizienz und die Polypharmazie entscheidende Risikofaktoren. Ältere Menschen sind aufgrund altersbedingter Veränderungen in der Nierenfunktion und im Flüssigkeitshaushalt sowie aufgrund der häufigen Anwendung von Polypharmazie anfälliger für Elektrolytstörungen, einschließlich Hyponatriämie. Zusätzlich zur Einnahme eines Thiaziddiuretikums nimmt der Patient auch ein Antidepressivum ein, das ebenfalls mit Hyponatriämie in Verbindung gebracht wird. Insbesondere selektive Serotonin-Wiederaufnahmehemmer (SSRI) sind dafür bekannt, die Freisetzung von antidiuretischem Hormon (ADH) zu fördern, was zu einer erhöhten Wasserrückresorption und somit zu einer Verdünnungshyponatriämie führen kann.

11.1.6 Maßnahmen und Therapie

Da Sie vor Ort keine definitive Diagnose stellen können und mehrere Ursachen für die Vigilanzminderung des Patienten in Betracht kommen, entscheiden Sie sich, den Patienten in ein Krankenhaus mit Fachabteilungen für Neurologie und Innere Medizin zu transportieren. Sie lagern den Patienten auf die mitgebrachte Trage um, platzieren das Monitoring so, dass Sie jederzeit freien Zugang zum Patienten haben und sichern ihn für den Transport.

Im Rettungswagen angekommen, legen Sie einen intravenösen Zugang und lassen die Infusion langsam zum Offenhalten laufen, um eine zu schnelle Dehydrierung zu vermeiden, da dies bei einer möglichen Hyponatriämie gefährlich wäre. Über die Leitstelle wird Ihnen das nächste Krankenhaus mit freien Intensivbetten für Innere Medizin und Neurologie zugewiesen, das etwa 30 Minuten entfernt ist.

Finaler GEMS-Diamant

G	78 Jahre, Rollator als Gehhilfe
E	Wohnt im Pflegeheim, dunkel eingerichtet, wenige persönliche Gegenstände
M	Desorientierheit, Somnolenz, arterieller Hypertonus, Hyperlipidämie, Herzinsuffizienz NYHA II, Niereninsuffizienz, depressive Episode
S	Verwitwet, regelmäßiger Kontakt zu den Kindern

11.1.7 Transport und Übergabe

Während des Transports bleibt der neurologische Zustand des Patienten unverändert, und auch die restlichen Vitalparameter zeigen sich weiterhin stabil.

Im Krankenhaus angekommen, werden Sie im Schockraum erwartet, obwohl der Patient ursprünglich für die Intensivstation angemeldet war. Es soll zunächst eine kranielle Computertomografie (cCT) des Patienten durchgeführt werden. Sie führen eine strukturierte Übergabe durch und belassen den Patienten auf der Trage, um unnötiges Umlagern zu vermeiden.

Die Übergabe wird von der diensthabenden Neurologin und dem diensthabenden Internisten angehört. Die Neurologin führt eine neurologische Untersuchung durch, während der Internist die cCT anmeldet. Der neurologische Status des Patienten zeigt weiterhin einen GCS von 10.

Die Notfallpflege nimmt über den frisch gelegten intravenösen Zugang das Aufnahmelabor und eine venöse Blutgasanalyse (BGA) ab. Anschließend wird der Patient zusammen mit dem Team der Notaufnahme ins CT gefahren.

Folgende BGA wird schließlich dem Internisten übergeben:

Venöse Blutgasanalyse (BGA):

- **pH:** 7,32
- **pCO_2:** 48 mmHg
- **pO_2:** 40 mmHg
- **HCO^{3-}:** 22 mmol/l
- **Base Excess (BE):** –2 mmol/l
- **Laktat:** 1,8 mmol/l
- **Natrium (Na^+):** 122 mmol/l
- **Kalium (K^+):** 4,2 mmol/l
- **Chlorid (Cl^-):** 96 mmol/l
- **Glukose:** 95 mg/dl
- **Hämoglobin (Hb):** 135 g/dl
- **Hämatokrit (Hkt):** 40 %

11.1.8 Diagnostik und klinischer Verlauf

Ein Patient wird in die Notaufnahme gebracht und unterzieht sich einem kraniellen Computertomogramm (cCT), bei dem ein intrakranielles Ereignis wie ein Schlaganfall oder eine intrazerebrale Blutung (ICB) ausgeschlossen wird. Aufgrund der Symptomatik, die Verwirrtheit, Lethargie, Desorientierung und verzögerte Reaktionen umfasst, wird er auf die Intensivstation aufgenommen, um eine weitergehende diagnostische Abklärung und Therapieeinleitung vorzunehmen.

Diagnostik

Nach der Aufnahme auf die Intensivstation werden umfassende Blut- und Harnuntersuchungen durchgeführt, um die Osmolarität und Osmolalität zu bestimmen und die Hyponatriämie zu bestätigen. Die initiale Laboruntersuchung ergibt eine Serum-Natriumkonzentration von 122 mmol/l, was die Diagnose einer Hyponatriämie bestätigt. Eine weitergehende Analyse zeigt eine verminderte Serum-Osmolalität von weniger als 275 mosmol/kg, was auf eine hypotone Hyponatriämie hinweist.

Zusätzlich wird eine niedrige Harn-Osmolalität festgestellt, die weniger als 100 mosmol/kg beträgt. Dies deutet darauf hin, dass der Körper versucht, überschüssiges Wasser auszuscheiden, was typisch für eine diuretikainduzierte Hyponatriämie ist, insbesondere im Zusammenhang mit der Einnahme von Thiaziddiuretika. Eine erhöhte Harn-Natriumkonzentration von über 30 mmol/l bestätigte weiter diese Diagnose, da Thiazide die Natriumrückresorption in den Nieren verhindern und somit trotz niedriger Serum-Natriumspiegel eine erhöhte Natriumausscheidung im Harn verursachen.

Klinischer Verlauf

Zur weiteren Behandlung und Überwachung erhält der Patient zentrale Venenzugänge und eine arterielle Kanüle zur kontinuierlichen Messung der Blutgase. Die Therapie umfasst ein langsames Anheben des Natriumspiegels um maximal 8 mmol pro Tag mittels hypertoner Kochsalzlösung, um das Risiko einer osmotischen Demyelinisierung zu minimieren.

Nach etwa einer Woche intensiver Therapie stabilisiert sich der Natriumspiegel des Patienten und seine Vitalparameter sind weitgehend stabil. Dennoch persistieren Verwirrtheitszustände, ein leichtes Delir ist weiterhin vorhanden. Aufgrund der Stabilisierung der elektrolytischen Werte wird der Patient auf die Normalstation verlegt.

Auf der Normalstation stagniert der Verwirrtheitszustand des Patienten. Er wird zunehmend unruhiger und steht in der Nacht selbstständig aus dem Bett auf. Dabei erleidet er eine Schenkelhalsfraktur, die operativ versorgt wird. Nach der Operation wird der Patient erneut auf die Intensivstation verlegt.

Während des erneuten Aufenthalts auf der Intensivstation entwickelt der Patient eine Pneumonie. Aufgrund einer daraus resultierenden respiratorischen Insuffizienz muss der Patient intubiert und mechanisch beatmet werden. Trotz intensiver medizinischer Bemühungen entwickelt sich ein akutes Lungenversagen (ARDS).

Die Situation verschlechtert sich weiter, und der Patient bleibt trotz maximaler Therapie kritisch. Zehn Tage nach der erneuten Verlegung auf die Intensivstation verstirbt der Patient schließlich an den Komplikationen des ARDS.

11.1.9 Kommentar

Formen der Hyponatriämie

Hypotone Hyponatriämie:
- **Euvolämische Hyponatriämie:**
  - Ursachen: SIADH (Syndrom der inadäquaten ADH-Sekretion), Hypothyreose, Nebenniereninsuffizienz
  - Charakteristika: Normaler Volumenstatus mit vermindertem Serum-Natrium und Osmolalität

Hypovolämische Hyponatriämie:
- Ursachen: gastrointestinale Verluste (Erbrechen, Durchfall), diuretische Therapie (Thiazide), Mineralokortikoidmangel
- Charakteristika: reduzierter Volumenstatus mit vermindertem Serum-Natrium, niedriger Osmolalität und Harn-Natrium.

Hypervolämische Hyponatriämie:
- Ursachen: Herzinsuffizienz, Leberzirrhose, nephrotisches Syndrom
- Charakteristika: erhöhter Volumenstatus (Ödeme) mit vermindertem Serum-Natrium und Osmolalität

Iso- und hypertone Hyponatriämie:
- **Isoosmolare Hyponatriämie (Pseudohyponatriämie):**
  - Ursachen: Hyperlipidämie, Hyperproteinanämie
  - Charakteristika: normale Osmolalität trotz niedrigem Natriumspiegel aufgrund einer Messabweichung
- **Hyperosmolare Hyponatriämie:**
  - Ursachen: Hyperglykämie, Mannitolgabe.
  - Charakteristika: Erhöhte Osmolalität durch osmotisch aktive Substanzen im Blut, die einen Wasserfluss aus den Zellen bewirken und so die Natriumkonzentration verdünnen.

Weitere Einteilungsmöglichkeiten:
- **Milde Hyponatriämie:**
  - Serum-Natriumkonzentration: 130–134 mmol/l.
  - Klinische Symptome sind meist subtil und unspezifisch, wie Kopfschmerzen, Übelkeit oder leichte kognitive Beeinträchtigungen.
- **Moderate Hyponatriämie:**
  - Serum-Natriumkonzentration: 125–129 mmol/l.
  - Symptome können stärker ausgeprägt sein und umfassen Übelkeit, Verwirrtheit, Kopfschmerzen und Muskelkrämpfe.
- **Schwere Hyponatriämie:**
  - Serum-Natriumkonzentration: < 125 mmol/l.
  - Es treten schwerwiegende Symptome auf, darunter Erbrechen, tiefere Bewusstseinsstörungen, Koma und Krampfanfälle. Diese Form erfordert eine dringende medizinische Intervention, da sie lebensbedrohlich sein kann.

Therapieansätze

Die Therapie richtet sich nach der Form der Hyponatriämie und dem klinischen Zustand des Patienten:
- **Akute symptomatische Hyponatriämie:** Schnelle intravenöse Gabe von hypertoner Kochsalzlösung (NaCl 3 %) zur raschen Anhebung des Natriumspiegels um 4–6 mmol/l in der ersten Stunde, gefolgt von einer langsamen Korrektur.
- **Chronische Hyponatriämie:** Langsame Anhebung des Natriumspiegels um nicht mehr als 8 mmol/l pro 24 Stunden, um das Risiko eines osmotischen Demyelinisierungssyndroms (ODS) zu minimieren.

- **Therapie der hypotonen Hyponatriämie:**
  - Euvolämisch: Behandlung der zugrunde liegenden Ursache, Flüssigkeitsrestriktion
  - Hypovolämisch: isotone Kochsalzlösung zur Volumensubstitution
  - Hypervolämisch: Flüssigkeitsrestriktion, Diuretika

Evidenz: Mythos oder Fakt

Mythos: Hyponatriämie tritt nur bei Menschen mit schwerwiegenden gesundheitlichen Problemen auf.

Fakt: Hyponatriämie kann sowohl bei Menschen mit schwerwiegenden gesundheitlichen Problemen als auch bei ansonsten gesunden Personen auftreten. Es ist eine häufige Störung des Elektrolythaushalts, die in einer Vielzahl von Situationen vorkommen kann, darunter:

- **Übermäßige Wasseraufnahme:** Selbst gesunde Menschen können durch das Trinken großer Mengen Wasser in kurzer Zeit eine Hyponatriämie entwickeln, insbesondere während intensiver körperlicher Aktivität. Dies wird oft als „Wasservergiftung" bezeichnet und ist bei Ausdauersportlern bekannt.
- **Medikamenteneinnahme:** Bestimmte Medikamente, wie Thiaziddiuretika, Antidepressiva (SSRI) und Antiepileptika, können das Risiko für Hyponatriämie erhöhen, selbst bei Menschen ohne schwere Vorerkrankungen.
- **Leichte Erkrankungen:** Auch bei weniger schweren Erkrankungen wie Magen-Darm-Infektionen, die zu Erbrechen und Durchfall führen, kann eine Hyponatriämie durch Elektrolytverluste entstehen.

LITERATUR

European Society of Endocrinology Clinical guideline for the management of hyponatraemia. www.ese-hormones.org/publications/directory/ese-clinical-guideline-for-the-management-of-hyponatraemia/

Perschinka F, Köglberger P, Klein SJ, et al. Hyponatriämie. Med Klin Intensivmed Notfmed 2023; 118: 505–517 (2023). doi.org/10.1007/s00063-023-01049-0

Schwarz C, Lindner G, Windpessl M, et al. Konsensusempfehlungen zur Diagnose und Therapie der Hyponatriämie der Österreichischen Gesellschaft für Nephrologie 2024 [Consensus recommendations on the diagnosis and treatment of hyponatremia from the Austrian Society for Nephrology 2024]. Wien Klin Wochenschr. 024 Feb; 136(Suppl 1): 1–33. doi: 10.1007/s00508-024-02325-5. Epub 2024 Feb 29. PMID: 38421476; PMCID: PMC10904443.

Spasovski G, Vanholder R, Allolio B et al.; Hyponatraemia Guideline Development Group. Clinical practice guideline on diagnosis and treatment of hyponatraemia. Eur J Endocrinol 2014 Feb 25; 170(3): G1–47. doi: 10.1530/EJE-13-1020. Erratum in: Eur J Endocrinol 2014 Jul; 171(1): X1. PMID: 24569125.

INTERNETQUELLEN

https://pin-up-docs.de/2020/08/21/akutmanagement-der-hyponatriaemie/

11.2 CRUSH-Syndrom (Advanced)

11.2.1 Einsatzmeldung/Anfahrt

Es ist ein verschneiter Montagmorgen, 7:30 Uhr. Sie, ein erfahrener Notfallsanitäter, und Ihr Team, bestehend aus einem Auszubildenden im 3. Lehrjahr und einem weiteren im 1. Lehrjahr, sind gerade dabei, Ihren Rettungswagen (RTW) zu überprüfen, als plötzlich Ihr Melder Alarm schlägt. Die Einsatzmeldung lautet: „Sturz, Vigilanzminderung, 85 Jahre, weiblich, Pflegedienst vor Ort."

Sofort brechen Sie den Check ab, verstauen alle Geräte und Materialien wieder ordnungsgemäß im RTW und machen sich bereit zur Abfahrt. Mit eingeschaltetem Sondersignal fahren Sie zum Einsatzort, der unter normalen Bedingungen etwa 10 Minuten entfernt ist. Aufgrund der verschneiten Straßen und der winterlichen Witterung benötigen Sie etwa 5 Minuten länger, erreichen aber sicher und wohlbehalten das Ziel. Sie kommen bei einem alten verwinkelten Einfamilienhaus an, bei dem bereits ein Auto eines Pflegedienstes steht.

Welches Material wird mitgeführt?

Sie bereiten die Trage vor und nehmen den Monitor, den Medikamenten-Rucksack, den Airway-Rucksack sowie die Absaugvorrichtung mit. Eine HWS-Orthese, eine Vakuummatratze und weitere Immobilisationsgeräte lassen Sie vorerst im RTW, um später das wirklich benötigte Material nachzuholen. Beim Verlassen des RTW schalten Sie bereits die Heizung für den Innenraum an, um eine angenehme Temperatur für die Patientin sicherzustellen.

11.2.2 Situation am Notfallort und Erstbefund

Sie werden an der Tür von einer Mitarbeiterin des Pflegedienstes in Empfang genommen. Sie erzählt Ihnen, dass der Pflegedienst immer nur morgens zur Patientin käme, um ihr bei der Körperpflege zu helfen, ansonsten sei sie noch recht fit. Gestern sei sie auch bei der Patientin gewesen und habe sie zuletzt in ihrem normalen Zustand angetroffen. Heute Morgen jedoch war das Haus noch komplett dunkel und beim Betreten hörte sie nur ein Stöhnen aus dem Esszimmer.

Dort fand sie die Patientin bäuchlings auf dem Boden liegend an der Türschwelle zwischen Küche und Esszimmer. Neben ihr lag ein zerbrochener Suppenteller mit Resten einer Nudelsuppe. Die Pflegekraft alarmierte sofort den Rettungsdienst, da außer einem Stöhnen keine adäquate Antwort von der Patientin kam.

Als Sie auch das Esszimmer betreten, nehmen Sie einen unangenehmen Geruch nach Urin wahr und sehen, dass der Rock der Patientin etwas nass erscheint und sich dunkelbraune Ränder abzeichnen. Das linke Bein scheint nach außen verdreht und verkürzt zu sein. Größere äußere Verletzungen mit Blutverlust scheinen nicht vorzuliegen, da kein Blut zu sehen ist. Die Patientin liegt weiterhin bäuchlings auf dem Boden, da die Pflegekraft sie nicht umgedreht hat. Sie sehen keinen Gehstock oder Rollator in der Nähe der Patientin. Die Einrichtung des Esszimmers ist alt und rustikal, mit einer leichten Unordnung und einer dezenten Staubschicht. Überall stehen kleine Figuren herum und Sie sehen viele Familienfotos, auch aus der neueren Zeit. Sie sehen im Übergang von der Küche ins Esszimmer einen Flokati-Teppich, der nun etwas umgeschlagen unter der Patientin liegt. Auf dem restlichen Teppich sind Laufspuren zu sehen, an den Wänden aber kein Abrieb.

Primärer GEMS-Diamant

G	85 Jahre, lebt allein, keine Gehhilfe
E	Ordentliche aber leicht verstaubte Wohnung, viel Kleinkram herumstehend, rustikale, alte Einrichtung, dunkel
M	Sturzgeschehen
S	Viele Familienfotos sichtbar

ABCDE-Untersuchung

A – Airway (Atemwege):
- Die Atemwege sind frei, keine Blockierungen durch Erbrochenes oder Fremdkörper.
- Trockene Schleimhäute.

B – Breathing (Atmung):
- Flache, unregelmäßige Atmung.
- Sauerstoffsättigung: 88 %.
- Basal abgeschwächtes Atemgeräusch beidseits, Rasselgeräusche ubiquitär.
- Es werden sofort 15 Liter Sauerstoff über eine Maske mit Reservoir angehängt.

C – Circulation (Kreislauf):
- Schwacher, schneller Puls (110 Schläge/min).
- Haut blass, kalt und feucht.
- I. v. Zugang wird nach Anlage der Sauerstoffmaske vorbereitet.

D – Disability (neurologischer Status):
- Bewusstseinszustand nach AVPU-Schema überprüfen (Alert, Verbal, Pain, Unresponsive). Patientin reagiert nur auf Schmerzreize (P).
- Pupillen isokor und lichtreagibel.
- GCS: 8 (E: 2, V: 2, M:4).

E – Exposure (Freilegung und Umgebung):
- Hämatome und Schürfwunden an Armen und Beinen
- Linkes Bein nach außen verdreht und verkürzt
- Nasser Rock mit dunkelbraunen Rändern und unangenehmer Uringeruch
- Keine größeren äußeren Verletzungen oder Blutungen sichtbar
- Körpertemperatur: 34,8 °C

Entscheidung kritisch ↔ nicht kritisch und Leitsymptom

Die Patientin wird aufgrund mehrerer lebensbedrohlicher Faktoren als kritisch eingestuft. Beim Eintreffen des Rettungsdienstes befand sie sich seit unbestimmter Zeit in Bauchlage auf dem Boden und zeigte lediglich stöhnende Reaktionen ohne adäquate verbale Antworten. Ihre Atmung war flach und unregelmäßig mit einer Sauerstoffsättigung von 88 %. Der Puls war schwach und tachykard und die blasse, kalte und feuchte Haut verstärkte den Verdacht auf eine systemische Minderperfusion. Der Bewusstseinszustand war stark eingeschränkt, mit Reaktionen nur auf Schmerzreize. Eine mögliche Fraktur des Oberschenkelhalses, angezeigt durch das nach außen rotierte und verkürzte linke Bein, stellt ein erhebliches Risiko für zusätzliche Komplikationen wie Blutverlust und Schmerzen dar. Die bestehende Hypothermie könnte zudem eine Koagulopathie verschärfen.

Sammeln der Differenzialdiagnosen

Eine Synkope, ein Myokardinfarkt oder potenzielle Medikamenteninteraktionen könnten das Sturzereignis verursacht haben. Ebenso könnte ein zerebrovaskulärer Insult dafür verantwortlich sein und auch die aktuellen neurologischen Symptome der Patientin erklären. Aufgrund der unbestimmten Liegedauer könnten mittlerweile eine Dehydratation mit daraus resultierender Elektrolytstörung, eine Hypoglykämie sowie ein Crush-Syndrom vorliegen. Die bestehende Hypothermie kann eine Koagulopathie begünstigen und Mikroblutungen zu hämodynamisch relevanten Blutungen eskalieren lassen.

11.2.3 Weiterführende Anamnese und Untersuchung

Die anwesende Pflegekraft vom mobilen Pflegedienst gibt an, dass die 85-jährige Patientin trotz ihres Alters eine rüstige Dame ist, die sich weitgehend selbst versorgt. Sie lebt allein in ihrem eigenen Haus und benötigt lediglich morgens Unterstützung vom Pflegedienst für die Körperpflege. Zu ihren Vorerkrankungen gehören eine arterielle Hypertonie, die seit mehreren Jahren bekannt und gut eingestellt ist, sowie Osteoporose, die vor etwa fünf Jahren diagnostiziert wurde. Die Patientin leidet auch an leichter Arthrose in den Kniegelenken und der Wirbelsäule, was gelegentlich Schmerzen verursacht, jedoch keine größeren Einschränkungen im Alltag mit sich bringt. Vor drei Jahren wurde bei ihr Diabetes mellitus Typ 2 diagnostiziert, der gut durch Diät und Metformin eingestellt ist. Zusätzlich wird sie wegen einer leichten kognitiven Beeinträchtigung im Frühstadium beobachtet, die bisher keine signifikanten Auswirkungen auf ihre Alltagsbewältigung hat. Zudem hat sie Hypercholesterinämie, die mit Statinen behandelt wird. Die Diagnosen und Medikamente können Sie auch anhand der nun überreichten Diagnosen- und Medikamentenliste nachvollziehen.

Die Patientin pflegt regelmäßigen Kontakt zu Nachbarn und Familie, die in der Nähe wohnen, und zeigte bis zum gestrigen Tag keine ungewöhnlichen Symptome oder Beschwerden. Sie war in einem stabilen Gesundheitszustand und erledigte ihre Haushaltsaufgaben ohne größere Probleme. Bis auf die morgendliche Hilfe des Pflegedienstes kam sie ohne weitere Unterstützung aus. Der heutige Vorfall stellt somit eine deutliche Abweichung von ihrem normalen Gesundheitszustand dar.

OPQRST

Onset	Vermutlich am Vortag gegen Mittag
Palliation/ Provocation	Sturz
Quality	Oberschenkelhalsfraktur links, Vigilanzminderung
Region	Femur links
Severity	–
Time	Zunehmende Verschlechterung

SAMPLER

Symptome	Stöhnen, Fraktur, Somnolenz
Allergien	–
Medikamente	ASS, Simvastatin, Bisoprolol, Ramipril, Kalzium, Vitamin D, Alendronat, Metformin, Ibuprofen (bei Bedarf)
Patientenvorgeschichte	Arterieller Hypertonus, Hypercholesterinämie, Diab. Mell. Typ 2, Osteoporose, Arthrose
Letzte Mahlzeit	Wahrscheinlich Frühstück am Vortag
Ereignisse vor dem Notfall	Am ehesten Stolpern
Risikofaktoren	Alter, Osteoporose

Orientierende Untersuchung

Im Gesicht der Patientin sind gerötete Ödeme und Hämatome sichtbar, da die Patientin offenbar die ganze Zeit auf dieser Stelle gelegen hat. Das linke Auge lässt sich nur zur Hälfte öffnen, jedoch können Sie eine seitengleiche Lichtreaktion feststellen; beide Pupillen sind eng. Es lassen sich keine größeren Blutungen am Kopf feststellen. Die Nase ist frei, die Mundschleimhaut trocken und die Zahnprothesen sitzen fest. Erbrochenes ist nicht vorhanden. An der Halswirbelsäule stellen Sie in liegender Position keine Stufenbildung fest.

Aktuell können Sie die Patientin nur in Rückenlage auskultieren und erheben im Rahmen des Primary Survey eine erhöhte Atemfrequenz von 22/min, ein basal abgeschwächtes Atemgeräusch beidseits und ein ubiquitäres Rasselgeräusch. Die Sauerstoffsättigung ist durch die Gabe von Sauerstoff bereits auf 95 % gestiegen. Beim Anheben des Pullovers können Sie am Rücken keine Verletzungen feststellen. Da die Patientin auch von vorn untersucht werden muss, entscheiden Sie sich, die Patientin gemeinsam umzudrehen, und führen die Maßnahmen gemäß „Maßnahmen und Therapie" (➤ Kap. 11.2.5) durch.

Nun, da die Patientin auf dem Rücken liegt, können Sie das Ausmaß der Verletzungen vollständig einschätzen. Auf der gesamten linken Seite befinden sich ausgeprägte rote Druckstellen und Hämatome, die sich vom Gesicht über den Thorax bis zum linken Bein erstrecken. Die Haut ist ansonsten blass und zeigt beginnende Marmorierung. Das Abdomen ist weich, jedoch können Sie keine Darmgeräusche auskultieren. Der Puls ist in allen Extremitäten tastbar, jedoch in beiden Beinen deutlich schwächer. Die Muskulatur in den Beinen fühlt sich verhärtet und angespannt an. Im nun aufgeklebten EKG sehen Sie eine Herzfrequenz von 112/min, im 12-Kanal-EKG sehen Sie akutell keine ischämietypischen Zeichen, jedoch besteht eine P-Wellen-Abflachung, eine deutliche QRS-Verbreiterung auf 400 ms und eine ST-Verschmelzung in Form einer Sinuswelle, die auf eine Hyperkaliämie hindeutet. Der Blutzucker beträgt 82 mg/dl.

Vitalwerte und EKG

HF	112/min
RR	90/60 mmHg
SpO_2	95 %
BZ	82 mg/dl
Temp.	34,8 °C
EKG	Keine Ischämiezeichen, P-Wellen-Abflachung, QRS-Verbreiterung auf 400 ms und eine ST-Verschmelzung in Form einer Sinuswelle

11.2.4 Bewertung der Differenzialdiagnostik und Verdachtsdiagnose

Einen Myokardinfarkt konnten Sie mittels EKG als unwahrscheinlich einstufen. Die Hypoglykämie kann auch nicht für die neurologischen Symptome verantwortlich gemacht werden. Für diese könnte weiterhin ein intrakranielles Geschehen wie ein ischämischer oder hämorrhagischer Schlaganfall ursächlich sein. Aufgrund der Liegedauer und der gespannten Muskulatur mit den abgeschwächten Pulsen in den unteren Extremitäten und den EKG-Zeichen für eine Hyperkaliämie könnte ein CRUSH-Syndrom die wahrscheinlichste Diagnose sein.

Mit welchen Komplikationen müssen Sie rechnen?

Akutes Nierenversagen: Durch die Rhabdomyolyse werden große Mengen von Myoglobin freigesetzt, das die Nieren schädigen und deren Funktion beeinträchtigen kann. Dies kann zu einem akuten Nierenversagen mit Dialysepflichtigkeit führen.

Hyperkaliämie: Die Rhabdomyolyse setzt eine große Menge Kalium frei. Die Hyperkaliämie kann Kammerflimmern oder ventrikuläre Tachykardien verursachen.

Hypovolämischer Schock: Durch den Zerfall von Muskelzellen, insbesondere bei Zuständen wie dem CRUSH-Syndrom oder Rhabdomyolyse, werden große Mengen an intrazellulären Bestandteilen, einschließlich Elektrolyten und Myoglobin, in den extrazellulären Raum freigesetzt. Dies führt zu erheblichen Flüssigkeitsverschiebungen aufgrund mehrerer Mechanismen:

1. **Osmotische Verschiebung:** Die Freisetzung intrazellulärer Proteine und Elektrolyte wie Kalium und Phosphate erhöht die osmotische Belastung im extrazellulären Raum, was dazu führt, dass Wasser aus den Gefäßen und umliegenden Geweben in diesen Raum strömt.
2. **Entzündungsreaktion:** Der Muskelzerfall löst eine lokale und systemische Entzündungsreaktion aus, die zu einer erhöhten Kapillarpermeabilität führt, wodurch Flüssigkeit und Plasma in das interstitielle Gewebe austreten.
3. **Myoglobin:** Freigesetztes Myoglobin kann die Nieren schädigen und zu einer akuten Niereninsuffizienz führen, was die Fähigkeit des Körpers, Flüssigkeit und Elektrolyte zu regulieren, weiter beeinträchtigt.

Metabolische Azidose: Die Freisetzung von Laktat, Kalium und Phosphat kann zu einer metabolischen Azidose führen.

Kompartmentsyndrom: Durch die Schwellung der geschädigten Muskeln kann ein erhöhter Druck in den betroffenen Muskelgruppen entstehen, der die Durchblutung und Nervenversorgung weiter beeinträchtigt.

11.2.5 Maßnahmen und Therapie

Die Entscheidung, die Patientin in ein Traumazentrum zu bringen, wird sehr schnell getroffen. Während Sie den Auszubildenden im 1. Lehrjahr bitten, die Vakuummatratze aus dem RTW zu holen, weisen Sie den Auszubildenden im 3. Lehrjahr an, die Patientin mit einer Decke zu versorgen, um eine weitere Hypothermie zu vermeiden. In der Zwischenzeit etablieren Sie einen intravenösen Zugang auf dem linken Handrücken. Da Sie von einer Hypovolämie und einem eventuellen CRUSH-Syndrom ausgehen, lassen Sie die Infusion etwas schneller einlaufen.

Vor dem Umlagern zur orientierenden Untersuchung möchten Sie bei der Patientin noch eine Analgesie mit Esketamin (Vermeidung Kreislaufdepression) durchführen, da das Drehen mit einer Schenkelhalsfraktur auch bei einer Vigilanzminderung ein schmerzhaftes Ereignis ist. Sie schätzen die Patientin auf etwa 70 kg und es werden ihr 8 mg Esketamin intravenös verabreicht. Bereits in Bauchlage haben Sie der Patientin eine Sauerstoffmaske mit Reservoir angelegt und verabreichen 15 Liter O_2. In dieser Zeit hat der Auszubildende die Vakuummatratze herbeigeholt und neben die Patientin gelegt. Um weitere Verletzungen zu vermeiden, wollen Sie die Patientin en bloc über die unverletzte Seite auf die Vakuummatratze drehen. Dabei stehen Sie am Kopf und stabilisieren die Halswirbelsäule, während Ihre Auszubildenden am Rumpf, Becken und Oberschenkel anfassen.

Auf Ihr Kommando drehen Sie die Patientin langsam um. Dabei kommt nur ein leises Stöhnen von der Patientin, sonst keine weitere Reaktion. Bevor Sie die Vakuummatratze so an die Patientin anmodellieren, führen Sie die oben aufgeführte Untersuchung durch. Auf eine Halsorthese verzichten Sie im Konsens mit Ihrem Team, da mit der Vakuummatratze eine suffiziente Immobilisation der Patientin gewährleistet ist. Während dieser gesamten Prozedur verändert sich der Herzrhythmus nicht, und die periphere Sauerstoffsättigung ist bereits auf 95 % gestiegen.

Sie bitten die Pflegekraft, alles Unnötige aus dem Flur beiseitezuräumen, damit Sie die Patientin problemlos auf die draußen vorbereitete Trage legen können. Währenddessen platzieren Sie die Monitorkabel so, dass Sie die Patientenbox mittragen können und decken die Patientin wieder zu. Ohne Probleme schaffen Sie es, die Patientin aus dem Haus zu tragen und auf die Trage zu platzieren.

11.2.6 Transport und Übergabe

Im Inneren des RTW angekommen, sind Sie froh, dass Sie bereits von Anfang an die Heizung laufen hatten.

Von der begonnenen Infusion sind ca. 250 ml bereits infundiert. Sie entscheiden sich dennoch, bereits eine neue Infusion anzuhängen und nehmen diese aus Ihrem Wärmefach. Da Sie ein intrakranielles Geschehen nicht gänzlich ausschließen können, streben Sie einen systolischen Blutdruck von ca. 120 mmHg und einen mittleren arteriellen Druck (MAD) von 80 mmHg an und lassen dementsprechend die Infusion etwas schneller laufen.

Sie melden über die Leitstelle einen Schockraum im traumatischen Zentrum an und fordern ein Intensivbett dazu. Ihnen wird mitgeteilt, dass das nächstgelegene Zentrum sogar ein freies Intensivbett hat. Bei der sich nicht beruhigenden Wetterlage brauchen Sie dennoch mit Signal ca. 25 Minuten bis zum Krankenhaus.

Während des Transports klart die Patientin etwas auf und kann einzelne Worte wieder sagen, eine adäquate Konversation ist jedoch weiterhin nicht möglich. Das EKG zeigt weiterhin die beschriebenen Hyperkaliämiezeichen und die Sauerstoffsättigung stabilisiert sich bei 96 %.

Im Schockraum angekommen, werden Sie vom Schockraumteam, bestehend aus einem Unfallchirurgen, einer Anästhesistin und Anästhesiepflege, einem Allgemeinchirurgen und Schockraumpflege, in Empfang genommen. Nach einer strukturierten Übergabe nach dem ABCDE-Schema wird die Patientin auf der Vakuummatratze umgelagert.

Der Unfallchirurg führt eine Sonografie nach dem FAST-Schema durch und findet keine freie Flüssigkeit im Abdomen, kleinen Becken, Perikard oder Pleuraspalt. Währenddessen hat die Anästhesie das Monitoring umgesteckt und das Sauerstoffkabel der Maske an das Flowmeter des Beatmungsgeräts angeschlossen. Eine Indikation zur invasiven Atemwegssicherung besteht nicht, da die Schutzreflexe noch vorhanden sind.

Die Schockraumpflege hat einen weiteren großlumigen intravenösen Zugang gelegt, Blut abgenommen und eine venöse Blutgasanalyse durchgeführt.

Venöse BGA:
- **pH:** 7,22
- **pCO_2:** 50 mmHg
- **pO_2:** 40 mmHg
- **HCO^{3-}:** 24 mmol/l
- **Base Excess:** –2 mmol/l
- **Laktat:** 6,5 mmol/l
- **Glukose:** 80 mg/dl
- **Natrium:** 138 mmol/l
- **Kalium:** 5,8 mmol/l
- **Chlorid:** 100 mmol/l
- **Hämatokrit:** 35 %

Zur weiteren Diagnostik wird die Patientin zur Traumaspirale ins CT gefahren.

Finaler GEMS-Diamant

G	85 Jahre, lebt allein, keine Gehhilfe
E	Ordentliche aber leicht verstaubte Wohnung, viel Kleinkram herumstehend, rustikale, alte Einrichtung, dunkel
M	Sturzgeschehen, arterieller Hypertonus, Hypercholesterinämie, Diab. Mell. Typ 2, Osteoporose, Arthrose
S	Viele Familienfotos sichtbar, guter Kontakt zur Familie und den Nachbarn

11.2.7 Klinischer Verlauf

Die Analyse der BGA zeigt eine deutliche Azidose, erhöhte Laktat- und Kaliumwerte, was auf eine Gewebehypoxie und Rhabdomyolyse hindeutet, beides typische Anzeichen eines CRUSH-Syndroms.

Aufgrund der erhöhten Kaliumwerte und der bereits bestehenden EKG-Veränderungen erhält die Patientin eine sofortige kaliumsenkende Therapie, einschließlich Calciumgluconat zur Stabilisierung der Herzmembranen, Insulin-Glukose-Infusion zur Senkung des Kaliumspiegels und eventuell Natriumbikarbonat zur Korrektur der Azidose.

Parallel dazu wird die Patientin mit einer aggressiven Flüssigkeitstherapie behandelt, um die Nierenfunktion zu unterstützen und einem akuten Nierenversagen entgegenzusteuern. Die Behandlung umfasst die Gabe von Diuretika, um die Ausscheidung des Myoglobins zu fördern.

Nach der Stabilisierung im Schockraum wird die Patientin auf die Intensivstation verlegt, wo eine kontinuierliche Überwachung und die Therapie fortgesetzt werden. Im Verlauf der nächsten 24 Stunden zeigen sich erste Verbesserungen: Die Kaliumwerte normalisieren sich, die Sauerstoffsättigung bleibt stabil und die Patientin wird zunehmend wacher.

Die intensive medizinische Betreuung konzentriert sich nun auf die Vermeidung weiterer Komplikationen. Die Nierenfunktion wird durch regelmäßige Blut- und Urinanalysen überwacht.

Nach Stabilisierung der Kalium-, Myoglobin und Kreatinin-Werte wird die operative Versorgung der Schenkelhalsfraktur in Angriff genommen. Auch diese erfolgt problemlos in einer Allgemeinanästhesie.

In den folgenden Tagen wird die Patientin weiter beobachtet und behandelt. Ihre Mobilität wird langsam wiederhergestellt, wobei Physiotherapie eine wichtige Rolle spielt. Trotz der anfänglichen Schwere des Zustands zeigt die Patientin eine positive Entwicklung. Nach einer Woche auf der Intensivstation kann sie auf eine normale Station verlegt werden, wo die Rehabilitation und die weitere Beobachtung fortgesetzt werden.

Insgesamt verläuft die Genesung der Patientin gut. Die frühzeitige und umfassende Behandlung im Schockraum und auf der Intensivstation hat entscheidend dazu beigetragen, die schweren Komplikationen des CRUSH-Syndroms zu verhindern und die Patientin auf den Weg der Besserung zu bringen. Nach etwa zwei Wochen im Krankenhaus wird die Patientin in eine geriatrische Rehabilitationseinrichtung entlassen.

11.2.8 Kommentar

Entstehung des CRUSH-Syndroms: Das CRUSH-Syndrom, auch bekannt als traumatische Rhabdomyolyse, tritt häufig nach lang anhaltendem Druck auf große Muskelgruppen auf, wie es bei Erdbebenopfern oder bei eingeklemmten Unfallopfern der Fall sein kann. Der anhaltende Druck führt zu einer Ischämie des Muskelgewebes, was schließlich zu einer Nekrose der Muskelzellen führt. Die Nekrose resultiert in der Freisetzung großer Mengen intrazellulärer Substanzen wie Myoglobin, Kalium und Phosphate in den Blutkreislauf, was eine Reihe von systemischen Komplikationen hervorruft.

Symptome des CRUSH-Syndroms: Die Symptome des CRUSH-Syndroms können akut und schwerwiegend sein und umfassen:

1. **Schmerzen und Schwellungen:** Im betroffenen Muskelbereich treten erhebliche Schmerzen und Schwellungen auf.
2. **Myoglobinurie:** Die Freisetzung von Myoglobin führt zu einer bräunlich roten Verfärbung des Urins.
3. **Akute Niereninsuffizienz:** Myoglobin kann die Nierentubuli verstopfen und eine akute Niereninsuffizienz verursachen.
4. **Metabolische Azidose:** Die Freisetzung von Kalium und Laktat führt zu einer metabolischen Azidose.
5. **Hyperkaliämie:** Die Freisetzung von Kalium kann zu gefährlichen Herzrhythmusstörungen führen.
6. **Hypovolämischer Schock:** Durch Flüssigkeitsverschiebungen in das geschädigte Gewebe kann ein hypovolämischer Schock entstehen.
7. **Koagulopathie:** Die Freisetzung von Zellbestandteilen und die systemische Entzündungsreaktion können zu einer Koagulopathie führen.

Therapie des CRUSH-Syndroms: Die Therapie des CRUSH-Syndroms erfordert ein schnelles und umfassendes Management, um lebensbedrohliche Komplikationen zu verhindern:

1. **Frühe Flüssigkeitszufuhr:** Eine aggressive Volumensubstitution mit isotonischen Kristalloidlösungen ist entscheidend, um die Nierenfunktion aufrechtzuerhalten und eine akute Niereninsuffizienz zu verhindern.
2. **Alkalisierung des Urins:** Die Verabreichung von Natriumbikarbonat kann zur Alkalisierung des Urins beitragen und die Präzipitation von Myoglobin in den Nierentubuli verhindern.
3. **Diuretikatherapie:** Die Anwendung von Diuretika kann die Diurese fördern und die Ausscheidung von Myoglobin unterstützen.
4. **Kontrolle der Hyperkaliämie:** Die Behandlung der Hyperkaliämie umfasst die Gabe von Calciumgluconat, Insulin-Glukose-Infusionen und eventuell Dialyse.
5. **Monitoring und Behandlung von Herzrhythmusstörungen:** Eine kontinuierliche EKG-Überwachung und die sofortige Behandlung von Arrhythmien sind erforderlich.
6. **Schmerzmanagement und Unterstützung des Kreislaufs:** Eine angemessene Schmerztherapie und Maßnahmen zur Stabilisierung des Kreislaufs sind notwendig.
7. **Chirurgische Intervention:** In einigen Fällen kann eine chirurgische Fasziotomie notwendig sein, um den Druck in den betroffenen Muskelkompartimenten zu entlasten.

Evidenz: Mythos oder Fakt

Mythos: CRUSH-Syndrom tritt nur bei schweren Erdbeben und Katastrophen auf.

Fakt: Während das CRUSH-Syndrom häufig mit Katastrophen wie Erdbeben in Verbindung gebracht wird, kann es auch bei alltäglichen Unfällen auftreten. Stürze, Verkehrsunfälle oder längeres Liegen in einer ungünstigen Position ohne Bewegung, insbesondere bei älteren oder bewusstlosen Personen, können ebenfalls zu einem CRUSH-Syndrom führen.

LITERATUR

Barzen S, Koetter G, Wohlrath B, et al. Besonderheiten bei der Notfallversorgung von geriatrischen Traumapatienten. Stuttgart, New York: Georg Thieme Verlag, 2019; 8(01): 32–43

Bosch X, Poch E, Grau JM. Rhabdomyolysis and acute kidney injury. New England Journal of Medicine 2009; 361: 62–72

Brown CV, Rhee P, Chan L, et al. Fluid Resuscitation in Rhabdomyolysis: Prevention of renal failure in traumatic rhabdomyolysis. Journal of Trauma 2004; 56(1): 119–123

Die Rettungsaffen. Das Rettungsaffenhandout – GIN (Geriatrie in der Notfallmedizin)-Serie Teil 1: Einfach nur gestürzt?. https://dierettungsaffen.com/2021/05/04/gin-geriatrie-in-der-notfallmedizin-serie-teil-1-einfach-nur-gesturzt-podcast-folge/

Gaik C, Wiesmann T: Rhabdomyolyse. Ein Überblick zu Pathophysiologie, Diagnostik und Therapie. Anästh Intensivmed 2020; 61: 302–319. DOI: 10.19224/ai2020.302

Melli G, Chaudhry V, Cornblath DR. Rhabdomyolysis: Pathophysiology, Recognition, and Management: Current treatment options in neurology. 2005, 7 (3): 158–169

Sever MS, Erek E, Vanholder R, et al. Crush Syndrome and Acute Kidney Injury: Renal failure and acute kidney injury in disasters. Critical Care Medicine 2002; 30(5): S202–S207

Sever MS, Vanholder R. Management of crush-related injuries after disasters. New England Journal of Medicine 2013; 369: 1903–1912

Smith J, Greaves I. Crush injury and crush syndrome: a review. Journal of Trauma 2003; 54(5 Suppl): S226–230

Usuda D, Shimozawa S, Takami H, et al. Crush syndrome: a review for prehospital providers and emergency clinicians. J Transl Med 2023; 21: 584. doi.org/10.1186/s12967-023-04416-9

11.3 Delir (Basic)

11.3.1 Einsatzmeldung/Anfahrt

Sie und Ihr Team, bestehend aus einer erfahrenen Rettungssanitäterin und einem Auszubildenden im 2. Lehrjahr, haben gerade das Mittagessen im Aufenthaltsraum der Wache abgeschlossen, als der Alarm ausgelöst wird. Die Einsatzdepesche verkündet eine akute Zustandsverschlechterung eines 85-jährigen Mannes im Altenheim Sonnenschein. Trotz des regnerischen Wetters sorgt Ihr Team für eine zügige, aber sichere Anfahrt. Bei der Ankunft am Altenheim Sonnenschein wird das Rettungsfahrzeug strategisch nahe dem Haupteingang positioniert, um den schnellstmöglichen Zugang zum Patienten zu gewährleisten.

11.3.2 Situation am Notfallort und Erstbefund

Das Team betritt schnell das Gebäude und wird von einer Pflegekraft empfangen, die sie direkt zum Zimmer des Patienten führt. Die Ausrüstung, bestehend aus Rettungstrage, Monitor, Sauerstoff und Absaugung, wird effizient und ruhig in das Zimmer gebracht, um den Patienten so wenig wie möglich zu beunruhigen. Die Rettungssanitäterin übernimmt sofort die Vorbereitung des Monitors und der Sauerstoffversorgung, während der Auszubildende die Rettungstrage positioniert und bei Bedarf zur Unterstützung bereitsteht.

Als das Team das Zimmer betritt, finden Sie einen 85-jährigen Mann vor, der noch im Schlafanzug im Bett liegt. Die Haare sind unordentlich und nicht gekämmt und er hat leichte Stoppeln eines Bartes stehen. Die Lippen sind trocken, aber nicht rissig. Er nestelt an seiner Bettdecke und greift wiederholt nach imaginären Gegenständen in der Luft. Dabei sehen Sie, dass seine Hände sauber und gepflegt sind. Seine Reaktion auf Ansprache besteht aus undeutlichen Lauten und er wirkt ängstlich und verwirrt. Die anwesende Pflegekraft informiert das Team, dass der Patient seit etwa zwei Jahren im Altenheim lebt, da er nach dem Tod seiner Frau nicht mehr das große Haus mit Garten allein bewohnen wollte. Zuvor war er stets ein adretter, sorgfältiger und geselliger Mann gewesen. Das sehen Sie auch in der Einrichtung des Zimmers.

Alles erscheint sehr sauber und ordentlich, selbst die Bilder an der Wand hängen akkurat und sind nicht verstaubt. Laufspuren auf dem Boden oder Abrieb an den Wänden lassen sich nicht feststellen. Der abrupte Zustandswandel trat am gestrigen Abend ein, der Patient hat seitdem weder gegessen noch getrunken. Jedoch riecht es unangenehm nach Urin im Zimmer.

Primärer GEMS-Diamant

G	85 Jahre, lebt allein
E	Sauberes, ordentliches Zimmer, keine Laufspuren oder Abrieb an den Wänden
M	Vigilanzminderung seit gestern Abend
S	Tod der Ehefrau vor 2 Jahren

ABCDE-Untersuchung

A – (Airway) Atemwege:
- Die Atemwege sind frei; es gibt keine Anzeichen von Atemwegsverlegung oder Stridor.
- Schleimhäute sind trocken, aber nicht borkig.

B – (Breathing) Atmung:
- Der Patient atmet selbstständig.
- Das Atemmuster ist regelhaft. Es gibt keine sichtbaren Einziehungen oder Gebrauch der Atemhilfsmuskulatur.
- Die Atemfrequenz erscheint normal.
- SpO_2: 95 % unter Raumluft.

C – (Circulation) Kreislauf:
- Der Puls ist peripher regelmäßig und gut tastbar.
- Herzfrequenz: 98 bpm.
- Rekapillarisierungszeit: 3 Sekunden.

D – Disability (neurologischer Zustand):
- Glasgow Coma Scale (GCS): 11 (A: 3, V: 3, M: 5).
- Visuelle oder kognitive Halluzination.
- Die Pupillen sind mittelweit, isokor und beidseits lichtreaktiv.

E – Exposure (Umfelduntersuchung und weitere Überprüfung):
- Keine offensichtlichen Verletzungen.
- Blutzucker: 80 mg/dl.
- Die Temperatur im Ohr gemessen ist 38,9 °C.

Entscheidung kritisch ↔ nicht kritisch und Leitsymptom

Der Patient zeigt eine signifikante mentale Eintrübung, die sich in Verwirrtheit und dem Greifen nach imaginären Objekten äußert. Zusätzlich sind seine kommunikativen Fähigkeiten stark beeinträchtigt, da er nur mit undeutlichen Lauten reagiert, was die Bewertung seines Zustands weiter erschwert. Hinzu kommen außerdem eine mögliche Exsikkose und ein Harnwegsinfekt, sodass aufgrund der Kombination dieser Symptome der Patient als **kritisch** bewertet wird.

11.3.3 Differenzialdiagnosen

Mit den bisherigen Untersuchungsergebnissen kommen folgende Differenzialdiagnosen bei dem Patienten in Betracht: Urozystitis mit Pyelonephritis, Delir, Demenz, Elektrolyt- und Stoffwechselstörungen, Exsikkose, Schlaganfall, Medikamentennebenwirkungen oder -interaktionen sowie akute neurologische Erkrankungen wie Meningitis, Enzephalitis oder Hirnturmoren.

11.3.4 Weiterführende Anamnese und Untersuchung

Um weitere Informationen über den Patienten zu erhalten, führen Sie eine Anamnese mit dem Pfleger durch. Dieser berichtet, dass der Patient eine Tochter hat, die etwa 200 km entfernt wohnt. Sie telefonieren regelmäßig und der Patient erzählt stolz von seinen Enkelkindern. Die meisten Bilder an den Wänden stammen von der Tochter mit ihrer Familie. Der Pfleger zeigt Ihnen die Diagnosenliste, die arteriellen Hypertonus, Hyperlipidämie und ein Glaukom enthält. Zudem erhalten Sie die Medikamentenliste mit ASS, Simvastatin, Ramipril und Ginkgo. Auf Nachfrage, warum der Patient Ginkgo einnimmt, erklärt der Pfleger, dass der Patient damit einer möglichen Vergesslichkeit vorbeugen möchte. Der Patient brauche außer bei großen pflegerischen Maßnahmen kaum Unterstützung. Er ist ein geselliger Bewohner, der regelmäßig an den Veranstaltungen teilnimmt und viele Kontakte zu den anderen Bewohnern pflegt. Das Essen nimmt er im großen Speisesaal ein und versorgt sich dort selbst.

Orientierende Untersuchung

Nach Ihrer initialen Beurteilung des Patienten und aufgrund seiner fehlenden Auskunftsfähigkeit führen Sie eine orientierende Untersuchung durch. Wie zu Beginn festgestellt, sind die Haare des Patienten unordentlich, jedoch weder fettig noch schuppig. Es sind keine Prellungen oder sonstigen Verletzungen am Kopf erkennbar. Der Patient besitzt seine eigenen Zähne und keine Prothesen; die Mundschleimhaut erscheint trocken, jedoch nicht rissig oder borkig, und es gibt keine Anzeichen für Soor. Die Bartstoppeln sind kaum sichtbar, was auf eine Rasur am Vortag schließen lässt. Die Pupillen sind rund und isokor lichtreagibel, eine Nackensteifigkeit besteht nicht. Nach Entfernen der Bettdecke bemerken Sie einen unangenehmen Geruch von Schweiß und Urin. Beim Hochheben des Schlafanzugoberteils zeigen sich keine Verletzungen, es ist eine gleichmäßige Atemexkursion beidseits am Thorax zu beobachten. Die Auskultation zeigt vesikuläre Atemgeräusche beidseits. Der Ernährungszustand des Patienten ist normal, jedoch ist die Haut sehr trocken und warm; an den Händen lassen sich stehende Hautfalten produzieren. Das Abdomen ist weich, über allen Quadranten sind spärliche Darmgeräusche auskultierbar. Die Schlafanzughose des Patienten ist feucht und riecht unangenehm nach Urin. In Absprache mit der Pflegekraft des Pflegeheims entschließen Sie sich, die Hose zu wechseln und dem Patienten eine Windelhose anzulegen. Dabei stellen Sie fest, dass die Haut an den Beinen ebenfalls trocken und warm ist, ohne sichtbare Verletzungen oder Abschürfungen. Beim Entkleiden und Neuanziehen nutzen Sie die Gelegenheit, den Rücken zu inspizieren, wo keine Verletzungen sichtbar, jedoch bereits rote Druckstellen an den Schulterblättern und am Steiß zu erkennen sind. Beim Abklopfen der Wirbelsäule gibt der Patient keine Laute von sich, jedoch als Sie die Nierenlogen abklopfen. Da Sie in Ihren Differenzialdiagnosen auch Demenz und Delir berücksichtigen, führen Sie den Confusion-Assessment-Method (CAM)-Test durch. Es wird schnell deutlich, dass alle vier Kriterien positiv ausfallen. Der Patient zeigt seit dem Vorabend eine akute Veränderung seines mentalen Status. Bei der Untersuchung ist er unaufmerksam, kann nicht klar auf Fragen antworten und hat optische Halluzinationen. Er schläft immer wieder ein, während Sie mit ihm sprechen. Laut dem Pfleger hat der Patient in der Nacht nicht geschlafen, was auf einen gestörten Schlaf-wach-Rhythmus hinweist.

OPQRST

Onset	Seit heute Nacht
Provocation	Akuter Harnwegsinfekt
Quality	–
Region	–
Severity	–
Time	Schwankend

SAMPLER

Symptome	Desorientiert, Halluzinationen, Fieber
Allergien	–
Medikamente	Ramipril, ASS, Statin, Augentropfen, Gingko
Patientenvorgeschichte	aHT, Hyperlipidämie, Glaukom
Letzte Mahlzeit	Gestern Mittag
Ereignisse vor dem Notfall	–
Risikofaktoren	Alter, Infektion

Vitalwerte und Monitoring

HF	98/min
RR	135/80 mmHg
SpO_2	95 %
BZ	80 mg/dl
Temp.	38,9 °C

11.3.5 Bewertung der Differenzialdiagnostik und Verdachtsdiagnose

Viele der aufgeführten Differenzialdiagnosen können die oben genannten Symptome verursachen. Eine Elektrolytstörung kann durch die Exsikkose hervorgerufen sein. Einen Schlaganfall oder Hirntumoren können Sie in der aktuellen Situation nicht gänzlich ausschließen und; dies bedarf einer bildgebenden Diagnostik. Durch die fehlende Nackensteifigkeit sind eine Meningitis oder eine Enzephalitis eher unwahrscheinlich. Jedoch rückt durch den positiven CAM-Test die Verdachtsdiagnose des Delirs in den Vordergrund, welches durch die noch offenen Differenzialdiagnosen auch ausgelöst sein kann.

11.3.6 Maßnahmen und Therapie

Ihre Verdachtsdiagnose ist ein Delir; jedoch können schwerwiegende intrakranielle Schädigungen vor Ort nicht ausgeschlossen werden. Daher planen Sie, den Patienten in eine Klinik mit neurologischer und gerontologischer Abteilung zu verlegen. Vor dem Umlagern auf die Transportliege legen Sie dem Patienten eine Venenverweilkanüle (20 G) in eine Vene auf dem Handrücken und lassen langsam eine kristalline Lösung einlaufen. Da der Patient kardiopulmonal stabil ist, sind keine weiteren Maßnahmen erforderlich. Mit Unterstützung des anwesenden Pflegers lagern Sie den Patienten auf Ihre Trage um und bringen ihn zum Rettungswagen. Während all dieser Maßnahmen bleiben Sie ruhig und versuchen keine Hektik für den Patienten zu verursachen, um den deliranten Zustand nicht noch zu verschlimmern.

Finaler GEMS-Diamant

G	85 Jahre, lebt allein im Pflegeheim, braucht nur bei größeren pflegerischen Maßnahmen Hilfe
E	Sauberes, ordentliches Zimmer, keine Laufspuren oder Abrieb an den Wänden
M	Vigilanzminderung seit gestern Abend, arterieller Hypertonus, Hyperlipidämie, Glaukom
S	Tod der Ehefrau vor 2 Jahren, guter Kontakt zur Tochter, viele Familienbilder, viele Kontakte im Pflegeheim

11

11.3.7 Transport und Übergabe

Während der Fahrt führen Sie die Infusionstherapie fort. Der Patient verbleibt am Monitor und es kommt zu keinerlei Veränderungen der Vitalparameter. Da der Patient weiterhin vor allem mit den Händen motorisch unruhig ist, müssen Sie immer wieder den SpO_2-Sensor neu positionieren, da er sich diesen abzieht. Sonst kommt es aber zu keiner Verschlechterung seines mentalen Status oder seiner Vigilanz. Sie nehmen den Patientenüberleitungsbogen aus dem Altenheim mit, der wichtige Informationen wie Diagnosenliste, Medikamentenplan und Ansprechpartner enthält.

Zusätzlich werden einige persönliche Gegenstände des Patienten für den Krankenhausaufenthalt mitgenommen, darunter Kleidung, Brille und ein persönliches Bild, um dem Patienten etwas Vertrautes mitzugeben und ihm so möglicherweise etwas Beruhigung zu verschaffen. Alle mitgenommenen Gegenstände werden sorgfältig dokumentiert und sowohl von Ihnen als auch von der Pflegekraft des Altenheims gegengezeichnet, um eine klare Nachvollziehbarkeit zu gewährleisten.

Bei der Ankunft in der Klinik erfolgt die Übergabe des Patienten in der Notaufnahme. Dabei werden die mitgebrachten Dokumente und persönlichen Dinge übergeben und erneut dokumentiert. Diese detaillierte Dokumentation der Übergabe dient der Sicherstellung, dass alle relevanten Informationen korrekt an das aufnehmende Krankenhauspersonal übermittelt werden und der Patient nahtlos weiterbetreut werden kann.

11.3.8 Klinischer Verlauf

Nach seiner Aufnahme ins Krankenhaus wird bei dem 85-jährigen Patienten ein Urinstatus durchgeführt, der positiv auf einen Harnwegsinfekt hinweist. Entsprechend der Diagnose wird er auf der Normalstation in ein Einzelzimmer verlegt, um eine optimale und ruhige Umgebung sicherzustellen. Zur Behandlung des Infekts und zur Stabilisierung seines Flüssigkeitshaushalts erhält der Patient eine Infusionstherapie sowie eine empirische Therapie mit Amoxicillin/Clavulansäure und Gentamycin.

Die persönlichen Gegenstände des Patienten, wie seine Brille und das mitgebrachte Bild, werden ihm zur Verfügung gestellt, um ihm ein Gefühl von Vertrautheit und Komfort zu geben. Trotz dieser Maßnahmen zeigt der Patient anfangs weiterhin einen unruhigen Zustand, nestelt an seiner Bettwäsche und leidet unter einem gestörten Tag-Nacht-Rhythmus. Um diesem entgegenzuwirken, werden tagsüber gezielte Aktivitäten durchgeführt und nachts eine besonders ruhige Umgebung geschaffen, was nach und nach zur Besserung seines Zustands führt.

Mit dem Abklingen des Harnwegsinfekts und einer beginnenden Rückbildung der deliranten Symptome verbessert sich sein allgemeiner Zustand merklich. Nach etwa einer Woche im Krankenhaus ist der Patient so weit stabilisiert, dass er wieder ins Altenheim entlassen werden kann.

Etwa drei Wochen später werden Sie zu einem anderen Notfall in dasselbe Altenheim gerufen. Bei dieser Gelegenheit sehen Sie den Patienten, nun wieder adrett gekleidet, im Aufenthaltsraum sitzen und Zeitung lesen.

11.3.9 Kommentar

Dieser Fall verdeutlicht die Herausforderungen und die Bedeutung einer umsichtigen medizinischen Versorgung älterer Patienten, die mit deliranten Symptomen in die Notaufnahme eingeliefert werden. Der 85-jährige Patient zeigte bei seiner Aufnahme ins Krankenhaus Symptome eines akuten Delirs, verbunden mit Desorientierung, motorischer Unruhe und einem gestörten Tag-Nacht-Rhythmus. Ein durchgeführter Urinstatus ergab einen Harnwegsinfekt, der als mögliche Ursache für das Delir identifiziert wurde.

Zur korrekten Diagnosestellung wurden auch andere Differenzialdiagnosen in Betracht gezogen, darunter Stoffwechselstörungen wie Elektrolytungleichgewichte, neurologische Ereignisse wie Schlaganfall oder TIA sowie die Auswirkungen von Medikamenteninteraktionen oder -nebenwirkungen. Die Berücksichtigung dieser Differenzialdiagnosen war entscheidend, um andere potenzielle Ursachen auszuschließen und die gezielte Behandlung des Harnwegsinfekts zu rechtfertigen.

Die Behandlung fokussierte sich auf die Bekämpfung des Infekts durch Antibiotika und die Stabilisierung des Patienten mittels Infusionstherapie. Wesentlich für den Erfolg der Therapie war auch die Schaffung einer ruhigen und angenehmen Umgebung, die Anpassung der Umgebung an die Bedürfnisse des Patienten durch die Bereitstellung persönlicher Gegenstände sowie die Einführung eines strukturierten Tagesablaufs zur Verbesserung seines Schlafmusters. Diese ganzheitlichen Ansätze trugen maßgeblich zur Besserung seiner deliranten Zustände bei und ermöglichten es ihm, nach einer Woche wieder in das gewohnte Umfeld des Altenheims zurückzukehren.

Dieser Fall illustriert nicht nur die Bedeutung einer zielgerichteten medizinischen Behandlung, sondern auch die Notwendigkeit, die Lebensqualität des Patienten durch eine angepasste Umgebung und die Berücksichtigung seiner individuellen Bedürfnisse zu unterstützen.

Evidenz: Mythos oder Fakt

Warum Benzodiazepine ein Delir verschlimmern können:

1. **Sedierende Wirkung:** Benzodiazepine wirken stark sedierend, was zu einer weiteren Verschlechterung der kognitiven Funktionen führen kann. Die Patienten können dadurch noch verwirrter und lethargischer werden.
2. **Beeinträchtigung der Neurotransmitter:** Benzodiazepine beeinflussen GABA-Rezeptoren im Gehirn, was die Balance von Neurotransmittern stört und das Risiko für Verwirrtheit und Desorientierung erhöht.
3. **Paradoxe Reaktionen:** Besonders bei älteren Patienten können Benzodiazepine paradoxe Reaktionen auslösen, wie erhöhte Erregbarkeit oder Aggression, was die Symptome des Delirs verschlimmern kann.
4. **Verlängerte Halbwertszeit:** Bei älteren Patienten und solchen mit beeinträchtigter Leberfunktion können Benzodiazepine eine verlängerte Halbwertszeit haben, was zu einer Anhäufung des Medikaments und einer verlängerten Sedierung führt.
5. **Abhängigkeit und Entzug:** Längerer Gebrauch von Benzodiazepinen kann zur Abhängigkeit führen, ein plötzlicher Entzug kann ein Delir auslösen oder verschlimmern.

Präventionsmaßnahmen:

1. **Vermeidung von Polypharmazie:** Reduzierung der Anzahl der verabreichten Medikamente

2. **Reorientierung:** regelmäßige Orientierungshilfen wie Kalender und Uhren zur Verfügung stellen
3. **Hydratation:** Sicherstellung einer ausreichenden Flüssigkeitszufuhr
4. **Schmerzkontrolle:** adäquate Schmerzbehandlung zur Vermeidung von Stress und Unruhe
5. **Infektionskontrolle:** frühzeitige Erkennung und Behandlung von Infektionen

LITERATUR

Amboss. Empirische Initialtherapie komplizierter Infektionen der Harnwege https://next.amboss.com/de/article/7i04Gf?q=Empirische%20Initialtherapie%20komplizierter%20Infektionen%20der%20Harnwege#cAaaiM

AWMF-S2k-Leitlinie. Notfallpsychiatrie. Version 1.0. Stand 13.04.2019. AWMF- Reg. -Nr. 038-023. 2019 (in Überarbeitung). https://register.awmf.org/de/leitlinien/detail/038-023

Heiligers S, Feltus T. Elsevier Emergency 04/2020: Alle „nur" dement? – Oder einfach einmal „3D denken"? München: Elsevier Urban & Fischer, 2020

INTERNETQUELLEN

https://dierettungsaffen.com/wp-content/uploads/2023/02/die-rettungsaffen-taschenkarte-demenz-delir-depression-uebersichtskarte-.pdf

https://dierettungsaffen.com/wp-content/uploads/2022/03/taschenkarte-das-delir-v-tf.pdf

11.4 Polypharmazie (Advanced)

11.4.1 Einsatzmeldung/Anfahrt

Es ist Sonntagnachmittag und ein turbulenter Tag. Ein Einsatz folgt dem nächsten. Das Rettungsfachpersonal ist gerade dabei, den Rettungswagen zu desinfizieren, als der Melder erneut geht. Diesmal soll das Team ohne Alarm in ein bekanntes Pflegeheim fahren, um eine Verlegung in die nächstgelegene internistische Klinik durchzuführen. Nach den letzten Handgriffen der Aufbereitung fährt das Team 15 Minuten bis zum Pflegeheim. Auf der Anfahrt kommt es zu keinen besonderen Vorkommnissen.

11.4.2 Situation am Notfallort und Erstbefund

Im Pflegeheim angekommen, wird das Rettungsteam vom Pflegepersonal bereits erwartet. Der 83-jährige Patient liegt mit geschlossenen Augen auf seinem Bett. Eine genauere Betrachtung zeigt flache, schnelle Atemexkursionen. Das Zimmer vermittelt einen trostlosen Eindruck, die Einrichtung wirkt insgesamt lieblos und wenig einladend. Die Möbelstücke, die er aus seinem früheren Zuhause mitgebracht hat, sind alt und zeigen deutliche Gebrauchsspuren.

Das Rettungsteam tritt an den Patienten heran und berührt leicht seine Schulter, dabei öffnet er langsam die Augen. Strukturiert gehen sie nach ABCDE vor und stellen folgende Erstbefunde fest.

Primärer GEMS-Diamant

G	83 Jahre, männlich
E	Trostlose Wohnsituation im Pflegeheim
M	Noch nicht beurteilbar
S	Noch nicht beurteilbar, außer Pflegepersonal

ABCDE-Untersuchung

A – Airway (Atemweg):
- Atemweg frei
- Trockene und blasse Schleimhäute

B – Breathing (Atmung):
- Die Atemfrequenz erscheint erhöht.
- Atemgeräusche: rechts basal abgeschwächt, leichtes Brodeln rechts.
- Sauerstoffsättigung: 88 % unter Raumluft – Gabe von 15 Litern Sauerstoff über Sauerstoffmaske.

C – Circulation (Kreislauf):
- Herzfrequenz: bradykard, 50 bpm.
- Haut: schwitzig, warm.
- Rekapillarisierungszeit: 3–4 Sekunden.
- I. v. Zugang wird vorbereitet.

D – Disability (neurologischer Status):
- Bewusstseinslage: wach, jedoch schläfrig, desorientiert, GCS: 13 (A: 3, V: 4, M: 6)
- Pupillen: beidseits gleich groß und reaktiv

E – Exposure (Umgebung/Exposition):

- Keine sichtbaren Verletzungen oder andere Auffälligkeiten
- Dehydrationszeichen sichtbar (trockene Schleimhäute, stehende Hautfalten)
- Keine peripheren Ödeme sichtbar

Entscheidung kritisch ↔ nicht kritisch und Leitsymptom

Basierend auf der bisherigen Beurteilung und den vorliegenden Informationen wird der Patient als kritisch eingestuft. Der Patient zeigt eine deutliche Vigilanzminderung und eine ausgeprägte B- und C-Problematik mit einer beginnenden Hypoxie und einer Hypoperfusion.

Mögliche Differenzialdiagnosen

- Sepsis, eher pneumogen
- Exsikkose
- Schlaganfall bzw. ICB
- Kardiales Lungenödem
- Delir
- Unerwünschte Arzneimittelwirkung
- Herzrhythmusstörung
- Hypoglykämie
- Medikamentenintoxikation

Weiterführende Anamnese und Untersuchung

Da der Patient aufgrund seiner verminderten Vigilanz nicht in der Lage ist, Auskunft zu geben, wird eine orientierende Untersuchung durchgeführt. Der Patient zeigt altersentsprechende Veränderungen, ist unrasiert und hat ein ungepflegtes Erscheinungsbild. Die Zahnprothesen scheinen seit mehreren Tagen nicht gereinigt worden zu sein, die Mundschleimhäute sind verkrustet und es besteht ein auffälliger Foetor ex ore.

Beim weiteren Entkleiden zeigt sich eine manifeste Mangelernährung: Die Haut ist eingefallen, blass und trocken, die Rippen sind prominent sichtbar und es ist ein deutlicher Schweißgeruch wahrnehmbar. Die Auskultation des Thorax über acht Punkten zeigt rechts basal ein abgeschwächtes Atemgeräusch mit zusätzlich inspiratorischem feinem Rasselgeräusch sowie exspiratorischem Brummen; links ist ein leises vesikuläres Atemgeräusch zu hören. Der Patient wird herumgedreht, dabei zeigen sich bereits rötliche Druckstellen am Rücken über den Scapulae und Beckenkämmen.

Das Abdomen ist weich, es sind keine Resistenzen tastbar, und die Darmgeräusche sind über allen Quadranten spärlich auskultierbar. Zudem nimmt das Team einen stechenden Uringeruch wahr. Die Füße sind verschmutzt, die Fußnägel seit längerer Zeit nicht geschnitten und mykotisch befallen. Die Beine sind dünn, knochig und weisen multiple Hämatome auf.

Zusätzlich zur orientierenden Untersuchung wird eine fokussierte neurologische Untersuchung nach BEFAST durchgeführt, jedoch ohne wegweisenden Erfolg.

11.4.3 Weiterführende Anamnese

Während der Untersuchung des Patienten bringt der zuständige Pfleger die Patientenunterlagen, einschließlich Medikamentenplan, Pflegebeurteilung und Diagnosenliste. Während der Übergabe der Unterlagen führt das Rettungsteam eine Fremdanamnese mit dem Pfleger durch. Der Pfleger berichtet, dass der Patient seit etwa sieben Jahren im Pflegeheim lebt, nachdem seine Ehefrau verstorben ist. Es gibt eine Tochter, die jedoch nur sehr selten zu Besuch kommt. Der Patient brachte seine eigenen Möbel mit und lehnte jegliche Veränderungen daran ab. Von Anfang an zeigte er sich sehr mürrisch und im Laufe der Jahre entwickelte er eine zunehmende Aggressivität und Gereiztheit, weshalb der Hausarzt die aktuell verordneten Medikamente verschrieben hat.

Der Patient leidet an mehreren chronischen Erkrankungen: einem bekannten arteriellen Hypertonus, einer Herzinsuffizienz im NYHA-Stadium II, einer chronischen Niereninsuffizienz und einem Diabetes mellitus Typ 2. Die entsprechenden Medikamente zur Behandlung dieser Erkrankungen sind in der Medikamentenliste aufgeführt. Trotz der regelmäßigen Medikation und Überwachung durch das Pflegepersonal zeigt der Patient eine zunehmende Verschlechterung seines Allgemeinzustands.

Folgende Dauermedikation wird vorgelegt:

- Haloperidol (Haldol): 4 × mg
- Risperidon: 2 × 1 mg

- Lorazepam: 4 × 0,5 mg
- Ramipril: 2 × 5 mg
- Bisoprolol: 2 × 5 mg
- ASS: 100 mg
- Furosemid: 80 mg
- Xipamid: 20 mg
- Sitagliptin: 25 mg
- Vitamin D: 600 IE
- Ferro Sanol®: 100 mg
- Novalgin: 4 × 500 mg
- Fentanyl-Pflaster: 25 µg/h
- Hydromorphon: 4 mg bei Bedarf

Seit etwa drei Tagen hat sich der Zustand des Patienten signifikant verschlechtert; er begann zu husten und entwickelte Fieber. Nach erneuter Konsultation des Hausarztes, der den Verdacht auf eine Pneumonie äußerte, wurde gestern zusätzlich das Antibiotikum Azithromycin verordnet. Seit heute Morgen ist der Patient in einem stark reduzierten Allgemeinzustand, der durch eine deutliche Vigilanzminderung und weitere klinische Symptome gekennzeichnet ist. Der Pfleger berichtet zudem, dass der Patient in den letzten Tagen weniger Nahrung und Flüssigkeit zu sich genommen hat und eine deutliche Verschlechterung seiner Mobilität und Reaktionsfähigkeit aufgetreten ist.

Auf Nachfrage, ob der Patient all diese Medikamente wirklich erhalte, nickt der Pfleger nur. Weiter erzählt er, dass man dem Patienten sonst öfter die Windelhose wechseln müsste, da er auch vergesse, auf die Toilette zu gehen. Dies sei aber in den letzten beiden Tagen weniger nötig gewesen und dann sah der Urin in der Hose auch eher bräunlich aus. Das Essen klappt mit kleinen Portionen sonst ganz gut, jedoch auch hier habe der Appetit abgenommen und der Patient schafft es nicht einmal mehr, eine halbe Portion zu essen.

OPQRST

Onset	Seit 3 Tagen
Provocation	Nicht beurteilbar
Quality	Nicht beurteilbar
Region	Nicht beurteilbar
Severity	Nicht beurteilbar
Time	Zunehmende Verschlechterung seit 3 Tagen

SAMPLER

Symptome	Vigilanzminderung und Dyspnoe
Allergien	Keine bekannt
Medikamente	Haldol, Risperdon, Lorazepam, Ramipril, Bisoprolol, ASS und Furosemid, Xipamid, Sitagliptin, Vitamin D, Ferro Sanol®, Novalgin, Fentanyl-Pflaster, Hydromorphon bei Bedarf
Patientenvorgeschichte	Bekannte Agitiertheit, arterieller Hypertonus, Niereninsuffizienz, chron. Schmerzsyndrom, Herzinsuffizienz
Letzte Mahlzeit	Zuletzt gestern, abends
Ereignisse vor dem Notfall	Zunehmende Verschlechterung
Risikofaktoren	Niereninsuffizienz, Polypharmazie

Vitalwerte und Monitoring

HF	50 bpm
RR	90/60 mmHg beidseitige Messung
SpO_2	99 % unter 15 l/min
BZ	138 mg/dl
Temp.	38,5 °C

Folgendes 12-Kanal EKG wird Ihnen gereicht: ➤ Abb. 11.1.

11.4.4 Bewertung der Differenzialdiagnostik und Verdachtsdiagnose

- **Medikamenteninteraktionen und -toxizität:** Eine Überdosierung der Bedarfs- und Dauermedikation konnte nicht festgestellt werden
- **Exsikkose:** Wahrscheinlich, aber diese Verdachtsdiagnose steht nicht im Vordergrund.
- **Herzrhythmusstörungen:** Auffallendes bradykardes EKG mit deutlich verlängerter QTc-Zeit, wegweisend für hämodynamische Problematik.
- **Sepsis eher pneumogen:** Behandlung schon durch den Hausarzt begonnen mit weiterhin zunehmender Verschlechterung; muss ebenfalls abgeklärt werden.

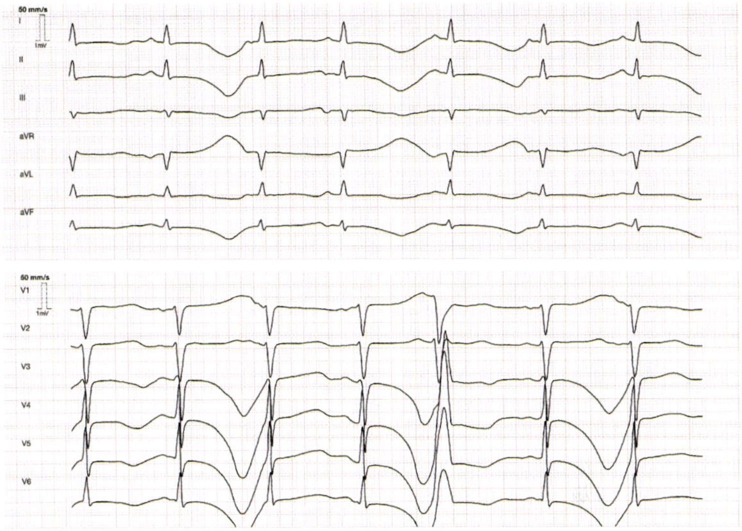

Abb. 11.1 12-Kanal-EKG des Patienten [M1001]

- **Schlaganfall bzw. ICB:** Kein wegweisender Anhalt, auch die fokussierte Untersuchung nach BEFAST ergibt keine hinreichenden Informationen.
- **Delir:** Nicht auszuschließen, jedoch nicht wegweisend für die auffallende B- und C-Problematik.
- **Unerwünschte Arzneimittelwirkung:** Sehr wahrscheinlich in Kombination mit anderer Bedarfs- bzw. Dauermedikation, da seit gestern das Antibiotikum Azithromycin verschrieben und eingenommen wurde.

11.4.5 Verdachtsdiagnose

Medikamenteninduziertes Long-QT-Syndrom: Aufgrund der Kombination von Polypharmazie, eingeschränkter Nierenfunktion, spezifischen Symptomen und dem bestätigten EKG-Befund ist das Long-QT-Syndrom die wahrscheinlichste Diagnose.

11.4.6 Maßnahmen und Therapie

Das Rettungsteam hat bereits die Defibrillator-Patches am Patienten angelegt, um im Falle des Auftretens von Herzrhythmusstörungen, wie Torsade de pointes, und hämodynamischer Instabilität sofort kardiovertieren zu können. Zudem wird 2 g Magnesiumsulfat als Kurzinfusion bereitgelegt, welches im Notfall über 10 Minuten verabreicht werden würde. Es wird ruhig und besonnen mit dem Patienten gesprochen und jeder Schritt sowie der Grund für den Transport in die Klinik erklärt.

Unter einer weiterhin verminderten Vigilanz lässt sich der Patient auf die Trage umlagern. Eine weitere Therapie ist aktuell vor Ort nicht möglich. Die Leitstelle wird kontaktiert und der Patient in einer Klinik mit internistischem Überwachungsbett angemeldet, nachdem klargestellt wurde, dass der Transport nicht in die Gerontopsychiatrie, sondern in die internistische Abteilung geht.

11.4.7 Transport und Übergabe

Nach etwa vier Minuten Fahrt zeigt der Monitor eine Rhythmusveränderung an, die sofort ein Alarmsignal auslöst. Zunächst wird vermutet, dass der Patient so unruhig ist, dass der Monitor Artefakte falsch deutet. Doch schnell wird klar, dass der Patient ruhiger ist als zuvor. Als versucht wird, ihn anzusprechen, wird festgestellt, dass er nicht mehr adäquat reagiert. Bei genauerer Überprüfung des Monitors wird die befürchtete Torsade de pointes erkannt. Sofort wird versucht, zentral einen Puls zu finden, der sich nur mäßig ertasten lässt, jedoch stimmig mit dem Monitorbild ist.

Der Fahrer wird informiert und gebeten, den Wagen anzuhalten. Während der Kollege den Wagen stoppt und nach hinten kommt, wird der Monitor im Kardioversionsmodus bereits auf 120 Joule vorgeladen.

Als die Tür geöffnet wird, erfolgt die erste Kardioversion und der Monitor wird erneut mit 150 Joule aufgeladen. Während der zweite Schock vorbereitet wird, wird das vorbereitete Magnesium angehängt und läuft kontinuierlich ein. Es erfolgt die Schockabgabe, die jedoch keine Rhythmusänderung bewirkt. Die erste Ampulle Magnesium wird vollständig infundiert.

Beim dritten synchronisierten Schock mit 200 Joule stellt sich sofort ein erkennbarer Sinusrhythmus mit tastbarem Puls an der Arteria carotis ein. Der Patient wirkt etwas benommen, hat aber noch erhaltene Schutzreflexe und atmet suffizient. Ein kurzes Reassessment nach ABCDE wird durchgeführt und dem Patienten wird eine Sauerstoffmaske mit 15 Litern Sauerstoff über Mund und Nase angelegt.

Zusätzlich wird eine zweite Ampulle Magnesium aufgezogen und ein erneutes 12-Kanal-EKG geschrieben, das nun einen Sinusrhythmus mit einer Herzfrequenz von 55/min und weiterhin ein Long-QT-Intervall zeigt. Der Fahrer wird gebeten, wieder hinters Steuer zu gehen und mit Sonder- und Wegerechten zum Krankenhaus weiterzufahren. Nach weiteren fünf Minuten Fahrt wird das Krankenhaus ohne weitere Vorkommnisse erreicht.

Im Krankenhaus angekommen, wird direkt zur Intensivstation durchgefahren. Dort erwartet das Team den Patienten bereits im vorgesehenen Patientenzimmer. Vor dem Umlagern erfolgt eine ausführliche Übergabe mit Hinweis auf die verschiedenen Medikamente, die das QT-Intervall verlängern. Der Vorfall während des Transports ins Krankenhaus und die durchgeführten Maßnahmen werden detailliert erläutert.

Nachdem keine weiteren Fragen mehr zum Patienten gestellt werden, hilft das Team, den Patienten auf das Bett der Intensivstation umzulagern.

Finaler GEMS-Diamant

G	83 Jahre, männlich
E	Trostlose Wohnsituation im Pflegeheim, Zeichen von Vernachlässigung
M	Arterielle Hypertonie, Herzinsuffizienz, chronische Niereninsuffizienz, Diabetes mellitus Typ 2, Polypharmazie
S	Lebt allein im Pflegeheim, seltene Besuche von der Tochter

11.4.8 Klinischer Verlauf

Auf der Intensivstation zeigt sich der Patient weiterhin vigilanzgemindert, hat aber noch entsprechende Schutzreflexe, sodass der Atemweg nicht invasiv gesichert werden muss. Er erhält entsprechend hoch dosierten Sauerstoff. Unter Mühen gelingt es, arterielle und venöse Zugänge zu legen und Blut für Laboruntersuchungen und eine Blutgasanalyse (BGA) abzunehmen. Die Ergebnisse der ersten Laborkontrollen und der BGA zeigen eine Hyperkaliämie. Sofortige Maßnahmen zur Senkung des Kaliumspiegels mit Glukose-Insulin-Gemisch (20 IE Humaninsulin in einer 200 ml-G20-Lösung) werden eingeleitet. Zudem werden die Medikamente, die das QT-Intervall verlängern, abgesetzt, um das Risiko weiterer kardiologischer Komplikationen zu minimieren.

Im weiteren Verlauf der intensivmedizinischen Behandlung zeigt sich, dass die Therapie Wirkung erzielt und sich die EKG-Veränderungen im Sinne eines Long-QT-Intervalls zurückziehen. Der Patient wird nach zwei Tagen von der Intensivstation auf eine geriatrische Station verlegt.

11.4.9 Kommentar

Die Behandlung älterer Patienten stellt aufgrund der häufigen Multimorbidität und der damit verbundenen Polypharmazie eine besondere Herausforderung dar. Dies wird deutlich in der Versorgung von Patienten mit nicht dialysepflichtiger Niereninsuffizienz und kardiovaskulären Erkrankungen, die oft komplexe Medikamentenschemata erfordern. Ein kritisches Problem, das hierbei auftreten kann, ist das Long-QT-Syndrom, eine potenziell lebensbedrohliche Arrhythmie, die durch bestimmte Medikamente verstärkt wird.

Polypharmazie im Alter: Bei Patienten mit nicht dialysepflichtiger Niereninsuffizienz besteht ein erhöhtes Risiko für Medikamentennebenwirkungen und -interaktionen aufgrund der verminderten Nierenfunktion. Dies erfordert eine sorgfältige Auswahl und Überwachung der Medikation, um das Risiko von Komplikationen zu minimieren. Die S3-Leitlinie zur Multimedikation (AWMF-Register Nr. 053-043, https://register.awmf.org/de/leitlinien/detail/053-043) betont, dass Polypharmazie, definiert als die gleichzeitige Einnahme von fünf oder mehr Medikamenten, bei älteren Patienten häufig vorkommt und das Risiko für unerwünschte Arzneimittelwirkungen erheblich erhöht. Ab einer gewissen Anzahl von Medikamenten kann man nur vage bis gar nicht abschätzen, was die Interaktionen unter den Medikamenten bewirkt.

Long QT-Syndrom und Polypharmazie: Das Long-QT-Syndrom kann durch verschiedene Medikamente verursacht oder verschlimmert werden, insbesondere durch solche, die das QT-Intervall verlängern. Zu den Medikamenten, die das QT-Intervall verlängern können, gehören Antipsychotika, bestimmte Antidepressiva, einige Antibiotika und Antiarrhythmika. Gerade eine Neuverordnung potenzieller QTc-Zeit-verlängernder Medikamente sollte kritisch bewertet und aufgefasst werden.

Klinisches Management: Das Management von Patienten mit Polypharmazie und Long-QT-Syndrom erfordert eine interdisziplinäre Herangehensweise. Zunächst sollte eine gründliche Anamnese der aktuellen Medikation durchgeführt werden, um potenziell gefährliche Kombinationen zu identifizieren. Laut den Leitlinien zur Multimedikation ist es essenziell, regelmäßig die Notwendigkeit jedes einzelnen Medikaments zu überprüfen und gegebenenfalls abzusetzen oder durch sicherere Alternativen zu ersetzen.

Für Patienten mit nicht dialysepflichtiger Niereninsuffizienz ist es zudem wichtig, die Dosis der Medikamente entsprechend der Nierenfunktion anzupassen. Eine regelmäßige Überwachung der Elektrolyte und eine Anpassung der Therapie können dazu beitragen, das Risiko einer QT-Verlängerung zu minimieren.

Fazit: Die Polypharmazie im Alter stellt ein erhebliches Risiko für das Auftreten des Long-QT-Syndroms dar, insbesondere bei Patienten mit eingeschränkter Nierenfunktion. Die sorgfältige Auswahl, Überprüfung und Anpassung der Medikation sind entscheidend, um die Sicherheit dieser Patienten zu gewährleisten. Interdisziplinäre Zusammenarbeit und die Anwendung evidenzbasierter Leitlinien sind wesentliche Bestandteile einer erfolgreichen Therapie.

Evidenz: Mythos oder Fakt

Es ist nicht bewiesen, dass sich mehrere Substanzen, die die QTc-Zeit verlängern potenzieren, jedoch sollte dies wahrgenommen und dokumentiert werden.

Bei der Verabreichung von Notfallmedikamenten im Rahmen der Behandlung von niereninsuffizienten Patienten sollte keine Dosierungsreduktion vorgenommen werden. Innerklinisch kann diese gemäß der glomerulären Flitrationsrate angepasst werden.

LITERATUR

AWMF-S3-Leitlinie. Hausärztliche Leitlinie: Multimedikation. Version 2.1. Stand 05.05.2021. AWMF-Reg.Nr. 053-043. 2021. https://register.awmf.org/assets/guidelines/053-043l_S3_Multimedikation_2021-08.pdf

AWMF-S3-Leitlinie. Versorgung von Patienten mit chronischer nicht-dialysepflichtiger Nierenerkrankung in der Hausarztpraxis. Version 1.0. Stand 30.06.2019. AWMF-Reg. -Nr. 053-048. 2019 (in Überarbeitung). https://register.awmf.org/assets/guidelines/053-048l_S3_Versorgung-von-Patienten-mit-nicht-dialysepflichtiger-Niereninsuffizienz__2021-01.pdf

Duckheim M, Gawaz M. Polypharmazie – Medikamente und QTc-Zeit. Was ist zu beachten? Kardiologie up2date 2020; 16(04): 331–341. DOI: 10.1055/a-1166-2647

11.5 Posteriore Hüftluxation (Basic)

11.5.1 Einsatzmeldung/Anfahrt

Es ist ein strahlender Sommernachmittag. Nach drei bereits erfolgreich abgeschlossenen Einsätzen gönnen Sie sich endlich eine Pause in der Sonne und genießen ein Eis. Gerade als Sie das letzte Stück der Waffel gegessen haben, ertönt Ihr Melder mit folgender Einsatzmeldung: „85-jährige Frau, linke Hüftluxation."

Sie, als erfahrener Notfallsanitäter, und Ihr Teampartner, ein noch junger Rettungssanitäter, steigen sofort in Ihren Rettungswagen und fahren mit Sonder- und Wegerechten innerhalb von etwa vier Minuten zur Einsatzstelle.

11.5.2 Situation am Notfallort und Erstbefund

Vor Ort werden Sie von einem etwa 20-jährigen jungen Mann eingewiesen, da das Haus etwas im Hintergrund steht und schlecht einsehbar ist. Sie bereiten Ihre Trage bereits mit einer Vakuummatratze vor und nehmen zusätzlich den Monitor, die Rucksäcke für Atemwegsmanagement und Kreislauf sowie die Absaugvorrichtung mit. Die Trage platzieren Sie vor der Haustür und folgen dem Enkel, der sich als solcher vorgestellt hat, ins Haus.

Im Esszimmer angekommen, finden Sie eine ordentliche, saubere Wohnsituation vor, in der noch die Reste vom Geburtstagskaffee zu sehen sind. Sie sehen keine Laufspuren auf dem Boden und außer einem Gehstock, keine weitere Gehhilfe. Überall hängen und stehen kleine liebevolle Erinnerungsstücke und Familienfotos. Die anwesenden Angehörigen scheinen sehr besorgt. Der Ehemann und der Sohn der Patientin knien neben ihr, halten der deutlich schmerzgeplagten Patientin die Hand und haben ihr ein Kissen unter den Kopf gelegt.

Die Patientin liegt auf dem Rücken und hat eine leichte Tachypnoe. Sie erscheint blass und zeigt ein schmerzverzerrtes Gesicht. Die oberen Extremitäten kann sie frei bewegen, jedoch erscheint das rechte Bein verkürzt und nach innen verdreht. Den linken Fuß kann sie bewegen, im rechten Bein zeigt sie keinerlei Bewegungen. Vom Ehemann hören Sie nur den Satz „nicht die neue Hüfte".

Primärer GEMS-Diamant

G	85 Jahre, weiblich, Gehstock
E	Ordentliche und saubere Wohnsituation, keine Laufspuren
M	Fragliche Hüft-OP
S	Lebt mit Ehemann, große Familie, guter Kontakt zu dieser

ABCDE-Untersuchung

A – Airway (Atemweg):
- Atemwege frei
- Spontan atmend

B – Breathing (Atmung):
- Tachypnoe: AF 22/min
- SpO_2: 98 % unter Raumluft

C – Circulation (Kreislauf):
- Blässe
- Keine offensichtlichen Blutungen
- Herzfrequenz 100 bpm, Radialispuls gut tastbar, kapilläre Rückfüllzeit 3 Sekunden
- Puls der Arteria dorsalis pedis rechts nicht tastbar

D – Disability (neurologischer Status):
- GCS: 15 (Patientin ist wach und orientiert).
- Schmerzen, NRS 8, besonders in der rechten Hüfte
- Keine Bewegungen im rechten Bein, linkes Bein und obere Extremitäten frei beweglich
- Patientin klagt über Kribbeln im rechten Fuß

E – Exposure/Environmental (Freimachen und Untersuchen):
- Rechte Hüfte verkürzt und nach innen verdreht, keine Bewegungen im rechten Bein
- Sonst keine weiteren Verletzungen oder Anomalien sichtbar

Entscheidung kritisch ↔ nicht kritisch und Leitsymptom

Die 85-jährige Patientin präsentiert sich mit starken Schmerzen (NRS 8) und zeigt eine offensichtliche Fehlstellung des rechten Beins, das verkürzt und nach innen verdreht ist. Darüber hinaus ist der Puls im rechten Fuß nicht tastbar. Zusätzlich klagt die Patientin über Kribbelparästhesien im rechten Fuß, was ein Zeichen für eine nervliche oder vaskuläre Kompromittierung sein könnte. Somit wird der Zustand der Patientin als kritisch eingestuft.

11.5.3 Differenzialdiagnosen

Angesichts der präsentierten neurologischen und vaskulären Symptome ist ein ischämischer Schlaganfall mit Beteiligung der unteren Extremität differenzialdiagnostisch in Erwägung zu ziehen. Eine isolierte Schädigung des Nerven- oder Muskelgewebes ist ebenfalls möglich. Ferner sollten vaskuläre Ereignisse wie ein akuter arterieller Verschluss berücksichtigt werden. Im Kontext der vor wenigen Wochen durchgeführten Hüftoperation ist zudem das Vorliegen einer Hüftluxation oder einer periprothetischen Fraktur zu bedenken.

11.5.4 Weiterführende Anamnese und Untersuchung

Ihr Rettungssanitäter legt das Monitoring an die Patientin an, während Sie im zweiten Versuch erfolgreich einen intravenösen Zugang legen. Währenddessen sprechen Sie mit der Patientin und erkundigen sich nach dem genauen Unfallhergang.

Die Patientin berichtet, dass sich alle für einen gemeinsamen Spaziergang fertig machen wollten und sie sich im Sitzen die Schuhe anziehen wollte. Dabei verspürte sie plötzlich einen starken Schmerz in der rechten, operierten Hüfte und hörte ein „Plopp“. Danach sei sie vom Stuhl gerutscht und auf das Bein gefallen. Sie erwähnt, dass die Familie zuvor zusammen gegessen und sie keinen Alkohol getrunken habe.

Weiterhin gibt sie an, dass sie vor 6 Wochen an der Hüfte operiert worden sei, wobei die komplette Hüfte ausgetauscht wurde. Anschließend war sie 4 Wochen in der Reha und hatte keinerlei Probleme. An Vorerkrankungen nennt sie Hüftgelenkarthrose, Osteoporose und Neurodermitis. Sonst sei sie gesund.

OPQRST

Onset	Nach dem Kaffeetrinken
Provocation	Schuhe im Sitzen anziehen
Quality	Dauerhaft
Region	Dorsale Hüfte
Severity	NRS 8
Time	Schmerzen seit Ereignis gleichbleibend

SAMPLER

Symptome	Schmerzen, Kribbeln im Fuß, Pulslosigkeit in Arteria dorsalis pedis rechts
Allergien	Keine
Medikamente	Vitamin D, Ibuprofen
Patientenvorgeschichte	Hüft TEP rechts vor 6 Wochen
Letzte Mahlzeit	15 min vor Ereignis
Ereignisse vor dem Notfall	Im Sitzen Schuhe angezogen
Risikofaktoren	Alter, Geschlecht, Vor-OP

Vitalwerte und Monitoring

HF	100/min
RR	180/110 mmHg
SpO_2	98 %
BZ	150 mg/dl
Temp.	36,5 °C

Fokussierte Untersuchung

Da die Patientin wach und kooperativ ist und das Problem klar auf das rechte Bein lokalisieren kann, wird eine fokussierte Untersuchung der unteren Extremitäten durchgeführt. Um die Untersuchung zu ermöglichen, wird die Patientin darüber informiert, dass das Aufschneiden der Hose erforderlich ist, um unnötige Schmerzen durch Umlagerungsmaßnahmen zu vermeiden. Die Untersuchung beginnt mit der unverletzten Seite als Referenz. Hierbei wird ein starker und regelmäßiger Puls in der A. femoralis, A. poplitea und A. dorsalis pedis palpabel. Es sind keine Marmorierungen sichtbar und die Patientin kann Bein und Fuß auf Aufforderung bewegen. Am rechten Bein ist die bereits beschriebene Fehlstellung weiterhin erkennbar. Bereits in der A. femoralis ist kein Puls mehr tastbar, das Bein ist kalt und beginnt zu marmorieren. Die Patientin berichtet über gleichbleibendes Kribbeln, kann jedoch den Fuß auf Aufforderung nicht bewegen. Die Schmerzen werden weiterhin mit einer 8 auf der numerischen Ratingskala angegeben.

11.5.5 Bewertung der Differenzialdiagnostik und Verdachtsdiagnose

Da die Patientin ausschließlich neurologische Auffälligkeiten im rechten Bein aufweist und keine weiteren neurologischen Defizite sichtbar sind, kann ein ischämischer Schlaganfall ausgeschlossen werden. Eine isolierte Schädigung des Nervus ischiadicus ist möglich, stellt jedoch eher ein Symptom als die Ursache dar, ebenso wie eine Schädigung des umliegenden Muskelgewebes. Ein arterieller Verschluss ist ebenfalls denkbar, erscheint jedoch nicht als primäre Schmerzursache, sondern als Folge der höchstwahrscheinlich vorliegenden Hüftluxation. Präklinisch kann eine periprothetische Femurfraktur jedoch nicht vollständig ausgeschlossen werden.

11.5.6 Maßnahmen und Therapie

Die Patientin befindet sich bereits am Monitor, der weiterhin stabile Werte anzeigt. Der intravenöse Zugang läuft suffizient. Da der 20-jährige Enkel und der kräftig aussehende Sohn der Patientin zugestimmt haben, beim Transportieren zu helfen, sehen Sie von einer Nachforderung eines weiteren RTW zur Tragehilfe ab. Sie lassen den Rettungssanitäter die Schaufeltrage holen und bereiten alles für die Analgesie vor. In Ihrem Rettungsdienstbereich ist das Betäubungsmittel Fentanyl bis 0,2 mg freigegeben. Sie nehmen 100 µg aus der Fentanylampulle, was 2 ml entspricht, und verdünnen es mit 8 ml NaCl 0,9 %.

Nach dem Motto „start low – go slow" wollen Sie zunächst 40 µg verabreichen, was etwa 0,5 µg/kg KG entspricht. Eine Steigerung bis 1 µg/kg KG kann in Erwägung gezogen werden. Um eventuelle Hypoxien zu vermeiden, setzen Sie der Patientin bereits eine Sauerstoffmaske mit Reservoir und 15 Liter Sauerstoff über Mund und Nase auf. Als der Rettungssanitäter mit der Schaufeltrage zurückkommt, verabreichen Sie die 40 µg Fentanyl intravenös.

Da die Patientin bereits über leichte Übelkeit klagt, haben Sie auch schon Dimenhydrinat aufgezogen und verabreichen 32 mg als Bolus über den Zugang und geben die anderen 32 mg in die Infusion. Die Patientin berichtet über eine leichte Schmerzlinderung auf NRS 6 nach der ersten Gabe Fentanyl, daher entscheiden Sie sich für die weitere Gabe von 40 µg. Nach erneuter Wartezeit von 2 Minuten sind die Schmerzen auf NRS 4 zurückgegangen. Sie platzieren die Schaufeltrage unter die Patientin. Mithilfe des Sohnes und des Enkels heben Sie die Patientin sanft auf die Vakuummatratze. Diese formen Sie so an die Patientin, dass sie in ihrer jetzigen Position immobilisiert wird. Auf einen Repositionsversuch verzichten Sie in Anbetracht des Alters der Patientin und der nötigen Analgosedierung, die dafür erforderlich wäre.

Nachdem die Matratze gut angepasst wurde, schließen Sie die Absaugvorrichtung an und die Matratze wird fest. Sie platzieren die Infusion und die Patientenbox des Monitors auf der Matratze und tragen die Patientin mithilfe des Sohnes und des Enkels auf Ihre vorbereitete Trage. Nach Sicherung der Patientin fahren Sie diese in den RTW.

Im RTW sortieren Sie nochmals alle Monitorkabel, hängen die Infusion mit dem Dimenhydrinat auf und lassen sie langsam laufen. Durch das Fentanyl und das Dimenhydrinat ist die Patientin etwas schläfrig geworden und dank der Sauerstoffmaske ist die Sauerstoffsättigung nicht abgefallen. Auf Ansprache ist die Patientin jederzeit erweckbar und kann adäquat antworten. Das Kribbeln im Fuß ist gleichbleibend, der Puls in der Arteria dorsalis pedis ist weiterhin nicht tastbar. Sie melden über die Leitstelle einen Schockraum im nächstgelegenen Maximalversorger an, da es sich hier um einen zeitkritischen Fall handelt.

Finaler GEMS-Diamant

G	85 Jahre, weiblich, Gehstock, sonst keine Gehhilfen
E	Ordentliche und saubere Wohnsituation, keine Laufspuren, kein Eindruck von Verwahrlosung
M	Hüft-OP vor 6 Wochen, Hüftgelenkarthrose, Osteoporose und Neurodermitis
S	Lebt mit Ehemann, große Familie, guter Kontakt zu dieser und Unterstützung durch diese

11.5.7 Transport und Übergabe

Vor Beginn des Transports gibt die Patientin an, dass ihre Schmerzen mit einer NRS von 4 erträglich sind. Die Herzfrequenz hat sich auf etwa 90 Schläge pro Minute reduziert, was auf eine gute Analgesie hinweist. Der Blutdruck ist ebenfalls auf 140/90 mmHg gesunken, und die Patientin wirkt entspannt. Sie überprüfen nochmals die Sicherung der Patientin und versuchen erneut, den Puls im rechten Fuß zu tasten, jedoch weiterhin ohne Erfolg. Anschließend geben Sie dem Rettungssanitäter die Anweisung, mit Sonder- und Wegerechten loszufahren.

Nach wenigen Minuten klagt die Patientin erneut über Schmerzen. Die Herzfrequenz ist wieder auf 108 Schläge pro Minute angestiegen und der Blutdruck hat sich auf 160/90 mmHg erhöht. Daraufhin verabreichen Sie nochmals 40 µg Fentanyl intravenös. Kurze Zeit später entspannt sich die Patientin wieder.

Nach etwa 15 Minuten Fahrt erreichen Sie den Maximalversorger. Sie laden die Patientin aus und fahren sie auf der Trage in den Schockraum, wo das Team bereits auf Sie wartet. Das Team besteht aus einer Unfallchirurgin, einem Anästhesisten, einer Anästhesiepflegekraft, einem Gefäßchirurgen und der Notfallpflege.

Sie werden gefragt, ob es aktuell lebensbedrohliche Probleme gibt oder ob zunächst die Übergabe erfolgen kann. Sie bestätigen, dass die Übergabe begonnen werden kann, und schildern den Fall und die durchgeführten Maßnahmen nach dem ABCDE-Schema. Anschließend übernimmt die Unfallchirurgin die Führungsposition und verteilt die Aufgaben an das Team, während sie selbst die körperliche Untersuchung der Patientin durchführt.

11.5.8 Klinischer Verlauf

Die Unfallchirurgin bestätigt durch die körperliche Untersuchung, dass eine Hüftluxation vorliegt und ordnet ein Röntgen des Beckens an, um weitere Frakturen auszuschließen. Da sich die Patientin im Schockraum befindet, muss sie nicht in einen anderen Raum gebracht werden. Die MFA aus dem Röntgen bereitet alles vor und wenig später liegt das Bild vor, das die dorsale Luxation bestätigt.

Die Unfallchirurgin fragt den Anästhesisten, wie es mit einer Kurznarkose für die Patientin aussieht, um die Hüfte zu reponieren. Angesichts der nicht gegebenen Nüchternheit empfiehlt er, einen Versuch unter vertiefter Analgesie zu unternehmen. Falls dies nicht funktioniert, müsste eine Rapid Sequence Induction (RSI) durchgeführt werden, um einen Aspirationsschutz zu gewährleisten. Der Gefäßchirurg interveniert und teilt mit, dass er auch mit dem Doppler keinen Puls im Fuß der Patientin finden kann und hier weiterhin ein zeitkritischer Faktor vorliegt.

Somit entscheiden die Kollegen im Schockraum im Konsens, dass die Patientin eine RSI erhalten soll, um den höchsten First-Pass-Effekt zu haben. Die Anästhesiepflege bereitet auf Wunsch des Anästhesisten Esketamin, Midazolam und Succinylcholin vor sowie das Videolaryngoskop und einen Tubus der Größe 7,5 mit Führungsstab. Währenddessen klärt die Unfallchirurgin die Patientin über die nötige Prozedur auf und der Anästhesist erklärt ihr, dass sie dafür eine Narkose benötigt.

Nach dem Einverständnis der Patientin wird sie vom Anästhesisten ausgiebig präoxygeniert und nach Gabe der Medikamente zur RSI erfolgreich intubiert. Um die Relaxierung der Patientin auszunutzen, führt die Unfallchirurgin sofort das Lefkowitz-Manöver durch. Dabei legt sie ihr Knie unter das ipsilaterale Knie der Patientin in die Kniekehle und stellt ihren eigenen Fuß auf die Trage. Mit einer Hand am vorderen Unterschenkel der Patientin und der anderen Hand am Unterschenkel beugt sie das Knie der Patientin, bis die Hüfte reponiert ist. Mit einem deutlichen „Plopp" ist die Hüfte reponiert.

Um den Erfolg zu kontrollieren, lässt die Unfallchirurgin nochmals ein Röntgen der Hüfte durchführen. Dieses lässt sofort den Erfolg der Maßnahme erkennen und auch in der ersten durchgeführten Aufnahme zeigen sich keine weiteren Frakturen. Der Gefäßchirurg nimmt erneut sein Doppler-Gerät und schallt den Fuß der Patientin und kann nun auch wieder einen Puls im Fuß darstellen. Während die Unfallchirurgin ein Bett auf der Normalstation organisiert, stellt der Anästhesist bereits die Beatmung in den assistierten Modus um und kann kurze Zeit später die Patientin problemlos extubieren.

Zur Nachüberwachung nach der Narkose wird die Patientin noch etwa 30 Minuten im Aufwachraum des OP-Bereichs beobachtet und anschließend auf die Normalstation verlegt.

In den ersten beiden Tagen nach der Reposition wurde die Patientin engmaschig auf neurologische und vaskuläre Komplikationen überwacht. Die Vitalparameter blieben stabil und die Schmerzen waren mit einer Kombination aus Analgetika und unterstützender Pflege gut kontrollierbar. Das Kribbeln im rechten Fuß, das sie vor der Reposition verspürt hatte, ging kontinuierlich zurück und verschwand schließlich vollständig. Weitere neurologische Untersuchungen bestätigten, dass kein Nervenschaden entstanden war. Ab dem dritten Tag begann die Physiotherapie mit der Patientin zu arbeiten. Zunächst wurden passive Bewegungsübungen durchgeführt, um die Beweglichkeit der Hüfte zu verbessern und die Muskeln zu stärken. Die Patientin zeigte gute Fortschritte und konnte die Übungen ohne größere Beschwerden durchführen. Die Intensität der Physiotherapie wurde schrittweise erhöht. Die Patientin begann mit assistiertem Gehen und konnte zunehmend ihr Gewicht auf das betroffene Bein verlagern. Sie lernte, mithilfe eines Gehgestells kurze Strecken zu laufen, was ihre Selbstständigkeit deutlich verbesserte. Am siebten Tag war die Patientin in der Lage, selbstständig mit einem Gehstock zu gehen. Die Physiotherapeuten und das medizinische Team waren mit ihren Fortschritten sehr zufrieden. Die Schmerzen waren minimal und gut kontrollierbar und es gab keine Anzeichen für Komplikationen. Aufgrund des positiven Verlaufs und ihrer guten Mobilität konnte die Patientin nach einer Woche Aufenthalt auf der Normalstation nach Hause entlassen werden. Es wurde ein Nachsorgetermin bei ihrem Orthopäden vereinbart. Die Physiotherapie sollte ambulant fortgesetzt werden, um die vollständige Genesung sicherzustellen. Die Patientin wurde mit Anweisungen zur weiteren häuslichen Physiotherapie und einer Schmerzmedikation nach Bedarf entlassen. Sie erhielt auch Hinweise zur Vermeidung von Belastungen und Bewegungen, die die Hüfte erneut gefährden könnten. Bei der Entlassung war die Patientin mobil, selbstständig und freute sich darauf, zu ihrer Familie zurückzukehren.

11.5.9 Kommentar

Hüftluxationen im Alter, insbesondere nach einer Hüftendoprothese (Hüft-TEP), unterscheiden sich in mehreren wesentlichen Punkten von traumatischen Hüftluxationen. Diese Unterschiede betreffen sowohl die Ätiologie und die Risikofaktoren als auch die Behandlung und das Outcome.

Ätiologie und Risikofaktoren

Hüftluxationen nach Hüft-TEP: Nach einer Hüftendoprothese ist die Luxation eine häufige Komplikation, die oft durch biomechanische Faktoren wie die Positionierung der Prothese, Weichteilschwäche oder frühzeitige Mobilisation begünstigt wird. Risikofaktoren umfassen Fehlstellungen der Prothese, abnormale Weichteilspannung und postoperative Komplikationen wie Infektionen oder periprothetische Frakturen. Alter und Komorbiditäten wie Osteoporose erhöhen ebenfalls das Risiko für Luxationen nach Hüft-TEP.

Traumatische Hüftluxationen: Traumatische Hüftluxationen treten in der Regel durch hohe Energieeinwirkungen wie Verkehrsunfälle oder Stürze aus großer Höhe auf. Diese Art von Luxation ist oft mit weiteren schweren Verletzungen verbunden, wie Frakturen des Acetabulums oder Femurs. Junge, gesunde Erwachsene sind häufiger betroffen, da diese Verletzungen typischerweise in Hochrisikosituationen auftreten.

Behandlung

Hüftluxationen nach Hüft-TEP: Die Behandlung umfasst häufig eine geschlossene Reposition unter Sedierung oder Narkose. Bei wiederkehrenden Luxationen kann eine Revision der Prothese notwendig sein. Postoperativ sind spezielle Rehabilitationsprogramme und präventive Maßnahmen wichtig, um das Risiko einer erneuten Luxation zu minimieren.

Traumatische Hüftluxationen: Die Akutbehandlung besteht ebenfalls in der geschlossenen Reposition, häufig gefolgt von einer intensiven Nachbehandlung zur Stabilisierung der Hüfte und Rehabilitation. Im Gegensatz zu Luxationen nach Hüft-TEP erfordert die

Behandlung oft eine umfassendere Traumaversorgung aufgrund der Begleitverletzungen.

Outcome

Hüftluxationen nach Hüft-TEP: Das Outcome hängt stark von der Ursache der Luxation und der Qualität der chirurgischen und postoperativen Versorgung ab. Patienten mit wiederholten Luxationen oder periprothetischen Frakturen haben ein erhöhtes Risiko für schlechtere Langzeitergebnisse und Funktionseinschränkungen.

Traumatische Hüftluxationen: Das langfristige Outcome bei traumatischen Luxationen hängt von der Schwere der Verletzung und der Effektivität der initialen und nachfolgenden Behandlungen ab. Patienten können oft zu einem hohen Grad der Funktion zurückkehren, obwohl es ein Risiko für posttraumatische Arthritis und chronische Instabilität gibt.

Evidenz: Mythos oder Fakt

Mythos: Eine Hüftluxation kann immer leicht durch einfache Manipulation korrigiert werden.

Fakt: Dieser Mythos ist gefährlich, da er die Komplexität und das Risiko von Hüftluxationen stark unterschätzt. Hüftluxationen, ob traumatisch oder nach Hüftendoprothese, erfordern oft eine professionelle medizinische Intervention. Eine unsachgemäße Manipulation kann zu schwerwiegenden Komplikationen führen, wie z. B. Schäden an den umgebenden Weichteilen, Nervenverletzungen, Gefäßschäden oder sogar Frakturen.

LITERATUR

Dargel J, Oppermann J, Brüggemann GP, Eysel P. Dislocation following total hip replacement. Dtsch Arztebl Int. 2014 Dec 22; 111(51–52): 884–890. doi: 10.3238/arztebl.2014.0884. PMID:25597367; PMCID: PMC4298240

Masiewicz S, Mabrouk A, Johnson DE. Posterior Hip Dislocation. 2023 Jul 31. In: StatPearls [Internet]. Treasure Island (FL): StatPearls Publishing; 2024 Jan–. PMID:29083669

11.6 Schlechter Allgemeinzustand (Basic)

11.6.1 Einsatzmeldung/Anfahrt

Es ist Sonntagnachmittag. Der Tag verlief auch schon in der Frühschicht sehr ruhig und auch Sie hatten im Spätdienst bisher noch keinen Einsatz. Sie, Notfallsanitäter, sitzen mit Ihrem Teamkollegen, einem Rettungssanitäter, in der Küche der Rettungswache zusammen und unterhalten sich über das gestrige Fußballspiel, als Ihr Melder geht.

Die Einsatzmeldung lautet: „90 Jahre, männlich, schlechter AZ". Sie trinken noch den letzten Schluck Kaffee aus und gehen dann zu Ihrem Rettungswagen. Die Einsatzstelle ist mit Alarm ca. 8 Minuten entfernt. Die Straßenverhältnisse sind gut und es gibt keinen übermäßigen Verkehr.

11.6.2 Situation am Notfallort und Erstbefund

Als Sie mit Ihrem Rettungswagen an der Einsatzstelle ankommen, empfängt Sie die Tochter des Patienten bereits an der Tür. Sie wirkt besorgt und berichtet, dass sie, wie jeden Sonntag, zu Besuch bei ihrem Vater ist. Doch heute hat sie ihn in einem deutlich schlechteren Zustand als sonst vorgefunden.

Beim Betreten der Wohnung fällt Ihnen sofort die unordentliche Umgebung auf, überall steht benutztes Geschirr, es stapeln sich alte Zeitungen auf dem Tisch und den Stühlen. Auch der Patient sieht in seinem Sessel sehr verwahrlost aus mit unordentlichen Haaren, unrasiertem, stoppeligem Bart, der Mund zeigt Anzeichen von Soor, er hat trockene und leicht schuppige Haut, ungepflegte Hände und Nägel und ein sichtbares Hämatom am Unterarm, vermutlich eine Folge eines kürzlichen Sturzes, wie von der Tochter berichtet. Die Wohnung wirkt vernachlässigt, nur vertrocknete Pflanzen, ein einzelnes altes Foto in einem Regal, sonst keine persönlichen Gegenstände. Sie sehen vergilbte Laufspuren auf dem Boden und an den Wänden. Es ist sehr warm und stickig in der Wohnung und Sie nehmen einen leicht modrigen, süßlichen Geruch aus der Küche wahr.

Die Tochter erzählt, dass ihr Vater seit mehreren Jahren an Demenz leidet, die sich in letzter Zeit verschlechtert hat. Zusätzlich hat er in den letzten Tagen kaum gegessen oder getrunken, so, wie der Inhalt des Kühlschrankes aussieht.

Primärer GEMS-Diamant

G	90 Jahre, verwahrlost, schlechter Ernährungszustand, Mundsoor
E	Wohnt allein, Wohnung ist unordentlich und dreckig, Laufspuren, Fäulnisgeruch aus der Küche
M	Demenz, Dehydratation
S	Lebt allein, Tochter kommt einmal in der Woche vorbei, verwitwet

ABCDE-Untersuchung

A – Airway (Atemweg):
- Atemwege sind frei
- Spontan atmend
- Keine Anzeichen für eine Verlegung der Atemwege, aber trockene Schleimhäute und Anzeichen von Soor

B – Breathing (Atmung):
- Atemfrequenz normal
- Atemmuster: regelmäßig, kein Anzeichen von erhöhter Atemarbeit
- SpO_2: 95 % unter Raumluft

C – Circulation (Kreislauf):
- Puls: regelmäßig, kräftig
- Periphere Durchblutung: normal, Rekapillarisierungszeit 2 Sekunden

D – Disability (neurologischer Status):
- Wach, aber stark desorientiert
- Pupillenreaktion: normal, beidseitig gleich
- GCS: 14; verwirrt, nicht in der Lage, klare Sätze zu bilden (V: 4, M: 6, A: 4)

E – Exposure (Exposition/Umgebung):
- Haut: sichtbare Prellung am linken Unterarm, keine weiteren offensichtlichen Verletzungen; trocken und leicht schuppig, keine Zyanose
- Dehydrationszeichen sichtbar (trockene Schleimhäute, stehende Hautfalten)
- Allgemeinzustand: schlechter Ernährungszustand

Entscheidung kritisch ↔ nicht kritisch und Leitsymptom

Die Hauptprobleme des Patienten sind die Vigilanzminderung in Form von zunehmender Desorientiertheit sowie die höchstwahrscheinliche Exsikkose. Beides sind nicht kritische Zustände, bedürfen aber der medizinischen Intervention.

11.6.3 Differenzialdiagnosen

Folgende Differenzialdiagnosen kommen bei diesem Patienten in Betracht: Fortschreiten der bekannten Demenz, Delir, Depressionen, Harnwegsinfekt, Elektrolytstörungen, subdurales Hämatom, Potenzierung multimorbider Zustände, Medikamentennebenwirkungen und ein Nutritional Deficiency.

11.6.4 Weiterführende Anamnese und Untersuchung

Während der Untersuchung schildert die Tochter die Lebensumstände und die medizinische Vorgeschichte ihres Vaters. Sie erklärt, dass ihr Vater noch nie der ordentlichste Mensch war, doch die Situation habe sich drastisch verschlechtert, seit ihre Mutter vor zehn Jahren verstorben ist. Ihre Mutter war die treibende Kraft, die ihren Vater regelmäßig zum Hausarzt bewegte. Seit ihrem Tod geht er gar nicht mehr zum Arzt. Er bekommt nur noch alle drei Monate seine Standardmedikamente verschrieben. Diese Medikamente umfassen
- ein Mittel gegen Bluthochdruck und
- einen Cholesterinsenker.

Die Tochter berichtet weiter, dass die Demenz ihres Vaters nach dem Tod seiner Frau begonnen habe. Trotz der fortschreitenden Erkrankung lasse er sich nicht von einem Pflegedienst unterstützen. Versuche, eine 24-Stunden-Pflegekraft einzustellen, scheiterten, da ihr Vater diese bereits nach kurzer Zeit erfolgreich vergrault hat.

Die Tochter ist die einzige Person, die ihr Vater noch zu sich lässt. Sie besucht ihn regelmäßig, doch sie stellt fest, dass sich sein Zustand über die Jahre kontinuierlich verschlechtert hat. Einkaufen wäre für ihren Vater nicht mehr möglich, da er sich nicht mehr räumlich orientieren kann und den Weg zum Supermarkt nicht mehr findet. Das Duschen würde er auch vergessen, sodass sie das mit ihm bei ihrem wöchentlichen Besuch macht. Das Zähneputzen hätte er jedoch bis vor 2 Wochen noch selbstständig durchgeführt, wenn auch nicht sonderlich gründlich. Allerdings war er noch nie in einem so schlechten Zustand wie heute. Diesmal fiel ihr besonders die starke Verwirrtheit und die deutliche körperliche Vernachlässigung auf, was sie veranlasste, den Rettungsdienst zu rufen.

Orientierende Untersuchung

Während Sie das ausführliche Gespräch mit der Tochter des Patienten führen, beginnen Sie mit der orientierenden Untersuchung, um ein umfassendes Bild des Gesundheitszustands des Patienten zu erhalten.

Der Patient sitzt in einem Sessel und wirkt stark desorientiert. Seine Kleidung ist unordentlich und fleckig. Die Tochter erklärt, dass ihr Vater seit dem Tod ihrer Mutter vor zehn Jahren immer mehr verwahrlost ist. Früher wurde er von seiner Frau regelmäßig zum Arzt begleitet, doch seit ihrem Tod geht er nicht mehr hin.

Durch die Untersuchung stellen Sie fest, dass der Patient zwar wach, aber zeitlich und räumlich völlig desorientiert ist. Er erkennt seine Tochter nicht und reagiert nur minimal auf Ihre Fragen. Die Pupillen sind rund, isokor und seitengleich lichtreagibel. Im Gesicht sehen Sie zahlreiche Altersflecken, die Haare sind nicht gekämmt. Im Mundbereich zeigen sich Anzeichen von Soor, die Zahnprothese sitzt locker und ist voller Essensreste, die Mundschleimhaut ist trocken und borkig. Seine Haut ist trocken und leicht schuppig, sie fühlt sich trocken und warm an und Sie können an beiden Handrücken stehende Hautfalten erkennen. Sie stellen keine peripheren Ödeme an den Füßen fest. Besonders auffällig ist eine große Prellmarke am linken Unterarm, die wahrscheinlich von einem kürzlichen Sturz herrührt, den die Tochter erwähnt hat.

Für die Auskultation am Thorax heben Sie das Hemd des Patienten an und sehen einen kachektischen Ernährungszustand mit eingefallenen Rippenzwischenräumen. Bei der Auskultation hören Sie über allen Punkten ein vesikuläres Atemgeräusch.

Bei der Untersuchung des Abdomens ist der Bauch weich und nicht druckdolent, es gibt keine Hinweise auf Schmerzen oder ungewöhnliche Vergrößerungen der Organe. Die Extremitäten zeigen eine normale Durchblutung und Beweglichkeit und abgesehen von der Prellmarke am linken Unterarm sind keine weiteren Verletzungen erkennbar.

Mit der Fremdanamnese durch die Tochter, in der sie die Hilfsbedürftigkeit beim Einkaufen und bei der Körperpflege beschreibt, gehen Sie auch von einer Frailty des Patienten aus.

OPQRST

Onset	Seit mehreren Wochen
Provocation	–
Quality	–
Region	–
Severity	–
Time	Zunehmende Verschlechterung

SAMPLER

Symptome	Verwirrtheit, Stürze
Allergien	–
Medikamente	Ramipril, Simvastatin
Patientenvorgeschichte	Arterieller Hypertonus, Hypercholesterinämie, Demenz
Letzte Mahlzeit	Nicht eruierbar
Ereignisse vor dem Notfall	–
Risikofaktoren	Demenz, lebt allein

Vitalwerte und Monitoring

HF	88/min
RR	140/90 mmHg
SpO_2	95 %
BZ	105 mg/dl
Temp.	36,8 °C

11.6.5 Differenzialdiagnosen und ihre Bewertungen

1. **Delir:** oft ausgelöst durch Infektionen, Dehydration, Medikamente oder metabolische Störungen. Dies kann auch mit Depression oder Demenz verwechselt werden.
2. **Depression:** häufig bei älteren Menschen und kann mit Symptomen wie Antriebslosigkeit, kognitiven Störungen und Verwirrtheit einhergehen. Dies kann auch mit Delir oder Demenz verwechselt werden.
3. **Harnwegsinfektion (HWI):** häufige Ursache für akute Verwirrtheit und Verschlechterung des Allgemeinzustands bei älteren Patienten, besonders bei bestehender Demenz. Hier jedoch unwahrscheinlich, weil keine Anzeichen einer Infektion vorliegen.
4. **Elektrolytstörungen:** führt zu Verwirrtheit, Schwäche und weiteren neurologischen Symptomen. Mögliche Differenzialdiagnose vor allem aufgrund der Exsikkose.
5. **Subdurales Hämatom:** oft nach einem Sturz, was zu neurologischen Ausfällen und Verwirrtheit führen kann. Auch chronische Subduralhämatome können die oben beschriebenen Symptome auslösen.
6. **Multimorbide Zustände:** Kombination mehrerer chronischer Erkrankungen, die zusammen zu einer Verschlechterung des Allgemeinzustands führen können.
7. **Medikamentennebenwirkungen:** Einnahme von Blutdrucksenkern, die zu Schwindel und Schwäche führen können.
8. **Nutritional Deficiency:** Thiamin-Mangel kann zu Wernicke-Enzephalopathie führen. Vitamin-B_{12}-Mangel kann kognitive Beeinträchtigungen verursachen. Beides hervorgerufen durch unzureichende Nahrungsaufnahme.

11.6.6 Verdachtsdiagnose

Die Kombination aus der langjährigen Krankengeschichte, den typischen Symptomen der Demenz, den Verhaltensänderungen und dem Fehlen akuter lebensbedrohlicher Befunde sprechen dafür, dass die fortgeschrittene Demenz die wahrscheinlichste Diagnose für den aktuellen Zustand des Patienten ist.

11.6.7 Maßnahmen und Therapie

Nach der Erhebung der Vitalparameter und der Anamnese durch die Tochter legen Sie dem Patienten einen intravenösen Zugang, um ihm für den Transport bereits Volumen zu substituieren, da die Dehydration des Patienten deutlich sichtbar ist. Obwohl der Patient zunächst die Hand immer wieder wegzieht, lässt er sich gut durch seine Tochter beruhigen, sodass Sie erfolgreich eine 18 G-Kanüle auf dem Handrücken platzieren können.

Da der Patient einen Bewegungsdrang zeigt, lassen Sie ihn gemeinsam mit Ihnen zum Rettungswagen laufen. Dafür muss er lediglich zwei Treppenstufen hinabsteigen, um das Haus zu verlassen. Dabei fällt eine gewisse Gangunsicherheit auf, aber da Sie ihn stützen, kommt es zu keinem erneuten Sturz. Um ihm das Laufen zu erleichtern, haben Sie das Monitoring zuvor entfernt.

Im Rettungswagen angekommen, lassen Sie den Patienten auf der Trage Platz nehmen und bringen das Monitoring wieder an. Solange seine Tochter dabei ist, bleibt der Patient ruhig und kooperativ, sodass Sie sich entscheiden, die Tochter im Rettungswagen mit ins Krankenhaus fahren zu lassen. Neben der Volumensubstitution sind keine weiteren Maßnahmen erforderlich.

Finaler GEMS-Diamant

G	90 Jahre, verwahrlost, schlechter Ernährungszustand, Mundsoor, Gangunsicherheit
E	Wohnt allein, Wohnung ist unordentlich und dreckig, spartanisch eingerichtet, Laufspuren am Boden und an den Wänden, Fäulnisgeruch aus der Küche
M	Demenz, Desorientiertheit, Dehydratation, Kachexie, Malnutrition, Frailty Kategorie 6
S	Lebt allein, Tochter kommt einmal in der Woche vorbei (übernimmt Einkaufen und Körperpflege), verwitwet, keine sozialen Kontakte, kein Pflegedienst

11.6.8 Transport und Übergabe

Während des Transports ins Krankenhaus infundieren Sie die gesamte vorbereitete Infusionslösung, um die Dehydratation des Patienten zu behandeln. Der Patient bleibt während der gesamten Fahrt ruhig und kooperativ, da seine Tochter kontinuierlich mit ihm spricht und ihn beruhigt. Die Vitalzeichen des Patienten bleiben stabil, mit einem konstanten Blutdruck, einem regelmäßigen Puls und normaler Atemfrequenz.

Im Krankenhaus angekommen, dauert es etwa 30 Minuten, bis Sie den nicht kritischen Patienten anmelden und einer Pflegekraft übergeben können. Während dieser Zeit überwachen Sie weiterhin seine Vitalparameter, die stabil bleiben. Der Patient bleibt dank der Anwesenheit und Unterstützung seiner Tochter ruhig.

Die Tochter bleibt beim Patienten, um ihm sowohl emotionalen Beistand zu leisten als auch für weitere Fragen zur Verfügung zu stehen. Ihre Anwesenheit trägt maßgeblich zur Stabilität und Kooperation des Patienten bei, was den Übergang und die Aufnahmeprozesse im Krankenhaus erheblich erleichtert.

11.6.9 Klinischer Verlauf

Nach der Übergabe durch den Rettungsdienst wird der Patient von einer Pflegekraft in ein Untersuchungszimmer gebracht, wo eine umfassende Aufnahmeuntersuchung durch den diensthabenden Arzt erfolgt. Noch in der Notaufnahme werden Blutuntersuchungen, eine Urinuntersuchung, ein Thorax-Röntgen und ein EKG durchgeführt. Der Patient erhält eine fortgesetzte intravenöse Flüssigkeitszufuhr zur Behandlung der Dehydratation, während seine Vitalparameter und der neurologische Status regelmäßig überwacht werden. Seine Standardmedikamente werden fortgesetzt.

An den folgenden Tagen zeigt sich, dass die Blutuntersuchungen erhöhte Entzündungsparameter aufweisen, die auf eine Infektion hindeuten, die Urinuntersuchung ergibt eine Harnwegsinfektion. Eine Antibiotikatherapie wird basierend auf den Kulturtestergebnissen eingeleitet. Der Patient erhält weiterhin Flüssigkeit sowohl intravenös als auch oral, seine Ernährung wird ausgewogen gestaltet. Während dieser Zeit zeigt sich eine leichte Besserung seines Hydratationszustands und seines allgemeinen Wohlbefindens, obwohl er weiterhin desorientiert bleibt.

Die Physiotherapie wird eingeführt, um seine Mobilität und Gangunsicherheit zu verbessern, und er erhält regelmäßige neurologische Überwachung und Unterstützung durch Psychologen oder Gerontologen. Beratungen mit der Tochter über seinen Zustand und die zukünftige Betreuung finden statt, wobei Empfehlungen für eine mögliche 24-Stunden-Pflege oder eine stationäre Pflegeeinrichtung gegeben werden.

Während der Entlassungsvorbereitung wird die Antibiotikatherapie abgeschlossen und sichergestellt, dass der Patient ausreichend hydriert und ernährt ist. Ein individueller Pflegeplan wird erstellt und die Organisation von Pflegedienstleistungen oder einer 24-Stunden-Betreuung besprochen. Hilfsmittel zur Sturzprophylaxe und Verbesserung der Mobilität werden verordnet.

In einem abschließenden Gespräch wird die Tochter über die weitere Betreuung und den Umgang mit der Demenz aufgeklärt. Die Medikation und die notwendigen Kontrolluntersuchungen werden besprochen. Der Patient wird in einem stabilen Zustand entlassen, mit einem detaillierten Pflegeplan und der Empfehlung für regelmäßige ärztliche Kontrollen. Die Tochter bleibt weiterhin als Hauptansprechpartnerin in die Pflege involviert, unterstützt durch einen ambulanten Pflegedienst oder eine Pflegeeinrichtung, um eine kontinuierliche Betreuung zu gewährleisten und zukünftige Krisen zu vermeiden.

11.6.10 Kommentar

Demenz, Delir und Depression sind drei häufige neuropsychiatrische Zustände, die besonders bei älteren Menschen auftreten und oft schwer voneinander zu unterscheiden sind. Das Verständnis ihrer Unterschiede und Gemeinsamkeiten ist essenziell für eine korrekte Diagnose und die entsprechende Behandlung.

Demenz

Demenz ist eine chronisch-progressive Erkrankung, die durch einen allmählichen Verlust kognitiver Funktionen wie Gedächtnis, Denken und Urteilsvermögen gekennzeichnet ist. Die Alzheimer-Krankheit ist die häufigste Form der Demenz. Patienten mit Demenz zeigen typischerweise eine langsame Verschlechterung über Monate oder Jahre, wobei die Symptome meist irreversibel sind (AWMF 2023).

Delir

Im Gegensatz dazu ist **Delir** ein akuter, oft vorübergehender Zustand der Verwirrtheit, der durch eine rasche Veränderung des Bewusstseins und der Kognition gekennzeichnet ist. Ursachen für ein Delir können Infektionen, Nebenwirkungen von Medikamenten, Dehydratation oder Stoffwechselstörungen sein. Bei rechtzeitiger und adäquater Behandlung kann ein Delir oft vollständig rückgängig gemacht werden (Inouye et al. 2014).

Depression

Depression ist eine psychiatrische Erkrankung, die durch anhaltende Traurigkeit, Interessenverlust und verminderte Energie gekennzeichnet ist. Bei älteren Menschen kann eine Depression häufig mit kognitiven Symptomen wie Konzentrationsschwierigkeiten und Gedächtnisproblemen einhergehen, was die Unterscheidung von Demenz erschweren kann. Im Gegensatz zur Demenz ist eine Depression jedoch in der Regel behandelbar und die kognitiven Symptome können sich mit der Therapie verbessern (Blazer 2003).

Gemeinsamkeiten zwischen diesen Zuständen beinhalten kognitive Beeinträchtigungen und Verhaltensänderungen, die zu einer verminderten Lebensqualität führen können. Alle drei Zustände erfordern eine sorgfältige Anamnese und Untersuchung, um die genaue Ursache der Symptome zu identifizieren und die richtige Behandlung einzuleiten.

Die Unterschiede liegen hauptsächlich im Verlauf und in der Reversibilität der Symptome. Während Demenz eine progressive und irreversible Erkrankung ist, können Delir und Depression bei richtiger Behandlung oft vollständig oder teilweise rückgängig gemacht werden.

Es ist wichtig, dass medizinisches Personal in der Lage ist, diese Zustände zu differenzieren, da sie unterschiedliche therapeutische Ansätze erfordern. Eine frühzeitige und korrekte Diagnose kann entscheidend für die Lebensqualität der Betroffenen sein (AWMF 2023; Inouye et al. 2014; Blazer 2003).

Frailty

Frailty (entspricht nicht einfach nur Gebrechlichkeit) ist ein geriatrisches Syndrom, das durch eine erhöhte Anfälligkeit und ein vermindertes physiologisches Reservoir charakterisiert ist, welches die Reaktion des Körpers auf Stressfaktoren beeinträchtigt. Dies führt zu einer höheren Wahrscheinlichkeit für negative gesundheitliche Outcomes wie Stürze, Krankenhausaufenthalte, Pflegebedürftigkeit und Tod. Die Erfassung und das Verständnis von Frailty sind daher von großer klinischer und wissenschaftlicher Bedeutung.

Konzepte der Frailty: Es existieren zwei dominierende Konzepte zur Definition und Messung von Frailty:

1. **Das Konzept der physischen Frailty nach Fried:** Dieses Modell fokussiert auf fünf phänotypische Kriterien: unbeabsichtigter Gewichtsverlust, Erschöpfung, langsame Gehgeschwindigkeit, schwacher Grip und geringe körperliche Aktivität. Patienten, die drei oder mehr dieser Kriterien erfüllen, werden als frail eingestuft.
2. **Das Konzept der Defizitakkumulation nach Rockwood:** Dieses Modell basiert auf der Akkumulation von Defiziten, einschließlich funktioneller, kognitiver und sozialer Aspekte sowie chronischer Krankheiten. Es wird häufig durch den Frailty-Index gemessen, der das Verhältnis der erkannten Defizite zur Gesamtzahl der betrachteten Gesundheitsvariablen darstellt.

Klinische Bedeutung und Anwendung: Frailty ist ein dynamisches und oft progressives Syndrom, das sich über längere Zeiträume entwickelt. Es kann durch akute und chronische Komorbiditäten verschlechtert werden. Das Vollbild der Frailty stellt das Ende eines kontinuierlichen Prozesses dar, der theoretisch reversibel ist, wobei eine Verschlechterung häufiger beobachtet wird als eine Verbesserung. Frailty gefährdet die Selbstständigkeit, die Teilhabe und die Lebensqualität älterer Menschen und führt häufig zu sozialer Isolation und Pflegebedürftigkeit.

Klinische Anwendung und Forschung: Instrumente zur Erfassung von Frailty werden sowohl in der klinischen Routine als auch in der Forschung eingesetzt. Sie dienen der Identifikation von Risikogruppen unter älteren Patienten und können valide Aussagen über den zu erwartenden Krankheitsverlauf ermöglichen. Dies ist besonders relevant bei der Behandlung älterer Patienten mit akuten Erkrankungen, bei denen der Frailty-Status als Indikator für die Prognose dient.

Frailty in der Diagnostik und Therapieentscheidung: Frailty-Bewertungen unterstützen die Diagnostik und Therapieentscheidungen in verschiedenen medizinischen Fachgebieten. Sie helfen, die individuelle Nutzen-Risiko-Relation abzuschätzen und gezielte Interventionen zu planen. Beispielsweise empfahl die Deutsche Interdisziplinäre Vereinigung für Intensiv- und Notfallmedizin (DIVI) die Berücksichtigung des Frailty-Status bei der Ressourcenallokation während der COVID-19-Pandemie.

Interventionen zur Prävention und Therapie von Frailty: Für die Prävention und Therapie von Frailty gibt es verschiedene evidenzbasierte Interventionen. Körperliches Training und eine proteinreiche Ernährung haben sich als besonders wirksam erwiesen. Diese Maßnahmen können sowohl präventiv als auch therapeutisch angewandt werden, um die Gebrechlichkeit zu verringern und die Lebensqualität der Betroffenen zu verbessern.

Spezifische Betrachtung der CFS Kategorie 6: Die Clinical Frailty Scale (CFS) ist ein nützliches Instrument zur Bewertung von Frailty. Kategorie 6 der CFS beschreibt Patienten, die erheblich gebrechlich sind und Unterstützung bei alltäglichen Aktivitäten benötigen. Diese Patienten haben eine deutliche Einschränkung ihrer körperlichen Leistungsfähigkeit und sind oft in ihrer Mobilität stark eingeschränkt. Die Einordnung in diese Kategorie weist auf eine hohe Anfälligkeit für gesundheitliche Krisen hin und erfordert eine intensive medizinische und pflegerische Betreuung.

Evidenz: Mythos oder Fakt

Die Einwilligungsfähigkeit demenzkranker Patienten ist ein komplexes Thema, das in der S3-Leitlinie „Demenzen" der AWMF (https://register.awmf.org/de/leitlinien/detail/038-013) detailliert behandelt wird. Einwilligungsfähigkeit bezieht sich auf die Fähigkeit eines Patienten, Entscheidungen über medizinische Maßnahmen zu treffen, nachdem er über die Art, die Risiken und die Alternativen der Behandlung informiert wurde.

Kriterien für die Einwilligungsfähigkeit:

1. **Verständnis:** Der Patient muss in der Lage sein, die Informationen über die medizinische Maßnahme zu verstehen. Dazu gehören Informationen über den Zweck, die Natur und die möglichen Folgen der Behandlung.
2. **Werturteil:** Der Patient muss in der Lage sein, die Informationen in Bezug auf seine eigene Situation zu bewerten und zu entscheiden, was für ihn wichtig ist.
3. **Willensbildung:** Der Patient muss in der Lage sein, eine Entscheidung zu treffen und diesen Willen zu äußern.

Einfluss von Demenz: Bei demenzkranken Patienten kann die Einwilligungsfähigkeit aufgrund kognitiver Beeinträchtigungen eingeschränkt sein. Demenz führt oft zu einer Verschlechterung des Gedächtnisses, der Sprache, des Denkvermögens und der Urteilsfähigkeit. Diese Beeinträchtigungen können es schwierig machen, die notwendigen Informationen zu verstehen und eine informierte Entscheidung zu treffen.

Vorgehensweise:

- **Individuelle Bewertung:** Es ist wichtig, die Einwilligungsfähigkeit jedes demenzkranken Patienten individuell zu bewerten. Der Schweregrad der Demenz und die spezifischen kognitiven Fähigkeiten des Patienten müssen berücksichtigt werden.
- **Einbindung von Angehörigen:** Oft ist es hilfreich, Angehörige oder gesetzliche Betreuer in den Entscheidungsprozess einzubeziehen, insbesondere wenn die Einwilligungsfähigkeit des Patienten beeinträchtigt ist.
- **Klare Kommunikation:** Medizinische Fachkräfte sollten versuchen, Informationen so klar und verständlich wie möglich zu vermitteln, um dem Patienten die bestmögliche Chance zu geben, eine informierte Entscheidung zu treffen.

Rechtsrahmen: Gemäß der S3-Leitlinie müssen medizinische Fachkräfte und Betreuer stets die rechtlichen Rahmenbedingungen und ethischen Grundsätze berücksichtigen, die die

Autonomie und Würde des Patienten schützen. Wenn ein Patient nicht einwilligungsfähig ist, müssen Entscheidungen im besten Interesse des Patienten getroffen werden, wobei der mutmaßliche Wille des Patienten berücksichtigt werden sollte.

Fazit: Die Einwilligungsfähigkeit demenzkranker Patienten ist stark von der individuellen kognitiven Funktion und dem Schweregrad der Demenz abhängig. Eine sorgfältige und einfühlsame Bewertung sowie die Einbeziehung von Angehörigen und rechtlichen Betreuern sind entscheidend, um sicherzustellen, dass die Entscheidungen im besten Interesse des Patienten getroffen werden.

LITERATUR

AWMF-S3-Leitlinie. Demenzen– Living Guideline. Version 4.0. Stand 28.11.2023. AWMF-Reg. -Nr. 038-013. 2023. https://register.awmf.org/de/leitlinien/detail/038-013

Benzinger P, Eidam A, Bauer JM. Klinische Bedeutung der Erfassung von Frailty. Z Gerontol Geriat 2021; 54: 285–296. https://doi.org/10.1007/s00391-021-01873-z

Blazer DG. Depression in late life: review and commentary. J Gerontol A Biol Sci Med Sci. 2003 Mar;58(3) 249–265. doi: 10.1093/gerona/58.3.m249. PMID:12634292

Heiligers S, Feltus T. Elsevier Emergency 04/2020: Alle „nur" dement? – Oder einfach einmal „3D denken"? München: Elsevier Urban & Fischer, 2020

Inouye SK, Westendorp RG, Saczynski JS. Delirium in elderly people. Lancet. 2014 Mar 8; 383(9920) 911–922. doi: 10.1016/S0140-6736(13)60688-1. Epub 2013 Aug 28. PMID:23992774; PMCID: PMC4120864.